TRAITÉ

D'ANATOMIE COMPARÉE

DES

ANIMAUX DOMESTIQUES

—

TOME PREMIER

CORBEIL. — IMPRIMERIE ÉD. CRÉTÉ.

TRAITÉ
D'ANATOMIE COMPARÉE
DES
ANIMAUX DOMESTIQUES

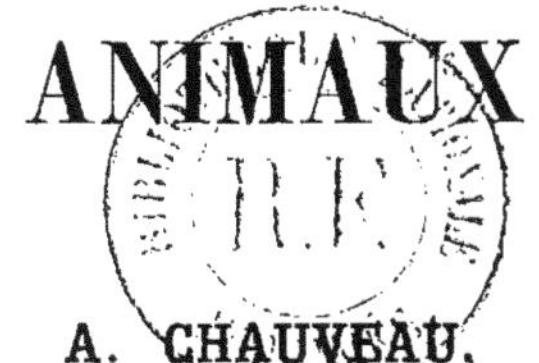

PAR

A. CHAUVEAU,
Membre de l'Institut,
Inspecteur général des Écoles vétérinaires,
Professeur au Muséum d'Histoire naturelle.

S. ARLOING,
Correspondant de l'Institut,
Directeur de l'École nationale vétérinaire,
Professeur à la Faculté de Médecine de Lyon.

CINQUIÈME ÉDITION

Revue et augmentée, avec la collaboration

DE

F.-X. LESBRE,
PROFESSEUR A L'ÉCOLE NATIONALE VÉTÉRINAIRE DE LYON

TOME PREMIER

avec 366 Figures intercalées dans le texte

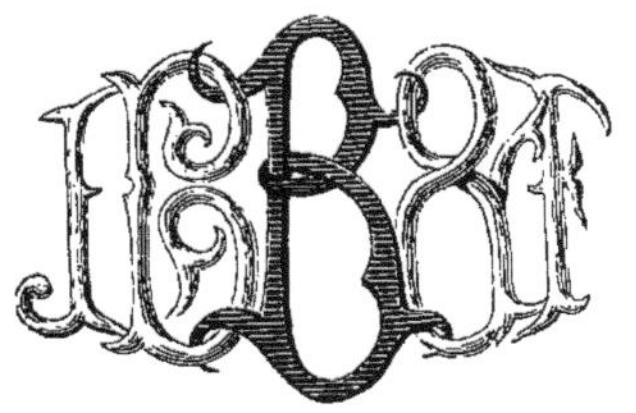

PARIS
LIBRAIRIE J.-B. BAILLIÈRE ET FILS
19, rue Hautefeuille, près du boulevard Saint-Germain

1903

AVANT-PROPOS

Le *Traité d'anatomie comparée des animaux domestiques* parvient à la cinquième édition. Il a eu les honneurs de la traduction en langue italienne et en langue anglaise. C'est dire que les auteurs ont atteint le but qu'ils s'étaient proposé.

Mais l'anatomie comparée, comme toutes les autres branches de la Science, progresse chaque jour, et on demande de plus en plus à tous les ouvrages, même à un livre classique.

La cinquième édition présente donc plus de développements que la précédente. L'accroissement portera principalement sur l'appareil locomoteur et le système nerveux, ainsi que sur les différences propres aux espèces autres que les Solipèdes.

Pour la première fois figurera dans un ouvrage classique la nomenclature latine, inaugurée en anthropotomie par le Congrès international de Bâle et adaptée, avec quelques modifications, à l'anatomie vétérinaire, par une réunion de professeurs tenue à Stuttgart, en 1899, à l'Institut anatomique du professeur Sussdorf. L'avenir nous fixera sur la valeur de cet essai susceptible, sans doute, de nombreuses améliorations.

Les accroissements et les modifications précités sont dus à la précieuse collaboration de M. F.-X. Lesbre, dont les travaux sur l'anatomie comparée et philosophique lui ont acquis une juste autorité.

Nous espérons que les lecteurs feront encore bon accueil à cette édition et sauront gré à MM. les éditeurs des sacrifices qu'ils se sont imposés pour en faire un beau livre.

TABLE DES MATIÈRES

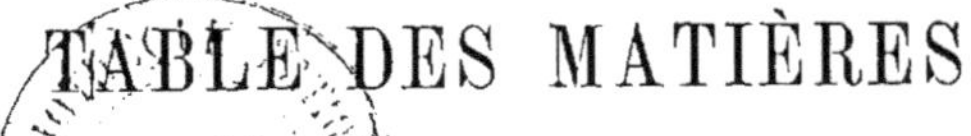

LIVRE DEUXIÈME

APPAREIL DE LA DIGESTION

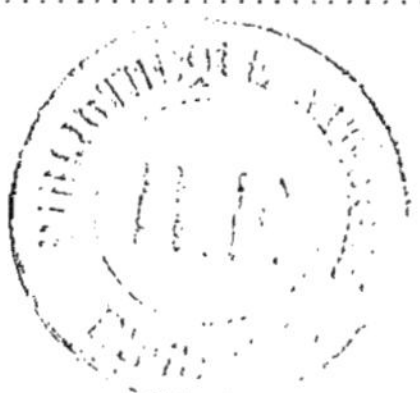

TRAITÉ D'ANATOMIE COMPARÉE DES ANIMAUX DOMESTIQUES

CONSIDÉRATIONS GÉNÉRALES

DÉFINITIONS ET DIVISIONS DE L'ANATOMIE

La *biologie*, étude des êtres vivants, comprend deux parties : l'*anatomie*, qui les envisage à l'état statique, et la *physiologie*, qui les considère à l'état dynamique.

L'*anatomie* (ἀνά, τέμνω, couper à travers) est la science de l'organisation ; elle étudie la structure des animaux quand la vie les a quittés ou en faisant abstraction de la vie.

L'anatomie animale ou *zootomie* se divise en anatomie *normale*, anatomie *anormale* ou tératologie, et anatomie *pathologique*, suivant qu'elle s'occupe des organismes normaux, anormaux, ou malades.

L'anatomie normale ou physiologique se divise elle-même en *anatomie descriptive* et *anatomie générale*.

L'anatomie générale, plus connue de nos jours sous le nom d'*histologie* (ἱστός, tissu ; λόγος, discours), s'occupe particulièrement des tissus et des humeurs, c'est-à-dire de la matière première de l'économie ; elle réclame nécessairement les secours du microscope et s'est développée corrélativement aux progrès de la technique microscopique.

L'anatomie descriptive ou *organographie* étudie successivement les différents organes, dont elle fait connaître le nom, la situation, la forme, le volume, le poids, la couleur, la consistance, les rapports réciproques, et même la structure macroscopique, c'est-à-dire l'arrangement relatif des diverses parties qui les composent.

L'anatomie descriptive peut être *systématique* ou *topographique*, suivant qu'elle groupe les organes par appareils ou par régions. La première s'accommode aux besoins de la physiologie, la seconde à ceux de la chirurgie ou de l'art pictural ou sculptural (*anatomie des régions*, *anatomie des formes*, *anatomie chirurgicale*, *anatomie artistique*).

L'anatomie descriptive systématique peut envisager une seule espèce ou un plus ou moins grand nombre d'espèces. Dans le premier cas, elle est dite *spéciale* (exemples : *anthropotomie*, anatomie de l'Homme ; *hippotomie*, anatomie du Cheval, etc.). Dans le second cas, c'est l'*anatomie comparée*.

Lorsque l'anatomie comparée est restreinte aux animaux domestiques, elle porte le nom d'*anatomie vétérinaire*.

L'anatomie comparée ne recherche pas seulement les différences qui caractérisent le même organe ou la même série d'organes dans chaque genre, famille ordre, classe, etc., du règne animal, elle s'applique aussi à en trouver les analogies et à remonter autant que possible aux lois générales de l'organisation ; alors elle justifie l'appellation d'*anatomie philosophique* ou *anatomie transcendante*.

Ce n'est pas tout. Il appartient encore à l'anatomie d'étudier le développement des êtres vivants depuis l'œuf fécondé qui en est le germe jusqu'à leur état parfait, et depuis leur état parfait jusqu'à leur décrépitude : c'est l'objet de l'*ontogénie*, anatomie du développement, anatomie d'évolution, anatomie des âges, dont l'*embryologie* n'est qu'une partie, celle qui étudie le développement à l'intérieur de l'œuf jusqu'à l'éclosion ou la naissance.

Enfin, si l'on adopte la doctrine transformiste, il y a lieu d'envisager aussi le développement de l'espèce, c'est-à-dire la *phylogénie*.

On le voit, le domaine de l'anatomie est immense.

Ce livre restreindra son objet à l'anatomie vétérinaire.

SUJETS DE L'ANATOMIE VÉTÉRINAIRE

Ils appartiennent à la classe des Mammifères et à celle des Oiseaux.

Les Mammifères domestiques, et plus particulièrement ceux de nos climats, se rangent dans plusieurs ordres. Ainsi on trouve parmi eux :

1° Des *Carnivores* : Chien, Chat ;

2° Des *Rongeurs* : Lapin, Cobaye ;

3° Des *Jumentés* ou *périssodactyles*, de la famille des *Solipèdes* : Cheval, Ane et leurs hybrides : Mulet, produit du Baudet avec la Jument ; Bardot, produit du Cheval avec l'Anesse ;

4° Un *Porcin* : Porc ou Cochon ;

5° Des *Ruminants* : Bœuf, Mouton, Chèvre, Chameau à deux bosses ou Chameau de Bactriane, Chameau à une bosse ou Dromadaire, Lama.

Les Oiseaux de basse-cour se classent dans les ordres :

1° Des *Colombins* : Pigeons ;

2° Des *Gallinacés* : Coq, Pintade, Dindon ;

3° Des *Palmipèdes* : Oie, Canard.

Girard a proposé, pour les Mammifères domestiques, une classification spéciale basée sur le nombre de doigts terminant chacun de leurs membres. Il établit ainsi quatre catégories :

La première comprend le Cheval, l'Ane, le Mulet et le Bardot, qu'il appelle *monodactyles*, parce que leur région digitée se compose d'un doigt unique.

Dans la deuxième, entrent, sous la qualification de *didactyles* ou *bisulques*, les animaux à deux doigts, c'est-à-dire le Bœuf, le Mouton, la Chèvre, les Camélidés.

Dans la troisième, celle des *tétradactyles réguliers*, se trouve placé le Porc, dont chaque membre présente quatre doigts.

Enfin le Chien et le Chat, qui possèdent le plus souvent quatre doigts aux membres postérieurs et cinq aux membres antérieurs, forment la catégorie des *tétradactyles irréguliers*.

Nous ne suivrons point cette nomenclature, car elle est en opposition avec les données de l'anatomie philosophique, qui établissent que la main et le pied, chez tous les Mammifères, sont construits sur le même type, le type *pentadactyle*, lequel dérive lui-même d'un type plus ancien à sept doigts. Les Mammifères actuels dont la main ou le pied comprennent un nombre de doigts inférieur à cinq présentent presque toujours des vestiges de doigts disparus.

Nous croyons donc qu'il vaut mieux s'en tenir à la classification des zoologistes.

Au surplus, ceux-ci nous fournissent les deux expressions *périssodactyle* et *artiodactyle*, qui ont une bien autre valeur que les noms de Girard pour caractériser les extrémités digitées.

Les périssodactyles sont les animaux ongulés (c'est-à-dire à sabots) qui présentent à chaque membre un doigt principal dans l'axe de ce membre ; ils sont généralement, mais non constamment, imparidigités (exemples : les Chevaux, les Rhinocéros, les Tapirs).

Les artiodactyles sont les ongulés dont les doigts sont disposés de chaque côté de l'axe du membre, autrement dit, les animaux à pied fourchu ; ils sont généralement, mais non toujours, paridigités (exemples : les Porcins, les Ruminants).

Il existe dans l'organisation des divers animaux d'une même classe et, *a fortiori*, de classes différentes, des différences qui paraissent considérables au premier abord. En réalité, elles ne sont pas très profondes, et, comme l'a dit Étienne Geoffroy-Saint-Hilaire, il y a *unité de composition organique*. Tous les animaux d'un même embranchement sont construits sur le même plan. Aussi pourrons-nous arriver à faire connaître l'organisation des divers animaux domestiques sans les passer en revue l'un après l'autre et sans donner pour chacun la description de chaque organe.

Nous prendrons un type, qui, le plus habituellement, sera le Cheval, implicitement comparé à l'homme, et nous comparerons brièvement à ce type toutes les autres espèces.

Dans cette comparaison, les animaux seront généralement classés d'après leur valeur comme sujets domestiques. Mais nous ferons des exceptions à cette règle, créée par nos devanciers, chaque fois que nous pourrons en retirer quelque avantage au profit de la concision ou de la clarté de l'exposition.

IDÉES GÉNÉRALES SUR L'ORGANISATION DES ANIMAUX VERTÉBRÉS

ORDRE A SUIVRE POUR ÉTUDIER LES APPAREILS.

La *cellule* est l'élément nécessaire et suffisant de toute organisation, l'unité biologique. Les animaux les plus haut placés dans l'échelle zoologique et l'homme lui-même procèdent originellement d'un germe qui n'est autre chose qu'une cellule (Voy. fig. 1). En proliférant et en se différenciant de diverses manières, cette cellule a produit les *tissus* qui ont constitué les *organes*, lesquels se sont groupés en *appareils* dont l'ensemble forme le corps tout entier.

L'étude spéciale de la cellule (*cytologie*) et des tissus (*histologie*) n'entre pas dans le plan de ce livre. Nous nous bornerons à envisager les organes et les appareils.

L'idée la plus générale qu'on puisse se faire du corps d'un vertébré, c'est celle de deux cylindres creux juxtaposés : l'un dorsal renfermant l'axe neural (encéphale et moelle épinière) : on l'appelle cylindre nerveux ou cylindre animal : l'autre ventral logeant les organes de la nutrition et de la reproduction : c'est le cylindre splanchnique ou cylindre végétatif. La cavité du cylindre splanchnique, dite cœlome, est subdivisée, chez les Mammifères, en deux cavités secondaires par un diaphragme mobile : la poitrine contenant le poumon et le cœur, et l'abdomen renfermant les parties essentielles de l'appareil digestif et de l'appareil uro-génital.

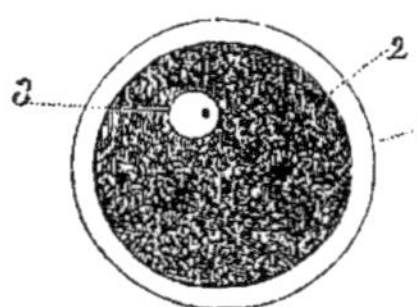

Fig. 1. — Ovule de Mammifère *.

L'ensemble de ces deux cylindres forme la tête, le cou et le tronc. La partie neurale de la tête correspond au crâne ; la partie végétative, à la face.

Du tronc peuvent se détacher :

1° Une queue, qui est le prolongement atténué du cylindre neural ;

2° Des membres.

Tous appendices de valeur secondaire et susceptibles de faire défaut.

Entrons maintenant dans quelques détails.

Nous voyons d'abord à l'extérieur une membrane qui enveloppe la totalité du corps et se moule sur lui : c'est la *peau* ou tégument externe. La peau n'est pas interrompue au niveau des ouvertures naturelles ; elle se réfléchit à leur intérieur en changeant de caractères et passe à l'état de *muqueuses*, c'est-à-dire de membranes molles, plus ou moins enduites de glaire ou *mucus*.

Les *muqueuses* ou téguments internes tapissent toutes les cavités de l'économie qui sont en communication avec le dehors, c'est-à-dire le tube digestif, les voies respiratoires, les voies génito-urinaires, et leurs diverticules.

Peau et muqueuses ont essentiellement la même structure, comprenant : une couche profonde, conjonctivo-vasculaire, le *derme* ou *chorion*, et une couche superficielle, épithéliale, l'*épiderme* ou *épithélium*. Elles forment le système des membranes limitantes ou tégumentaires, barrières de l'économie tant à l'intérieur qu'à l'extérieur.

* 1, zone pellucide ; 2, vitellus ; 3, vésicule et tache germinative.

Les *glandes* ou organes sécréteurs ne sont, pour la plupart, que des annexes des téguments, sur lesquels elles versent leurs produits. Toutefois, il est quelques glandes dépourvues de canal excréteur et indépendantes des téguments (exemples : thyroïde, capsules surrénales).

Les téguments présentent en outre des productions en relief telles que poils, cornes, plumes, écailles, dents, que l'on désigne, depuis de Blainville, sous le terme générique de *phanères*.

Sous les téguments, existe une couche plus ou moins abondante d'un tissu blanchâtre, le *tissu cellulaire* ou *conjonctif*, extensible, très insufflable, plus ou moins chargé de graisse. Le tissu conjonctif est le tissu de remplissage par excellence pour tous les interstices interorganiques ou intraorganiques. On l'a comparé à une éponge dans les mailles de laquelle seraient plongés les organes et les éléments des organes.

Sans nous arrêter aux *membranes fibreuses*, que nous ne faisons que signaler ici, nous arrivons à une troisième catégorie de membranes, les *séreuses*. Toutes les cavités closes de l'économie, telles que la poitrine, l'abdomen, la cavité cranio-rachidienne, les cavités articulaires, etc., en sont revêtues, ainsi que les organes qui peuvent y être contenus. Ce sont des membranes essentiellement lubrifiantes, quoique dépourvues de glandes, minces, transparentes, toujours humectées à leur face libre, communiquant aux parties qu'elles tapissent un brillant, un poli caractéristiques, et facilitant leurs mouvements. Tels sont : les plèvres dans la poitrine, le péritoine dans le ventre, l'arachnoïde autour de l'axe neural, les synoviales articulaires ou tendineuses, etc.

Les autres organes sont trop nombreux et trop divers pour se prêter utilement à des considérations générales. Nous nous bornerons à dire qu'on désigne souvent sous le terme générique de *viscères* (de *vescor*, je me nourris) les organes contenus dans les cavités pectorale et abdominale, comme le cœur, le poumon, l'estomac, l'intestin, le foie, les reins, organes fondamentaux de la nutrition. Pour cette raison lesdites cavités reçoivent parfois l'appellation de *cavités splanchniques* (de σπλάγχνον, viscère).

En résumé, le corps se décompose en un grand nombre de parties, instruments de la vie, qu'on appelle *organes* (de ὄργανον, instrument). Toute partie de forme déterminée, d'usage spécial, est un organe (exemples : un os, un muscle, le foie, l'estomac, le cerveau).

Les *organes* ont été classés méthodiquement d'après leurs affinités physiologiques.

On a rassemblé dans un même groupe tous ceux qui sont préposés à la même finalité physiologique, c'est-à-dire à la même fonction, et l'on a donné à cet ensemble le nom d'*appareil*. Bichat a divisé les appareils d'après le but ultime de leurs fonctions en deux grandes catégories : l'une comprenant les appareils de *nutrition* et de *relation*, dont les actes entretiennent la vie individuelle ; l'autre, les appareils préposés à la conservation de l'espèce, ou appareil de la *génération*.

Les appareils de nutrition sont ceux de la digestion, de la respiration, de la circulation et de la dépuration urinaire.

Les appareils de relation sont : l'appareil de sensation et l'appareil de locomotion.

Enfin les appareils de génération sont répartis, chez tous les animaux qui nous intéressent ici, entre deux individus : l'un femelle, fournissant l'œuf; l'autre mâle donnant la liqueur séminale ou, pour mieux dire, le spermatozoïde : œuf et spermatozoïde devant se conjuguer pour former le germe du nouvel être.

Si rationnel que soit ce classement, nous serons obligés d'y déroger afin de graduer l'étude des choses suivant leurs difficultés et de tenir compte des besoins de la dissection. Nous décrirons donc les appareils dans l'ordre suivant, généralement adopté, ou à peu près, dans les ouvrages d'anatomie descriptive systématique.

Appareil de la locomotion.	Os	*Ostéologie.*
	Articulations	*Arthrologie.*
	Muscles	*Myologie.*
Appareil de la digestion.		
— de la respiration.		*Splanchnologie.*
— uro-génital		
Appareil de la circulation.	Cœur	
	Artères	*Angéiologie.*
	Veines	
	Lymphatiques	
Appareil de sensation	Organes des sens	*Esthésiologie*[1].
	Encéphale	
	Moelle épinière	*Névrologie.*
	Nerfs	

Nous terminerons par un exposé des principaux faits de l'embryologie, auquel se rattachera, naturellement, la description du fœtus et de ses annexes.

QUELQUES CONSIDÉRATIONS SUR LA TERMINOLOGIE ANATOMIQUE.

Il est incontestable que, dans chaque langue, la nomenclature anatomique devrait être la même pour tous les animaux d'un même type de structure, l'unité de composition organique ayant pour corollaire l'unité de nomenclature.

Et cependant, il est loin d'en être ainsi ; le même organe, chez l'homme et les animaux, porte souvent des noms différents, et, lorsqu'on veut appliquer intégralement à ceux-ci la nomenclature anthropotomique, on se heurte constamment à des illogismes, à des difficultés parfois insurmontables ; beaucoup de noms perdent alors toute leur valeur. Par exemple, on arrive à appeler biceps, demi-tendineux, demi-membraneux, digastrique, des muscles qui ne sont ni biceps, ni demi-tendineux, ni demi-membraneux, ni digastriques ; grand fessier, un muscle qui est le plus petit de la région ; pisiforme, un os en forme de disque ; sous-clavières, une artère et une veine chez des animaux qui n'ont pas de clavicule ; calcanéum (de *calcare*, fouler au pied) un os formant la pointe du jarret ; voire même extenseur un muscle qui est fléchisseur, etc., etc. Cela vaut encore mieux, il est vrai, que de se servir de noms différents pour le même organe, car une langue mal faite est préférable à la confusion des langues ; mais combien il serait désirable d'avoir une nomenclature rationnelle, établie scientifiquement et s'appliquant avec la même justesse aux Animaux et à l'Homme !

Assurément, il n'est pas de révolution plus difficile à faire que celle d'un langage qui a pour lui la consécration des siècles. Cependant l'occasion s'est présentée récemment d'amorcer cette importante réforme.

Un Congrès international d'anthropotomistes s'est réuni à Bâle en 1895, pour élaborer en langue latine une nomenclature d'usage universel [*Nomina anatomica de Bâle* (BNA[2])]. Il est regrettable qu'à ce moment on ne se soit pas inspiré des besoins de l'anatomie com-

1. C'est en étendant l'acception de ce terme que nous l'employons ici.
2. Wilhem His. Leipzig, 1895.

parée : au lieu de faire une nomenclature de convention, une sorte de volapuk anatomique, on aurait pu faire ou du moins ébaucher une nomenclature méthodique et vraiment scientifique.

En 1899, une Commission d'anatomistes vétérinaires de divers pays s'est réunie à Stuttgart dans le but exprès de faire l'application des *Nomina anatomica de Bâle* (BNA) aux animaux domestiques; mais, malgré toute sa bonne volonté, elle a dû en modifier un certain nombre, en supprimer d'autres et en introduire de nouveaux. Ses conclusions, votées par le Congrès international vétérinaire de Baden-Baden, seront publiées incessamment.

Les changements apportés à la nomenclature de Bâle constituent les *Nomina anatomica de Stuttgart* (SNA).

A cela ne se bornent pas les difficultés de terminologie de l'anatomie comparée : il en est d'autres qui tiennent aux différences d'attitude du corps et de position de la main chez l'Homme et les Animaux. Ainsi :

Tel plan qui est *supérieur* chez l'Homme est *antérieur* chez le Quadrupède.
— *inférieur* — *postérieur* —
— *antérieur* — *inférieur* —
— *postérieur* — *supérieur* —

D'autre part, les anatomistes de l'Homme placent la main en supination, c'est-à-dire la paume en avant, le pouce en dehors ; tandis que les vétérinaires l'étudient dans sa position naturelle et plus ou moins invariable de pronation, c'est-à-dire la paume en arrière et le pouce en dedans. Les termes *antérieur*, *postérieur*, *interne*, *externe* ne sont donc plus comparables.

Dans ces divers cas, on évitera l'équivoque en substituant aux épithètes de situation extrinsèque, des épithètes de situation intrinsèque, par exemple, en disant :

Pour la tête : face *frontale*, face *nuchale*, faces *latérales*, face *basilaire*.

Pour le cou : face ou bord *dorsal*, face ou bord *trachélien*, faces *latérales*.

Pour le tronc : *dorsal*, *ventral*, *céphalique*, *cranial* ou *oral* (côté de la tête), *caudal* ou *aboral* (côté de la queue), *latéral*.

Pour la main ou le pied : *palmaire* ou *plantaire* (côté de la paume ou de la plante) : *dorsal* (côté opposé) ; *radial* ou *pollicial* (côté du radius ou du pouce); *cubital* (côté du cubitus ou du petit doigt) ; *hallucial*, *tibial*, *péronéal* au membre abdominal, etc.

S'il s'agit de dénommer les os carpiens, tarsiens, métacarpiens, métatarsiens, ou les doigts, d'après leur rang, *on les comptera toujours à partir du pouce*, qu'il soit développé ou non. Ainsi chez les pentadactyles, on dira : doigts I, II, III, IV, V; chez le Porc, dont le pouce est absent: doigts II, III, IV, V; chez la plupart des Ruminants, les doigts II et V sont à l'état de vestiges, il ne reste donc plus que les doigts III et IV ; enfin chez les Solipèdes, le seul doigt développé est le doigt III.

Pour les parties appendiculaires, comme les rayons des membres, on dira : *proximale* pour l'extrémité centripète, c'est-à-dire dirigée vers le tronc ; *distale* pour l'extrémité centrifuge.

Enfin, pour toutes les parties, on se trouvera bien d'employer des épithètes évoquant les connexions (exemples : face costale, bord vertébral du scapulum, face endothoracique du sternum, face endocranienne du pariétal, extrémité humérale du radius, etc., etc.).

Ce n'est pas tout. Les épithètes *externe* et *interne* peuvent elles-mêmes prêter à confusion. Par exemple, voici un muscle situé au côté interne d'un membre ; si l'on parle de sa face externe et de sa face interne, les uns prendront pour l'externe celle qui regarde la profondeur, c'est-à-dire le dehors du membre, les autres celle qui regarde le plan médian, c'est-à-dire la superficielle. C'est pourquoi l'on a introduit récemment dans le langage anatomique les termes de *latéral* (à l'opposé du plan médian) et de *médial* (vers le plan médian). Cette innovation, qui vient de l'étranger, n'est pas heureuse dans notre langue, car elle détourne le mot latéral de son acception ordinaire, d'après laquelle il s'applique indifféremment à l'un et à l'autre côté ; d'autre part, pour tout esprit non prévenu, médial évoque une idée de milieu plutôt que de plan médian. D'ailleurs, si l'on a en vue des parties susceptibles de se retourner, comme l'avant-bras et la main, le latéral peut devenir médial, et inversement. Il est facile, dans les quelques cas où les expressions « externe » et « interne » sont ambiguës, de les remplacer par d'autres d'usage courant, telles que : superficiel, profond, extérieur, intérieur, etc. Les descriptions anatomiques sont en soi assez arides pour que l'on évite de les hérisser de mots spéciaux. Il ne faut employer ceux-ci que dans le cas d'absolue nécessité.

Arrivons maintenant à l'orientation des sections. Si on leur applique les épithètes de verticales, horizontales, longitudinales, transversales, on peut créer des équivoques. On s'entend généralement aujourd'hui à qualifier de :

Sagittales, les coupes médianes ou parallèles au plan médian ;

Frontales, les coupes qui divisent le corps ou une partie du corps en une portion dorsale et une portion ventrale. En ce qui concerne les membres, il est clair que leur face ventrale est tournée du côté de la paume de la main ou de la plante du pied, et leur face dorsale à l'opposé ;

Segmentales, les coupes perpendiculaires à l'axe de la partie envisagée. L'axe du cou, du tronc, de la queue, est évidemment la colonne vertébrale ; l'axe d'un membre, son squelette ; l'axe de la tête, la ligne formée par l'apophyse basilaire, le sphénoïde et le vomer.

LIVRE PREMIER

APPAREIL DE LA LOCOMOTION

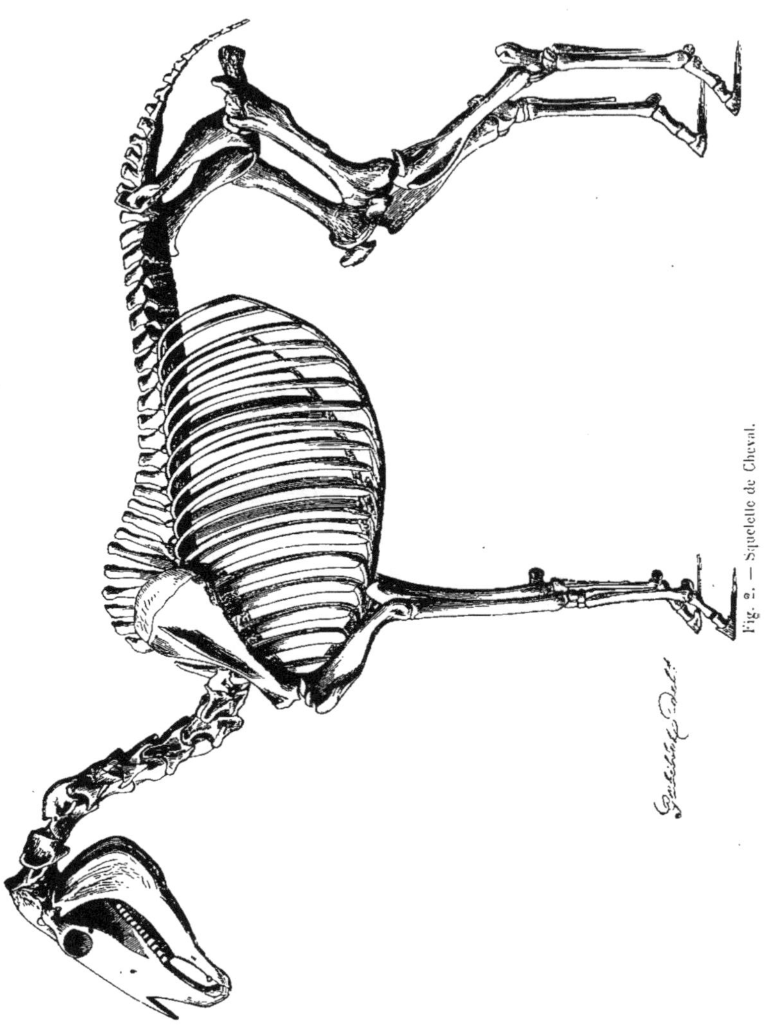

Fig. 2. — Squelette de Cheval.

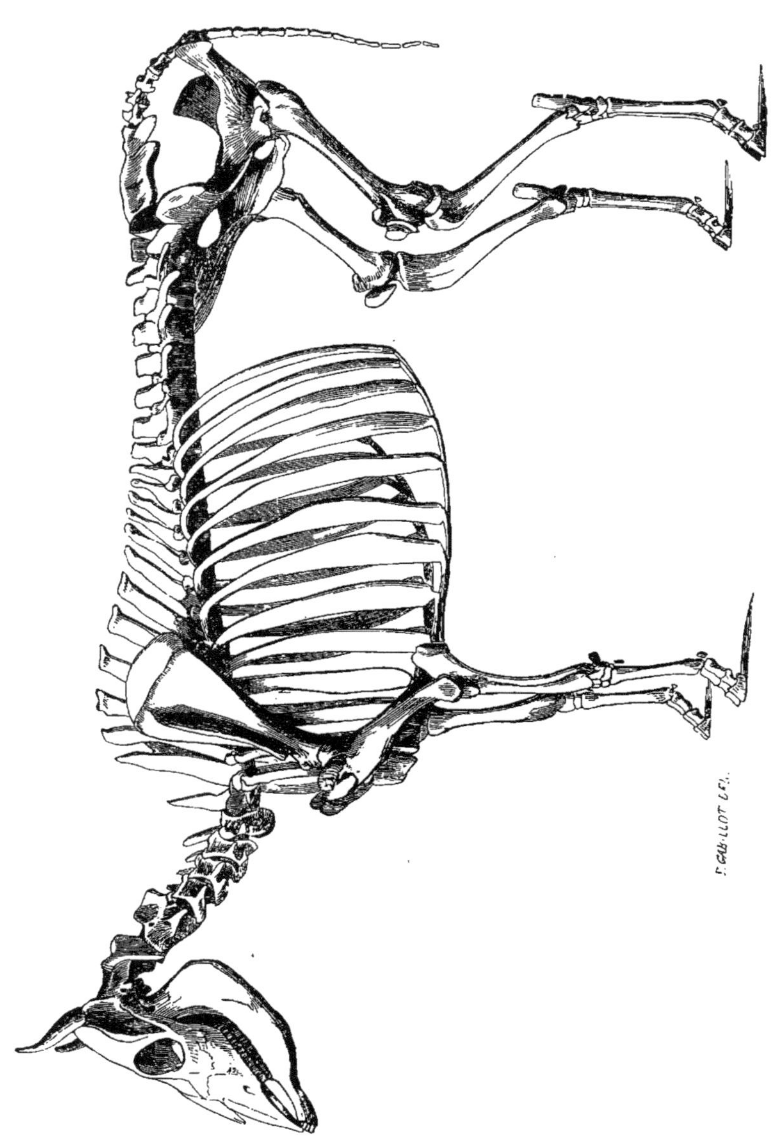

Fig. 3. — Squelette de Vache.

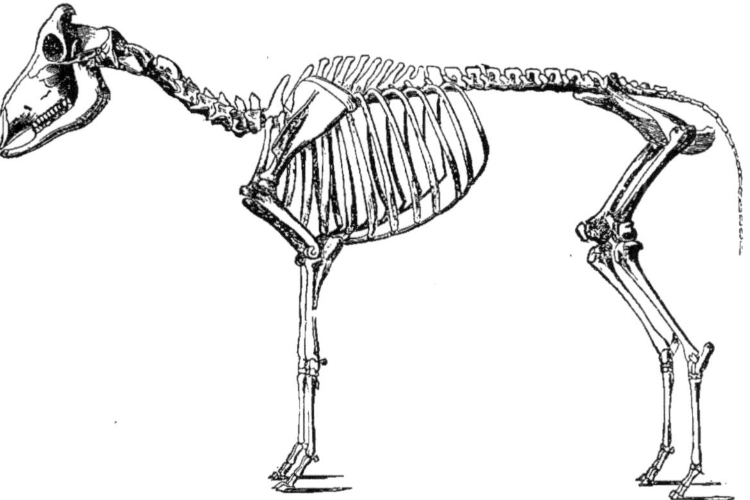

Fig. 4. — Squelette de Brebis.

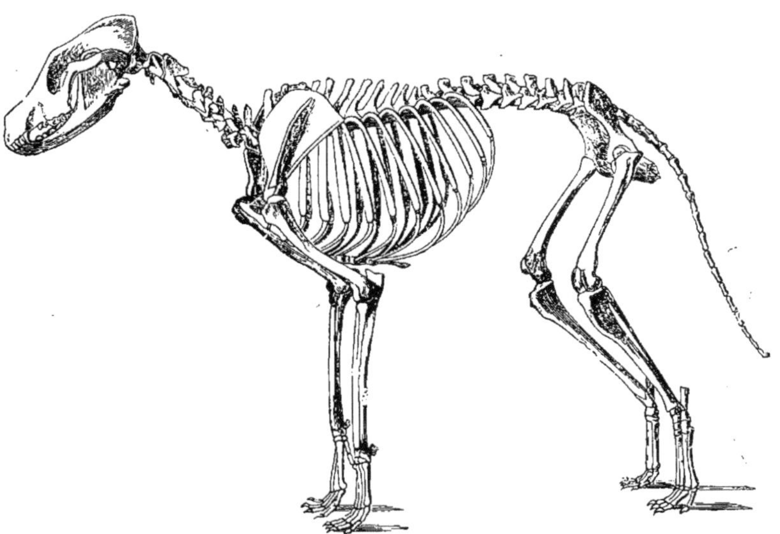

Fig. 5. — Squelette de Chien.

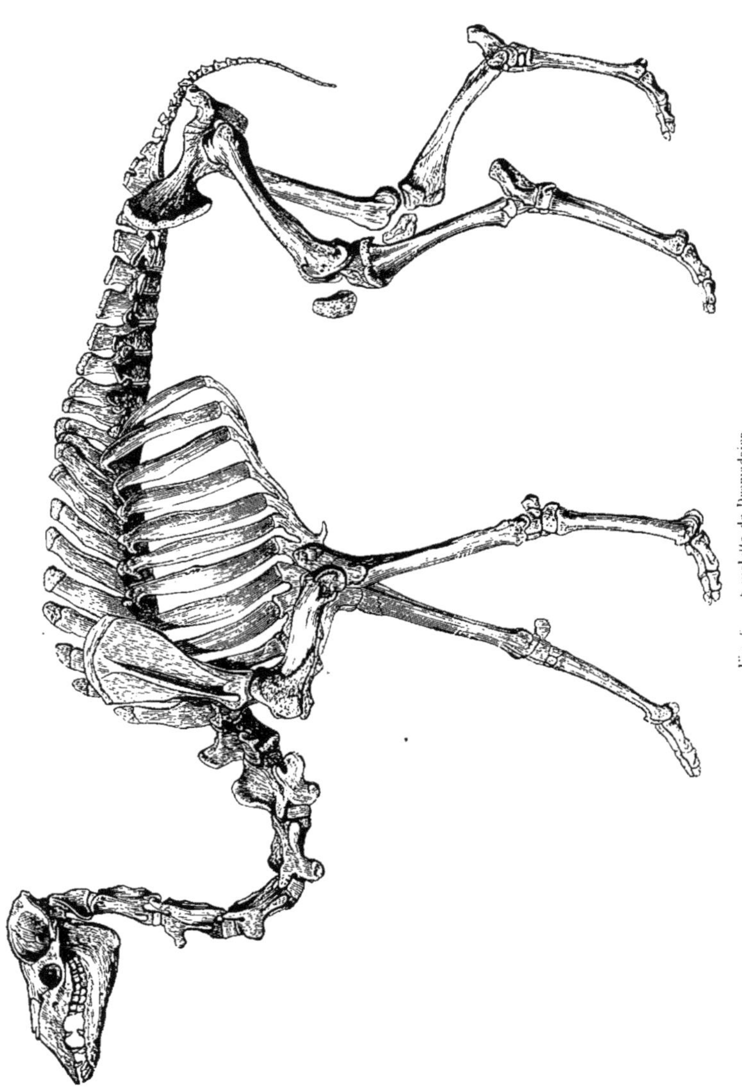

Fig. 5. — Squelette de Dromadaire.

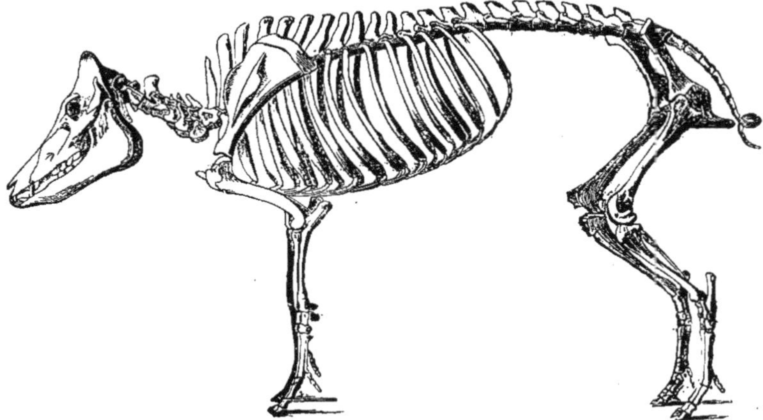

Fig. 7. — Squelette de Porc.

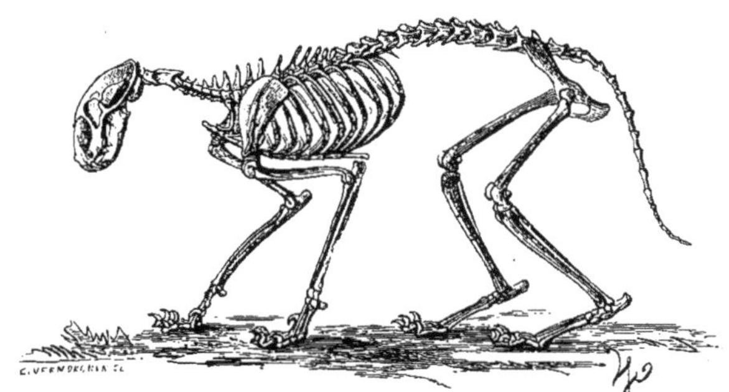

Fig. 8. — Squelette de Chat.

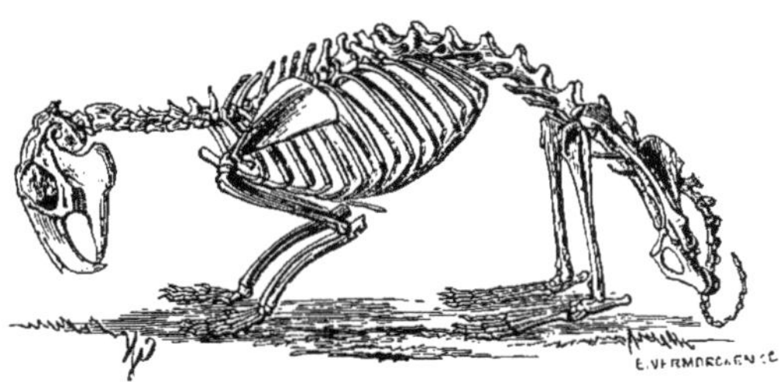

Fig. 9. — Squelette de Lapin (attitude vicieuse à raison de la flexion exagérée du fémur).

L'*appareil de la locomotion* se compose de tous les organes qui servent à l'exercice des mouvements de l'animal. C'est, à coup sûr, l'un des plus importants de l'économie, par le nombre et le volume des pièces qui le forment, et par le concours nécessaire qu'il prête à la plupart des autres appareils pour l'accomplissement des actes physiologiques auxquels ils sont préposés.

Il est constitué par deux espèces d'organes : les *os* et les *muscles*. Les *os*, durs et résistants, d'apparence pierreuse, sont de véritables leviers inertes, réunis entre eux par des *articulations* solides et mobiles qui leur permettent de jouer les uns sur les autres avec la plus grande facilité, tout en maintenant leurs rapports. — Les *muscles*, groupés autour des précédents et attachés sur eux, sont des organes mous qui jouissent de la propriété de se raccourcir, dans certaines conditions déterminées, et d'entraîner dans ce mouvement les os sur lesquels ils sont fixés par leurs extrémités. — Les premiers sont absolument passifs dans leur jeu. Les seconds sont les organes véritablement actifs de la locomotion, c'est-à-dire les puissances destinées à mouvoir les leviers osseux.

Nous aborderons successivement :

1° L'étude des os, branche particulière de l'anatomie descriptive, qui a reçu le nom d'*ostéologie* (de ὀστέον, os ; λόγος, traité) ;

2° L'étude des articulations, ou l'*arthrologie* (de ἄρθρον, articulation ; λόγος, traité) ;

3° L'étude des muscles, ou la *myologie* (de μυών, muscle ; λόγος, traité).

PREMIÈRE SECTION

OS

CHAPITRE PREMIER

OS EN GÉNÉRAL

Les *os* proprement dits n'existent que chez les animaux vertébrés, dont ils constituent le principal caractère zoologique. Ils forment, dans le corps de l'animal, une charpente intérieure qui consolide l'édifice tout entier et lui donne sa forme générale et ses dimensions. Nous devons, avant d'entreprendre la description particulière de chacun d'eux, les envisager d'une manière générale. Cette étude comprendra : 1° la description du *squelette* ; 2° un exposé sommaire des *principes généraux* qu'il importe de connaître pour comprendre les détails des descriptions spéciales.

ARTICLE Ier. — SQUELETTE

L'ensemble des os placés dans leurs rapports naturels constitue le *squelette* (fig. 2 à 9). Il suffit, pour préparer le squelette d'un animal quelconque, de débarrasser les os des parties molles qui les entourent. Le squelette sera dit *naturel,* si l'on respecte dans cette opération les ligaments qui réunissent naturellement les diverses pièces osseuses. Il s'appellera squelette *artificiel,* si les ligaments ont été détruits et remplacés par des liens étrangers à l'organisation, comme des fils de fer ou de laiton.

Le squelette comprend :

1° Une tige axiale, le *rachis* ou *colonne vertébrale,* composée d'une série de pièces distinctes, articulées les unes à la suite des autres, les *vertèbres.* Cette tige supporte antérieurement la *tête* qui en est une sorte de renflement : elle se termine, d'autre part, en s'atténuant et se dégradant progressivement, à l'intérieur de la queue ou du croupion.

2° Des arcs mobiles, les *côtes,* articulées avec la partie moyenne du rachis, et venant s'appuyer, d'autre part, d'une manière directe ou indirecte, sur le *sternum,* pièce médiane qui fait opposition à la colonne vertébrale et se décompose généralement, comme elle, en articles successifs qu'on appelle *sternèbres.* Ainsi se trouve constitué le *thorax* ou squelette de la poitrine.

3° Les *membres,* appendices locomoteurs, au nombre de quatre, qui se détachent du tronc et que l'on distingue habituellement en *antérieurs* et *postérieurs* chez les Quadrupèdes, en *supérieurs* et *inférieurs* chez les Bipèdes, mais qu'il serait plus convenable d'appeler membres *thoraciques* ou *pectoraux* et membres *abdominaux* ou *pelviens.* Les uns et les autres sont construits sur le même type fondamental, et dès lors sont composés d'un même nombre de parties, équivalentes une à une, à savoir :

Les os de la ceinture scapulaire équivalent aux os de la ceinture pelvienne ;

L'os du bras (humérus) équivaut à l'os de la cuisse (fémur) ;

Les os de l'avant-bras (radius et cubitus) équivalent aux os de la jambe (tibia et péroné) ;

Les os de la main (carpe, métacarpe, doigts), équivalent aux os du pied (tarse, métatarse, doigts).

Chez les Oiseaux, les membres abdominaux seuls remplissent le rôle de colonnes d'appui. Les membres thoraciques, conformés pour le vol, constituent les ailes.

Le nombre des os qui entrent dans le squelette de nos animaux domestiques, considérés à l'âge adulte, est très variable suivant les espèces ; il n'est même pas immuable dans les individus d'une même espèce. D'autre part, les auteurs ne s'entendent pas sur le mode de dénombrement. C'est pourquoi nous nous abstiendrons de donner ici des tableaux numériques qui vraiment n'ont pas d'importance. Qu'il nous suffise de dire que, dans les Mammifères domestiques, le nombre des pièces du squelette, chez l'adulte, est compris entre cent quatre-vingts et deux cent soixante-dix, et que les variations portent surtout sur les os qui se répètent en séries, tels que les vertèbres, les côtes et les articles des doigts.

Article II. — PRINCIPES GÉNÉRAUX APPLICABLES A L'ÉTUDE DE TOUS LES OS

Les différents chefs auxquels peuvent se rattacher tous les détails descriptifs d'un os sont relatifs au *nom,* à la *situation,* à la *direction,* à la *configuration,* à la *structure* et au *développement.*

Nom.

La nomenclature ostéologique ne repose sur aucune base capable de lui imprimer un cachet méthodique. Il est des os dont le nom est tiré de la situation (frontal, côtes, coxal, scapulum); d'autres, de leur ressemblance plus ou moins grossière avec certains objets connus (péroné : de περόνη, agrafe ; tibia : du latin *tibia*, flûte antique ; vomer : du latin *vomer*, soc de charrue; scaphoïde; cunéiforme, cuboïde, os carré, trapézoïde, trapèze, sésamoïde, pyramidal, marteau, enclume, os lenticulaire, étrier, etc.). Pour d'autres, le nom évoque le volume (grand os), la fonction (pariétal, calcanéum, axis), ou encore quelque particularité de leur conformation (os crochu, os cribleux ou ethmoïde). Enfin il en est qui ont reçu le nom de l'auteur qui les a décrits le premier ou avec le plus de soin (os wormiens).

Cette nomenclature hétéroclite, faite pour l'homme, a en outre le défaut d'être souvent illogique lorsqu'on l'applique aux animaux, car la forme, le volume, les usages et d'autres circonstances qui ont servi à l'établir sont très sujets à changer d'une espèce à l'autre. Néanmoins les tentatives faites à plusieurs reprises pour la réformer n'ont généralement pas prévalu contre les anciennes dénominations.

Situation.

La situation d'un os doit être envisagée de deux manières : 1° *relativement au plan médian du corps*; 2° *relativement aux autres parties du squelette*.

A. *Situation relative au plan médian du corps.* — On appelle *plan médian*, et improprement *ligne médiane*, un plan fictif, vertical, passant par le milieu du squelette, qu'il divise, d'avant en arrière, en deux parties égales. — Les os peuvent être situés sur le plan médian ; dans ce cas, il n'en existe qu'un seul de chaque espèce, et on les dit *impairs*; ils sont encore appelés os *symétriques*, parce que le plan médian les partage en deux moitiés latérales exactement semblables, sauf anomalie. Les os disposés d'une manière régulière et en double, sur les côtés de la ligne médiane, portent pour cette raison, le nom d'*os pairs* : on les appelle aussi *os asymétriques*, parce que leur forme ne permet pas de les séparer, en aucun sens, en deux moitiés semblables. Par contre, un os pair présente une grande symétrie avec celui du côté opposé [1].

B. *Situation relative aux autres parties du squelette.* — Indiquer la situation d'un os considéré à ce point de vue, c'est faire connaître la place qu'il occupe dans la région à laquelle il appartient et les rapports qu'il peut avoir avec les régions voisines. Ainsi, le radius est situé en avant du cubitus, entre l'os du bras et le carpe.

Direction.

Elle est *absolue* ou *relative*.

A. La *direction absolue* se déduit de la relation des axes de l'os lui-même. C'est ainsi qu'un os est rectiligne, curviligne, tordu, anguleux, courbé en **S**.

1. Mais il peut exister entre eux de petites différences de poids, de torsion, etc. Ainsi, chez l'Homme, l'habitude de se servir d'un bras plutôt que de l'autre (droitier ou gaucher) entraîne une légère prépondérance des os de ce bras.

B. La *direction relative* se détermine par rapport à l'horizon, ou bien par rapport aux pièces voisines. Par exemple, un os est vertical, horizontal ou oblique. Dans ce dernier cas, il peut être oblique de haut en bas et d'avant en arrière, de haut en bas et d'arrière en avant, de haut en bas et de dehors en dedans, de haut en bas et de dedans en dehors, ou même présenter deux obliquités combinées; par exemple le fémur du cheval est dans une direction oblique de haut en bas, d'arrière en avant et de dedans en dehors.

Configuration.

Forme. — Elle est *absolue* ou *relative*.

A. *Forme absolue.* — La forme absolue d'un os est celle qu'il doit au rapport de ses trois dimensions : longueur, largeur et épaisseur. — *a.* Un os dans lequel une des dimensions l'emporte de beaucoup sur les deux autres est un *os long*, mais à la condition toutefois qu'il soit creusé à l'intérieur d'un canal médullaire (exemple: le fémur). Les os longs s'observent exclusivement dans les membres. Il existe d'autres os qui leur ressemblent par leurs dimensions, mais qui manquent de canal médullaire : ce sont les *os allongés* (exemple : les côtes). — *b.* Un os qui offre deux dimensions beaucoup plus développées que la troisième est un *os plat* ou *large* (exemples : le scapulum, le pariétal). Les os de cette catégorie, toujours dépourvus de canal médullaire, se rencontrent dans la tête et les ceintures des membres. — *c.* Un os qui présente à peu près le même développement dans toutes ses dimensions s'appelle *os court* (exemples: les vertèbres, la plupart des os du carpe et du tarse). Les os courts sont privés comme les précédents de canal médullaire ; ce canal est propre aux os longs.

B. *Forme relative.* — Faire connaître la forme relative d'un os, c'est indiquer la ressemblance plus ou moins exacte qu'il peut avoir avec une figure géométrique ou un objet connu. Ainsi le scapulum est un os plat, de forme triangulaire ; le tibia, un os prismatique triangulaire, etc.

Régions des os. — Quand on veut décrire les éminences et les cavités extérieures d'un os, il est essentiel de ne point les signaler au hasard, en passant indifféremment des unes aux autres; il convient de diviser l'os en régions dans chacune desquelles on indique tour à tour les particularités qu'elles peuvent présenter. Nous devons donner ici la marche générale à suivre pour les os longs, les os larges et les os courts.

a. — Un os long se divise toujours en trois parties : une partie moyenne ou corps et deux extrémités. Le corps représente un solide géométrique qui se rapproche plus ou moins d'un cylindre ou d'un prisme très allongé ; on le divise, pour l'étude, en faces et en bords ; c'est à son intérieur que se trouve le canal médullaire. Les extrémités sont toujours plus ou moins renflées afin d'augmenter l'étendue des surfaces articulaires et aussi de donner plus de place aux insertions musculaires et ligamenteuses qui s'y font généralement en grand nombre.

b. — Un os plat aura nécessairement deux faces, des bords et des angles.

c. — Un os court offrira à décrire des faces en plus ou moins grand nombre et des bords à la jonction des faces, bords dont l'étude est souvent négligée.

Particularités extérieures des os.

Elles appellent fortement l'attention parce qu'elles modifient la forme générale des os et aident singulièrement à faire reconnaître chacun d'eux parmi tous les autres. Ces particularités, véritables marques distinctives permettant d'établir avec précision le signalement des os, sont des éminences ou des cavités répondant à des usages fort différents.

A. Éminences. — Les éminences se répartissent en deux catégories. Les unes concourent à former les articulations qui joignent les os entre eux ; les autres sont destinées pour la plupart à des insertions ligamenteuses ou musculaires.

Les *éminences articulaires* sont : ou bien des dentelures plus ou moins profondes, engrenées avec celles de l'os voisin, quand l'articulation est immobile, ou bien des saillies arrondies, lisses, encroûtées de cartilage à l'état frais, quand l'articulation est mobile. Dans ce dernier cas, on les appelle *têtes* si elles représentent une portion de sphère (exemples : tête du fémur, tête de l'humérus), *condyles* si c'est un segment d'ovoïde ou de cylindre (exemples : condyles du fémur, condyle du maxillaire inférieur).

Les *éminences non articulaires* ont reçu des noms très variés. Quand elles ont un certain volume et qu'elles sont bien détachées du reste de l'os, ce sont des *apophyses* (ἀπό de, et φύομαι, je nais). Les apophyses sont qualifiées diversement suivant leur forme ; exemples : apophyse *styloïde*, en forme de stylet ; *clinoïde*, en forme de colonne de lit ancien ; *coronoïde*, en forme de bec de corneille ; *coracoïde*, en forme de bec de corbeau ; *mastoïde*, en forme de mamelon ; *ptérygoïde*, en forme d'aile ; *odontoïde*, en forme de dent, etc. — Les éminences arrondies, très manifestes, quoique peu détachées, portent les noms de *protubérances* ou de *tubérosités* ; si elles sont lisses et de quelque étendue, on les appelle *bosses*. L'éminence est une *épine*, si elle est aiguë ou plus ou moins inégale, — une *crête*, si elle est étroite et très allongée. Les crêtes les plus petites sont des *lignes*.

Remarquons ici que les éminences non articulaires sont très différemment développées suivant les espèces et que telle apophyse chez l'homme peut n'être qu'une légère protubérance chez certains animaux et *vice versa* ; comme la même terminologie, d'origine humaine, est appliquée à toutes, on trouvera souvent, en anatomie vétérinaire, des expressions impropres.

B. Cavités. — Les cavités, comme les éminences, sont articulaires ou non articulaires.

Les *cavités articulaires* destinées aux articulations immobiles sont étroites et creusées entre des dentelures pour permettre un engrènement réciproque des os en contact. Les autres sont relativement spacieuses et revêtues de cartilage d'encroûtement ; on les appelle *cotyloïdes* (de κοτύλη, écuelle) quand elles sont profondes et circulaires comme une écuelle ou une cupule de gland, *glénoïdes* (de γλήνη, cavité peu profonde, et εἶδος, forme) quand elles sont peu profondes. En général les cavités cotyloïdes correspondent aux têtes articulaires, et les cavités glénoïdes aux condyles. On désigne sous le nom de *trochlée* une surface articulaire configurée en poulie, c'est-à-dire formée d'une gorge et de deux lèvres.

Les *cavités non articulaires* ont reçu les dénominations de :

Gouttière, si elles sont en demi-canal;

Coulisse, si elles sont tapissées de cartilage et servent au passage de tendons;

Sillon, si ce sont des impressions superficielles, longues et étroites, marquant le passage de vaisseaux;

Rainure, si ce sont des impressions profondes et anguleuses à leur fond;

Impression digitale, si la cavité semble avoir été produite par la pression du bout du doigt;

Fosse, si c'est une excavation étendue et largement ouverte;

Sinus, si ce sont des anfractuosités ouvertes étroitement au dehors;

Cellules, si ce sont de petites cavités multiples et communicantes;

Échancrure, si c'est une entaille sur le bord d'un os;

Trou, si la cavité traverse l'os de part en part;

Conduit ou canal, si le trou est allongé;

Hiatus, si le trou est irrégulier;

Fente ou fissure, si c'est un hiatus étroit et allongé, etc.

Le nom d'*empreintes* sert à désigner toutes les parties peu accidentées de l'os sur lesquelles s'attachent les muscles, les tendons ou les ligaments, qu'elles soient en relief ou en creux. Les empreintes sont d'autant mieux marquées, d'autant plus vigoureuses que les muscles, tendons ou ligaments qui s'y implantent exercent sur elles des tractions plus intenses et plus répétées. Sous ce rapport, la différence est grande suivant le genre de vie des animaux; par exemple, entre un animal sauvage et un autre de la même espèce vivant en stabulation, ou encore entre un homme de cabinet et un athlète. On dirait que les os sont modelés à leur surface par les parties molles qui les entourent.

Structure.

Nous n'envisagerons que la structure macroscopique. Les os sont constitués: 1° par un tissu propre dit tissu osseux; 2° par de la moelle infiltrée dans toutes leurs cavités intérieures; 3° par une enveloppe fibreuse, le périoste; 4° par de minces couches cartilagineuses tapissant les parties exposées à frottement : surfaces articulaires, coulisses tendineuses; 5° enfin par des vaisseaux et des nerfs.

A. Tissu propre. — Le tissu osseux se présente sous deux formes : la forme compacte et la forme spongieuse.

La substance spongieuse est formée de petites lamelles, de colonnettes ou de fibres qui s'entre-croisent et se soudent de mille manières en circonscrivant des aréoles ou cellules communicantes, irrégulières, que l'on a comparées aux mailles d'une éponge.

La substance compacte forme une couche superficielle plus ou moins épaisse très dure, dont les pores sont à peine visibles à l'œil nu; elle est d'aspect homogène ou fibreux.

Ces deux substances sont formées d'éléments identiques, elles ne diffèrent que par l'étendue des espaces médullaires, qui sont considérables dans la spongieuse, microscopiques dans la compacte. Leur répartition varie d'un os à l'autre.

Dans les os longs, la paroi du canal médullaire est formée exclusivement par de la substance compacte, sauf au contact même de la moelle où existent quelques filaments osseux très déliés qui forment, par leur entre-croisement à larges mailles, la variété de tissu spongieux dite réticulaire. A mesure qu'on avance vers les extrémités, la couche compacte diminue d'épaisseur et finit par se réduire à une mince lame, en sorte que celles-ci ne sont guère autre chose que du tissu spongieux plus ou moins condensé.

Les os allongés sont constitués par une colonne de tissu spongieux à l'intérieur indiscontinue ou interrompue, et par une couche compacte à la surface.

Les os plats sont composés de deux *tables* compactes et d'une couche spongieuse intermédiaire. Celle-ci peut disparaître en certains points, de telle manière que les deux tables se soudent et se confondent. La couche spongieuse des os plats du crâne est quelquefois désignée sous le nom de *diploé*.

Les os courts possèdent un noyau de substance spongieuse enveloppé par une couche plus ou moins épaisse de substance compacte.

Cette répartition des deux variétés de tissu osseux est corrélative à la fonction même de l'os, qui doit résister aux forces de traction et de pression qui s'exercent à sa surface. Les travaux de H. Meyer et de J. Wolf, chez l'homme, de E. Zschokke chez les animaux[1], ont établi, en effet, que l'architecture des os est en concordance étroite avec ces forces. Les lamelles et trabécules du tissu spongieux ne sont pas, comme on pourrait le croire, enchevêtrées d'une manière quelconque et uniforme; elles présentent des directions parfaitement définies en rapport avec les lignes de résistance et sont aussi savamment agencées, paraît-il, que les pièces d'un édifice, bien mieux sans doute, car, dans l'édifice de la nature, ce sont les forces mêmes auxquelles il fallait résister qui ont fait office d'architectes et d'ouvriers : piliers, travées, contreforts, etc. se sont formés là où ils étaient utiles et dans la juste mesure de leur utilité. L'os n'est qu'une partie du grand tissu conjonctif, différenciée par sollicitation mécanique. Toute sa substance, jusqu'au centre, est sous la dépendance des forces qui agissent à sa surface ; là où elle devient inutile, elle se résorbe ; là où elle a besoin d'une grande solidité, elle se condense. La formation et l'agrandissement du canal médullaire des os longs n'auraient pas d'autre raison que l'inaction où tombe forcément le tissu osseux central après formation de nouvelles couches à la périphérie ; sans compter que l'existence de cette cavité est une condition avantageuse pour la solidité, puisqu'il est prouvé en mécanique que, à égale quantité de matière, une colonne creuse est plus résistante qu'une colonne pleine. La compacité de la paroi du canal médullaire s'expliquerait par la convergence en ce point des pressions exercées sur les surfaces articulaires, pressions transmises, en même temps que décomposées, par les travées du tissu spongieux des extrémités. Il n'y a pas jusqu'à la forme générale des os qui ne soit en parfaite harmonie avec leurs fonctions de résistance. On pourrait expliquer mathématiquement, pour ainsi dire, la raison d'être de telle courbure, de telle excavation, ou saillie, etc., et l'ingénieur qui connaîtrait la physiologie trouverait peut-être des combinaisons mécaniques encore inconnues.

Le tissu osseux, tel qu'on l'observe après macération et destruction des parties molles, est une substance blanche, dure, résistante et inflexible, quoique douée d'une certaine élasticité, substance composée d'une partie organique à base de gélatine (osséine) et d'une partie minérale, unies moléculairement et peut-être

1. Zschokke, *Nouvelles recherches sur la relation qui existe entre la formation des os, la statique et la mécanique du squelette des vertébrés.* Zurich, 1892 (ouvrage en allemand).

combinées. Il est facile de rendre cette composition évidente, en plongeant un os quelconque dans de l'acide chlorhydrique ou azotique étendu d'eau ; l'acide dissout les sels minéraux et respecte la trame organique ; aussi, après quelques jours de macération, l'os est devenu léger et flexible comme de la gélatine, bien qu'il ait conservé le même volume et la même forme. On peut faire la contre-partie de cette opération, en soumettant un os à l'action du feu : il devient alors tout à fait friable et poreux, parce que l'on a détruit la partie organique sans attaquer les sels calcaires qu'elle contient.

L'analyse chimique a démontré que le tissu osseux dégraissé renferme en moyenne 30 p. 100 d'osséine et 70 p. 100 de matières minérales. La composition centésimale de la cendre d'os serait, d'après une analyse récente de Gabriel :

Phosphate de chaux $(PO^4)^2Ca^3$	83,89 à 85,90	p. 100
Phosphate de magnésie $(PO^4)^2Mg^3$	1,04 à 1,84	—
Carbonate de chaux CO^3Ca	9,06 à 11,00	—
Fluorure de calcium CaF^2	3,20 à 0,60	—
Silice et oxyde de fer	Traces.	

Il est à remarquer que le fluorure de calcium est particulièrement abondant dans les os d'une grande dureté, tels que le rocher.

Nélaton a soutenu que l'association des deux substances, organique et minérale, de l'os est une combinaison définie et invariable, que les résorptions intérieures déterminées par l'âge ne font qu'agrandir les cavités médullaires sans rien changer à la composition du tissu osseux. Mais cette opinion n'a pas prévalu ; on admet généralement aujourd'hui que, chez les jeunes sujets, la matière organique des os est relativement plus abondante et qu'elle diminue avec l'âge, en sorte que l'os se minéralise de plus en plus et perd de sa vitalité tout en devenant plus fragile. Suivant l'âge, on a vu le même os varier dans sa teneur minérale de 30 à 70 p. 100.

B. Moelle. — La moelle est la substance molle qui remplit les cavités intérieures des os, c'est-à-dire le canal médullaire des os longs, les aréoles du tissu spongieux et même les canaux microscopiques de la substance compacte (canaux de Havers). Elle se présente sous trois aspects : la moelle rouge, la moelle jaune et la moelle grise, qui dépendent de la proportion plus ou moins considérable de sang, de graisse ou de matière amorphe, sans qu'il y ait de différences structurales essentielles entre les trois variétés.

La *moelle rouge* ou *moelle fœtale* est assez consistante, d'une teinte rosée ; elle s'observe dans la plupart des os en voie de développement, ainsi qu'à l'état permanent, dans les corps vertébraux, dans les os de la base du crâne, dans le sternum et dans les côtes.

La *moelle jaune* ou *moelle adipeuse* se trouve partout ailleurs, chez l'adulte, notamment dans les os longs et les os courts. Chez les animaux en état d'embonpoint, la moelle des canaux médullaires peut contenir jusqu'à 96 p. 100 de graisse ; aussi se fige-t-elle sur le cadavre comme du suif.

La *moelle grise*, *moelle muqueuse*, *moelle gélatiniforme*, existe normalement dans les os du crâne et de la face en voie de développement, ainsi que dans les autres os dans le cas d'extrême amaigrissement. Elle est diffluente, dépourvue de toute consistance.

La moelle n'est pas une simple matière de remplissage, c'est un tissu complexe qui joue un rôle de premier ordre dans le développement de l'os ; en outre, on s'accorde généralement à lui attribuer un rôle important dans l'hématopoièse, c'est-à-dire dans la régénération des globules du sang. La moelle est partout continue avec elle-même : c'est une sorte de gangue formatrice et modelante qui infiltre l'os dans toute sa masse.

Les anciens anatomistes admettaient l'existence, à la face interne du canal médullaire, voire même de toutes les cellules du tissu spongieux, d'une membrane médullaire ou périoste interne qui n'existe pas.

C. Périoste (de περί, autour; οστεον, os). — Le périoste est une membrane fibreuse, très vasculaire et nerveuse, qui recouvre l'os en entier, excepté au niveau des surfaces articulaires, des coulisses tendineuses et des insertions ligamenteuses ou tendineuses. Son épaisseur et son adhérence ne sont pas les mêmes partout; l'adhérence est surtout intime près des extrémités. De la face interne se détachent un grand nombre de fibres, dites fibres arciformes, qui plongent obliquement dans l'os en se calcifiant et forment autant de *fibres de Sharpey*; on voit aussi pénétrer une infinité de petits vaisseaux dans les porosités superficielles de l'os. La face externe est en continuité avec le tissu conjonctif ou fibreux ambiant ; elle reçoit l'insertion des fibres musculaires. Le périoste est interrompu au niveau des insertions ligamenteuses ou tendineuses; car les fibres des ligaments et des tendons plongent directement dans l'os et s'y perdent à l'état de *fibres de Sharpey*. Il n'y a donc pas là une simple attache, un accolement de parties différentes, mais une véritable continuité de substance. Le tissu fibreux, le tissu cartilagineux, le tissu osseux ne sont que des stades d'évolution d'un même tissu embryonnaire, le *mésenchyme*; l'un succède à l'autre dans le développement d'un même individu, et l'un peut remplacer l'autre dans les différentes espèces.

Entre les fibres arciformes qui se détachent de la face profonde du périoste, on remarque, au microscope, surtout chez les jeunes sujets, une sorte de moelle superficielle, éminemment ostéogénique, s'arrachant avec le périoste; on l'appelle la *couche ostéogène* ou couche profonde du périoste, ou encore le *blastème sous-périostal* d'Ollier.

D. Cartilages d'encroutement. — Il en sera parlé à propos des articulations. Bornons-nous à dire ici que ce ne sont pas des parties surajoutées, mais bien des restes du cartilage qui, dans l'embryon, formait l'os tout entier, restes qui ont échappé à l'ossification afin de conserver aux surfaces qu'ils tapissent une certaine souplesse et un poli particulier. Ces cartilages sont toujours dépourvus de vaisseaux et de périchondre, et du type hyalin.

E. Vaisseaux et nerfs. — On nie généralement l'existence de *vaisseaux lymphatiques* dans les os; mais il est fort possible qu'il y ait un système d'espaces lymphatiques, plus ou moins bien délimités, pour la circulation des sucs nutritifs, notamment autour des vaisseaux sanguins et à la périphérie du canal médullaire.

Les *vaisseaux sanguins* sont extrêmement nombreux. Peu d'organes sont aussi richement irrigués.

Dans les os longs, les artères afférentes sont de trois ordres. Il y a : 1° une artère relativement volumineuse qui pénètre dans le canal médullaire par un orifice particulier du corps de l'os : trou nourricier de premier ordre ; 2° des artères plus ou moins nombreuses qui pénètrent par les extrémités, à la faveur d'orifices multiples situés au voisinage des surfaces articulaires : trous nourriciers de deuxième ordre ; 3° enfin une infinité de ramifications extrêmement ténues qui se détachent du réseau périostique et s'enfoncent dans les porosités de la surface de l'os pour se loger dans le réseau des canaux de Havers. Les capillaires issus de ces trois sources s'anastomosent ensemble et forment un seul et même réseau logé soit dans la moelle, soit dans le tissu osseux.

Dans les os courts, il n'y a pas de trou nourricier primaire ; la disposition des vaisseaux, comme celle de la substance de l'os, rappelle celle d'une extrémité d'os long.

Dans les os plats, il n'y a pas non plus, en général, de trou nourricier primaire ; mais cela n'est pas absolu ; si la substance spongieuse s'accumule en quelque point, on peut voir un trou de cette sorte ; par exemple, on en trouve sur le scapulum et sur l'ilium.

Les veines accompagnent généralement les artères ; elles sont toujours plus volumineuses qu'elles, et souvent elles sortent par des trous spéciaux, fort larges, percés dans les points où la substance spongieuse est abondante. Elles ne présentent de valvules qu'une fois arrivées dans le périoste. Celles de la moelle se dilatent par points en véritables sinus où le sang subit une sorte de stagnation qui lui permet de se charger des éléments régénérateurs des globules rouges (érythroblastes).

Les *nerfs* viennent du système cérébro-spinal et du système ganglionnaire. Presque toujours un nerf assez volumineux pénètre dans le canal médullaire en passant par le trou nourricier principal et se distribue à la moelle. Le tissu compact reçoit peu de filets nerveux ; le tissu spongieux en reçoit au contraire beaucoup, surtout au niveau des extrémités des os longs, et des corps vertébraux ; il en est de même du périoste.

Le mode de terminaison des nerfs des os est encore inconnu ; toutefois on a décrit des corpuscules de Paccini dans certaines régions du périoste. Ce qu'il y a de certain, c'est que le tissu osseux proprement dit est très peu sensible, tandis que le périoste et la moelle le sont beaucoup. Avant la découverte des anesthésiques, les chirurgiens avaient remarqué que, dans les opérations d'amputation d'un membre, le patient témoignait une vive douleur au moment où l'instrument réséquant traversait le périoste ou la moelle, tandis qu'il souffrait peu quand l'instrument était en plein dans l'os.

Développement ou ostéogénie.

Ossification. — Avant d'être osseuses, les pièces du squelette sont la plupart cartilagineuses, un certain nombre fibreuses. Les premières constituent l'endosquelette, squelette primaire, squelette enchondral ; les secondes, l'exosquelette, squelette secondaire, squelette fibreux. Ces dernières, qualifiées d'os dermiques, os de revêtement ou de recouvrement, forment la voûte du crâne et tous les os extérieurs de la face.

Noyaux d'ossification. — Les unes et les autres s'ossifient par un ou plusieurs points osseux qui s'étendent de proche en proche.

L'ossification débute, en général, par un point, au centre de l'os, quelquefois par plusieurs points disséminés : ce sont les *points osseux primitifs*.

Un seul point primitif peut suffire, grâce à son extension en tous sens, au complet développement de l'os (exemples : la plupart des os du carpe et du tarse, un grand nombre d'os de la tête).

Le plus souvent il arrive que le ou les points primitifs sont complétés plus tard par un ou plusieurs autres points d'ossification qu'on appelle *points secondaires* ou complémentaires ou encore *épiphyses*, car ils semblent surajoutés à la périphérie de l'os.

Il n'y a pas que les os longs, comme le disait Bichat, qui présentent des épiphyses ; les os courts, les os plats, les os allongés sont aussi susceptibles d'en offrir (exemples : vertèbres, scapulum, coxal, côtes).

Pour ce qui est des os longs, tous présentent au moins une épiphyse ; la plupart en ont deux ou plusieurs. Ainsi les métacarpiens et les phalanges sont ordinairement *mono-épiphysés*, comme le calcanéum. Le radius, le cubitus, le péroné sont *di-épiphysés*. L'humérus, le fémur, le tibia, sont *pluri-épiphysés*.

Il ne faut donc pas considérer le terme *épiphyse* comme synonyme d'extrémité d'un os long ; il y a, nous le répétons, des os longs qui ne sont pas épiphysés à une de leurs extrémités, tandis qu'il en est d'autres qui ont plusieurs épiphyses à la même extrémité.

Les épiphyses sont autant de centres d'accroissement pour un os. Il est certain, par exemple, que les os longs mono-épiphysés ont toujours leur épiphyse à l'extrémité qui s'accroît le plus ; que les os longs di- ou pluri-épiphysés s'accroissent généralement le plus et le plus longtemps, par la partie qui est la dernière à se souder. Ainsi, les épiphyses adjacentes de l'humérus et du radius se soudent beaucoup plus tôt que leurs opposées, dans toutes les espèces ; aussi est-ce par ces dernières que les os en question s'accroissent le plus et le plus longtemps. En effet, c'est au niveau des *cartilages de conjugaison* unissant les noyaux d'ossification que se concentre ou même se cantonne exclusivement l'accroissement de l'os ; ces cartilages ne résistent plus ou moins longtemps à l'ossification que grâce à une active prolifération. Le tissu osseux, pour peu qu'il soit compact, est peu propre à l'accroissement interstitiel, lequel exige un remaniement incessant et difficile de ses éléments ; aussi la nature le fragmente-t-elle en noyaux d'ossification séparés par un cartilage proliférant, dans tous les os volumineux et compacts appelés à un accroissement rapide et considérable.

Tous les noyaux d'ossification n'ont pas exclusivement la signification de foyers de croissance ; il en est qui représentent des os restés distincts dans d'autres animaux. Par exemple, le noyau coracoïdien du scapulum des Mammifères est la trace de l'os coracoïde des Oiseaux ; les quatre principaux noyaux d'ossification de l'occipital de ces mêmes animaux représentent les quatre occipitaux des Reptiles et des Poissons ; les deux noyaux de l'os interne de la rangée supérieure du carpe du Chien et de la plupart des Carnivores témoignent que cet os résulte de la soudure de deux pièces qui restent distinctes dans d'autres espèces (semi-lunaire et scaphoïde). De même, le noyau malléolaire externe du tibia des Solipèdes et le noyau homotype du radius de ces mêmes animaux représentent respectivement l'épiphyse inférieure du péroné et celle du cubitus qui se sont plus ou moins isolées et soudées à l'os voisin. Ces noyaux d'ossification-là ont une constance et une valeur morphologique toutes particulières que ne possèdent pas les autres. Ceux-ci, n'étant que des foyers d'ossification d'une pièce primordialement simple, sont sujets à varier suivant sa forme et son volume ; ainsi le trochin, le trochantin, l'épicondyle peuvent former épiphyse ou non, suivant les espèces ou même suivant les individus dans certaines espèces ; cela dépend uniquement de leur degré de saillie. Le pisiforme de divers animaux, en s'allongeant et se renflant au sommet à la manière d'un petit calcanéum, est susceptible de prendre une épiphyse tout comme ce dernier. On pourrait multiplier les exemples.

On dit que deux noyaux d'ossification sont soudés lorsque toute trace de cartilage de conjugaison a disparu entre eux, les vaisseaux de l'un s'étant réunis aux vaisseaux de l'autre. Avant de disparaître, ledit cartilage, réduit à l'épaisseur de 1 à 2 millimètres, passe par une phase de calcification, et, à ce moment, les noyaux sont déjà solidement unis bien que non encore synostosés

Phénomènes intimes de l'ossification. — Ces considérations générales étant dosées, entrons maintenant dans le détail du processus. Nous prendrons pour exemple un os long : le radius.

Jusqu'à une certaine époque de la vie intra-utérine, cet organe est entièrement cartilagineux et ne renferme de vaisseaux que dans son enveloppe fibreuse dite périchondre. A un certain moment, un point de calcification apparait dans son centre, où l'on voit affluer des bourgeons d'un vaisseau parti du périchondre. Ces bourgeons exercent une sorte d'action corrosive sur la substance intercellulaire du cartilage et ainsi creusent la partie calcifiée de lacunes irrégulières qui sont les premiers espaces médullaires; la moelle qui les remplit est formée de cellules nombreuses dont la provenance est encore discutée, mais dont la fonction est certaine : ce sont des *ostéoblastes*, c'est-à-dire des élémen formateurs d'os. Les ostéoblastes se déposent couche par couche contre les parois des lacunes qui les renferment et sécrètent des lamelles osseuses qui les englobent progressivement ; finalement ils se transforment en cellules osseuses. En même temps que le tissu osseux se forme ainsi dans des espèces de moules creusés dans la substance du cartilage, les vaisseaux continuent leur œuvre de proche en proche, médullisant de nouvelles parties du cartilage préalablem ent calcifiées, où les ostéoblastes ne tardent pas à agir. Peu à peu le cartilage se convertit en un tissu osseux spongieux que l'on appelle *os enchondral* ou *endochondral*. Mais il ne faudrait pas croire que le cartilage reste indifférent au processus qui l'envahit ; il réagit au contraire et prolifère activement au voisinage de la ligne d'ossification, de telle manière qu'il grandit en même temps qu'il s'ossifie ; et, comme l'ossification s'est orientée dès le début suivant le grand axe, il s'ensuit que l'os enchondral, tout en s'étendant vers les extrémités, s'épaissit sans cesse et prend la forme d'un sablier (Voy, fig. 10). Néanmoins la

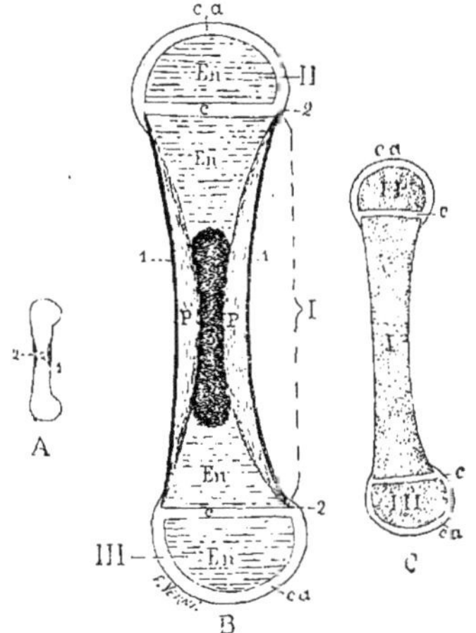

Fig. 10. — Schémas du développement d'un os long *.

* A, modèle cartilagineux montrant la première apparition de l'os enchondral 1, et de l'os périostique 2.
B, *En*, *En*, os enchondral divisé en trois noyaux d'ossification, I, II, III, par les cartilages de conjugaison *c*, *c* ; P, P, os périostique ; *ca*, *ca*, cartilages articulaires ; 1, périoste ; 2, encoche d'ossification ; 3, canal médullaire.
C, os long diépiphysé ; I, diaphyse ; II et III épiphyses ; *c*, cartilages de conjugaison ; *ca*, *ca*, cartilages articulaires.

configuration de l'organe est maintenue dans le modèle primitif, grâce à l'intervention du périoste qui enferme l'os enchondral dans une autre formation d'épaisseur inverse. En effet, pendant que se fait l'ossification enchondrale, le périchondre devenu périoste se calcifie dans sa couche profonde, de manière à envelopper le noyau osseux central d'une sorte de virole solide; les vaisseaux sanguins s'introduisent entre les fibres calcifiées, se creusent des espaces bientôt remplis d'ostéoblastes (médullisation), et ceux-ci commencent aussitôt leur œuvre comme dans les lacunes cartilagineuses. Ainsi fait apparition l'os périostique. Il s'épaissit sans cesse, en même temps qu'il s'étend vers les extrémités, et enferme l'os enchondral dans une sorte d'étui dont les extrémités arriveront finalement jusqu'au pourtour des surfaces articulaires. Là, en effet, se termine le périoste en plongeant dans le cartilage comme si ce dernier le débordait périphériquement; M. Ranvier a donné le nom d'*encoche d'ossification* à l'échancrure virtuelle où il se perd.

Pendant ce temps, les premières parties formées de l'os enchondral sont devenues inutiles et se sont résorbées, cédant la place à un canal médullaire qui s'agrandit peu à peu, proportionnellement au développement de la formation périostique[1].

Voilà donc ossifiée la partie moyenne de notre radius. Ce premier noyau porte le nom de *diaphyse* (de διὰ, à travers; φύομαι, je nais). Il s'étend, comme nous venons de le dire, vers les extrémités et finirait par les envahir n'étaient de nouveaux points d'ossification qui apparaissent à un moment donné au centre de chacune d'elles (*épiphyses*).

Là se produisent essentiellement les mêmes phénomènes que nous venons d'étudier dans la diaphyse : calcification, vascularisation, médullisation, ossification; toutefois la participation du périoste est beaucoup moindre; elle s'annule progressivement en approchant des surfaces articulaires. D'autre part, les vaisseaux, au lieu de s'orienter dans l'axe de l'os, creusent le cartilage en toutes directions et l'ossification elle-même rayonne en tous sens, en s'arrêtant à la forme spongieuse.

Longtemps, on voit coexister les trois noyaux d'ossification, séparés seulement l'un de l'autre par un mince *cartilage de conjugaison* qui ne résiste à l'ossification qui l'envahit sur ses deux faces que grâce à une active prolifération. Enfin, vient une époque où la prolifération diminue et ne peut compenser l'ossification; alors ledit cartilage s'amincit à l'extrême, se calcifie et se laisse entamer par les vaisseaux ossificateurs qui se rejoignent d'un noyau à l'autre et déterminent leur soudure.

Il n'est pas sans intérêt de dire que les premiers vaisseaux des épiphyses proviennent, par extension, de ceux de la diaphyse. A ce moment donc, qui précède l'apparition du premier point osseux, le système vasculaire de l'organe est d'un seul tènement. Plus tard seulement les réseaux sanguins épiphysaires sont desservis par des artères nourricières propres accédant par des trous nourriciers secondaires et se séparent du réseau diaphysaire qui avait été leur point de départ, pour s'y réunir à nouveau au moment de la soudure des noyaux d'ossification.

1. Il faut longtemps à l'os périostique pour compenser la déformation de l'os enchondral ; c'est ce qui explique le volume disproportionné des extrémités des os longs chez les jeunes sujets. Ces extrémités acquièrent leur volume définitif de bonne heure, tandis que la diaphyse continue longtemps à croître en épaisseur.

Accroissement. — A part les os de revêtement (os de la face et de la voûte du crâne), dont l'accroissement par intussusception ne saurait être mise en doute, on peut dire que le tissu osseux, surtout à l'état compact, est peu propre à l'accroissement interstitiel, lequel exige un remaniement difficile de sa substance. Il s'accroît principalement, et souvent même exclusivement, par apposition de couches nouvelles, soit en dessous du périoste, soit sur les surfaces adjacentes des noyaux d'ossification. Nous allons considérer successivement l'accroissement en longueur et l'accroissement en épaisseur.

En longueur. — Les os de l'endosquelette s'accroissent en longueur par prolifération et ossification progressive de quelque reste du cartilage primitif, soit de parties cartilagineuses terminales, non encore envahies, soit de cartilages de conjugaison, s'il y a des épiphyses. Les expériences célèbres de Duhamel, Flourens, Hunter, Ollier, Humphry ont établi, en ce qui concerne les os longs, qu'ils s'allongent sur les faces opposées de leurs noyaux d'ossification, c'est-à-dire au niveau des cartilages de conjugaison, et que cette croissance a atteint son apogée lorsque lesdits noyaux sont soudés.

Il suffira de rappeler, parmi beaucoup d'expériences, celle des trois clous implantés dans un os long d'un jeune animal : deux sur la diaphyse, le troisième sur une épiphyse. L'animal continuant à vivre, on constate, au bout d'un certain temps, que l'intervalle des deux clous diaphysaires n'a pas changé, tandis que l'intervalle comprenant un cartilage de conjugaison a augmenté proportionnellement à la durée de l'expérience.

En épaisseur. — L'accroissement des os en épaisseur se fait par le périoste, ou, pour mieux dire, par la moelle sous-périostée, laquelle dépose incessamment de nouvelles couches osseuses s'ajoutant à celles précédemment formées. Il est très actif dans la jeunesse, mais il se ralentit ensuite pour cesser complètement dans l'âge avancé. Les expériences des auteurs sus-nommés ont établi ces faits de manière péremptoire. Ollier a même prouvé qu'un lambeau de périoste transplanté conserve ses propriétés là où on le greffe et continue à produire de l'os. Deux expériences méritent d'être ici rappelées : celle des animaux nourris à la garance et celle du fil d'argent introduit sous le périoste.

a. Lorsqu'on nourrit de jeunes animaux avec des aliments mêlés de garance, on constate que l'os formé durant ce régime est teinté en rouge. Si l'on alterne le régime garancé avec le régime ordinaire et qu'on sacrifie ensuite les animaux, on voit, sur les sections transversales des os, des zones concentriques alternativement rouges et blanches dont le nombre et la disposition coïncident exactement avec les alternatives du régime.

b. Si, par une vivisection que les procédés de l'antisepsie rendent aujourd'hui facile, on entoure la diaphyse d'un os long d'un jeune animal avec un fil ou une virole d'argent placée sous le périoste que l'on a préalablement décollé avec soin, on voit celui-ci recouvrir l'anneau de couches osseuses nouvelles et le faire disparaître dans l'épaisseur de l'os. Avec le temps, il finirait par tomber dans le canal médullaire ; de même que, dans l'expérience précédente, les zones rouges déposées successivement par le périoste s'en éloignent peu à peu pour disparaître un jour au contact résorbant de la moelle.

Résorption. — C'est que, en effet, pendant que l'os s'accroît à la périphérie, il se détruit dans le centre et se creuse de cavités médullaires de plus en plus spacieuses. Ainsi s'agrandit le canal médullaire des os longs et se raréfie la substance spongieuse des diverses sortes d'os. Ainsi se soudent et se confondent les tables des os plats; s'amincissent et même se perforent certaines lames compactes; s'allégit le squelette des sujets âgés.

Dans le jeune âge, la formation périphérique l'emporte sur la destruction centrale, les os augmentent en volume et en poids. Dans l'âge adulte, les deux phénomènes s'équilibrent; le poids des os ne change pas. Plus tard, la destruction l'emporte sur la formation, qui finit même par s'annihiler; les os diminuent de poids; leur substance est cependant plus dense puisqu'elle est plus minéralisée, mais elle est en moindre quantité.

C'est la moelle qui résorbe l'os dans son intérieur, comme c'est elle qui l'accroît à la superficie; ses éléments sont donc, suivant les lieux et les circonstances, *ostéoblastes* ou *ostéoclastes*; ils remanient le tissu osseux et lui communiquent, en dépit de sa dureté et de l'immuabilité de ses formes, une véritable plasticité. Un os de l'adulte ne contient peut-être pas un atome de la substance qui le formait chez le nouveau-né.

Nous n'insisterons pas davantage sur ces phénomènes intimes de nutrition; leur étude relève surtout de l'histologie.

Marche générale de l'ossification [1].

A. Lois d'ossification. — D'après Krause, le trou nourricier des os longs coïncide exactement avec leur centre primitif d'ossification et est ainsi, dans le principe, à égale distance des extrémités; l'artère nourricière aborde l'os perpendiculairement et se divise en deux branches opposées dirigées vers les extrémités. Si, par suite d'une inégalité d'accroissement de l'os et des parties molles qui l'entourent, l'incidence de cette artère vient à changer, l'une de ses branches terminales prend un débit prépondérant et détermine une croissance plus grande dans le même sens. Les parties molles, dit en substance l'auteur, s'accroissent vers l'extérieur en entraînant les vaisseaux; si un segment osseux ne s'accroît pas dans la même mesure, l'artère nourricière, d'abord perpendiculaire, deviendra récurrente et le trou nourricier ascendant; si, au contraire, l'accroissement centrifuge des os l'emporte sur celui des parties molles, l'artère est entraînée et le trou nourricier devient descendant.

A. Bérard avait, en effet, dès 1834, cru pouvoir ériger en principe que : c'est toujours l'extrémité vers laquelle se dirige le trou nourricier qui s'ossifie le plus vite, soit que cette extrémité se développe conjointement avec la diaphyse, soit que l'épiphyse qu'elle constitue se soude la première. Mais cette règle est sujette à de nombreuses exceptions : la direction et même la situation du trou nourricier varient beaucoup, non seulement sur les os semblables d'espèces différentes, mais encore sur les os semblables d'un même animal, bien que la marche de l'ossification soit toujours la même. Il n'est même pas rare de trouver sur la même diaphyse plusieurs trous nourriciers. L'artère diaphysaire n'a donc pas la fixité ni le rôle directeur qu'on a voulu lui attribuer; elle ne commande pas le développement de l'os, elle se met à son service.

Nonobstant, il est exact que l'accroissement des os longs est le plus souvent inégal à leurs deux extrémités; s'ils sont monoépiphysés, il est toujours prépondérant à l'extrémité épiphysée; s'ils sont épiphysés à chaque extrémité, il est en général à son maximum à l'extrémité qui tarde le plus à se souder.

D'après Sappey, *le premier point épiphysaire d'un os long apparaît dans son extrémité la plus volumineuse;* par exemple, à l'extrémité inférieure du fémur et du radius, à l'extrémité supérieure du tibia et de l'humérus. — Cette formule contient certainement une grande part de vérité et elle peut s'appliquer aussi avec une variante à nombre d'os courts procédant d'un seul noyau; ainsi, parmi les os du carpe ou du tarse, ce sont bien en général les plus gros qui s'ossifient les premiers, et, comme le volume relatif de ces os est très sujet à varier selon les espèces, l'ordre de leur ossification est également changeant. Toutefois la règle de Sappey n'est pas sans exception; on cite notamment le cas de l'épiphyse olécranienne du

1. Voy. F.-X. Lesbre, *Contribution à l'étude de l'ossification du squelette des Mammifères domestiques, principalement aux points de vue de sa marche et de sa chronologie* (*Annales de la Société d'agriculture de Lyon*, 1897 et *Bulletin de la Société d'anthropologie de Lyon*, 1897).

cubitus qui, malgré sa prépondérance de volume sur l'épiphyse opposée, apparaît cependant en dernier lieu.

Pour M. Picqué, *le point épiphysaire d'un os long monoépiphysaire apparaît sur son extrémité la plus mobile.* Il explique ainsi que le métacarpien ou le métatarsien du pouce aient leur épiphyse à l'extrémité proximale et non à la distale comme les autres métacarpiens ou métatarsiens, et que les côtes, les phalanges, soient aussi épiphysées à la même extrémité. Mais M. Alexis Julien, professeur libre d'anatomie, fait remarquer avec raison que les métacarpiens ou métatarsiens des doigts autres que le pouce paraissent tout aussi fixes à une extrémité qu'à l'autre, bien qu'ils soient épiphysés à l'extrémité distale seulement. Nous ajouterons, en ce qui concerne les phalanges; qu'il n'est pas toujours facile de dire quelle est l'extrémité la plus mobile, que même, pour la deuxième phalange des Ongulés, c'est incontestablement la distale qui l'est le plus, bien que l'épiphyse soit proximale comme dans les autres animaux.

M. Alexis Julien (*C. R. A. S.*, 11 avril 1892) donne la loi suivante qui s'appliquerait « à tous les os longs de l'homme sans une exception qui puisse l'infirmer » : *Le premier point épiphysaire d'un os long apparaît toujours sur son extrémité la plus importante au point de vue fonctionnel*, c'est-à-dire répondant à l'articulation où se produisent les mouvements les plus importants. A l'énoncé, cette formule satisfait assez l'esprit, car on sait que tout, dans un organe quelconque, est subordonné à sa fonction, actuelle ou antérieure. — Que l'organe soit fait pour la fonction ou par la fonction, il n'en est pas moins certain qu'il y a entre l'un et l'autre une étroite dépendance... De même que le point primitif d'un os long apparaît dans son milieu, là où se concentrent les efforts exercés à ses extrémités : de même conçoit-on que les points épiphysaires apparaissent d'abord du côté de l'articulation la plus active et où la solidité est le plus précocement nécessaire. Malheureusement, l'auteur ne dit pas à quoi on peut reconnaître l'extrémité d'un os la plus importante fonctionnellement?

Les lois de Serres méritent aussi d'être rappelées ; elles sont au nombre de trois :

1° *Loi de symétrie*, en vertu de laquelle tout os médian serait originellement double.

2° *Loi des éminences*, d'après laquelle toute saillie bien accentuée se développerait par un noyau d'ossification particulier.

3° *Loi des cavités*, d'après laquelle toute excavation ou hiatus serait formée par la réunion de plusieurs os ou au moins de plusieurs noyaux d'ossification.

Depuis bien longtemps les anatomistes ont signalé des exceptions à ces prétendues lois. Par exemple, les corps vertébraux, quoique médians, ne se développent pas par des noyaux d'ossification latéraux ; les condyles du fémur, l'apophyse zygomatique du temporal, etc., ne forment pas de noyaux d'ossification particuliers, bien que leur saillie soit très développée; nombre de trous ou conduits sont percés dans le même os, etc., etc.

En somme, la ou les lois qui président à la répartition, à l'apparition ou à la soudure des noyaux d'ossification sont encore à trouver. Toutes celles qui ont été émises jusqu'à ce jour renferment sans doute une part de vérité ; ils ne la contiennent pas tout entière. Ce que l'on peut dire de plus général, c'est que *les épiphyses apparaissent en premier lieu où la croissance est le plus active et qu'elles tardent d'autant plus à se souder que cette croissance est plus prolongée.* Il semble qu'une active prolifération du cartilage appelle les vaisseaux à son intérieur et avec eux les éléments anatomiques et chimiques de l'ossification : c'est ainsi que, *dans les os à une seule épiphyse, celle-ci se montre toujours au sein de l'extrémité la plus fortement cartilagineuse.* Il est évident que ce besoin de vaisseaux dans le cartilage proliférant est d'autant plus impérieux que ledit cartilage est plus volumineux : c'est pourquoi la formule de Sappey contient une si grande part de vérité. Pour cette raison, il arrive souvent, en anatomie comparée, que telle partie d'un cartilage primitif forme, dans une espèce, un point d'ossification particulier, tandis que, dans une autre espèce où elle est moins développée, elle s'ossifie par simple extension du noyau voisin. Entre autres cas, nous rappellerons celui de l'extrémité articulaire inférieure de l'humérus qui se développe en deux noyaux : un pour la trochlée, l'autre pour le condyle, dans l'Homme, le Chien, le Chat, etc., en un seul dans le Porc, les Ruminants, les Solipèdes, le condyle huméral de ces derniers animaux tenant relativement peu de place, vu que le radius correspond à la fois au condyle et à la trochlée de l'humérus.

Il faut remarquer, en outre, que, *dans un même os, les épiphyses articulaires apparaissent très généralement avant les épiphyses d'insertion*, et enfin que *les points osseux complémentaires qui sont les derniers à se souder sont ordinairement ceux qui apparaissent les premiers et réciproquement.*

B. Ordre de soudure des noyaux d'ossification dans le squelette. — Il est très remarquable que ce phénomène présente sensiblement la même marche dans les divers Mammifères. En général, la soudure commence par le noyau coracoïdien du scapulum et les trois pièces constituantes du coxal ; elle continue par les épiphyses adjacentes de l'articulation du coude, les phalanges et les métacarpiens ou métatarsiens ; ensuite c'est le tour de l'extrémité inférieure du tibia, du sommet du calcanéum, et de l'extrémité inférieure du péroné ; enfin, à bref intervalle ou simultanément, on voit se synostoser l'extrémité inférieure du radius, les deux extrémités du cubitus, l'extrémité supérieure de l'humérus, l'extrémité supérieure du tibia, et les deux extrémités du fémur. Les épiphyses qui se soudent les dernières sont celles des corps vertébraux, des côtes et des coxaux; c'est pourquoi la croissance du rachis, de la poitrine, de la croupe et, d'une manière générale, du tronc se poursuit plus ou moins longtemps après que les membres ont atteint leur taille définitive. En ce qui concerne ces derniers, on remarquera que la croissance suit une marche centripète, c'est-à-dire que les rayons supérieurs continuent à grandir longtemps après l'achèvement des rayons de la main ou du pied; en outre, chez les animaux comme chez l'Homme, les épiphyses adjacentes de l'articulation du coude mettent autant de hâte à se souder que les épiphyses homologues fémoro-tibiales y mettent de lenteur. Chez les Ruminants et le Porc, les premières se soudent encore plus tôt que dans les autres espèces; elles précèdent généralement celles des phalanges, et même, dans le Mouton et la Chèvre, elles se soudent avant le noyau coracoïdien et les trois pièces du coxal.

Les tableaux suivants, extraits de l'ouvrage précédemment cité de M. Lesbre, donnent la chronologie des soudures épiphysaires, comparativement avec celle de l'éruption des dents de deuxième dentition, chez les principaux Mammifères domestiques.

Tableau indiquant les époques de soudure des épiphyses, de remplacement des dents caduques et d'éruption des dents permanentes, chez le Cheval, l'Ane et le Mulet.

Épiphyses des corps vertéb.	4 à 5 ans.
Membre antérieur :	
Scapulum noy. coracoïdien	10 m. à 1 an.
Humérus :	
Extrémité supérieure.	Vers 3 ans 1/2.
Extrémité inférieure.	15 à 18 mois.
Radius :	
Extrémité supérieure.	15 à 18 mois.
Extrémité inférieure.	Vers 3 ans 1/2.
Cubitus :	
Sommet de l'olécrâne.	Vers 3 ans 1/2.
Métacarpien médian :	
Extrémité inférieure.	15 mois.
1re phal. Extrém. sup.	12 à 15 mois.
2e phal. Extrém. sup.	10 à 12 mois.
Membre postérieur :	
Coxal :	
Ilium, pubis, ischium.	10 à 12 mois.
Crête et épine iliaques.	4 1/2 à 5 ans.
Tubérosité ischiale.	4 1/2 à 5 ans.
Fémur :	
Extrémité supérieure.	3 ans à 3 a. 1/2
Extrémité inférieure.	3 ans 1/2.
Tibia :	
Extrémité supérieure.	3 ans 1/2.
Extrémité inférieure.	2 ans.
Calcanéum, sommet.	3 ans.
Métat. méd. Ext. inf.	15 mois.
1re phalange. Ext. sup.	12 à 15 mois.
2e phalange. Ext. sup.	10 à 12 mois.

ÉRUPTION DES DENTS REMPLAÇANTES.	
Pince	2 1/2 à 3 ans.
Mitoyenne	3 1/2 à 4 ans.
Coin	4 1/2 à 5 ans.
1re prémolaire	2 ans 1/2.
2e prémolaire	3 ans ou plus.
3e prémolaire	4 ans environ.

ÉRUPTION DES DENTS PERMANENTES.	
Prémolaire rudimentaire supérieure	5 à 6 mois.
1re arrière-molaire	10 m. à 1 an.
2e arrière-molaire	20 m. à 2 ans.
3e arrière-molaire	40 m. à 50 m.
Canines	4 ans à 4 1/2.

Tableau indiquant les époques de soudure des épiphyses, de remplacement des dents caduques et d'éruption des dents permanentes chez le Bœuf.

Épiphyses des corps vertébr.	4 à 5 ans.	Membre postérieur :	
Membre antérieur :		Coxal :	
Scapul. noyau corac.....	7 à 10 mois.	Ilium, pubis, ischium...	7 à 10 mois.
Humérus :		Crête et épine iliaques...	5 ans.
Extrémité supérieure..	3 1/2 à 4 ans.	Tubérosité ischiale....	5 ans.
Extrémité inférieure..	15 à 20 mois.	Fémur :	
Radius :		Extrémité supérieure..	3 1/2.
Extrémité supérieure.	12 à 15 mois.	Extrémité inférieure..	3 1/2 à 4 ans.
Extrémité inférieure..	3 1/2 à 4 ans.	Tibia :	
Cubitus :		Extrémité supérieure.	3 1/2 à 4 ans.
Extrémité supérieure.	3 1/2 à 4 ans.	Extrémité inférieure..	2 ans à 2 1/2.
Extrémité inférieure..	3 1/2 à 4 ans.	Calcanéum, sommet....	Vers 3 ans.
Os du canon. Ext. inf...	2 ans à 2 1/2.	Os du canon et phalanges comme au membre antérieur.	
1re phal. Ext. sup.......	20 à 24 mois.		
2e phal. Ext. sup........	15 à 18 mois.		

ÉRUPTION DES DENTS REMPLAÇANTES.		ÉRUPTION DES DENTS PERMANENTES.	
Pince	20 à 22 mois.	1re arrière-molaire	4 à 6 mois.
1re mitoyenne	30 à 32 mois.	2e arrière-molaire	15 à 18 mois.
2e mitoyenne	36 à 40 mois.	3e arrière-molaire	2 ans à 2 1/2.
Coin	4 ans à 4 1/2.		
1re prémolaire	26 à 30 mois.		
2e prémolaire...............	26 à 30 mois.		
3e prémolaire...............	30 à 34 mois.		

Tableau indiquant les époques de soudure des épiphyses, de remplacement des dents caduques et d'éruption des dents permanentes chez le Mouton et la Chèvre.

Épiphyses des corps vertéb..	4 à 5 ans.	Membre postérieur :	
Membre antérieur :		Coxal :	
Scapul. noy. coracoïdien.	Vers 5 mois.	Ilium, pubis et ischium.	Vers 5 mois.
Humérus :		Crête et épine iliaques..	4 1/2 à 5 ans.
Extrémité supérieure.	3 ans 1/2 env.	Tubérosité ischiale....	4 1/2 à 5 ans.
Extrémité inférieure..	3 à 4 mois.	Fémur :	
Radius :		Extrémité supérieure.	3 ans à 3 1/2.
Extrémité supérieure.	3 à 4 mois.	Extrémité inférieure..	3 ans 1/2.
Extrémité inférieure..	3 ans 1/2 env.	Tibia :	
Cubitus :		Extrémité supérieure.	3 ans 1/2 env.
Extrémité supérieure.	3 ans à 3 1/2	Extrémité inférieure..	15 à 20 mois.
Extrémité inférieure..	3 ans 1/2 env.	Calcanéum, sommet.....	Vers 3 ans.
Os du canon. Ext. infér.	20 à 24 mois.	Os du canon et phalanges comme au membre antérieur.	
1re phalange. Ext. sup..	7 à 10 mois.		
2e phalange. Ext. sup...	5 à 7 mois.		

ÉRUPTION DES DENTS REMPLAÇANTES.		ÉRUPTION DES DENTS PERMANENTES.	
Pince.......................	15 mois.	1re arrière-molaire..........	3 mois.
1re mitoyenne...............	21 mois.	2e arrière-molaire	9 mois.
2e mitoyenne	30 mois.	3e arrière-molaire	18 m. à 2 ans.
Coin	3 ans 1/2.		
1re prémolaire	Vers 20 mois.		
2e prémolaire	Vers 20 mois.		
3e prémolaire...............	Vers 20 mois.		

Tableau indiquant les époques de soudure des épiphyses, de remplacement des dents caduques et d'éruption des dents permanentes chez le Porc et le Sanglier.

Épiphyses des corps vertébr.	4 à 6 et 7 ans.
Membre antérieur :	
Scapulum :	
Noyau coracoïdien....	Vers 1 an.
Humérus :	
Extrémité supérieure.	3 ans 1/2.
Extrémité inférieure..	1 an.
Radius :	
Extrémité supérieure.	1 an.
Extrémité inférieure..	3 ans 1/2.
Cubitus :	
Extrémité supérieure.	Vers 3 ans.
Extrémité inférieure..	3 ans 1/2.
Métacarpiens :	
Extrémité inférieure..	Vers 2 ans (léger retard pour les métacar. des petits doigts).
1res phalanges :	
Extrémité supérieure..	Vers 2 ans.
2es phalanges :	
Extrémité supérieure..	Vers 1 an.
Membre postérieur :	
Coxal :	
Ilium, pubis et ischium..............	Vers 1 an.
Crête et épine iliaques.	Vers 6 à 7 ans.
Tubérosité ischiale....	Vers 6 à 7 ans.
Fémur :	
Extrémité supérieure.	3 ans à 3 1/2.
Extrémité inférieure..	Vers 3 ans 1/2.
Tibia :	
Extrémité supérieure.	Vers 3 ans 1/2.
Extrémité inférieure..	Vers 2 ans.
Péroné :	
Extrémité supérieure.	Vers 3 ans 1/2.
Extrémité inférieure..	2 ans à 2 1/2.
Calcanéum, sommet....	2 ans à 2 1/2.
Métatarsiens et phalanges..................	Comme au membre antérieur.

ÉRUPTION DES DENTS REMPLAÇANTES.

Pince........................	12 à 14 mois.
Mitoyenne....................	18 à 20 mois.
Coin.........................	9 à 10 mois.
Canine.......................	9 à 10 mois.
2e prémolaire................	13 à 14 mois.
3e prémolaire................	13 à 14 mois.
4e prémolaire................	13 à 14 mois.

ÉRUPTION DES DENTS PERMANENTES.

1re prémolaire..............	5 mois.
1re arrière-molaire..........	5 mois.
2e arrière-molaire..........	10 mois.
3e arrière-molaire..........	1 an 1/2 à 2 1/2.

Tableau indiquant les époques de soudure des principales épiphyses, de remplacement des dents caduques et d'éruption des dents permanentes chez le Chien.

(Les dates des soudures épiphysaires ne sont données que comme approximatives, car l'âge des sujets examinés a été déduit de l'état de la dentition).

Épiphyses des corps vertéb.	1 1/2 à 2 ans.
Scapul. noyau coracoïdien.	6 à 8 mois.
Humérus :	
Extrémité supérieure..	Vers 13 mois.
Extrémité inférieure..	6 à 8 mois.
Radius :	
Extrémité supérieure..	6 à 8 mois.
Extrémité inférieure..	16 à 18 mois.
Cubitus :	
Extrémité supérieure..	15 mois.
Extrémité inférieure..	15 mois.
Métacarpiens et métatars.	5 ou 6 mois.
1res et 2es phalanges de la main ou du pied......	5 ou 6 mois.
Coxal :	
Ilium, pubis et ischium..............	6 mois.
Épiphyses de l'ilium et de l'ischium........	20 à 24 mois.
Fémur :	
Extrémité supérieure..	Vers 18 mois.
Extrémité inférieure..	Vers 18 mois.
Tibia :	
Extrémité supérieure..	18 mois.
Extrémité inférieure..	14 ou 15 mois.
Calcanéum.............	14 ou 15 mois.

ÉRUPTION DES DENTS REMPLAÇANTES.

Pince aux 2 mâchoires.....	Vers 4 mois.
Mitoyenne..................	4 mois 1/2.
Coin.......................	5 mois.
Canine.....................	5 mois.
2e prémolaire..............	6 mois.
3e prémolaire..............	6 mois.
4e prémolaire..............	5 à 6 mois.

ÉRUPTION DES DENTS PERMANENTES.

1re prémolaire..............	4 mois.
1re arrière-molaire..........	4 mois (aux 2 mâchoires).
2e arrière-mol. inférieure....	4 1/2 à 5 mois.
2e arrière-molaire supérieure.	5 à 6 mois.
3e arrière-mol. inférieure....	6 à 7 mois.

C. Y a-t-il corrélation entre la soudure des épiphyses et l'évolution des dents? — On croyait généralement, depuis le mémoire de M. A. Sanson sur la *théorie du développement précoce des animaux domestiques*[1], qu'il y a une étroite corrélation, une sorte de parallélisme entre ces deux phénomènes. L'éruption de chaque paire de dents remplaçantes, d'après l'auteur susnommé, coïnciderait avec la soudure de certaines épiphyses déterminées, et l'époque où la deuxième dentition est complète serait aussi celle où toutes les épiphyses sont soudées. L'avance ou le retard de l'un n'irait pas sans une avance ou un retard égal de l'autre, et, chez les animaux précoces, il y aurait concomitamment évolution hâtive des dents, soudure hâtive des épiphyses. Les conclusions contradictoires de Toussaint sont, jusqu'à ce jour, restées lettre morte.

Et cependant, il suffit de jeter les yeux sur les tableaux qui précèdent pour se convaincre que les deux phénomènes en cause ne sont ni solidaires, ni corrélatifs. Si l'achèvement des synostoses épiphysaires coïncide toujours avec l'âge adulte, il est loin d'en être de même pour l'achèvement de la deuxième dentition. Par exemple, le Lapin remplace ses dents de lait et prend ses arrière-molaires dans les deux ou trois premières semaines de la vie extérieure, tandis qu'il n'achève guère son squelette avant un an et demi. Le Cochon a sa dentition définitive avant deux ans, alors que les corps vertébraux ne sont complètement soudés que vers cinq à six ans ou plus tard encore et que les dernières épiphyses des membres restent distinctes jusqu'à trois ans et demi environ. Dans les Solipèdes et les Ruminants, les deux phénomènes tendent à s'achever ensemble, mais ils n'évoluent pas parallèlement. Au dire de M. Sanson, la soudure de toutes les épiphyses commencerait avec l'éruption des incisives remplaçantes et se terminerait en même temps qu'elle ; en sorte que, chez le Cheval, cette soudure se produirait en deux années, entre trois et cinq ans d'âge. Cette assertion n'est pas exacte. Sans parler de certaines épiphyses phalangiennes des Solipèdes qui sont presque soudées dès la naissance, nous rappellerons que le scapulum, les trois pièces constituantes du coxal, l'épiphyse proximale de la deuxième phalange se soudent avant un an, que la première phalange et l'os du canon en font autant à douze ou quinze mois, les épiphyses du coude à quinze ou dix-huit mois, etc., etc. ; si bien que, dans le Cheval de trois ans, il ne reste plus à faire que les soudures épiphysaires qu'on pourrait qualifier de tardives. — Ces exemples, que nous pourrions multiplier, se dressent à l'encontre de la thèse de M. A. Sanson.

Le développement des dents n'est nullement lié à celui du squelette : ce sont des organes de l'appareil digestif qui, par leurs mues, la nature épithéliale de leur premier germe, etc., se rapprochent des poils ; on comprend qu'ils soient particulièrement sensibles aux modifications de la nutrition, comme les autres phanères d'ailleurs. Ce n'est pas à dire que les os y échappent absolument ; la nutrition énergique, l'assimilation intense des animaux précoces peuvent hâter l'ossification du squelette et les soudures épiphysaires, mais dans des limites restreintes. Par exemple, on peut observer entre les sujets ordinaires et les sujets extrêmements précoces, quant à l'époque où toutes les incisives sont remplacées, une différence de deux ans dans l'espèce bovine, d'un an et demi dans l'espèce ovine ; tandis que, dans les mêmes sujets, l'avance des soudures épiphysaires sera tout au plus de quelques mois et parfois négligeable.

D. Au point de vue de l'ossification, les nouveau-nés des différentes espèces sont-ils dans un état équivalent? — A voir les différences considérables du développement extérieur, on pouvait préjuger que le squelette n'est pas au même stade d'évolution chez tous. Ceux qui se tiennent debout et marchent dès la naissance, comme les Solipèdes, les Ruminants et le plus grand nombre des Herbivores, montrent déjà la plupart des points osseux épiphysaires, ainsi que les noyaux des os du carpe et du tarse. Au contraire, ceux qui naissent débiles, faibles sur leurs membres, les yeux fermés, comme le Chien, le Chat, le Lapin les Rats, n'ont guère à la naissance que les points osseux primitifs ; les os du carpe et du tarse, un grand nombre d'épiphyses ou même toutes les épiphyses sont encore cartilagineux. Le degré d'ossification du squelette du Porc nouveau-né est dans un état intermédiaire à ceux des deux groupes que nous venons de citer.

En résumé, il n'y a pas équivalence au point de vue du développement osseux, entre les nouveau-nés des diverses espèces. Même en faisant abstraction des Marsupiaux, on pourrait dire que les uns sont des avortons par rapport aux autres.

1. *Journal de l'Anatomie*, février 1872.

CHAPITRE II

OS DES MAMMIFÈRES EN PARTICULIER

Article Ier. — COLONNE VERTÉBRALE.

La colonne vertébrale est ainsi nommée (du latin *vertere*, tourner) parce que c'est autour d'elle que tourne le corps comme sur un axe, du moins chez l'Homme. On l'appelle encore *rachis*, *épine dorsale*. C'est une tige solide et flexible qui est la partie essentielle du squelette du tronc ; elle contient la moelle épinière et donne appui au thorax et aux organes principaux de la circulation, de la respiration et de la digestion.

Cette pièce, articulée antérieurement avec la tête, terminée en pointe à son extrémité postérieure, est formée par l'assemblage d'un nombre considérable d'os courts, impairs et tubéreux, auxquels on donne le nom de *vertèbres*.

Les Vertèbres, quoique toutes construites sur un type uniforme, ne présentent pas néanmoins la même configuration dans tous les points de la tige rachidienne; les différences qu'elles présentent sous ce rapport ont permis d'en former cinq groupes principaux; d'où la division de la colonne vertébrale en cinq régions qui sont, en les énumérant d'avant en arrière : 1° la région *cervicale*; 2° la région *dorsale ou mieux thoracique*; 3° la région *lombaire*; 4° la région *sacrée* ou *sacrum* ; 5° la région *coccygienne* ou *caudale*.

La première comprend, chez tous les Mammifères, à l'exception de quelques espèces qui ne nous intéressent pas, sept vertèbres qui servent de base au cou ; la deuxième en compte un nombre variable sur lesquelles s'appuient les côtes ; la troisième répond aux lombes ou reins; la quatrième commence à partir du point d'appui des coxaux et sert de plafond à la cavité du bassin; elle se distingue, principalement, de la cinquième, par la soudure, chez l'adulte, des vertèbres qui la composent en un os unique, le sacrum; la dernière région possède un nombre variable de petites vertèbres dégénérées qui s'éteignent en s'amincissant graduellement pour former la queue chez nos animaux, le coccyx chez l'Homme.

Les vertèbres présacrées, c'est-à-dire celles des trois premières régions, sont quelquefois désignées sous l'appellation de *vraies vertèbres*, tandis que les vertèbres du sacrum et du coccyx sont qualifiées de *fausses vertèbres*.

Les divisions de la colonne vertébrale sont basées autant, sinon plus, sur les connexions avec les autres parties du squelette que sur les caractères intrinsèques des vertèbres, lesquels présentent des transitions d'une région à l'autre. Si l'on considère que, en anatomie comparée, les côtes peuvent exister sur toute la longueur du rachis, à partir de l'atlas ; que, dans les Mammifères, on en voit souvent apparaître (ou mieux réapparaître) là où il n'en existe pas d'habitude, aux lombes et au cou notamment ; que, enfin, le point d'attache de la ceinture pelvienne n'a pas la fixité que l'on avait cru d'abord, puisque Rosenberg a démontré que, pendant le développement, cette ceinture remonte lentement le long de la colonne vertébrale en prenant successivement contact avec des vertèbres de plus en plus antérieures, de telle sorte que le sacrum s'incorpore des éléments nouveaux dont la région lombaire se dépouille, on se convainc que la colonne vertébrale est *une*, de la tête au bout de la queue, et que toutes les divisions qu'on y a établies ont quelque chose d'artificiel.

Quoi qu'il en soit, voici un tableau donnant la *formule vertébrale*, c'est-à-dire le nombre le plus ordinaire des vertèbres de chacune des régions du rachis dans les divers Mammifères domestiques.

ANIMAUX.	VERTÈBRES				
	Cervicales.	Dorsales.	Lombaires.	Sacrées.	Caudales.
Cheval..........	7	18	6	5	17 à 20
Ane..............	7	18	5	5	17 à 21
Bœuf............	7	13	6	5	18 à 20
Mouton..........	7	13	6 ou 7	4	16 à 24
Chèvre..........	7	13	6	4 ou 5	11 à 13
Chameaux.......	7	12	7	5	16 à 18
Lamas	7	12	7	5	14
Porc	7	14 ou 15	6 ou 7	4	20 à 23
Sanglier.........	7	14	5	4	20 à 23
Chien...........	7	13	7	3	20 à 22
Chat.............	7	13	7	3	20 à 24
Lapin............	7	12	7	4	14 à 16
Cobaye..........	7	13	6	4	6

Nous étudierons d'abord les caractères généraux des vertèbres ; nous passerons ensuite à la description de la colonne vertébrale, dans chaque espèce, en prenant celle du Cheval pour type.

§ 1er. — Caractères généraux des vertèbres.

En règle générale, les vertèbres sont configurées en anneau (trou vertébral) et forment dans leur succession un long canal logeant la moelle épinière (canal vertébral). Chacune d'elles est constituée : 1° par un corps ou *centrum*, espèce de renflement en cylindre qui s'empile d'une vertèbre à l'autre et constitue l'axe véritable du rachis ; 2° par une sorte d'arceau dorsal qu'on appelle l'*arc* de la vertèbre, *partie annulaire, partie spinale.*

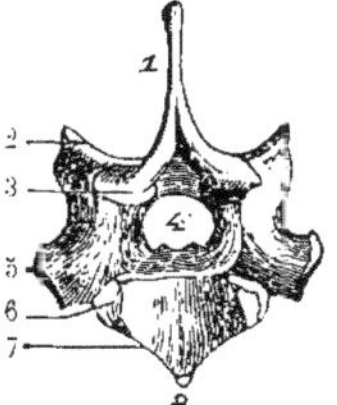

Fig. 11. — Type de vertèbre (première vertèbre dorsale du Cheval) *.

Cette division n'est pas tout à fait arbitraire ; le corps et l'arc constituent, chez le fœtus, deux pièces distinctes dont la soudure complète ne s'opère qu'après la naissance.

Corps. — Le corps a la forme d'un cylindre plus ou moins épais, généralement évidé sur les parties latérales, tantôt comprimé latéralement, tantôt aplati dans le sens dorso-ventral ; on peut lui reconnaître, pour l'étude, quatre faces : une face intérieure, une face extérieure et deux faces articulaires.

La *face intérieure* fait partie du canal vertébral dont elle constitue le plancher chez les Quadrupèdes ; on y remarque : 1° sur la ligne médiane, un relief d'insertion ligamenteuse, représentant deux triangles isocèles opposés sommet à

* 1, apophyse épineuse ; 2, apophyse articulaire antérieure; 3, apophyse articulaire postérieure; 4, trou vertébral ; 5, apophyse transverse; 6, demi-facette articulaire, antérieure pour la tête de la deuxième côte; 7, cavité postérieure du corps; 8, crête médiane inférieure.

sommet; 2° sur les côtés, une surface légèrement excavée, percée d'orifices veineux.

La *face extérieure* est généralement partagée par une crête médiane en deux parties latérales, plus ou moins déprimées, où s'ouvrent des trous nourriciers plus ou moins nombreux et développés.

Les *faces articulaires* sont dites *céphalique* ou *caudale* suivant qu'elles regardent la tête ou la queue; elles s'opposent, dans les vertèbres successives, par l'intermédiaire d'un disque fibro-cartilagineux (disque intervertébral) au centre duquel on observe une partie gélatineuse plus ou moins abondante qui est un vestige de la *notocorde*. La face céphalique est convexe; la face caudale, concave; mais le degré de convexité de l'une ou de concavité de l'autre est extrêmement variable, et les expressions de *tête* et de *cavité cotyloïde* qu'on emploie couramment pour les désigner ne sont pas toujours justifiées: elles peuvent être l'une et l'autre planiformes, déprimées au centre, ou convexes; toutefois, en règle générale, les vertèbres des Mammifères sont *opisthocœliques*, c'est-à-dire creusées d'une cavité en arrière[1].

Arc. — L'arc de la vertèbre se soude au corps, de chaque côté, par des parties plus ou moins resserrées qu'on appelle *pédicules*.

Il se divise en deux moitiés latérales, réunies dorsalement, qui se développent chacune par un noyau d'ossification distinct : ce sont les *lames vertébrales*. La *face intérieure*, concave d'un côté à l'autre, forme, chez les Quadrupèdes, le plafond du canal vertébral. La *face extérieure* offre à envisager : une apophyse épineuse, deux apophyses transverses et quatre apophyses articulaires.

L'*apophyse épineuse* s'élève, sur la ligne médiane, à la jonction des lames; elle est susceptible d'un très grand développement.

Les *apophyses articulaires* sont situées sur les bords opposés des lames vertébrales des vertèbres successives; elles chevauchent de telle sorte que les antérieures d'une vertèbre sont couvertes par les postérieures de la vertèbre précédente[2], ce qui implique une orientation inverse de leur facette articulaire, laquelle est tournée du côté dorsal pour les premières, du côté ventral pour les dernières. — Au-dessous de chacune de ces apophyses, c'est-à-dire du côté ventral, l'arc vertébral est entaillé d'une échancrure qui le resserre à l'état de *pédicule*; ces échancrures sont généralement plus considérables en arrière qu'en avant; en s'opposant d'une vertèbre à l'autre, elles constituent les *trous de conjugaison*, par lesquels sortent les nerfs émis par la moelle épinière.

Les *apophyses transverses* flanquent latéralement les vertèbres; elles peuvent être simples, doubles ou triples, et l'on passe d'une variété à l'autre par des transitions insensibles; suivant le cas, on dit, pour les vertèbres cervicales, qu'elles sont *unicuspides, bicuspides, tricuspides*. Pour les autres régions, cette décomposition ou démembrement de l'apophyse transverse a fait admettre deux nouvelles apophyses, de chaque côté: l'*apophyse mamillaire*, tubercule d'insertion qui flanque et surmonte l'apophyse articulaire antérieure, et l'*apophyse accessoire* qui se dirige à l'opposé de la précédente, c'est-à-dire du côté de la queue; l'apophyse transverse proprement dite est ventrale par rapport à l'une et à l'autre et correspond à leur intervalle.

1. A ce point de vue, on distingue, en anatomie comparée : les vertèbres *opisthocœliques* (cavité en arrière), les vertèbres *procœliques* (cavité en avant) et les vertèbres *amphicœliques* (cavité de part et d'autre).

2. Chez l'Homme, on dit *supérieures* et *inférieures*.

Structure. — La substance compacte, abondante dans l'arc des vertèbres, forme, dans le corps, une couche mince autour d'un gros noyau spongieux. Celui-ci est traversé par de nombreux canaux veineux qui viennent s'ouvrir à la surface.

Développement. — En principe, chaque vertèbre se développe par trois noyaux d'ossification primitifs : un médian pour le corps, deux latéraux pour les lames. Ceux-ci se réunissent entre eux avant de se souder à celui-là, et l'apophyse épineuse s'élève de leur point d'union par simple extension ; la forme de cette apophyse indique d'ailleurs assez souvent sa constitution mi-partie.

La soudure des lames vertébrales s'effectue, en général, avant la naissance ou bientôt après ; c'est dans la portion postérieure du rachis qu'elle se fait en dernier lieu. Ces lames s'atrophient graduellement sur les vertèbres caudales ; bientôt elles ne se rejoignent plus l'une l'autre et le canal vertébral se convertit en gouttière ; elles finissent par disparaître tout à fait, et les vertèbres par se réduire à leur centrum.

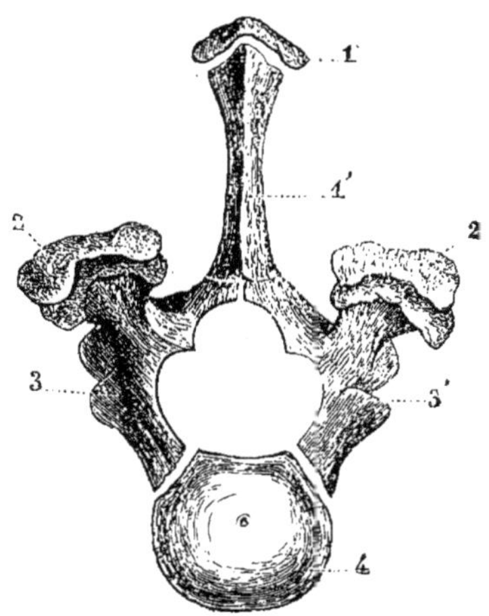

Fig. 12. — Vertèbre dorsale en voie d'ossification (figure demi-schématique) *.

La soudure des lames avec le corps des vertèbres se fait du troisième au quatrième mois de la vie extérieure chez les Solipèdes et les Ruminants, un ou deux mois plus tard chez le Porc et le Chien.

Aux trois noyaux primitifs dont nous venons de parler, s'ajoutent plus tard des épiphyses en nombre variable suivant les régions et suivant les espèces animales. On en trouve toujours deux pour le corps (une pour chaque surface articulaire), dont la soudure ne se fait pas avant l'âge adulte. Les autres, plus ou moins inconstantes, forment les sommets de l'apophyse épineuse, des apophyses transverses ou des apophyses mamillaires ; leur existence est subordonnée à la forme plus ou moins renflée desdites apophyses. Il est à remarquer que, chez les grands Herbivores domestiques, l'extrémité des apophyses épineuses du garrot, sur laquelle s'insère le « ligament cervical », reste fort longtemps et même toute la vie cartilagineuse.

§ 2. — Colonne vertébrale du Cheval.

Formule : 7 cerv., 18 dors., 6 lomb., 5 sac., 17 à 20 Caud.

A. — Vertèbres cervicales.

Caractères généraux. — Ces vertèbres, les plus longues et les plus épaisses de toutes, se distinguent, en général, des autres vertèbres par les caractères suivants :

* 1, Épiphyse de l'apophyse épineuse 1' qui n'est qu'une extension des lames vertébrales 3 et 3' ; 2 et 2' épiphyses des apophyses transverses ; 4, corps vertébral.

La tête est bien formée, de courbe très brève; la cavité postérieure est une véritable cavité cotyloïde, trop spacieuse pour contenir exactement la tête, d'où une grande épaisseur des disques intervertébraux. L'arête inférieure du corps est fortement prononcée, surtout en arrière, où elle se termine par un petit tubercule. L'apophyse épineuse forme une simple crête rugueuse, à peine saillante. Les apophyses transverses, très développées, sont allongées dans le sens antéro-postérieur et inclinées en bas ; on les désigne encore, dans cette région, sous le nom d'*apophyses trachéliennes*, à cause de leurs rapports avec la trachée; un trou les traverse à leur base pour le passage de l'artère vertébrale (trou transversaire ou trachélien). Les apophyses articulaires, larges et saillantes, ont leur face articulaire inclinée vers la ligne médiane. Les échancrures sont larges et profondes.

Caractères spécifiques. — Les sept vertèbres cervicales se comptent d'avant en arrière et reçoivent des noms numériques indiquant leur rang.

Première (fig. 14). — La première vertèbre du cou a reçu le nom d'*atlas*[1] ; elle mérite une description toute particulière. On la reconnaît à première vue au grand développement de son diamètre transversal dû à ses apophyses transverses aliformes, à ses deux vastes cavités antérieures destinées à recevoir les condyles de l'occipital, aux dimensions considérables de son trou vertébral, à la minceur de la partie qui tient lieu du corps et qu'on appelle ici l'*arc inférieur* par opposition à l'arc véritable ou *arc supérieur*.

Nous envisagerons successivement les deux arcs, l'anneau qu'ils circonscrivent, la surface articulaire antérieure ou céphalique et la surface articulaire postérieure ou axoïdienne.

L'*arc inférieur* ou ventral présente : 1° une face intérieure, divisée en deux parties par une crête transverse donnant attache au ligament odontoïdien : la partie antérieure est déprimée pour recevoir des sinus veineux ; la partie postérieure lisse et concave entre dans la constitution de la surface articulaire qui répond à l'axis ; 2° une face extérieure, légèrement étranglée au milieu et présentant sur la ligne médiane un relief qui se termine en arrière par un gros tubercule.

L'*arc supérieur* ou dorsal est en voûte à plein cintre, échancrée sur les deux bords, principalement en avant. Il est traversé en avant, de chaque côté, par un trou qui, à l'extérieur, se relie au moyen d'une courte gouttière à un deuxième trou qui perfore l'apophyse transverse ; ces deux ouvertures avec le demi-canal qui les unit figurent un trou de conjugaison ; ils remplacent l'échancrure antérieure des autres vertèbres. L'échancrure postérieure fait défaut. A la place de l'apophyse épineuse, on voit une surface chagrinée, quelquefois une crête bien marquée, progressivement croissante d'avant en arrière ; deux légères impressions digitales la flanquent en avant. Les apophyses transverses se détachent latéralement comme deux ailes larges, aplaties de dessus en dessous, inclinées en avant et en bas et bordées d'une lèvre épaisse et raboteuse. Elles sont traversées chacune, à la base, par deux trous : l'un antérieur qui se continue par une courte gouttière avec le trou de la lame vertébrale, comme il a été dit plus haut, l'autre postérieur, beaucoup large, qui représente le trou transversaire des autres vertèbres cervicales.

1. Parce qu'elle supporte la tête comme Atlas, le Géant de la Fable, supporte le monde.

En se joignant avec l'arc inférieur, les ailes forment, de chaque côté, une fosse profonde en angle dièdre où s'ouvrent les deux trous précités, ainsi qu'un petit canal veineux intermédiaire qui débouche d'autre part dans le canal vertébral. Cette fosse est séparée de la surface articulaire inférieure par une large et forte travée.

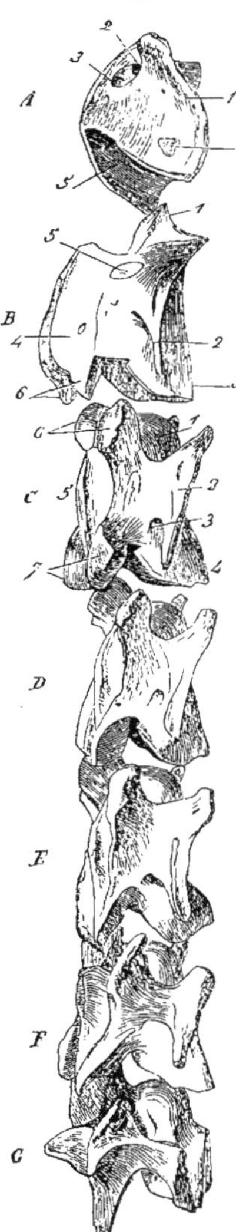

Fig. 13. — Vertèbres cervicales du Cheval *.

L'apophyse transverse de l'atlas est limitée en avant par une scissure plus ou moins prononcée, ayant son point de départ à la gouttière du trou de conjugaison. Elle se termine en arrière par un prolongement obtus et tubéreux.

L'*anneau* de l'atlas, vu par derrière, est sensiblement plus haut que large ; vu par devant, il est au contraire plus large que haut et en outre moins spacieux. Sa largeur moyenne est de 4 centimètres.

La *surface articulaire répondant à l'occipital* comprend deux profondes cavités qui se joignent inférieurement, sans se confondre, tandis qu'elles restent séparées du côté dorsal par un intervalle de plusieurs centimètres. Chaque cavité est formée de deux plans articulaires concaves entre lesquels se trouve ménagé une sorte d'arrière-fond non revêtu de cartilage ; le plan supérieur appartient à l'arc dorsal et équivaut sans doute à l'apophyse articulaire antérieure, bien qu'il soit tourné en bas ; le plan inférieur, tourné en haut, forme un léger revers au voisinage de la ligne médiane. Du côté interne, on observe une crête qui

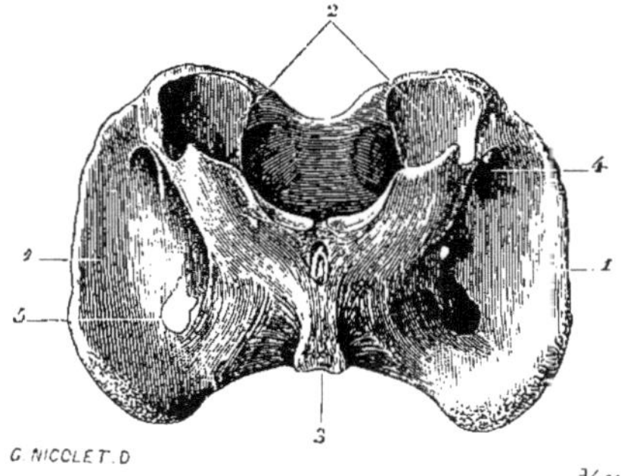

Fig. 14. — Face ventrale de l'*atlas* du Cheval **.

rétrécit notablement le trou vertébral. Le pourtour de cette double surface arti-

* A, *atlas* : 1, apophyse transverse ; 2, trou antérieur de l'apophyse transverse ; 3, trou de conjugaison, réuni au trou précédent par une gouttière ; 4, trou transversaire ; — 5, surface articulaire remplaçant l'apophyse articulaire postérieure. — B, *axis* : 1, odontoïde ; 2, apophyse transverse ; 3, crête médiane inférieure ; 4, apophyse épineuse ; 5, trou de conjugaison ; 6, apophyses articulaires postérieurs. — C, *troisième* : 1, tête ; 2, apophyse transverse ; 3, trou transversaire ; 4, crête médiane inférieure ; 5, apophyse épineuse ; 6, apophyses articulaires antérieures ; 7, apophyses articulaires postérieures. — D, *quatrième*. — E, *cinquième*. — F, *sixième*. — G, *septième*.

** 1' 1, apophyses transverses ou ailes ; 2, cavités articulaires destinées à recevoir les condyles de l'occipital ; 3, tubercule de l'arc ventral ; 4, trou antérieur de l'apophyse transverse ; 5, trou transversaire.

culaire où s'emboîtent les condyles de l'occipital est mince et plus ou moins tranchant, entaillé de quatre échancrures arrondies : deux médianes et deux latérales.

Pour répondre à l'axis, l'atlas présente une surface articulaire assez irrégulière, mais continue, se composant : 1° d'une partie médiane, concave transversalement, taillée sur l'arc inférieur de la vertèbre et servant d'appui à l'odontoïde de l'axis ; 2° de deux parties latérales ondulées, obliques vers le trou vertébral et réunies l'une à l'autre, sur le bord inférieur de ce trou, par un isthme étroit : telles deux expansions irrégulièrement triangulaires flanquant le trou vertébral sans se rejoindre du côté dorsal et équivalant vraisemblablement aux apophyses articulaires postérieures.

L'atlas contient beaucoup de tissu compact ; il se développe par trois noyaux d'ossification : deux pour l'arc dorsal et les ailes (lames vertébrales), le troisième pour l'arc ventral.

Ce dernier se montre plus ou moins longtemps après les deux autres, quoique toujours avant la naissance. Les noyaux latéraux ne s'étendent que lentement dans les ailes, dont le bord libre reste assez longtemps cartilagineux et forme parfois épiphyse : ils se soudent entre eux avant la naissance, tandis qu'ils ne se soudent à l'arc inférieur que vers l'âge de cinq à sept mois.

Deuxième (fig. 15). — La deuxième vertèbre cervicale est encore appelée *axis*, *epistropheus*, car elle sert d'axe de rotation pour l'atlas et la tête. C'est la plus longue de toutes les vertèbres (15 centimètres environ).

Le *corps* est étranglé dans son milieu, fortement déprimé de chaque côté de la crête médiane inférieure, qui est très développée. Il ne porte point de tête antérieurement, mais une sorte de pivot qui s'engage dans l'anneau de l'atlas et qu'on appelle *apophyse odontoïde* ; cette apophyse a la forme d'un demi-cylindre, légèrement atténué à l'extrémité et arrondi en demi-cercle, creusé en gouttière sur sa face supérieure, convexe et encroûté de cartilage sur sa face inférieure qui forme un demi-gond articulaire autour duquel glisse la surface articulaire concave qui existe sur la face inférieure de l'arc ventral de l'atlas ; la gouttière supérieure est taillée en biseau ; on y voit une forte rugosité en forme de **T** et deux fossettes latérales. Deux expansions articulaires ondulées flanquent cette apophyse et représentent, pense-t-on, les apophyses articulaires antérieures des autres vertèbres ; elles sont limitées en dehors par un bord arrondi, très saillant, et séparées l'une de l'autre par une échancrure, en dessous de l'odontoïde ; d'autre part, elles se confondent avec celle-ci en une seule et même surface articulaire. La *cavité cotyloïde* est spacieuse, profonde et oblique relativement à l'axe du corps vertébral, comme dans les autres vertèbres du cou.

L'*arc* de l'axis est surélevé, de sorte que le trou vertébral est plus haut que large. L'apophyse épineuse, très puissante, allongée d'avant en arrière, est couronnée d'une lèvre rugueuse, bifurquée en arrière, dont les deux branches viennent se confondre avec les apophyses articulaires postérieures, lesquelles ne présentent d'autre part rien de particulier. Les apophyses transverses, peu développées, sont dirigées en arrière et unicuspides ; le trou qui les traverse à la base est relativement petit, quelquefois double. Les échancrures antérieures sont très profondes, le plus souvent même converties en trous.

Quoique volumineuse, cette vertèbre est assez légère, parce qu'elle contient beaucoup de substance spongieuse.

Elle se développe par quatre noyaux d'ossification primitifs auxquels s'ajoutent deux noyaux secondaires : trois lui appartiennent en propre qui forment le corps et les deux lames ; le quatrième constitue l'apophyse odontoïde et doit être interprétée comme le corps de l'atlas détaché de cette ver-

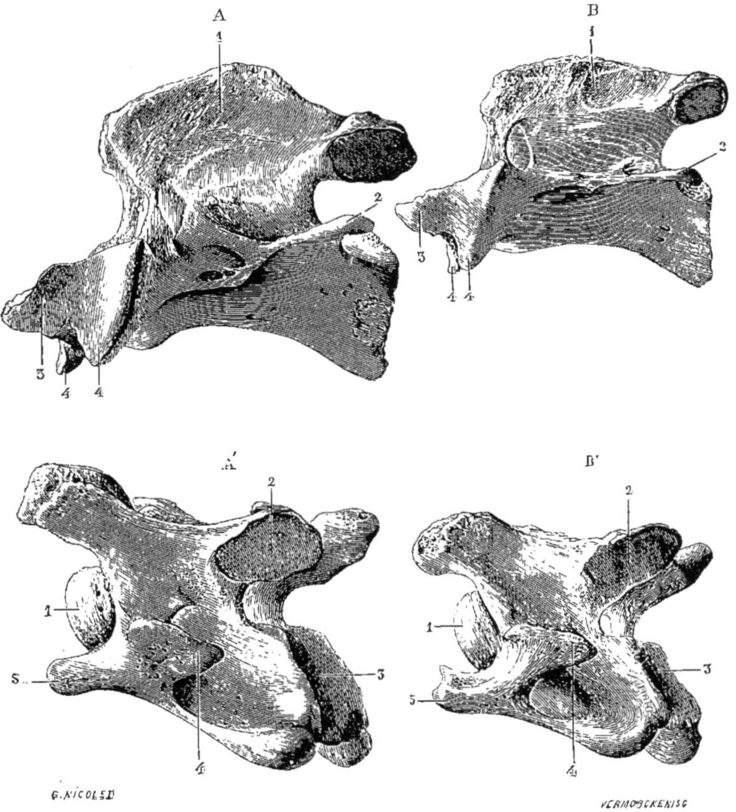

Fig. 15. — Axis et sixième vertèbre cervicale du Cheval et de l'Ane *.

tèbre et fixé à l'axis. Ces quatre noyaux apparaissent en même temps que les noyaux similaires des autres vertèbres cervicales, c'est-à-dire dans le cours de la première moitié de la gestation. — Quant aux noyaux d'ossification secondaires, ils sont au nombre de deux : un pour la cavité cotyloïde, l'autre formant enclave entre la base de l'odontoïde et le corps de la vertèbre ; ce dernier correspond à la tête de l'axis, et rien ne démontre avec plus d'évidence

* A, *axis du Cheval :* 1, apophyse épineuse ; 2, apophyse transverse ; 3, apophyse odontoïde ; 3, facette articulaire latérale. — B, *axis de l'Ane :* mêmes chiffres et même signification. — A', *sixième vertèbre cervicale du Cheval :* 1, tête articulaire ; 2, apophyse articulaire postérieure ; 3, cavité cotyloïde ; 4, cuspide dorsal de l'apophyse transverse ; 5, cuspide ventral de la même apophyse. Le troisième cuspide se voit en arrière. — B', *sixième vertèbre cervicale de l'Ane :* mêmes chiffres et même signification.

que l'odontoïde est une partie surajoutée, d'origine étrangère. Le noyau sous-odontoïdien est particulièrement visible chez les Solipèdes, où il persiste jusqu'à l'âge de trois à quatre ans.

Troisième, quatrième et cinquième (fig. 13). — Ces vertèbres se ressemblent beaucoup; elles ont chacune à leurs apophyses transverses deux prolongements, l'un antéro-inférieur, l'autre postéro-supérieur, ce dernier le plus volumineux. Leur corps est pourvu d'une forte crête médiane, terminée en arrière par un tubercule. La tête articulaire est comprimée et a la forme d'un triangle dont la pointe fuit sous le corps vertébral. La cavité cotyloïde est à peu près aussi large que haute, car elle présente latéralement un léger revers qui déborde la tête.

On les distingue individuellement par les caractères suivants : 1° il y a diminution de longueur et augmentation de largeur de la troisième à la cinquième; 2° le trou transversaire diminue de calibre de la cinquième à la troisième; 3° la cinquième a ses apophyses articulaires, antérieure et postérieure, réunies par une crête épaisse et rugueuse; la troisième présente, au contraire, entre lesdites apophyses un évidement presque complet; la quatrième fait transition d'un état à l'autre; 4° le tubercule terminal de la crête inférieure augmente en général de volume de la troisième à la cinquième; souvent dans cette dernière il affecte la forme d'un cœur de carte à jouer; 5° la troisième, placée sur un plan horizontal par l'extrémité antérieure, touche ce plan par cinq points : ses apophyses articulaires, ses apophyses transverses et sa tête; tandis que, pour les deux suivantes, la tête se tient généralement à distance du plan de support.

Sixième (fig. 15). — La sixième a reçu le nom de *tricuspide*, en raison de la présence d'un troisième prolongement à ses apophyses transverses, prolongement situé en arrière des deux autres, lesquels sont beaucoup moins écartés l'un de l'autre que dans les vertèbres précédentes. Un autre caractère, très frappant, consiste dans l'effacement presque complet de la crête inférieure du corps, de sorte que la face inférieure de celui-ci, encadrée par les apophyses transverses, figure une large gouttière. A la base du cuspide dorsal de l'apophyse transverse, du côté caudal, on remarque une fosse digitale assez profonde. L'apophyse épineuse forme en avant une pointe prononcée. Cette vertèbre est plus brève que la précédente; par son extrémité antérieure posée sur un plan horizontal, elle repose sur cinq points, à la manière de la troisième.

Septième (fig. 13). — Elle a reçu le nom de *proéminente* parce que son apophyse épineuse est notablement développée, constituée par une lame triangulaire de 2 ou 3 centimètres de hauteur. On la reconnaît encore à sa brièveté, aux facettes concaves qui existent de chaque côté de la cavité cotyloïde pour servir à l'articulation de la première paire de côtes, à ses apophyses transverses unicuspides et imperforées à la base (toutefois le tubercule de ces apophyses est prolongé en avant par une pointe qui est la trace d'un deuxième cuspide), aux rugosités plus ou moins tuberculeuses qui remplacent la crête inférieure du corps, enfin à la largeur de ses échancrures et à l'ampleur du trou vertébral.

B. — Vertèbres dorsales.

Caractères communs (fig. 16). — Les vertèbres dorsales, ou mieux thoraciques, sont essentiellement caractérisées par leurs articulations avec les côtes. Il y a autant de paires de côtes que de vertèbres dorsales. Chaque côte s'articule par sa tête avec une cupule intervertébrale, par sa tubérosité avec une apophyse transverse. La première côte répond à l'intervalle de la dernière vertèbre cervicale avec la première dorsale ; la dernière, à l'intervalle des deux dernières vertèbres dorsales. Les cupules destinées à la tête des côtes sont formées chacune par deux facettes concaves, taillées sur deux corps vertébraux successifs, l'une antérieure, située près de la tête, et généralement allongée de haut en bas, l'autre postérieure, creusée sur le contour de la cavité cotyloïde, et plus ou moins orbiculaire. Les facettes destinées à correspondre aux tubérosités des côtes sont taillées sur le flanc des apophyses transverses, soit directement en dehors, soit un peu en avant et en bas.

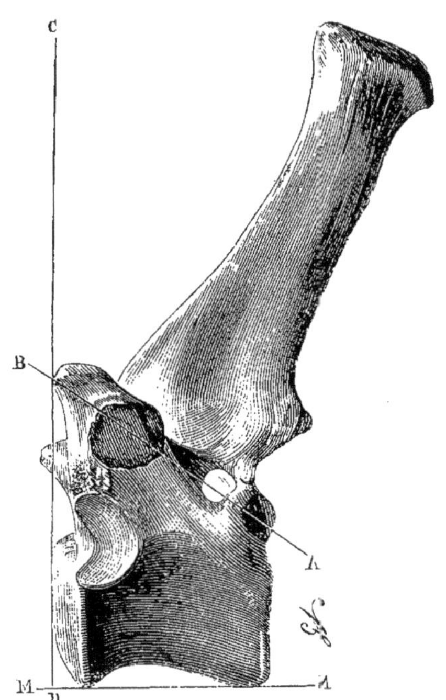

Fig. 16. — Vertèbre dorsale moyenne du Cheval.

Les vertèbres dorsales se font en outre remarquer : 1° par leur corps très court, comprimé et évidé latéralement, dont les faces articulaires tendent à s'aplanir pour un empilement plus serré ; 2° par leurs apophyses épineuses généralement très longues ; 3° par leurs apophyses transverses courtes et renflées en tubercule, dirigées obliquement en dehors et en haut ; 4° par leurs apophyses articulaires généralement reportées à la base des apophyses épineuses, l'une contre l'autre, et plus ou moins dépourvues de relief ; 5° enfin, par la profondeur et l'étroitesse des échancrures postérieures, lesquelles peuvent être converties en trous, comme le montre la figure 16.

Caractères spécifiques. — Aucune des dix-huit vertèbres dorsales ne s'éloigne beaucoup du type que nous venons de faire connaître ; aussi est-il assez difficile d'établir, pour chacune d'elles, des caractères essentiellement distinctifs, sauf pour la dernière, qui n'a pas de facette costale sur le côté de la cavité cotyloïde, et pour les deux premières, qui présentent des caractères qui font transition à ceux des vertèbres cervicales.

Première (fig. 11). — Elle a la tête, la cavité cotyloïde et la largeur de corps d'une vertèbre cervicale ; elle en a aussi les apophyses articulaires avec cette différence toutefois que les postérieures sont beaucoup moins écartées que les antérieures.

Son apophyse épineuse, de forme pointue, est deux à trois fois moins longue que celle de la vertèbre suivante (6 à 8 centimètres); aussi n'atteint-elle pas le garrot. Son apophyse transverse, dirigée en dehors, présente en dessous une grande facette articulaire concave pour répondre à la tubérosité de la première côte. Les échancrures sont profondes.

Deuxième. — Elle a le type nettement dorsal, mais on la distingue encore au développement et surtout à l'écartement de ses apophyses articulaires, dont les antérieures ont leur surface articulaire fortement concave transversalement, ainsi qu'à la saillie de sa tête.

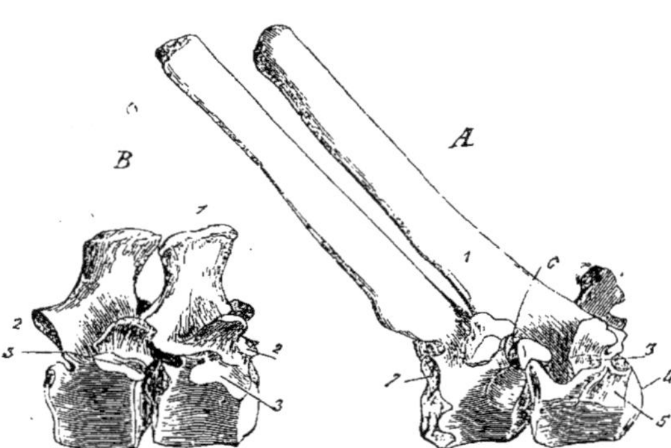

Fig. 17. — Types de vertèbres dorsales du Cheval*.

Autres vertèbres dorsales. — Il sera toujours possible de déterminer approximativement leur rang, en prenant pour guide les données suivantes :

Le diamètre vertical des corps vertébraux augmente progressivement d'avant en arrière. Leur diamètre transversal, qui détermine celui du canal rachidien va en décroissant jusqu'au milieu de la région ; il augmente un peu dans les deux ou trois dernières vertèbres. La tête et la cavité cotyloïde sont d'autant moins accentuées qu'elles appartiennent à des vertèbres plus postérieures, mais ni l'une ni l'autre n'arrivent à s'effacer. La crête médiane inférieure, très prononcée dans les cinq ou six premières et dans les deux ou trois dernières, est plus ou moins épaisse et obtuse dans les autres. Les cupules intervertébrales destinées à la réception de la tête des côtes diminuent de profondeur et d'étendue de la première à la dernière. L'étendue de la facette transversaire destinée à répondre à la tubérosité des côtes décroît dans le même sens. Cette facette est concave dans les trois premières vertèbres, à peu près plane dans les autres. Elle regarde en bas dans la première, en dehors et en bas dans les deux suivantes, puis directement en dehors jusqu'à la onzième ou douzième, enfin en dehors et un peu en avant dans les six ou sept dernières. Cette même facette transversaire est généralement confondue avec la facette antérieure du corps vertébral sur la première et sur les deux dernières vertèbres ; elle en est séparée ailleurs par un intervalle qui atteint son maximum vers le milieu de la région (plus d'un centimètre). Les apophyses transverses diminuent de volume d'avant en arrière. La pointe antéro-supérieure de leur tubercule s'accentue de plus en plus, s'étrangle à la base et finit par s'isoler à l'état d'apophyse mamillaire sur les trois dernières vertèbres. Ces apophyses mamillaires flanquent et surmontent les apophyses articulaires antérieures, avec lesquelles il ne faut

* A, la *quatrième* et la *cinquième* : 1, apophyse épineuse ; 2, apophyse transverse ; 3, facette articulaire pour la tubérosité de la côte ; 4, tête ; 5, demi-facette antérieure pour la tête de la côte ; 6, trou de conjugaison ; 7, demi-facette postérieure pour la tête de la côte. — B, la *seizième* et la *dix-septième* : 1, apophyse épineuse ; 2, 2, apophyses articulaires, 3, 3, facette de l'apophyse transverse et demi-facette antérieure du corps confondues en une seule surface articulaire.

pas les confondre ; elles sont comprimées, convexes en dehors, concaves en dedans, épaissies et tubéreuses à leur sommet. En même temps que s'isolent ainsi les apophyses mamillaires, les apophyses transverses proprement dites s'abaissent peu à peu vers les corps vertébraux.

Les apophyses épineuses, à partir de la première qui est relativement courte, s'allongent extrêmement, puis décroissent progressivement à partir de la cinquième jusqu'aux deux ou trois dernières qui se mettent à peu près de

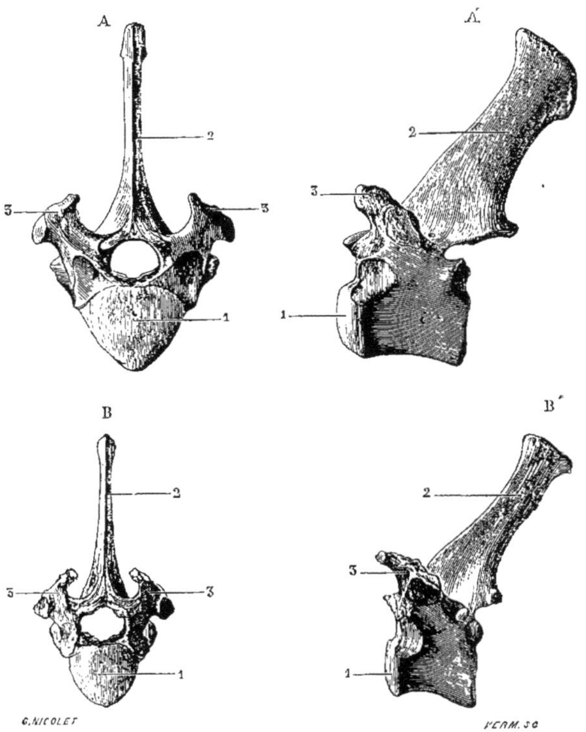

Fig. 18. — Une vertèbre dorsale du Cheval et de l'Ane (onzième) *.

niveau avec les apophyses épineuses lombaires. Les deux plus longues, la troisième et la quatrième, atteignent 20 centimètres environ ; tandis que les deux dernières n'ont guère plus de 5 ou 6 centimètres. La largeur de ces apophyses diminue à partir de la deuxième jusqu'à la huitième ; elle augmente ensuite progressivement dans les vertèbres suivantes. Les apophyses les plus longues (celles du garrot) sont aussi les plus épaisses, surtout au bord postérieur qui est creusé d'une rainure plus ou moins accentuée au milieu de laquelle court

* A. *vertèbre du Cheval, vue par sa face antérieure :* 1, tête de la vertèbre ; 2, apophyse épineuse ; 3, 3, pointes mamillaires des apophyses tranverses. — B, *vertèbre de l'Ane, vue par sa face antérieure :* mêmes chiffres et même signification que dans la figure précédente. — A', *vertèbre du Cheval, vue par sa face latérale :* 1, tête de la vertèbre ; 2, apophyse épineuse ; 3, pointe mamillaire de l'apophyse transverse. — B', *vertèbre de l'Ane, vue par sa face latérale :* mêmes chiffres et même signification.

une crête d'insertion ; ces mêmes apophyses, c'est-à-dire de la deuxième à la dixième, sont en outre renflées et tubéreuses à leur sommet, lequel fait épiphyse dans la jeunesse ; tandis que, dans les suivantes, le sommet forme une simple lèvre rugueuse allongée d'avant en arrière, avec une pointe antérieure plus ou moins marquée. La première apophyse épineuse dorsale est à peu près perpendiculaire au corps vertébral ou très peu inclinée en arrière ; les suivantes sont en forte postéro-version ; mais à partir de la sixième ou septième, l'obliquité diminue de plus en plus et s'annule à la seizième, qui est sensiblement verticale, tandis que les deux dernières sont en légère antéversion.

Les apophyses articulaires, très développées dans la première, encore manifestes dans la deuxième, perdent à peu près complètement leur relief à partir de la troisième et se réduisent à de simples facettes, très rapprochées de la ligne médiane, taillées à la base des apophyses épineuses, soit en avant, soit en arrière ; les postérieures, toutefois, gardent encore quelque relief et sont séparées l'une de l'autre par une échancrure qui reçoit le bord antérieur de l'apophyse épineuse suivante. Ces facettes articulaires diminuent d'étendue de la première vertèbre à la neuvième ou dixième ; tandis que dans les suivantes, elles s'élargissent graduellement, s'éloignent de celles du côté opposé et deviennent courbes : disposition qui fait transition à celle que nous constaterons à la région lombaire. Le canal vertébral est complètement fermé en haut par suite du chevauchement des arcs vertébraux ; il n'y a d'intervalle qu'entre la première et la deuxième vertèbre, encore cet intervalle est-il beaucoup moins étendu que dans la région du cou.

Les échancrures des vertèbres dorsales sont très inégales ; les antérieures sont larges mais peu marquées, les postérieures, très profondes et étroites ; ces dernières se resserrent beaucoup à partir de la quatrième ou cinquième et il est commun d'en voir quelques-unes se convertir en trous.

C. — Vertèbres lombaires.

Caractères généraux (fig. 19). — Un peu plus longues et plus larges que les vertèbres dorsales, auxquelles elles ressemblent par la disposition de leur corps, ces vertèbres sont caractérisées :

1° Par leurs apophyses transverses énormément développées, aplaties de dessus en dessous et dirigées horizontalement en dehors ; on les appelle souvent apophyses costiformes, mais ce sont bien des apophyses transverses et non des côtes soudées ; elles se développent comme de simples prolongements des vertèbres et à aucun moment ne sont indépendantes ;

2° Par leurs apophyses mamillaires tuberculeuses, à la face interne desquelles s'étendent les surfaces articulaires antérieures ;

3° Par leurs apophyses articulaires emboîtées, les postérieures, arrondies en demi-gond, s'engageant dans la concavité des antérieures. Cet emboîtement qui se substitue à la simple superposition donne plus de précision aux mouvements de flexion et d'extension, mais restreint singulièrement les mouvements latéraux ;

4° Par leurs apophyses épineuses courtes, minces, larges, légèrement inclinées en avant, et pourvues à leur sommet, d'une lèvre rugueuse, formant une pointe antérieure.

Caractères spécifiques (fig. 20). — Les caractères qui peuvent servir à distinguer ces vertèbres les unes des autres sont les suivants :

1° Depuis la première jusqu'à la dernière, il y a diminution progressive dans le diamètre vertical des corps vertébraux, tandis que le diamètre transversal augmente. La crête inférieure du corps va en s'abaissant et en s'élargissant dans le même sens, en sorte que, envisagée à la fois dans les six vertèbres, elle figure un triangle isocèle très allongé à sommet antérieur ; le dernier corps verté-

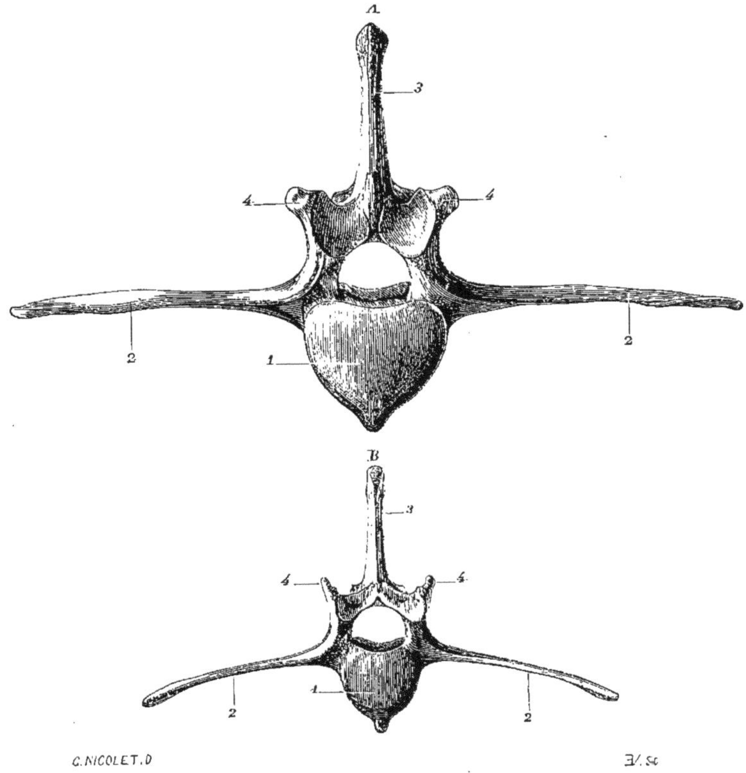

Fig. 19. — Une vertèbre lombaire du Cheval et de l'Ane (troisième)*.

bral est à peu près complètement aplani. La tête et la cavité cotyloïde sont de moins en moins accentuées d'avant en arrière et s'élargissent progressivement en une ellipse dont le grand axe arrive à être deux fois plus grand que le diamètre vertical.

2° Les apophyses épineuses diminuent de largeur d'avant en arrière ; la lèvre de leur sommet diminue d'épaisseur dans le même sens. La dernière apophyse épineuse est particulièrement rétrécie et à peu près verticale.

* A. *vertèbre lombaire du Cheval, vue par sa face antérieure* : 1, tête de la vertèbre ; 2, 2, apophyses transverses ; 3, apophyse épineuse ; 4, 4, tubercules mamillaires. — B, *vertèbre lombaire de l'Ane, vue par sa face antérieure* : 1 ; 2, 2 ; 3 ; 4, 4, même signification que dans la figure précédente.

3° Les apophyses transverses sont plus longues dans les vertèbres de la partie moyenne de la région que dans les premières et les dernières. La plus longue est la troisième ou la quatrième (10 à 12 centimètres) ; la plus courte, la dernière. Il y a, sous ce rapport, transition brusque avec la région dorsale : la dernière apophyse transverse dorsale fait à peine saillie, la première lombaire n'a pas moins de 7 à 8 centimètres. La largeur des apophyses costiformes diffère peu : toutefois les premières sont les plus étroites. La dernière et même l'avant-dernière se font remarquer par leur épaisseur qui est corrélative à l'existence d'articulations intertransversaires soit entre elles, soit avec la base du sacrum ; ainsi l'on observe sur le bord postérieur de la cinquième une facette articulaire de forme ovale ; la sixième en porte deux : une en avant, répondant à la précédente, et une en arrière, correspondant au sacrum, celle-ci très étendue et concave. La quatrième et la cinquième vertèbre s'articulent aussi quelquefois par la base de leurs apophyses transverses, et même la quatrième avec la troisième, mais toujours l'étendue de ces articulations intertransversaires diminue d'arrière en avant. La direction des apophyses transverses présente aussi des différences : la première et, souvent aussi, la deuxième s'inclinent en arrière ; la troisième et la quatrième sont à peu près perpendiculaires au rachis ; enfin les deux dernières se dirigent nettement en avant.

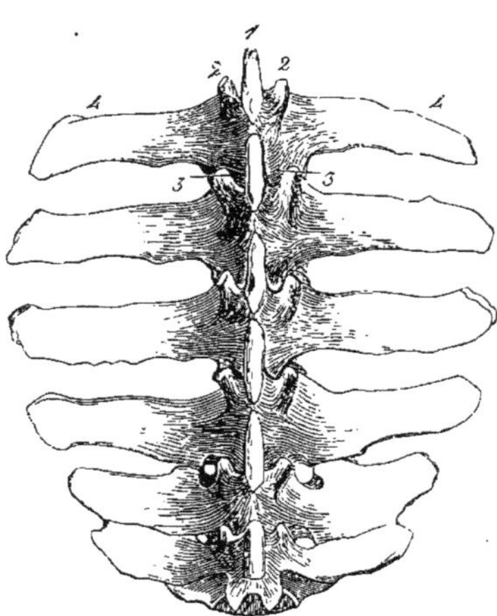

Fig. 20. — Vertèbres lombaires du Cheval *.

4° Les apophyses mamillaires, plus ou moins confondues avec les apophyses articulaires antérieures, vont en augmentant d'épaisseur de la première vertèbre à la quatrième ou cinquième ; elles diminuent sur la dernière. Leur écartement bilatéral varie peu ; il diminue d'abord et augmente ensuite.

5° Les trous de conjugaison augmentent d'étendue d'avant en arrière.

D. — Sacrum.

Le sacrum résulte, comme on le sait, de la soudure de cinq vertèbres. C'est une pièce impaire, articulée, en avant, avec la dernière vertèbre lombaire, en arrière, avec la première caudale, sur les côtés, avec les coxaux. Il est aplati de dessus en dessous, triangulaire, courbé dans sa longueur du côté ventral, et offre à étudier : une face supérieure, une face inférieure, deux bords, une base, un sommet et un canal central, suite du canal rachidien.

La *face supérieure* présente, sur la ligne médiane, les apophyses épineuses des vertèbres sacrées, dont l'ensemble constitue ce qu'on appelle l'*épine sacrée* ou sus-sacrée. Ces apophyses s'unissent entre elles par leur base seulement ; elles

* 1, Sommet de l'apophyse épineuse ; 2, 2, apophyses mamillaires ; 3, 3, apophyses articulaires postérieures ; 4, 4, apophyses transverses.

sont généralement libres dans le restant de leur étendue ; elles s'inclinent toutes en arrière et se terminent, à l'exception de la première, qui est étroite et particulièrement mince, par un sommet renflé, souvent bifide ; leur longueur diminue de la deuxième à la cinquième. De chaque côté de l'épine sacrée, existe une gouttière au fond de laquelle s'ouvrent quatre trous dits *sus-sacrés*, qui pénètrent dans le canal sacré et communiquent avec quatre trous analogues mais plus larges, percés sur la face inférieure et nommés pour cette raison *sous-sacrés*. On devine que cet ensemble de trous correspondant aux intervalles des vertèbres représente les trous de conjugaison, lesquels ont dû s'ouvrir à l'extérieur chacun par deux orifices à cause de la fusion des apophyses transverses ; on observe d'ailleurs une disposition similaire entre la première vertèbre sacrée et la dernière vertèbre lombaire, et entre celle-ci et l'avant-dernière, c'est-à-dire partout où les apophyses transverses s'articulent ou se synostosent.

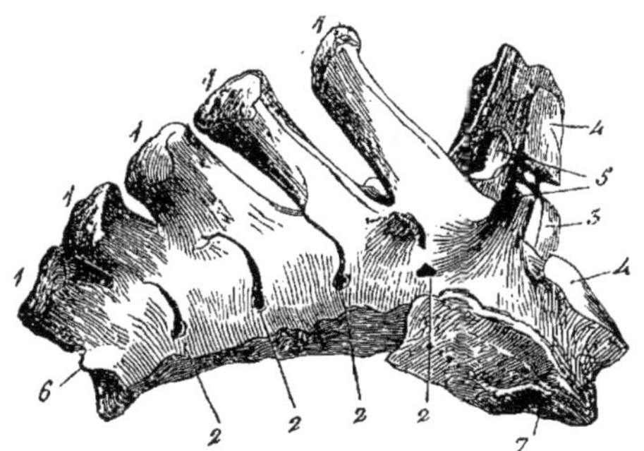

Fig. 21. — Sacrum du Cheval *.

La *face inférieure*, lisse, concave d'avant en arrière, offre les traces des disques qui réunissaient primitivement les corps vertébraux. On y remarque, de chaque côté, les trous sous-sacrés, progressivement décroissants d'avant en arrière comme les sus-sacrés.

Les *bords* sont épais et concaves, à l'état de lèvre rugueuse taillée en biseau du côté de la face supérieure et amincie d'avant en arrière. Cette lèvre est surmontée de tubercules plus ou moins développés, au niveau des intervalles vertébraux ; elle présente, en outre, antérieurement, une surface articulaire allongée, irrégulière, légèrement ondulée, dont le contour rappelle vaguement celui de l'oreille humaine : c'est la *facette auriculaire*, qui répond à une semblable facette sculptée sur l'ilium ; elle n'occupe guère que la moitié inférieure de l'épaisseur de la lèvre du sacrum, le reste sert à des insertions ligamenteuses ; d'autre part elle est localisée sur la première vertèbre sacrée.

La *base* du sacrum offre : sur la ligne médiane, l'orifice antérieur du canal sacré et la tête de la première vertèbre sacrée, tête elliptique et peu convexe ; sur les côtés, les apophyses articulaires antérieures de cette vertèbre, confondues avec les apophyses mamillaires, les échancrures antérieures qui entaillent assez profondément la base des apophyses transverses et parfois même se convertissent en trous. Celles-ci se font remarquer par leur extrême épaisseur, par leur inclinaison en avant et par la facette elliptique et légèrement convexe qui les met en rapport avec les apophyses transverses de la dernière lombaire.

Le *sommet*, tourné en arrière, présente : l'orifice postérieur du canal sacré, la surface articulaire postérieure de la dernière vertèbre sacrée, enfin les ves-

* 1, 1, 1, 1, 1, apophyses épineuses formant l'épine sus-sacrée ; 2, 2, trous sus-sacrés ; 3, surface articulaire du corps de la première vertèbre sacrée ; 4, 4, surfaces articulaires qui répondent aux apophyses transverses de la dernière vertèbre lombaire ; 5, 5, apophyses mamillaires de la première vertèbre sacrée ; 6, vestige d'une apophyse articulaire postérieure de la dernière vertèbre sacrée ; 7, facette auriculaire.

tiges des apophyses articulaires et des échancrures postérieures de cette même vertèbre. Les apophyses transverses n'arrivent pas jusque-là.

Le *canal sacré* est aplati de haut en bas, triangulaire sur la coupe ; il diminue de largeur d'avant en arrière.

Développement. — La synostose des vertèbres sacrées commence en général par les premières et se termine par les dernières ; elle se fait entre les vertèbres successives d'abord par les apophyses transverses, ensuite par les lames vertébrales, enfin par le corps. Il arrive communément que les disques intervertébraux se sont laissé envahir par l'ossification alors que les épiphyses de chaque corps vertébral sont encore distinctes. La soudure s'achève à un âge qui varie beaucoup dans la même espèce, en moyenne à deux ou trois ans, chez le Cheval.

Les parties situées en dehors de la ligne des trous sus et sous-sacrés, que l'on appelle quelquefois *masses latérales* du sacrum, équivalent évidemment à des apophyses costiformes soudées.

E. — Vertèbres caudales.

On qualifie souvent les vertèbres caudales de vertèbres coccygiennes, mais c'est un abus de langage ; il n'y a que l'Homme et les Anthropoïdes qui ont un coccyx véritable (du grec κόκκυξ, coucou : petit os résultant de l'assemblage de vertèbres avortées, qu'on a comparé à un bec de coucou) ; tous nos Mammifères domestiques, à moins d'anomalie, ont une queue ; c'est pourquoi il est mieux de dire vertèbres caudales pour ceux-ci, vertèbres coccygiennes pour ceux-là ; ici la différence des termes ne saurait entraîner aucune équivoque.

La queue du Cheval comprend un nombre variable de vertèbres (17 à 20 en moyenne) dégénérées, qui s'amincissent graduellement de la première à la dernière. Dans les deux ou trois premières, on retrouve encore à peu près tous les caractères des vraies vertèbres ; elles présentent, en effet, un corps, un arc, une apophyse épineuse, des apophyses transverses dirigées en arrière, et même des rudiments d'apophyses mamillaires ; les apophyses articulaires sont les seules particularités dont il ne reste aucune trace. Dans les vertèbres suivantes, ces caractères s'effacent de plus en plus ; ainsi les lames vertébrales ne se rejoignent pas et le canal vertébral ne forme plus qu'une gouttière qui, devenant elle-même de moins en moins profonde, finit par disparaître complètement; les éminences d'insertion se montrent de moins en moins saillantes, et la vertèbre se réduit bientôt à un petit cylindre osseux, évidé dans son milieu, renflé à ses extrémités, lesquelles se terminent l'une et l'autre par une surface articulaire convexe. Ces petits cylindres, derniers vestiges des corps vertébraux, se développent chacun par trois noyaux d'ossification; ils sont très spongieux et partant fort légers. — Dès la sixième vertèbre, l'apophyse transverse n'est plus qu'une faible crête latérale qui s'efface dans les suivantes. Les lames vertébrales persistent plus longtemps, localisées à la partie antérieure des vertèbres; on en trouve la trace jusqu'à la dixième ou onzième.

Remarquons, en terminant, que la première caudale se soude très souvent avec le sacrum, chez les sujets avancés en âge, et parfois même les deux premières.

F. — Rachis du Cheval considéré dans son ensemble.

Nous allons passer en revue successivement: sa face supérieure, sa face inférieure, ses faces latérales, le canal rachidien. Nous l'envisagerons ensuite sous le rapport de sa direction, de sa mobilité et de la longueur relative de ses diverses régions.

La *face supérieure* ou mieux dorsale présente, sur la ligne médiane, la série des apophyses épineuses. A peine saillantes dans la région cervicale, elles sont fort développées, au contraire, au dos et aux lombes où elles constituent une longue crête nommée épine dorso-lombaire, ainsi qu'au sacrum où elles forment l'épine sacrée ; elles disparaissent bientôt dans les vertèbres coccygiennes. Leur développement est maximum à la partie antérieure de la région dorsale, où elles donnent attache aux organes élévateurs de la tête et du cou dont l'incidence est singulièrement favorisée par cet allongement. Le changement de direction qu'elles éprouvent dans la région dorso-lombaire, où elles passent de la postéro-version à l'antéro-version, par l'intermédiaire d'une apophyse qui n'est inclinée ni dans un sens ni dans l'autre, ce changement, disons-nous, est très favorable à la rigidité et à la résistance de la colonne entre les deux bipèdes, car les tractions qui s'exercent de l'avant-main ou de l'arrière-main sur leurs sommets aboutissent à resserrer les corps vertébraux les uns contre les autres et à soulever le centre de la colonne, ou du moins à empêcher son affaissement ; aussi est-ce une disposition particulière aux Quadrupèdes. En passant au sacrum, la postéro-version succède brusquement à l'antéro-version et il se produit un angle interépineux manifeste.

En dehors et de chaque côté des apophyses épineuses, se voit une suite de tubercules d'insertions représentés au cou par les apophyses articulaires, au dos par la partie supérieure des apophyses transverses, aux lombes et même à la fin du dos, par les apophyses mamillaires. Ces tubercules sont disposés en ligne et séparés des apophyses épineuses par une gouttière, dite *vertébrale*, plus ou moins large et profonde qui se continue par la gouttière sus-sacrée. C'est sur eux et sur les apophyses épineuses que les faisceaux musculeux extenseurs du rachis prennent la plupart de leurs insertions fixes ou mobiles.

La *face inférieure* ou mieux ventrale, large au cou, se rétrécit dans la région dorsale pour s'élargir ensuite à la région lombo-sacrée et se rétrécir de nouveau dans la queue. On y remarque la crête, plus ou moins marquée, qui divise les corps vertébraux en deux parties latérales, l'une droite et l'autre gauche.

Les *faces latérales* offrent à étudier les trous de conjugaison par où sortent les nerfs spinaux. Elles présentent en outre : au cou, les apophyses tranverses ; au dos, les facettes externes de ces mêmes apophyses et les cupules intervertébrales, destinées les unes et les autres à servir d'appui aux côtes ; aux lombes, les apophyses costiformes ; au sacrum, les masses latérales de cet os donnant appui aux coxaux. On remarquera que les côtes et les apophyses transverses du cou et des lombes fournissent des points d'insertion aux puissances musculaires chargées d'opérer l'inclinaison latérale de l'échine.

Le *canal rachidien* communique en avant avec la cavité cranienne. Très large au niveau de l'atlas pour recevoir l'odontoïde de l'axis et permettre les mouvements de rotation de la tête sans que la moelle soit exposée à être blessée, le canal rachidien se rétrécit subitement dans l'axis. Il se dilate ensuite à la fin de la région cervicale et au commencement de la région du dos; là, en effet, la moelle présente un plus grand volume et les mouvements du rachis sont très étendus. C'est vers la partie moyenne du dos que le canal rachidien présente son plus petit diamètre. Il s'agrandit ensuite à partir de ce point jusqu'au niveau de l'articulation lombo-sacrée; après quoi il se rétrécit rapidement pour disparaître tout à fait vers la quatrième ou cinquième coccygienne. La dilatation lombaire coïncide avec le renflement que présente la moelle à cet endroit et avec le volume des cordons nerveux groupés autour de cette dernière.

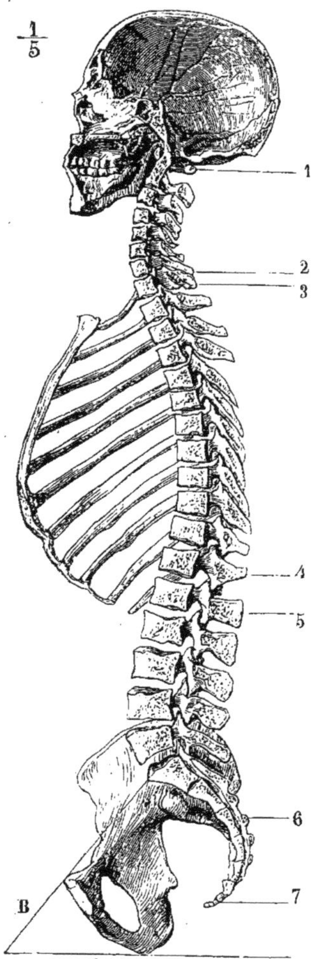

Fig. 22. — Coupe médiane et antéro-postérieure du crâne et du rachis de l'Homme*.

Direction. — La tige vertébrale n'est pas étendue en ligne droite de la tête à l'extrémité de la queue. Si on la suit depuis la pointe caudale, libre et pendante, jusqu'à l'extrémité antérieure, on la voit d'abord se porter en haut et en avant, en formant une inflexion à concavité inférieure qui répond au plafond du bassin. Elle se poursuit ensuite horizontalement après avoir formé, à la jonction des lombes et du sacrum, un angle dit *sacro-vertébral* ou *promontoire* qui est infiniment moins prononcé dans les Quadrupèdes que dans l'Homme (Voy. fig. 22). Elle reste horizontale et rectiligne dans la région lombaire et la moitié postérieure de la région dorsale, puis s'abaisse graduellement en décrivant une légère courbure jusqu'à la région cervicale; elle se relève enfin au cou, tout en prenant la forme gracieuse d'une console, se courbant d'abord en arrière puis en avant.

Mobilité. — Dans la région cervicale, l'absence presque complète d'apophyses épineuses, le grand développement des apophyses articulaires, et la courbe très brève décrite par les surfaces de contact des corps vertébraux permettent au rachis des mouvements très étendus et très variés. Ces mouvements sont, au contraire, très bornés dans la région dorsale, les apophyses épineuses et les arcs costaux empêchant le jeu des vertèbres les unes sur les autres. A la région lombaire, le rachis peut se fléchir ou s'étendre plus qu'à la région dorsale; mais les mouvements latéraux sont encore plus restreints à cause de l'emboîtement récipro-

* 1, première vertèbre cervicale; 2, septième vertèbre cervicale; 3, première vertèbre dorsale; 4, douzième vertèbre dorsale; 5, première vertèbre lombaire; 6, sacrum; 7, coccyx; A, horizontale; B, ligne représentant l'inclinaison du bassin par rapport à l'horizon. Elle réunit le promontoire à l'épine du pubis. (Beaunis et Bouchard, *Nouveaux éléments d'anatomie descriptive.*)

que des apophyses articulaires ; ils sont même rendus impossibles dans la moitié postérieure de la région par l'appui que les apophyses transverses prennent les unes sur les autres. Nous ferons remarquer que cette disposition favorise singulièrement la transmission intégrale de l'impulsion qui est communiquée au tronc par la détente des membres postérieurs. Les deux régions dorsale et lombaire se meuvent solidairement et constituent une sorte de pont jeté entre les deux bipèdes, un trait d'union entre l'avant-main et l'arrière-main : quand elles se fléchissent, ledit pont devient convexe (dos de carpe); quand elles s'étendent, il devient concave (dos ensellé). Les vertèbres sacrées, chargées d'offrir aux coxaux un point d'appui solide, ne pouvaient conserver leur indépendance et leur mobilité ; aussi sont-elles soudées en une pièce qui remplit toutes les conditions de solidité voulues pour servir à l'usage qui lui est attribué. D'autre part, au point de vue des insertions musculaires, nous ferons observer que le sacrum est en quelque sorte le nœud de deux segments vertébraux dont la mobilité a lieu en sens inverse : les muscles du segment antérieur ont leurs insertions mobiles en avant ; ceux du segment postérieur les ont en arrière ; il fallait donc un centre fixe entre ces deux segments. Quant à la queue, on sait que c'est un appendice vertébral d'une extrême mobilité ; là, les vertèbres se trouvent dans les meilleures conditions possibles pour la variété et l'étendue des mouvements, car elles sont articulées au moyen de surfaces convexes, à la périphérie desquelles les apophyses sont courtes.

Longueurs relatives des diverses régions du rachis. — En moyenne, la région cervicale du Cheval est égale à la longueur de la tête, aux trois quarts de la région dorsale, au double de la région lombaire et au triple de la région sacrée. La longueur de la queue est au moins égale à longueur du cou.

DIFFÉRENCES

Colonne vertébrale de l'Ane.

La formule vertébrale de l'Ane diffère de celle du Cheval : le premier animal a cinq vertèbres lombaires, le second en a ordinairement six.

Quant aux différences de formes, elles sont très légères et assez difficiles à saisir [1].

Vertèbres cervicales (Voy. fig. 15). — L'atlas se fait remarquer par l'étroitesse et la profondeur de l'échancrure latérale de ses cavités antérieures, par l'accentuation de son tubercule épineux et par le rebord antérieur qui limite nettement le demi-canal de son trou de conjugaison, tandis que chez le Cheval ce demi-canal s'ouvre en avant par une échancrure plus ou moins marquée. L'axis a son apophyse épineuse moins élevée, terminée par une lèvre moins convexe que dans le Cheval. L'extrémité de son apophyse transverse est plus longue et mieux détachée ; elle dépasse le niveau de la cavité cotyloïde et est libre sur deux centimètres au moins de sa longueur; tandis que, dans le Cheval, cette extrémité reste en retrait sur le bord cotyloïdien et se détache en arrière d'un centimètre à peine. Dans les troisième, quatrième et cinquième vertèbres, on remarque que l'apophyse transverse est moins allongée que dans le Cheval ; son prolongement postérieur notamment présente à la base une échancrure beaucoup moins profonde, qui n'atteint pas le demi-cercle, tandis qu'elle le dépasse chez ce dernier ; le tubercule de la crête épineuse, toujours manifeste chez le Cheval, est peu marqué chez l'Ane ou même nul ; en outre, pour la troisième et la quatrième, la longueur, prise au maximum, d'une apophyse articulaire à l'autre du même côté, est à peu près égale à la largeur prise aussi au maximum d'une apophyse transverse à l'autre ; tandis que, dans le Cheval, il y a une différence notable en faveur de la longueur.

Les deux dernières vertèbres n'offrent rien de différentiel.

Vertèbres dorsales (Voy. fig. 18). — 1° Les échancrures postérieures sont généralement

1. Voy. S. Arloing. *Caractères ostéologiques différentiels de l'âne, du cheval et de leurs hybrides. (Recueil de médecine vétérinaire* 1875 et *Bulletin de la Société d'anthropologie de Lyon*, 1882.)

converties en trous, exception faite pour les trois, quatre ou cinq premières et pour les deux dernières; tandis que dans le Cheval cela est rare et ne se produit jamais que sur une ou quelques vertèbres. — 2° Dans toutes les apophyses transverses pourvues d'un col, celui-ci est moins allongé que dans le Cheval, d'où il suit que la distance entre la facette articulaire de ces apophyses et la cupule costale correspondante est moindre que chez ce dernier animal, et même ces deux parties se joignent, ou à peu près, dans les trois premières vertèbres, tandis que chez le Cheval elles sont nettement séparées dès la deuxième et leur intervalle dépasse un centimètre dans les vertèbres du milieu de la région. — 3° La partie mamillaire des apophyses transverses est généralement plus aiguë, plus comprimée dans l'Ane que dans le Cheval, et plus directement superposée à la facette articulaire : elle forme une véritable languette à partir de la neuvième ou dixième vertèbre (Voy. fig. 18). — 4° La postéro-version des apophyses épineuses est plus considérable que dans le Cheval ; les deux ou trois premières sont même courbées en arrière. L'antéversion des dernières est également plus prononcée que dans le Cheval.

De chaque côté de la base des apophyses épineuses, on observe, sur la plupart des vertèbres dorsales de l'Ane, une dépression digitale qui est particulièrement accusée dans les sept ou huit dernières, dépression qui manque chez le Cheval ou du moins est peu sensible. Enfin, on ne voit pas, chez l'Ane, les facettes articulaires antérieures de l'arc vertébral monter sur la base de l'apophyse épineuse, comme cela s'observe généralement sur les sept ou huit dernières du Cheval.

Vertèbres lombaires. — Les vertèbres lombaires de l'Ane, au nombre de cinq, se distinguent de celles du Cheval par des caractères tirés des apophyses épineuses, des apophyses transverses et des apophyses mamillaires (Voy. fig. 19). Les apophyses épineuses sont proportionnellement plus longues; elles sont en outre plus inclinées en avant, de telle sorte qu'un plan vertical tangent au bord postérieur des apophyses transverses laisse le sommet des apophyses épineuses en avant, tandis que, dans le Cheval, il rase ce sommet, ou bien, comme pour les deux dernières, il ne s'en tient qu'à une petite distance. — Les apophyses costiformes vont en augmentant de longueur de la première à la deuxième : elles sont à peu près égales dans les deuxième et troisième, et diminuent brusquement dans la cinquième. Ces apophyses sont habituellement un peu inclinées en bas ; la première est en outre, en légère postéro-version, les deux suivantes sont sensiblement perpendiculaires à l'axe vertébral, les deux dernières enfin sont en antéversion comme dans le Cheval et prennent appui à leur base ; mais il n'est pas rare de voir disparaître cette articulation intertransversaire, elle est d'ailleurs toujours plus restreinte que dans le Cheval. — Les apophyses mamillaires sont moins renflées que chez le Cheval, mais plus proéminentes : elles sont à l'état de languettes aplaties d'un côté à l'autre et déjetées en dehors vers le sommet, languettes qui vont en s'abaissant de la première à la dernière ; la première dépasse l'articulation d'un bon centimètre.

Sacrum. — Le sacrum de l'Ane est moins large à la base que celui du Cheval : sa dimension transversale maximum est à peine égale à sa longueur mesurée au niveau des corps vertébraux; tandis que, dans ce dernier, la largeur l'emporte sur la longueur. En outre, les apophyses transverses de la première vertèbre sont presque directement transverses au lieu d'être en antéversion très prononcée ; il s'ensuit que la tête articulaire de cette vertèbre a peu de retrait tandis que chez le Cheval elle se tient à environ deux centimètres de la ligne qui unirait les extrémités des apophyses transverses. Les apophyses mamillaires ont laissé entre les vertèbres sacrées, à la base des apophyses épineuses, quelques traces qui manquent généralement au Cheval, si ce n'est entre les deux premières. Les apophyses épineuses sont plus basses ; les deux premières sont nettement séparées des trois autres, et d'autre part, sont plus étroites et moins inclinées.

Vertèbres caudales. — Les vertèbres caudales sont petites, et notablement plus atrophiées que celles du Cheval.

Colonne vertébrale du Mulet et du Bardot.

F. Lecoq attribuait cinq vertèbres lombaires au Mulet, Goubaux ordinairement cinq, exceptionnellement six, Franck et Martin six. Ces deux nombres peuvent en effet se rencontrer, mais le nombre six est le plus fréquent. Quant au Bardot, on ne lui a trouvé jusqu'à ce jour que cinq lombaires ; mais, vu la rareté et le peu d'authenticité des observations, on ne peut encore rien conclure à son sujet.

En ce qui concerne la forme, on constate un mélange en proportion variable de caractères asiniens et de caractères caballins, c'est-à-dire que certaines vertèbres sont asiniennes, d'autres sont caballines, d'autres enfin sont mixtes. Voici, par exemple, ce que l'on constate ordinairement chez le Mulet :

L'atlas ressemble tout à fait à celui de l'Ane. L'axis tient de l'Ane par son apophyse transverse, du Cheval par son apophyse épineuse. La troisième ressemble à celle de l'Ane par son indice de largeur, tandis qu'elle tient du Cheval par son apophyse transverse. La quatrième est tout à fait caballine, ainsi que la cinquième. On ne peut rien dire des deux dernières, puisqu'elles ne diffèrent pas de l'Ane au Cheval.

Les vertèbres dorsales sont asiniennes par la brièveté du col de leurs apophyses transverses et par leurs échancrures postérieures qui sont pour la plupart converties en trous ; mais elles rappellent le Cheval par leurs apophyses épineuses (bien que cependant les premières soient un peu convexes à leur bord antérieur, et par leurs apophyses mamillaires.

Les vertèbres lombaires ressemblent beaucoup à celles du Cheval, alors même que leur nombre n'est que de cinq.

Il en est de même pour le sacrum.

Quant aux vertèbres dégénérées de la queue, il est bien difficile de se prononcer avec quelque certitude sur leur ressemblance.

En résumé, le rachis du mulet est essentiellement composite ; mais il nous a paru être principalement asinien dans ses régions antérieures, et, au contraire, plutôt caballin dans ses régions postérieures.

Quant au Bardot, sa colonne vertébrale aurait, d'après M. Arloing, plus de tendance que celle du Mulet à prendre les caractères de l'Ane.

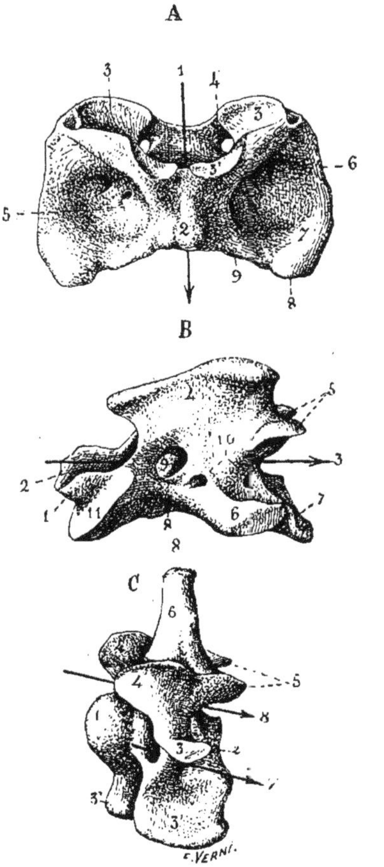

Colonne vertébrale du Bœuf.

La formule vertébrale du Bœuf est de : 7 cerv., 13 dors., 6 lomb., 5 sacr., 18 à 20 caud.

Vertèbres cervicales. — Les vertèbres cervicales du Bœuf diffèrent, en général, de celles du Cheval par leur brièveté (le cou étant moins allongé), par leur tête articulaire moins oblique que chez le Cheval, c'est-à-dire moins fuyante sous le corps, par leur cavité cotyloïde sensiblement plus haute que large; par leurs apophyses épineuses bien prononcées, inclinées en avant; par leurs apophyses articulaires moins épaisses et moins tubéreuses que dans les Solipèdes, et réunies, les antérieures aux postérieures, par une lame continue relevée vers la face supérieure; par le grand développement du prolongement ventral de leurs apophyses transverses, lequel forme une lame épiphysée à l'extrémité dans le jeune âge, et tend à se placer sous le cuspide dorsal.

L'atlas (fig. 23, A) se fait remarquer : 1° par l'épaisseur de l'arc inférieur; 2° par un gros tubercule tenant lieu d'apophyse épineuse, derrière lequel l'arc supérieur de la vertèbre affecte la forme d'une selle; 3° par des apophyses transverses moins rabattues que chez le Cheval, dépourvues de trou trachélien et à pointes postérieures très prononcées; 4° par la grande largeur de l'échancrure qui sépare inférieurement les cavités condyliennes, échancrure offrant un revers articulaire considérable; 5° par les expansions latérales de la surface articulaire destinée à l'axis, qui sont à peu près sur le même plan au

Fig. 23. — Atlas, axis et sixième vertèbre cervicale du Bœuf*.

* A, *atlas :* 1, trou vertébral ; 2, tubercule de l'arc ventral : 3, cavités articulaires pour les condyles occipitaux ; 3', revers inférieur de ces cavités ; 4, orifice dorsal du trou de conjugaison ; 5, fosse au fond de laquelle débouche l'orifice ventral du trou de conjugaison (6) ; 7, aile de la vertèbre, formant la pointe (8), de chaque côté de la surface articulaire axoïdienne (9). — B, *axis :* 1, apophyse odontoïde ; 2, gouttière de l'odontoïde ; 3, trou vertébral ; 4, apophyse épineuse ; 5, apophyses articulaires postérieures ; 6, apophyse transverse montrant le trou transversaire à sa base (10) ; 7. cavité cotyloïde ; 8, crête inférieure du corps ; 9, échancrure antérieure convertie en trou ; 11, expansion articulaire de l'odontoïde (apophyses articulaires antérieures ?). — C, *sixième vertèbre :* 1, tête articulaire ; 2, cavité cotyloïde ; 3, cuspide dorsal de l'apophyse transverse ; 3', lame ventrale de cette même apophyse ; 4, apophyse articulaire antérieure ; 5, apophyse articulaire postérieure ; 6, apophyse épineuse ; 7, trou transversaire ; 8, trou vertébral.

lieu d'être inclinées l'une vers l'autre, et en outre très légèrement concaves au lieu d'être convexes.

L'axis (fig. 23, B) se distingue à son odontoïde très large, non atténuée à l'extrémité, profondément excavée en gouttière sur la face supérieure et légèrement relevée par rapport à l'axe du corps ; les expansions articulaires qui flanquent cette apophyse se réunissent largement l'une à l'autre au-dessous et d'autre part tendent à s'aplanir suivant un plan perpendiculaire à l'odontoïde. L'apophyse épineuse est moins épaisse que dans le Cheval, non bifurquée en arrière et indépendante des apophyses articulaires ; elle forme en avant une pointe qui surplombe le trou vertébral. Le trou transversaire fait souvent défaut. La travée osseuse qui convertit l'échancrure antérieure en trou est relativement très large. Le contour de la cavité cotyloïde figure assez bien un cœur de carte à jouer.

Les *troisième, quatrième* et *cinquième vertèbres* se distinguent aisément grâce à leur apophyse épineuse progressivement croissante, généralement bifide sur la troisième, grâce aussi au prolongement ventral de leur apophyse transverse qui augmente dans le même sens. Ce prolongement, d'abord en ligne avec le cuspide dorsal s'étend, en dessous et s'en isole de plus en plus, de telle sorte qu'il y a tendance à la superposition des deux parties.

La *sixième vertèbre* (fig. 23, C) ne justifie pas le nom de tricuspide; son apophyse transverse ne comprend en effet que deux parties : un cuspide dorsal semblable à celui des vertèbres précédentes et une grande lame ventrale, qui, vu l'absence de crête médiane, transforme la face inférieure du corps en une profonde gouttière. L'apophyse épineuse atteint déjà 4 à 5 centimètres de hauteur et s'aplatit latéralement.

La *septième vertèbre* rappelle la première dorsale du Cheval ; elle mérite bien le nom de proéminente car son apophyse épineuse s'élève à une dizaine de centimètres. Cette apophyse est beaucoup moins inclinée en avant que les précédentes. L'apophyse transverse manque absolument de prolongement ventral : elle est imperforée comme dans les Solipèdes.

Vertèbres dorsales (fig. 24, B). — Les vertèbres dorsales du Bœuf se font remarquer par l'allongement de leur corps qui tend à compenser leur moindre nombre au point de vue de la longueur totale de la région, par le peu de concavité des facettes qui forment les cupules de la tête des côtes; par la largeur considérable et la forte inclinaison des apophyses épineuses du garrot; par le volume généralement plus grand et la direction moins relevée des apophyses transverses ; enfin par les échancrures postérieures qui sont généralement converties en trous[1], de telle sorte qu'il existe, indépendamment des trous de conjugaison, un égal nombre de trous intravertébraux. Remarquons en outre que les grands trous nourriciers que l'on observe sur les corps vertébraux dorsaux ou lombaires du Cheval sont rares chez le Bœuf.

Considérées individuellement, les vertèbres dorsales de cet animal se montrent moins larges, plus comprimées, au centre de la région qu'à ses extrémités : la tête et la cavité cotyloïde sont de moins en moins accentuées de la première à la dernière vertèbre : à partir du milieu de la région, la tête se déprime transversalement vers le centre. Les apophyses épineuses les plus longues et les plus larges sont les cinq ou six premières; contrairement à ce qu'on observe chez les Solipèdes, la première atteint le garrot. Les quatre premières se font en outre remarquer par une certaine concavité de leur bord antérieur. A partir de la sixième, ces apophyses se rétrécissent de plus en plus à l'extrémité et prennent une forme un peu pointue, renflée au sommet, jusqu'aux deux dernières qui s'élargissent à nouveau. Leur postéro-version augmente de plus en plus jusqu'à la dixième, tandis que les suivantes se redressent peu à peu; l'avant-dernière est sensiblement verticale à son bord postérieur; la dernière est en antéversion manifeste. Dans les cinq ou six premières vertèbres, la facette articulaire des apophyses transverses est convexe de haut en bas, concave d'avant en arrière; elle conserve sa convexité dans les vertèbres suivantes, mais elle finit par s'aplanir; comme toujours, elle diminue d'étendue à partir de la première vertèbre, la dernière en est même souvent dépourvue et quelquefois même l'avant-dernière. Les tubérosités des apophyses transverses sont plus épaisses mais moins saillantes que dans le Cheval : elles ne s'isolent à l'état d'apophyses mamillaires que dans les deux dernières, après une disjonction progressive. Sur les dernières vertèbres, l'apophyse transverse proprement dite, c'est-à-dire la partie articulaire est incomparablement plus saillante que dans le Cheval (2 centimètres environ). Les apophyses articulaires antérieures ne sont largement séparées et bien nettes que sur la première dorsale ; elles perdent leur relief et se rapprochent presque jusqu'au contact dès la deuxième vertèbre ; il n'y a plus dès lors que deux facettes articulaires arrondies ou elliptiques taillées sur l'arc vertébral au devant de l'apophyse épineuse, facettes d'abord légèrement convexes, qui s'aplanissent ensuite en même temps qu'elles se restreignent en étendue; il n'y a que sur la dernière vertèbre qu'elles prennent de la concavité en s'étendant contre l'apophyse mamillaire, de manière à emboîter les apophyses opposées. Quant aux apophyses articulaires postérieures, elles perdent à peu près leur relief dès la deuxième vertèbre ; ce ne sont ensuite que des facettes articulaires taillées sous la base de l'apophyse

1. La première et surtout la dernière font souvent exception à cette règle.

épineuse ; mais elles réapparaissent sur les deux dernières à l'état de deux demi-gonds qui s'engagent dans la concavité des apophyses opposées.

Vertèbres lombaires (fig. 24, A). — Le corps des vertèbres lombaires du Bœuf est plus long, plus épais, plus évidé dans le milieu que dans les Solipèdes : il conserve sa saillie jusqu'à la dernière vertèbre ; tandis que chez ceux-ci il s'aplanit et finit par se mettre de niveau avec les apophyses costiformes à l'extrémité postérieure de la région. La crête médiane inférieure est très fine, mais distincte dans tous ; la tête articulaire est déprimée dans son centre ; la cavité cotyloïde est, au contraire, légèrement convexe à son pourtour, surtout dans les deux ou trois premières. Les apophyses transverses sont généralement plus longues que chez les Solipèdes, concaves à leur bord antérieur, convexes au bord opposé ; elles sont légèrement courbées du côté ventral à l'exception de la première ou des deux premières. Les

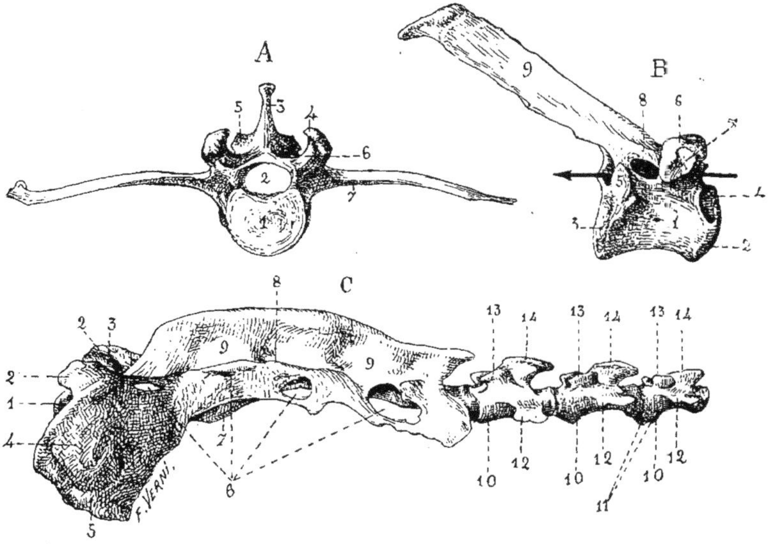

Fig. 24. — Cinquième vertèbre dorsale, quatrième lombaire, sacrum avec les trois premières vertèbres caudales, chez le Bœuf *.

apophyses épineuses sont très larges mais basses, à peu près verticales. Les apophyses mamillaires sont très rapprochées des apophyses costiformes ; elles figurent de gros tubercules arrondis creusés en dedans d'une coulisse articulaire profonde pour recevoir des apophyses articulaires postérieures longues et coniques qui s'y trouvent emboîtées d'une manière plus complète que dans les Solipèdes.

La distinction de ces vertèbres entre elles se fera grâce aux caractères suivants : le corps s'élargit de la première à la dernière ainsi que l'arc vertébral. Les apophyses articulaires sont d'autant plus écartées de la ligne médiane qu'elles sont plus postérieures : leurs deux lignes de série divergent nettement en arrière. Les apophyses épineuses décroissent sensiblement de hauteur de la première à la dernière. Les apophyses transverses vont en augmentant de longueur de la première à la cinquième ; la sixième est aussi longue que la troisième, les plus larges sont les trois premières, qui sont, en outre, plus ou moins arrondies à l'extrémité, tandis que les autres sont un peu pointues, parfois hérissées de petites épines ; la pointe terminale de la dernière se recourbe beaucoup en avant. Il n'y a pas

* A, *quatrième vertèbre lombaire :* 1, surface articulaire antérieure du corps ; 2, trou vertébral ; 3, apophyse épineuse ; 4, apophyse mamillaire ; 5, apophyse articulaire postérieure ; 6, cavité de l'apophyse articulaire antérieure ; 7, apophyse costiforme. — B, *cinquième vertèbre dorsale :* 1, corps vertébral ; 2, surface articulaire antérieure ; 3, surface articulaire postérieure ; 4 et 5, facettes articulaires pour la tête des côtes ; 6, apophyse transverse ; 7, facette articulaire pour la tubérosité de la côte ; 8, échancrure postérieure convertie en trou ; 9, apophyse épineuse. — C, *sacrum suivi des trois premières vertèbres de la queue :* 1, tête de la première vertèbre sacrée ; 2, tubercule mamillaire ; 3, cavité de l'apophyse articulaire antérieure ; 4, expansion transverse de la base du sacrum, portant la surface auriculaire (5) ; 6, trous sus-sacrés ; 7, face inférieure. 8, crête mamillaire de la gouttière sus-sacrée ; 9, épine sacrée ; 10, corps des trois premières vertèbres caudales ; 11, rudiments d'apophyses hémales ; 12, apophyses transverses ; 13, apophyses mamillaires ; 14, apophyses épineuses.

d'articulations intertransversaires, ni avec le sacrum, ni entre les deux dernières lombaires: les apophyses costiformes sont toutes largement espacées. Enfin, les trous de conjugaison, beaucoup plus spacieux que dans le Cheval, vont en augmentant d'étendue de la première à la dernière vertèbre.

Sacrum (fig. 24, C). — Le sacrum du Bœuf est plus long que celui du Cheval, bien qu'il soit formé du même nombre de vertèbres. Il présente une épine sacrée moins élevée que chez le Cheval, mais indiscontinue, car les apophyses qui la constituent sont entièrement soudées: cette épine, surmontée d'une lèvre épaisse et rugueuse, montre toutefois la trace des intervalles interépineux. A sa base, elle est longée de chaque côté par une crête qui représente les vestiges des apophyses mamillaires réunies. Les deux premiers trous sus-sacrés sont couverts par cette crête; les deux autres s'étendent en dehors et sont extrêmement ouverts, le dernier surtout, parfois convertis en échancrures. La face inférieure est parcourue d'un sillon médian qui marque le passage de l'artère sacrée moyenne; elle présente en outre plus distinctement que chez le Cheval les limites des corps vertébraux. Les trous sous-sacrés sont très dilatés et progressivement croissants d'avant en arrière. Les bords sont tranchants, déjetés en bas. La base se fait remarquer par de fortes expansions latérales (apophyses transverses de la première sacrée) qui se rabattent en avant et en bas de manière à offrir une sorte de talus à l'appui des coxaux. La surface auriculaire s'allonge en croissant à la partie inférieure de ce talus et s'étend souvent un peu sur la deuxième vertèbre sacrée. Les expansions précitées sont dépourvues de facette articulaire en avant attendu qu'elles sont complètement libres relativement aux apophyses transverses lombaires; en outre elles ne dépassent guère le plan de la tête articulaire; tandis que dans les Solipèdes, celle-ci est en retrait considérable sur les extrémités des apophyses transverses de la première vertèbre sacrée. Le sommet du sacrum du Bœuf est remarquable à l'allongement transversal de sa surface articulaire, ainsi qu'au grand développement des apophyses transverses de la dernière sacrée, qui l'emporte sur les précédentes.

Vertèbres caudales (fig. 24, C). — Les vertèbres caudales du Bœuf sont, à égalité de rang, plus fortes, plus tubéreuses que celles du Cheval. Les cinq premières possèdent un trou vertébral, c'est-à-dire un arc complet, ainsi que des apophyses épineuses, des apophyses transverses et des apophyses mamillaires. Les lames vertébrales disparaissent dès la septième, mais il reste encore sur les deux ou trois suivantes des rudiments d'apophyses transverses et d'apophyses mamillaires; celles-ci sont les dernières à disparaître: on peut les suivre jusqu'à la onzième ou douzième vertèbre. Il est à remarquer que les apophyses transverses non seulement décroissent au fur et à mesure que l'on s'éloigne du sacrum, mais encore qu'elles se portent de plus en plus à la partie postérieure des vertèbres. Une autre particularité consiste dans la présence de deux tubercules en avant de la face inférieure du corps vertébral, limitant une gouttière où passe l'artère coccygienne médiane; on les observe à partir de la deuxième coccygienne jusqu'à la sixième ou septième.

Rapports de longueur des différentes régions. — La région dorsale est sensiblement équivalente à la longueur de la queue, et à deux fois la longueur de la région lombaire; celle-ci est inférieure de quelques centimètres seulement à la région cervicale, laquelle approche de la longueur de la tête qui est assez exactement le double de la longueur du sacrum.

Colonne vertébrale du Mouton et de la Chèvre.

La formule vertébrale du Mouton est: 7 cerv., 13 dors., 6 ou 7 lomb., 4 sacr., 16 à 24 caud.

La formule vertébrale de la Chèvre est: 7 cerv., 13 dors., 6 lomb., 4 ou 5 sacr., 11 à 13 caud.

Vertèbres cervicales. — Les vertèbres cervicales du Mouton et de la Chèvre sont relativement plus longues que celles du Bœuf.

L'atlas a son arc supérieur moins soulevé que chez ce dernier animal: deux impressions très marquées s'observent de chaque côté de la crête épineuse, ainsi que sur l'arc inférieur où elles mériteraient le nom de fosses digitales. Les cavités articulaires antérieures ne présentent pas ou presque pas de revers ventral; l'échancrure qui les sépare inférieurement est souvent relevée d'une pointe médiane qui la divise en deux échancrures latérales, pointe à peine ébauchée dans le Bœuf. Les deux plans articulaires de chacune de ces cavités sont séparées par un fond dépourvu de cartilage d'encroûtement, qui aboutit à une échancrure latérale profonde. Les expansions de la surface articulaire axoïdienne sont convexes au pourtour du trou vertébral, concaves en dehors, où elles s'étendent sur les pointes terminales des apophyses transverses.

L'axis se distingue par les expansions articulaires qui flanquent latéralement l'odontoïde, lesquelles sont concavo-convexes (concaves contre l'odontoïde, convexes latéralement), et aussi par sa cavité cotyloïde moins profonde et relativement plus large que chez le Bœuf.

Les vertèbres suivantes ont des apophyses articulaires qui ne sont pas relevées comme dans le Bœuf; les crêtes interarticulaires sont moins saillantes et plus ou moins évidées:

elles présentent sur leur longueur un tubercule plus ou moins marqué. Les apophyses transverses des troisième, quatrième et cinquième vertèbres ont leur cuspide supéro-postérieur plus éloigné des apophyses articulaires postérieures que dans le Bœuf, c'est-à-dire situé plus bas; il s'ensuit que les deux prolongements de ces apophyses sont surtout l'un en arrière de l'autre, tandis que dans ce dernier animal, ils tendent à la superposition; sous ce rapport la disposition du Mouton et de la Chèvre rappelle celle des Solipèdes bien mieux que celle des Bovins. Remarquons en outre que la tête articulaire de ces vertèbres est beaucoup moins saillante que dans le bœuf, et plus large que haute. Dans la sixième, l'apophyse transverse présente la disposition du Bœuf avec cette différence que sa lame ventrale est plus développée dans le sens antéro-postérieur que dans le sens de la hauteur tandis qu'elle est à peu près carrée chez ce dernier.

Vertèbres dorsales. — Les vertèbres dorsales du Mouton et de la Chèvre ont leur corps plus large, moins comprimé et moins excavé latéralement que celles du Bœuf. La tête et la cavité cotyloïde sont moins accentuées; elles sont presque aplanies à partir de la cinquième ou sixième; tandis que, dans ce dernier animal, ces surfaces conservent jusqu'à la dernière vertèbre un degré prononcé de convexité ou de concavité. La dernière et même l'avant-dernière apophyse transverse s'étirent en dehors, s'aplatissent de manière à faire transition aux apophyses costiformes lombaires; la dernière ne s'articule jamais avec la côte correspondante. Les pointes mamillaires des apophyses transverses sont mieux détachées que dans les Bovins; elles deviennent articulaires sur les deux dernières vertèbres, tandis que chez ceux-ci, cela ne se produit que sur la dernière; aussi les apophyses articulaires postérieures affectent-elles la forme de demi-gond à partir de l'antépénultième vertèbre chez le Mouton et la Chèvre, à partir de l'avant-dernière seulement chez le Bœuf. Les échancrures postérieures ne sont jamais converties en trous. Enfin les apophyses épineuses du garrot sont beaucoup moins larges que dans le Bœuf, atténuées à l'extrémité, et plus ou moins convexes à leur bord antérieur, au lieu d'être concaves.

Vertèbres lombaires. — Les corps vertébraux sont moins épais que dans le Bœuf, moins saillants sous les apophyses costiformes; la tête articulaire est déprimée transversalement, la cavité cotyloïde à peu près plane, de sorte que ces vertèbres passent au type amphicœlique. Les apophyses transverses sont toutes en antéversion et généralement élargies à l'extrémité, qui forme une sorte de crochet antérieur. Les apophyses articulaires antérieures sont encore plus engainantes que dans le Bœuf; car on observe un certain resserrement de l'entrée de leur gorge. Les apophyses épineuses sont très larges et beaucoup moins espacées que dans le Bœuf. Les échancrures postérieures sont beaucoup plus profondes.

Sacrum. — Le sacrum du Mouton ne comprend que quatre vertèbres; encore la dernière se soude-t-elle tardivement; il est donc moins long que celui du Bœuf, et aussi moins large. Quelquefois la soudure des apophyses épineuses, notamment des deux dernières, ne s'effectue point ou n'arrive que fort tard. Les crêtes interarticulaires que l'on observe à la base de l'épine sacrée chez le Bœuf manquent chez le Mouton et la Chèvre ou plutôt sont interrompues. Les corps vertébraux font relief sur la face inférieure de l'os, au lieu d'être aplatis comme dans les Bovins; les trous sous-sacrés vont en décroissant d'avant en arrière. Les bords latéraux sont plus épais, moins tranchants que dans le Bœuf et non rabattus en bas. La rainure que l'on observe en dessous des apophyses articulaires antérieures de la première vertèbre sacrée tend à s'effacer chez le Mouton; elle est plus prononcée dans la Chèvre, mais elle est loin d'atteindre la profondeur qu'elle présente dans le Bœuf.

Vertèbres caudales. — Elles se distinguent de celles du Bœuf par la gracilité de leurs diverses apophyses et surtout des apophyses transverses qui, dès les premières, sont pointues et reportées en arrière de la vertèbre, de telle sorte que celle-ci affecte une forme triangulaire assez caractéristique. En outre, on ne trouve pas sur la face inférieure le double tubercule qu'on rencontre chez le Bœuf.

Rapports de longueur des différentes régions. — La région cervicale égale à peu près la longueur de la tête chez le Mouton; elle la dépasse chez la Chèvre. Les lombes approchent plus ou moins de la longueur du cou, suivant qu'elles ont six ou sept vertèbres, mais sans l'atteindre. Enfin les quatre cinquièmes de la longueur du dos donnent assez exactement la longueur du cou.

Différences entre la colonne vertébrale du Mouton et celle de la Chèvre. — Il y a des différences numériques et des différences morphologiques [1].

A. — Tandis que chez le Mouton, la région lombaire est formée, avec une égale fréquence approximative, de six ou de sept vertèbres, elle n'en comprend très généralement que six dans la chèvre. Une différence inverse s'observe au sacrum : le Mouton n'a que quatre vertèbres sacrées, encore la dernière met-elle fort longtemps à se souder aux autres; la Chèvre en a très souvent cinq. Quant à la queue, tout le monde sait qu'elle est en général beaucoup plus courte chez ce dernier animal que chez l'autre; le nombre des vertèbres coc-

1. Voy. Cornevin et Lesbre. *Caractères ostéologiques différentiels de la chèvre et du mouton.* (*Journal de l'École vétérinaire de Lyon*, 1891 et *Bulletin de la Société d'anthropologie de Lyon*, 1891.)

cygiennes est en moyenne de onze à treize dans la chèvre, tandis qu'il peut atteindre vingt-quatre chez les moutons à longue queue.

B. — D'une manière générale, les vertèbres cervicales de la Chèvre, comparées à celles du Mouton, sont remarquables par leur gracilité et par leur allongement dans le sens antéro-postérieur. L'atlas est plus mince dans toutes ses parties; ses tubercules médians, dorsal et ventral, sont moins accentués. L'axis se distingue à son apophyse épineuse fortement pro-jetée au-dessus du trou vertébral. Les vertèbres suivantes ne sont pas seulement de formes plus légères et moins brèves, elles se font en outre remarquer par leurs apophyses épineuses fortement inclinées en avant et plus ou moins aplaties sur le bord postérieur, tandis que chez le Mouton, ces apophyses sont plus ou moins dressées et comprimées. La longueur de ces apophyses varie dans l'une et l'autre espèce suivant le poids de la tête et du cou; les individus à grand cornage les ont plus développées, plus fortes, plus tubéreuses que ceux à tête légère et dépourvue de cornes. La même différence due à la même cause se constate pour les apophyses épineuses du garrot.

Dans le Mouton, les apophyses transverses des vertèbres dorsales sont nettement bicuspides, car leur tubercule mamillaire est très saillant, bien relevé; chez la Chèvre, cette bicuspidité, hormis le cas des dernières vertèbres, est peu marquée, car le tubercule mamillaire a peu de saillie, surtout dans le sens de la hauteur. Les échancrures postérieures des vertèbres dorsales et des lombaires sont beaucoup plus étroites dans l'espèce ovine que dans la caprine. Les apophyses costiformes sont en général plus inclinées en bas dans celle-ci que dans celle-là et rarement relevées à l'extrémité, comme on l'observe dans le Mouton; les apophyses mamillaires sont situées plus près des apophyses transverses, et l'on n'observe pas entre ces parties un évidement aussi grand que chez le Mouton. Le sacrum de ce dernier animal est plus épais sur les bords, moins tranchant que celui de la Chèvre; il ne présente pas comme celui-ci de crête médiane inférieure; enfin sa surface auriculaire reste cantonnée sur la première vertèbre sacrée, tandis que, dans la Chèvre, elle s'étend un peu sur la deuxième. La dégradation des vertèbres coccygiennes est plus rapide chez cet animal que chez l'autre; ainsi, les apophyses transverses persistent jusqu'à la huitième ou neuvième vertèbre, dans le Mouton; elles disparaissent dès la sixième ou septième, dans la Chèvre; les apophyses mamillaires sont évidentes sur les quatre ou cinq premières dans celui-là; elles existent tout juste dans les trois premières, chez celle-ci.

Colonne vertébrale des Chameaux.

La formule est : 7 cerv., 12 dors., 7 lomb., 5 sacr., 17 caud.

Vertèbres cervicales. — Les vertèbres cervicales sont plus longues et moins épaisses que chez tous les autres animaux domestiques; ensemble elles représentent le tiers de la longueur totale du rachis (soit environ un mètre). Leurs lames vertébrales sont profondément échancrées, soit en dessous des apophyses articulaires, soit dans leurs intervalles, de droite à gauche, en sorte que le canal vertébral est largement ouvert à la jonction des vertèbres. Les apophyses articulaires sont très détachées; leurs surfaces articulaires sont très allongées et légèrement convexes dans leur longueur. Les trous transversaires ne font défaut que dans la septième, encore existent-ils très souvent chez le Dromadaire; dans les précédentes, ils débouchent d'une part au fond de l'échancrure antérieure de la vertèbre envisagée, d'autre part dans le canal vertébral; ils n'ont donc aucun rapport avec les apophyses transverses. Les disques intervertébraux du cou ont une épaisseur qui peut atteindre 3 à 4 centimètres. La crête médiane inférieure est à peine marquée dans les cinq dernières vertèbres; elle n'a quelque saillie que sur l'axis.

L'*atlas* se distingue par la brièveté de ses apophyses transverses dont le bord est mince et tranchant, fortement rabattu, et par les deux tubercules qu'il présente inférieurement pour l'attache des muscles longs du cou. Les ailes sont traversées par deux trous ainsi que dans les Solipèdes; mais le trou trachélien débouche non loin de leur extrémité postérieure. Le trou de conjugaison se prolonge par une scissure jusqu'à l'angle antérieur de la vertèbre et cette scissure est susceptible de se convertir en trou.

Les cavités articulaires antérieures se joignent inférieurement en formant rebord comme dans les Bovins. Les surfaces articulaires latérales qui flanquent la gouttière de réception de l'odontoïde sont déprimées en dehors où elles se terminent à un bord saillant. Signalons enfin que l'arc supérieur est mince, très soulevé et dépourvu d'échancrure en arrière, et qu'il porte une légère crête médiane en guise d'apophyse épineuse.

L'*axis* est la plus longue de toutes les vertèbres (20 centimètres environ); il est comme étranglé à sa partie moyenne; son apophyse épineuse est tranchante; elle s'accroît en hauteur d'avant en arrière et se termine postérieurement par un gros tubercule bilobé. L'odontoïde ressemble à celle du Bœuf, mais l'expansion articulaire qui l'entoure est plus oblique relativement à l'axe de l'os que chez ce dernier, et en outre plus convexe. Le trou qui remplace l'échancrure antérieure est assez souvent divisé par une bride osseuse horizontale une profonde gouttière le réunit au trou tranversaire.

A partir de l'axis, les vertèbres cervicales diminuent de longueur et augmentent de largeur progressivement; les apophyses épineuses, en général rudimentaires comme dans tous les animaux à long col, augmentent de volume et de saillie, en sorte que la septième atteint 5 à 6 centimètres; toutes ces apophyses sont tubéreuses au sommet. Les apophyses transverses sont bicuspides dans les troisième, quatrième et cinquième, tricuspides dans la sixième, unicuspides dans la septième. A l'état bicuspide, elles présentent un prolongement postéro-supérieur terminé en forme de tubercule, un prolongement antéro-inférieur extrêmement développé, comprimé comme une lame et progressivement croissant de la troisième à la cinquième vertèbre. Ce prolongement, dirigé en bas, dépasse le corps vertébral de 6 à 7 centimètres, il est épiphysé à l'extrémité dans le jeune âge. L'apophyse transverse de la sixième offre un troisième prolongement en arrière du précédent avec lequel il se réunit : il en résulte une lame extrêmement développée qui convertit la face inférieure du corps en une profonde excavation. Quant à l'apophyse transverse de la septième, elle manque de prolongement ventral ; elle est simplement bilobée.

Vertèbres dorsales. — Les vertèbres dorsales sont remarquables par l'aplatissement latéral de leur corps et une sorte d'étranglement qu'il présente dans le milieu de sa longueur, étranglement déterminant une forte dépression sous les apophyses transverses. La tête et la cavité cotyloïde arrivent à un aplanissement presque complet dans les dernières. Les apophyses épineuses sont généralement très hautes et très larges, minces et tranchantes vers le bord antérieur, très épaisses vers le postérieur qui est creusé à la base d'une large rainure ; leur sommet renflé et tubéreux fait longtemps épiphyse. Sauf dans la première et les deux ou trois dernières, ces apophyses sont convexes à leur bord antérieur. Elles augmentent de longueur de la première à la troisième, conservent sensiblement la même longueur dans les quatrième, cinquième et sixième (25 à 30 centimètres) et diminuent ensuite jusqu'à la dernière. Elles sont généralement inclinées en arrière, mais les quatre ou cinq dernières se redressent progressivement en sorte que les deux dernières sont à peu près perpendiculaires à l'axe vertébral. Les apophyses transverses sont un peu moins détachées que dans le Bœuf, mais elles sont très volumineuses et très tuberculeuses ; toutefois leur partie mamillaire est encore moins accentuée, moins saillante relativement que chez ce dernier, sauf sur les deux dernières vertèbres où elles forment apophyses articulaires ainsi qu'aux lombes. Les facettes articulaires, destinées aux tubérosités des côtes, sont d'abord concaves et regardent en avant et en bas; elles s'aplanissent peu à peu, se restreignent en étendue et tendent à regarder en dehors. La dernière apophyse transverse est réduite à une mince lame aplatie, souvent dépourvue de facette articulaire, surtout dans le Chameau à deux bosses. Les échancrures postérieures ne sont pas converties en trous, elles sont profondes et les trous de conjugaison spacieux.

Vertèbres lombaires.— Les corps vertébraux ont leurs surfaces articulaires complètement aplanies, mais ils ressemblent d'autre part à ceux du Bœuf. Les apophyses épineuses sont, toutes proportions gardées, beaucoup plus hautes que chez ce dernier ; elles diminuent d'élévation de la première à la septième; en outre elles sont très larges, sauf dans la dernière, terminées par une grosse lèvre épiphysaire et à peu près perpendiculaires à l'axe vertébral. Les apophyses transverses sont courbées en bas et inclinées en avant, d'autant plus qu'elles sont plus postérieures; elles augmentent progressivement de longueur jusqu'à la quatrième ou cinquième et décroissent dans les deux dernières: la dernière est particulièrement étroite ; les trois premières sont élargies à l'extrémité et légèrement échancrées en queue de poisson. Les apophyses articulaires antérieures sont bien séparées des apophyses costiformes, car elles sont placées plus haut que dans les Bovins ; elles augmentent d'avant en arrière et divergent considérablement dans le même sens, tellement que celles de la dernière vertèbre sont à peu près deux fois plus écartées que celles de la première; leur cavité articulaire est surmontée d'un rebord convexe dans les cinq premières.

Les apophyses articulaires postérieures sont moins détachées que dans le Bœuf et comprimées au lieu d'être aplaties ; elles portent une surface articulaire convexe en bas, concave en haut qui s'oppose par emboîtement réciproque à la surface correspondante ; toutefois l'emboîtement est simple entre les deux dernières vertèbres ainsi qu'entre la dernière et le sacrum ; là, les apophyses articulaires postérieures présentent une surface articulaire hémicylindrique. Notons enfin que les trous de conjugaison sont spacieux et de forme triangulaire.

Sacrum. — On attribue généralement quatre vertèbres sacrées aux Chameaux : en réalité ils en ont cinq ; mais la dernière ne se soude le plus souvent à la précédente que par son corps, elle est libre des apophyses transverses, d'où il suit qu'il n'y a que trois trous sous-sacrés et autant de sus-sacrés; cependant cette cinquième vertèbre appartient bien au sacrum, car elle a le développement et la forme des précédentes, tandis que la suivante (première coccygienne) tranche nettement par sa petitesse et par la gracilité de ses apophyses transverses. Ce sacrum diffère de celui du Bœuf en ce qu'il est beaucoup plus large, que ses apophyses épineuses sont très basses, écartées l'une de l'autre, et montrent souvent dans leurs intervalles des ouvertures qui donnent accès dans le canal sacré. Une large gouttière sus-sacrée où s'ouvrent les trous de même nom longe ces apophyses, de chaque côté. La face inférieure est remarquable par la saillie des corps vertébraux, saillie convexe d'un côté à l'autre qui marque encore la tendance des vertèbres à s'aplatir latéralement. Les trous sous-sacrés sont larges et profonds. Les bords de l'os forment une lèvre épaisse surmontée de tubérosités indiquant des apophyses articulaires. Les expansions de la base (apophyses transverses de la première sacrée) sont beaucoup plus rabattues que chez les Bovins, et le talus d'appui des coxaux est plus rapproché de la verticule. En outre, la tête articulaire, surface elliptique presque plane, est en retrait considérable par rapport à l'extrémité de ces expansions et aussi par rapport aux apophyses articulaires de la première vertèbre sacrée.

Vertèbres caudales. — Les vertèbres caudales des Chameaux sont, en général, moins fortes et moins tubéreuses que chez le Bœuf. Les apophyses transverses sont très petites : elles s'effacent complètement à partir de la sixième. Les lames vertébrales se réduisent de même, elles disparaissent complètement sur la huitième ou la neuvième. Il n'y a trace d'apophyses mamillaires que sur les six ou sept premières.

Aucune vertèbre ne présente sur la face inférieure du corps le double tubercule que nous avons signalé chez le Bœuf.

Longueurs relatives des diverses régions. — La région lombaire a sensiblement la longueur de la queue, et l'une et l'autre région ont à peu de chose près la longueur de la tête et la moitié de la longueur du cou, lequel l'emporte sur la région dorsale de 10 à 15 centimètres. Quant au sacrum, il n'atteint pas tout à fait la moitié de la longueur de la tête.

Direction. — Le cou des Chameaux décrit une forte inflexion à concavité supérieure. La région dorso-lombaire forme voûte entre les deux bipèdes, ce qui lui donne une très grande force pour porter. Le sacrum est oblique et incurvé de haut en bas et d'avant en arrière. Enfin le coccyx est plus ou moins tombant.

Différences de la colonne vertébrale dans les deux espèces de Chameaux (à deux bosses et à une bosse). — Nous n'indiquerons ici que les grands traits. L'atlas du Dromadaire est à peu près inscriptible dans un carré; celui du Chameau de Bactriane est plus large que haut. L'anneau de cette vertèbre, vu par derrière, est sensiblement circulaire chez celui-ci, il est moins large que haut chez celui-là. L'axis du Dromadaire a son trou de conjugaison divisé en deux orifices superposés par une travée osseuse, ce qui n'est pas dans l'autre Chameau ; la crête épineuse atteint 2cm,5 à 3 centimètres de hauteur chez ce dernier, elle est moitié moins haute chez celui-là. Les autres vertèbres cervicales ont, d'une manière générale, leurs diverses apophyses plus développées dans l'espèce à deux bosses ; elles sont en outre plus larges et moins graciles ; les apophyses épineuses notamment sont beaucoup plus accentuées que dans l'espèce à une bosse. L'apophyse transverse de la septième vertèbre est ordinairement perforée à la base chez le Dromadaire, imperforée chez le Chameau de Bactriane.

Dans celui-ci, les vertèbres dorsales ont de larges échancrures postérieures susceptibles de recevoir le bout du doigt; ces échancrures sont au contraire étroites dans le Dromadaire, certaines tendent à fermer leur entrée. Les apophyses épineuses du garrot sont extrêmement longues chez les Chameaux à deux bosses (25 à 30 centimètres), très élargies et épaissies à la base, relativement atténuées à l'extrémité, tandis que dans le Dromadaire elles sont au contraire plus larges à l'extrémité qu'à la base. Chez ce dernier, les dernières apophyses épineuses dorsales, qui servent de base à l'unique bosse, sont, par contre, un peu plus hautes que dans le Chameau à deux bosses. Les vertèbres lombaires sont plus fortes dans le Chameau de Bactriane ; leurs apophyses épineuses sont plus élevées, terminées par une lèvre qui atteint jusqu'à 3 centimètres d'épaisseur, afin de servir de base à la deuxième bosse. Par contre ces mêmes apophyses sont plus larges dans le Dromadaire, tandis que les apophyses costiformes sont sensiblement plus étroites et moins longues. Enfin les échancrures postérieures participent des différences déjà signalées pour les vertèbres dorsales. Le sacrum du Dromadaire est plus courbé dans sa longueur que celui de l'autre espèce, les corps vertébraux sont beaucoup moins saillants sur la face inférieure, et le canal sacré est généralement fermé au niveau des espaces interépineux. Le plus souvent, la dernière vertèbre se soude à la précédente, même par ses apophyses transverses, et par cela même revêt un caractère *sacré* incontestable. Les vertèbres caudales du Dromadaire se dégradent plus rapidement que celles du Chameau de Bactriane ; ainsi les lames vertébrales ne se rejoignent déjà plus sur la cinquième.

Différences de la colonne vertébrale entre les Chameaux et les Lamas. — La formule vertébrale des Lamas ne diffère de celle des Chameaux que par le nombre des vertèbres caudales. C'est la suivante : 7 cerv., 12 dors., 7 lomb., 5 sac., 14 coc.

L'atlas des Lamas possède une apophyse épineuse manifeste, deux angles postérieurs très saillants et une crête médiane inférieure très nette, terminée par un tubercule simple. La crête épineuse de l'axis est en quelque sorte tronquée en arrière; une gorge articulaire entoure l'odontoïde à sa base. Les autres vertèbres cervicales ont une crête médiane inférieure plus accentuée que dans les Chameaux ; la lame ventrale de leur apophyse transverse est recourbée postérieurement en crochet, le cuspide dorsal de la même apophyse est très développé. Dans la sixième, les deux prolongements inférieurs de l'apophyse transverse sont séparés par une profonde échancrure en demi-cercle. La septième est pourvue de trous transversaires, par contre son apophyse épineuse est très basse. — Vu l'absence de bosse, les apophyses épineuses dorsales sont proportionnellement moins longues et moins épaisses que dans les Chameaux. La partie mamillaire des apophyses transverses dorsales est plus saillante, mieux séparée, ce qui donne à celles-ci un aspect nettement bicuspide à partir de la sixième ou de la septième. Les apophyses épineuses lombaires sont en antéversion prononcée. Les apophyses costiformes sont moins longues et moins larges que dans les Chameaux, toutes proportions gardées, et surtout beaucoup plus inclinées soit en avant, soit en bas. La crête inférieure des corps vertébraux de la région dorso-lombaire, comme du cou, est plus accentuée dans les Lamas que dans les Chameaux. Le sacrum se reconnaît à l'extrême abaissement de son épine qui ne dépasse guère la saillie des lèvres latérales ; les deux premières apophyses épineuses notamment sont à peine marquées ; néanmoins les gouttières sus-sacrées sont bien prononcées. Le talus qui porte la surface auriculaire est beaucoup moins rapproché de la verticale que chez les Chameaux. La face inférieure montre des corps vertébraux très distincts des masses latérales, formant une sorte de colonne hémicylindrique : exagération de ce que nous avons déjà signalé dans le Chameau de Bactriane. — La queue comprend un moindre nombre de vertèbres que celle des Chameaux. Brehm ne lui en attribue que 12 : nous en avons trouvé 14 chez un Lama domestique. Les lames vertébrales ne se rejoignent que sur les trois premières ; dès la quatrième, le canal vertébral se convertit en gouttière, et, à partir de la sixième, ces vertèbres sont réduites au centrum. — La longueur totale des vertèbres dorsales des Lamas est assez exactement les deux tiers de celle des vertèbres cervicales et la longueur lombaire équivaut aussi aux deux tiers de la longueur dorsale. La voûte dorso-lombaire est extrêmement surbaissée [1].

Colonne vertébrale du Porc.

La formule vertébrale est : 7 cerv., 14 ou 15 dors., 6 ou 7 lomb., 4 sac., 21 à 23 caud.

Vertèbres cervicales. — Le Porc est de tous les animaux domestiques celui qui a les vertèbres cervicales les plus courtes, les plus larges, les plus tubéreuses et partant les plus fortes. Les têtes et les cavités cotyloïdes sont elliptiques, à grand axe transversal, et de plus singulièrement aplaties ; les premières sont déprimées dans le centre suivant leur grand axe ; les secondes sont légèrement concaves avec un rebord convexe plus ou moins marqué. Les arcs vertébraux se rétrécissent beaucoup dans le milieu et laissent entre eux de grands intervalles triangulaires par lesquels le canal vertébral s'ouvre au dehors. Notons encore que exception faite pour les deux premières vertèbres, la crête médiane inférieure du corps fait défaut, et enfin que la facette diarthrodiale des apophyses articulaires présente une forte inclinaison latérale en sorte que lesdites apophyses sont presque autant juxtaposées que superposées.

L'atlas (fig. 25, A et B) se fait remarquer par sa grande dimension transversale qui est double de l'antéro-postérieure. L'arc supérieur porte une forte tubérosité *épineuse ;* il est dépourvu d'échancrure à son bord postérieur. L'arc inférieur, beaucoup plus large que le précédent, présente un tubercule qui se détache en apophyse sur son bord postérieur ; son bord antérieur figure assez bien une accolade (⏞). Cet arc forme avec les ailes de la vertèbre deux fosses profondes que limite en arrière une sorte de bourrelet très saillant. Les ailes sont à peu près perpendiculaires au plan médian ; elles se terminent en arrière par une forte tubérosité, et sont traversées : 1° par un trou antérieur faisant suite au trou de conjugaison et divisé sur leur face supérieure en deux orifices secondaires, grâce à une légère travée osseuse transversale ; 2° par un petit trou trachélien qui s'ouvre d'une part dans la fosse dont il a été parlé plus haut, d'autre part sur le contour postérieur de l'aile. Ce dernier trou est susceptible de manquer. Les deux cavités destinées à recevoir les condyles de l'occipital ne présentent pas de revers ventral ; elles sont séparées inférieurement par une légère échancrure formant le centre de l'accolade précitée. La surface articulaire destinée à l'axis est divisée en trois parties indépendantes : une médiane à l'état de profonde gouttière pour recevoir l'odontoïde ; deux latérales elliptiques, légèrement concaves et convergentes par l'extrémité inféro-interne. L'apophyse des muscles longs du cou proémine sur cette surface articulaire comme une autre odontoïde. L'anneau de l'atlas du Porc est triangulaire quand on le voit par devant, en forme de trèfle quand on le voit par derrière.

1. Pour plus de détails en ce qui concerne l'anatomie des Camélidés, voir F.-X. Lesbre *Recherches anatomiques sur les Camélidés. Anatomie du chameau à 2 bosses. Différences entre les 2 espèces de chameaux. Différences entre les chameaux et les lamas.* Tome VIII *des Archives du Muséum d'histoire naturelle de Lyon.*

L'*axis* (fig. 25, C) se distingue par son odontoïde conique, courte et obtuse, circonscrite à la base par une légère rainure ; par sa forte apophyse épineuse, haute de 3 à 4 centimètres, et dont la forme pointue en arrière rappelle le contour d'un capuchon relevé sur la tête ; par son apophyse transverse relativement grêle, traversée à la base d'un large trou qui la divise en deux racines, et fait suite à un autre trou remplaçant l'échancrure antérieure, etc.

Les quatre vertèbres suivantes vont en s'élargissant progressivement ; leurs apophyses épineuses, pointues et inclinées en avant, s'élèvent graduellement et atteignent 3 à 4 centimètres sur la sixième ; leurs apophyses transverses forment deux prolongements : l'un supérieur ou dorsal à l'état de tubercule allongé, percé du trou transversaire à la base, l'autre inférieur ou ventral, à l'état d'une lame qui transforme la face inférieure des corps vertébraux en une large gouttière, et qui est d'autant plus développé qu'on envisage une vertèbre plus postérieure ; elle est énorme dans la sixième (fig. 25, D). Ces lames sont relativement étroites à leurs points de départ, de manière à ménager entre elles des ouvertures

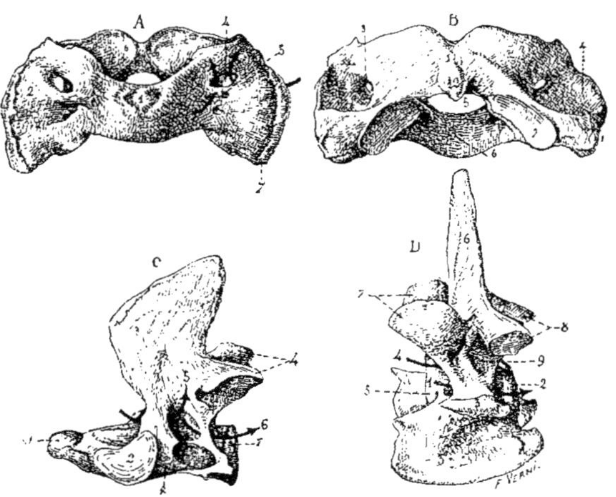

Fig. 25. — Atlas, axis et sixième vertèbre du Porc *.

faisant suite aux trous de conjugaison, tandis qu'elles s'élargissent beaucoup inférieurement, ce qui les oblige à chevaucher d'une vertèbre à l'autre. L'apophyse articulaire antérieure est réunie au cuspide dorsal de l'apophyse transverse par une crête percée d'un trou (fig. 25, D, 4) où passe la branche supérieure des nerfs cervicaux. L'apophyse articulaire postérieure présente une fossette à la base.

La dernière vertèbre du cou ressemble beaucoup à une vertèbre dorsale ; son apophyse épineuse atteint une dizaine de centimètres et approche du sommet du garrot ; ses apophyses articulaires postérieures sont déjà notablement rapprochées ; ses apophyses transverses sont dépourvues de lame ventrale ; mais elles sont réunies comme dans les vertèbres précédentes avec les apophyses articulaires antérieures par une lame osseuse perforée, et de plus elles s'étendent au-dessus de l'échancrure postérieure par une crête qui est elle-même percée d'un trou.

Vertèbres dorsales. — Les vertèbres dorsales du Porc sont au nombre de 14 ou de 15, mais plus souvent de 14. Elles sont éminemment caractérisées par un trou qui traverse de bas en haut la partie postérieure de leurs apophyses transverses et s'ouvre d'autre part dans

* A, *atlas, face dorsale :* 1, tubercule épineux ; 2, apophyse transverse ; 4 et 5, ouverture du trou de conjugaison divisée par une travée osseuse ; 6, cavités articulaires pour les condyles occipitaux ; 7, pointe terminale des ailes. — B, *atlas, face ventrale :* 1, arc ventral ; 2, son apophyse pour les muscles longs du cou ; 3, ouverture ventrale du trou de conjugaison ; 4, fosse limitée en arrière par un gros relief ; 5, trou vertébral ; 6, face interne de l'arc dorsal ; 7, surfaces articulaires correspondant aux expansions de l'apophyse odontoïde de l'axis, contre lesquelles débouche, en dehors, le trou transversaire. — C, *axis :* 1, odontoïde ; 2, son expansion ; 3, apophyse épineuse ; 4, apophyse articulaire postérieure ; 5, échancrure antérieure convertie en trou ; 6, trou transversaire, en dessous duquel on voit l'apophyse transverse se détacher par deux grêles racines ; 7, surface articulaire postérieure du corps. — D, *sixième vertèbre :* 1, trou transversaire ; 2, surface articulaire postérieure du corps ; 3, cuspide dorsal de l'apophyse transverse ; 3′, lame ventrale de la même apophyse ; 4, trou situé entre l'apophyse transverse et l'apophyse articulaire antérieure ; 5, surface articulaire antérieure du corps ; 6, apophyse épineuse ; 7, apophyses articulaires antérieures ; 8, apophyses articulaires postérieures ; 9, fosse digitale à la base des apophyses articulaires postérieures.

le canal vertébral, trou donnant issue aux nerfs rachidiens et à leurs deux branches, supérieure et inférieure[1]. Cette curieuse disposition résulte : 1° de ce que le fond de l'échancrure postérieure de ces vertèbres s'est isolé, ainsi qu'on l'observe chez le Bœuf et même chez l'Ane, 2° de ce que l'apophyse transverse s'est prolongée en arrière en faisant le pont sur l'orifice ainsi produit, qui est à peu près à mi-longueur de la vertèbre, sauf dans les dernières où il se porte plus ou moins en arrière.

Les vertèbres dorsales du Porc se distinguent, en outre, de celles du Bœuf, auxquelles elles ressemblent sous plus d'un rapport : — 1° Par l'aplanissement à peu près complet de leur tête et de leur cavité cotyloïde qui, à partir de la cinquième ou de la sixième vertèbre, sont à peu près semblables l'une à l'autre, c'est-à-dire légèrement déprimées au centre, convexes au pourtour. — 2° Par la largeur plus considérable des corps vertébraux qui donne aux surfaces articulaires, dont il vient d'être parlé, une figure elliptique à grand axe transverse. — 3° Par la brièveté du col des apophyses transverses entraînant rapprochement de leur facette articulaire costale avec la facette latérale antérieure du corps et même confusion de ces facettes sur les quatre ou cinq dernières vertèbres. — 4° Par la forte saillie des tubercules mamillaires des apophyses transverses, lesquels sont séparés de la facette costale par une rainure d'insertion plus ou moins étendue que l'on observe à partir de la cinquième ou de la sixième vertèbre. Tout en se développant de plus en plus, ces tubercules s'isolent, se portent en dedans et deviennent articulaires sur les cinq dernières vertèbres, précisément les mêmes qui présentent la fusion de la facette articulaire transversaire avec la facette costale antérieure du corps ; aussi ne reste-t-il ici pour représenter l'apophyse transverse que la crête perforée dont nous avons parlé plus haut, laquelle s'étire progressivement et atteint 2 centimètres de long dans la dernière vertèbre. — 5° Par l'emboîtement réciproque des apophyses articulaires des dernières vertèbres, les antérieures présentant une double coulisse avec un relief intermédiaire, les postérieures une gorge comprise entre deux reliefs. Dans les vertèbres où il y a simple superposition de ces apophyses, les surfaces articulaires antérieures sont taillées sur une dépression ± marquée que l'on remarque au-devant de la base des apophyses épineuses :

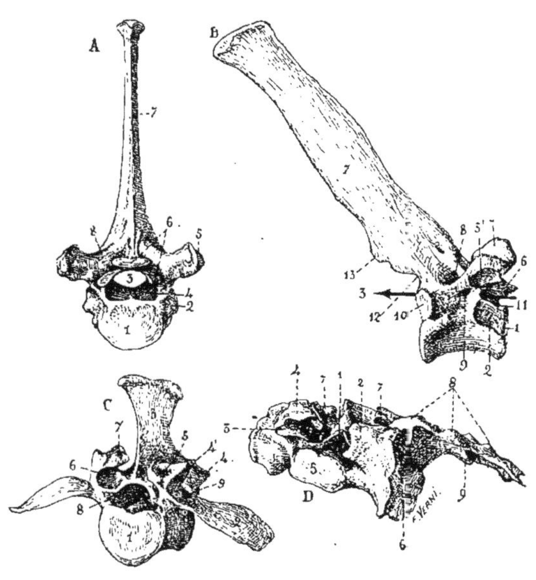

Fig. 26. — Onzième vertèbre dorsale, troisième lombaire et sacrum du Porc*.

1. Ce trou transversaire peut manquer sur la dernière vertèbre ; par contre, dans les trois ou quatre vertèbres précédentes, on le voit souvent s'ouvrir par deux orifices sur le plan supérieur de l'apophyse transverse.

* A, *onzième vertèbre dorsale, vue par devant :* 1, surface articulaire antérieure du corps ; 2, facette articulaire pour la tête de la côte ; 3, trou vertébral ; 4, face supérieure du corps ; 5, apophyse transverse ; 6, facettes multiples de l'apophyse articulaire antérieure ; 7, apophyse épineuse ; 8, lame vertébrale. — B, *onzième vertèbre dorsale, vue par côté :* 1, surface articulaire antérieure du corps ; 2, facette articulaire antérieure pour la tête de la côte ; 3, trou vertébral ; 5, tubercule mamillaire de l'apophyse transverse ; 5' facette articulaire pour la tubérosité de la côte ; 6, apophyse articulaire antérieure ; 7, apophyse épineuse ; 8, échancrure postérieure convertie en trou ; 9, trou en communication avec le précédent ; 10, facette articulaire postérieure pour la tête de la côte ; 11, échancrure antérieure ; 12, reste de l'échancrure postérieure ; 13, apophyse articulaire postérieure. — C, *troisième vertèbre lombaire :* 1, surface articulaire antérieure du corps ; 2, apophyses transverses ; 3, apophyse épineuse ; 4 et 4', apophyses articulaires postérieures ; 5, apophyses mamillaires ; 6 et 7, gorge et relief superposés s'articulant par emboîtement réciproque avec l'apophyse articulaire postérieure ; 8, échancrure antérieure ; 9, trou de la base des apophyses transverses. — D, *sacrum :* 1, entrée du canal sacré ; 2, apophyse articulaire antérieure de la première vertèbre sacrée ; 3, sa gorge surmontée d'un relief ; 4, apophyse mamillaire de la première vertèbre sacrée ; 5, surface articulaire antérieure du corps de la première vertèbre sacrée ; 6, expansion transverse de la base du sacrum ; 7, gouttière sus-sacrée ; 8, tubercules mamillaires des vertèbres successives ; 9, face inférieure.

parfois elles se divisent, ainsi que leurs opposées, en plusieurs petites facettes indépendantes. — 6° Par les apophyses épineuses qui décroissent de longueur de la première à la douzième, les deux dernières restant sensiblement égales. Ces apophyses décroissent en largeur de la première à la dixième ou onzième, pour s'élargir à nouveau dans les dernières. Elles sont en postéro-version jusqu'à la dixième: la onzième est sensiblement verticale; les autres s'inclinent en avant. Celles du milieu de la région, c'est-à-dire de la cinquième à la dixième, se font remarquer en outre par un certain degré de courbure qui les rend concaves au bord antérieur, convexes au bord postérieur. Aucune ne présente de cartilage sur le sommet, comme on en observe sur les apophyses du garrot des animaux qui ont un ligament cervical; beaucoup présentent une dépression ± accentuée à leur base, ainsi que chez le Bœuf. — 7° Enfin par l'échancrure antérieure qui est à l'état de rainure plus ou moins étroite, mais nettement marquée.

Vertèbres lombaires. — Les vertèbres lombaires sont, avec une égale fréquence, au nombre de six ou sept, mais nous dirons plus loin que ce nombre peut varier de quatre à huit. Les corps vertébraux présentent une crête médiane inférieure bien prononcée; leur tête et leur cavité cotyloïde sont aplanies ou plutôt déprimées dans le centre, légèrement convexes au pourtour, comme dans la région dorsale (vertèbres amphicœliques); la figure en carte à jouer que dessine leur contour s'allonge transversalement de plus en plus, au fur et à mesure qu'on envisage une vertèbre plus postérieure, car il y a, comme chez le Bœuf, un élargissement progressif des corps vertébraux. Les apophyses transverses, à l'exception des deux extrêmes, qui sont relativement étroites, sont élargies et arrondies à l'extrémité; leur longueur va croissant de la première à la cinquième; elle diminue notablement dans la dernière qui reste cependant beaucoup plus longue que la première; toutes ces apophyses sont un peu courbées en bas, les deux dernières sont en outre légèrement inclinées en avant, les autres sont à peu près perpendiculaires à l'axe vertébral; remarquons enfin qu'elles sont traversées à la base, non loin du bord postérieur, par un trou qui se superpose au fond de l'échancrure postérieure de la vertèbre[1], et rappelle de tous points celui qui traverse les apophyses transverses des vertèbres dorsales. Ce trou transversaire peut manquer sur les premières lombaires, mais alors il est encore indiqué par une petite scissure qui contourne en arrière la base des apophyses costiformes; par contre, on le voit souvent se dédoubler supérieurement sur la dernière ou les deux dernières. Les apophyses articulaires sont à emboîtement réciproque, comme nous l'avons vu déjà sur les dernières vertèbres dorsales: les apophyses articulaires antérieures étant concaves en bas, convexes en haut, les postérieures au contraire concaves en haut, convexes en bas. Les tubercules mamillaires qui flanquent ces articulations ne sont pas globuleux comme dans le Bœuf, mais relevés d'une crête qui semble avoir été étirée entre deux doigts: il est à peine utile de dire qu'ils vont en s'écartant de la première à la dernière vertèbre. Les apophyses épineuses sont relativement plus élevées que dans le Bœuf; la dernière est très rétrécie; à la base de ces apophyses et en arrière, on voit une excavation angulaire plus ou moins large et profonde.

Sacrum. — Le sacrum du Porc comprend ordinairement quatre vertèbres, assez souvent cinq, qui tardent longtemps à se souder. Avant que la synostose soit faite, il est difficile d'établir où finit le sacrum et où commence le coccyx: on y parvient cependant en consultant la disposition des apophyses articulaires, lesquelles sont à l'état de vestige dans les vertèbres sacrées, exception faite pour les antérieures de la première et les postérieures de la dernière, tandis qu'elles reparaissent avec tous leurs caractères dans les cinq premières vertèbres coccygiennes. Le sacrum du Porc est éminemment caractérisé par sa forme aplatie, due à l'absence d'épine sacrée; la face supérieure est convertie en une gouttière triangulaire. De chaque côté de cette gouttière, on voit les trous sus-sacrés avec des tubérosités ou des crêtes dans les intervalles, qui traduisent évidemment des vestiges de tubercules mamillaires. Sur la ligne médiane, d'autres orifices s'ouvrent dans le canal sacré qui résultent du défaut de jonction des arcs vertébraux des deux ou trois premières vertèbres. En arrière des apophyses articulaires antérieures de la première sacrée, on remarque une fosse profonde où débouche le premier trou sus-sacré. La face inférieure est fortement concave dans sa longueur, convexe transversalement à partir de la deuxième vertèbre sacrée: les corps vertébraux y font une saillie considérable relativement aux bords latéraux. Les trous sous-sacrés décroissent beaucoup d'avant en arrière. Les bords sont tranchants, irréguliers comme dans le Bœuf, mais non rabattus en bas. Le talus d'appui du coxal est presque vertical, et circulaire: les expansions formées par les apophyses transverses de la première vertèbre sacrée sont moins allongées que chez les Bovins; leur dimension transversale reste pour chacune notablement inférieure à la dimension de la tête articulaire.

Vertèbres caudales. — Elles se distinguent surtout par la présence d'apophyses articulaires, au moyen desquelles les quatre premières se mettent en rapport, tandis que dans toutes les espèces que nous avons examinées jusqu'à présent, les vertèbres caudales ne présentent pas d'apophyses articulaires, mais seulement des tubercules mamillaires plus ou moins

1. Assez souvent, cette échancrure se convertit en trou sur les premières vertèbres.

marqués. Les lames vertébrales se rejoignent sur les cinq ou six premières; elles se font seulement remarquer par leur forte inclinaison en arrière; elles disparaissent sur les suivantes, mais on voit encore des apophyses transverses et des tubercules mamillaires bien prononcés jusqu'à la onzième ou douzième. En général, les apophyses transverses sont larges; au lieu de se porter en arrière des vertèbres, comme cela se voit dans le Bœuf, le Mouton, la Chèvre, elles restent au contraire à la partie antérieure de la vertèbre jusqu'à disparition.

Rapports de longueur des diverses régions. — La longueur du cou est d'environ les quatre dixièmes du dos; les lombes, la moitié du dos; la région dorsale et la région lombaire réunies équivalent à environ quatre fois la longueur du cou et forment voûte entre les deux bipèdes; le sacrum est sensiblement la moitié de la région lombaire; enfin la longueur de queue est peu différente de la longueur du dos.

Colonne vertébrale du Chien.

La formule vertébrale est : 7 cerv., 13 dors., 7 lomb., 3 sac., 20 à 23 caud.

Vertèbres cervicales. — Les vertèbres cervicales du Chien, à partir de la deuxième, ressemblent un peu à celles des Solipèdes, le volume mis à part; toutefois leurs apophyses épineuses sont nettement prononcées et progressivement croissantes de la troisième à la septième; leurs têtes et leurs cavités cotyloïdes sont plus larges et surtout moins accentuées; les têtes sont un peu déprimées dans le centre, les cavités cotyloïdes légèrement convexes au pourtour; les apophyses articulaires postérieures sont surmontées d'un petit prolongement tuberculeux.

L'*atlas* se fait remarquer par son anneau régulièrement arrondi, par ses ailes dirigées en dehors et en arrière dans un plan à peu près perpendiculaire au plan médian, mais avec une lèvre relevée, ailes présentant : en avant, une échancrure tenant lieu du trou antérieur qui, dans les espèces précédemment étudiées fait suite au trou de conjugaison, en arrière, le trou transversaire. L'arc supérieur porte une crête médiane à peine marquée; l'inférieur, un tubercule aigu qui se détache en apophyse sur son bord postérieur, ainsi que dans le Porc. Les cavités articulaires antérieures sont séparées l'une de l'autre inférieurement par une très large échancrure, et entaillées chacune d'une petite encoche latérale. La surface articulaire répondant à l'odontoïde est très large; les expansions qui la flanquent sont concaves, très obliques de dehors en dedans et ressemblent assez bien à deux virgules qui seraient réunies par la queue.

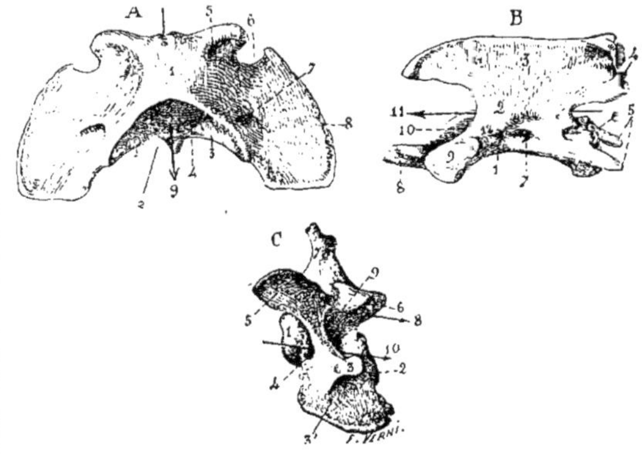

Fig. 27. — Atlas, axis et sixième vertèbre cervicale du Chien *.

L'*axis* est la plus longue de toutes les vertèbres ; son corps est divisé en deux gouttières latérales par une crête médiane tranchante; l'apophyse épineuse mince, basse, très allongée, forme en avant un prolongement considérable surplombant le trou vertébral, et elle se termine en arrière par une tubérosité triangulaire plus ou moins bilobée, à la base de laquelle on voit les apophyses articulaires postérieures surmontées de leur tubercule. Les échancrures antérieures ne sont jamais converties en trous. Les apophyses transverses sont longues, pointues et fortement divergentes; elles dépassent de beaucoup le niveau de la cavité cotyloïde; un trou les traverse à la base comme d'ordinaire. L'apophyse odontoïde est

* A, *atlas, face dorsale :* 1, arc dorsal; 2. apophyse de l'arc ventral; 3, surfaces articulaires pour l'axis; 4, anneau de la vertèbre; 5, trou de conjugaison; 6, échancrure le faisant communiquer avec la face inférieure; 7, trou transversaire; 8, aile; 9, flèche traversant l'anneau de part en part. — B, *axis :* 1, corps vertebral; 2. arc; 3, apophyse épineuse; 4, apophyse articulaire postérieure; 5, apophyses transverses; 6, surface articulaire postérieure du corps; 7, trou transversaire traversé par la flèche 12; 8, odontoïde; 9, expansion articulaire; 10, trou vertébral traversé par la flèche 11. — C, *sixième vertèbre :* 1, surface articulaire antérieure du corps; 2, surface articulaire postérieure; 3, cuspide dorsal de l'apophyse transverse; 3', lame ventrale de cette même apophyse; 4, trou transversaire traversé par la flèche 10; 5, apophyse articulaire antérieure; 6, apophyse articulaire postérieure; 7, apophyse épineuse; 8, flèche traversant le trou vertébral; 9, fosse située à la base de l'apophyse articulaire postérieure.

relativement longue, cylindroïde, légèrement étranglée à la base, et relevée vers l'extrémité: la surface articulaire qu'elle porte inférieurement est en continuité avec celle des expansions qui la flanquent et qui se réunissent au dessous d'elle en formant une légère crête. Celles-ci sont fortement obliques, relativement à l'odontoïde et remarquablement convexes, comme des condyles.

Les vertèbres suivantes vont en diminuant de longueur d'avant en arrière; elles diminuent aussi de largeur dans le même sens, cette dimension étant prise au maximum, au niveau des apophyses transverses. Les apophyses épineuses, réduites à une crête dans la troisième, augmentent de hauteur d'avant en arrière, et atteignent 2 à 3 centimètres sur la septième. Les apophyses transverses des troisième, quatrième et cinquième ont deux pointes disposées en ligne longitudinale; la postérieure tuberculeuse grossit d'avant en arrière et souvent se bifurque sur la cinquième vertèbre. L'apophyse transverse de la sixième comprend: un prolongement supérieur légèrement recourbé en dedans et en arrière, et une grande lame inférieure présentant une arête oblique sur sa face interne. L'apophyse transverse de la septième est indivise mais très détachée; elle est dépourvue de trou transversaire. La crête inférieure du corps est bien marquée sur les troisième, quatrième et cinquième, et terminée par un tubercule graduellement croissant; elle s'efface sur la sixième et reparaît sur la septième, mais très légère. Notons enfin que, dans les deux dernières, les apophyses articulaires postérieures éprouvent un certain rapprochement en vertu duquel leur écartement est beaucoup moindre que celui des apophyses articulaires antérieures.

Vertèbres dorsales. — Les corps vertébraux sont relativement larges, surtout dans les premières et les dernières vertèbres, qui sont manifestement aplaties de dessus en dessous. Les têtes articulaires avec leur dépression centrale et les cavités cotyloïdes avec leur convexité périphérique arrivent presque à s'identifier dans les dernières vertèbres. Les facettes des cupules costales disparaissent à la partie postérieure des trois ou quatre derniers corps vertébraux. Les apophyses transverses sont, pour le plus grand nombre, relevées et supportées par une sorte de col, ainsi que dans les Solipèdes; leurs facettes articulaires, graduellement décroissantes, sont concaves dans les quatre ou cinq premières, légèrement convexes dans les suivantes; à partir de la troisième elles sont surmontées d'une pointe mamillaire qui s'épaissit progressivement et se divise vers la huitième ou neuvième vertèbre en deux pointes opposées: l'une antérieure qui, brusquement, à partir de la onzième, se sépare et se confond avec l'apophyse articulaire antérieure, l'autre postérieure qui forme aux trois dernières une *apophyse accessoire* très distincte, couvrant plus ou moins leur échancrure postérieure. Apophyses accessoires et apophyses mamillaires se développent progressivement de la onzième à la treizième, les unes formant une pointe, les autres un tubercule, pendant que, au contraire, l'apophyse transverse proprement dite, portant la facette costale, diminue considérablement de volume et de relief. Les apophyses articulaires antérieures, bien développées sur la première vertèbre avec leur facette articulaire regardant en dedans autant qu'en haut, ne forment, sur la deuxième, qu'une petite saillie en épine; ensuite ce ne sont plus que deux facettes allongées, taillées au devant de la base de l'apophyse épineuse, et séparées l'une de l'autre par une échancrure; enfin, à partir de la onzième, elles se confondent avec les apophyses mamillaires et, en étendant latéralement leur facette articulaire, elles encastrent les apophyses articulaires postérieures. Celles-ci ont une disposition subordonnée à celles-là. Au niveau de la première vertèbre, elles sont surmontées d'une crête ou d'une petite épine, comme on en observe dans la région du cou; puis elles perdent relief, et passent à l'état de demi-gond comprimé latéralement à partir de la dixième jusqu'à la dernière. Les échancrures antérieures ne sont bien marquées que sur les premières vertèbres. Les échancrures postérieures ne sont jamais converties en trou. Quant aux apophyses épineuses, elles sont toutes plus ou moins rétrécies à l'extrémité; les deux ou trois premières ont sensiblement la même longueur; les suivantes décroissent jusqu'à la onzième pour garder sensiblement la même hauteur dans les deux dernières, hauteur qui ne dépasse pas beaucoup le sommet des apophyses mamillaires; la onzième est remarquable à sa forme pointue et triangulaire et à sa direction à peu près verticale; celles qui précèdent sont en postéro-version, celles qui suivent en légère antéro-version (du moins leur bord postérieur est incliné dans ce sens); un certain nombre d'apophyses épineuses du centre de la région se font en outre remarquer par un certain degré de courbure antérieure.

Vertèbres lombaires. — Les corps vertébraux sont tous aplatis de dessus en dessous; ils s'élargissent graduellement du premier au dernier. Celui-ci est plus large que long, mais tous les autres sont au contraire beaucoup plus longs que larges. Leurs surfaces articulaires participent des caractères de celles des vertèbres dorsales. Les apophyses costiformes sont progressivement croissantes de la première aux deux dernières; toutes s'inclinent fortement en avant et en bas en se courbant plus ou moins; le niveau de leur origine s'élève graduellement de telle sorte que la saillie inférieure du corps vertébral augmente du premier au dernier; les quatre ou cinq premières s'élargissent sensiblement à l'extrémité et souvent s'échancrent en queue de poisson, tandis que l'avant-dernière va en se rétrécissant et que la dernière est tout à fait pointue. Les apophyses mamillaires sont aplaties latéralement et très proéminentes, mais elles vont en décroissant et en se rapprochant des apophyses costiformes de la première à la dernière vertèbre. Les apophyses accessoires, dirigées en arrière, au-dessus des échancrures postérieures, diminuent rapidement dans le même sens que les apophyses mamillaires, si bien qu'elles se réduisent à une petite épine ou même à un tubercule sur les deux ou trois dernières vertèbres; tandis que sur les premières, ce sont de longues pointes qui croisent en dehors la base des apophyses mamillaires de la vertèbre qui suit. Les apophyses articulaires postérieures sont comprimées latéralement, peu convexes en dehors, et très rapprochées l'une de l'autre, excepté dans la dernière vertèbre; les cavités articulaires qui les reçoivent regardent en dedans et forment un cul-de-sac où elles viennent buter. Les échancrures antérieures ne sont bien marquées que sur les vertèbres de la dernière moitié; les postérieures elles-mêmes sont étroites et se prolongent par un sillon plus ou moins marqué sur le flanc du corps vertébral, derrière l'apophyse costiforme. Les apophyses épineuses sont toutes en antéversion ; leur bord postérieur est oblique, l'antérieur à peu près vertical; elles se rétrécissent plus ou moins à l'extrémité et même les deux dernières sont pointues; les plus courtes sont les extrêmes, la dernière a la forme d'un triangle dont la base l'emporte sur la hauteur.

Sacrum. — Les trois vertèbres qui forment le sacrum du Chien se soudent de très bonne heure et forment un os quadrangulaire, plus large que long, fortement excavé à la face inférieure, soit dans le sens transversal, soit dans le sens antéro-postérieur; toutefois, le corps de la troisième vertèbre forme une légère saillie relativement aux masses latérales. L'épine sacrée est à l'état de crête mince, plus ou moins échancrée en regard de l'intervalle des apophyses épineuses qui, en général, ne sont pas soudées sur toute leur hauteur et forment trois pointes libres. Les gouttières sus-sacrées sont larges mais aplanies, abstraction faite de deux fortes dépressions que l'on observe sur les lames de la première vertèbre sacrée. Quatre tubercules plus ou moins accentués, situés en dedans des trous sus-sacrés, représentent des vestiges d'apophyses mamillaires. Les faces latérales figurent un talus presque vertical, allongé de haut en bas, continué en arrière par une lèvre rugueuse; elles portent inférieurement une surface auriculaire qui s'étend généralement sur la deuxième sacrée. La base montre de chaque côté de la tête articulaire et de l'entrée du canal sacré une expansion peu étendue transversalement mais très haute, portant latéralement le talus d'appui du coxal; cette expansion, trois fois plus haute que large, se confond supérieurement avec l'apophyse articulaire antérieure de la première vertèbre sacrée, apophyse dont la surface articulaire est à peine concave. En arrière, le sacrum se fait remarquer par la direction postérieure des apophyses transverses qui se joignent par leur extrémité et parfois même se soudent avec celles de la première coccygienne.

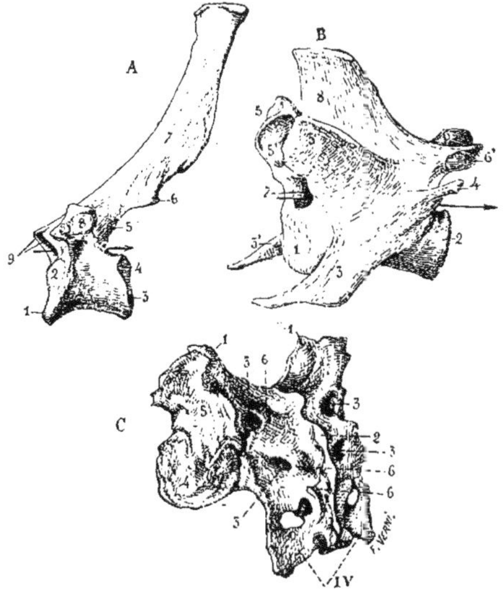

Fig. 28. — Cinquième vertèbre dorsale, troisième lombaire et sacrum du Chien (celui-ci comprenant une vertèbre surnuméraire) *.

Vertèbres caudales. — Elles sont très fortes et très tubéreuses; les cinq ou six premières sont tout aussi parfaites que les vraies vertèbres et se comportent absolument comme elles; leurs apophyses transverses sont relativement grandes et portent une apophyse accessoire. Au delà, les lames vertébrales ne se rejoignent plus, les apophyses articulaires postérieures manquent, mais les mamillaires se poursuivent à l'état de petits tubercules jusqu'à la

* A, *cinquième vertèbre dorsale :* 1, surface articulaire antérieure du corps ; 2, facette articulaire antérieure pour la tête de la côte ; 3, surface articulaire postérieure du corps ; 4, facette articulaire postérieure pour la tête de la côte ; 5, échancrure postérieure ; 6, apophyses articulaires postérieures ; 7, apophyse épineuse; 8, facette articulaire de l'apophyse transverse ; 9, apophyses articulaires antérieures (la flèche traverse le trou vertébral). — B, *troisième vertèbre lombaire :* 1 et 2, surfaces articulaires antérieure et postérieure du corps ; 3 et 3', apophyses transverses ; 4, apophyse accessoire ; 5, apophyses mamillaires ; 5', surface articulaire, correspondant aux apophyses articulaires postérieures 6 et 6' ; 7, trou vertébral ; 8, apophyse épineuse. — C, *sacrum :* 1, apophyse mamillaire de la première vertèbre sacrée ; 2, épine sacrée ; 3, trous sus-sacrés ; 4, surface auriculaire ; 5, surface d'insertion ; 6, rudiments d'apophyses mamillaires surmontant les trous sus-sacrés ; IV, vertèbre sacrée surnuméraire.

quinzième et même la dix-neuvième vertèbre; les apophyses transverses disparaissent dès la huitième. A partir de la quatrième ou cinquième, apparaissent, ordinairement sur deux vertèbres successives, deux apophyses remarquables qui se réunissent l'une à l'autre à la manière des branches d'un **Y** et forment sous ces vertèbres un canal qui loge l'artère coccygienne médiane : ce sont les apophyses hémales, os hypsiloïdes de Goubaux. Ces apophyses s'atrophient très vite et bientôt ne se rejoignent plus; elles disparaissent complètement à partir de la quinzième vertèbre.

Rapports de longueur des diverses régions. — La longueur du cou est au moins les deux tiers de celle du dos, et environ les neuf dixièmes de celle des lombes. La longueur du sacrum est contenue à peu près quatre fois dans celle du cou.

Colonne vertébrale du Chat, comparativement à celle du Chien.

La formule vertébrale est la même que celle du Chien, c'est-à-dire 7 cerv., 13 dors., 7 lomb., 3 sacr., 21 à 23 caud.

Vertèbres cervicales. — L'arc inférieur de l'atlas est dépourvu d'apophyse; une toute petite pointe en tient lieu qui marque l'attache des longs du cou; le trou transversaire, au lieu de s'ouvrir sur la face supérieure des ailes, débouche sur leur bord postérieur, contre la surface articulaire postérieure. Une rainure très nette réunit le trou de conjugaison au trou transversaire en contournant le fond de l'échancrure des ailes. Les cavités articulaires antérieures sont dépourvues d'encoche latérale à leur pourtour; l'échancrure qui les sépare du côté ventral est très large et régulièrement arquée au lieu d'être bianguleuse. L'axis se fait remarquer par sa crête inférieure qui s'efface postérieurement en se bifurquant, par ses apophyses transverses qui ne dépassent pas le niveau de la cavité cotyloïde, par sa crête épineuse qui se termine en arrière par un petit tubercule non bilobé, par la forme conique de son odontoïde, enfin par sa forme générale beaucoup plus brève qui tend à produire l'égalité entre sa longueur et sa hauteur. Les vertèbres suivantes se distinguent par leur très grande brièveté, contrastant avec leur largeur; la dimension antéro-postérieure, prise au niveau des apophyses articulaires, est bien inférieure à la dimension transverse prise au niveau de ces mêmes apophyses, tandis que c'est le contraire chez le Chien, sauf pour la septième, dont les dimensions précitées sont sensiblement égales. Leur corps est tout à fait aplati; il présente une crête médiane peu marquée, une tête articulaire planiforme très allongée transversalement, très fuyante. Les apophyses épineuses sont plus pointues que dans le Chien. Les apophyses articulaires sont moins détachées, surtout les postérieures; le tubercule qui surmonte celles-ci chez le Chien est nul ou peu marqué, ainsi que l'épine de la crête interarticulaire. Les apophyses transverses présentent une lame ventrale dès la quatrième vertèbre, lame qui s'échancre dans la sixième, ce qui donne l'apparence tricuspide.

Vertèbres dorsales. — La face inférieure des corps vertébraux est moins comprimée, plus arrondie d'un côté à l'autre que dans le Chien. Les apophyses transverses n'ont pas la direction ascendante qu'elles présentent en général dans cet animal; leurs facettes articulaires regardent en bas. A partir de la onzième vertèbre, et d'une manière brusque, l'apophyse transverse disparaît, et l'on voit, sur le flanc des trois dernières vertèbres, une apophyse mamillaire et une apophyse accessoire progressivement croissantes; tandis que, chez le Chien, il existe sur ces mêmes vertèbres : apophyse transverse, apophyse mamillaire et apophyse accessoire. — Les apophyses articulaires postérieures des trois dernières vertèbres se font remarquer par leur extrême aplatissement latéral, et par une crête tranchante qui les surmonte. Quant aux apophyses épineuses, elles sont, à l'exception de la douzième et de la treizième, encore plus rétrécies à l'extrémité que dans le Chien, ce qui leur donne un aspect pointu et vraiment épineux; les trois dernières sont très basses et tendent à se mettre de niveau avec les apophyses mamillaires; la onzième est verticale, les suivantes en antéversion manifeste.

Vertèbres lombaires (fig. 29, A et C). — Les corps vertébraux ne font presque pas de saillie sur le plan d'origine des apophyses costiformes; n'était leur crête médiane qui est bien marquée sur toutes, à l'exception de la dernière, ils seraient à peu près plans; leurs surfaces articulaires sont beaucoup plus allongées transversalement que dans le Chien. Les apophyses costiformes ont leurs deux inclinaisons plus considérables encore que chez le Chien. Les apophyses épineuses sont très basses, mais en antéversion bien prononcée; la première est à peu près de niveau avec le sommet des apophyses mamillaires. Celles-ci sont plus aiguës que dans le Chien. Les apophyses accessoires n'offrent rien de particulier; elles persistent jusqu'à l'avant-dernière vertèbre. Les apophyses articulaires postérieures participent des caractères différentiels de celles des dernières dorsales; les cavités qui les reçoivent ne présentent pas de cul-de-sac où elles puissent buter; il y a là un chevauchement latéral plutôt qu'un engainement. Notons enfin que les deux lignes de série des apophyses mamillaires sont à peu près parallèles au lieu d'être divergentes en arrière comme on l'observe ordinairement.

Sacrum. — L'axe vertébral est à peu près rectiligne et les corps vertébraux se dessinent en notable saillie sur la face inférieure : les apophyses de l'épine sacrée sont plus libres que dans le Chien ; des pointes mamillaires aiguës surmontent les trous sus-sacrés. Les apophyses articulaires antérieures de la première vertèbre sont nettement séparées des expansions latérales de la base, lesquelles donnent appui au coxal par une surface arrondie au lieu d'être allongée de haut en bas comme dans le Chien. Les apophyses transverses de la dernière vertèbre sont particulièrement allongées et obliques en arrière, de manière à simuler deux cornes. La tête articulaire de la première vertèbre est moins proéminente que dans le Chien ; elle est en retrait relativement à la ligne qui unirait les extrémités des apophyses transverses, tandis que c'est le contraire chez ce dernier.

Vertèbres caudales. — Les cinq premières s'articulent comme de vraies vertèbres et en possèdent tous les caractères, mais les apophyses épineuses sont extrêmement basses, tandis que les transverses sont longues et très obliques en arrière. A partir de la cinquième, il n'y a plus littéralement d'apophyses articulaires, le trou vertébral recevrait tout juste la pointe d'une aiguille et les apophyses transverses sont à l'état d'expansions divisées par une échancrure en une pointe antérieure et une pointe postérieure. Dès la neuvième, la vertèbre est réduite à son corps avec quelques vestiges apophysaires qui disparaissent graduellement. Les apophyses hémales se distinguent à la partie antérieure de la face inférieure des neuf ou dix premières, mais elles sont petites et ne se rejoignent l'une à l'autre, en arc hémal, que sur les deux ou trois vertèbres qui suivent la seconde.

Colonne vertébrale du Lapin.

La formule vertébrale du Lapin est : 7 cerv., 12 dors., 7 lomb., 4 sac., 14 à 16 caud.

Vertèbres cervicales. — Les vertèbres cervicales du Lapin sont assez semblables à celles du Chat ; elles en diffèrent néanmoins par certains caractères généraux et particuliers : Elles s'élargissent au fur et à mesure qu'on se dirige en arrière, de telle sorte que la dimension transverse de la deuxième, prise au niveau des apophyses articulaires, est à peine les deux tiers de la même dimension de la septième ; chez le Chat, au contraire, il y a décroissance de largeur à partir de la quatrième, et la dernière, mesurée comme il vient d'être dit, n'est guère plus large que la deuxième. L'atlas se fait remarquer par l'étroitesse de ses apophyses transverses, surtout à la base ; ces apophyses ne se détachent guère que de la moitié postérieure de la vertèbre ; elles forment avec la partie antérieure un angle droit qui remplace l'étroite échancrure qu'on observe en ce point chez le Chat. L'apophyse d'insertion des muscles longs du cou est ordinairement bien prononcée. Les cavités articulaires antérieures sont échancrées latéralement, très étendues dans le sens dorso-ventral et séparées l'une de l'autre inférieurement par une échancrure beaucoup plus étroite que dans le Chat ; en outre, les deux facettes qui les constituent par leur opposition ne sont pas réunies l'une à l'autre comme dans ce dernier animal, et la facette supérieure se tourne un peu en dehors. L'axis se distingue à son odontoïde étranglée à la base, à son apophyse épineuse terminée en arrière par un tubercule bifide qu'une échancrure sépare de l'apophyse articulaire ; à la crête médiane inférieure du corps qui est très peu saillante, enfin à une crête qui prolonge les apophyses transverses jusqu'au bord du condyle qui flanque l'odontoïde. La troisième est moins large que dans le Chat, sa longueur prise au niveau des apophyses articulaires l'emporte sur sa largeur prise d'une apophyse articulaire postérieure à l'autre : tandis que c'est le contraire pour le Chat. La quatrième et la cinquième se reconnaissent à leur apophyse épineuse non pointue, en forme de crête, ainsi qu'à la bifurcation très nette de la partie postérieure de leurs apophyses transverses. Dans la sixième, la lame ventrale de l'apophyse transverse est extrêmement allongée dans le sens antéro-postérieur, mais dépourvue d'échancrure. Enfin la septième a son apophyse épineuse beaucoup moins longue mais plus large que chez le Chat.

Vertèbres dorsales. — Les corps vertébraux sont étreints sur les parties latérales, et relevés inférieurement d'une crête médiane tranchante qui est particulièrement développée sur les derniers où elle fait transition aux apophyses lombaires ; les quatre ou cinq derniers sont dépourvus de facette costale en arrière. Les huit premières apophyses épineuses sont extrêmement grêles et pointues comme de véritables épines ; elles sont en outre plus inclinées que dans le Chat ; les dernières sont sensiblement plus hautes que chez cet animal, mais surtout beaucoup plus minces ; la dixième est à peu près verticale ; les suivantes sont légèrement inclinées en avant. Les apophyses transverses sont remarquablement développées, et presque dépourvues de saillie sur le plan supérieur des lames vertébrales ; à partir de la huitième ou de la neuvième, une pointe mamillaire les surmonte qui, dans les trois dernières, forme une apophyse distincte, très développée, dont la hauteur arrive à égaler celle de l'apophyse épineuse ; mais l'apophyse transverse ne disparaît pas pour cela, comme on l'observe dans le Chat ; elle persiste à l'état d'une petite lame aplatie, plus ou moins pointue, dépourvue de toute connexion articulaire avec la tubérosité des côtes. Quant à l'apophyse accessoire, il n'y a que la dernière dorsale qui en présente un vestige, et parfois aussi l'avant-dernière. Les apophyses articulaires antérieures sont remarquables par leur écartement, lequel diminue d'avant en arrière sans arriver à s'annuler; leur facette, d'abord concave, s'aplanit ensuite, puis devient légèrement convexe et enfin se creuse latéralement dans les deux ou trois dernières vertèbres pour devenir engainante, en même temps qu'elle s'étend contre les apophyses mamillaires.

Vertèbres lombaires (fig. 29, B et D). — Ces vertèbres sont ordinairement au nombre de sept, mais il est fréquent d'en trouver huit. La face inférieure de leur corps est excavée en gouttière de chaque côté d'une crête tranchante qui, sur les trois premières, s'allonge en épine. Les apophyses accessoires sont beaucoup moins développées que dans le Chat et réduites à de petites épines d'un à deux millimètres de saillie. Les apophyses costiformes sont plus longues que dans le Chat et beaucoup plus rabattues vers le ventre; elles présentent sensiblement le même degré d'antéro-version, mais sans courbure; les premières s'élargissent plus ou moins à l'extrémité et s'échancrent souvent en queue de poisson: particularité extrêmement manifeste chez le Lièvre. Les apophyses mamillaires proéminent de plusieurs millimètres au-dessus des apophyses articulaires postérieures de manière à se mettre de niveau ou presque avec les apophyses épineuses. Celles-ci se continuent postérieurement par une crête translucide qui disparaît sur les deux ou trois dernières: leur longueur, leur force et leur antéroversion augmentent de la première à la dernière. Le mode d'enclavement des apophyses articulaires est le même que dans le Chat.

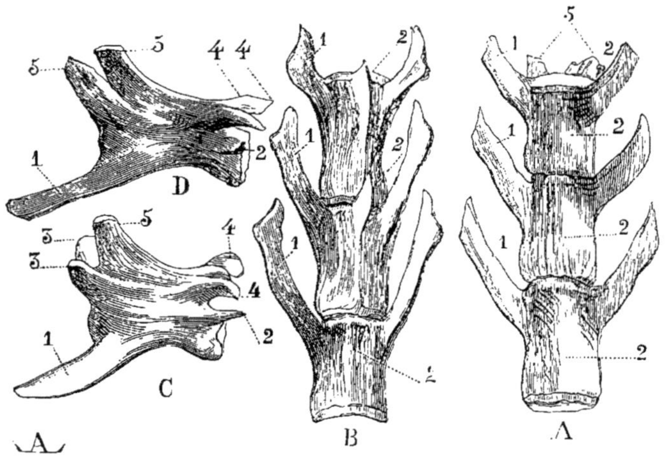

Fig. 29. — Vertèbres lombaires du Chat et du Lapin *.

Sacrum. — Le sacrum du Lapin est beaucoup plus long et rétréci en arrière que celui des Carnivores; il comprend quatre vertèbres qui se soudent assez tardivement et dont les apophyses épineuses sont complètement isolées les unes des autres, sauf les cas où les deux dernières se soudent. Ces apophyses sont élargies et épaissies à l'extrémité au lieu d'être apointies comme dans les Carnivores. De chaque côté de l'épine sacrée, on voit des apophyses mamillaires rudimentaires, réunies entre elles par de légères crêtes. La face inférieure montre très distinctement les limites des corps vertébraux, ainsi qu'une crête médiane très marquée sur tous à l'exception du premier. Les trous sous-sacrés des deux dernières paires sont très resserrés. Les bords sont minces et rendus sinueux par de petites épines qui correspondent aux intervalles des vertèbres. La surface auriculaire est fortement recourbée et comme ployée sur elle-même. Insistons enfin sur le rapetissement rapide des vertèbres sacrées qui donne à l'os qui nous occupe une forme pointue en arrière.

Vertèbres caudales. — Les vertèbres caudales sont moins nombreuses et surtout beaucoup plus petites que celles du Chat; néanmoins les cinq ou six premières ont tous les caractères

* A, *deuxième, troisième et quatrième vertèbres lombaires du Chat, vues par la face inférieure* : 1, 1, 1, apophyses transverses; 2, 2, 2, crête de la face inférieure du corps; 5, apophyses mamillaires de la première vertèbre. — B, *deuxième, troisième et quatrième vertèbres lombaires du Lapin, vues par la face inférieure* : 1, apophyses transverses; 2, crête inférieure du corps, formant apophyses. — C, *troisième vertèbre lombaire du Chat, vue par la face latérale* : 1, apophyse transverse; 2, apophyse accessoire; 3, 3, apophyses mamillaires; 4, 4, apophyses articulaires postérieures; 5, apophyse épineuse. — D, *troisième vertèbre lombaire du Lapin, vue par la face latérale* : 1, 2, 3, 4, 5, mêmes significations que ci-dessus.

des vraies vertèbres; toutefois les apophyses transverses sont beaucoup moins allongées que dans le Chat, plus larges, et non inclinées en arrière. Sur la première vertèbre caudale, ces apophyses sont à l'état de simple épine très peu accentuée, tandis que sur les suivantes elles figurent une sorte d'expansion qui diminue progressivement et finit par s'effacer cette vertèbre ressemble plus à une sacrée qu'à une coccygienne; d'ailleurs il lui arrive souvent de se souder au sacrum.

Longueurs relatives des diverses régions. — La longueur du cou est environ la moitié de celle du dos; cette dernière est approximativement égale à celle des lombes, et même dans le Lièvre, la longueur lombaire l'emporte sur la longueur dorsale. Le sacrum équivaut aux trois quarts du cou, la queue aux deux tiers du dos. Les Léporidés sont les seuls parmi nos Mammifères domestiques chez qui la longueur lombaire égale ou même dépasse la longueur thoracique.

VARIATIONS NUMÉRIQUES DE LA COLONNE VERTÉBRALE

Bien que la colonne vertébrale soit une partie essentielle et primordiale du squelette, elle est très sujette à varier, dans les animaux d'une même espèce ou d'une même race, quant au nombre total des articles qui la composent et à leur répartition en ses diverses régions Tous les anatomistes de l'homme et des animaux ont observé de ces variétés. Les animaux domestiques n'en ont point l'apanage; des espèces exclusivement sauvages que personne n'a jamais songé à domestiquer, en offrent journellement des exemples. La formule vertébrale est donc changeante et ne saurait dès lors caractériser d'une manière certaine ou suffisante les espèces ou les races. Rien n'est plus exact que cette loi formulée par Is.-Geoffroy Saint-Hilaire que « *les anomalies numériques sont d'autant plus fréquentes que les organes envisagés sont en nombre plus considérable, et réciproquement* ». N'est-il pas évident, en effet, qu'un organe a d'autant moins d'importance dans l'économie générale de l'organisation qu'il se répète en série plus nombreuse, les congénères pouvant se suppléer réciproquement! Pour la colonne vertébrale, certains auteurs ont voulu distinguer entre son segment sacro-coccygien et son segment présacré et ont prétendu que celui-là seul est variable; d'autres ont écrit qu'il y a compensation numérique entre les deux segments, en sorte que l'un ne s'augmenterait que par réduction de l'autre, le nombre total restant fixe. Mais ces assertions ne sont pas fondées. — S'il est vrai, d'une manière générale, que le segment sacro-coccygien est plus variable que le présacré, il n'en résulte pas que celui-ci soit immuable, ni qu'il y ait toujours corrélation numérique entre l'un et l'autre; on peut observer un excès ou un défaut dans les deux segments à la fois.

Nous allons faire connaître, espèce par espèce et région par région, les principales anomalies de la colonne vertébrale, renvoyant pour plus de détails au mémoire publié sur ce sujet par Cornevin et Lesbre, qui résume les travaux parus antérieurement[1].

Cheval. — 1° La région cervicale est la moins variable numériquement, dans la même espèce comme dans les diverses espèces de la classe des Mammifères. On sait, en effet, que, à part quelques exceptions offertes par certains Cétacés ou Édentés, elle comprend toujours sept vertèbres, qu'il s'agisse des Chameaux et de la Girafe avec leur grande encolure, ou de l'Homme et du Porc avec leur cou bref. Cependant il est une anomalie qui n'est pas extrêmement rare chez l'Homme : c'est l'existence d'une septième côte cervicale[2], c'est-à-dire d'une côte surnuméraire, plus ou moins développée, sur le flanc de la septième vertèbre cervicale. Une pareille anomalie n'a jamais été constatée, que nous sachions, chez nos Mammifères domestiques. Par contre, on connaît quelques cas d'avortement de la première côte ordinaire, en vertu duquel la première vertèbre dorsale tendait à prendre les caractères d'une dernière cervicale. Voici ces cas :

A. — La première côte gauche d'un Cheval qui présentait dix-neuf vertèbres dorsales et dix-neuf paires de côtes, se soudait à la suivante en **Y**, de telle sorte que la deuxième vertèbre dorsale paraissait être la première et que la première dorsale figurait une huitième cervicale. La septième cervicale avait pris les caractères de la sixième du côté de la soudure, c'est-à-dire que son apophyse transverse était tricuspide et percé d'un trou tandis que de l'autre côté elle était restée normale. La sixième ne présentait ses caractères normaux que du côté droit; de l'autre côté, son apophyse transverse était seulement bicuspide comme dans les trois vertèbres précédentes (Goubaux).

B. — Un autre Cheval à dix-neuf côtes présentait une première côte très réduite, de quelques centimètres de long, qui venait s'attacher par un ligament au bord antérieur de la côte suivante; celle-ci très large inférieurement se bifurquait et se terminait par deux cartilages sur le sternum comme d'ordinaire; il est évident qu'il y avait ici deux côtes en **X** dont la

1. Ch. Cornevin et F.-X. Lesbre, *Bulletin de la Société centrale vétérinaire*. Paris, 1897.
2. Consulter Raphaël Blanchard, *La septième côte cervicale* (*Revue scientifique*, 1885)

première était fibreuse dans le milieu. L'avortement de celle-ci se liait comme dans le cas précédent à certaines modifications des vertèbres tendant à donner à la première dorsale les caractères de la dernière cervicale, et à la dernière cervicale ceux de l'avant-dernière, etc. (Goubaux).

C. — Dans un autre cas, c'est un Cheval à dix-neuf côtes qui avait à gauche une première côte, osseuse à ses deux extrémités, fibreuse dans son milieu. La sixième vertèbre cervicale. avait l'apophyse transverse de ce côté unicuspide et dépourvu de trou, c'est-à-dire qu'elle montrait tendance à prendre les caractères de la septième (Goubaux).

D. — Enfin un quatrième Cheval, à dix-neuf paires de côtes. avait les côtes de la première paire fibreuses dans la plus grande partie de leur longueur, mais normales aux deux extrémités. La septième vertèbre cervicale tendait aux caractères d'une sixième normale ; ses apophyses transverses étaient perforées à la base et pourvues d'une lame ventrale supplémentaire ; d'autre part la sixième ressemblait exactement à la cinquième, et la première dorsale, avec son apophyse épineuse de 3 à 4 centimètres seulement de hauteur, figurait à première vue une dernière cervicale ; tandis que la deuxième dorsale à son tour avait pris l'apparence de la première dorsale ordinaire : son apophyse épineuse pointue et recourbée en arrière ne dépassait guère la moitié de la longueur de l'apophyse épineuse suivante[1].

Dans tous ces cas, on vient de le voir, il y a déchéance morphologique de la première côte, compensant en quelque sorte le développement surnuméraire d'une dix-neuvième côte à l'autre extrémité de la série, et cette déchéance retentit sur les caractères propres des vertèbres du voisinage, comme si la région dorsale avait tendance à céder une vertèbre à la cervicale. On pourrait dire que les côtes reculent ; tandis qu'elles avancent dans le cas d'une septième côte cervicale. L'une des particularités les plus remarquables qu'on puisse observer dans ces cas-là est la perforation des apophyses transverses de la septième cervicale. On observe juste le contraire chez l'Homme qui prend une septième côte cervicale, c'est-à-dire que les apophyses transverses de cette vertèbre, qui sont normalement perforées, perdent souvent leur orifice du fait de cette anomalie. En sorte que, dans l'Homme, la septième cervicale marque une tendance à devenir première dorsale, tandis que, dans le Cheval, c'est la première dorsale qui tend à devenir huitième cervicale.

2° Les vertèbres dorsales, nous l'avons vu, n'ont d'autre caractéristique que de porter des côtes sur leur flanc ; mais cette caractéristique n'est pas spécifique puisque des côtes peuvent se développer aussi au cou et aux lombes. On trouve, notamment à la jonction du dos et des lombes, des dispositions ambiguës qui rendent parfois difficile la démarcation des deux régions et partant le dénombrement de leurs vertèbres. Ainsi on peut voir :

a. Une vertèbre dont les apophyses transverses s'allongent, s'incurvent, se prolongent par un cartilage et ressemblent tout à fait à des côtes soudées. Cette vertèbre tient la place soit de la dix-huitième dorsale, soit de la première lombaire : dans le premier cas, on trouve le nombre normal de vertèbres lombaires ; dans le second cas, ce nombre est réduit à cinq.

b. D'autres fois on constate une anomalie en quelque sorte inverse de la précédente. C'est une vertèbre dont les apophyses transverses, longues, aplaties, horizontales, lombaires en un mot par la forme, sont articulées à la base au lieu d'être fixes, vertèbre qui correspond par le rang tantôt à la dix-huitième dorsale, tantôt à la première lombaire. Il est rare que cette anomalie soit bilatérale ; le plus souvent il existe d'un côté soit une côte, soit une apophyse costiforme normale.

c. On peut encore trouver une vertèbre tenant rang de dix-huitième dorsale ou de première lombaire qui présente des apophyses transverses à caractère lombaire, à l'extrémité desquelles correspond une côte plus ou moins développée, osseuse ou ostéo-cartilagineuse, flottante ou réunie au cercle de l'hypochondre.

d. Enfin une vertèbre de transition dorso-lombaire peut être franchement dorsale d'un côté, franchement lombaire de l'autre, ou bien présenter d'un côté un appendice costal fixe, de l'autre une apophyse transverse nettement lombaire, ou encore une côte fixe d'un côté, une apophyse lombaire suivie d'une côte flottante de l'autre, ou encore une côte fixe d'un côté, une apophyse lombaire articulée de l'autre, ou enfin une côte normale d'un côté, une apophyse lombaire articulée de l'autre. — En résumé, on peut trouver là toutes sortes de transitions, c'est-à-dire une vertèbre demi-dorsale demi-lombaire, trois quarts dorsale un quart lombaire, un quart lombaire trois quarts dorsale, etc., si tant est qu'on puisse doser cette sorte de chose.

Abstraction faite de ces dispositions équivoques, les vertèbres dorsales peuvent offrir des anomalies numériques bien caractérisées. Il n'en est guère de plus fréquentes. Il y a parfois diminution, plus souvent augmentation, et, dans l'un comme dans l'autre cas, l'anomalie peut être compensée ou non. On peut rencontrer dix-sept vertèbres dorsales seulement, dix-sept paires de côtes, avec le nombre normal de lombaires, ou avec une lombaire en

1. F.-X. Lesbre, *Note sur un cas de dégénérescence fibreuse de la partie moyenne des côtes de la première paire chez un Cheval qui en avait dix-neuf paires* (*Bulletin de la Société centrale vétérinaire*. Paris, 1901).

plus; parfois il y a dix-huit côtes d'un côté et dix-sept de l'autre, c'est-à-dire dix-sept vertèbres dorsales et demie avec six lombaires et demie. Il est beaucoup plus commun de trouver dix-neuf vertèbres dorsales et dix-neuf paires de côtes, soit avec le nombre normal de vertèbres lombaires, soit avec une lombaire en moins. Il y a longtemps que Youatt a dit « qu'il n'est pas rare de rencontrer dix-neuf vertèbres dorsales avec dix-neuf côtes de chaque côté, la surnuméraire étant toujours la dernière postérieure ».

L'existence de vingt vertèbres dorsales et de vingt paires de côtes chez le Cheval est assurément très exceptionnelle ; nous en avons cependant relevé deux cas ; mais il n'y avait que cinq vertèbres lombaires, ce qui était une compensation incomplète.

3° Les vertèbres lombaires sont en nombre anormal chez un individu au moins sur dix, que ce nombre soit augmenté ou diminué. Le plus souvent c'est une diminution que l'on constate (cinq), rarement une augmentation (sept). Diminution ou augmentation peuvent être absolues ou compensées par une variation inverse des autres régions, et surtout de la dorsale ; mais on ne peut affirmer la compensation qu'autant qu'on en trouve la preuve dans les régions antérieures : existerait-il une vertèbre de plus ou de moins au sacrum, qu'il serait impossible de dire si la vertèbre excédente ou déficiente a été empruntée ou cédée à la région lombaire plutôt qu'à la coccygienne. Il est rare de rencontrer sept lombaires chez le cheval, surtout avec le nombre normal dans les régions antérieures; nous n'en connaissons que quelques cas. La réduction à cinq est par contre très fréquente, qu'elle soit compensée ou non par une variation inverse de la région dorsale. Tous les anatomistes vétérinaires, depuis Daubenton, ont rencontré des chevaux à cinq lombaires avec le nombre normal dans les autres régions. Cette anomalie n'est spéciale à aucune race; on peut la trouver chez des chevaux de tous types, de toutes tailles et de toutes provenances ; c'est à tort que M. Sanson a voulu en faire l'apanage de la race barbe ou africaine ; les observations de de Piétrement, Capon, Monod, etc. établissent que cette race n'y est pas plus sujette que les autres.

4° Il est rare que le sacrum ne comprenne que quatre vertèbres ; par contre il est fréquent de le voir s'annexer une ou deux coccygiennes et comprendre ainsi six ou sept pièces. Il arrive quelquefois que la dernière lombaire se soude au sacrum : mais il ne faut pas pour cela la faire entrer dans le sacrum, elle reste lombaire par le seul fait qu'elle est en avant de l'articulation iliaque ; d'ailleurs l'angle que forme son corps avec la première sacrée véritable, la direction de son apophyse épineuse qui est inverse de celle des apophyses épineuses sacrées témoignent suffisamment de sa nature. Il est possible que, pendant le cours du développement embryonnaire, les coxaux, en effectuant leur ascension sur le rachis, englobent une vertèbre de trop dont ils dépouillent la région lombaire au profit du sacrum ; mais alors cette vertèbre s'identifie avec ce dernier, de telle manière qu'il est ensuite impossible de la reconnaître.

5° Quant aux vertèbres coccygiennes, il suffit, pour se convaincre de leurs extrêmes variations numériques, de constater l'extrême divergence des auteurs quant à leur nombre. Par exemple, Bourgelat n'attribuait que sept ou huit caudales au Cheval, Delabaire-Blaine huit à seize, Vitet quinze, Girard quatorze ou quinze ordinairement et jusqu'à vingt et une exceptionnellement, Cuvier dix-sept, Daubenton treize à dix-sept, Rigot douze à vingt, Goubaux dix-sept ou dix-huit, Leyh dix-huit, Franck et Martin dix-huit à vingt. Ce désaccord tient sans nul doute pour une certaine part à ce que certains auteurs ont fait leur dénombrement sur des queues qui avaient été amputées partiellement, comme c'est l'usage; mais il exprime aussi des variations numériques naturelles.

Ane. — La formule vertébrale de l'Ane est susceptible de la même variation que celle du Cheval; si les anomalies enregistrées dans la science sont moins nombreuses, cela tient vraisemblablement à ce qu'on le dissèque moins souvent que le Cheval. Voici celles qui sont à notre connaissance :

On a vu des individus qui n'avaient que dix-sept vertèbres dorsales et dix-sept côtes d'un côté seulement ou des deux côtés : cette diminution était compensée à la région lombaire qui présentait six vertèbres au lieu de cinq, ou au moins cinq vertèbres typiques avec une vertèbre mi-partie faisant transition. L'anomalie inverse est plus fréquente : on peut rencontrer dix-neuf dorsales et quatre lombaires, dix-neuf et même vingt dorsales avec le nombre normal dans les autres régions ; H. Toussaint a relaté le cas d'une ânesse de grande taille qui avait vingt vertèbres dorsales, vingt paires de côtes, cinq vertèbres lombaires, six sacrées et seize coccygiennes. Indépendamment des variations lombaires compensant les dorsales et dont nous venons de parler, on en peut rencontrer d'autres. Daubenton rapporte que, chez une Anesse, la dernière dorsale présentait à gauche une apophyse transverse tout à fait semblable à celle d'une vertèbre lombaire, mais qui se joignait par l'extrémité avec la dernière côte ; à droite il y avait une articulation vertébro-costale normale. « Cette conformation extraordinaire, dit-il, me fait soupçonner qu'il peut se trouver des variétés dans le nombre des vertèbres lombaires de l'Ane, comme j'en ai remarqué dans le nombre de celles du Cheval. » L'anomalie la plus intéressante que nous ayons à faire connaître, c'est l'existence de six lombaires avec le nombre ordinaire de vertèbres dorsales et cervicales; nous en avons relevé deux cas au cours des dissections de l'École vétérinaire de Lyon. Puisque l'Ane est susceptible d'avoir la formule vertébrale du Cheval, comme le Cheval peut avoir celle de l'Ane, n'est-il pas évident que cette formule n'a qu'une valeur secondaire pour les différencier? Comme chez le Cheval, on peut voir le sacrum de l'Ane emprunter ou céder une vertèbre au coccyx, et ainsi posséder une vertèbre en plus ou une vertèbre en moins. Quant à la queue, Daubenton lui attribue 17 à 18 vertèbres, Cuvier 21, Goubaux 15 à 21; le nombre de ces vertèbres peut en effet varier dans ces limites.

Équidés hybrides. — Lecoq attribue 5 vertèbres lombaires au Mulet, Franck et Martin 6, Goubaux ordinairement 5, exceptionnellement 6; nos observations démontrent, en effet, qu'il y en a tantôt 5, tantôt 6; mais ce dernier nombre est peut être le plus fréquent. Chose curieuse, nous n'avons pas encore rencontré chez cet animal, entre le dos et les lombes, de ces dispositions équivoques si fréquentes chez le Cheval et qui s'expliqueraient si naturellement ici par un conflit d'hérédités. Goubaux et Arloing affirment que le nombre cinq est le nombre ordinaire pour les vertèbres lombaires du Bardot. Un hybride d'Ane et d'Hémione et un autre hybride de Mule et de Cheval barbe observés par Cornevin et Lesbre avaient la formule vertébrale du Cheval.

Bœuf. — Nous avons rencontré une fois douze vertèbres dorsales avec le nombre normal de lombaires. Par contre, il n'est pas extrêmement rare de trouver quatorze dorsales et par conséquent quatorze paires de côtes. Dans ce cas, la quatorzième côte est le plus souvent flottante; les Allemands la désignent sous le nom de Stumprippe (côte avortée), les Suisses sous celui de fausse côte [1]. Lorsque la côte supplémentaire est flottante, elle ne correspond pas toujours à une vertèbre dorsale surnuméraire, souvent elle fait suite à l'apophyse costiforme de la première lombaire et alors le nombre de vertèbres dorsales n'est pas changé. Il peut arriver aussi, mais très rarement, que la treizième côte normale passe à l'état de côte flottante; dans ce cas, non plus, la formule vertébrale n'est pas changée. Nous n'avons jamais constaté de variations numériques dans la région lombaire des Bovins, bien que nous ayons trouvé plus d'une fois des variations dans la région dorsale. Cependant Franck dit qu'il n'est pas très exceptionnel de trouver sept lombaires avec le nombre normal de vertèbres thoraciques. Cuvier n'attribue que quatre vertèbres sacrées au Bœuf; cette assertion, exacte pour le Zébu, ne l'est pas pour le Bœuf européen, du moins elle donne comme règle ce qui est l'exception; il est bien plus fréquent d'en trouver six que quatre; mais le nombre ordinaire est cinq. Quant aux vertèbres caudales, il y en a 18 d'après Cuvier, 18 à 20 d'après Franck, 16 à 21 d'après Goubaux; le nombre en peut varier en effet dans ces limites.

Mouton. — La dernière côte du Mouton est susceptible d'avorter à divers degrés, d'un seul côté ou des deux, de telle manière que la treizième vertèbre dorsale prend le type lombaire ou devient équivoque. C'est ainsi que, chez un Dishley à douze dorsales et sept lombaires, la première lombaire portait d'un côté une petite côte normalement articulée mais en voie d'ankylose. Au contraire on peut observer quatorze vertèbres dorsales et quatorze paires de côtes avec cinq ou six vertèbres lombaires. Chez un Southdown à treize dorsales et sept lombaires, la première lombaire portait un rudiment de côte ankylosé à l'extrémité de ses apophyses transverses, comme s'il y eût eu tendance à la transformation dorsale de cette vertèbre. Les auteurs ne s'entendent pas sur le nombre ordinaire des vertèbres lombaires du Mouton; Rigot et Goubaux disent six, Franck et Martin six ou sept. Nos observations personnelles tendent à établir qu'il est presque aussi fréquent de trouver sept que six, les autres régions du rachis restant les mêmes. Voici d'ailleurs les diverses formules présacrées que nous avons constatées sur vingt sujets.

7 cervicales......	13 dorsales.	6 lombaires.	Neuf fois.
7 —	13 —	7 —	Sept —
7 —	14 —	5 —	Deux —
7 —	14 —	6 —	Une —
7 —	12 —	7 —	Une —

Nous nous sommes assurés, ainsi que Franck et Martin, que ces variations sont absolument indépendantes de la race; on peut les observer dans la même race.

En ce qui concerne le sacrum, sa quatrième vertèbre peut ne se souder jamais et dès lors compter dans le coccyx; aussi Rigot écrit-il que le sacrum du Mouton comprend tantôt quatre, tantôt trois vertèbres. Par contre, la première coccygienne peut se souder à lui et

1. Voy. Bieler, *Un problème zootechnique : la fausse côte* (*Journal de Médecine vétérinaire et de zootechnie*. Lyon, 1895).

porter à cinq le nombre de ses éléments; mais, ainsi que le fait remarquer Goubaux, cette soudure est rarement complète. Une autre anomalie non moins intéressante a été constatée sur le sacrum d'un Mouton par Thomas, c'est la présence d'une côte fixe rattachée à l'un des côtés de la première vertèbre sacrée.

Dans la queue, le nombre des vertèbres est plus variable chez les Moutons que dans aucune des espèces précédentes, puisque, d'après Nathusius, ceux de la race sans queue en ont trois seulement, les Moutons à courte queue douze à seize, et les Moutons à longue queue dix-huit, vingt, vingt-quatre, ou plus encore !...

Chèvre. — La formule vertébrale de la Chèvre est beaucoup moins variable que celle du Mouton. Une seule fois, nous avons constaté une anomalie numérique des vertèbres dorsales, c'était chez un individu qui avait quatorze dorsales avec le nombre ordinaire de lombaires; la quatorzième côte était petite et l'apophyse transverse de la vertèbre correspondante était étirée et aplatie comme une petite apophyse costiforme. De même le nombre des vertèbres lombaires est très généralement de six, il nous est arrivé cependant une ou deux fois d'en trouver sept avec les nombres ordinaires dans les autres régions. Le sacrum comprend tantôt cinq, tantôt quatre vertèbres. Enfin le coccyx en comprend ordinairement de onze à treize, Daubenton dit 10, Blasius 12 ou 13, Leyh 9, Franck et Martin 12 à 16. Ce nombre est en effet variable.

Chameaux. — Bien que nous n'ayons pas observé un grand nombre de ces animaux, nous avons relevé plusieurs anomalies.

1° Un Dromadaire avait onze vertèbres dorsales et onze paires de côtes, les autres régions n'ayant point changé.

2° Un Chameau à deux bosses avait sept cervicales, treize dorsales, six lombaires, cinq sacrées. La treizième côte se faisait remarquer par sa petitesse.

3° Un autre Chameau à deux bosses avait sept cervicales, treize dorsales, sept lombaires, cinq sacrées, dix-sept caudales. La treizième côte avait la forme d'une apophyse transverse lombaire articulée.

Chien. — Girard a signalé un chien qui avait huit lombaires avec le nombre normal de dorsales et de côtes. Leyh écrit que cet animal n'a parfois que six lombaires, mais qu'on trouve alors quatorze dorsales et autant de paires de côtes. Nous avons constaté nous-mêmes cette anomalie et, en outre, quatorze dorsales avec sept lombaires chez un Épagneul, douze dorsales et sept lombaires chez un Sloughi. Goubaux rapporte qu'on voit quelquefois le sacrum du Chien présenter une articulation intertransversaire avec la première coccygienne, d'un seul côté ou des deux; on pourrait croire alors, dit-il, qu'il comprend une vertèbre de plus. Cela peut en effet arriver; la figure 28, C est la représentation d'un sacrum à quatre vertèbres parfaitement soudées. En ce qui concerne le coccyx, on observe les mêmes variations que dans le Mouton : ainsi un Chien sans queue du Bourbonnais avait pour coccyx un complexus de quelques vertèbres ankylosées, à peu près indistinctes et soudées au sacrum, d'une longueur de deux centimètres et demi seulement; tandis que, dans d'autres Chiens, le nombre des vertèbres caudales s'élève jusqu'à vingt-deux ou vingt-trois.

Chat. — Il nous est arrivé une ou deux fois de trouver chez le Chat douze dorsales et huit lombaires, ou encore douze dorsales et sept lombaires. Dans ce dernier cas, il y avait à droite un rudiment de treizième côte. Cuvier attribue au Chat 24 caudales; Franck et Martin 20 à 23; Strauss Durckeim 22 et quelquefois une de plus; Goubaux 21. Tous ces nombres peuvent se rencontrer. M. le Dr Anthony a trouvé, chez une Chatte anoure de l'île de Man, un coccyx de 6 vertèbres : les 3 ou 4 premières normales, les autres atrophiées; la dernière notamment était un osselet informe soudé à la vertèbre précédente [1].

Lapin. — Darwin dit que le nombre de vertèbres caudales du Lapin varie quelque peu, qu'il y en a parfois deux ou trois en plus ou en moins. Goubaux attribue 13 dorsales à cet animal; ce nombre se rencontre en effet assez souvent, mais le nombre ordinaire est de 12. Une autre anomalie fréquente, déjà signalée par Darwin, consiste dans l'existence de 8 lombaires avec le nombre normal dans les autres régions. Jamais nous n'avons rencontré moins de 12 dorsales ou de 7 lombaires.

Porc. — Nous avons réservé le Porc pour la fin de cette étude d'anatomie anormale, car nulle espèce ne présente plus de variantes vertébrales.

1° *Coccyx.* — Buffon dit avoir trouvé 17 coccygiennes au Porc commun; Cuvier lui en attribue 23; Goubaux, 21 à 23; Leyh, 16 à 18; Rigot 14 à 16; Blasius, 24; Franck et Martin 20 à 26. Le nombre qui s'est présenté le plus souvent à nos observations est 23.

1. Anthony, *Sur une Chatte anoure de l'île de Man* (*Annales de la Société d'agriculture de Lyon*, 1899).

2° *Sacrum*. — Eyton, cité par Darwin, a trouvé 5 sacrées chez un Porc anglais et une Truie africaine, 4 chez un Cochon ordinaire et un chinois. Buffon donne aussi le nombre 4 pour le Porc commun, le Siamois et le Sanglier. De Blainville attribue 6 sacrées au Cochon domestique, mais il est manifeste qu'il a donné comme règle un cas tout à fait exceptionnel. Le nombre 4 est celui qu'on observe très généralement.

3° *Région lombaire*. — Girard, Rigot, Goubaux attribuent 7 lombaires au Porc, Sanson invariablement 6 dans les Cochons de l'Europe occidentale et méridionale, 4 dans les Cochons de la race chinoise; Leyh ordinairement 7, assez souvent 6 et exceptionnellement 5; Franck et Martin 6 ou 7, parfois 8 ou 5; Cuvier et de Blainville 5; Buffon 6; Eyton 6 chez un Verrat anglais et une Truie africaine, 4 chez un chinois, 5 chez un Cochon commun. Vit-on jamais plus grande divergence! Si nous mettons de côté les chiffres extrêmes, 4 et 8, que nous n'avons pas encore rencontrés, tous les autres se sont présentés à notre observation; 6 et 7 sont les nombres ordinaires que l'on trouve à peu près avec une égale fréquence; trois fois il nous est arrivé de ne trouver que 5 lombaires, c'était : 1° sur une Truie japonaise à 14 dorsales; 2° sur un Berkshire à 15 dorsales; 3° sur un Essex à 15 dorsales; il convient d'ajouter que c'est le nombre normal chez le Sanglier.

4° *Région dorsale*. — Les auteurs ne s'entendent pas non plus sur le nombre ordinaire des vertèbres dorsales : M. Sanson dit 15; Leyh, Frank et Martin écrivent que ce nombre est susceptible de monter exceptionnellement jusqu'à 16 et même 17. Par contre, Buffon, Cuvier, de Blainville, Girard, Rigot, Goubaux donnent le chiffre 14 comme chiffre moyen. Ce chiffre est, en effet, le plus fréquent, mais le chiffre 15 ne l'est guère moins. Nous n'avons jamais trouvé plus de 15 dorsales, mais il nous est arrivé de n'en compter que 13. Voici d'ailleurs les sept formules présacrées que nous avons constatées :

Cervicales.	Dorsales.	Lombaires.	Total des vertèbres présacrées
7	13	6	26
7	14	5	26
7	14	6	27
7	15	5	27
7	14	7	28
7	15	6	28
7	15	7	29

A en juger par les indications d'auteurs dignes de foi, nous ne doutons pas qu'on puisse ajouter à ces formules les suivantes : 7, 15, 4 — 7, 13, 7 — 7, 16, 4 — 7, 16, 5 — 7, 16, 6.

L'influence de la race sur ces variations est secondaire.

EXPLICATION

Il est incontestable que les variations que nous venons d'étudier ne sont pas sans influence sur les proportions et le format des individus. On a cherché à les expliquer par une influence de milieu ou de gymnastique fonctionnelle. On a invoqué aussi les influences ancestrales, car on sait que le rachis est sujet à de grands changements au cours de la phylogénie. Par exemple, les Oiseaux primitifs avaient une queue, comme les Reptiles, tandis que les Oiseaux actuels n'ont plus qu'un croupion; leurs vertèbres caudales sont moins nombreuses que celles de leurs précurseurs et ont en grand nombre fait coalescence, les unes se fusionnant avec le sacrum, les autres constituant le pygostyle. Il est même une race de Poules, celle de Ceylan, dont le coccyx a complètement disparu. Max Braun a démontré, chez plusieurs Oiseaux, la Perruche ondulée notamment, que, pendant la vie embryonnaire, la queue présente une longueur relative bien plus considérable que celle qu'elle est appelée à garder: elle ne comprend pas moins alors de dix-huit ou dix-neuf vertèbres : mais, dans le cours du développement, les cinq ou six dernières se soudent et se fusionnent pour former le pygostyle, les sept ou huit premières se confondent avec le sacrum, en sorte qu'il n'en reste plus que cinq ou six de libres dans l'intervalle.

On sait en outre que Fol a démontré le même fait pour l'homme : l'embryon humain de cinq semaines possède une queue manifeste et un nombre total de vertèbres supérieur à celui de l'adulte (38 au lieu de 33 ou 34); les quatre ou cinq dernières de ces vertèbres sont éphémères; déjà chez l'embryon de six semaines, la trente-huitième, la trente-septième et la trente-sixième se confondent en une seule masse, la trente-cinquième elle-même n'a plus de limites parfaitement nettes; bientôt on ne voit plus que trente-quatre vertèbres, la trente-quatrième résultant évidemment de la fusion des quatre dernières; la queue se rapetisse ainsi et disparaît.

Régalia a émis l'hypothèse que l'unique cause des changements numériques de la colonne vertébrale dans les individus d'une même espèce serait la transposition d'une ou plusieurs vertèbres du segment présacré dans le segment sacro-coccygien ou vice versa, par suite de l'arrêt des coxaux au delà ou en deçà de la limite où ils s'arrêtent d'ordinaire. Il est, en effet, démontré que, pendant le développement, le bassin remonte lentement le long de la colonne vertébrale en prenant successivement contact avec des vertèbres de plus en plus antérieures, de telle manière que le sacrum s'incorpore des éléments nouveaux dont la région lombaire se trouve dépouillée. — Il n'est pas douteux qu'un certain nombre d'anomalies s'expliquent ainsi; mais l'observation démontre, comme nous l'avons déjà dit, que les anomalies présacrées sont bien loin d'être toujours compensées par des anomalies inverses sacro-coccygiennes; on peut observer excès ou défaut dans les deux segments à la fois.

En résumé, nous pensons qu'il peut y avoir, suivant les cas : 1° simple transposition, le nombre total restant le même : 2° diminution réelle, absolue ou consécutive à la coalescence de plusieurs vertèbres primitives; 3° augmentation ou hypergenèse.

Article II. — THORAX.

Le thorax est une sorte de cage constituée par la région dorsale de la colonne vertébrale, les côtes et le sternum.

§ 1er. — Sternum.

Le sternum (de στέρνον, poitrine) est une pièce médiane sur laquelle les premières côtes viennent prendre point d'appui ; il s'oppose à la colonne vertébrale en en répétant plus ou moins manifestement la métamérisation ; aussi a-t-on donné le nom de *sternèbres* à ses parties constituantes successives ; De Blainville se servait même volontiers de l'expression de *colonne sternébrale*.

Les recherches récentes de Paterson[1] établissent que le sternum procède d'une masse mésenchymateuse spéciale, indépendante des côtes, dans laquelle se forme deux lames latérales de cartilage (hémisternums) qui finissent par se joindre et se confondre en un sternum cartilagineux unique, au sein duquel apparaissent dans la suite les noyaux osseux sternébraux. En principe, ceux-ci sont en nombre correspondant aux côtes auxquelles ils donnent appui ; la première côte s'articule avec la première sternèbre et les suivantes avec les intervalles successifs des autres sternèbres ; mais en fait, on constate le plus souvent qu'il y a une paire de côtes de plus que de sternèbres, car l'intervalle des deux dernières sternèbres donne ordinairement appui à deux paires de côtes au lieu d'une, ce qui tient à la régression de l'avant-dernière sternèbre.

Dans l'Homme, les sternèbres se soudent entre elles, de telle sorte que le sternum de l'adulte est tout d'une pièce (Voy. fig. 34) ; les anciens anatomistes comparaient sa forme à une épée et distinguaient un manche, une lame et une pointe. Le manche ou manubrium a reçu des anatomistes modernes le nom de *présternum* ; la lame ou corps, celui de *mésosternum* ; la pointe ou appendice xiphoïde, celui de *xiphisternum* : expressions qui ont passé dans le langage de l'anatomie comparée ; le présternum correspondant à la première sternèbre, le xiphisternum à la dernière, le mésosternum aux sternèbres intermédiaires.

Ces considérations générales étant données, étudions maintenant le sternum des divers Mammifères domestiques[2].

Cheval. — Le sternum des Solipèdes (fig. 30) est formé de six sternèbres persistantes ; la dernière en résume deux qui se confondent très hâtivement.

1. Paterson, *The sternum its early development and ossification in man and Mammals* (*Journal of anatomy and physiology*, october 1900).

2. Anthony, *Note sur la morphogénie du sternum chez les Mammifères, à propos de l'étude de Paterson sur le développement de cet os* (*Bulletin de la Soc. d'anthropologie*. Paris, 1901).

Ces sternèbres restent séparées toute la vie par des disques cartilagineux d'autant plus épais qu'ils sont plus antérieurs ; le cartilage forme en outre les deux extrémités de l'organe, ainsi qu'une forte crête médiane simulant une carène de bateau. L'os, considéré dans son ensemble, est comprimé d'un côté à l'autre dans ses deux tiers antérieurs, aplati de dessus en dessous dans son tiers postérieur ; il est légèrement incurvé dans sa longueur et obliquement dirigé de haut en bas et d'avant en arrière. Il offre à étudier une face supérieure ou endothoracique, deux faces latérales, trois bords et deux extrémités.

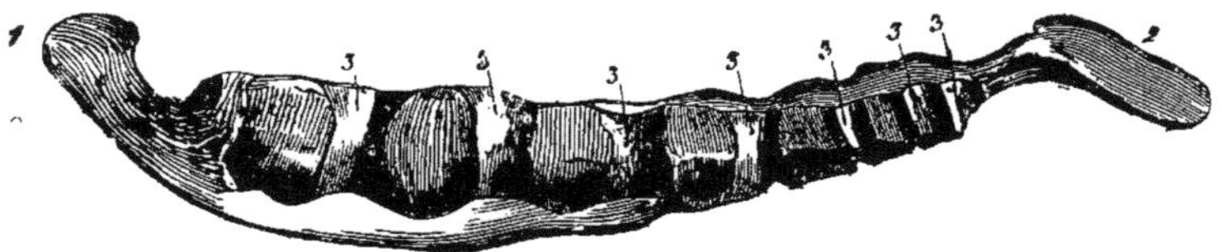

Fig. 30. — Sternum du Cheval *.

La *face supérieure* forme le plancher du thorax ; elle représente un triangle isocèle étroit et très allongé dont le sommet est dirigé en avant.

Les *faces latérales*, plus larges au milieu qu'aux extrémités, présentent, à proximité de la face précédente, huit cavités diarthrodiales qui reçoivent l'extrémité inférieure des huit premières côtes ou côtes sternales ; ces cavités, allongées de haut en bas, sont d'autant plus rapprochées l'une de l'autre qu'elles sont plus postérieures ; la première est taillée au-devant de la première sternèbre et contiguë à son homologue de l'autre côté ; les cinq suivantes correspondent aux intervalles des sternèbres ; enfin la septième et la huitième, jointes l'une à l'autre, sont sculptées sur le côté de la dernière sternèbre (laquelle, nous l'avons dit, en résume deux). Par suite de l'aplatissement postérieur de l'os, les faces latérales se dévient en bas et arrivent à se confondre en une face inférieure.

Les *bords* se distinguent en : bords latéraux ou supérieurs et bord inférieur. Les premiers règnent au-dessus des cavités articulaires costales et se réunissent longuement l'un à l'autre en avant ; ils donnent attache, à l'état frais, à deux cordons fibreux. Le bord inférieur est taillé comme la carène d'un vaisseau ; c'est une sorte de bréchet cartilagineux, convexe dans sa longueur, qui s'abaisse et s'efface progressivement à la partie postérieure.

L'*extrémité antérieure* ou *supérieure* du sternum est un appendice cartilagineux qui se projette de plusieurs centimètres en avant de la première sternèbre et de la première paire de côtes, en se recourbant en haut comme une proue de bateau : c'est la continuation de la carène. Elle est connue des vétérinaires sous le nom de *prolongement trachélien*.

L'*extrémité postérieure* ou *inférieure* est une vaste palette cartilagineuse, arrondie, très mince, concave sur sa face supérieure, qu'on appelle *prolongement abdominal* ou cartilage xiphoïdien.

Développement. — Le sternum des Solipèdes est une des parties du squelette qui ne subissent jamais complètement la transformation osseuse ; toutefois il convient de remarquer que la tendance à la synostose est plus marquée pour

* 1, prolongement trachélien ; 2, cartilage xiphoïde ; 3, 3..., cavités pour l'articulation des cartilages costaux.

les dernières sternèbres que pour les premières ; les deux dernières mêmes se confondent si hâtivement que beaucoup d'auteurs n'attribuent que six sternèbres aux Solipèdes au lieu de sept.

On voit quelquefois le sternum du Cheval se développer en huit sternèbres ; alors les trois dernières se soudent ensemble, et les deux dernières cupules costales, au lieu d'être contiguës, sont séparées et correspondent respectivement à l'intervalle de la dernière et de l'avant-dernière sternèbre et à celui de l'avant-dernière avec l'antépénultième : c'est la réalisation de la constitution vraiment normale du sternum, d'après laquelle il doit y avoir égalité numérique entre les sternèbres et les côtes sternales.

DIFFÉRENCES

Ane. — Le sternum de l'Ane est encore plus comprimé que celui du Cheval. La première sternèbre est plus petite que les suivantes. Enfin la carène est moins saillante que dans le Cheval.

Bœuf. — Le sternum du Bœuf (fig. 31, A) comprend sept sternèbres, développées pour la plupart par deux noyaux d'ossification latéraux, et donnant appui à huit paires de côtes, sternèbres beaucoup plus compactes que celles des Solipèdes, soudées ordinairement l'une à l'autre avant l'âge adulte, à l'exception de la première, qui reste libre et même s'articule par diarthrose avec la seconde, de manière à exécuter quelques mouvements latéraux. La synostose commence par les dernières sternèbres et se propage d'arrière en avant. L'os, dans son ensemble, est large et aplati de dessus en dessous, progressivement aminci d'avant en arrière, relevé à l'extrémité antérieure qui est dépourvue de prolongement trachélien, atténué à l'extrémité postérieure où existe un cartilage xiphoïdien beaucoup moins étendu que celui des Solipèdes.

La première sternèbre, mobile et relevée comme il vient d'être dit, a la forme d'une pyramide à trois faces dont le sommet arrondi porte, de chaque côté, une surface articulaire très allongée et ondulée pour répondre à la première côte. La face antérieure est marquée d'une légère crête d'insertion. Les faces latérales, légèrement déprimées, se rejoignent en haut sur un bord épais. La base s'articule avec la deuxième sternèbre par une surface triangulaire concave en tous sens.

La deuxième sternèbre figure un prisme à trois faces ; une inférieure, plane, en forme de triangle tronqué ; deux latérales quadrilatères et déprimées. Elle est très épaisse en avant où elle donne appui au corps dans l'attitude du décubitus.

La troisième sternèbre est déjà très large et aplatie de dessus en dessous, de telle sorte que les faces latérales tendent à se confondre avec la face supérieure.

La quatrième sternèbre est tout à fait aplatie ; ses faces latérales sont à l'état de bords épais, creusés d'une échancrure qui est assez souvent convertie en trou [1].

La cinquième, plus large encore que la précédente, lui ressemble beaucoup.

La sixième est très inégalement développée suivant les individus ; quelquefois elle égale ou même surpasse la précédente en étendue ; ordinairement, elle est plus ou moins raccourcie par suite d'une sorte de concentration des dernières sternèbres mésosternébrales ; il peut même arriver que la huitième côte perde contact avec le sternum et que le dernier intervalle sternébral ne présente qu'une cupule articulaire de chaque côté au lieu de deux.

La septième sternèbre, allongée, aplatie et progressivement rétrécie, terminée par le cartilage xiphoïdien, présente une crête médiane inférieure qui se prolonge plus ou moins distinctement sur toute la longueur de l'os.

Remarquons enfin que les cupules articulaires costales, à l'exception des deux ou trois premières, forment, à une certaine période de la vie, de petites épiphyses enclavées entre les sternèbres.

Mouton. — Le sternum du Mouton (fig. 31, B) est large et plat comme celui du Bœuf et comprend le même nombre de sternèbres. Les noyaux latéraux des deux ou trois sternèbres qui précèdent la dernière restent souvent distincts pendant longtemps, surtout sur l'avant-dernière, qui, d'autre part, est sujette à de grandes variations de développement. Parfois cette sternèbre est réduite à deux petites enclaves latérales introduites comme des coins entre la cinquième et la septième, ou bien à une enclave médiane ; il arrive même qu'on n'en trouve plus la trace, le sternum alors n'a plus que six articles. La première sternèbre,

1. Une semblable échancrure ou un semblable trou peut aussi se trouver sur la troisième sternèbre, ainsi que sur la cinquième et la sixième.

articulée et mobile comme dans le Bœuf, est remarquablement allongée, étranglée dans son milieu, renflée aux deux extrémités.

L'aplatissement du sternum commence dès le deuxième segment et augmente dans les suivants, en même temps que la face inférieure se déprime légèrement en gouttière. Les échancrures latérales des sternèbres centrales sont moins accentuées que dans le Bœuf et jamais converties en trous.

Chèvre. — Le sternum de la Chèvre est proportionnellement plus long que celui du Mouton ; abstraction faite de la première sternèbre dont la direction est relevée, il est sensiblement rectiligne. Cette sternèbre est articulée par diarthrose avec la suivante, comme dans le Mouton et le Bœuf ; mais elle se distingue par le renflement considérable de son extrémité libre qui l'emporte en volume sur l'autre extrémité, et par l'étranglement de sa partie moyenne qui est encore plus accentué que dans le Mouton. L'avant-dernière sternèbre est toujours bien développée et ses noyaux latéraux se soudent de fort bonne heure.

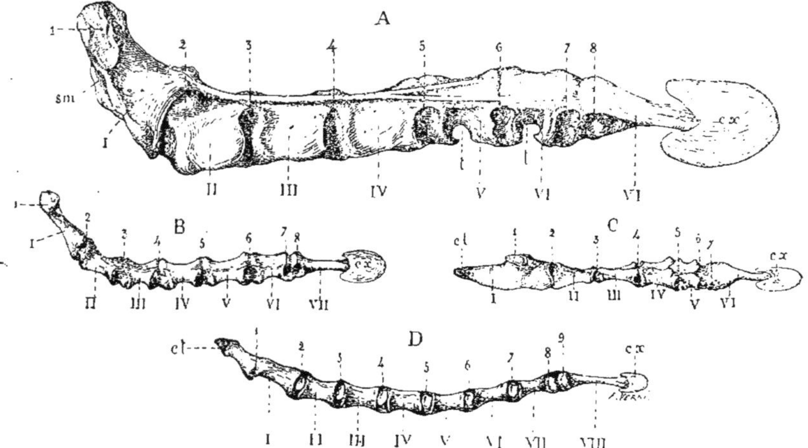

Fig. 31. — Sternums du Bœuf A, du Mouton B, du porc C, du Chien D *.

Signalons enfin la grande étendue en largeur du cartilage xiphoïdien, tandis que dans le Mouton, il est arrondi et beaucoup plus petit.

Chameaux. — Le sternum des Chameaux est extrêmement massif et pesant, plus ou moins courbé dans sa longueur du côté extérieur, très fortement oblique de haut en bas et d'avant en arrière à cause de la brièveté toute particulière des premières côtes, et à peu près plan sur la face endothoracique. Il comprend six sternèbres, la première prolongée au devant de la première articulation costale par un petit appendice trachélien, cartilagineux, la dernière relativement courte, terminée par un cartilage xiphoïdien de peu d'étendue. La largeur de l'os va en croissant du premier article aux deux derniers, au niveau desquels elle dépasse dix centimètres. L'épaisseur augmente dans le même sens et atteint six à sept centimètres à l'avant-dernière sternèbre qui sert de base à la callosité donnant appui au corps de l'animal dans l'attitude décubitale. La dernière sternèbre est relativement mince, concave par-dessous.

La soudure des sternèbres est plus tardive que dans les Bovidés et les Ovidés ; le cartilage qui unit les premières résiste ordinairement à l'ossification. Dans le premier âge, on constate que la cinquième et même la quatrième sont formées de noyaux d'ossification latéraux. Les cartilages costaux s'unissent par synchondrose, sauf la première côte qui s'unit par diarthrose à la manière ordinaire.

Le sternum du Dromadaire est plus courbé dans sa longueur que celui du Chameau à deux bosses. La cinquième sternèbre est plus brève, hémisphérique par-dessous au lieu d'être divisée en deux lobes par une gouttière médiane, comme on l'observe dans le Chameau de Bactriane.

Lamas. — Le sternum des Lamas est fort différent de celui des Chameaux tout en comprenant le même nombre de sternèbres : 1° il est courbé dans sa longueur du côté de sa face

* I, II, III, IV, V, VI, VII, VIII, sternèbres successives ; *cx*, cartilage xiphoïde ; *ct*, appendice trachélien ; 1, 2, 3, 4, 5, 6, 7, 8, 9, surfaces articulaires successives des cartilages costaux ; *sm*, crête d'insertion des sterno-mastoïdiens chez le Bœuf ; *t*, *t*, échancrures, souvent converties en trous, de quelques sternèbres du Bœuf.

interne; 2° il n'a subi aucune adaptation pour l'appui sur la poitrine et se montre régulièrement aplati de dessus en dessous sans aucun renforcement; 3° la sixième et dernière sternèbre est remarquablement allongée. Il existe, comme dans les Chameaux, un petit prolongement trachélien cartilagineux.

Porc. — Le sternum du Porc (fig. 31, C) est rectiligne, très large dans sa partie moyenne, atténué aux deux extrémités. Il comprend six sternèbres dont les deux ou trois qui précèdent la dernière restent longtemps divisées en deux noyaux d'ossification latéraux. Pointu en avant, il s'élargit graduellement jusqu'au quatrième ou cinquième article, et se termine par un appendice xiphoïde triangulaire prolongé par un cartilage épanoui. Cet os est comprimé au niveau de ses deux premières sternèbres, aplati et progressivement aminci dans le restant de son étendue. Il est légèrement déprimé sur ses deux faces. La première sternèbre se prolonge longuement au-devant de la première paire de côtes en un appendice trachélien pointu, aplati d'un côté à l'autre, dont l'extrémité reste assez longtemps cartilagineuse. Il va sans dire qu'elle s'unit par synchondrose avec la suivante. Les Bovidés et les Ovidés seuls ont cette articulation mobile.

Chien. — Le sternum du Chien (fig. 31, D) est très allongé, comprimé latéralement et courbé dans sa longueur à concavité endothoracique. Il comprend huit sternèbres, quelquefois neuf, qui ne se soudent jamais entre elles, si ce n'est exceptionnellement et dans l'extrême vieillesse; ces sternèbres, évidées latéralement, renflées aux extrémités, rappellent à première vue les dernières vertèbres coccygiennes. La première est la plus longue; elle offre un appendice trachélien triangulaire, cartilagineux à l'extrémité, dont la base forme expansion pour donner appui aux côtes de la première paire. Les sternèbres qui suivent diminuent graduellement de longueur jusqu'à la dernière exclusivement, laquelle ne le cède sous ce rapport qu'à la première. Ce xiphisternum est beaucoup moins épais que les segments précédents; il s'aplatit de dessus en dessous à la partie postérieure et se termine par un petit cartilage.

Chat. — Le sternum du Chat ressemble beaucoup à celui du Chien et comprend le même nombre de segments[1]; toutefois il s'en distingue facilement : 1° à ce qu'il n'est pas courbé en arc ou l'est à peine; 2° à ce que les trois ou quatre sternèbres précédant la dernière sont moins comprimées et en quelque sorte équarries; 3° à ce que la première est beaucoup moins longue que dans les Canidés, pourvue d'une crête inférieurement, et articulée vers son milieu avec la première paire de côtes, tandis que, chez le Chien, cette articulation est deux fois plus rapprochée de l'extrémité trachélienne que de l'autre extrémité; 4° à ce que la dernière sternèbre est prolongée par une tigelle cartilagineuse et s'articule par diarthrose avec la précédente, de manière à pouvoir osciller dans le sens vertical.

Lapin. — Le sternum du Lapin se compose en général de six pièces; toutefois il nous est arrivé d'en trouver cinq ou au contraire sept. Dans ce dernier cas, la sternèbre surnuméraire peut n'être qu'une petite enclave resserrée entre la dernière et l'avant-dernière.

Le sternum du Lapin rappelle celui du Chat; mais on le reconnaît aisément à une crête médiane inférieure, ainsi qu'à un certain élargissement de sa face endothoracique, dus à ce que les sternèbres sont généralement triangulaires sur la section. La crête précitée est particulièrement saillante en dessous de l'appendice trachélien; elle fait défaut sur la dernière sternèbre qui figure une petite tige aplatie de dessus en dessous, terminée par une palette cartilagineuse très développée, surtout dans le sens transversal. Darwin a montré que le xiphisternum est sujet à de grandes variations dans les Lapins domestiques.

§ 2. — Côtes.

Les côtes sont des os allongés, courbés en arc, qui se détachent de chaque côté de la région dorsale de la colonne vertébrale et viennent prendre appui directement ou indirectement sur le sternum de manière à cercler la poitrine. D'abord cartilagineuses dans toute leur étendue, elles s'ossifient dans la plus grande partie de leur longueur et restent cartilagineuses à la partie inférieure. Aussi se divisent-elles chacune en côte proprement dite et cartilage costal.

Les premières côtes, prenant appui directement sur le sternum, sont dites *côtes sternales* ou *vraies côtes*; les autres sont qualifiées de *fausses côtes* ou *côtes asternales*. Les cartilages de celles-ci se terminent en pointe et chevauchent les uns sur les autres en formant le cercle cartilagineux des fausses

1. Il nous est arrivé de ne trouver que sept sternèbres au lieu de huit.

côtes, base de l'hypocondre. Comme le premier cartilage asternal s'unit d'une manière étroite au dernier cartilage sternal, il s'ensuit que, d'une manière directe ou indirecte, toutes les côtes s'unissent au sternum. Cependant, il peut arriver que les dernières restent libres à l'extrémité et se perdent dans l'épaisseur de la paroi du ventre ; on les appelle alors des *côtes flottantes*.

Les côtes commencent à s'ossifier de fort bonne heure, même avant les vertèbres ; mais leur ossification reste toujours incomplète chez les Mammifères, et cela donne à la cage thoracique un véritable jeu de ressort.

Les côtes, nous l'avons dit déjà, sont toujours en nombre pair correspondant au nombre des vertèbres dorsales. La première s'appuie entre la dernière vertèbre cervicale et la première dorsale ; la dernière, entre les deux dernières vertèbres dorsales.

Cheval. — A l'état normal, on trouve dix-huit paires de côtes, dont huit sternales et dix asternales. Nous en ferons connaître d'abord les caractères communs, puis les caractères individuels.

A. Caractères communs. — Nous distinguerons la côte proprement dite et son cartilage (fig. 32).

1° *Côte*. — Une côte, quelle qu'elle soit, est un os allongé, asymétrique, oblique de haut en bas et d'avant en arrière, aplati d'un côté à l'autre, courbé en arc et tordu sur lui-même de telle façon que les deux extrémités ne peuvent reposer à la fois sur un plan horizontal. Nous distinguerons, pour l'étude, une partie moyenne et deux extrémités.

Partie moyenne. — Elle offre deux faces et deux bords. — La face externe, convexe et creusée en large gouttière dans sa moitié antérieure, présente supérieurement[1] quelques tubercules ou empreintes musculaires. — La face interne, concave et lisse, est tapissée par la plèvre. — Le bord antérieur est concave, mince et tranchant. — Le postérieur, convexe, épais et garni de rugosités, est creusé, en dedans, d'une scissure vasculo-nerveuse qui disparaît vers le milieu de la côte.

Extrémités. — La supérieure porte deux éminences, une *tête* et une *tubérosité*, qui servent à l'articulation avec le rachis. — La première est formée de demi-facettes articulaires, placées l'une en avant de l'autre et séparées par une rainure à insertion ligamenteuse ; elle est portée par une sorte de col qui la sépare de la tubérosité et sur lequel on remarque une fossette à insertion ligamenteuse. — La seconde, située en arrière de la tête et plus petite que cette dernière, est pourvue d'empreintes à son pourtour et présente à son sommet une facette diarthrodiale à peu près plane. — Chaque côte s'articule avec deux vertèbres dorsales : la tête est reçue dans une cavité intervertébrale, la tubérosité répond à la facette taillée sur l'apophyse transverse de la vertèbre postérieure.

L'extrémité inférieure est renflée et creusée d'une cavité peu profonde, irrégulière à son fond, au niveau de laquelle se fait la continuité avec le cartilage de prolongement.

Structure et développement. — Les côtes sont des os très spongieux, dans leur moitié inférieure surtout, se développant en général par trois noyaux d'ossification, dont un principal pour la partie moyenne et l'extrémité infé-

1. Vers le point qui répond à l'angle de la côte chez l'Homme.

rieure, et deux complémentaires pour la tête et la tubérosité. Ces derniers font longtemps épiphyses ; ils se soudent à peu près en même temps que les épiphyses des corps vertébraux.

2° *Cartilage costal.* — Le cartilage costal représente bien évidemment la côte inférieure des Oiseaux ; c'est une pièce cylindroïde, légèrement comprimée d'un côté à l'autre, arrondie et lisse sur ses faces et sur ses bords. A son extrémité supérieure, il se continue avec la côte qu'il prolonge, en formant avec elle un angle plus ou moins obtus, ouvert en avant. A son extrémité inférieure, il se termine par un renflement articulaire ou par une pointe mousse, suivant que l'on a affaire à une côte sternale ou asternale. — Dans le jeune âge, les prolongements costaux sont entièrement formés de substance cartilagineuse ; mais ils ne tardent pas à être envahis par l'ossification, et, chez l'animal adulte, ils sont déjà transformés en une substance spongieuse, à larges aréoles, qui reste entourée, pendant toute la vie de l'animal, par une légère couche de cartilage. C'est une ossification purement enchondrale ; le périchondre ne se convertit pas en périoste.

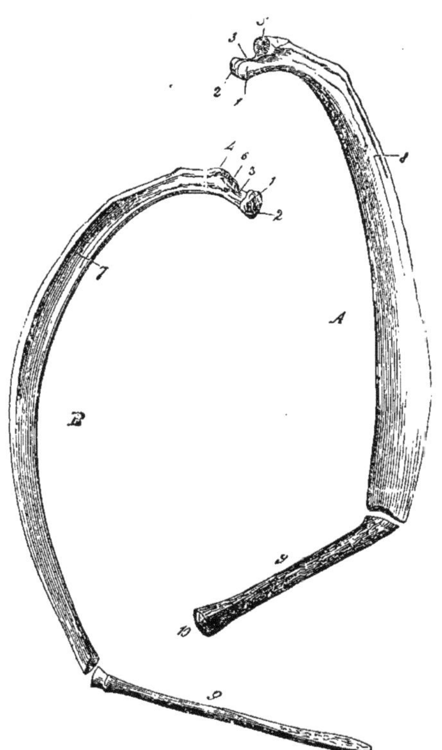

Fig. 32. — Type des côtes du Cheval *.

B. Caractères individuels. — Les côtes, comme les vertèbres de chaque région du rachis, ont reçu les noms numériques de première, deuxième, troisième, etc., en les comptant d'avant en arrière (Voy. fig. 2).

Les *côtes sternales*, au nombre de huit (les huit premières), ont leur cartilage terminé par un renflement articulaire qui répond à l'une des cavités latérales du sternum.

Les *côtes asternales*, au nombre de dix, s'appuient les unes sur les autres, la dernière sur la dix-septième, celle-ci sur la seizième, et ainsi de suite, par l'extrémité inférieure de leur cartilage de prolongement, qui se termine en pointe mousse.

Si maintenant nous considérons les côtes en masse, sous le rapport des caractères différentiels qu'elles présentent dans leur longueur, leur largeur,

* A, *la cinquième côte sternale, vue par sa face interne.* — B, *la première asternale, vue par sa face externe* : 1, tête de la côte ; 2, sa scissure ; 3, son col ; 4, sa tubérosité ; 5, sa facette articulaire ; 6, fossette rugueuse pour l'insertion du ligament interosseux transverso-costal ; 7, gouttière de la face externe ; 8, scissure vasculo-nerveuse du bord postérieur ; 9, cartilage et prolongement ; 10 (A), renflement articulaire qui répond au sternum.

leur degré d'incurvation, etc., nous constaterons : 1° que la longueur augmente de la première à la neuvième et ensuite diminue progressivement jusqu'à la dernière ; 2° que la même progression croissante et décroissante existe pour les cartilages de prolongement ; 3° qu'elles s'élargissent peu à peu de la première à la sixième inclusivement, pour se rétrécir ensuite graduellement jusqu'à la dix-huitième ; 4° que la courbe décrite par chacune d'elles est d'autant plus brève et plus prononcée que la côte est plus postérieure ; 5° que les saillies articulaires, tête et tubérosité, vont en diminuant de volume au fur et à mesure que l'on s'éloigne des premières côtes. La tubérosité se porte de plus en plus en arrière de la tête, en sorte que, d'externe qu'elle est sur la première côte, elle devient franchement postérieure dans les dernières ; 6° que la gouttière de la face externe est d'autant moins accentuée que la côte est plus étroite.

La première côte, considérée en particulier, se distinguera toujours par l'absence de gouttière sur sa face externe, de scissure vasculo-nerveuse à son bord postérieur et de rainure entre les deux facettes de sa tête articulaire. On la reconnaîtra encore à la présence de fortes empreintes musculaires sur sa face externe, à la brièveté ainsi qu'à l'épaisseur de son cartilage, et surtout à la facette articulaire que ce cartilage présente en dedans pour répondre à celui du côté opposé. — La dernière côte montre la facette articulaire de sa tubérosité confondue avec la facette postérieure de la tête : caractère qui se remarque aussi presque toujours sur la dix-septième côte et quelquefois sur la seizième.

Différences.

Ane. — Les côtes de l'Ane sont généralement, surtout les plus postérieures, moins incurvées que celles du Cheval. Elles se différencient surtout par la plus grande brièveté de la courbure du col. La brièveté de cette courbure s'apprécie en appliquant un goniomètre sur l'angle de la côte et la partie la plus saillante de la tête et de la tubérosité. Nous avons obtenu, par ce procédé, un angle dont la valeur est moins grande dans l'Ane que dans le Cheval : 78 à 130°, pour les côtes sternales, et 100 à 132° pour les côtes asternales du premier; 60 à 125° pour les côtes sternales, et 140 à 150° pour les côtes asternales du second. Il faut encore remarquer que l'extrémité supérieure des côtes sternales de l'Ane est moins tordue en dehors que l'extrémité supérieure des côtes sternales du Cheval : aussi, chez ce dernier, le plan qui passe par la tête de la côte s'éloigne davantage que chez l'Ane du plan qui passe à travers la tubérosité.

Mulet. — Les côtes du Mulet se placent entre celles de l'Ane et du Cheval par la valeur de l'angle que nous venons d'indiquer; elles se rapprochent de celles du premier par la torsion de l'extrémité supérieure.

Bœuf. — Les côtes du Bœuf (fig. 33, A), au nombre de treize paires, dont huit sternales et cinq asternales, sont, d'une manière générale, plus longues, plus larges, plus aplaties, mais moins courbées en arc que celles des Solipèdes. C'est surtout dans leur moitié inférieure qu'elles s'élargissent et s'aplatissent à l'extrême, au point d'atteindre et même de dépasser 6 centimètres. Les éminences articulaires de l'extrémité supérieure sont volumineuses et bien détachées; le col surtout est susceptible d'une grande longueur. La facette articulaire de la tubérosité est = concave de dehors en dedans. Les cartilages, à l'exception du premier, s'unissent aux côtes par une véritable articulation diarthrodiale qui permet quelques mouvements dans le sens antéro-postérieur.

La gouttière de la face externe ne s'observe qu'à la partie supérieure, et elle est reportée vers le bord antérieur, dès les premières côtes.

La longueur des côtes du Bœuf va en augmentant de la première à la huitième ou neuvième; elle décroît ensuite jusqu'à la dernière. La largeur augmente de la première à la huitième, pour diminuer ensuite jusqu'à la treizième.

L'arc de jonction du col de la tête avec le bord antérieur de l'os est très bref et comme coudé à angle droit dans les trois ou quatre premières côtes; il s'ouvre de plus en plus dans les côtes suivantes et arrive à s'effacer dans la dernière. Celle-ci est en outre remarquable par sa tubérosité à peine sensible, réduite à une rugosité et ne présentant pas trace de facette articulaire. La première côte se distinguera au premier coup d'œil par son cartilage très court, échancré en avant par la surface articulaire sternale qui est taillée obliquement aux dépens de la face interne. Elle est, en outre, plus épaisse que toutes les autres.

Mouton et Chèvre. — Les côtes du Mouton et de la Chèvre (fig. 33, C), en même nombre que celles du Bœuf, sont proportionnellement moins larges, moins plates sur la face externe, qui est toujours plus ou moins arrondie d'avant en arrière; elles atteignent leur largeur maximum à la quatrième ou cinquième et se rétrécissent ensuite. Pour le reste, elles ressemblent à celles du Bœuf; on remarque notamment que, à l'exception de la première, elles s'articulent par diarthrose avec leurs cartilages.

Entre le Mouton et la Chèvre, la différence principale consiste dans la longueur qui est notablement plus grande chez celle-ci que chez celui-là. La première côte, en particulier, est remarquablement courte chez le Mouton; mesurée au compas d'épaisseur, cartilage non compris, elle équivaut à peine à la moitié de la côte la plus longue, tandis que dans la Chèvre, la proportion dépasse toujours 1 : 2.

Chameaux. — Les Chameaux ont douze paires de côtes, dont sept sternales. Par leur forme aplatie, leur tête volumineuse supportée par un col long et infléchi, par la diarthrose qui les unit à leur cartilage, elles ressemblent à celles du Bœuf; mais elles s'en distinguent à leur tubérosité moins détachée et surtout à la brièveté des premières qui donne au sternum une très forte obliquité.

Le rapport de longueur de la première côte à la côte la plus longue est d'au moins 1 : 2 dans le Bœuf; tandis que, dans les Chameaux, ce rapport est de beaucoup inférieur. Les côtes de ces derniers augmentent de longueur de la première à la septième, conservent sensiblement la même longueur dans les deux suivantes et décroissent à partir de la dixième jusqu'à la dernière. La côte la plus large est la cinquième, la plus étroite la première. Les cartilages des côtes sternales sont courts et très forts; la première en est à peu près dépourvue; celui de la deuxième n'a pas plus de 1 à 2 centimètres. Seule la première côte s'unit par diarthrose avec le sternum, les autres s'unissent à cet os par synchondrose.

Les cartilages asternaux s'unissent intimement entre eux, et donnent à l'hypochondre une très grande solidité.

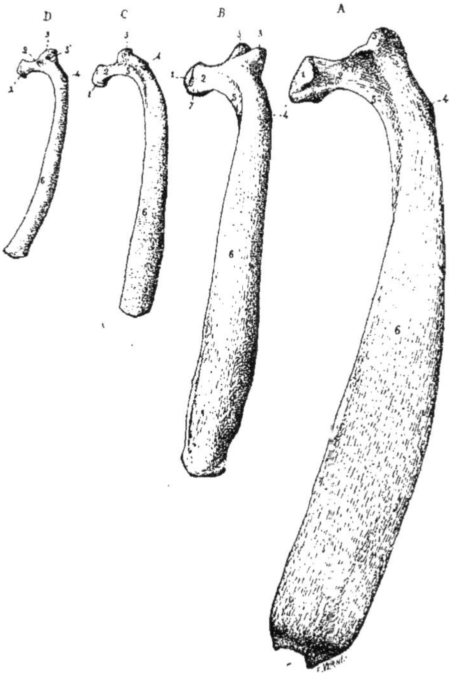

Fig. 33. — Cinquième côte du Bœuf A, du Porc B, du Mouton C, du Chien D *.

Dans le Chameau à deux bosses, les côtes sont plus longues et plus larges que dans le Dromadaire.

Lamas. — Les côtes des Lamas se distinguent de celles des Chameaux par la plus grande longueur relative des premières. La dernière est la plus étroite. Aucune ne présente la tubérosité que l'on voit au milieu du bord postérieur d'un certain nombre de côtes chez les Chameaux.

Porc. — Les quatorze ou quinze paires de côtes du Cochon (fig. 33, B) se divisent en sept sternales et sept ou huit asternales; elles sont très arquées vers l'extrémité vertébrale, de telle sorte que l'on pourrait leur reconnaître un angle comme chez l'Homme.

Les trois ou quatre premières sont très larges à la partie moyenne, rétrécies vers les deux extrémités, et convexes au bord antérieur. Les suivantes diminuent de largeur graduellement, et éprouvent la plupart une sorte de distorsion en vertu de laquelle le bord antérieur est concave en haut, convexe inférieurement.

* 1, tête articulaire; 2, col; 3, tubérosité; 4, rugosités de l'angle de la côte; 5, gouttière de la face externe; 6, face externe; 3', épine de la tubérosité chez le Porc, ou fossette d'insertion chez le Chien.

Dans les huit premières, la tubérosité est très détachée et même légèrement pédiculée, séparée de la tête par un long col ; tandis que, dans les dernières, cette tubérosité se joint à la tête et même confond sa facette avec la facette postérieure de celle-ci. Remarquons en outre que, contrairement à ce que l'on observe d'ordinaire, ladite facette augmente d'étendue de la première à la quatrième ou cinquième côte, pour diminuer ensuite jusqu'à la dernière. En dehors de la tubérosité des trois ou quatre côtes qui suivent la première, existe une sorte d'apophyse en épine qui s'éloigne progressivement de la tubérosité et est remplacée dans les côtes suivantes par une simple rugosité.

La scissure vasculo-nerveuse de la face interne est large et très accentuée sur toutes les côtes. Signalons enfin l'aplatissement latéral des cartilages des côtes sternales, lesquels sont tranchants et convexes sur le bord supérieur, et unis aux côtes par diarthrose ainsi que d'ailleurs les cartilages asternaux.

Chien. — On compte, dans cet animal, neuf côtes sternales et quatre asternales. Ces côtes (fig. 33, D) sont très incurvées, étroites et épaisses, manifestement renflées à l'extrémité. Leurs deux gouttières antéro-externe ou postéro-interne sont plus ou moins effacées. Les cartilages de prolongement sont, d'une manière générale, longs et grêles, très élastiques : ils s'ossifient rarement.

La longueur des côtes du Chien augmente de la première à la huitième pour décroître ensuite. La treizième est sensiblement égale à la troisième. La largeur augmente de la première à la troisième ou quatrième, et diminue ensuite jusqu'à la dernière ; les sept ou huit dernières sont presque cylindriques. La tubérosité de l'extrémité supérieure est très saillante dans les trois premières ; elle s'abaisse ensuite progressivement ; dans les deux ou trois dernières, elle se rapproche de la tête d'une manière progressive, mais sans arriver à se confondre avec elle, du moins cela est très rare. Des empreintes d'insertion s'observent à la base de cette tubérosité et constituent une fossette prononcée, à partir de la cinquième ou sixième côte.

Chat. — Les côtes du Chat, en même nombre que celles du Chien, ressemblent beaucoup à ces dernières ; cependant on remarque vers l'angle, à l'attache des faisceaux de l'intercostal commun, une épine plus ou moins marquée qui fait défaut dans le Chien et au-dessus de laquelle ces os subissent un renforcement considérable. Les cartilages de prolongement sont proportionnellement plus longs et plus grêles que ceux du Chien, et gracieusement recourbés en avant. La tubérosité des deux ou trois dernières côtes manque de facette articulaire.

Lapin. — Les côtes des Lapins, au nombre de douze paires dont sept sternales, sont très différentes de celles des Carnivores. A l'exception des trois ou quatre dernières qui sont plus ou moins graciles, elles sont minces et aplaties d'un côté à l'autre, peu courbées excepté à leur extrémité vertébrale qui forme une sorte de crochet. Sur toutes les côtes sternales, la tubérosité est surmontée d'une apophyse d'insertion en forme d'épine qui tient lieu de l'empreinte qu'on observe chez les Carnivores. En outre le sillon vasculo-nerveux de la face interne est en général bien marqué.

La côte la plus longue est la sixième ou septième ; la plus large, la troisième ou quatrième les deux ou trois dernières sont particulièrement étroites et grêles.

Thorax en général.

Nous renvoyons pour la description intérieure de la cavité thoracique à l'appareil de la respiration. Nous n'avons à envisager ici que la surface extérieure de cette cage osseuse.

Elle est aplatie dans le sens dorso-ventral chez l'Homme (fig. 34), dans le sens latéral chez nos Animaux (fig. 35) : différence importante subordonnée à la fonction des membres thoraciques. Chez l'Homme, les omoplates sont écartées l'une de l'autre, à leur angle huméral, par les clavicules et reportées sur le plan dorsal de la poitrine, afin que leur cavité glénoïde soit tournée en dehors pour assurer toute liberté de mouvements aux membres comme organes de préhension ; la poitrine devait donc être aplatie d'avant en arrière pour donner appui aux épaules.

Chez nos Quadrupèdes, au contraire, les épaules, pour participer à l'oscillation locomotrice du membre, devaient être appliquées latéralement sur le thorax et tendre au parallélisme, ce qui implique un aplatissement d'un côté à l'autre de

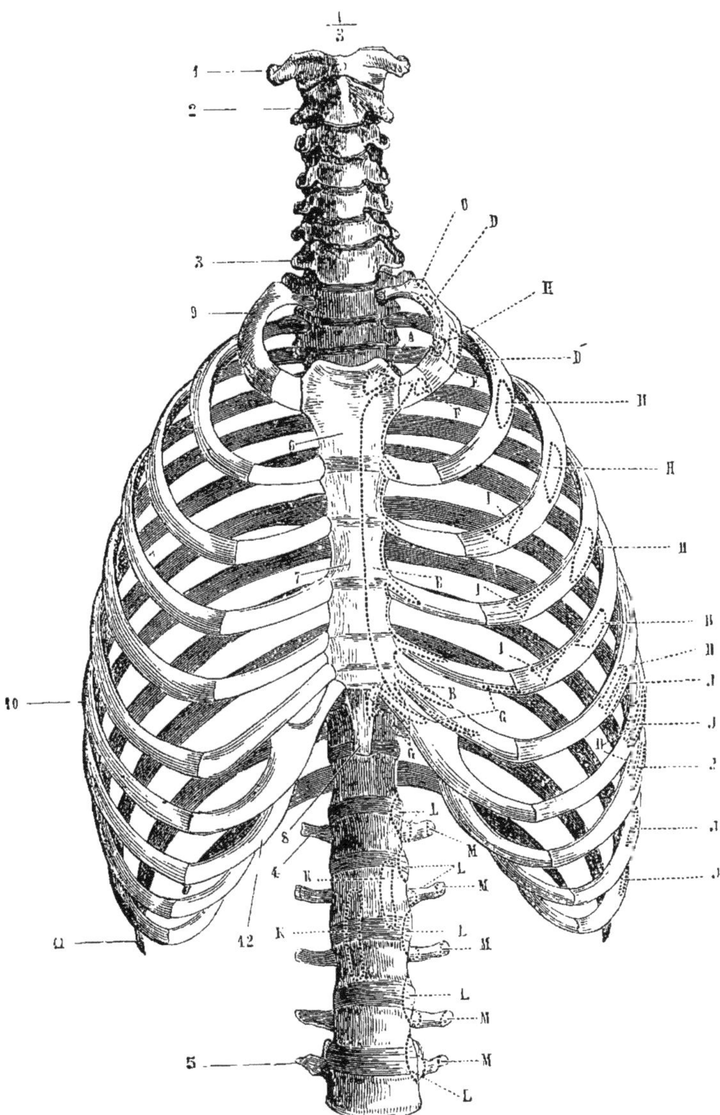

Fig. 34. — Thorax de l'Homme (face antérieure) *.

* 1, atlas ; 2, axis ; 3, septième vertèbre cervicale ; 4, première vertèbre lombaire ; 5, cinquième vertèbre lombaire ; 6, poignée du sternum ; 7, corps du sternum ; 8, appendice xiphoïde ; 9, première côte ; 10, septième côte ; 11, onzième côte ; 12, cartilage costal de la première fausse côte.

Insertions musculaires : A, sterno-mastoïdien. — B, grand pectoral. — C, premier surcostal. — D, insertion du scalène postérieur à la première côte. — D', son insertion à la deuxième côte. — E, scalène antérieur. — F, sous-clavier. — G, grand droit antérieur de l'abdomen. — H, grand dentelé. — I, petit pectoral. — J, grand oblique de l'abdomen. — K, piliers du diaphragme. — L, psoas. — M, carré des lombes (Beaunis et Bouchard).

celui-ci, au moins dans la région correspondante. D'autre part, la mobilisation locomotrice des épaules entraîne l'absence ou l'état rudimentaire des clavicules. Plus les épaules sont allongées, plus leur jeu oscillatoire est étendu, et plus le thorax est aplati latéralement dans la partie correspondante.

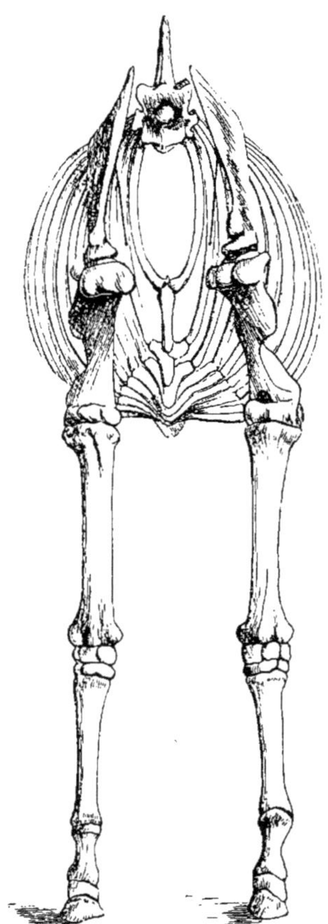

Fig. 35. — Thorax et membres antérieurs du cheval. (D'après G. Colin.)

Nous diviserons, pour l'étude, la surface extérieure du thorax en six régions : *un plan supérieur, un plan inférieur, deux plans latéraux, une base* et *un sommet*.

Plans. — Le *plan supérieur* est partagé en deux parties latérales par les apophyses épineuses des vertèbres dorsales ; chacune d'elles forme avec ces mêmes apophyses épineuses une gouttière dite *vertébro-costale* destinée à loger la plupart des muscles de la région spinale du dos et des lombes. — Le *plan inférieur*, moins étendu que le précédent, offre : 1° sur la ligne médiane, le sternum et son appendice xiphoïde ; 2° sur les côtés, les articulations chondro-sternales et les cartilages de prolongement des vraies côtes. — Les *plans latéraux*, plus ou moins convexes, plus larges à leur partie moyenne qu'en avant et en arrière, présentent les espaces intercostaux. Ils donnent appui, dans leur partie antérieure, aux rayons supérieurs des deux membres de devant.

Base. — La base, circonscrite par le bord postérieur de la dernière côte et par les cartilages de toutes les côtes asternales, est coupée obliquement de haut en bas et d'arrière en avant. Elle donne attache, à son pourtour interne, au muscle diaphragme, qui sépare la cavité thoracique de la cavité abdominale.

Sommet. — Il occupe la partie antérieure du thorax et présente une ouverture ovalaire, allongée verticalement, pratiquée entre les deux premières côtes : c'est l'entrée de la poitrine, livrant passage à la trachée, à l'œsophage, à des vaisseaux et à des nerfs importants, ainsi qu'au thymus chez les jeunes sujets.

Fonction. — La cage thoracique sert à contenir, à protéger les principaux organes de la respiration et de la circulation ainsi que les viscères abdominaux situés dans la concavité du diaphragme. Par ses mouvements, elle assure la ventilation du poumon. D'une manière générale, sa capacité est proportionnelle au volume du poumon ; et, comme le volume du poumon est en rapport avec la masse musculaire, il s'ensuit qu'une grande capacité du thorax est un signe presque certain de force et de robuste constitution.

Article III. — TÊTE.

La tête osseuse est la partie du squelette qui loge et protège l'encéphale et les organes des sens spéciaux (vue, ouïe, goût, odorat). Les fosses olfactives servent en outre de premières voies respiratoires, et la fosse gustative, de vestibule à l'appareil digestif.

Elle est constituée par deux parties essentielles : le *crâne*, contenant l'encéphale; la *face*, formée par les deux mâchoires, entre lesquelles s'abrite la bouche. La mâchoire inférieure est formée d'un seul os, le maxillaire inférieur, articulé d'une manière mobile avec la base du crâne. La mâchoire supérieure est complexe, soudée au crâne et traversée par les fosses nasales.

A cet appareil s'adjoint l'*hyoïde* qui sert de support à la langue, au pharynx et au larynx.

La tête est formée d'un grand nombre d'os particuliers qui, à part le maxillaire inférieur et l'hyoïde, ne sont distincts les uns des autres que chez les jeunes animaux. Bien avant l'âge adulte, ils se soudent ensemble, pour la plupart, et ne peuvent plus être séparés.

Au point de vue du développement, les os de la tête se divisent en os enchondraux et os membraneux. Les os enchondraux, c'est-à-dire procédant du cartilage, constituent essentiellement l'axe de la tête, en quelque sorte le prolongement de la colonne vertébrale, c'est-à-dire les os de la base du crâne et de la cloison médiane du nez; ils forment en outre la partie du temporal qui enferme le labyrinthe auditif, et l'ensemble des saillies intérieures des fosses nasales circonscrivant le labyrinthe olfactif (volutes et cornets).

Les os membraneux, os dermiques, os de recouvrement, ne passent pas par la phase cartilagineuse, ils procèdent directement du tissu fibreux : ce sont ceux de la voûte du crâne et de l'extérieur de la face.

Parmi les os enchondraux de la tête, il convient de signaler à part ceux qui proviennent des arcs branchiaux ou viscéraux, c'est-à-dire les osselets de l'oreille et les diverses parties de l'hyoïde. Le premier arc branchial donne l'enclume, le marteau et le cartilage de Meckel, celui-ci précédant le maxillaire inférieur et se laissant ensuite englober par lui avant de disparaître. Le deuxième arc engendre les branches de l'hyoïde ainsi que l'os lenticulaire et l'étrier[1]. Enfin le corps de l'hyoïde provient de la partie inférieure du troisième arc. Nous nous bornerons à ces quelques indications sur le développement du squelette céphalique, renvoyant pour plus de détails aux ouvrages d'embryologie.

Tête du Cheval.

La tête du Cheval est une grosse pyramide osseuse, quadrangulaire, renversée, suspendue par la base à l'extrémité antérieure de la colonne vertebrale, dans une direction variable mais en général perpendiculaire à l'encolure, c'est-à-dire à 45° sur l'horizon. Nous la supposerons horizontale pour la commodité de nos descriptions.

1. On admet généralement aujourd'hui que la plaque basilaire de l'étrier a une origine distincte, aux dépens de la capsule cartilagineuse du labyrinthe auditif.

Os du crâne.

Le *crâne* se compose de sept os plats, dont cinq sont impairs : l'*occipital*, le *pariétal*, le *frontal*, le *sphénoïde*, l'*ethmoïde* ; un seul est pair, c'est le *temporal*. Ces os circonscrivent une cavité centrale, la *boîte cranienne*, qui communique en arrière avec le canal rachidien et loge la partie principale des centres nerveux, c'est-à-dire l'encéphale.

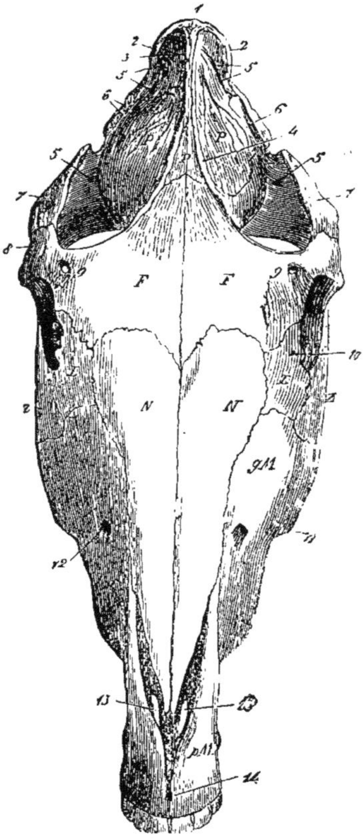

Fig. 36. — Tête de Cheval (face supérieure) *.

1. Occipital (fig. 36 à 38).

L'*occipital* (de *occiput*, partie postérieure de la tête) occupe l'extrémité postérieure de la tête ; c'est par son intermédiaire que celle-ci se trouve supportée à l'extrémité antérieure de la tige rachidienne. Cet os, très irrégulier dans sa forme, se coude à angle droit, en dessus et en dessous. On y considère une *face externe*, une *face interne* et une *circonférence* par laquelle il se met en rapport avec les os craniens qui l'avoisinent ; celle-ci se décompose en deux *bords latéraux supérieurs*, deux *bords latéraux inférieurs*, un *angle saillant supérieur*, un *angle saillant inférieur* et deux *angles rentrants latéraux*.

Faces. — La *face externe* ou *exocranienne* est divisée en trois parties par la double coudure de l'os : l'une regarde en haut (face frontale), l'autre en arrière (face nuchale), et la troisième en bas (face basilaire). On y remarque : — 1° Sur la ligne médiane : *a*) une crête antéro-postérieure, constituant l'origine des crêtes pariétales dont nous parlerons plus loin ; *b*) une éminence transversale, volumineuse, très élevée et garnie en arrière de fortes empreintes, c'est la *protubérance occipitale externe*, prolongée de chaque côté par la *ligne courbe supérieure* ; elle forme le point culminant de la tête posée verticalement et correspond à l'angle de coudure antérieure de l'os ; *c*) la *tubérosité cervicale*, marquant l'insertion du ligament cervical, et tenant lieu de la crête occipitale externe de l'Homme ; cette tubérosité, située derrière la protubérance et souvent prolongée par des empreintes jusqu'auprès du trou occipital, est en

* 1, protubérance occipitale ; 2, 2, lignes courbes supérieures ; 3, crête sagittale à l'origine des crêtes temporales. — P, *pariétal* ; 4, crête temporale gauche ; 5, orifices pénétrant dans le conduit temporal. — E, *portion écailleuse du temporal* ; 6, racine supérieure de l'apophyse zygomatique ; 7, apophyse zygomatique. — F, *frontal* ; 8, apophyse orbitaire ; 9, trou sourcilier. — L, *lacrymal* ; 10, tubercule pour l'insertion du muscle orbiculaire des paupières. — Z, *zygomatique*. — N, *sus-nasaux*. — *g*M, maxillaire supérieur ; 11, épine maxillaire ; 12, orifice antérieur du conduit dentaire supérieur. — *p*M, intermaxillaire ; 13, 13, fentes palatines ; 14, trou incisif.

légère dépression, sauf à son extrémité supérieure qui forme une crête saillante; *d*) le *trou occipital*, large orifice traversant l'os d'outre en outre au niveau de sa coudure postérieure et faisant communiquer la cavité cranienne avec le canal rachidien; *e*) la surface externe de l'*apophyse basilaire*, prolongement étroit et épais que forme l'os en allant à la rencontre du sphénoïde; cette surface est convexe dans le sens latéral; — 2° Sur le côté: *a*) la *ligne courbe supérieure*, déjà nommée, qui prolonge latéralement la protubérance occipitale, pour se continuer avec la racine supérieure de l'apophyse zygomatique et la crête mastoïdienne du temporal; *b*) des empreintes linéaires, plus ou moins marquées, parallèles à cette dernière et prolongées sur la base de l'apophyse styloïde; elles sont destinées à l'insertion du muscle petit oblique de la tête et représentent la *ligne courbe inférieure* de l'occipital de l'homme; *c*) en dedans de ces empreintes et au-dessus du condyle, une dépression digitale plus ou moins accentuée; *d*) le *condyle*, éminence articulaire à double convexité, l'une supérieure, l'autre inférieure, celle-ci se prolongeant un peu sur l'apophyse basilaire; les deux condyles se trouvent situés de chaque côté du trou occipital et répondent aux cavités antérieures de l'atlas; *e*) plus en dehors, les deux *apophyses jugulaires* ou *paramastoïdes*, dites encore *apophyses styloïdes*, longues, aplaties d'un côté à l'autre, marquées d'un sillon externe destiné à loger l'artère mastoïdienne, dirigées en bas en se courbant un peu du côté interne, terminées en pointe mousse, et séparées des condyles par une échancrure profonde, dite *stylo-condylienne*, sous laquelle on remarque la *fosse condylienne*, dépression tout à fait lisse, percée à son fond par le *trou condylien* qui pénètre dans le crâne.

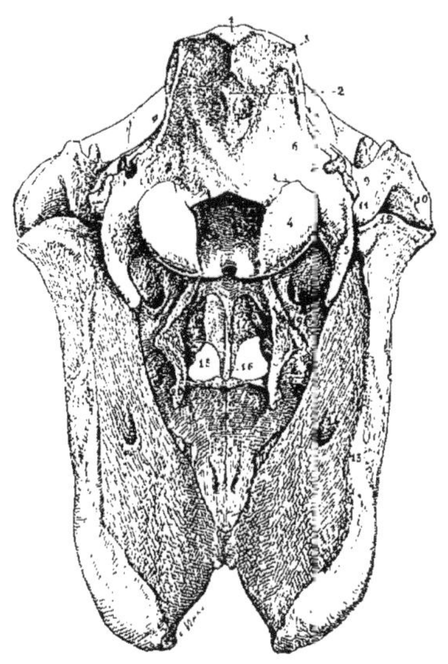

Fig. 37. — Tête de Cheval, vue par derrière *.

La *face interne* ou *endocranienne* de l'occipital est concave et présente: en arrière, le trou occipital; en haut, une surface concave, irrégulière qui forme la voûte de la cavité cérébelleuse; en avant, une éminence trifaciée, qui s'enclave profondément entre les hémisphères du cerveau et le cervelet, la *protubérance occipitale interne*, à la base de laquelle s'ouvre le conduit temporal; en bas, la face supérieure de l'apophyse basilaire, légèrement excavée en gouttière pour recevoir la moelle allongée et la protubérance; sur les côtés, l'orifice interne du trou condylien.

* 1, protubérance occipitale; 2, crête occipitale ou tubérosité cervicale; 3, ligne courbe supérieure; 4, condyle; 5, apophyse jugulaire; 6, lieu d'insertion du muscle petit oblique; 7, trou mastoïdien; 8, apophyse mastoïde masquant le tube auditif; 9, racine supérieure de l'apophyse zygomatique au-dessus de laquelle on voit saillir l'apophyse coronoïde du maxillaire inférieur; 10, surface articulaire de l'apophyse zygomatique; 11, apophyse post-glénoïde; 12, condyle du maxillaire inférieur; 13, bord refoulé de la branche maxillaire; 14, orifice supérieur du canal dentaire inférieur; 15, ouverture gutturale des fosses nasales; 16, vomer; 17, os sus-nasaux; 18, orifice postérieur du canal dentaire supérieur; 19, aile externe de l'apophyse ptérygoïde; 20, aile interne de cette même apophyse; 21, tubérosité alvéolaire; 22, voûte palatine; 23, apophyses palatines des intermaxillaires, sur le côté desquelles on voit les fentes palatines.

Circonférence. — Les *bords latéraux supérieurs* sont épais ; ils s'unissent par suture avec le pariétal, et par harmonie avec la portion tubéreuse du temporal. — Les *bords latéraux inférieurs*, tranchants, constituent les côtés de l'apophyse basilaire : chacun d'eux concourt à la formation de l'hiatus *occipito-sphéno-temporal*, encore appelé *trou déchiré*, vaste ouverture irrégulière, allongée d'avant en arrière, pénétrant dans le crâne et divisée par un ligament, dans l'état frais, en deux parties, l'une antérieure ou *trou déchiré antérieur*, l'autre postérieure ou *trou déchiré postérieur*. — *L'angle supérieur*, dentelé, s'enclave dans le pariétal. *L'angle inférieur*, très épais, forme le sommet de l'apophyse basilaire, et s'unit avec le corps du sphénoïde. — Les *angles rentrants latéraux* ou *échancrures jugulaires* correspondent au fond du trou déchiré et à la base de l'apophyse jugulaire ; ils sont occupés par la portion tubéreuse du temporal.

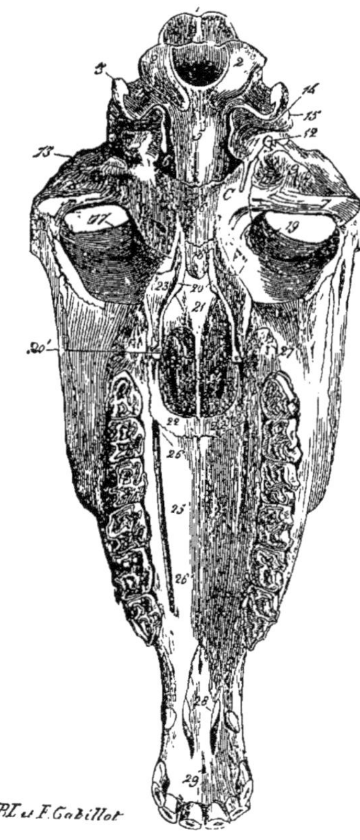

Fig. 38. — Tête de Cheval (face inférieure)*.

Structure. — L'occipital renferme beaucoup de substance spongieuse.

Développement. — Tel que nous l'avons décrit, il se développe en cinq pièces dont quatre proviennent du chondrocrâne (occipital proprement dit), tandis que la cinquième est d'origine membraneuse (interpariétal).

Une pièce forme l'apophyse basilaire, ou corps de l'os, *basi-occipital*. Deux autres pièces, dites *occipitaux latéraux*, *ex-occipitaux*, flanquent le trou occipital en se joignant l'une à l'autre au-dessus ; elles forment chacune un condyle avec l'apophyse jugulaire et le trou condylien correspondants. La quatrième pièce enchondrale forme la partie supérieure ou *écaille* de l'os qui fait voûte au cervelet et porte la protubérance occipitale externe.

Quant à la cinquième pièce, développée dans le crâne membraneux, elle est décrite à part, en anatomie comparée, sous le nom d'*interpariétal*. C'est une petite enclave faisant suite à l'occipital écailleux, interposée entre les deux moitiés du pariétal et portant en dedans l'éminence occipitale interne. — L'interpariétal des Solipèdes (Voy. fig. 50) se soude au pariétal avant de se souder à l'occipital ; il reste visible pendant plus ou moins longtemps, en général

* 1, protubérance occipitale ; 2, 2, condyle de l'occipital ; 3, apophyse styloïde ; 4, échancrure stylo-condylienne ; 5, apophyse basilaire ; 6, trou déchiré ; 7, condyle du temporal ; 8, cavité glénoïde ; 9, apophyse post-glénoïde ; 11, bulle tympanique ; 12, prolongement hyoïdien ; 13, apophyse subuliforme ; 14, trou stylo-mastoïdien ; 15, apophyse mastoïde ; 16, corps du sphénoïde postérieur ; 16', corps du sphénoïde antérieur ; 17, apophyse ptérygoïde ; 18, orifice inférieur du conduit ptérygoïdien ; 19, hiatus orbitaire ; c, fossette carotidienne ; 20, ptérygoïdiens ; 20', son crochet terminal ; 21, vomer ; 22, extrémité antérieure des palatins ; 23, face interne de la crête ptérygo-palatine ; 24, 24, ouvertures gutturales des cavités nasales ; 25, lames palatines des maxillaires supérieurs ; 26, orifice antérieur du conduit palatin ; 26', scissure palatine ; 27, tubérosité alvéolaire.

jusqu'à huit à dix mois ; il nous est arrivé de le voir encore très distinctement sur une tête de Cheval de vingt mois. — Quelquefois il existe, au-devant de l'interpariétal ordinaire, un ou plusieurs interpariétaux accessoires rappelant l'*épactal* de l'Homme.

Ajoutons, pour terminer ce qui a trait à l'occipital, que les noyaux latéraux se soudent beaucoup plus tôt au noyau basilaire (trois à six mois) qu'au noyau écailleux (douze à quinze mois).

2. Sphénoïde (fig. 38 et 39).

Le sphénoïde forme la base de la partie cérébrale du crâne. Il est formé de deux pièces que l'on décrit quelquefois comme deux os distincts sous les noms de *sphénoïde antérieur* ou pré-sphénoïde et *sphénoïde postérieur*, post-sphénoïde ou basi-sphénoïde ; le plus souvent, en effet, chez les animaux, elles mettent plus longtemps à se souder entre elles qu'à se souder à l'apophyse basilaire de l'occipital et surtout à l'ethmoïde.

Cet os se compose : d'un *corps* ou partie médiane, épaisse, plus ou moins hémicylindrique, qui paraît prolonger l'apophyse basilaire, et de deux expansions latérales amincies, semblables à des *ailes*, légèrement relevées et incurvées. Nous lui décrirons deux faces et quatre bords.

La *face exocranienne*, fortement convexe vu l'incurvation latérale de l'os, présente : 1° le *corps* de l'os, arrondi d'un côté à l'autre et pourvu à sa réunion avec l'apophyse basilaire de fortes empreintes marquant l'attache des muscles droits antérieurs de la tête ; 2° la *scissure vidienne*, très faible et étroite, longeant le côté du corps depuis le trou déchiré jusqu'à l'orifice du *conduit vidien*, très petit canal qui va s'ouvrir dans l'hiatus orbitaire ; 3° l'*apophyse ptérygoïde* ou sous-sphénoïdale, longue, aplatie d'un côté à l'autre, obliquement dirigée en avant et en bas, et réunie au palatin et au ptérygoïdien avec lesquels elle forme bordure à l'ouverture gutturale des fosses nasales. Cette apophyse est traversée à la base par le conduit vidien dont il a été parlé plus haut ; 4° le *conduit ptérygoïdien* ou sous-sphénoïdal qui traverse aussi l'apophyse ptérygoïde mais en dehors du canal vidien et débouche par deux branches dans l'hiatus orbitaire ; 5° l'*hiatus orbitaire*, sorte de vestibule correspondant au fond de l'orbite, où aboutissent la branche principale du conduit ptérygoïdien, le conduit vidien, le conduit optique, le trou ethmoïdal et enfin les trois conduits sus-sphénoïdaux : trou grand rond, fente sphénoïdale et conduit pathétique ; cet hiatus est dominé postérieurement par une lame mince et tranchante derrière laquelle s'ouvre la petite branche du conduit ptérygoïdien ; le conduit pathétique s'ouvre ordinairement sur le bord même de cette lame en regard du trou optique ; 6° enfin, un long prolongement qui s'élève jusqu'à la base de l'apophyse sus-orbitaire du frontal en faisant enclave dans cet os, et qu'on appelle spécialement l'*aile* du sphénoïde (apophyse d'Ingrassias chez l'Homme). Le *trou ethmoïdal* ou trou orbitaire est percé entre cette aile et le frontal, à un centimètre environ de l'orifice extérieur du conduit optique.

La *face endocranienne*, concave d'un côté à l'autre, montre (fig. 39) :

1° Sur la ligne médiane, en allant d'avant en arrière : *a*) une petite saillie qui se soude avec l'apophyse crista-galli ; *b*) la *fossette optique*, allongée transversalement en forme de navette, sur les côtés de laquelle débouchent les conduits optiques ; *c*) la *selle turcique* ou *fosse pituitaire*, dépression légère, située sur le corps du sphénoïde postérieur, et séparée de la gouttière de l'apophyse basilaire par une saillie transverse peu marquée, trace de la *lame quadrilatère* ou dos de la selle turcique que l'on trouve dans d'autres espèces. Les *apophyses clinoïdes* que l'on observe chez l'Homme, aux angles de cette fosse, soit en avant soit en arrière, font ici défaut.

2° Sur les côtés, en avant, la surface interne des ailes, concave et parsemée d'impressions correspondant aux circonvolutions du cerveau, en arrière, une fosse allongée d'avant en arrière et atténuée dans le même sens, où se trouve logé le lobule piriforme ou mastoïde du cerveau ; enfin, entre cette fosse et la selle turcique, deux scissures antéro-postérieures : l'une interne appelée *gouttière caverneuse* : l'autre externe plus large et plus profonde, dite *maxillaire* parce qu'elle marque le passage du nerf maxillaire supérieur. Ces deux scissures commencent au trou déchiré et aboutissent en avant aux *conduits sus-sphénoïdaux*, lesquels sont, comme nous l'avons dit déjà, au nombre de trois : deux d'entre eux, très larges, sont placés l'un au-dessus de l'autre ; l'inférieur, percé dans le sphénoïde postérieur, est le *trou grand rond* ; le supérieur, compris entre les deux sphénoïdes, porte le nom de *fente* ou *grande fente sphénoïdale*. Le troisième, très petit, est situé en dehors du précédent dont il n'est souvent qu'une dépendance : c'est le *conduit pathétique* ou petite fente sphénoïdale. Il est à remarquer que le trou grand rond s'ouvre dans l'hiatus orbitaire en commun avec la branche principale du conduit ptérygoïdien.

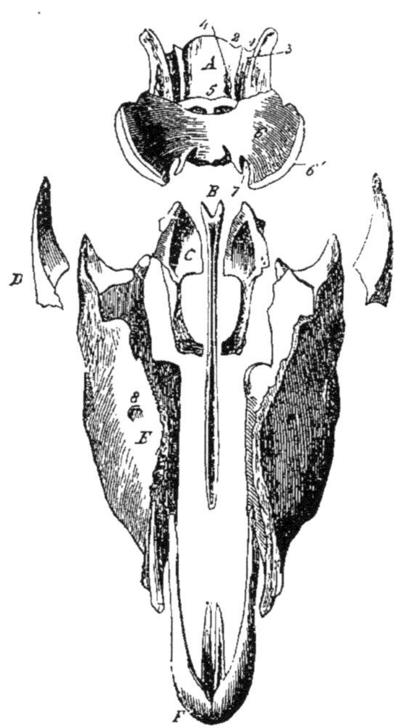

Fig. 39. — Os inférieurs de la tête d'un fœtus à terme (Cheval) désarticulés et vus par dessus *.

Le *bord postérieur* s'unit, au milieu, avec l'apophyse basilaire par l'intermédiaire d'une couche cartilagineuse qui s'ossifie à l'âge de trois à cinq ans. Il est libre latéralement, mince et tranchant, et circonscrit en avant l'hiatus occipito-sphéno-temporal ou trou déchiré. Deux échancrures le découpent à cet endroit, qui, à l'état frais, sont converties en trous par la substance fibro-cartilagineuse qui comble en grande partie le trou déchiré, et ces trous sont : l'interne, le *trou carotidien*, précédé sur la face externe de l'os d'une légère excavation dite fossette carotidienne, l'externe, le *trou ovale*, prolongé lui aussi par une dépression. En dehors du trou ovale, un troisième orifice, appelé *trou petit rond*,

* A, *sphénoïde* ; 1, échancrure maxillaire ; 2, échancrure carotidienne ; 3, gouttière pour le passage du nerf maxillaire supérieur ; 4, gouttière caverneuse ; 5, fossette optique ; 6, aile ; 6', portion non encore ossifiée de la grande aile ; 7, échancrure pour la formation du trou ethmoïdal. — B, *vomer*. — C, *palatin*. — D, *zygomatique*. — E, *maxillaire supérieur* ; 8, orifice antérieur du conduit dentaire supérieur. — F, *os inter-maxillaires*.

n'est point indiqué en général sur le squelette. Ces trois orifices, confondus avec le trou déchiré sur le squelette, servent, le premier à l'entrée de la carotide interne dans le crâne, le second à la sortie du nerf maxillaire inférieur, le troisième à la pénétration de l'artère sphéno-épineuse.

Le *bord antérieur* présente, dans la partie moyenne correspondant au corps de l'os, deux grandes cavités qui se continuent à l'intérieur des os palatins et constituent les sinus sphénoïdaux ou sphéno-palatins, cavités séparées l'une de l'autre par une lame médiane, souvent perforée, qui se soude de très bonne heure avec la lame perpendiculaire de l'ethmoïde. Sur les côtés, le bord antérieur, très mince, s'unit au palatin et au frontal.

Quant aux *bords latéraux,* ils sont amincis et convexes dans la partie qui correspond aux ailes, laquelle s'enfonce dans une mortaise de la face endocranienne du frontal. Dans le reste de leur étendue, ils sont épais, denticulés et taillés en biseau aux dépens de la lame externe de l'os pour s'unir à la portion écailleuse du temporal. L'enclavement des ailes du sphénoïde est si profond qu'on les voit quelquefois soulever la lame externe du frontal au-dessus de l'orbite et apparaître au dehors à l'état cartilagineux, et ce soulèvement se fait précisément à l'endroit où poussent les cornes dans les espèces qui en sont pourvues[1].

Structure. — Le sphénoïde est compact sur ses côtés, spongieux dans la partie moyenne.

Développement. — Il se développe aux dépens du cartilage, en deux principaux noyaux d'ossification, ainsi que nous l'avons dit en commençant. Le sphénoïde postérieur porte l'apophyse ptérygoïde, la selle turcique, les scissures qui bordent celles-ci, et la fosse du lobule piriforme du cerveau. Le sphénoïde antérieur porte les ailes, la fossette et les conduits optiques, les sinus sphénoïdaux. Le conduit vidien et les fentes sphénoïdales sont percés dans leur intervalle. Ils se soudent entre eux à peu près en même temps que le postérieur se soude à l'apophyse basilaire, mais longtemps après que l'antérieur s'est soudé à l'ethmoïde.

Remarque. — Chez l'Homme, on distingue des petites ailes ou apophyses d'Ingrassias appartenant au sphénoïde antérieur, et des grandes ailes dépendant du sphénoïde postérieur. Celles-ci ne sont pas développées chez les Solipèdes; tandis que celles-là sont énormes. Les parties que nous avons appelées ailes du sphénoïde correspondent donc aux petites ailes du sphénoïde humain.

3. Ethmoïde (fig. 40 à 42).

L'ethmoïde est un os de l'intérieur de la tête, situé à la limite du crâne et de la face et composé de cinq parties : la *lame perpendiculaire*, les *deux lames criblées* et les *deux masses latérales*.

A. Lame perpendiculaire. — La lame perpendiculaire est médiane et par conséquent impaire; ce n'est autre chose que la partie osseuse de la cloison médiane du nez qui fait éperon à l'intérieur du crâne. Elle offre à étudier deux faces et quatre bords.

Les *faces*, tapissées par la pituitaire, présentent en arrière l'impression plus ou moins accentuée des volutes qui leur sont opposées presque sans intervalle. —

1. Consulter sur ce point : L. Blanc, *Sur la valeur morphologique des cornes* (*Bulletin de la Société d'anthropologie de Lyon*, 1893).

Le *bord postérieur* fait dans le crâne une saillie qu'on appelle crête ethmoïdale ou *apophyse crista-galli*, à la base de laquelle se soude, de chaque côté, la lame criblée; ce bord saillant est concave, plus ou moins tranchant prolongé en haut par la crête sagittale du frontal, confondu en bas avec la partie moyenne du sphénoïde antérieur. Le *bord antérieur* se continue avec la cloison cartilagineuse qui sépare les fosses nasales l'une de l'autre et, par ossification progressive, s'étend à ses dépens; la cloison du nez n'est qu'un prolongement de la lame perpendiculaire, ou mieux celle-ci n'est que la partie ossifiée de la cloison, qui était, dans le principe, complètement cartilagineuse. Le *bord supérieur* se soude à la lame interne du frontal et, par son intermédiaire, se met en continuité avec la cloison médiane des sinus frontaux; il se soude aussi sur une plus ou moins grande longueur à la ligne de suture des os du nez. Le *bord inférieur* se continue en arrière avec la lame médiane qui divise le sinus sphénoïdal; il est reçu dans une rainure du vomer et ne tarde pas à se souder à cet os qui lui-même se soude au sphénoïde antérieur.

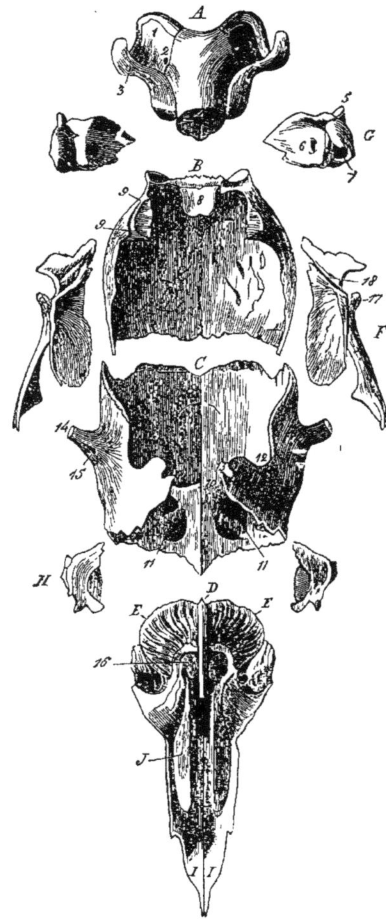

Fig. 40. — Os supérieurs de la tête d'un fœtus à terme (Cheval) désarticulés et vus par dessous *.

B. Lames criblées. — Les deux lames criblées croisent la lame perpendiculaire et se soudent à elles à la base de l'apophyse crista-galli; elles forment le fond des fosses olfactives situées de part et d'autre de cette apophyse et séparent la cavité cranienne des cavités nasales. Ces lames ont reçu leur nom de ce qu'elles sont criblées d'ouvertures qui livrent passage aux nerfs olfactifs; le nom d'ethmoïde est lui-même tiré de cette particularité (ἠθμός, crible; εἶδος, forme). Chaque lame criblée a la forme d'une ellipse à grand axe supéro-inférieur.

La face cranienne est concave et en rapport avec les lobules olfactifs du

* A, *occipital;* 1, condyle; 2, trou condylien; 3, apophyse jugulaire; 4, sommet de l'apophyse basilaire. — B, *pariétal;* 8, protubérance occipitale interne; 9, gouttière concourant à la formation du conduit temporal. — C, *frontal;* 10, relief transversal qui sépare la portion cranienne de l'os de la portion faciale; 11, sinus frontaux; 12, échancrure du bord latéral bouchée par l'aile du sphénoïde; 13, échancrure pour la formation du trou ethmoïdal; 14, sommet de l'apophyse orbitaire; 15, trou sourcilier. — D, *lame perpendiculaire de l'ethmoïde.* — E, E, *masses latérales de l'ethmoïde;* 16, la grande volute ethmoïdale. — F, *portion écailleuse du temporal;* 17, apophyse post-glénoïde; 18, gouttière qui sert à former le conduit temporal. — G, *portion tubéreuse du temporal;* 5, apophyse mastoïde; 6, hiatus auditif interne; 7, trou pour l'entrée de la trompe d'Eustache dans la caisse du tympan. — H, *lacrymal.* — I, *os nasal.* — J, *cornet supérieur.*

cerveau. La face nasale est convexe et donne attache à l'extrémité postérieure des volutes et du cornet supérieur. La circonférence se soude, en dedans à la lame perpendiculaire, en dehors au frontal et au sphénoïde.

C. MASSES LATÉRALES. — Les masses latérales (E, E, fig. 40) sont situées de chaque côté et à petite distance de la lame perpendiculaire; elles s'opposent à celle-ci par une surface plane et font saillie d'autre part dans les sinus frontal et maxillaire supérieur. Chacune d'elles est constituée par un assemblage de petits cornets extrêmement fragiles, connus sous le nom de *volutes* de l'ethmoïde, volutes libres du côté interne, enveloppées en commun du côté externe par un mince feuillet osseux qu'on appelle *lame papyracée* ou *os planum*.

La lame papyracée tout en enveloppant la masse des volutes en dehors fait paroi au sinus frontal et au sinus maxillaire supérieur et se raccorde à son pourtour avec le frontal et le sphénoïde en haut, le palatin et le maxillaire supérieur en bas; elle est parcourue par plusieurs sillons peu profonds qui répondent intérieurement à de petites crêtes sur lesquelles s'attachent les volutes.

Celles-ci sont d'autant plus longues qu'elles sont plus supérieures; la première, située immédiatement en dessous de l'extrémité postérieure du cornet supérieur, est de beaucoup la plus grande; toutes sont libres à l'extrémité antérieure, tandis qu'elles s'attachent par l'extrémité postérieure à la lame criblée, soit isolément, soit par groupes; en outre beaucoup prennent insertion dans leur longueur sur la lame papyracée. Elles sont constituées chacune par une lamelle osseuse excessivement mince, enroulée en cornet, de telle sorte que leur cavité s'ouvre dans l'arrière-fond de la fosse nasale, exception faite pour la grande volute qui s'ouvre par une fente étroite dans le sinus maxillaire supérieur. L'ensemble des anfractuosités comprises dans les volutes ou entre les volutes forme le *labyrinthe olfactif*, lequel dépend de l'arrière-fond de la fosse nasale, espace fort étroit compris entre la lame perpendiculaire et la masse latérale de l'ethmoïde.

Structure et développement de l'ethmoïde — L'ethmoïde est presque exclusivement formé de lamelles de tissu compact; on ne trouve un peu de tissu spongieux que dans la lame perpendiculaire. Il procède du cartilage, à l'exception de l'os planum qui est d'origine membraneuse. L'ethmoïde achève son développement fort tard. Les os qui l'avoisinent sont déjà à peu près complètement envahis par l'ossification que lui est encore entièrement cartilagineux. La transformation osseuse débute par l'extrémité antérieure des volutes et marche progressivement d'avant en arrière. La lame perpendiculaire s'ossifie à part et seulement quand les volutes sont arrivées à la moitié environ de leur évolution; elle se soude aussitôt avec le sphénoïde antérieur. L'ossification survient en dernier lieu dans les lames criblées; elle est à peine achevée à l'âge de six à huit mois.

4. Cornets (fig. 41).

Bien que les cornets n'entrent pour rien dans la constitution du crâne, il nous paraît rationnel de les décrire ici, à la suite de l'ethmoïde, car ce sont des parties développées solidairement, aux dépens du cartilage, et entrant les unes et les autres dans la constitution du labyrinthe nasal. Les cornets, au nombre de deux de chaque côté, représentent deux colonnes osseuses irrégulières, plus larges en arrière qu'en avant, comprimées dans le sens latéral, creusées intérieurement, couchées parallèlement sur la paroi externe de la fosse nasale, qu'ils divisent en trois *méats* ou gouttières.

On distingue les cornets en *supérieur* et *inférieur*.

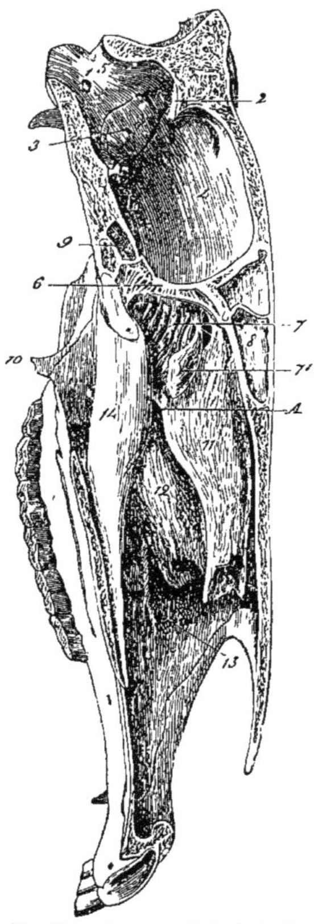

Fig. 41. — Coupe sagittale de la tête du Cheval *.

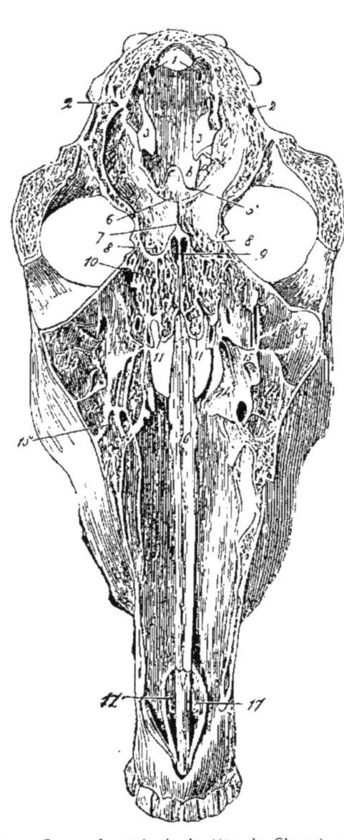

Fig. 42. — Coupe frontale de la tête du Cheval, montrant le plancher de la cavité crânienne et des cavités nasales, avec les sinus maxillaires **.

Le *cornet supérieur* ou *ethmoïdal* (*grande volute ethmoïdale* de quelques auteurs), est formé d'une table de tissu compact très mince, très fragile et comme papyracée, fixée par son bord supérieur à la crête interne de l'os nasal.

1, trou condylien ; 2, protubérance occipitale interne ; 3, hiatus auditif interne ; 4, cavité cérébrale ; 5, cavité cérébelleuse ; 6, bord supérieur de la lame perpendiculaire de l'ethmoïde (apophyse crista-galli) ; 7, volutes ethmoïdales (face nasale) ; 7', grande volute ; 8, sinus frontaux ; 9, sinus sphénoïdaux ; 10, aile interne de l'apophyse ptérygoïde (ptervgoïdien) ; 11, cornet ethmoïdal ; 12, cornet maxillaire ; 13, crête du maxillaire supérieur à laquelle est fixé ce dernier ; 14, vomer. — A, orifice de communication entre la cavité nasale et les sinus.

** 1, trou condylien ; 2, coupe du conduit temporal ; 3, hiatus occipito-sphéno-temporal ; 4, échancrure carotidienne ; 4', échancrure maxillaire ; *a*, scissure du nerf maxillaire supérieur ; *b*, scissure caverneuse ; 5, origine des conduits sus-sphénoïdaux ; *c*, selle turcique ; 6, fossette optique ; 7, portion de l'apophyse crista-galli ; 8, lame criblée de l'ethmoïde ; 9, lame perpendiculaire du même os ; 10, 10, ses masses latérales ; 11, intérieur de la grande volute ethmoïdale ; 12, 12, bas-fond des sinus maxillaires communiquant avec les sinus sphénoïdaux ; 13, sinus maxillaire supérieur ; 14, sinus maxillaire inférieur ; 14', compartiment supérieur du cornet maxillaire faisant partie de ce dernier sinus ; 15, coupe du conduit dentaire supérieur ; 16, gouttière du vomer ; 17, apophyse interne de l'intermaxillaire.

et roulée sur elle-même, de haut en bas et de dedans en dehors, à la manière des volutes de l'ethmoïde. En arrière, il est confondu avec ce dernier os dont il n'est, à proprement parler, que la volute la plus antérieure. A son extrémité inférieure, il est prolongé par une charpente fibro-cartilagineuse jusqu'à l'orifice externe du nez. Sa cavité intérieure est partagée en deux par une lame transverse: le compartiment postérieur fait partie du sinus frontal ; l'antérieur est subdivisé par d'autres petites lamelles en un nombre variable de loges qui communiquent avec la cavité nasale. — Cet os, développé par un seul noyau, s'ossifie en même temps que les volutes ethmoïdales et d'après le même procédé Avant la naissance, il est déjà exactement soudé avec le nasal.

Le *cornet inférieur* ou *maxillaire* (véritable *cornet* de quelques auteurs) se comporte comme le premier, sauf les modifications que nous allons indiquer. Ainsi, sa partie osseuse, ou le cornet proprement dit, est moins longue et moins volumineuse. Sa partie cartilagineuse est, au contraire, plus développée. Il est attaché par son bord inférieur, sur la crête verticale et sinueuse du maxillaire supérieur, et il s'enroule de bas en haut et de dedans en dehors, c'est-à-dire en sens inverse du précédent. En arrière, il s'arrête en regard de l'ouverture gutturale des fosses nasales et n'a point de rapport avec l'ethmoïde. Sa cavité supérieure fait partie du sinus maxillaire inférieur. — Il s'ossifie assez tard et n'est guère soudé avec l'os maxillaire, d'une manière définitive, que vers l'âge d'un an environ.

Les *méats* sont distingués en *supérieur*, *moyen* et *inférieur*. — Le premier longe au-dessus le cornet ethmoïdal et fait plafond à la fosse nasale. Le second sépare les deux cornets et présente, vers son extrémité postérieure, l'ouverture qui fait communiquer les sinus avec les cavités nasales. Le troisième est situé au-dessous du cornet maxillaire et se confond avec le plancher de la fosse nasale.

Les cornets ainsi que les volutes de l'ethmoïde ont pour destination essentielle de fournir à la membrane du nez une vaste surface de développement. En effet, cette membrane les tapisse entièrement à l'extérieur, et elle pénètre même dans les cellules anfractueuses de leur compartiment antérieur.

5. Temporal (fig. 38, 40 et 43).

Les *temporaux* (*temporalis*, de *tempus*, tempe) closent latéralement la cavité crânienne et s'articulent avec l'occipital, le pariétal, le frontal, le sphénoïde, le zygomatique, le maxillaire inférieur et l'hyoïde. Chaque temporal se compose, dans le principe, de trois pièces principales, qui restent libres ou se soudent plus ou moins suivant les espèces ; ce sont : la *portion écailleuse*, la *portion tympanique* et la *portion pétreuse*. Chez les Solipèdes, ces deux dernières portions se soudent avant la naissance ou rapidement après, de telle sorte que le temporal de l'adulte n'est plus formé que de deux parties : une écailleuse et une auriculaire, cette dernière connue des vétérinaires sous le nom de portion tubéreuse. Nous les décrirons séparément.

A. Portion écailleuse ou squamosal. — Elle est aplatie d'un côté à l'autre, ovalaire et légèrement incurvée en écaille, disposition qui lui a fait donner le nom sous laquelle on la désigne généralement. Elle offre à étudier une *face externe*, une *face interne* et une *circonférence*.

Faces. — La *face externe*, convexe, est garnie de quelques empreintes musculaires, de scissures vasculaires et de trous qui pénètrent dans le conduit temporal. Elle fait partie de la fosse temporale et donne naissance à l'*apophyse zygomatique*, longue éminence qui se porte d'abord en dehors et se recourbe bientôt en haut et en avant pour se terminer par un sommet aminci.

La *base* de cette éminence forme, en haut, une surface concave qui appartient à la fosse temporale ; elle porte, en bas, la surface articulaire qui répond au maxillaire inférieur ; celle-ci se compose : 1° d'un *condyle* allongé transversalement, convexe d'arrière en avant et légèrement concave d'un côté à l'autre : 2° d'une *cavité glénoïde* limitée en avant par le condyle, en arrière par une éminence mammiforme, dite *sus-condylienne* ou *apophyse post-glénoïdale* [1], contre laquelle vient s'appuyer le condyle du maxillaire quand cet os est tiré en arrière ; c'est immédiatement au-dessus de cette éminence que s'ouvre le conduit temporal. La *face externe* de l'apophyse zygomatique est lisse et convexe ; l'*interne*, concave, est également lisse, et borne en dehors la fosse temporale. Le *bord supérieur* est tranchant et convexe ; il se continue, au niveau d'une échancrure régulièrement arquée, avec une crête qui va rejoindre la ligne courbe supérieure et que l'on désigne quelquefois sous le nom de racine supérieure de l'apophyse zygomatique, le condyle dont il a été parlé ci-dessus figurant une deuxième racine dite racine transverse ou inférieure. Le *bord inférieur*, très court, est épais et rugueux. Le *sommet*, aplati de dessus en dessous et garni de dentelures sur ses deux faces, représente une espèce de coin qui s'enclave entre l'apophyse orbitaire du frontal et le zygomatique, et concourt pour une petite part à la formation de la cavité orbitaire ; en outre il lance une petite languette qui s'avance, en dedans du zygomatique, jusqu'au maxillaire supérieur.

La *face interne* de la portion écailleuse du temporal est divisée en deux parties par une gouttière à peu près verticale qui se termine en arrière de l'apophyse post-glénoïdale, et qui, en s'unissant à une semblable gouttière du pariétal, forme le *conduit temporal* ou *pariéto-temporal*. La partie postérieure, peu étendue et de forme triangulaire, s'articule par harmonie simple avec la face externe du rocher. La partie antérieure, la plus large, présente dans son milieu quelques impressions cérébrales et sillons vasculaires ; dans le reste de son étendue, c'est-à-dire à son pourtour, elle est taillée en un large biseau dentelé et lamelleux qui la met en rapport avec les os environnants.

Circonférence. — Elle peut se diviser en *deux bords* : l'un *supérieur*, convexe, soudé avec le pariétal et le frontal ; l'autre *inférieur*, articulé avec le sphénoïde dans sa moitié antérieure, et pourvu, en arrière de l'apophyse post-glénoïde, d'une échancrure profonde, arrondie, qui reçoit le tube auditif externe. En arrière, les deux bords se réunissent au sommet d'une pointe amincie qui s'appuie sur l'occipital.

Structure. — La portion écailleuse du temporal est formée de deux lames compactes très minces, n'admettant entre elles que fort peu de tissu spongieux. Celui-ci est très abondant dans l'épaisseur de l'apophyse zygomatique.

Développement. — Le squamosal est un os de recouvrement qui se développe rapidement et par un seul noyau. L'ossification procède de l'apophyse zygomatique et marche vers l'écaille temporale proprement dite.

1. Elle est représentée, chez l'Homme, par le rameau inférieur ou vertical de la racine supérieure de l'apophyse zygomatique.

B. Portion auriculaire. — C'est l'une des parties du squelette les plus intéressantes à étudier. Elle résulte de la soudure de la portion pétreuse et de la portion tympanique, entre lesquelles se trouve ménagée la caisse du tympan, et elle enferme dans sa partie pétreuse les cavités de l'oreille interne et le labyrinthe membraneux, où se termine le nerf acoustique. Les particularités intérieures seront étudiées quand nous décrirons l'appareil de l'audition. Nous nous bornerons ici à l'examen de la surface extérieure, de la structure et du développement de cette portion du temporal.

Elle est enclavée entre le bord latéral supérieur de l'occipital, le bord latéral du pariétal et la partie supérieure de la face interne de l'écaille temporale. Elle représente une pyramide triangulaire dont la base regarde en bas et en avant ; nous étudierons successivement ses *trois faces*, ses *bords*, son *sommet* et sa *base*.

Faces. — La *face postérieure* s'unit, par harmonie, à l'occipital. — La *face externe* est traversée d'une scissure vasculaire dite mastoïdienne et en partie couverte par la portion écailleuse. La *face interne* ou endocranienne est légèrement concave et parsemée d'impressions digitales superficielles ; elle fait partie de la paroi latérale de la cavité cérébelleuse. On y voit l'*hiatus auditif interne*, petite fossette dont le fond est percé de plusieurs trous qui livrent passage à des nerfs ; l'un de ces trous, le plus large, est l'orifice interne de l'*aqueduc de Fallope*, canal flexueux qui traverse l'os d'outre en outre et vient s'ouvrir sous l'apophyse mastoïde par le trou stylo-mastoïdien ; les autres trous pénètrent dans les cavités de l'oreille interne.

Ces faces sont séparées l'une de l'autre par autant de *bords* ou *angles plans* dont deux méritent plus particulièrement de fixer l'attention : celui qui est entre la face postérieure et la face externe, et celui qui est entre cette dernière et la face interne. — Le premier, épais et rugueux, constitue la *crête mastoïdienne*, qui se continue, en haut, avec la ligne courbe supérieure de l'occipital, après s'être réunie à la racine supérieure de l'apophyse zygomatique, et qui se termine, en bas, par une tubérosité à insertions musculaires, à laquelle on donne le nom d'*apophyse mastoïde*. La crête mastoïdienne est traversée par la scissure de même nom[1], qui s'engage sous la portion écailleuse et pénètre dans le conduit temporal. — L'autre bord est tranchant ; il forme avec la partie postérieure du bord latéral du pariétal la crête qui établit démarcation entre le compartiment cérébral et le compartiment cérébelleux de la cavité cranienne, et donne attache à la tente du cervelet.

Sommet. — Il est légèrement denticulé et s'articule avec l'occipital.

Base. — Irrégulière, elle offre à étudier : en dehors, le *conduit auditif externe*, tube saillant dirigé en dehors et en haut sur lequel se greffe le pavillon de l'oreille ; — en dedans, une crête tranchante, bordant le trou déchiré ; — sous l'apophyse mastoïde, le trou *stylo-mastoïdien* ou *pré-mastoïdien* ; — en avant, l'*apophyse subuliforme*, destinée à l'attache des muscles péristaphylins et de la trompe d'Eustache, apophyse longue, grêle et pointue comme une alène, présentant, à sa base et en dedans, un conduit qui pénètre dans la cavité tympanique, et qui est incomplètement partagé, par une petite lamelle osseuse, en deux portions parallèles ; — au centre, l'*apophyse hyoïdienne* ou *vaginale*[2], petit

1. Analogue au *canal mastoïdien* de l'Homme.
2. Cette apophyse est prolongée par un cartilage (*arthrohyal*) qui l'unit à l'*os styloïde*.

cylindre situé à la base du tube auditif et entouré d'une gaine osseuse; — enfin, la *bulle tympanique* ou *protubérance mastoïdienne*, éminence peu saillante, lisse et arrondie, quelquefois hérissée de pointes, creusée intérieurement de nombreuses cellules qui font partie de l'oreille moyenne.

Nous oublions à dessein plusieurs petits conduits fort remarquables qui parcourent la portion tubéreuse du temporal; nous nous en occuperons seulement quand nous ferons la description des rameaux nerveux et artériels auxquels ils sont destinés.

Développement. — La *portion auriculaire* ou *tubéreuse* du temporal se développe, comme nous l'avons déjà dit, par deux noyaux d'ossification principaux qui se soudent entre eux de très bonne heure, voire même avant la naissance. La *portion pétreuse* ou rocher est de provenance cartilagineuse; elle enferme à son intérieur les cavités de l'oreille interne et donne les faces, les bords et le sommet de l'os, ainsi que l'apophyse hyoïdienne de la base, et la paroi interne de la caisse du tympan. La crête et l'apophyse mastoïdiennes en dépendent. La *portion tympanique* est, au contraire, une pièce de recouvrement, c'est-à-dire d'origine fibreuse, qui forme toute la base de l'os à l'exception de l'apophyse hyoïdienne; elle débute par un anneau incomplet qui entoure la membrane du tympan (cercle tympanal), anneau s'étirant en dehors pour constituer le tube auditif, se soudant d'autre part au rocher après avoir formé la bulle tympanique et l'apophyse subuliforme ainsi que la gaine du prolongement hyoïdien. Un intervalle est ménagé entre le rocher et la portion tympanique : c'est la caisse du tympan, traversée par la chaîne des osselets de l'ouïe et ouverte au dehors à la base de l'apophyse subuliforme par le conduit de la trompe d'Eustache.

Structure. — Le rocher est la partie la plus dure du squelette; il ne contient guère de substance spongieuse qu'au centre de l'apophyse mastoïde. Cette substance n'entre point, pour ainsi dire, dans la structure de la portion tympanique.

6. Pariétaux (fig. 36, 40 et 43).

Les anatomistes de l'Homme décrivent deux pariétaux et un frontal, tandis que les vétérinaires ne distinguent qu'un seul pariétal et un seul frontal. Nous ne suivrons ni l'une ni l'autre de ces manières de voir, et nous reconnaîtrons deux pariétaux, deux frontaux, comme deux os du nez et deux intermaxillaires. Il est vrai que la suture médio-frontale de l'Homme s'efface de très bonne heure tandis que la suture médio-pariétale persiste jusqu'au delà de l'âge adulte; mais il en est tout autrement chez nos Mammifères, où cette dernière suture disparaît le plus souvent avant l'autre.

Les *pariétaux* (de *paries*, paroi) sont des os larges et minces qui s'incurvent fortement en voûte pour former le plafond de la boîte crânienne; ils sont bornés en arrière par l'occipital, en avant par les frontaux et latéralement par les temporaux. — Ils offrent à étudier une *face externe*, une *face interne* et une *circonférence* qui se divise elle-même en quatre *bords*.

Faces. — La *face externe* ou *exocranienne* est convexe. On y remarque deux crêtes courbes à concavité tournée en dehors; ces deux crêtes, dites *pariétales* ou *temporales*, se rapprochent et se confondent postérieurement en une crête médiane ou sagittale qui se termine à la protubérance occipitale externe; elles divergent en avant, et se continuent sur les frontaux jusqu'au bord postérieur des apophyses orbitaires. Elles partagent la surface des deux pariétaux en trois portions : deux latérales, rugueuses et parcourues par des sillons vasculaires, font partie des *fosses temporales* ; la troisième médiane, plane, lisse et de forme triangulaire, est recouverte par la peau. — La *face endocranienne*, concave, offre, sur la ligne médiane, une crête, dite crête sagittale interne, qui a son point de départ à l'éminence occipitale interne et s'efface le plus souvent à la partie antérieure où elle peut être remplacée par un léger sillon. Latéralement, on voit les impressions des circonvolutions cérébrales ainsi que des sillons vasculaires, ramifiés.

Bords. — Le *bord postérieur*, profondément échancré, épais et dentelé, s'articule avec l'occipital et notamment avec son noyau interpariétal (suture lambdoïde). — Le *bord antérieur*, presque droit, fortement dentelé, forme un biseau externe dans sa partie moyenne et un biseau interne sur les côtés ; il répond au frontal. — Les *bords latéraux*, très minces, sont taillés, aux dépens de la lame externe de l'os, en un large biseau qui répond au squamosal. En arrière, ils se recourbent vers le centre de la cavité cranienne et forment, en s'adossant aux rochers, les crêtes cérébro-cérébelleuses qui descendent de chaque côté de la protubérance occipitale interne.

Structure. — Ces os contiennent beaucoup de substance compacte ; la substance spongieuse n'existe qu'au voisinage de la ligne médiane.

Développement. — Ils se développent chacun par un seul noyau d'ossification dans la membrane fibreuse de la voûte cranienne. Leur suture, connue sous le nom de suture sagittale, se soude d'arrière en avant, à partir de quinze à dix-huit mois jusqu'à deux ans et demi à trois ans ; il n'est pas rare toutefois d'en rencontrer encore des traces à quatre ans et demi et même cinq ans. Dans le jeune âge, les crêtes temporales n'existent point, et la voûte des pariétaux est beaucoup plus bombée.

7. Frontaux (fig. 36, 40, 41 et 43).

Les *frontaux* (de *frons*, *frontis*, front) sont des os plats quadrilatères dont les parties latérales se coudent à angle aigu sur la partie moyenne et se portent en bas et un peu en dedans à la rencontre des ailes du sphénoïde. Ils concourent à former la voûte cranienne et une partie de la face. Ils sont bornés : en arrière, par les pariétaux, en avant, par les sus-nasaux et les lacrymaux, de chaque côté, par le squamosal, le sphénoïde, le palatin et même le maxillaire supérieur. Ils offrent à étudier une *face externe*, une *face interne* et *quatre bords*.

Faces. — La *face externe* est divisée, par leur coudure latérale, en trois régions : une médiane et deux latérales. — La première, à peu près plane, de forme losangique, est recouverte par la peau et constitue la base du front. Elle donne naissance, de chaque côté, au point même où s'opère l'inflexion de l'os, à une *apophyse orbitaire*, longue, aplatie, dirigée en dehors et en arrière, recourbée en bas, formant l'*arcade orbitaire*. La face supérieure ou externe de cette apophyse est convexe et légèrement rugueuse ; la face interne, lisse et concave, fait partie de la fosse orbitaire ; le bord postérieur, épais et concave, se continue, en dedans, avec la crête temporale correspondante, en dehors, avec le bord supérieur de l'apophyse zygomatique ; il limite en avant la fosse temporale ; le bord antérieur, également concave, mais aminci, âpre, concourt à la formation du sourcil de l'orbite; le sommet renflé et denticulé, s'appuie sur l'apophyse zygomatique du temporal et s'unit avec elle ; la base, large, est traversée par un trou appelé *sus-orbitaire* ou *sourcilier*. — Les régions latérales de la face externe des frontaux sont légèrement excavées et servent, par la plus grande partie de leur étendue, à former les orbites. Elles présentent, vers la base de l'arcade orbitaire, une légère dépression qui répond au coude décrit par le muscle grand oblique de l'œil quand il s'infléchit sur sa poulie de renvoi.

La *face interne* du frontal, concave, est divisée en deux parties inégales par un relief transversal qui correspond à la limite du crâne et de la face. — La postérieure, parsemée d'impressions digitales, appartient à la cavité cranienne. Elle présente : 1° sur la ligne médiane, une légère crête sagittale interne qui se continue d'une part avec celle du pariétal en s'effaçant plus ou moins, d'autre part avec la crête ethmoïdale ou apophyse crista-galli ; 2° sur les côtés et dans l'angle rentrant formé par la coudure de l'os, une fente étroite, espèce de mortaise qui reçoit l'aile du sphénoïde. — La partie faciale s'unit, sur la ligne médiane, avec la lame perpendiculaire de l'ethmoïde. Elle est creusée latéralement de grandes anfractuosités situées entre les deux lames de l'os et dépendant des sinus frontaux.

Bords. — Le *bord postérieur*, denticulé, est taillé en biseau dans sa partie moyenne, aux dépens de la lame interne de l'os, et, sur les parties latérales, aux dépens de la lame externe; il répond aux pariétaux et à la portion écailleuse du temporal. — *L'antérieur*, prolongé en pointe dans le milieu, répond aux os nasaux, au moyen d'un large biseau externe ; latéralement, il est très mince, à peine denticulé, et s'articule avec le lacrymal. — Les *bords latéraux*, minces et irréguliers, présentent deux échancrures : l'une, postérieure, large et profonde, est bouchée par l'aile du sphénoïde ; l'autre, antérieure, très étroite, forme, en s'unissant à une semblable échancrure du sphénoïde, le *trou ethmoïdal* ou *orbitaire*, qui aboutit dans le crâne, au côté externe de la fosse olfactive. Chacun de ces deux bords répond encore, dans une très petite étendue, au palatin correspondant et même au maxillaire supérieur, celui-ci séparant le lacrymal du palatin.

Structure. — Les deux lames compactes des frontaux admettent entre elles du tissu spongieux vers la partie moyenne de l'os et en arrière; elles s'écartent en avant pour former les sinus frontaux, lesquels sont séparés l'un de l'autre par une lame médiane très mince, mais imperforée. Latéralement, elles s'amincissent et se confondent.

Développement. — Les frontaux se développent chacun par un noyau d'ossification. Leur suture, dite suture métopique chez l'Homme, se soude d'arrière en avant vers l'âge de cinq à sept ans chez les Solipèdes, mais souvent on en trouve encore la trace aux âges avancés. Dans le jeune âge, la partie cranienne de l'os forme, avec le pariétal, une large bosse arrondie qui proémine sur la partie faciale. Cette saillie disparaît plus tard par suite du développement des sinus frontaux. Ces cavités n'existent point chez le fœtus très jeune. Elles commencent à se former, vers le quatrième mois de la conception, par un travail de résorption qui fait disparaître la substance spongieuse interposée aux deux lames compactes de l'os, et qui amène même la destruction de la lame interne.

Elles s'agrandissent avec l'âge et restent, pendant toute la vie de l'animal, séparées l'une de l'autre par une cloison verticale.

Os de la face.

La *face*, beaucoup plus étendue que le crâne, chez la plupart de nos animaux domestiques, se compose des *deux mâchoires*, appareils osseux qui servent de supports aux organes passifs de la mastication, c'est-à-dire aux dents; la *mâchoire supérieure* est, en outre, traversée dans sa longueur par les cavités nasales. — La face est formée, sans compter les cornets, de sept os pairs et de deux impairs, tous d'origine membraneuse. Les os pairs sont : les *maxillaires supérieurs*, les *intermaxillaires*, les *palatins*, les *ptérygoïdiens*, les *zygomatiques*, les *lacrymaux*, les *nasaux;* les impairs sont : le *vomer* et le *maxillaire inférieur*. Parmi ces os, cinq seulement sont destinés à l'implantation des dents; ils ont reçu le nom générique de maxillaires; les autres établissent l'union entre le crâne et la mâchoire supérieure ou concourent à la formation des cavités nasales. — Les orbites, ou cavités de réception des yeux, sont situées entre le crâne et la mâchoire supérieure.

1. Maxillaire supérieur (fig. 36, 39, 43).

Encore appelé *grand sus-maxillaire*, le *maxillaire supérieur* (*maxillaris*, de *maxilla*, mâchoire), est l'os le plus étendu de la mâchoire supérieure; il porte les six dents molaires et la canine. Situé sur le côté de la face, il est borné : en arrière, par le frontal, le palatin, le zygomatique et le lacrymal; en avant, par l'intermaxillaire; en haut, par le nasal; en bas et en dedans, par celui du côté opposé. Il est allongé horizontalement, irrégulièrement triangulaire, et offre à étudier *deux faces*, *deux bords* et *deux extrémités*.

Faces. — La *face externe*, d'autant plus convexe que l'animal est plus jeune, présente : 1° au-dessus des quatrième et cinquième molaires, une crête allongée qui se continue avec le bord inférieur du zygomatique : c'est l'*épine maxillaire*; 2° au-dessus et un peu en avant de cette épine, le *trou sous-orbitaire*, orifice antérieur du *conduit dentaire supérieur*; 3° en prolongement de ce trou, la *fosse sous-orbitaire*, impression légère produite par le passage du nerf maxillaire supérieur.

La *face interne* concourt à former la paroi externe des cavités nasales et des sinus maxillaires. On y remarque : en arrière et en haut, une excavation profonde, vaste et diverticulée, qui fait partie des sinus maxillaires; dans le reste de son étendue, une surface inégalement lisse, tapissée par la muqueuse du nez et parcourue par une légère crête sinueuse qui donne attache au cornet maxillaire; la partie située au-dessus de cette crête répond au méat moyen de la fosse nasale; elle présente l'orifice antérieur du *conduit osseux lacrymal*, continué par un sillon jusqu'à l'extrémité antérieure de l'os; la partie située au-dessous appartient au méat inférieur.

De la face interne, se détache, près du bord inférieur, une large et longue lame verticale, formant chez l'Homme et les animaux à face courte, une simple apophyse, l'*apophyse palatine*. Cette lame, unie sur la ligne médiane à celle du côté opposé, concourt, pour la plus grande part, à la constitution de la voûte du palais. Elle offre : une face supérieure, légèrement concave, formant le plancher de la fosse nasale ; une face inférieure, buccale, sillonnée de petites scissures, criblée de porosités, et parcourue, suivant sa longueur, par une gouttière assez large, la *gouttière* ou *scissure palatine*, qui prend naissance en arrière à l'orifice antérieur du conduit palatin ; un bord denticulé qui s'articule avec le bord analogue de l'apophyse palatine du côté opposé.

Bords. — Le *supérieur*, mince et convexe, se divise en deux parties : l'une, antérieure, creusée en mortaise pour recevoir le bord externe de l'os nasal et l'apophyse externe de l'intermaxillaire; l'autre, postérieure, taillée en large biseau aux dépens de la lame externe de l'os, pour répondre au lacrymal et au zygo-

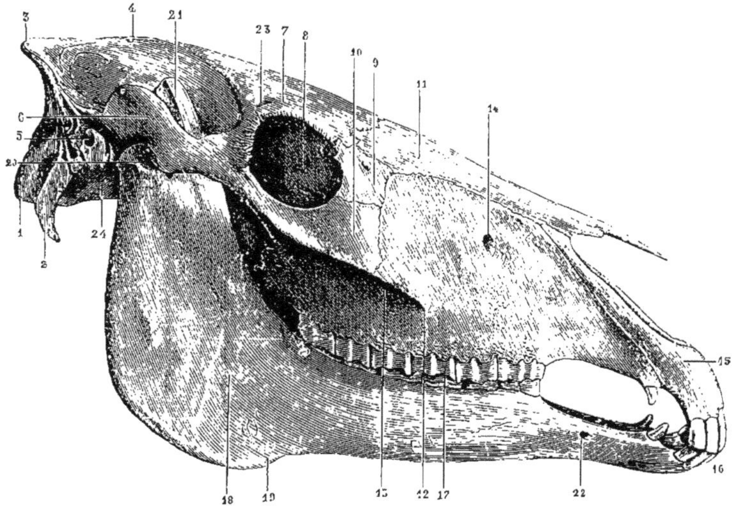

Fig. 43. — Tête de Cheval (face latérale) *.

matique. — Le *bord inférieur* ou *externe* est très épais et creusé de six grandes cavités quadrilatères, nommées *alvéoles*, dans lesquelles sont implantées les dents molaires. En arrière du dernier alvéole, il forme une éminence rugueuse, *tubérosité alvéolaire* ; en avant du premier, il devient mince, tranchant, et fait partie de l'*espace interdentaire*, c'est-à-dire de l'espace qui sépare les dents molaires des incisives.

Extrémités. — La *postérieure*, la plus grosse, forme une protubérance lisse et arrondie (*protubérance maxillaire*), à l'intérieur de laquelle se prolonge le sinus maxillaire supérieur. Au-dessus et en dedans de cette éminence, se voit une excavation large et profonde, à la formation de laquelle participe le palatin : c'est l'*hiatus maxillaire* ou fosse *ptérygo-maxillaire*, située directement en regard de l'hiatus orbitaire. On voit au fond de cette cavité : le trou nasal, l'orifice pos-

* 1, condyle de l'occipital ; 2, apophyse styloïde ou jugulaire de l'occipital ; 3, protubérance occipitale externe ; 4, crête temporale ; 5, hiatus auditif externe ; 6, apophyse zygomatique du temporal ; 7, frontal ; 8, orbite ; 9, lacrymal et son tubercule ; 10, zygomatique ou jugal ; 11, os nasal ; 12, maxillaire supérieur ; 13, épine zygomatique ; 14, trou sous-orbitaire ; 15, os intermaxillaire ; 16, dents incisives ; 17, dents molaires ; 18, maxillaire inférieur ; 19, scissure maxillaire ; 20, condyle ; 21, apophyse coronoïde ; 22, trou mentonnier ; 23, trou sourcilier ; 24, apophyse basilaire de l'occipital.

térieur du conduit dentaire supérieur et l'orifice postérieur du conduit palatin. — Le *trou nasal* appartient à l'os palatin et s'ouvre immédiatement dans la cavité nasale. — Le *conduit dentaire supérieur* ou *sous-orbitaire* traverse les sinus maxillaires en passant au-dessus des racines des dents molaires, et se termine par deux branches : l'une, qui s'ouvre à la surface externe de l'os par le trou sous-orbitaire, au-dessus de la dernière prémolaire ; l'autre, très étroite, qui continue le trajet du conduit dans l'épaisseur de l'os et se prolonge, par plusieurs petits rameaux très fins, jusque dans l'intermaxillaire. — Le *conduit palatin* est creusé entre le maxillaire supérieur et le palatin, et formé par deux scissures opposées des faces adjacentes de ces os ; il va de l'hiatus maxillaire à la scissure palatine.

L'*extrémité inférieure* porte, chez le mâle, l'alvéole de la dent canine ou crochet, alvéole longeant la suture de l'intermaxillaire mais creusé tout entier dans le maxillaire supérieur.

Structure et développement. — Cet os se développe par un seul noyau d'ossification. Il est d'autant plus spongieux, vers le bord alvéolaire et l'extrémité supérieure surtout, que l'animal est moins avancé en âge. — La partie des sinus maxillaires qui est située en dehors du canal dentaire ne commence à se creuser que vers l'âge de trois à cinq mois ; elle ne prend tout son développement qu'aux âges avancés, sous l'influence de l'affaissement et de la rétraction des alvéoles des dents molaires, corrélatifs à l'éruption permanente de ces dents. — La protubérance maxillaire est d'abord pleine ou du moins remplie par les follicules des arrière-molaires ; elle se transforme plus tard en une véritable bulle qui fait cul-de-sac au sinus maxillaire postérieur.

2. Intermaxillaires (fig. 36, 38, 39, 43).

Ces os, encore appelés *prémaxillaires*, *petits sus-maxillaires*, *os incisifs*, occupent l'extrémité antérieure de la tête, entre les deux maxillaires supérieurs. Ils se composent d'une *partie renflée* portant les dents incisives, et de deux longues *apophyses*.

Partie renflée ou *corps*. — Elle représente un solide à *trois faces* : une *externe* ou *labiale*, lisse et convexe ; une *interne*, denticulée pour s'unir à l'os du côté opposé, et traversée, de dessus en dessous, par une scissure infléchie qui forme, avec la scissure analogue de l'autre intermaxillaire, le *conduit* ou le *trou incisif* ; une *inférieure* ou *buccale*, légèrement concave, et présentant la continuation de la scissure palatine qui aboutit au trou incisif. — Ces trois faces sont séparées par autant de *bords : deux internes*, limitant en haut et en bas la face correspondante, et *un externe*, séparant la face labiale de la face buccale. Celui-ci mérite seul d'être étudié ; il est très épais et se divise en deux parties : une antérieure, qui décrit une ligne courbe à concavité tournée vers la bouche et qui est creusée de trois alvéoles pour recevoir les dents incisives ; une autre supérieure, droite, horizontale et un peu tranchante, qui fait partie de l'espace interdentaire.

Apophyses. — On les distingue en *externe*, *montante* ou *nasale*, et *interne* ou *palatine*. — La première, la plus forte et la plus longue, est aplatie d'un côté à l'autre et va en s'amincissant d'avant en arrière ; sa face externe, lisse et plus ou moins convexe, se continue avec celle du corps de l'os ; sa face interne est recouverte par la muqueuse du nez ; son bord supérieur est lisse et arrondi ; l'inférieur, aigu et denticulé pour répondre au maxillaire supérieur, se rencontre avec le bord externe du corps ; son sommet, aminci et atténué, s'insinue entre ce dernier os et le nasal. — L'*apophyse interne* est aplatie de dessus en dessous et figure une languette fort mince, séparée du reste de l'os par une échancrure étroite et très profonde qu'on appelle *fente palatine* ou *fente incisive*. Sa face nasale donne appui à l'extrémité du vomer ; la buccale, continue avec la même face du corps de l'os, fait partie de la voûte palatine ; son bord externe borde en dedans la fente palatine ; l'interne s'unit par suture dentée avec l'os opposé ; son extrémité s'unit avec l'apophyse palatine du maxillaire supérieur.

Structure et développement. — Les intermaxillaires sont des os spongieux, développés chacun par un noyau d'ossification.

3. Palatins (fig. 38 et 39).

Les *os palatins* (*palatinus*, de *palatinum*, palais), situés entre les maxillaires supérieurs, au pourtour de l'ouverture gutturale des cavités nasales, sont articulés avec le sphénoïde, l'ethmoïde, le vomer, le frontal et le ptérygoïdien. Ils sont allongés d'arrière en avant et recourbés l'un vers l'autre à leur extrémité antérieure. On peut les diviser pour l'étude en : une portion antérieure ou palatine, une portion moyenne ou gutturale et une portion postérieure ou orbitaire.

La *portion palatine*, aplatie de dessus en dessous, forme une étroite bordure à la moitié antérieure de l'ouverture gutturale (arcade palatine) : elle présente sur la suture médiane une petite pointe ou un tubercule plus ou moins marqué, qu'on appelle *épine palatine* ; latéralement et du côté buccal, l'orifice antérieur du canal palatin qui s'ouvre exactement sur la suture palato-maxillaire.

La *portion gutturale* est aplatie d'un côté à l'autre et située sur le côté de l'ouverture gutturale. Sa face externe s'unit par une surface lamelleuse et denticulée à une semblable surface du maxillaire supérieur en ménageant l'espace du canal palatin ; sa face interne est lisse et concave en avant où elle fait suite au méat inférieur de la fosse nasale ; tandis qu'elle est rugueuse et déjetée en dehors à la partie postérieure qui, en s'unissant à l'apophyse ptérygoïde du sphénoïde, forme une sorte de revers saillant, triangulaire, qui porte en dedans le petit os ptérygoïdien, et que l'on appelle souvent apophyse ou crête ptérygo-palatine. Le fond de l'intervalle des apophyses ptérygo-palatines est occupé par le vomer.

La *portion orbitaire* s'élève jusqu'au frontal, entre le sphénoïde et la protubérance maxillaire ; elle circonscrit avec celle-ci l'hiatus maxillaire déjà décrit, qui correspond à la fosse ptérygo-maxillaire de l'Homme ; elle montre en outre une petite scissure dite staphyline qui gagne la fraction palatine de l'os en contournant la protubérance maxillaire et la tubérosité alvéolaire. — Le sinus sphénoïdal s'étend entre ses deux lames et, par son intermédiaire, communique avec le sinus maxillaire supérieur.

Structure et développement. — Le palatin est un os très compact, développé par un seul noyau d'ossification.

4. Ptérygoïdien (fig. 37 et 38).

Petit os très étroit, aplati d'un côté à l'autre, appliqué contre la face interne de la crête palatine et de l'apophyse ptérygoïde, dans une direction oblique de haut en bas et d'arrière en avant. Il représente l'aile interne de l'apophyse ptérygoïde de l'Homme.

La *face externe* s'unit à la crête ptérygo-palatine. La *face interne* est lisse et tapissée par la muqueuse pharyngienne. — L'*extrémité supérieure* s'effile et participe à la formation du conduit vidien. L'*inférieure* est libre, notablement épaissie et recourbée en arrière : c'est le crochet du ptérygoïdien ; elle présente en dehors une coulisse qui sert de poulie de renvoi au tendon du muscle péri-staphylin externe.

Structure et développement. — Cet os est entièrement compact et se développe par un noyau d'ossification unique.

5. Zygomatique (fig. 36, 39, 43).

Encore appelé *malaire, jugal, os de la pommette,* le zygomatique (de ζύγωμα, jonction) est allongé d'avant en arrière, aplati d'un côté à l'autre, irrégulièrement triangulaire, situé sur le côté de la face, à la partie inféro-antérieure de l'orbite, et articulé avec le maxillaire supérieur, le lacrymal et le temporal. On y considère *deux faces, deux bords, une base et un sommet.*

Faces. — La *face externe* comprend deux parties séparées l'une de l'autre par un rebord régulièrement arqué qui s'étend du sommet au milieu du bord supérieur de l'os et concourt à former le sourcil de l'orbite. La partie intra-orbitaire est lisse et concave ; l'extraorbitaire, plus étendue, est également lisse, mais légèrement convexe. — La *face interne* est excavée dans sa partie centrale, qui répond au sinus maxillaire. A son pourtour, elle présente des dentelures et des lamelles pour s'articuler avec l'os maxillaire supérieur.

Bords. — Le *supérieur,* mince et denticulé, s'unit au lacrymal. — L'*inférieur* ou *massétérin,* plus épais, constitue une crête rugueuse, la *crête zygomatique,* qui se continue, en arrière, avec le bord postérieur de l'apophyse de même nom ; en avant, avec l'épine maxillaire.

Base et sommet. — La *base,* très mince, se soude avec l'os maxillaire supérieur. — Le *sommet,* aplati de dessus en arrière et taillé en biseau sur sa face supérieure, rejoint l'apophyse zygomatique et forme avec elle le *pont jugal* ou *arcade zygomatique* qui va du crâne à la face.

Structure et développement. — Cet os, assez spongieux dans sa partie postérieure, se développe par un seul point d'ossification.

6. Lacrymal ou os unguis (fig. 36, 40, 43).

Le lacrymal (de *lacryma,* larme) est un os fort léger, très mince, coudé sur lui-même à angle droit, situé au côté antéro-interne de l'orbite, qu'il concourt à former, et enclavé entre le frontal, le nasal, le maxillaire supérieur et le zygomatique. On étudie dans cet os une *face externe,* une *face interne* et une *circonférence.*

Faces. — L'*externe* est divisée en deux régions, l'une postérieure, l'autre antérieure, par une crête courbe qui fait partie du sourcil de l'orbite et qui est pourvue d'une ou deux pointes plus ou moins âpres limitées par de petites échancrures. La région postérieure, appelée *orbitaire* à cause de sa situation dans l'orbite, est légèrement concave et lisse; elle présente, près du sourcil orbitaire, l'orifice du *conduit lacrymal*, qui va s'ouvrir à la face interne du maxillaire supérieur, où il est continué par une scissure; plus en arrière, la *fossette lacrymale*. La région antérieure ou *faciale* est très légèrement bombée et pourvue d'un tubercule d'insertion plus ou moins accentué, parfois très saillant, le *tubercule lacrymal*. — La *face interne* est employée, dans toute son étendue, à la formation des parois des sinus maxillaire et frontal; on y remarque un relief cylindrique produit par l'étui osseux du canal lacrymal.

Circonférence. — Elle est très irrégulière et denticulée pour répondre aux os environnants.

Structure et développement. — Cet os, entièrement compact, se développe par un noyau d'ossification unique.

7. Os propre du nez ou os nasal (fig. 36, 40, 43).

Situés à la face supérieure de la tête, articulés entre eux sur la ligne médiane et compris entre les frontaux, les lacrymaux, les maxillaires supérieurs et les intermaxillaires, les os nasaux sont triangulaires, allongés d'arrière en avant, aplatis de dessus en dessous et incurvés d'un côté à l'autre. Ils offrent à étudier *deux faces, deux bords, une base et un sommet*.

Faces. — La *face externe* ou *supérieure* de l'os nasal, plus large en arrière qu'en avant, est convexe d'un côté à l'autre et à peu près lisse. — La *face interne, inférieure* ou *nasale* présente, vers son quart postérieur, une crête irrégulière qui la divise en deux parties : l'une postérieure faisant paroi au sinus frontal, l'autre antérieure tapissée par la muqueuse du nez et parcourue longitudinalement par la crête d'insertion du cornet ethmoïdal, laquelle se joint à la précédente.

Bords. — Le *bord externe* est très aminci dans ses deux tiers supérieurs et s'articule avec le lacrymal, le bord supérieur du maxillaire supérieur et l'extrémité de l'apophyse montante de l'os incisif. Dans le tiers inférieur, il s'isole de ce dernier os en formant, avec l'apophyse précitée, un angle rentrant très aigu dont l'ouverture regarde en avant. — Le *bord interne* est denticulé pour répondre à l'os opposé.

Base et sommet. — La *base* occupe l'extrémité supérieure de l'os; elle décrit une ligne courbe à convexité supérieure et figure, en s'unissant sur la ligne médiane à celle de l'os opposé, l'échancrure d'un cœur de carte à jouer; elle est taillée en biseau aux dépens de la lame interne de l'os et articulée avec le frontal. — Le *sommet* des deux os nasaux, tout à fait pointu, constitue le *prolongement nasal* ou *pointe nasale*, sorte d'apophyse impaire et triangulaire, qui comprend toute la portion libre de ces os.

Structure et développement. — Os presque entièrement compact, ossifié par un seul noyau.

8. Vomer (fig. 37, 38, 39).

Impair, étendu sur la ligne médiane, depuis le corps du sphénoïde jusqu'à l'intermaxillaire, le *vomer* (de *vomer*, soc de charrue), os de recouvrement de la cloison nasale, offre à étudier *deux faces latérales, deux bords* et *deux extrémités.*

Les *faces* sont lisses, planes et tapissées par la membrane nasale. — Le *bord supérieur* est creusé, dans toute sa longueur, d'une rainure profonde qui reçoit le bord inférieur de la cloison médiane du nez. — Le *bord inférieur* est tranchant et lisse au niveau de l'ouverture gutturale des fosses nasales qu'il divise en deux moitiés, une pour chacune de ces fosses ; il est épais et légèrement denticulé dans le reste de son étendue, où il s'appuie sur la suture médiane des apophyses palatines des maxillaires supérieurs. — L'*extrémité postérieure*, épanouie sous le corps du sphénoïde antérieur, est pourvue, dans son milieu, d'une échancrure qui la partage en deux prolongements latéraux (*ailes du vomer*), en forme d'oreilles de Chat. Elle s'articule avec le sphénoïde, l'ethmoïde, les palatins et les ptérygoïdiens. — L'*extrémité inférieure* vient reposer sur les apophyses palatines des intermaxillaires. A cet endroit, le vomer tend à s'aplatir de dessus en dessous; sa rainure a gagné en largeur mais a beaucoup diminué de profondeur.

Structure et développement. — Cet os est entièrement compact et se développe par un noyau d'ossification unique.

9. Maxillaire inférieur (fig. 44).

Le *maxillaire inférieur*, os de la mâchoire inférieure ou mandibule, n'est soudé avec aucun des os qui précèdent; il s'unit seulement à deux d'entre

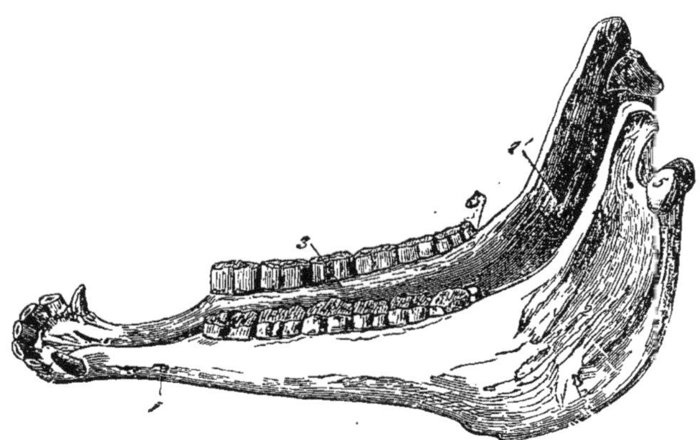

Fig. 44. — Maxillaire inférieur du Cheval*.

eux, les temporaux, par articulation diarthrodiale. C'est un os considérable, composé de deux branches symétriques, aplaties d'un côté à l'autre, plus larges

* 1, trou mentonnier ; 1', orifice supérieur du conduit dentaire inférieur ; 2, surface d'implantation du muscle masséter ; 3, ligne myléenne ; 4, apophyse coronoïde ; 5, condyle.

en arrière qu'en avant, recourbées en haut dans leur tiers postérieur et réunies par leur extrémité antérieure, écartées postérieurement de manière à limiter entre elles un espace, dit *intramaxillaire*, ayant la forme de la lettre V. Ces deux branches, soudées ensemble à partir de l'âge de quatre à six mois, constituent, chez le fœtus, deux pièces distinctes ; chacune d'elles comprend une portion horizontale et une portion montante ou recourbée et offre à étudier *deux faces*, *deux bords* et *deux extrémités*.

Faces. — La *face externe* des branches, lisse et arrondie dans la portion horizontale, se transforme, sur la portion recourbée, en une surface rugueuse sur laquelle s'implantent les fibres du masséter. — La *face interne* présente, dans le point correspondant, une surface excavée et rugueuse correspondant au muscle masséter interne, à la partie supérieure de laquelle on remarque l'orifice supérieur du *conduit dentaire inférieur*, long canal qui descend entre les deux lames de l'os, en passant sous les alvéoles des dents molaires, et se perd insensiblement dans le corps de l'os, après s'être largement ouvert à l'extérieur par le *trou mentonnier*. Au niveau de la portion horizontale, la face interne est lisse, presque plane et dépourvue de toute particularité remarquable. On y voit cependant : 1° près du bord alvéolaire, une légère ligne en saillie, la *ligne myléenne* ; 2° au-dessous de la ligne myléenne, une dépression à peine sensible qui loge la glande sublinguale (fosse sublinguale) ; 3° tout à fait en bas, dans l'angle rentrant formé par l'écartement des branches, une petite excavation rugueuse qui réunie à celle de la branche opposée forme la *surface génienne*.

Bords. — Le *bord supérieur*, appelé encore *alvéolaire*, présente, dans sa partie droite, six alvéoles, pour recevoir les dents molaires inférieures; sa partie recourbée, plus mince, concave et rugueuse, sert à des insertions musculaires ; on y voit notamment, en arrière de la dernière molaire, une forte rugosité. — Le *bord inférieur* se divise également en deux parties. La partie recourbée est convexe, épaisse, rugueuse et bordée de chaque côté par une lèvre raboteuse comme s'il avait été refoulé. La partie droite est assez régulièrement rectiligne pour que tous ses points reposent à la fois sur un plan horizontal ou ne s'en tiennent qu'à une très petite distance; elle est épaisse et arrondie chez le jeune animal et devient tranchante par les progrès de l'âge ; une scissure oblique, qui a reçu le nom de *scissure maxillaire*, la sépare de la partie recourbée. L'union de ces deux portions correspond à l'*angle de la mâchoire* de l'Homme; mais il n'y a pas d'angle à cet endroit chez les Solipèdes.

Extrémités. — L'*extrémité postérieure* porte deux éminences : un *condyle* et une longue apophyse d'insertion appelée *apophyse coronoïde*. — Le condyle est très allongé dans le sens transversal et convexe selon ses deux diamètres: sa partie interne, très saillante et légèrement recourbée en arrière, semble avoir été taillée à la base perpendiculairement à la face interne de la branche maxillaire. Il répond, par l'intermédiaire d'un disque fibro-cartilagineux, à la surface articulaire de l'apophyse zygomatique. — L'apophyse coronoïde, située en avant du condyle, dont elle se trouve séparée par une échancrure appelée *sigmoïde* ou *corono-condylienne*, est aplatie d'un côté à l'autre et renversée en arrière et un peu en dedans; elle dépasse beaucoup le niveau du condyle.

De la soudure des branches du maxillaire à leur *extrémité antérieure*, résulte une partie impaire, aplatie de dessus en dessous, élargie en spatule, à laquelle l'on a donné le nom de *corps* de l'os. Nous allons en faire une description spéciale.

Sa forme permet d'y reconnaître une *face supérieure* ou *buccale*, une *face inférieure* ou *labiale*, et *une circonférence*. — La *face supérieure*, concave et lisse, se continue avec la face interne des branches; elle est tapissée par la muqueuse buccale et supporte l'extrémité libre de la langue. — La *face inférieure*, convexe, plus étendue que la précédente, et continue avec la face externe des branches, présente: 1° sur la ligne médiane, une légère crête ou un petit sillon, marquant la ligne de soudure des deux pièces composantes; 2° sur les côtés et en arrière, le *trou mentonnier*, orifice antérieur du conduit dentaire inférieur. Au niveau de ce trou, l'os offre un rétrécissement assez marqué qui a reçu le nom de *col*. — La *circonférence* décrit une courbe parabolique, à concavité postérieure, allant rejoindre, par ses extrémités, le bord supérieur de chaque branche. Elle est creusée, dans sa partie moyenne, de six alvéoles pour loger les incisives inférieures, et présente, en outre, chez le mâle, l'alvéole du crochet. Toute la partie comprise, de chaque côté, entre la dernière incisive et la première molaire, forme une crête plus ou moins tranchante constituant l'*espace interdentaire inférieur* ou la *barre*.

Structure et développement. — Formé, comme tous les os larges, de deux lames compactes séparées par du tissu spongieux, le maxillaire inférieur se développe, comme on l'a déjà dit, par deux noyaux d'ossification qui répondent à ses branches et se soudent entre eux peu de temps après la naissance. Cet os se développe autour du cartilage de Meckel, premier arc viscéral, comme sur un moule. Celui-ci disparaît ensuite par résorption ; toutefois, d'après les auteurs les plus récents, cette résorption ne serait pas complète et le maxillaire inférieur aurait une origine mi-partie fibreuse et mi-partie cartilagineuse.

10. Os wormiens (fig. 45).

Encore appelés os *suturaux*, os *fontanellaires*, ce sont de petits os surnuméraires, irréguliers, que Olaüs Wormius a signalés le premier, chez l'Homme, au milieu de quelques-unes des sutures du crâne.

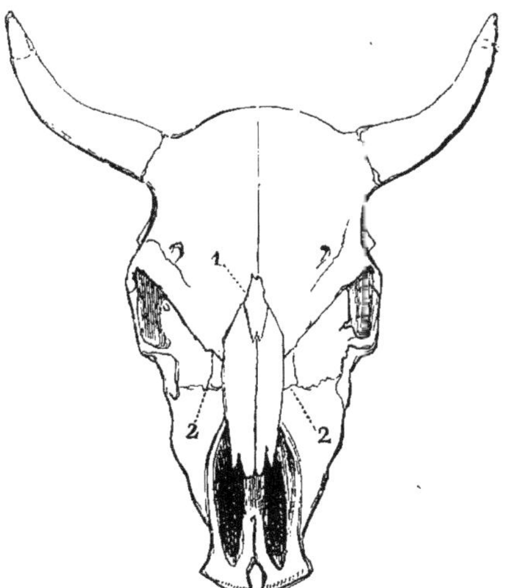

Fig. 45. — Os wormiens de Bœuf, d'après Cornevin, 1/2 schématique[1].

Vaguement mentionnés chez les Mammifères domestiques par Rigot, ils ont été étudiés spécialement par Cornevin. Cet auteur a remarqué que les os wormiens du crâne sont rares chez les animaux. Sur plus de soixante crânes, il ne les a rencontrés que deux fois, chez le Bœuf et chez le Cheval, au confluent du rocher et de l'occi-

1, wormien fronto-nasal ; 2, 2, os fontanellaires lacrymo-nasaux.

pital. Les wormiens des sutures cranio-faciales et des sutures faciales sont plus fréquents ; néanmoins, on les rencontre presque exclusivement sur la tête des races non perfectionnées, surtout dans l'espèce bovine. Cornevin a décrit : un wormien fronto-nasal, un lacrymo-nasal, un internasal, un maxillo-nasal, un zygomato-maxillaire, un maxillo-naso-incisif, enfin un intraorbitaire[1].

Tête en général.

1. Configuration générale.

De l'union de tous les os qui constituent le crâne et la face, résulte une pyramide quadrangulaire qu'il est bon d'étudier dans son ensemble, en éliminant le maxillaire inférieur. Nous passerons successivement en revue ses *quatre faces*, sa *base* et son *sommet*.

A. Face supérieure ou frontale (Voy. fig. 36). — Elle se subdivise en quatre régions :

1° *Région pariétale.* — Elle a pour base la partie supérieure de l'occipital et les pariétaux. Limitée, en arrière, par la *protubérance occipitale externe*, elle présente sur la ligne médiane la crête sagittale, sorte d'éperon qui se bifurque bientôt pour constituer les *crêtes temporales* lesquelles vont rejoindre le bord supérieur des apophyses zygomatiques pour circonscrire les fosses temporales.

2° *Région frontale.* — Plus large que la précédente, elle est habituellement plane et irrégulièrement losangique. Bornée antérieurement par la suture fronto-nasale, cette région émet latéralement les *apophyses orbitaires* dont la base est percée par le *trou sourcilier*, et dont le bord antérieur, un peu tranchant, est fréquemment tourmenté par de petites échancrures, parmi lesquelles une est fréquemment convertie en trou.

3° *Région nasale.* — Cette région a pour base les os propres du nez ; elle est progressivement rétrécie d'arrière en avant, convexe d'un côté à l'autre, plane, concave ou convexe, suivant les sujets, dans le sens de la longueur. Elle s'avance au-dessus de l'entrée des cavités nasales en formant le *prolongement nasal*, dont le sommet, dans le Cheval, s'arrête à deux travers de doigt seulement de la suture des intermaxillaires.

4° *Région intermaxillaire.* — Principalement formée par les os intermaxillaires, cette région présente : l'*ouverture antérieure des cavités nasales*, divisée, dans l'état frais, par la cloison médiane cartilagineuse du nez ; les *fentes palatines* sur le plancher des fosses nasales ; la *suture intermaxillaire*, creusée, en haut, d'un sillon plus ou moins profond et traversée, dans le milieu, par le *conduit incisif*.

B. Face inférieure ou basilaire (Voy. fig. 38). — On y reconnaît quatre régions assez distinctes.

1° *Région sous-occipitale.* — Elle présente au milieu, l'*apophyse basilaire*, tige forte, plus ou moins profondément cannelée, suivant les sujets, et pourvue, à son extrémité antérieure, de rugosités pour l'attache des muscles droits antérieurs de la tête ; sur les côtés, les *trous déchirés*, larges ouvertures irrégulières, divisées, à l'état frais, en deux parties, *trou déchiré antérieur* et *trou déchiré postérieur*.

1. Ch. Cornevin, *Bulletin de la Société d'antropologie de Lyon*, 1883.

En dehors des trous déchirés, on trouve la base de la portion auriculaire des temporaux, notamment la *bulle tympanique* et les apophyses subuliforme et hyoïdienne. En arrière, on aperçoit les *fosses condyliennes*, avec leur *trou condylien*, et les *apophyses jugulaires* ou *paramastoïdes* ou encore *styloïdes*.

2° *Région sous-sphénoïdale.* — Cette région, considérablement élargie par les surfaces articulaires temporales, est limitée par le contour antérieur du trou déchiré, sur lequel on trouve trois échancrures, transformées en trous, dans l'état frais, par le tissu qui cloisonne l'hiatus occipito-sphéno-temporal ; ces trous sont, en allant de dedans en dehors : le *trou carotidien* ou *caverneux*, le *trou ovale* et le *trou petit rond* ; ils sont précédés tous les trois d'un sillon creusé à la surface de l'os. De chaque côté du corps du sphénoïde, règne l'étroite *scissure vidienne*, prolongée par le *conduit vidien*, et bordée en dehors par l'origine de l'*apophyse ptérygoïde*. Sur les parties latérales, on rencontre encore le *conduit ptérygoïdien* destiné à l'artère maxillaire interne, conduit continué en avant par deux branches, ouvertes, l'une dans l'hiatus orbitaire, l'autre dans la fosse temporale.

3° *Région sphéno-palatine* ou *gutturale.* — Elle s'étend depuis le sphénoïde postérieur jusqu'à la voûte du palais. Dans le plan médian, elle montre une vaste ouverture elliptique (*ouverture gutturale des cavités nasales*) ; divisée, à son fond, en deux moitiés, par le vomer ; bordée latéralement par les deux crêtes *ptérygo-palatines* dont la face interne porte les ptérygoïdiens ; limitée, en avant, par l'arcade palatine pourvue d'une petite épine médiane, dite épine palatine. En dehors et au-dessus des crêtes ptérygo-palatines, existe une surface légèrement déprimée, sur laquelle courent les divisions de l'artère maxillaire interne et du nerf maxillaire supérieur. Cette surface aboutit : en arrière, à l'*hiatus orbitaire* ou *sphénoïdal* ; en avant, à l'*hiatus maxillaire* ou *fosse ptérygo-maxillaire*, au fond de laquelle on voit : les orifices postérieurs du *conduit dentaire supérieur*, du *conduit palatin*, et le *trou nasal*. En passant de l'hiatus maxillaire sur le contour de l'ouverture gutturale des cavités nasales, on glisse sur la *scissure staphyline* limitée, en dehors, par la *tubérosité alvéolaire*.

4° *Région palatine.* — Elle représente une grande surface osseuse, allongée, délimitée, sur les côtés, par les dents molaires et les espaces interdentaires, en avant, par les incisives. On aperçoit sur cette région : au milieu, la *suture des palatins, des maxillaires supérieurs* et *des intermaxillaires*, qui aboutit au conduit incisif ; sur les côtés, les *scissures palatines* faisant suite à l'orifice antérieur des *conduits palatins* ; en avant, les *fentes palatines*.

C. Faces latérales (fig. 43). — Elles comprennent chacune trois régions.

1° *Région maxillaire* ou *préorbitaire.* — Cette première région est très étendue. Sa forme est celle d'un triangle à base supérieure, c'est-à-dire celle du maxillaire supérieur uni à l'intermaxillaire. On y remarque : le *trou sous-orbitaire* ou orifice antérieur du conduit dentaire supérieur, percé au-dessus de la troisième dent molaire et continué par une dépression ; la *crête zygomatique*, formée par la réunion de l'épine maxillaire avec le bord inférieur du jugal et de l'apophyse zygomatique du temporal, crête destinée à l'insertion du masséter ; enfin, la protubérance maxillaire qui proémine en arrière et au-dessus de la dernière molaire.

2° *Région orbitaire.* — Elle renferme l'*orbite*, ou *cavité orbitaire*, destinée à loger le globe de l'œil et la plupart de ses annexes. Dans les Primates, la cavité orbitaire a des parois osseuses complètes, tandis que, dans les autres Mammifères, elle communique largement avec la fosse temporale et même n'est pas toujours circonscrite à son entrée par un cercle solide. Un cornet fibreux la complète à l'état frais. L'axe de cette cavité, représenté par une ligne qui irait du trou optique au centre de son ouverture extérieure, est, chez le Cheval, dirigé en avant et en dehors et aussi un peu en haut. Le pourtour de son entrée est constitué : en avant par le lacrymal ; en haut et en arrière par le frontal et son apophyse orbitaire ; en bas par le zygomatique. Cette ouverture n'est presque jamais régulièrement circulaire ; son diamètre antéro-postérieur l'emporte ordinairement sur le supéro-inférieur ; mais il y a de grandes variations individuelles.

Quant à la cavité même de l'orbite, elle est séparée de la fosse ptérygo-maxillaire et de la fosse temporale par deux crêtes à peine marquées, sur lesquelles s'attache la gaine oculaire. Elle présente, en avant, l'orifice postérieur du *canal lacrymal* et la *fossette lacrymale* où le petit oblique de l'œil prend son insertion fixe ; en haut, la petite dépression qui répond au coude du muscle grand oblique de l'œil.

3° *Région temporale.* — Cette région, plus étendue que la précédente, offre à l'observateur : la fosse temporale, l'arcade zygomatique et la portion auriculaire du temporal.

La *fosse temporale* est située derrière l'arcade orbitaire et couchée obliquement d'arrière en avant et de dedans en dehors sur le côté du crâne, de telle manière que les deux fosses temporales s'adossent postérieurement et divergent en avant. La fosse temporale est ovalaire, délimitée, en dedans par la crête sagittale et la crête temporale, en dehors par l'apophyse zygomatique du temporal, dont la racine supérieure se continue avec la ligne courbe supérieure de l'occipital. Elle loge le muscle crotaphite, et son étendue est proportionnelle à la puissance de ce muscle. Elle est parsemée d'empreintes musculaires et présente plusieurs trous vasculaires qui pénètrent dans le conduit temporal, lequel débouche, d'une part en arrière de l'apophyse post-glénoïde, d'autre part à la base de l'éminence occipitale interne.

L'*arcade zygomatique* forme comme une anse jetée du crâne à la face, en dehors des fosses temporale et orbitaire. Elle est formée par l'apophyse zygomatique du temporal et par l'os jugal ; elle donne appui supérieurement à l'apophyse orbitaire du frontal.

La *portion auriculaire* ou *tubéreuse du temporal* montre, en dehors, le *conduit auditif externe*, logé dans une échancrure en demi-cercle que présente l'écaille du temporal entre son apophyse post-glénoïde et son expansion juxta-mastoïdienne. A la base de ce conduit, on remarque plusieurs crêtes tourmentées, dont une entoure l'apophyse hyoïdienne. La face externe de la caisse tympanique est encore hérissée de quelques *prolongements styloïdes*, dont un, plus développé que les autres, sert à l'insertion des muscles péristaphylins. En arrière de l'apophyse hyoïdienne, on voit l'*apophyse mastoïde*, et, entre ces deux parties, l'*orifice externe de l'aqueduc de Fallope*. De l'apophyse mastoïde, part la *crête mastoïdienne* dont le sommet s'élève vers la protubérance occipitale externe ; elle est croisée par le *sillon* ou *trou mastoïdien* qui ouvre l'accès du conduit temporal à l'artère mastoïdienne. — Toute la portion tubéreuse du temporal est entourée de fentes profondes résultant de l'accolement de cette portion aux pièces osseuses voisines avec lesquelles elle ne se soude jamais.

D. Base (fig. 37). — La base ou face nuchale de la tête, formée par l'occipital, représente une surface trapézoïde, incurvée de haut en bas, légèrement convexe d'un côté à l'autre. Elle est séparée de la face supérieure par la *protubérance occipitale externe*, des faces latérales par deux crêtes, *lignes courbes supérieures*, qui se prolongent en bas sur les apophyses styloïdes de l'occipital.

Dans le plan médian, on rencontre la *crête occipitale* en arrière de la protubérance; elle aboutit, en s'effaçant plus ou moins, au *trou occipital* qui est bordé par les *condyles* de l'occipital. Ces condyles sont séparés des apophyses styloïdes par deux profondes *échancrures* dites *stylo-condyliennes*. Enfin, entre la ligne médiane et les lignes courbes supérieures, on aperçoit des empreintes musculaires, irrégulièrement disposées, qui représentent les *lignes courbes inférieures* de l'Homme.

La base de la tête s'unit à la face supérieure et à la face inférieure en formant des angles dont la grandeur ne manque pas d'un certain intérêt.

Si on place l'une des branches d'un goniomètre tangentiellement à la surface de l'apophyse basilaire, et l'autre, au sommet de la protubérance occipitale externe, on obtient un *angle* que nous appelons *basilo-occipital*, qui, dans les mesures que nous avons prises, sur huit têtes de Chevaux, de races et d'âges divers, a varié de 76 à 91°. Il est en moyenne de 85°.

Si maintenant l'on applique le goniomètre sur l'origine des crêtes temporales et sur le contour supérieur du trou occipital, on obtient l'angle que nous appelons *pariéto-occipital*, qui varie entre 81 et 104°, l'ouverture moyenne étant de 91°.

E. Sommet. — Il résulte de l'union des quatre faces; mais au lieu d'être aigu, il est aplati de dessus en dessous, incurvé du côté de la bouche et garni par les dents incisives.

2. Crâne en particulier. — Rapports entre le crâne et la face.

Chez l'Homme, la craniologie est une des bases de l'anthropologie anatomique, car le crâne est la partie principale et éminemment caractéristique de la tête; aussi a-t-elle été l'objet de nombreux et importants travaux, parmi lesquels ceux de Broca et de Virchow sont à citer en première ligne. — Pour exprimer les variétés de formes du crâne, on se sert de la méthode des indices consistant à calculer le rapport arithmétique d'une dimension à une autre prise pour unité. Dans un indice quelconque, on est convenu de rapporter la dimension la plus petite à celle qui est ordinairement la plus grande et d'exprimer la première en centièmes de la seconde. Ainsi, on appelle *indice céphalique* le rapport centésimal de la largeur maximum du crâne à sa longueur maximum, rapport toujours inférieur à l'unité. Lorsque cet indice dépasse 0,80, l'Homme est qualifié de *brachycéphale* (βραχύς, court, et κεφαλή, tête); s'il est inférieur à 0,77, il y a *dolichocéphalie* (δολιχος, long, et κεφαλή, tête); enfin s'il est compris entre 0,77

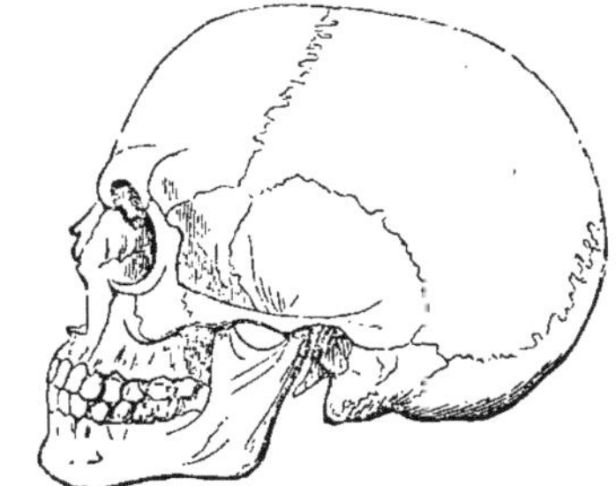

Fig. 46. — Tête d'Homme.

et 0,80, il y a *mésaticéphalie* (μεσατιος, moyen, et κεφαλή, tête). — On a imaginé bien d'autres indices, craniens ou faciaux, mais nous nous en tiendrons à celui-là, car M. A. Sanson a cherché à l'introduire dans la diagnose des races des animaux domestiques, qu'il répartit en Brachycépales et Dolichocéphales, comme les races humaines. Estimant que le crâne cérébral est le seul important à ce point de vue, cet auteur le circonscrit, chez le Cheval, dans un parallélogramme dont les côtés latéraux sont tangents aux points les plus saillants des pariétaux, dont le côté antérieur réunit l'extrémité des crêtes frontales, et dont le côté postérieur passe en arrière des conduits auditifs ; et il prétend avoir reconnu que, dans certains crânes, le diamètre transversal l'emporte sur le diamètre longitudinal, tandis que, dans certains autres, le diamètre transversal est plus court que le diamètre antéro-postérieur. Les deux termes brachycéphale et dolichocéphale auraient ainsi une valeur absolue qu'ils n'ont pas chez l'Homme. D'autre part, les points de repère adoptés par M. Sanson ne sont point comparables à ceux de l'Homme.

Toussaint, en prenant les mesures dans l'intérieur de la boîte cranienne même, a toujours observé, quelle que soit la race des Chevaux envisagés, que le diamètre longitudinal l'emporte sur le transversal.

Nous avons relevé aussi des mesures craniométriques sur plusieurs Chevaux et nous pouvons confirmer les assertions de Toussaint. Sur huit têtes de provenances différentes, le diamètre longitudinal a varié entre 113 et 133 millimètres, le diamètre transversal entre 88 et 104 millimètres. Par conséquent, sur aucun de ces animaux, le diamètre transversal n'a seulement égalé le diamètre longitudinal, et, dans le nombre, figurent un Étalon syrien et un Étalon anglais, types les plus brachycéphales pour M. Sanson : le rapport entre la longueur et la largeur était 1,17 pour le premier et 1,31 pour le second. Le rapport moyen pour les huit têtes était 1,24.

Nous croyons donc qu'il n'y a pas de Chevaux brachycéphales dans le sens rigoureux du mot, tel que l'a admis M. Sanson. Si l'on tient à établir des types brachycéphales et dolichocéphales, il faut déterminer préalablement le rapport qui sera comme la limite entre ces deux types. Ainsi que le fait remarquer Toussaint, dans un ouvrage inédit, ce rapport est encore à déterminer.

Nous avons mesuré un grand nombre de crânes à l'extérieur, tant sur le vivant que sur le squelette et en variant les repères, et nous nous sommes convaincus que l'indice céphalique est peu variable chez le Cheval et que la craniométrie est une mauvaise base de classification des races animales : conclusion à laquelle est arrivé de son côté le très regretté Cornevin.

Au lieu d'envisager le crâne isolément, on peut le comparer à la face sous le rapport de la largeur, de la longueur et de l'aire que chacune des deux régions occupe sur une coupe médiane ; on peut aussi, en mesurant l'*angle facial*, prendre une idée de la manière dont elles s'unissent.

A. — La longueur du crâne mesurée de la protubérance occipitale externe à une ligne passant par les trous sourciliers est assez exactement le tiers de la longueur totale de la tête.

La largeur maximum de la tête prise au niveau des arcades orbitaires est un peu supérieure au tiers de sa longueur.

La hauteur de la tête, prise de l'angle de la mâchoire inférieure au front, est d'environ la moitié de sa longueur.

B. — Cuvier avait pensé que l'un des moyens de juger de l'intelligence des animaux serait de comparer l'aire du crâne à l'aire de la face, mesurées sur une coupe médiane de la tête débarrassée de la mâchoire inférieure. Ce grand naturaliste avait remarqué que, d'une manière générale, l'aire du crâne diminue au fur et à mesure que les animaux s'éloignent de l'homme, tandis que l'aire de la face augmente parallèlement.

G. Colin a étudié, à ce point de vue, la tête de nos animaux domestiques. En laissant de côté la surface occupée par les sinus, il a trouvé que l'aire du crâne est à celle de la face, comme :

1 : 2,69..........	Dans le Cheval.	1 : 3,24..........	Dans le Porc.
1 : 2,09..........	Dans l'Ane.	1 : 1,17..........	Dans le Chien.
1 : 3,43..........	Dans le Bœuf.	1 : 0,68..........	Dans le Chat.
1 : 2,20..........	Dans le Bélier.	1 : 1,47..........	Dans le Lapin.
1 : 1,95..........	Dans la Chèvre.		

Si l'on classait les espèces domestiques d'après ce tableau, elles seraient rangées dans l'ordre suivant : Chat, Chien, Lapin, Chèvre, Ane, Bélier, Cheval, Porc et Bœuf, qui à coup sûr ne correspond pas au degré de leurs facultés intellectuelles.

C. — *L'angle facial* (fig. 47 à 49) donne des notions sur le volume relatif de la face et du crâne et sur les dimensions de ce dernier; mais il ne donne souvent que des renseignements imparfaits, à cause de la forme de la face et du développement des sinus creusés autour de la cavité cranienne.

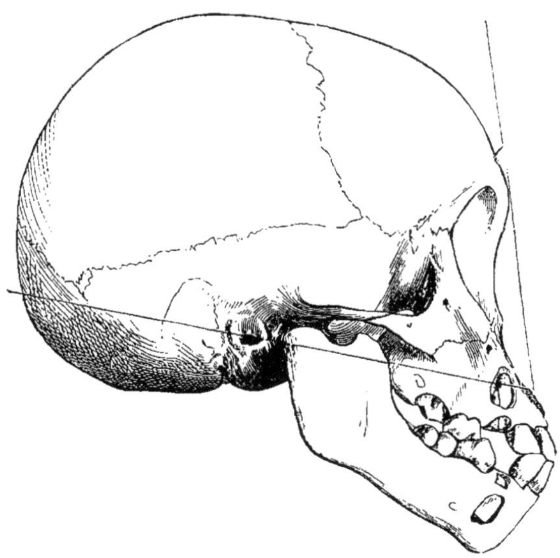

Fig. 47. — Tête de Chimpanzé (angle facial).

Camper mesurait l'angle facial en menant deux lignes, partant de l'entrée des cavités nasales, vers le milieu du conduit auditif externe et vers la région la plus saillante du front.

G. Colin a mesuré l'angle facial de nos animaux domestiques en menant deux lignes, partant de l'implantation des incisives supérieures, vers le conduit auditif externe et vers le front. Il a obtenu les valeurs moyennes suivantes : 12 à 15° pour le Cheval ; 16° pour l'Ane ; 20° pour le Taureau ; 20 à 25° pour le Bélier : 34 à 41° pour les Chiens ; 41° pour le Chat.

De notre côté, nous avons mesuré cet angle sur les Équidés et nous avons trouvé qu'il varie : sur le Cheval entre 11 et 13°, sur l'Ane entre 12 et 16°, et sur le Mulet entre 13 et 15°. Sur un Bardot, nous avons trouvé 14°. Il est assez remarquable que parmi les Équidés, l'Ane possède un angle facial plus grand que celui du Cheval.

L'angle facial est tout aussi infidèle à exprimer l'étendue du développement du crâne et partant des facultés intellectuelles que le rapport de l'aire cranienne à l'aire faciale ; ces caractères témoignent évidemment du développement relatif du crâne et de la face ; mais le crâne et la face ne varient pas toujours en sens inverse ; l'un est subordonné au développement de l'encéphale, l'autre au

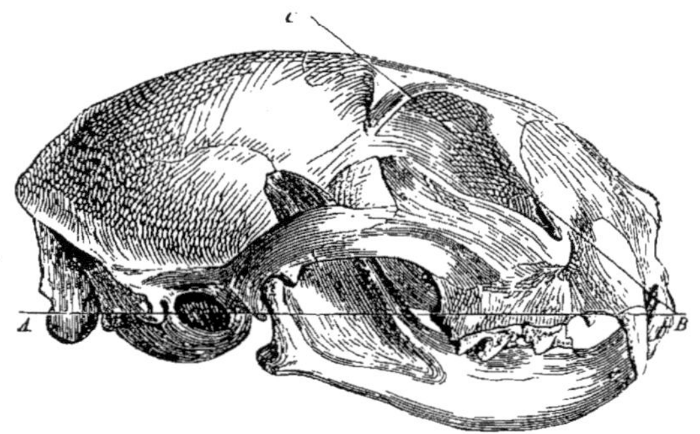

Fig. 48. — Tête de Chat (angle facial).

développement des dents et à la puissance des mâchoires. Ainsi, l'angle facial relativement très ouvert du Chat exprime purement et simplement la brièveté des mâchoires ; de même l'angle facial particulièrement aigu des Solipèdes est dû seulement à l'allongement de la face.

D'autre part, l'examen extérieur du crâne ne renseigne que très imparfaitement sur l'encéphale, soit à cause des crêtes d'insertion, soit à cause des sinus annexés aux fosses nasales ; par exemple, chez le Bœuf, ceux-ci acquièrent un extrême développement qui donne à la tête un volume disproportionné avec la capacité du crâne. Aussi est-il préférable de recourir au cubage de ce dernier et de rapporter la capacité obtenue au poids total du corps ou à celui de quelque partie du squelette, comme le fémur.

D. — Voici des résultats empruntés en grande partie a Cornevin :

Dans l'espèce chevaline, la capacité cranienne a varié de 500 centimètres cubes chez un Cheval corse à 821 centimètres cubes chez un boulonnais.

Dans l'espèce asine, de 370 centimètres cubes chez un Ane du Sahara à 788 centimètres cubes chez un Ane du Poitou.

Dans l'espèce bovine, de 432 centimètres cubes chez une bête d'Afrique à 788 centimètres cubes chez un bête vendéenne.

Dans l'espèce ovine, de 95 centimètres cubes chez un Mouton de la Grèce à 152 centimètres cubes chez un Mérinos du Châtillonnais.

Dans l'espèce caprine, de 148 centimètres cubes chez un animal d'Angora à 159 centimètres cubes chez un animal du Mont-d'Or.

Dans les Chameaux, de 550 centimètres cubes chez un Dromadaire à 820 centimètres cubes chez un Chameau de Bactriane.

Dans les Lamas, de 200 à 350 centimètres cubes.

Dans l'espèce porcine, de 102 centimètres cubes chez un animal d'Indo-Chine à 177 centimètres cubes chez un craonnais.

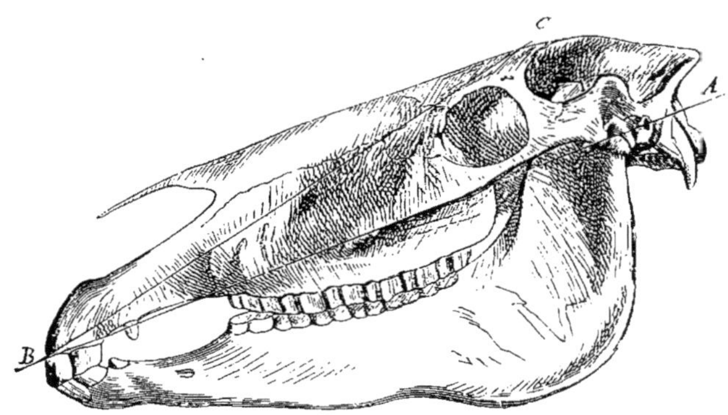

Fig. 49. — Tête de Cheval (angle facial).

Dans l'espèce canine, de 43 centimètres cubes chez un havanais à 128 centimètres cubes chez un métis de dogue et de mâtin.

Dans l'espèce cuniculine, de 7^{cmc},5 chez un Lapin russe à 10 centimètres cubes chez un Lapin gris ordinaire.

Comparativement au poids du corps, la capacité cranienne est, pour les sujets moyens de chaque espèce, de :

150 centimètres cubes	par 100 kilogrammes	....	Chez le Cheval.
90	—	—	Chez le Bœuf.
220 à 250	—	—	Chez le Mouton.
70 à 80	—	—	Chez le Porc.
450 à 500	—	—	Chez le Chien braque, pris comme type moyen de l'espèce.
250 à 300	—	—	Chez le Lapin.

Mais, dans une même espèce, cette capacité relative est extrêmement variable suivant la taille et le poids des individus ; elle est toujours plus grande chez les petits que chez les grands. Par exemple, dans l'espèce chevaline, Cornevin a trouvé sur un animal corse 510 centimètres cubes par 100 kilogrammes de poids vif, tandis qu'un gros Cheval belge n'a donné que 77 centimètres cubes. Chez les Chiens, la différence est énorme : un terre-neuve de 51 kilogrammes n'a guère que 200 à 220 centimètres cubes par 100 kilogrammes, alors qu'un havanais de 2^{kg},500 atteint 2500 centimètres cubes.

Dans une même espèce et une même race, la capacité cranienne des femelles est généralement inférieure à celle des mâles ; mais, d'après Cornevin, cette différence serait imputable exclusivement à la différence de taille et de poids. En rapportant la capacité cranienne au poids du corps ou au poids du fémur, les femelles de toutes nos espèces et races domestiques seraient, au contraire, supérieures aux mâles.

Nous renvoyons pour plus de détails au *Traité de zootechnie générale* de Cornevin et à son mémoire publié dans le *Bulletin de la Société d'anthropologie de Lyon*, 1888 (Examen comparé de la capacité cranienne dans les diverses races des espèces domestiques).

3. Modifications apportées par l'âge.

L'âge entraîne des modifications qui portent sur la forme de quelques régions de la tête, sur le développement des particularités extérieures des os, sur la forme du crâne et ses rapports avec la face.

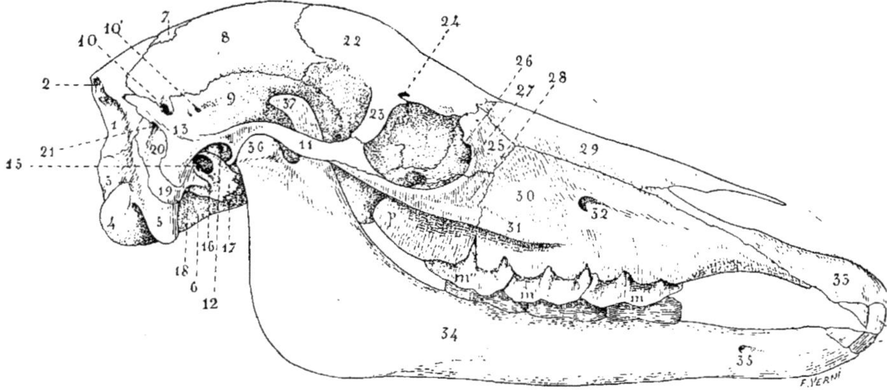

Fig. 50. — Tête d'un Poulain de deux mois *.

1° On a remarqué que le développement de la protubérance occipitale, des crêtes sagittales et temporales, du tubercule lacrymal, etc., augmente avec l'âge dans les sujets de l'espèce chevaline. Le trou sourcilier, qui n'est souvent qu'une échancrure dans la jeunesse, devient un véritable trou quand l'animal avance en âge. Le frontal, d'abord bombé dans la partie cranienne, s'aplatit progressivement. Souvent les sus-nasaux se dépriment légèrement le long de leur suture. La région maxillaire, d'abord convexe, se creuse peu à peu quand les molaires sont chassées de leurs alvéoles. Pour le même motif, le bord inférieur de la partie droite du maxillaire inférieur s'amincit au point de devenir tranchant chez les Chevaux très âgés.

A la naissance, la capacité cranienne du Cheval est assez exactement la moitié de ce qu'elle est appelée à devenir. Relativement au poids du corps, elle est de six à sept fois plus grande que celle de l'adulte. — Dans toutes les espèces,

* 1, écaille de l'occipital; 2, protubérance occipitale externe; 3, noyau latéral de l'occipital; 4, condyle; 5, apophyse jugulaire; 6, apophyse basilaire; 7, interpariétal; 8, pariétal; 9, écaille du temporal; 10, 10', ouvertures donnant accès dans le conduit temporal; 11, apophyse zygomatique; 12, orifice inférieur du conduit temporal; 13, racine supérieure de l'apophyse zygomatique; 15, hiatus auditif; 16, apophyse hyoïdienne; 17, bulle tympanique; 18, trou stylo-mastoïdien; 19, apophyse mastoïde; 20, portion mastoïdienne du rocher; 21, trou mastoïdien; 22, frontal; 23, apophyse sus-orbitaire; 24, trou sus-orbitaire; 25, lacrymal; 26, saillie de cet os sur le contour de l'orbite; 27, orifice d'entrée du canal lacrymal; 28, zygomatique; 29, nasal; 30, maxillaire supérieur; 31, épine maxillaire; 32, trou sous-orbitaire; 33, intermaxillaire; 34, maxillaire inférieur; 35, trou mentonnier; *i*, incisives; *m*, molaires; *p*, protubérance maxillaire.

les jeunes se font remarquer par le grand volume relatif de la partie cranienne de leur tête; par contre leur face est petite, car les mâchoires qui la constituent essentiellement se développent, comme nous l'avons déjà dit, en *fonction des dents*, et les dents chez les jeunes sont plus petites et moins nombreuses que chez les adultes. C'est pourquoi la face s'accroît jusqu'à ce que toutes les dents soient formées ou renouvelées. Le rapport des deux aires, cranienne et faciale va en diminuant avec l'âge ; c'est ainsi que G. Colin l'a trouvé de 1 : 0,54 dans un Agneau, de 1 : 2,20 dans un Bélier. — L'angle facial participe naturellement à cette décroissance ; nous l'avons trouvé de 17° chez un Ane nouveau-né, de 16° sur un Ane de trois ans, de 15° chez un adulte, de 12 à 13° chez un Ane très vieux. Ce même angle était de 13° sur un poulain de deux ans, de 11° chez un vieux Cheval; de 15° sur un Mulet de dix-huit mois, de 12°30′ sur un Mulet très âgé. Nous pourrions multiplier les exemples. Qu'il nous suffise de citer maintenant le cas du Chien lévrier dont la face n'est pas plus longue, à la naissance, que celle d'un Chien ordinaire, tandis que, avec l'âge, elle prend l'extrême développement qui caractérise la race des Lévriers. C'est précisément parce que la face se développe lentement et tardivement qu'elle est la partie la plus variable, la plus plastique de la tête. Cependant il convient de remarquer que, chez les Chiens, le crâne montre aussi, suivant les races, des différences très considérables (fig. 72) dont les termes extrêmes sont représentés d'une part par le crâne sphéroïdal et comme bulleux de certains petits Chiens, d'autre part par le crâne épais et surmonté d'une forte crête sagittale de certains autres Chiens, à puissantes mâchoires. Il est bien possible que le développement de l'encéphale entre pour une part dans ces variations craniennes et que, par exemple, les Chiens vivant dans l'intimité de l'Homme subissent, dans la suite des générations, une ampliation cranienne corrélative au développement de leur intelligence ; mais il est incontestable, d'autre part, que les modifications précitées sont bien plus extérieures qu'intérieures : supprimons les crêtes temporales et leur éperon sagittal, effaçons la protubérance occipitale, resserrons les arcades zygomatiques et nous donnerons au crâne la forme sphéroïdale ; or, toutes ces modifications peuvent être la conséquence d'un arrêt de développement de l'appareil manducateur et notamment des muscles masticateurs et extenseurs de la tête. Que ces muscles, au contraire, soient puissamment développés par la gymnastique fonctionnelle, nous verrons une crête sagittale saillante et prolongée, des arcades zygomatiques très écartées, une protubérance occipitale et des lignes courbes supérieures très accentuées ; le crâne paraîtra moins développé bien qu'il le soit autant sinon plus à l'intérieur.

DIFFÉRENCES DE LA TÊTE

Ane.

La tête de l'Ane (fig. 51) se distingue de celle du Cheval par des caractères de détails et par des caractères d'ensemble ; mais il faut dire tout de suite que tous ces caractères différentiels sont si peu accentués qu'ils ont longtemps passé inaperçus et qu'ils exigent une certaine éducation anatomique pour être bien saisis. Nous n'indiquerons que les principaux, renvoyant pour les autres au travail que M. Arloing a publié spécialement sur ce sujet (in *loc. cit.*).

1° L'occipital se fait remarquer par la forte saillie de sa protubérance externe qui est légèrement renversée sur la face nuchale. Il s'ensuit que l'angle pariéto-occipital est plus fermé que dans le Cheval, tandis que c'est le contraire pour le basilo-occipital : la valeur moyenne de l'angle pariéto-occipital est de 91° chez le Cheval, de 84° chez l'Ane ; celle de l'angle basilo-occipital est de 85° dans le Cheval, 95° dans l'Ane.

La partie basilaire des condyles est beaucoup plus concave que dans le Cheval, comme si elle était creusée d'une rainure transversalement. Enfin le sillon de la face externe de l'apophyse jugulaire est plus profond que dans le Cheval et bordé en arrière d'une sorte d'ourlet très saillant.

2° Le frontal présente, dans le contour de l'orbite, la différence la plus anciennement connue, signalée déjà par Lecoq, Goubaux et M. Sanson. Son apophyse orbitaire est plus large, plus proéminente de son bord antérieur qui décrit souvent une ligne brisée au lieu d'un arc de cercle régulier, de manière à donner à l'orbite une forme carrée particulière. En outre, on remarque, à l'union avec l'arcade zygomatique, une petite échancrure qui ajoute encore à la forme anguleuse de l'orbite. La cause de ces différences réside dans la direction de ladite apophyse qui est moins oblique dans l'Ane que dans le Cheval, comme si on l'avait ramenée en avant. La forme même de l'entrée de l'orbite s'en ressent : le diamètre supéro-inférieur est presque toujours inférieur au diamètre transversal.

3° Le lacrymal présente un excellent caractère différentiel facile à apprécier sur les animaux adultes : c'est le tubercule lacrymal qui le donne, ce tubercule étant reporté chez l'Ane sur la suture lacrymo-nasale, tandis qu'il en est à quelque distance chez le Cheval.

4° Les intermaxillaires présentent sur leur ligne de suture, au-dessus du trou incisif, un tubercule formant une sorte de bec à l'angle antérieur de l'ouverture des cavités nasales ; tandis qu'on observe à cet endroit chez le Cheval une rainure plus ou moins profonde.

5° Le conduit auditif est proportionnellement plus ouvert que chez le Cheval, ce qui est en rapport avec la grandeur des oreilles.

La concavité transversale du condyle de l'apophyse zygomatique est plus considérable que dans l'espèce chevaline, et la fossette située en dedans de l'apophyse post-glénoïde est plus étroite et plus profonde.

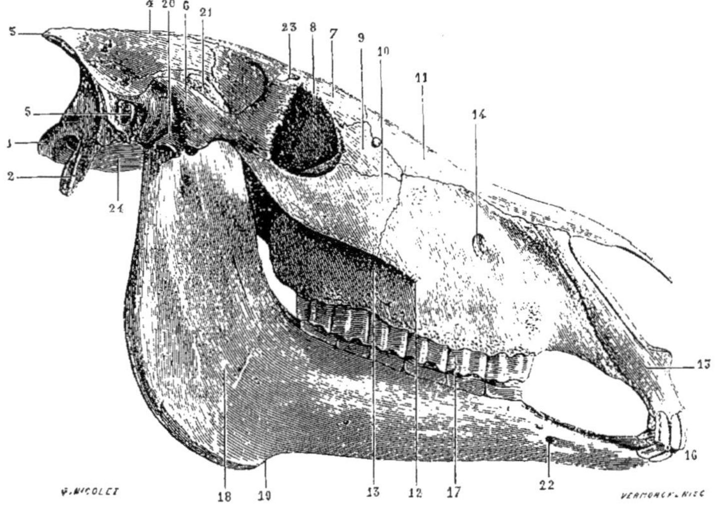

Fig. 51. — Tête d'Ane (face latérale)*.

6° Les os ptérygoïdiens de l'Ane se font remarquer par leur forme étranglée dans le milieu, élargie aux deux extrémités; la postérieure chevauche sur le vomer et s'étend jusqu'au niveau de l'orifice du conduit ptérygoïdien, l'antérieure se recourbe en un mince crochet.

* 1, condyle de l'occipital ; 2, apophyse styloïde de l'occipital avec un sillon très marqué sur sa face externe ; 3, protubérance occipitale externe plus développée que dans le Cheval ; 4, crête pariétale, *id.* ; 5, hiatus auditif externe ; 6, apophyse zygomatique du temporal ; 7, frontal ; 8, orbite dont le contour externe est plus anguleux que dans le Cheval ; 9, lacrymal avec son tubercule en partie implanté sur l'os nasal ; 10, zygomatique ou jugal ; 11, os nasal ; 12, maxillaire supérieur ; 13, crête zygomatique ; 14, trou sous-orbitaire ; 15, os intermaxillaire, avec son bord interne relevé d'un tubercule saillant au-dessus du conduit incisif ; 16, dents incisives ; 17, dents molaires ; 18, maxillaire inférieur ; 19, scissure maxillaire ; 20, condyle ; 21, apophyse coronoïde ; 22, trou mentonnier ; 23, trou sourcilier, reporté davantage sur le milieu de l'apophyse orbitaire que dans le Cheval ; 24, apophyse basilaire de l'occipital.

7° L'apophyse coronoïde du maxillaire inférieur est très recourbée en arrière.

8° Si maintenant nous considérons la tête dans son ensemble, nous constatons que celle de l'Ane présente un certain état de flexion du crâne sur la face qui n'existe pas chez le Cheval ou du moins pas au même degré. On en juge au moyen d'une ligne qui réunirait l'épine maxillaire au sommet de la protubérance occipitale externe : cette ligne passe sous l'orbite chez l'Ane, à travers l'orbite chez le Cheval; ou bien, tenant la tête dressée, en abaissant par la pensée une verticale du sommet de la protubérance occipitale externe : cette verticale coupe l'orbite dans le Cheval tandis qu'elle la laisse en avant chez l'Ane.

9° Dans l'Ane, le crâne est notablement plus long et la face plus courte que chez le Cheval : aussi l'indice cranio-facial est-il plus élevé. En rapportant la distance comprise entre le sommet de la protubérance occipitale externe et la ligne réunissant les trous sourciliers à la distance comprise entre cette ligne et le bout de la mâchoire supérieure, on obtient, en moyenne, 0,55 chez le premier animal, 0,45 chez le second.

La longueur du crâne équivaut à peu près au tiers de la longueur totale de la tête dans le Cheval ; elle lui est toujours supérieure chez l'Ane (0,36 à 0,38).

Ces différences pouvaient faire préjuger que l'angle facial de l'Ane dût être sensiblement plus ouvert que celui du Cheval et il l'est en effet; nous avons trouvé 12 à 16° chez des Anes, 11 à 13° chez des Chevaux.

La capacité cranienne relative au poids du corps est plus grande en moyenne que dans le Cheval.

Telles sont les principales différences entre la tête de l'Ane et celle du Cheval ; elles sont suffisantes pour baser une diagnose certaine.

Mulet et Bardot.

Par ses proportions générales, la tête du Mulet ressemble à celle du Cheval. Le crâne n'a pas la flexion sur la face que nous avons signalée chez l'Ane ; l'indice cranio-facial n'est pas plus élevé que dans le Cheval, et la hauteur du front n'atteint pas en général le tiers de la longueur totale de la tête. Pour ce qui est des détails de conformation, on observe un mélange variable de caractères asiniens et de caractères caballins. L'orbite ressemble en général à celle de l'Ane, ainsi que le tuyau auditif et le condyle du temporal. La protubérance et les condyles de l'occipital sont variables mais plus près en général de ceux de l'Ane que de ceux du Cheval. Il en est de même du tubercule lacrymal, qui peut être sutural ou non, et aussi des intermaxillaires.

Quant aux angles de la base de la tête, ils se rapprochent davantage en général de ceux du Cheval, mais sont susceptibles de varier dans les deux sens.

D'après M. Arloing, la tête du Bardot serait, à l'inverse de celle du Mulet, plus voisine de l'Ane que du Cheval ; par conséquent, dans l'un et l'autre hybride, il y aurait prédominance de l'hérédité maternelle.

Bœuf (fig. 52 à 59).

Nous allons étudier la tête des animaux autres que les Solipèdes suivant la même méthode qui nous a servi pour ces derniers, c'est-à-dire analytiquement, puis synthétiquement.

Occipital. — L'occipital est large mais dépourvu de coudure supérieure, de telle sorte qu'il est cantonné sur la face nuchale de la tête et n'entre pour rien dans la constitution de la face supérieure. La protubérance occipitale externe est à l'état d'une tubérosité triangulaire plus ou moins effacée qui se prolonge d'une part vers le trou occipital par une légère crête occipitale, d'autre part latéralement par deux lignes courbes supérieures qui vont rejoindre la crête mastoïdienne en suivant la limite des pariétaux. Les condyles présentent une partie basilaire très étendue, convexe transversalement, concave d'avant en arrière, terminée par un bord très saillant : on dirait un troisième condyle qu'une rainure médiane divise en deux moitiés. Les apophyses jugulaires sont relativement courtes, mais larges et fortement recourbées en dedans. L'apophyse basilaire, très large en arrière, se rétrécit beaucoup en allant vers le sphénoïde ; elle montre une cannelure médiane et, à l'unisson avec ce dernier os, deux gros tubercules apophysaires pour l'attache des muscles droits antérieurs de la tête. Le trou condylien est double, quelquefois triple.

Sur la face intracranienne, on remarque un conduit qui manque complètement aux Solipèdes; il commence au-dessus du trou condylien avec lequel il est souvent en communication et débouche d'autre part au-dessus du rocher, dans le conduit temporal, après un trajet obliquement ascendant dans l'épaisseur de l'os. Au même point aboutit le trou mastoïdien que l'on voit s'ouvrir à l'extérieur, en dedans de la crête mastoïdienne, au point de rencontre de l'occipital, avec le pariétal et le temporal, trou plus ou moins ouvert et souvent absent. La protubérance occipitale interne est presque nulle ainsi que les crêtes qui donnent attache à la tente du cervelet ; en sorte que le compartiment cérébelleux de la cavité cranienne est beaucoup moins bien délimité que chez les Solipèdes. Les ex-occipitaux se soudent à l'apophyse basilaire vers dix mois ou un an, à l'écaille vers douze à quinze mois, bien longtemps après la fusion de celle-ci avec le pariétal et l'interpariétal. C'est dans le dernier mois de la gestation que l'écaille de l'occipital se confond ainsi avec le pariétal et l'interpariétal; si bien que la suture pariéto-frontale ou coronale semble prendre désormais la place de la suture lambdoïde. Par conséquent, pour étudier la portion interpariétale de l'occipital, il faut s'adresser à un fœtus; on voit alors entre les pariétaux disjoints, deux petits noyaux d'ossification (fig. 57) qui remplissent en grande partie une fontanelle occipito-frontale : c'est l'*interpariétal;* ces noyaux se soudent d'abord entre eux, puis, à peu près simultanément, avec l'occipital et les pariétaux.

Pariétaux. — Par suite du grand développement des frontaux, les pariétaux sont repoussés en arrière, dans la région occipitale, où ils offrent à peine 1 centimètre de largeur. Ils se

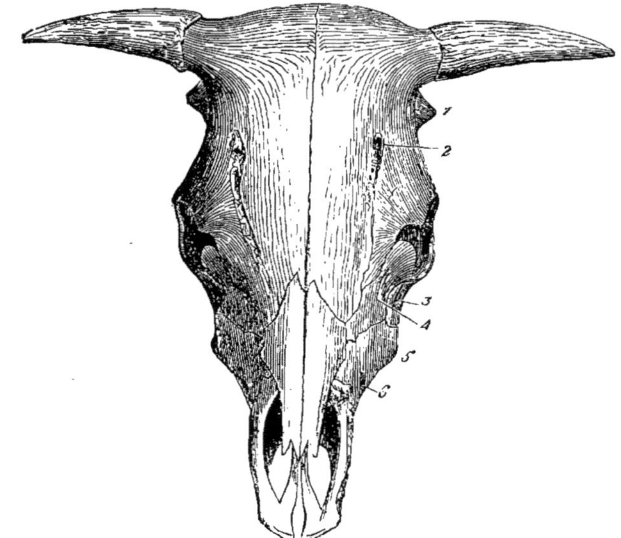

Fig. 52. — Tête de Bœuf (face frontale)*.

soudent latéralement au niveau d'une crête (crête pariétale) qui fait suite à la crête mastoïdienne et s'étendent dans les fosses temporales entre le frontal et le squamosal. Nous avons dit déjà que la partie qui appartient à la face nuchale se soude hâtivement avec l'occipital et l'interpariétal. Ajoutons que, avec l'âge, ses deux lames s'écartent l'une de l'autre pour agrandir les sinus frontaux. Il est à remarquer que les pariétaux sont beaucoup plus étendus sur leur face endocranienne qu'à l'extérieur (Voy. fig. 55); ils atteignent 3 à 4 centimètres de largeur et prennent une bonne part à la constitution de la cavité cérébrale. Ils ne concourent point à la formation du conduit temporal.

Frontaux. — Les frontaux sont extrêmement développés : ils occupent plus de la moitié de la face supérieure de la tête, s'étendant en avant sur la partie postérieure des fosses nasales, en arrière jusqu'à l'angle de coudure qui réunit cette face à la face nuchale. Leur face extérieure offre à envisager : une partie médiane très vaste, plus ou moins plane, qui est la base du front et deux parties latérales coudées à angle aigu qui entrent dans la constitution de la fosse orbito-temporale; la première montre les trous sourciliers, souvent multiples qui s'ouvrent, de chaque côté, dans une gouttière vasculo-nerveuse qui se poursuit en s'effaçant graduellement d'une part vers la base de la corne, d'autre part vers le bord antérieur de l'os. Entre cette gouttière et la base de l'arcade orbitaire, existe la bosse frontale, et entre les deux bosses frontales, une dépression plus ou moins prononcée. Les parties latérales présentent une légère crête correspondant à la limite de l'orbite et de la fosse temporale; on remarque en dedans de la base de l'arcade orbitaire un grand trou donnant accès

* 1, apophyse mastoïde; 2, trou sourcilier; 3, *zygomatique*; 4, *lacrymal*; 5, épine maxillaire; 6, orifice antérieur du conduit dentaire supérieur.

dans le conduit sourcilier qui traverse les deux lames de l'os avec le sinus qui les sépare. Le trou ethmoïdal au lieu d'être percé entre le frontal et le sphénoïde appartient en propre au frontal. L'apophyse orbitaire est oblique en avant au lieu de l'être en arrière comme dans les Solipèdes ; elle se suture avec la branche supérieure de l'os jugal et non avec l'apophyse zygomatique du squamosal. Cette apophyse divise l'arête de coudure de l'os en une partie circonscrivant l'entrée de l'orbite du côté interne, et une partie limitant en haut la fosse temporale (crête temporale) laquelle se réunit sous la base de la corne avec la crête pariéto-mastoïdienne. La face intérieure du frontal est divisée, comme chez les Solipèdes, en une partie cranienne et une partie nasale ; la première est beaucoup moins étendue qu'on serait

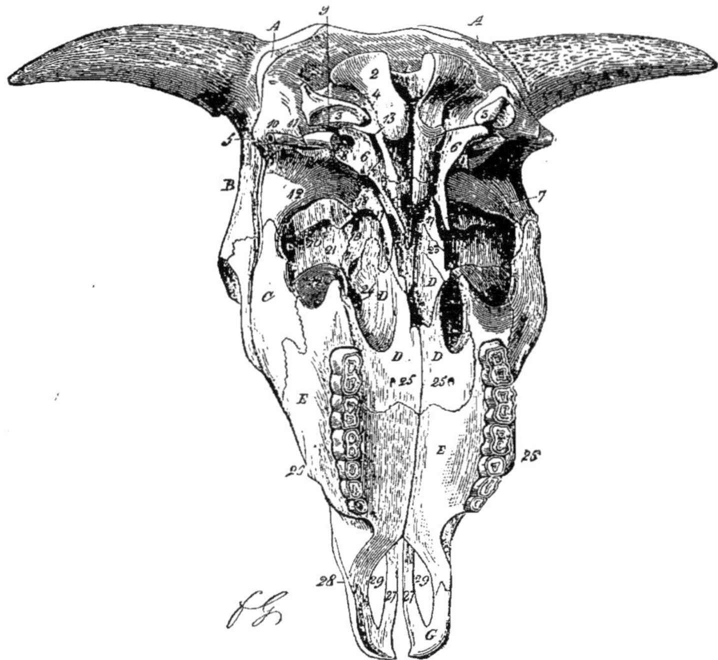

Fig. 53. — Tête de Bœuf (face postérieure)*.

tenté de le croire d'après l'extérieur, car la table externe de l'os est séparée de l'interne par de vastes sinus et a éprouvé d'autre part une sorte de chevauchement sur le pariétal. Cette table se termine par une inflexion ou ploiement qui donne lieu à un gros bourrelet diversement recourbé, allant d'une corne à l'autre, et connu dans le langage de l'Extérieur sous le nom de *chignon*. De chaque côté de ce bourrelet, se détache une cheville osseuse conique servant de support à la corne, cheville plus ou moins longue, plus ou moins contournée, très rugueuse, criblée de trous et sillonnée de petites gouttières vasculaires. — En ce qui concerne la circonférence de l'os, il faut remarquer qu'elle est profondément échancrée en avant pour recevoir les os du nez et qu'elle ne contracte pas de connexion avec les os palatins ; chez les jeunes sujets, elle est même séparée de l'écaille temporale par une longue enclave pariétale qui s'avance jusqu'au sphénoïde ; mais, avec l'âge, cette enclave semble reculer et les deux os s'unissent sur une longueur de quelques centimètres.

Les sinus frontaux occupent toute l'étendue du front, se prolongent dans les chevilles des cornes, dans le pariétal et jusqu'à l'intérieur de la protubérance occipitale interne.

* A, *pariétal* : 1, trou occipital ; 2, condyle ; 3, 3, apophyses styloïdes du même os ; 4, trous condyliens ; 5, apophyse mastoïde ; 6, bulle tympanique ; 7, apophyse subuliforme ; 8, gaine du prolongement hyoïdien ; 9, trou stylo-mastoïdien ; 10, hiatus auditif externe ; 11, orifice antérieur du conduit temporal ; 12, surface articulaire du temporal ; 13, trou déchiré postérieur ; 14, trou ovale ; 17, apophyse ptérygoïde ; 18, hiatus orbitaire ; 19, trou optique. — B, *frontal* : 20, trou sourcilier ; 21, trou ethmoïdal ; 22, protubérance lacrymale. — C, *zygomatique* : 23, *ptérygoïdien*. — D, *palatin* : 24, trou nasal ; 25, orifice antérieur du conduit palatin. — E, *maxillaire supérieur* : 26, épine maxillaire. — G, *os intermaxillaire* : 27, son apophyse interne ; 28, son apophyse externe ; 29, fentes palatines.

Temporal. — Les trois parties du temporal se soudent hâtivement ; la synostose est déjà très avancée à la naissance.

L'écaille est beaucoup moins étendue que dans les Solipèdes ; elle ne fait pas partie de la cavité crânienne, le pariétal descendant jusqu'au sphénoïde en s'insinuant en dessous d'elle. Le conduit temporal est creusé entièrement dans son épaisseur ; il débouche dans le crâne au-dessus du rocher après avoir reçu, comme nous l'avons dit plus haut, le canal occipital et le canal mastoïdien ainsi qu'un ou plusieurs trous ouverts d'autre part dans la fosse temporale. L'apophyse et la crête mastoïdiennes appartiennent en propre à l'écaille ; la première est acuminée et correspond aux points extrêmes de la largeur maximum du crâne, elle surmonte immédiatement le tube auditif ; la seconde est très saillante, confondue avec la racine supérieure de l'apophyse zygomatique ; elle se continue avec la crête vaginale du tympanique. L'apophyse zygomatique est moins longue que dans les Solipèdes ; elle s'arrête avant d'atteindre l'orbite, de telle manière qu'elle ne s'articule qu'avec l'os jugal et non avec l'apophyse orbitaire du frontal. Son condyle est très large, convexe en tous sens, contourné en arrière par un léger sillon. L'apophyse post-articulaire est aminci, convexe en

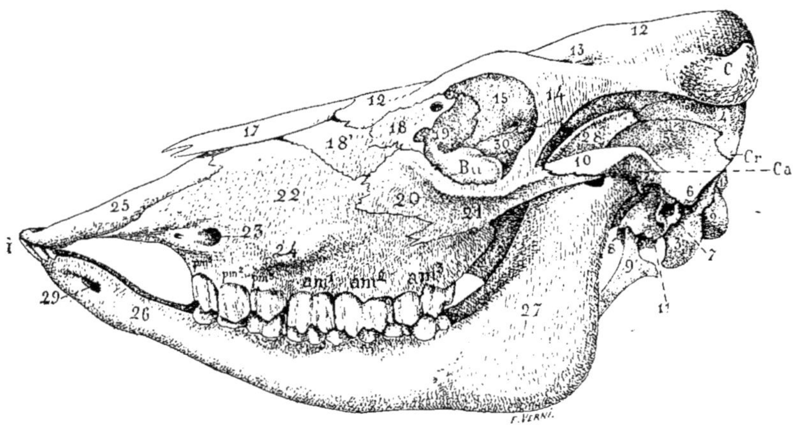

Fig. 54. — Tête de Bœuf (face latérale) *.

avant, moins saillante que dans les Solipèdes ; en arrière s'ouvre le conduit temporal par un large orifice, quelquefois divisé.

Le *tympanique* présente : 1° un tube auditif très long mais adhérent à la base de l'apophyse mastoïde ; une forte crête vaginale lui fait expansion, derrière laquelle débouche l'aqueduc de Fallope, contre la base de l'apophyse jugulaire ; 2° une bulle tympanique volumineuse, très proéminente sur la base du crâne, mais fortement comprimée : bulle limitée antérieurement par une crête qui se prolonge en une longue apophyse subuliforme lamelleuse. La bulle tympanique arrive au contact, ou à peu près, de l'apophyse basilaire et sépare ainsi d'une manière nette le trou déchiré antérieur du trou déchiré postérieur.

Le *rocher* apparaît à l'extérieur du crâne par sa portion mastoïdienne qui forme, derrière la crête mastoïdienne, une petite enclave qui s'élève jusqu'au pariétal, enclave au sommet de laquelle s'ouvre le trou mastoïdien dont il a été parlé plus haut. Il n'y a pas de scissure mastoïdienne faisant suite à ce trou comme il en existe dans les Solipèdes. L'apophyse hyoïdienne est profondément engainée.

A l'intérieur du crâne, le rocher fait une forte saillie à l'angle de sa face interne avec sa face supérieure : celle-ci faisant paroi au cerveau, celle-là paroi au cervelet.

Sphénoïde. — Au lieu de prolonger la direction du basi-occipital comme dans les Solipèdes, le corps du sphénoïde du Bœuf se recourbe fortement en haut, en sorte que les deux sphénoïdes sont plutôt l'un au-dessus de l'autre que l'un au-devant de l'autre. En outre, on

* 2, condyle occipital ; 3, apophyse jugulaire ; 4, pariétal ; 5, squamosal ; 6, apophyse mastoïde ; 7, hiatus auditif externe ; 8, gaine de l'apophyse hyoïdienne ; 9, stylo-hyal ; 10, apophyse zygomatique ; 11, crête post-glénoïdale ; 12, frontal ; 13, trou sourcilier ; 14, apophyse sus-orbitaire ; 15, portion orbitaire du frontal ; 17, os du nez ; 18 et 18', lacrymal divisé anormalement en deux portions ; 19, orifice du canal lacrymal ; 20, zygomatique ; 21, crête massétérique ; 22, maxillaire supérieur ; 23, trou sous-orbitaire ; 24, épine maxillaire ; 25, intermaxillaire ; 26, 27, maxillaire inférieur ; 29, trou mentonnier ; 30, sphénoïde ; *Cr*, crête pariéto-mastoïdienne ; C, cheville osseuse de la corne ; *Ca*, cavité glénoïde du temporal ; B*u*, bulle lacrymale ; Pm^1, pm^2, pm^3, les trois prémolaires ; Am^1, am^2, am^3, les trois arrière-molaires ; I, incisives.

observe une crête médiane tranchante. Les apophyses ptérygoïdes sont très longues; leur ligne de suture avec les palatins est couverte du côté interne par les os ptérygoïdiens; leur bord libre est épais, rugueux, légèrement renversé en dehors. Il n'y a pas de conduit ptérygoïdien. Le trou ovale est considérable, percé à travers le sphénoïde et par conséquent indépendant du trou déchiré antérieur. A deux centimètres en avant, débouche le trou grand rond, sous une forte crête orbito-temporale; deux gouttières lui font suite séparées par une sorte d'éperon: l'une conduisant à l'orbite et montrant l'orifice du conduit optique; l'autre, beaucoup moins profonde, aboutissant à la fosse ptérygo-maxillaire. La grande fente sphénoïdale et le conduit pathétique n'existent pas; les trois conduits sus-sphénoïdaux des Solipèdes sont confondus ici en un seul, très ouvert, compris entre les deux sphénoïdes, que nous venons de décrire sous le nom de trou grand rond.

La face endocranienne se fait remarquer par la profondeur de la selle turcique, qui est en dépression d'environ deux centimètres relativement à la fossette optique; quatre petits

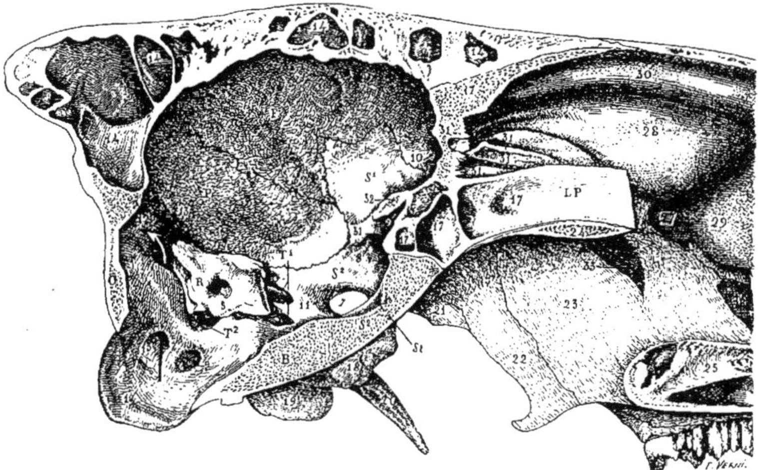

Fig. 55. — Coupe médiane de la partie postérieure de la tête du Bœuf *.

tubercules pointus figurent des vestiges d'apophyses clinoïdes. De chaque côté de la selle turcique, une large gouttière, percée du trou ovale à son fond, réunit le trou déchiré antérieur au trou grand rond.

L'aile du sphénoïde antérieur, considérée dans l'orbite, semble se bifurquer : une branche monte vers la base de l'arcade orbitaire, l'autre se dirige en avant et vient contribuer à la formation du trou nasal, qui mérite dès lors le qualificatif de spléno-palatin qu'on lui donne en anthropotomie, tandis qu'il est intrapalatin chez les Solipèdes. C'est cette dernière partie du sphénoïde qui empêche le contact du frontal avec le palatin.

Ethmoïde. — Les volutes sont plus solides, moins fragiles que chez les Solipèdes; la grande volute est énormément développée, prolongée entre les deux cornets; aussi lui donne-t-on quelquefois le nom de *cornet moyen*. L'ethmoïde, dans son ensemble, est étroitement emprisonné entre les os qui l'environnent, à cause du peu de développement des sinus autour de lui.

Cornets. — Le cornet ethmoïdal est remarquablement petit et uni à l'os nasal par les deux

* 1, face interne du condyle occipital; 2, trou condylien; 3, canal veineux occipital (traversé par une flèche); 5, hiatus auditif interne; 7, trou ovale; 8, fente sphénoïdale et trou grand rond confondus; 9, trou optique; 10, fosse ethmoïdale et lame criblée; 11, gouttière précédent le trou ovale; 12, éminence occipitale interne; 13, ouverture du conduit temporal et du trou mastoïdien; 14, sinus frontaux; 17, sinus sphénoïdaux, prolongés dans l'épaisseur de la lame perpendiculaire de l'ethmoïde; 18, éminence d'insertion des droits antérieurs de la tête et d'une portion du sterno-mastoïdien et du mastoïdo-huméral; 19, bulle tympanique; 20, apophyse subuliforme; 21, apophyse ptérygoïde du sphénoïde; 22, ptérygoïdien; 23, palatin; 24, vomer; 25, coupe de la voûte palatine et sinus palatins; 26, ouverture du sinus maxillaire; 27, cavité au fond de laquelle débouche le sinus frontal; 28, cornet moyen; 29, cornet maxillaire; 30, cornet ethmoïdal; 31, volutes de l'ethmoïde; 31', point de rencontre des deux sphénoïdes avec la partie inféro-antérieure du pariétal; 32, coupe d'une lame osseuse surmontant la fossette optique; 33, trou nasal; O, partie nuchale de l'occipital; B, apophyse basilaire; S², sphénoïde postérieur; S¹, sphénoïde antérieur; LP, lame perpendiculaire de l'ethmoïde; R, rocher; T¹, trou déchiré antérieur; T², trou déchiré postérieur; P, pariétal; F, frontal.

bords de sa lame osseuse : sa cavité intérieure appartient tout entière au sinus frontal.

Le cornet maxillaire, très développé, se soude avec l'os qui lui sert de soutien encore plus tard que chez le Cheval. Sa lame, simple à l'origine, se partage en deux feuillets qui s'enroulent, l'un en haut et l'autre en bas, chacun décrivant deux tours et demi. La cavité de ce cornet ne communique pas avec le sinus maxillaire ; celui-ci est simplement bouché par lui du côté de la fosse nasale et même d'une manière incomplète, car on voit, en arrière, une vaste ouverture que ferme à l'état frais la membrane pituitaire.

Maxillaire supérieur. — L'épine maxillaire est à l'état de tubérosité isolée, située à petite distance du bord alvéolaire et reliée à la crête zygomatique par une simple ligne d'insertion décrivant une courbe à convexité supérieure. L'orifice antérieur du canal dentaire se trouve au-dessus de la première prémolaire. La protubérance maxillaire s'étend longuement en arrière, délimitant avec la lame palatine qui borde latéralement l'ouverture gutturale une fosse ptérygo-maxillaire étroite et profonde ; cette protubérance est plane du côté interne, convexe du côté externe : elle est dentifère dans le jeune âge, creusée plus tard par le sinus maxillaire. L'arête de l'espace interdentaire décrit une gracieuse courbure en **S** et se trouve sur un niveau plus élevé que le bord d'implantation des molaires ; elle ne porte point d'alvéole pour une canine. Le conduit palatin est percé exclusivement dans l'os de même nom ; le maxillaire supérieur n'y prend aucune part ; le sillon palatin qui le prolonge s'efface presque aussitôt. — Il n'y a qu'un sinus maxillaire, mais il est très vaste et il s'étend jusque dans l'épaisseur de la voûte palatine.

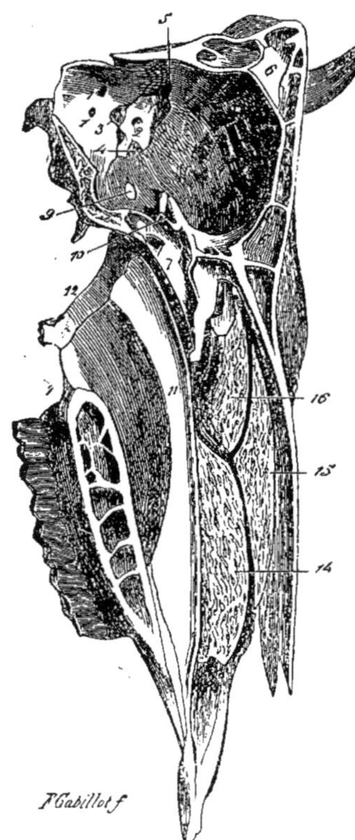

Fig. 56. — Coupe médiane de la tête du Bœuf*.

Intermaxillaire. — L'intermaxillaire ne portant pas de dents, est très aminci et terminé par un bord plus ou moins tranchant où l'on ne trouve pas trace d'alvéoles. Il se soude rarement avec son congénère, dont il est séparé antérieurement par une profonde échancrure dont l'entrée tend à se fermer et qui tient lieu du conduit incisif des Solipèdes. Les deux apophyses palatines laissent en dehors deux très grandes fentes palatines ; elles forment, sur leur face nasale, une gouttière qui continue celle du vomer. Les apophyses montantes sont très comprimées, légèrement courbées dans leur longueur et articulées en biseau avec le maxillaire supérieur de telle sorte que leur face externe est beaucoup plus large que l'interne ; elles arrivent à peine au contact des os du nez.

Palatin. — Le palatin est extrêmement développé : il se divise en deux parties : l'une horizontale qui forme plus du quart de la voûte du palais et sur laquelle s'ouvre le conduit palatin par des orifices multiples ; l'autre verticale réunie à l'apophyse ptérygoïde du sphénoïde et à l'os ptérygoïdien et formant avec eux une grande lame qui borde latéralement l'ouverture gutturale. Le bord libre de cette lame ptérygo-palatine montre une portion postérieure rugueuse et légèrement déjetée en dehors, et une portion antérieure marquée d'une empreinte musculaire en dehors, et formant avec son homologue de l'autre côté une arcade palatine étroite, en forme de **V**, au fond de laquelle saille une petite épine palatine. A l'angle de ces deux portions, se détache le crochet ptérygoïdien. Au fond de la fosse ptérygo-maxillaire, débouche : 1° un très vaste trou nasal ; 2° bien au-dessous de ce trou, près du bord postérieur de la voûte palatine, le conduit palatin ; 3° enfin le canal dentaire, dont l'orifice étroit se dissimule contre la bulle lacrymale. Le palatin est très mince dans

* 1, trou condylien ; 1', orifice postérieur du canal latéral de l'occipital aboutissant en avant dans le conduit temporal ; 2, hiatus auditif interne ; 3, trou déchiré postérieur ; 3, trou déchiré antérieur ; 5, orifice intracranien du conduit temporal ; 6, 6, lame osseuse médiane qui sépare l'un de l'autre les sinus frontaux ; 7, celle qui isole les sinus sphénoïdaux ; 8, celle qui cloisonne la portion palatine des sinus maxillaires ; 9, trou ovale ; 10, fossette optique ; 11, vomer ; 12, ptérygoïdien ; 13, large ouverture qui pénètre dans le sinus maxillaire et qui est bouchée dans l'état frais, par la pituitaire ; 14, cornet maxillaire ; 15, cornet ethmoïdal ; 16, grande volute ethmoïdale développée comme un troisième cornet.

toute sa portion verticale ; les sinus sphénoïdaux ne s'y étendent pas ; par contre il est très épais dans toute sa portion horizontale qui se laisse envahir par le sinus maxillaire.

Ptérygoïdien. — Le ptérygoïdien est relativement large, juxtaposé à la suture du palatin avec l'apophyse ptérygoïde. A sa base, il bouche une ouverture comprise entre ces deux parties. Son sommet mince et tranchant se recourbe en hameçon.

Zygomatique. — Le zygomatique est très étendu, surtout en dessous de l'orbite. La crête massétérine s'éloigne beaucoup de son bord inférieur pour suivre à peu près parallèlement le contour de l'orbite. En arrière, l'os se divise en deux branches : l'une inférieure qui se dirige horizontalement pour se joindre à l'apophyse zygomatique à peu près comme dans les Solipèdes, mais sans jamais se souder avec elle ; l'autre supérieure qui s'arc-boute contre le sommet de l'apophyse orbitaire du frontal.

Lacrymal. — Le lacrymal est très étendu dans ses deux sections : la section extraorbitaire

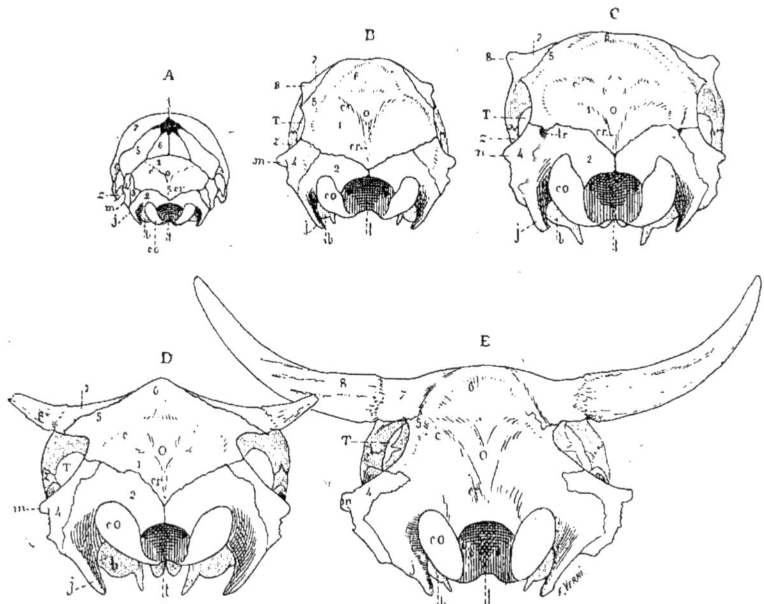

Fig. 57. — Vue postérieure de la tête du Bœuf à différents âges. — A, chez un fœtus de 7 mois de gestation ; B, chez un Veau d'un mois ; C, chez un animal de 4 mois 1/2 ; D, chez un animal de 9 mois ; E, chez un adulte *.

s'allonge, en avant, bien au delà du jugal, ce qui restreint beaucoup le contact du sus-maxillaire avec le nasal ; souvent la partie antérieure forme un noyau d'ossification particulier. La section intraorbitaire se termine, au fond de l'orbite, par la *bulle lacrymale*, grosse boursouflure à parois minces et fragiles qui s'ajoute à la protubérance maxillaire pour fermer en arrière le sinus maxillaire. L'arête de coudure de l'os fait proéminence sur le pourtour de l'entrée orbitaire et ménage une échancrure à la jonction du frontal. L'orifice du canal lacrymal s'ouvre ordinairement sur cette arête de manière à constituer une autre échancrure.

Nasal. — Les os du nez sont beaucoup moins longs que chez les Solipèdes, rétrécis aux deux extrémités, et unis peu solidement entre eux ainsi qu'aux os voisins. Leur extrémité antérieure est peu prolongée et profondément échancrée, de telle sorte que le prolongement nasal des deux os réunis forme trois pointes : une pointe médiane, double, et deux pointes latérales.

* *o*, protubérance occipitale ; *cr*, crête occipitale ; *t*, trou occipital ; *co*, condyle ; *b*, bulle tympanique ; *j*, apophyse jugulaire ; *m*, apophyse mastoïde ; *z*, arcade zygomatique ; T, fosse temporale ; *tr*, trou mastoïdien ; *c*, ligne courbe supérieure ; 1, occipital écailleux ; 2, occipital latéral ; 4, portion mastoïdienne du temporal ; cette partie est indiquée par le chiffre 3 dans la figure A, tandis que le 4 correspond au squamosal ; 5, pariétal ; 6, interpariétal ; *f*, fontanelle ; 7, frontal ; 8, corne.

Vomer. — Le vomer est très mince, surtout dans la partie gutturale ; il est aussi très large et sa gouttière très profonde. Celle-ci embrasse le corps du sphénoïde, avec sa crête médiane, ainsi que la cloison médiane du nez. Le vomer ne s'unit à la suture médio-palatine qu'à mi-longueur du palais, d'où résulte que les deux fosses nasales sont en large communication l'une avec l'autre en dessous de cet os.

Maxillaire inférieur. — Les deux branches de cet os ne se soudent jamais complètement. Leur portion horizontale est courbée de telle sorte que le bord supérieur est concave et l'inférieur convexe ; celui-ci porte sur un plan horizontal par son milieu tandis que les extrémités se relèvent et basculent à la moindre pression. En outre cette portion horizontale est moins large que dans les Solipèdes vu l'implantation moins profonde des molaires. La portion montante est bien moins étendue que chez ces derniers, limitée en arrière par un bord peu épais, non refoulé, qui décrit une légère concavité en dessous du condyle et une forte convexité à l'angle de la mâchoire. En dessous de l'orifice postérieur du canal dentaire existe un sillon vasculo-nerveux très manifeste. Le condyle est moins allongé que dans les Solipèdes et bien plus saillant sur la face interne de la branche maxillaire que sur la face externe ; il est concave d'un côté à l'autre et déprimé de dessus en dessous ; on pourrait le diviser en deux plans inclinés : l'un antérieur descendant vers l'échancrure sigmoïde, l'autre postéro-interne, limité par un bord surplombant, correspondant à l'apophyse post articulaire du temporal. L'apophyse coronoïde est pointue, fortement recourbée en arrière, déjetée en dehors.

Le corps est plus élargi à l'extrémité et son col plus accentué que chez les Solipèdes ; il porte huit incisives mais pas de canines. Le trou mentonnier est prolongé par une forte gouttière.

Tête en général. — Moins longue et plus élargie que celle du Cheval, la tête du Bœuf a la forme d'une pyramide quadrifaciée à large base postérieure.

La *face supérieure* (fig. 52) n'est constituée que par la région frontale et la région nasale, la première développée d'une manière insolite.

La *face inférieure* (fig. 53) offre : 1° une région sous-occipitale, très large mais courte, remarquable à la cannelure de l'apophyse basilaire, aux apophyses des muscles droits antérieurs de la tête et à la forte saillie des bulles tympaniques qui remplissent en grande partie les trous déchirés ; 2° une région sous-sphénoïdale extrêmement courte où l'on voit un trou ovale distinct du trou déchiré antérieur, mais point de conduit ptérygoïdien ; 3° une région gutturale présentant une ouverture naso-pharyngienne remarquablement étroite et profonde, bordée par deux grandes lames ptérygo-palatines dont se détache le crochet terminal du ptérygoïdien, ouverture divisée à son fond par un vomer lamelleux et tranchant. En dehors des lames précitées, existent les fosses ptérygo-maxillaires étroites et profondes où débouchent le trou nasal, le canal dentaire supérieur et le conduit palatin ; 4° une région palatine très large entre les arcades molaires, brusquement rétrécie au niveau des espaces interdentaires, relevée sur la ligne médiane d'une légère crête suturale qui s'efface antérieurement.

Les *faces latérales* (fig. 54) montrent : 1° une fosse temporale tout à fait reportée sur le côté de la tête et ouverte en dehors, fosse ressemblant à une gouttière étroite et profonde, limitée en haut par la crête fronto-pariétale, en bas par l'apophyse zygomatique, en arrière par la crête pariéto-mastoïdienne, en avant par l'arcade orbitaire, sous laquelle elle communique avec la fosse orbitaire ; 2° une orbite dont l'ouverture d'entrée est plus haute que large et circonscrite seulement par le frontal, le lacrymal et le jugal, l'apophyse zygomatique s'arrêtant en arrière de l'arcade orbitaire. Sur le plancher de cette cavité fait saillie la bulle lacrymale ; sous la voûte débouche le trou sourcilier ; à son fond s'échelonnent d'avant en arrière le trou ethmoïdal, le trou optique et le trou grand rond. Deux crêtes plus ou moins accentuées marquent les limites de la fosse ptérygo-maxillaire d'une part, de la fosse temporale d'autre part ; 3° une région maxillaire, moins longue que dans les Solipèdes, où la portion extraorbitaire du lacrymal et du zygomatique tient une grande place. L'épine maxillaire est isolée de la crête zygomatique et située sur un niveau inférieur. Le trou sous-orbitaire est reporté au-dessus de la première pré-molaire.

L'*extrémité* est aplatie de dessus en dessous, dépourvue d'incisives, en forme de palette demi-circulaire dont le bord libre est taillé en biseau. Une lacune médiane elliptique la divise en deux moitiés latérales.

La base ou *face nuchale* (fig. 57) se joint sensiblement à angle droit avec la face supérieure ; encore faut-il remarquer que le bourrelet postérieur du frontal (chignon) fait toujours du surplomb. Cette face est plus large que haute ; son contour ogival est formé en haut par le chignon et les lignes courbes supérieures, par côté par les crêtes pariéto-mastoïdiennes et les apophyses mastoïdes celles-ci marquant les points extrêmes du diamètre maximum de la tête, en bas par les condyles et les apophyses jugulaires.

La protubérance occipitale externe est effacée ; c'est le bourrelet terminal du frontal qui semble en tenir lieu.

Cavité cranienne (fig. 55). — Relativement au volume de la partie postérieure de la tête, la cavité crânienne a peu d'étendue, à cause des grands sinus qui l'entourent, surtout en haut et en arrière. Elle est moins longue que dans le Cheval, mais plus haute. Son grand axe forme avec celui de la tête un angle d'environ 135°, c'est-à-dire que la tête étant horizontale, la cavité cranienne est oblique d'environ 45°, de haut en bas et d'avant en arrière. On en juge, sur une coupe médiane, par la direction du centrum basilo-sphénoïdal qui, chez le Bœuf, se relève fortement vers le front, tandis que dans les Solipèdes, il tend à prendre la direction du vomer.

Une autre particularité extrêmement remarquable de la cavité cranienne du Bœuf, c'est l'étendue et la profondeur de la selle turcique, ainsi que la saillie du rocher formant enclave entre le cerveau et le cervelet.

Modifications apportées par l'âge ou par l'absence de cornes. — Dans le cours du développement ontogénique, la tête du Bœuf subit une évolution morphologique des plus remarquables (fig. 57). Dans le principe, l'occipital forme, avec la portion mastoïdienne du rocher, toute la face nuchale; le pariétal et l'interpariétal appartiennent à la face supérieure et tiennent le frontal à une certaine distance de la protubérance occipitale externe, qui est alors parfaitement marquée. Ce n'est qu'à partir de l'âge où se développent les cornes que l'on voit le frontal s'étendre en arrière par sa table externe, se ployer en bourrelet et chevaucher le pariétal de manière à le refouler à la base de la tête, en le réduisant extérieurement à une bande si étroite que les personnes non prévenues ont peine à le reconnaître. Ainsi, le crâne d'abord arrondi comme il l'est chez les Moutons, les Chèvres et les Antilopes, devient abrupt en arrière, le frontal occupant à lui seul toute la face supérieure et surplombant la postérieure par le bourrelet qui réunit les cornes.

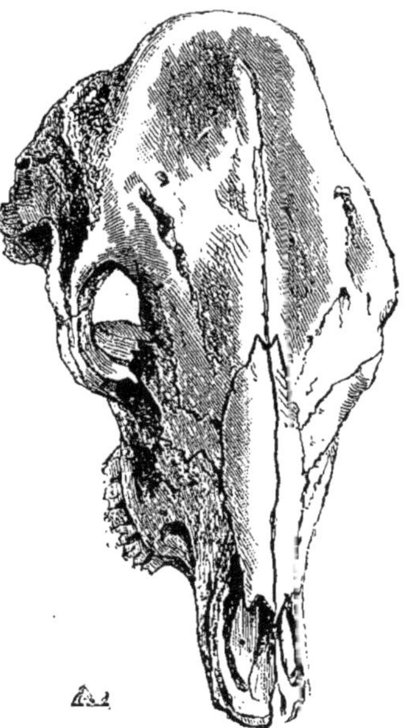

Fig. 58. — Tête d'un Bœuf dont la croissance des cornes a été empêchée par une destruction du périoste pratiquée dans le jeune âge.

L'évolution de forme dont il est question paraît bien avoir été provoquée, dans le principe, par le développement des cornes. Si on l'observe aujourd'hui dans les races bovines sans cornes, comme dans les autres, cela tient à ce que

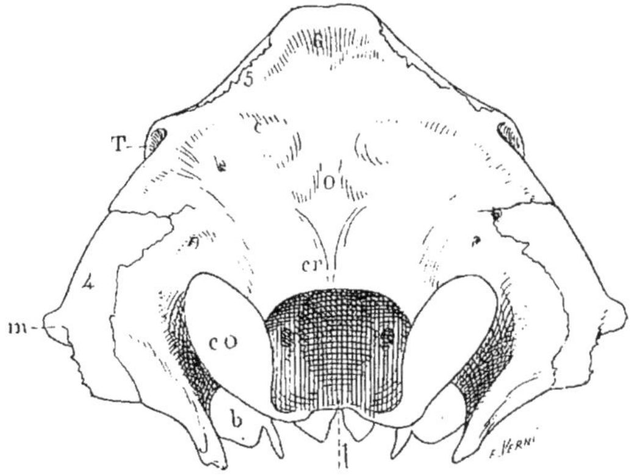

Fig. 59. — Face nuchale de la tête d'un Bœuf appartenant à une race sans cornes *.

ces races sont issues de races cornues qui leur ont transmis ce caractère. Au surplus, il convient de remarquer que la forme de la tête chez ces animaux dépourvus de cornes se trouve

* *o*, protubérance occipitale externe ; *c*, ligne courbe supérieure ; *cr*, crête occipitale externe ; *co*, condyle ; *b*, bulle tympanique ; *t*, trou occipital ; *j*, apophyse jugulaire ; *m*, apophyse mastoïde ; 4, portion mastoïdienne du temporal ; 5, suture pariéto-frontale ; 6, interpariétal confondu avec le pariétal et avec l'occipital ; T, fosse temporale.

passablement modifiée (fig. 58 et 59) : les frontaux atteignent bien le sommet de la tête, mais le chignon est moins saillant et surtout beaucoup moins large ; le front, au lieu d'être carré comme d'ordinaire, affecte une forme pointue particulière (oxycéphalie), que l'on peut réaliser expérimentalement en empêchant les cornes de pousser, par exemple en cautérisant, chez le Veau, le périoste du frontal à l'endroit où ces appendices se développent.

Cornevin a rapporté qu'un fermier de la Haute-Marne a mutilé de la sorte, pendant vingt-trois ans, les animaux nés dans son exploitation, sans que la mutilation ait été susceptible d'être transmise par hérédité au bout de cette longue expérience.

Tête du Mouton comparativement à celle du Bœuf (fig. 60).

La tête du Mouton a son maximum de largeur au niveau des orbites ; à partir de là, elle se rétrécit dans le sens postérieur comme dans l'antérieur. Les cornes, lorsqu'elles existent, se développent immédiatement au-dessus et en arrière des orbites, de telle manière que le crâne s'étend longuement en arrière d'elles, tout en se ployant sur la face, et que le pariétal est largement développé sur le plan supérieur de la tête.

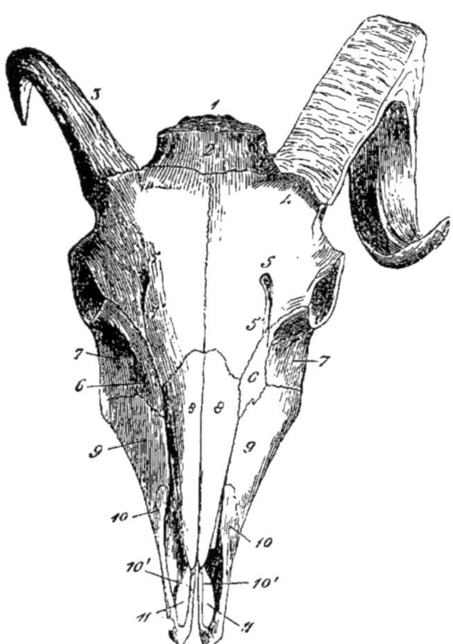

Fig. 60. — Tête de Bélier (face frontale) *.

Occipital. — L'occipital présente les particularités principales que nous avons signalées chez le Bœuf ; toutefois on remarque une coudure supérieure comme dans les Solipèdes, en sorte qu'il entre pour une part dans la face frontale de la tête. La protubérance occipitale externe est à l'état d'une tubérosité triangulaire, continuée latéralement par des lignes courbes supérieures très saillantes que l'on tend à confondre avec elle. La face nuchale de l'os est convexe d'un côté à l'autre. Les apophyses jugulaires sont moins larges et moins incurvées que dans le Bœuf, mais plus longues. La portion basilaire des condyles est peu étendue et largement séparée de celle de l'autre côté. L'apophyse basilaire est aplanie sur sa face exocranienne et au moins aussi large en avant qu'en arrière ; les apophyses des muscles droits antérieurs de la tête lui appartiennent en propre et se trouvent reportées sur les côtés, c'est-à-dire très écartées l'une de l'autre. On remarque sur la face endocranienne l'absence de la protubérance occipitale interne.

L'interpariétal se soude très rapidement aux pariétaux ; en sorte que la suture occipitopariétale n'est pas anguleuse comme dans les Solipèdes, mais directement transversale. Il est double comme dans le Bœuf et occupe à peu près la moitié de la dimension sagittale des pariétaux, formant une enclave qui s'efface dans les premières semaines qui suivent la naissance en se confondant avec ces os.

Pariétal. — Situés dans le plan supérieur de la tête, les pariétaux atteignent jusqu'à 3 centimètres ou 3cm,5 de largeur. Les crêtes temporales les divisent en trois parties : une médiane, irrégulièrement pentagonale comprise entre les fosses temporales, et deux latérales, entrant dans la constitution de celles-ci et se dirigeant en avant jusqu'à la crête orbito-temporale où elles s'unissent à l'aile du sphénoïde. A l'intérieur du crâne, ces os tiennent autant de place que les frontaux ; comme chez les Bovins, ils descendent jusqu'au sphénoïde en masquant l'écaille du temporal. Leur bord postérieur saille en une crête cérébro-cérébelleuse très accentuée qui se prolonge jusqu'au trou grand rond, tandis que, dans le Bœuf, cette crête est reportée à la face interne du rocher.

* 1, *occipital* ; 2, *pariétal* ; 3, la cheville osseuse qui sert de base à la corne frontale droite ; 4, celle du côté opposé recouverte de son étui corné ; 5, trou sourcilier ; 5', la gouttière qui en descend ; 6, *lacrymal* ; 7, *zygomatique* ; 8, *sus-nasal* ; 9, *maxillaire supérieur* ; 10, *os intermaxillaire* ; 10', son apophyse interne ; 11, fente palatine.

Ils se soudent très hâtivement entre eux et avec les interpariétaux, de sorte qu'il ne reste pas trace de leur suture quelques semaines seulement après la naissance. Ajoutons enfin qu'ils entrent dans la constitution du conduit temporal et ne sont jamais creusés de sinus à leur intérieur.

Frontal. — Le frontal est beaucoup moins étendu que chez le Bœuf; il s'arrête loin de la protubérance occipitale externe, et les sinus frontaux ne se prolongent pas au delà de son bord postérieur; d'autre part, cet os au lieu d'être plat dans sa longueur, est légèrement coudé suivant une ligne transversale qui réunirait la partie antérieure des cornes ; la portion antérieure, plus ou moins plane, est en ligne avec les os du nez; on y voit le trou sourcilier, généralement double, prolongé antérieurement par un sillon qui vient se perdre sur le lacrymal; la portion postérieure ou post-orbitaire, plus ou moins convexe, s'abaisse dans la direction de la nuque en s'alignant avec le pariétal.

Les arcades orbitaires sont minces et comme étirées en dehors. La partie latérale de l'os est fortement concave; elle n'entre pour rien dans la constitution de la fosse temporale; elle est exclusivement orbitaire ; d'autre part elle ne prend aucun contact avec l'écaille du temporal dont elle est séparée par le pariétal.

Les chevilles osseuses des cornes sont moins écartées l'une de l'autre que dans le Bœuf ; elles se détachent immédiatement au-dessus et en arrière des orbites, et elles ne sont pas régulièrement arrondies comme dans les Bovins, mais planes sur la face postéro-interne, convexes sur la face antéro-externe; elles manquent souvent.(On sait, en effet, qu'il y a des races bovines sans cornes, et que, dans d'autres races, ces appendices avortent plus ou moins chez les femelles.) Dans ce cas, on voit généralement, à l'endroit où elles auraient dû pousser, une petite tubérosité entourée d'une dépression.

Les cornes sont pleines dans le Mouton; parfois cependant le sinus frontal lance un petit diverticule à leur base.

Temporal. — Les trois parties du temporal sont distinctes; la tympanique, notamment, reste libre et mobile sur les deux autres.

L'écaille ne prend point contact avec le frontal: l'apophyse et la crête mastoïdiennes lui appartiennent en propre, ainsi que dans le Bœuf; celle-ci arrive jusqu'à la ligne courbe supérieure; celle-là est moins accentuée que dans le Bœuf et, d'autre part, est située derrière le tube auditif au lieu de lui être superposée. La surface articulaire, convexe en tous sens, comme dans le Bœuf, est limitée en arrière par une rainure très marquée sur laquelle se renverse la crête post-articulaire.

La portion mastoïdienne du rocher ne se soude pas à l'écaille comme on le voit dans le Bœuf; elle est en outre plus étroite et plus atténuée.

Le rocher, vu en dedans du crâne, est situé derrière la crête cérébro-cérébelleuse, au lieu d'être traversé par elle ; il présente, au-dessus de l'hiatus auditif, une fossette très marquée qui n'est représentée chez le Bœuf que par une légère dépression.

Le tympanique est toujours très distinct, comme nous l'avons déjà dit. Le tube auditif est relativement large, non soudé aux parties avoisinantes, étroitement compris entre l'apophyse mastoïde et la crête postarticulaire, et dépourvu de l'expansion que lui forme la crête vaginale chez le Bœuf. La bulle tympanique n'est pas divisée intérieurement en cellules entrecroisées comme dans ce dernier.

Sphénoïde. — Le sphénoïde ressemble assez exactement à celui du Bœuf; cependant on remarque que la lame quadrilatère qui limite en arrière la selle turcique est très développée, recourbée sur cette fosse et prolongée latéralement en deux pointes qui constituent de véritables apophyses clinoïdes postérieures.

Ethmoïde et cornets. — Rien à signaler comparativement au Bœuf.

Maxillaire supérieur. — Le maxillaire supérieur du Mouton est moins allongé que celui du Bœuf. La hauteur, prise de l'os du nez à la ligne alvéolaire dépasse la moitié de la longueur, tandis que, chez ce dernier animal, le rapport de ces deux dimensions est inférieur à 1 : 2. Le trou sous-orbitaire est situé au-dessus de la deuxième prémolaire. La partie de l'os située en avant des molaires ainsi que celle située en arrière sont moins étendues que dans le Bœuf : il est manifeste que l'organe s'est raccourci par ses deux extrémités. Le sinus maxillaire ne se prolonge pas dans l'épaisseur de la voûte du palais.

Intermaxillaire. — Le corps de ces os est étroit et pointu ; l'apophyse montante, mince et assez fortement incurvée, s'arrête d'ordinaire à une petite distance de l'os du nez; l'apophyse palatine est longue et étroite, et les fentes palatines six à sept fois plus longues que larges, tandis que dans le Bœuf ces fentes le sont seulement de quatre à cinq fois.

Palatin. — La portion horizontale est moins étendue que dans le Bœuf, sans être aussi réduite que dans le Cheval; les conduits palatins s'ouvrent sur la suture palato-maxillaire et se continuent par un sillon nettement accusé. La portion verticale soudée à l'apophyse ptérygoïde est moins haute que dans le Bœuf. Il n'existe pas d'épine palatine au fond de l'arcade de même nom.

Par suite de la moindre saillie de la protubérance maxillaire, la fosse ptérygo-maxillaire est moins profonde que chez le Bœuf. Le palatin du Mouton n'est creusé de sinus ni dans l'une ni dans l'autre de ses portions.

Ptérygoïdien. — Très élargi à sa partie supérieure, pointu et recourbé en crochet à son extrémité libre.

Vomer. — Lamelleux et ne prenant appui que sur la partie antérieure de la suture palatine, ainsi que chez le Bœuf.

Zygomatique. — Se distingue par sa grande extension en avant de l'orbite, qui le fait approcher de 1cm,5 à 2 centimètres de l'épine maxillaire.

Lacrymal. — La portion extraorbitaire est très variable en étendue; tantôt elle affecte la forme d'un rectangle irrégulier, tantôt celle d'un triangle à sommet antérieur; elle ne prend qu'un contact restreint avec l'os nasal; quelquefois même elle perd ce contact pour laisser se rejoindre le frontal et le maxillaire supérieur sur une étendue de quelques millimètres, ce qui n'arrive jamais chez les Bovins. En avant de l'orbite, existe une forte impression digitale qui s'étend un peu sur le zygomatique : c'est la *fosse larmière* ou fosse lacrymale, caractéristique des Moutons.

Le fond de cette fosse est assez souvent criblée de petits trous comme si on l'avait piqué avec une aiguille, ce qui marque une tendance au véritable larmier des Cervidés[1]. Le canal lacrymal ne débouche pas sur le sourcil même de l'orbite, mais en dedans. L'échancrure fronto-lacrymale de ce sourcil est nulle ou peu marquée. La bulle lacrymale est moins volumineuse que chez le Bœuf; elle est surmontée d'un petit orifice, distant de 1 centimètre à peine de l'orifice lacrymal, qui donne accès dans le conduit dentaire supérieur.

Nasal. — Les os du nez du Mouton ressemblent plus à ceux des Solipèdes qu'à ceux du Bœuf, mais sont aussi peu solidement unis aux os voisins que ces derniers: ils forment un prolongement nasal indivis et décrivent dans leur longueur une convexité plus ou moins marquée (chanfrein busqué). En général, ils ne prennent pas contact avec les intermaxillaires; mais ce contact se produit quelquefois.

Maxillaire inférieur. — L'extrémité antérieure des branches est moins relevée que dans le Bœuf; l'os posé sur un plan horizontal porte sur la convexité des branches et par la face inférieure du corps, tandis qu'il se relève aux deux extrémités chez cet animal et bascule dans les deux sens. En outre, la portion montante des branches est moins haute; si l'on rapporte la distance du condyle à l'angle de la mâchoire à celle de l'angle de la mâchoire aux incisives, on obtient une fraction inférieure à 4 p. 10 dans l'espèce ovine, supérieure à 4 p. 10 dans l'espèce bovine. L'orifice supérieur du canal dentaire est à peu près sur le prolongement de la ligne d'implantation des dents: tandis que, chez le Bœuf, il occupe un niveau plus élevé; de plus il est surmonté d'une excavation plus accentuée que chez ce dernier. La gouttière myléenne, très manifeste dans les deux espèces, aboutit au trou précité, chez le Mouton, en arrière de ce trou chez le Bœuf. Enfin le corps de l'os est moins élargi, et le trou mentonnier moins rapproché des incisives. Ce trou est situé à peu près à égale distance des incisives et des molaires, tandis que, dans le Bœuf, il est au moins deux fois plus près des incisives que des molaires.

Tête en général. — La tête du Mouton se fait remarquer, avons-nous déjà dit, par un certain ploiement du crâne sur la face déterminant un angle plus ou moins obtus au-dessus des orbites, entre les deux cornes.

La *face supérieure* se trouve ainsi divisée en deux parties : l'une *faciale* où l'on voit les os du nez et la partie antérieure des frontaux ; l'autre *cranienne* qui montre la partie postérieure des frontaux, encadrée par les cornes, les pariétaux et enfin la partie supérieure de l'occipital. La suture médio-pariétale s'efface très vite, tandis que la suture médio-frontale persiste jusqu'aux âges avancés. Les fosses temporales laissent entre les crêtes qui les limitent un intervalle de 3 à 4 centimètres au minimum.

La *face inférieure* ressemble à celle du Bœuf, sauf les différences de détail déjà indiquées.

Les *faces latérales* se font remarquer par leurs fosses temporales relativement larges, elliptiques de contour et convergentes l'une vers l'autre en arrière et en haut ; ainsi que par leurs orbites à sourcil tranchant et étiré, moins irrégulier que chez le Bœuf.

L'*extrémité* est plus atténuée que dans ce dernier animal.

La *base* ou face nuchale est incomparablement moins étendue que chez le Bœuf; au lieu de fuir vers la face inférieure, elle est plutôt oblique en arrière ; d'autre part, elle est convexe au lieu d'être déprimée ; ses limites sont les mêmes que dans les Solipèdes, mais avec une protubérance occipitale externe bien moins saillante.

Cavité cranienne. — La cavité cranienne du Mouton est plus allongée mais beaucoup moins haute que celle du Bœuf. La hauteur maxima, prise perpendiculairement à la base, au niveau de la selle turcique, est à peu près la moitié de la longueur mesurée de l'apophyse crista-galli au bord supérieur du trou occipital; elle en est environ les trois quarts chez le Bœuf.

1. On sait, en effet, que le sinus sous-oculaire qui porte ce nom correspond à une solution de continuité du squelette de la tête

Modifications apportées par l'âge. — Dans le très jeune âge, le crâne est sphéroïdal, les crêtes d'insertion sont peu ou point marquées ; la face est brève, principalement les os nasaux et les maxillaires supérieurs; l'angle facial est plus ouvert: bref, on observe toutes les particularités qui caractérisent les jeunes de toutes les espèces. Mais, dans la suite, on ne constate pas les changements de forme si remarquables que nous avons décrits chez le Bœuf.

Tête de la Chèvre comparativement à celle du Mouton (fig. 61 et 62).

Nous relevons, dans le mémoire de Cornevin et Lesbre (*in loc. cit.*), les principaux traits différentiels suivants :

1° Dans l'espèce caprine, la suture occipito-pariétale forme un angle saillant qui s'enclave entre les pariétaux, tandis que dans l'espèce ovine, cette suture est directement transverse. Cette différence tient à ce que l'interpariétal se soude à l'occipital dans la première espèce, aux pariétaux dans la seconde.

2° Par contre, dans cette dernière espèce, la suture pariéto-frontale est anguleuse, tandis qu'elle est rectiligne dans l'autre.

3° Les fosses temporales sont plus étendues et plus convergentes dans la Chèvre, en sorte que les crêtes qui les limitent en dedans sont plus rapprochées l'une de l'autre ; leur intervalle, au point où elles le sont le plus, n'est guère que de 2cm,5, tandis qu'il est de 3cm,5 à 4 centimètres chez le Mouton.

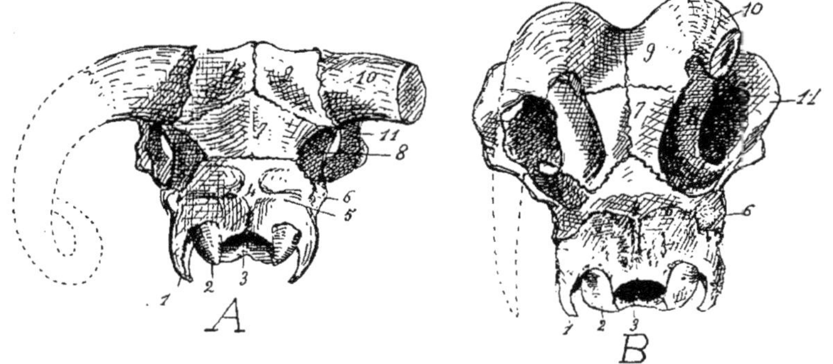

Fig. 61. — Têtes d'un Mouton (A) et d'un Bouc (B), vues par derrière (figure empruntée au travail de Cornevin et Lesbre)*.

4° Le conduit auditif est beaucoup plus ouvert dans le premier animal que dans le second ; son diamètre supéro-inférieur est d'environ 1 centimètre chez la Chèvre, 5 à 7 millimètres chez le Mouton.

La face endocranienne du rocher est beaucoup plus large dans la Chèvre que dans le Mouton ; elle est presque deux fois plus haute que large dans celui-ci, presque aussi large que haute dans celle-là.

5° Lorsque les cornes existent, leurs chevilles osseuses n'ont ni la même insertion, ni la même forme, ni la même direction, ni la même structure dans les deux espèces. Elles s'insèrent plus près l'une de l'autre chez la Chèvre que chez le Mouton. Dans la première, elles sont plus déprimées dans le sens latéral et présentent un bord antérieur tranchant ; dans le second, elles sont plus épaisses, et leurs deux faces (plane et convexe) sont réunies par des bords arrondis. Les cornes de la Chèvre sont en général dirigées en haut et en arrière en divergeant ; d'ordinaire celles du Mouton se contournent en spirale. Mais on constate de telles variations dans les deux espèces que ce caractère n'a pas de valeur absolue. Les chevilles osseuses des cornes de la Chèvre sont formées d'un tissu compact, presque dur comme l'ivoire ; elles sont creusées à leur base, sur une longueur de 5 à 6 centimètres, d'une cavité qui fait diverticule au sinus frontal. Celles du Mouton sont moins compactes et en outre n'ont pas de sinus à leur base ; parfois cependant le sinus frontal lance à leur intérieur un cul-de-sac de 1 ou 2 centimètres.

* 1, apophyse jugulaire ; 2, condyle ; 3, trou occipital ; 4, protubérance occipitale externe ; 5, ligne courbe supérieure ; 6, apophyse mastoïde masquant le tube auditif ; 7, pariétal ; 8, fosse temporale ; 9, frontal ; 10, corne ; 11, arcade orbitaire.

Lorsque les cornes n'existent pas, il est commun de rencontrer à leur place, chez le Mouton, deux dépressions présentant une tubérosité à leur centre; tandis que, chez la Chèvre, on trouve deux fortes protubérances, arrondies à l'extrémité.

6° En règle très générale, les os du nez de la Chèvre sont droits, courts et plats; ils se terminent chacun par une pointe mousse, assez souvent bifide, qui s'avance peu sur l'entrée des fosses nasales. Au contraire, ceux du Mouton sont convexes en longueur et en largeur, effilés à l'extrémité de manière à former un prolongement nasal très développé. Souvent il existe, chez la Chèvre, une fontanelle entre l'os nasal et le lacrymall qui est exceptionnelle chez le Mouton.

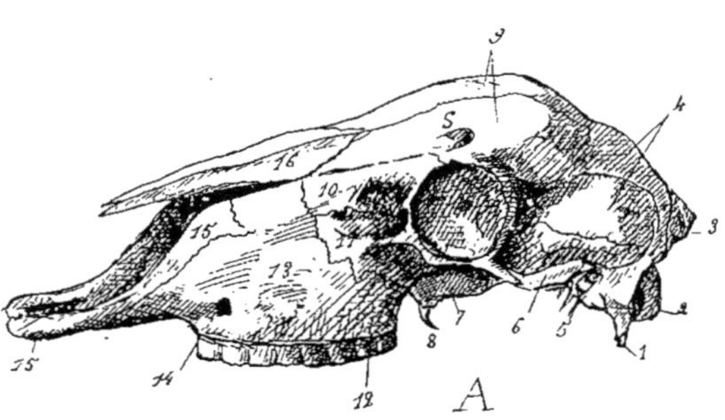

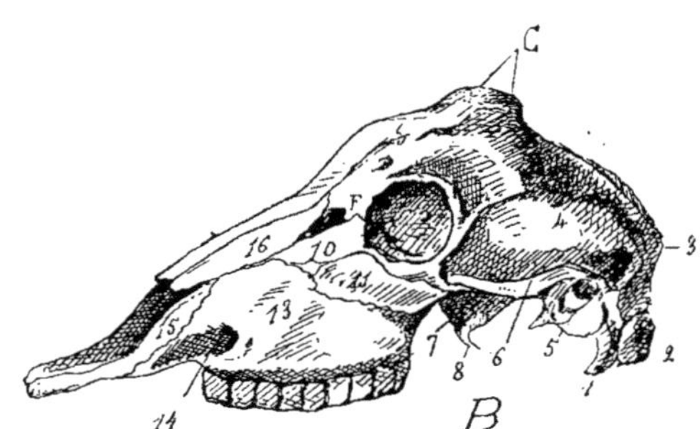

Fig. 62. — Têtes d'un Mouton (A) et d'un Bouc (B), vues par côté (figure empruntée à Cornevin et Lesbre) *.

7° La fosse larmière, imprimée chez le Mouton sur le lacrymal et le jugal, manque à la Chèvre, et c'est là une différence de premier ordre depuis longtemps signalée.

8° La crête massétérique du jugal est plus saillante dans l'espèce caprine et s'élève jusqu'à 1 millimètre ou 2 de la suture lacrymo-jugale; tandis que, dans l'espèce ovine, il reste un intervalle notable entre cette crête et la suture, qui peut atteindre un centimètre.

9° L'apophyse montante de l'intermaxillaire est sensiblement plus longue chez la Chèvre; elle arrive au contact de l'os du nez, ce qui ne s'observe que très exceptionnellement chez le Mouton. Les fentes palatines de la Chèvre ne sont que quatre à cinq fois plus longues que larges, au lieu de six à sept fois.

10° Le rapport de la largeur du crâne, prise d'un pariétal à l'autre, à sa longueur, mesurée de la protubérance occipitale externe à une ligne qui réunirait les trous sourciliers (indice céphalique), varie de 0,55 à 0,63 dans les Caprins, de 0,65 à 0,78 dans les Ovins; ce qui revient à dire que ceux-ci sont moins dolichocéphales que ceux-là. Le rapport de la longueur du crâne, prise de la saillie des condyles occipitaux à la ligne unissant les trous sourciliers à la longueur de la face prise de cette même ligne à l'extrémité des intermaxillaires (indice cranio-facial), varie de 0,75 à 0,94 dans la Chèvre, de 0,63 à 0,74 dans le Mouton; autrement dit la face de ce dernier animal est plus longue et le crâne plus court que ces mêmes parties du premier. La capacité crânienne oscille dans les races caprines entre 148 et 159 centimètres cubes, chiffre qui n'est atteint que par un seul groupe de Moutons, celui des grands mérinos du Châtillonnais. Proportionnellement à son poids vif, la Chèvre a l'encéphale plus volumineux que le Mouton.

En résumé les différences de la tête, dans les deux espèces comparées, sont nombreuses et considérables.

Tête des Chameaux (fig. 63).

Occipital. — L'occipital présente une double coudure comme dans les animaux solipèdes; la protubérance externe est large et très saillante, continuée latéralement par une crête

* 1, apophyse jugulaire; 2, condyle; 3, protubérance occipitale; 4, pariétal; 5, portion tympanique du temporal; 6, apophyse zygomatique; 7, crête ptérygo-palatine; 8, crochet terminal du ptérygoïdien; 9, frontal; 10, lacrymal; 11, zygomatique; 12, fosse lacrymale; 13, maxillaire supérieur; 14, trou sous-orbitaire; 15, intermaxillaire; 16, nasal; S, trou sourcilier; C, principe de cornes; F, fontanelle.

tranchante, sorte d'expansion légèrement renversée sur la face nuchale, qui se continue avec la racine supérieure de l'apophyse zygomatique. La crête sagittale est très forte, longuement prolongée sur la suture des pariétaux. Les condyles se prolongent d'au moins 2 centimètres sur l'apophyse basilaire et arrivent presque au contact l'un de l'autre. Cette sorte de condyle basilaire, convexe d'un côté à l'autre, concave d'arrière en avant, se termine comme chez le Bœuf par un bord très saillant. Les apophyses jugulaires sont courtes et larges, beaucoup moins saillantes que les bulles tympaniques. L'apophyse basilaire est plus large encore que dans le Bœuf, mais les tubercules d'insertion des muscles droits antérieurs de la tête sont presque effacés. L'interpariétal se soude très hâtivement aux pariétaux, comme dans le Mouton; il porte une éminence occipitale interne peu marquée, derrière laquelle on remarque une incision assez profonde. Il existe un trou mastoïden et un canal occipital interne comme dans le Bœuf.

Pariétal. — Le pariétal forme, ainsi que chez les Solipèdes et les Carnivores, la plus grande partie de la voûte du crâne; il descend jusqu'au sphénoïde; mais à l'extérieur, il est couvert en grande partie par l'écaille du temporal. Il présente, sur la ligne médiane, une crête sagittale susceptible d'un très grand développement chez les individus âgés. A l'intérieur du crâne, son bord postérieur forme une crête cérébro-cérébelleuse qui descend de l'éminence occipitale interne en s'adossant au rocher.

Frontal. — Le frontal des Chameaux contraste avec celui du Bœuf : sa largeur, mesurée au niveau des arcades orbitaires, est à peu près double de sa hauteur, mesurée de la suture pariétale à la suture nasale. La partie moyenne de la face externe représente un triangle à large base dont le sommet s'enclave entre les pariétaux; elle est légèrement excavée sur la ligne médiane, bombée au contraire au-dessus des orbites. L'apophyse orbitaire s'appuie sur le zygomatique comme dans les autres Ruminants.

L'échancrure sourcilière ou fronto-lacrymale est étroite, très profonde, garnie d'aspérités et souvent convertie en un ou plusieurs trous. Quant au conduit sourcilier, il s'ouvre, d'une part, dans l'orbite, à la base de l'apophyse sus-orbitaire, par deux ou trois orifices, d'autre part, à un centimètre environ de la suture médio-frontale, par un orifice assez large, mais non suivi de sillon, quelquefois par des orifices multiples. La partie de l'os coudée latéralement entre dans la constitution de l'orbite et de la fosse temporale; la région orbitaire est séparée de la protubérance maxillaire par une profonde gouttière au fond de laquelle s'étend le palatin, et qui donne accès au canal dentaire supérieur.

Sur une coupe médiane de la tête, on constate que le frontal des Chameaux n'entre que pour une part assez petite dans la paroi de la cavité crânienne. Deux sinus frontaux, séparés par une lame médiane, sont creusés entre les lames de l'os, s'étendant par côté dans les bosses frontales jusqu'au sein de l'apophyse orbitaire, mais ne dépassant pas en arrière la suture avec les pariétaux.

Temporal. — Bien que l'écaille n'apparaisse pas à l'intérieur du crâne, elle est au moins aussi développée que dans les Solipèdes, avec une apophyse zygomatique étroite et très écartée et une fosse temporale aussi spacieuse que celle d'un Carnivore. Cette écaille est soudée aux deux autres parties de l'os. La surface articulaire destinée à la mandibule figure une vaste excavation en angle dièdre, constituée d'une part par un large condyle fortement concave dans le sens latéral, aplani dans le sens antéro-postérieur, d'autre part par une apophyse post-glénoïdale très développée dont la face antérieure est concave en tous sens. En dedans de cette surface articulaire s'ouvre un grand orifice qui donne accès dans le conduit temporal, ainsi qu'un autre orifice, souvent double ou triple, que l'on remarque en arrière de l'apophyse post-glénoïde.

Le tympanique forme : 1° un tube auditif à peine saillant, aplati d'avant en arrière et peu ouvert; 2° une bulle tympanique très saillante, mais fortement comprimée, présentant en avant une apophyse courte et forte, en dedans, une gaine profonde qui enveloppe l'arthrohyal. Il se soude plus ou moins tardivement au sphénoïde, à l'apophyse basilaire et à l'apophyse jugulaire. Le contact avec l'apophyse basilaire sépare le trou déchiré antérieur du postérieur; mais ces deux trous sont réunis à l'intérieur du crâne par une scissure étroite et profonde, comprise entre le rocher et ladite apophyse, la *scissure pétro-basilaire,* qui, dans les Carnivores et dans l'Homme, est convertie en canal complet.

Le rocher se montre à l'intérieur du crâne sur la paroi latérale de la cavité cérébelleuse. Au lieu d'un unique hiatus auditif, il présente deux ouvertures superposées. La crête mastoïdienne se branche sur la racine supérieure de l'apophyse zygomatique et se termine inférieurement par une apophyse mastoïde peu prononcée, sous laquelle débouche le trou stylo-mastoïdien. Entre l'occipital et la portion mastoïdienne du rocher, s'ouvre, à la place ordinaire, un trou mastoïdien relativement large.

Sphénoïde. — Le corps du sphénoïde est plus long, plus large et plus épais que celui du Bœuf; il est en outre beaucoup moins relevé à sa partie antérieure. Le trou ovale est plus petit que dans le Bœuf. Les apophyses ptérygoïdes sont étroites, mais épaisses, beaucoup plus écartées que dans le Bœuf; elles se terminent par deux ailes dont l'interne appartient au ptérygoïdien. Le trou unique qui remplace les conduits sus-sphénoïdaux des Solipèdes présente extérieurement une apophyse conique qui délimite avec la base de l'apophyse ptérygoïde une gouttière très nette où passe l'artère maxillaire interne, gouttière tenant lieu du conduit ptérygoïdien des Solipèdes. Du côté du crâne, ce trou est surmonté d'une lamelle osseuse tranchante.

Le conduit optique est recouvert, à son orifice extérieur, d'une languette osseuse. La selle turcique, qui est si profonde dans le Bœuf, l'est peu dans les Chameaux; elle est presque de niveau avec la fossette optique. L'aile du sphénoïde antérieur n'est pas bifurquée comme dans les autres Ruminants; elle n'arrive pas jusqu'au trou nasal, qui est circonscrit par le palatin et le frontal.

Ethmoïde et cornets. — L'apophyse crista-galli est très épaisse, les fosses olfactives très étroites et la grande volute énormément développée, à l'état de cornet moyen.

Le cornet supérieur est relativement petit. L'inférieur a été comme refoulé et infléchi par le cornet moyen. Celui-ci couvre un quatrième cornet qu'on pourrait appeler cornet moyen profond. De ces quatre cornets, il y en a trois qui aboutissent à la lame criblée, seul l'inférieur ne l'atteint pas.

Palatin. — La portion horizontale s'étend beaucoup sur le palais, comme dans le Bœuf; mais la suture palato-maxillaire décrit un demi-cercle au lieu d'être transversale. L'orifice postérieur du conduit palatin se trouve à un centimètre au-dessous du trou nasal; ce con-

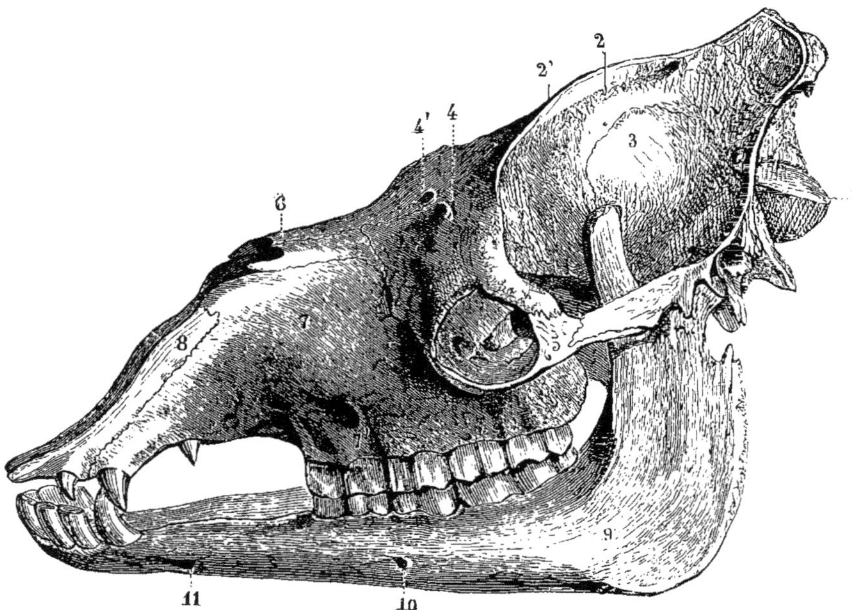

Fig. 63. — Tête de Dromadaire *.

duit débouche d'autre part sur l'apophyse palatine du maxillaire supérieur en dedans de la dernière prémolaire, ainsi que, en différents points de son trajet, par un ou plusieurs autres orifices plus petits. On ne remarque pas, à la suite, de sillon vasculaire bien manifeste. La portion verticale du palatin unie à l'apophyse ptérygoïde du sphénoïde et au ptérygoïdien encadre une ouverture gutturale notablement plus large que dans le Bœuf mais moins profonde. De chaque côté de l'arcade palatine, existe une forte empreinte rugueuse. La fosse ptérygo-maxillaire est moins profonde que dans le Bœuf; elle se prolonge en dedans de la protubérance maxillaire par une gouttière intraorbitaire qui aboutit au canal dentaire supérieur.

Ptérygoïdien. — Le ptérygoïdien se détache à l'extrémité, de manière à former une aile

* 1, occipital; 2, pariétal; 2', origine des crêtes temporales à la suite d'une longue crête sagittale; 3, écaille temporale; 4, frontal; 4', trous sourciliers; 5, zygomatique; 6, os nasaux; 7, maxillaire supérieur; 7', trou sous-orbitaire; 8, intermaxillaire; 9, maxillaire inférieur; 10 et 11, orifices du conduit dentaire inférieur.

interne à l'apophyse ptérygoïde. Il ne s'étend pas jusqu'à la base de cette apophyse ou du moins il n'y arrive que par une pointe effilée.

Vomer. — Le vomer joint la voûte du palais à 2 ou 3 centimètres seulement de l'arcade palatine, sur le palatin même ; tandis que, dans les autres Ruminants, il n'atteint cette voûte que loin de l'orifice guttural, en avant du palatin.

Maxillaire supérieur. — Le maxillaire supérieur est plus étendu que dans la généralité des Ruminants, car il approche du sourcil orbitaire et s'élève jusqu'au frontal. Il ne présente pas d'épine. Le trou sous-orbitaire, assez souvent multiple, s'ouvre au-dessus de la dernière prémolaire. Au-devant de ce trou, existe une très forte dépression qui donne au chanfrein une forme comprimée toute particulière. La protubérance maxillaire ne forme saillie à l'arrière des dents qu'autant que les molaires n'ont pas toutes fait éruption ; plus tard, elle se termine à peu près au ras de la dernière molaire, mais elle continue à proéminer sur le plancher de l'orbite. Les apophyses palatines sont beaucoup moins larges que dans le Bœuf. Il n'y a pas de sinus maxillaire ni de sinus palatin.

Intermaxillaire. — Contrairement à ce que l'on observe dans les autres Ruminants, les intermaxillaires arrivent à se souder avec les maxillaires supérieurs, mais ils ne se soudent que rarement entre eux. Leur forme rappelle celle des intermaxillaires des Moutons ou des Chèvres, toutefois ils sont creusés latéralement d'un alvéole pour recevoir une incisive en forme de crochet, et, presque toujours aussi, d'un ou deux petits follicules contenant un rudiment des autres incisives. Les apophyses montantes n'atteignent que rarement les os du nez. Les apophyses palatines sont très courtes et les fentes palatines petites.

Nasal. — Les os du nez sont courts et étroits ; ils finissent par se souder entre eux ainsi qu'avec les maxillaires supérieurs et le frontal. Ils n'ont point de contact avec les lacrymaux. Ils ne se prolongent pas au-dessus de l'entrée des fosses nasales ; au contraire, ils sont échancrés à l'extrémité. Entre le nasal, le frontal et le maxillaire supérieur existe une fontanelle plus ou moins étendue.

Zygomatique. — La portion extraorbitraire du jugal est beaucoup moins développée que dans les autres Ruminants, la crête massétérique moins prolongée, moins saillante, et beaucoup moins distante des processus alvéolaires. A l'intérieur de l'orbite, cet os se soude avec la protubérance maxillaire, tandis que, dans le Bœuf, il en est séparé par la bulle lacrymale. Sa branche orbitaire est très courte ; sa branche zygomatique présente une profonde entaille où est reçue l'extrémité de l'apophyse zygomatique du temporal.

Lacrymal. — Le lacrymal contraste par sa petitesse avec l'extrême développement qu'il présente dans le Bœuf, le Mouton et la Chèvre. La portion extraorbitaire forme un petit quadrilatère qui n'a pas deux centimètres de côté, en sorte que le frontal et le maxillaire supérieur se joignent au-dessus de lui en le séparant du nasal. Le bord qui fait sourcil à l'orbite est, comme dans le Bœuf, garni d'aspérités. Quant à la portion intraorbitaire, elle est peu développée aussi et ne forme point de bulle, en sorte que le maxillaire supérieur et le frontal prennent un large contact entre le lacrymal et le palatin. Deux orifices s'y observent : l'un à petite distance du sourcil orbitaire, l'autre à la jonction de l'os avec la protubérance maxillaire.

Maxillaire inférieur. — Par exception à ce que l'on remarque généralement chez les Ruminants, les deux branches du maxillaire inférieur se soudent hâtivement. Ces branches sont étroites, mais remarquablement épaisses ; leur portion horizontale est à peu près rectiligne ; leur portion ascendante est moins élevée que dans les Bovins ; elle est limitée en avant par un bord très épais, tandis que le bord postérieur est mince et tranchant. Ce dernier se termine par une apophyse pointue, au-dessus de laquelle existe une profonde échancrure sous-condylienne. L'orifice supérieur du canal dentaire se continue par une scissure myléenne manifeste, couverte à son origine par une lamelle osseuse dite épine de Spix. Ce canal débouche d'autre part : 1° par un trou mentonnier, sous le crochet prémolaire ; 2° par un autre trou plus petit, sous la dernière prémolaire.

Le condyle est triangulaire, acuminé du côté interne, convexe en tous sens, mais surtout dans le sens antéro-postérieur ; on pourrait le diviser en deux plans, l'un antérieur versant en avant, allongé transversalement, l'autre postérieur versant en arrière, figurant un triangle équilatéral. L'apophyse coronoïde est très épaisse, très élevée, divergente avec le condyle et plus ou moins recourbée en arrière mais à son extrémité seulement.

Le corps de l'os est très long (10 à 12 centimètres) mais étroit, excavé supérieurement en une gouttière hémicylindrique, et creusé d'alvéoles sur son bord pour recevoir six incisives, deux canines et souvent aussi deux crochets prémolaires.

Tête en général. — Vue par sa face supérieure, la tête des Chameaux ressemblerait assez bien à une tête de Carnivore, n'était l'entrée de l'orbite qui est complètement fermée au lieu d'être interrompue. La longueur, mesurée de la protubérance occipitale à l'extrémité des intermaxillaires, est en moyenne de 50 à 55 centimètres ; l'entrée de l'orbite est assez exactement à mi-longueur. La largeur maximum, prise au niveau des arcades zygomatiques, atteint presque la moitié de la longueur. La largeur de la boîte cranienne est de 11 à 12 centimètres. Dans sa partie la plus rétrécie, la face n'a pas plus de 6 centimètres de largeur. La tête est toujours camuse, c'est-à-dire que son profil supérieur forme un angle rentrant à la jonction du frontal et des os du nez.

La face inférieure se fait remarquer par la direction du centrum basilo-sphénoïdal qui est à peu près dans l'axe de la tête ; par la forme triangulaire de l'ouverture gutturale, dont les lames ptérygo-palatines se divisent en deux ailes et se recourbent en dedans, au niveau de l'arcade palatine; par l'étroitesse de la voûte du palais qui affecte la forme d'un long triangle à base postérieure.

Les faces latérales frappent l'attention : 1° par l'extrême développement des fosses temporales qui se joignent longuement l'une à l'autre au niveau de la crête sagittale; 2° par l'étroitesse, l'écartement et la forte courbure des arcades zygomatiques; 3° par l'abaissement des orbites qui se trouvent situées à petite distance de la ligne d'implantation des dents; 4° enfin, par la forte dépression de la région maxillaire.

La face nuchale offre un contour en arc surélevé, formé par la protubérance occipitale, les lignes courbes supérieures étirées en ailes, et enfin les crêtes mastoïdiennes. On y voit, au-dessus des condyles, deux vastes dépressions au fond desquelles s'ouvrent les trous mastoïdiens.

L'extrémité porte des dents qui manquent généralement aux Ruminants.

Sur une coupe médiane, on remarque : 1° que le vomer ou axe de la face se met en ligne avec le centrum basilo-sphénoïdal, tandis que dans le Bœuf, le Mouton, la Chèvre, ces deux parties forment un angle très prononcé; 2° que la cavité cranienne est beaucoup plus allongée que dans le Bœuf mais moins haute ; elle rappelle celle des Solipèdes; sa hauteur prise de la selle turcique à la voûte est à sa longueur mesurée de l'apophyse crista-galli au bord supérieur du trou occipital dans le rapport de 55 à 60 p. 100. La capacité de cette cavité est sensiblement plus grande que dans le Bœuf, à égalité de poids total ; elle est en moyenne de 600 à 800 centimètres cubes.

Modifications apportées par l'âge. — Dans le jeune âge, le crâne se fait remarquer par sa forme arrondie et proéminente; la protubérance occipitale, la crête sagittale et les lignes courbes supérieures sont très peu saillantes. Les os du nez sont très courts. La protubérance maxillaire est dentifère et partant très saillante. Le bord inférieur des branches mandibulaires est fortement convexe dans toute son étendue, etc., etc.

Remarquons en outre que, dans les Chameaux, la plupart des sutures de la tête finissent par s'effacer, aussi bien celles de la face que celles du crâne.

Différences entre les deux espèces de Chameaux. — 1° La protubérance occipitale, les lignes courbes supérieures, la crête sagittale sont, à égalité d'âge, plus saillantes dans le Dromadaire que dans le Chameau à deux bosses. La crête sagittale en particulier peut dépasser un centimètre de hauteur.

2° L'apophyse orbitaire est plus mince et plus étroite (15 à 20 millimètres de largeur, vers l'extrémité chez le Dromadaire, 25 à 30 dans l'autre espèce).

3° L'apophyse zygomatique vers son milieu n'a pas plus de 5 à 7 millimètres d'épaisseur dans le premier animal, alors qu'elle atteint 10 à 12 millimètres dans le second. La cavité articulaire de cette apophyse est bordée en dehors par une apophyse conique qui est à peine indiquée dans le Chameau à deux bosses.

4° Le sourcil de l'orbite est moins distant de la ligne d'implantation des molaires que dans le Chameau bactrien (3 centimètres environ chez l'un, 5 centimètres chez l'autre). La partie antérieure du zygomatique est en effet fortement aplatie de dessus en dessous.

5° Les sus-nasaux sont rétrécis et déprimés à la base comme si la racine du nez avait été pincée, ce qui n'est pas chez le Chameau à deux bosses.

6° L'entrée des fosses nasales mesure 4 à 5 centimètres de largeur dans le Dromadaire, 3cm,5 environ dans l'autre espèce.

7° Le trou nasal est beaucoup moins grand que dans le Chameau bactrien (23 millimètres sur 14 dans l'un, 17 sur 8 dans l'autre). L'orifice d'entrée du conduit palatin est contigu à ce trou dans le Dromadaire, il en est distant de 1cm,5 environ dans l'autre espèce.

8° Dans celle-ci, les branches de la mandibule sont plus allongées : en sorte que le rapport de la longueur de la symphyse à la distance d'une apophyse sous-condylienne à l'angle de la symphyse est de 0,35 à 0,38 dans les Chameaux à deux bosses, de 0,40 à 0,45 dans les Dromadaires. En outre, l'apophyse coronoïde n'a guère que 5 à 6 centimètres de longueur dans ceux-ci, tandis qu'elle atteint 7 à 8 centimètres dans ceux-là.

9° L'angle rentrant du profil supérieur de la tête est plus accentué dans le Dromadaire que dans le Chameau à deux bosses, le crâne étant un peu relevé de la partie postérieure.

Tête des Lamas comparativement à celle des Chameaux.

La tête des Lamas a les fosses temporales moins spacieuses que celle des Chameaux; aussi la crête sagittale, les lignes courbes supérieures, la protubérance occipitale sont-elles beaucoup moins saillantes que chez ces derniers. Il peut arriver que les crêtes temporales ne se rejoignent pas et que, ainsi, il n'y ait pas de crête sagittale. Le frontal est beaucoup plus long dans les Lamas que dans les Chameaux, et il prend une part plus grande à la constitution de la voûte du crâne ; le rapport de sa longueur, mesurée de la suture nasale à la suture pariétale, à sa largeur maximum, prise au niveau des arcades orbitaires, est de 0,60 à 0,70 dans les premiers, de 0,40 à 0,50 dans les seconds. La suture médio-frontale se soude plus tardivement et les trous sourciliers en sont moins rapprochés et le plus sont prolongés par des sillons vasculaires très accentués. Les os du nez des Lamas sont remarquables par la largeur de leur base, par leur brièveté et par le contact qu'ils prennent avec l'apophyse montante des intermaxillaires. La surface articulaire de l'apophyse zygomatique est moins excavée que dans les Chameaux, attendu que l'apophyse post-articulaire est moins développée et que le condyle a gardé sa convexité antéro-postérieure ; cette surface est échancrée en dedans par un grand trou qui perce à jour l'apophyse zygomatique, lequel est moins grand dans les Chameaux et ne montre pas le jour à travers. Le tube auditif est relevé au lieu d'être à direction descendante comme dans les Chameaux. La bulle tympanique est moins proéminente.

Le lacrymal est beaucoup plus développé de sa portion extraorbitaire, qui sépare le frontal du maxillaire supérieur; tandis que ces deux os prennent contact dans les Chameaux. Le maxillaire supérieur n'est pas aussi déprimé latéralement que chez ceux-ci ; la face se rétrécit progressivement comme dans les Moutons et les Chèvres.

Le trou ovale n'est séparé du trou déchiré antérieur que par une mince et fragile travée. Le trou optique ne s'ouvre pas en fente comme dans les Chameaux. L'ouverture gutturale échancre profondément le palais, de telle sorte que l'os palatin, tout en s'avançant jusqu'au niveau de la partie antérieure de la première arrière-molaire, forme au-devant de cet orifice une bordure moins étendue que dans les Chameaux. Le trou nasal n'a pas plus de 3 à 4 millimètres de diamètre. Le maxillaire inférieur se fait remarquer par la brièveté de la symphyse et par la grande longueur des apophyses coronoïdes. La symphyse n'atteint pas le tiers de la partie libre des branches; tandis que, dans les Chameaux, le rapport va de 0,35 à 0,45.

Considérée dans son ensemble, la tête des Lamas présente une certaine flexion du crâne sur la face qui n'existe pas chez les Chameaux ; l'appui sur un plan horizontal se fait par les arcades molaires et les apophyses jugulaires, tandis que, chez ces derniers, il se fait par les arcades molaires et les ailes des apophyses ptérygoïdes. La voûte du crâne est plus bombée que dans le genre Camelus. La capacité cranienne est en moyenne de 250 à 300 centimètres cubes. L'orbite est moins proéminente, moins profonde et n'est pas déjetée en bas; la largeur de la tête à ce niveau est toujours inférieure à la moitié de la longueur.

En somme, la tête des Lamas est moins différente de celle des Ruminants ordinaires que celle des Chameaux.

Tête du Porc (fig. 64 à 67).

Occipital. — L'occipital n'est point coudé supérieurement. Une saillie transversale, qui représente à la fois la protubérance occipitale externe et les lignes courbes supérieures, forme néanmoins le sommet de la tête. Cette éminence, excavée d'un côté à l'autre sur sa face postérieure, s'unit en avant avec le pariétal en formant un angle aigu. Il n'y a point de crête occipitale externe. La face nuchale se divise en trois parties : une partie médiane triangulaire dont la base se confond avec la protubérance occipitale, et deux parties latérales inclinées vers le dehors qui se réunissent à la portion mastoïdienne du temporal et forment avec elle un quadrilatère irrégulier dont le bord supérieur est constitué par une crête mastoïdienne tranchante occupant le fond d'une profonde échancrure en forme de 6. Les apophyses jugulaires sont d'une longueur insolite, susceptible d'atteindre 8 ou 9 centimètres. Les condyles se détachent en arrière des apophyses précitées; ils ne s'étendent pas sur l'apophyse basilaire, mais ils se prolongent sur la face nuchale en s'éloignant du trou occipital. Tout en convergeant beaucoup l'un vers l'autre inférieurement, ils restent écartés de plus d'un centimètre; leur bord inférieur semble avoir été coupé au ciseau.

Le trou occipital a la forme d'une ogive dont le sommet serait flanqué de deux petites tubérosités. La fosse sous-condylienne est presque effacée et le trou condylien, quelquefois double, est reporté en dedans de la base de l'apophyse jugulaire. L'apophyse basilaire a la forme d'un triangle dont le sommet tronqué s'unit au sphénoïde; elle est pourvue d'une crête médiane plus ou moins développée et de deux tubercules plus ou moins accentués pour l'attache des muscles droits antérieurs de la tête. Sur une coupe médiane de la tête, on constate une disproportion d'étendue frappante entre les deux faces exocranienne et endocranienne de l'os ; celle-ci arrive à peine à mi-hauteur de celle-là ; toute la partie supérieure se relève avec le pariétal au-dessus de la voûte cérébrale pour former une énorme éminence d'insertion. Il n'y a pas de protubérance occipitale interne ni d'interpariétal. Quant au canal occipital, il est extrêmement court et relie le trou condylien au trou déchiré postérieur.

Pariétaux. — Les pariétaux sont très épais, élargis latéralement ; ils portent deux crêtes temporales très marquées, ne se réunissant pas l'une à l'autre, qui les divisent en trois parties : une médiane plane, qui s'unit aux frontaux suivant une suture arciforme, et deux latérales concaves, entrant dans les fosses temporales. Ces os sont beaucoup plus étendus à l'intérieur du crâne qu'au dehors, car ils sont chevauchés extérieurement par l'occipital. Ils présentent, en avant du rocher, une crête cérébro-cérébelleuse plus développée encore que celle du Mouton.

Les deux pariétaux commencent à se souder vers l'âge de six mois. L'interpariétal est absent, même dans le fœtus.

Frontaux. — Les frontaux sont très épais, creusés de vastes sinus qui, à la longue, s'étendent dans les pariétaux. L'apophyse sus-orbitaire est courte, pointue et ne rejoint ni le temporal, ni le jugal ; en sorte que l'entrée de l'orbite est incomplète. Le trou sourcilier est considérable, quelquefois double, situé aussi près sinon plus de la ligne médiane que du sourcil orbitaire, et prolongé par une gouttière jusque sur les os du nez. La partie latérale de ces os n'entre que pour une part fort restreinte dans les fosses temporales, ainsi qu'on le voit dans le Mouton et la Chèvre. Le trou ethmoïdal leur appartient en propre. Il n'y a pas de mortaise pour l'union avec le sphénoïde. La soudure des deux frontaux se fait entre un et deux ans.

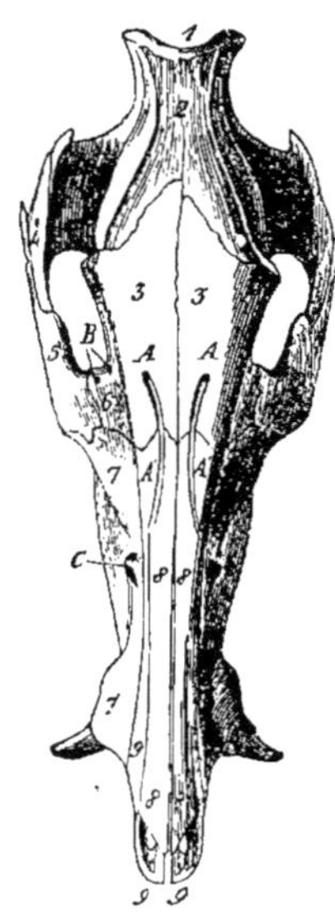

Fig. 64. — Tête de Porc (face frontale) *.

Temporaux. — Les trois portions du temporal sont déjà soudées à la naissance ; elles finissent aussi par se synostoser avec les os circonvoisins. L'écaille se joint au frontal à la base de l'apophyse orbitaire ; elle est remarquable par son apophyse zygomatique large et forte, encastrée dans une entaille du jugal, et relevée à son bord supérieur d'une apophyse très développée qui surmonte le tube auditif et circonscrit avec la crête mastoïdienne une profonde échancrure. La surface articulaire est dépourvue d'apophyse post-articulaire ; elle est seulement bordée en arrière par une légère crête qui s'étend obliquement de la gaine vaginale au tube auditif et appartient au tympanique. Cette surface comprend un condyle convexe d'avant en arrière, légèrement concave d'un côté à l'autre et une dépression triangulaire dont le sommet se termine contre le tube auditif par une rugosité qui tient lieu d'apophyse mastoïde. L'os jugal fait saillie sous l'articulation de manière à encadrer le condyle de la mandibule. La dimension antéro-postérieure de la surface articulaire qui vient d'être décrite approche de sa dimension transverse ; il est manifeste qu'elle est configurée pour permettre d'amples mouvements antéro-postérieurs. Il n'y a pas de conduit temporal et il s'ensuit l'absence de trou mastoïdien et de pertuis dans la fosse temporale. La portion écailleuse du temporal apparaît à la face interne du crâne.

La portion tympanique présente : 1° un tube auditif très long, comme étiré derrière la surface articulaire de l'apophyse zygomatique, tube dont l'extrémité se place contre l'apophyse mastoïde ; 2° une bulle tympanique extrêmement proéminente, moins comprimée que chez le Bœuf, dont se détache une apophyse courte et épaisse pour l'insertion des muscles péristaphylins. L'arthrohyal se trouve au fond d'une sorte de puits situé à la base de l'apophyse jugulaire, tout contre le trou stylo-mastoïdien. Le trou déchiré antérieur est relativement vaste ; le postérieur est au contraire petit et très rapproché du trou condylien.

Le rocher vu par sa face endocranienne est très resserré, dominé par la crête cérébro-cérébelleuse du pariétal ; il présente une fossette au-dessus de l'hiatus auditif. La portion mastoïdienne est disposée à peu près comme dans le Bœuf.

Sphénoïde. — Le sphénoïde est très court : son corps contraste par son étroitesse avec l'apophyse basilaire. Les apophyses ptérygoïdes sont aplaties d'arrière en avant et comme ployées vers le dehors, de telle sorte qu'elles forment un revers de chaque côté de l'ouverture gutturale ; leur bord interne s'unit au ptérygoïdien dont l'extrémité se détache en *aile interne ;* leur bord externe fait suite à la crête orbito-temporale et se termine par une saillie lamelleuse dite *aile externe.* Entre les deux ailes, se trouve une excavation qui reçoit assez bien le bout du doigt : c'est la *fosse ptérygoïde,* laquelle se termine à la base d'un gros tubercule appartenant au palatin. Ce tubercule palatin et les deux ailes ptérygoïdiennes donnent aux lames qui bordent l'ouverture gutturale un aspect tricuspide caractéristique.

* 1, sommet de la protubérance occipitale ; 2, pariétal ; 3, frontal ; A, trou sourcilier ; A', gouttière qui en descend ; 4, apophyse zygomatique du temporal ; 5, zygomatique ; 6, lacrymal ; B, conduits lacrymaux ; 7, maxillaire supérieur ; C, trou sous-orbitaire ; 8, nasal ; 9, intermaxillaire.

Il n'y a pas de conduit ptérygoïdien. Le trou ovale est généralement confondu avec le trou déchiré antérieur, ou bien il n'en est séparé que par une travée osseuse infime. Ainsi que dans les Ruminants, les fentes sphénoïdales et le trou grand rond sont confondus ; l'unique orifice qui en résulte s'abrite en dedans de l'apophyse ptérygoïde et se continue par deux gouttières très accentuées, l'une qui se confond avec l'orbite et montre le trou optique à son fond, l'autre qui conduit à l'hiatus maxillaire. La selle turcique est profonde, mais en grande partie couverte par une lame osseuse postérieure qui se renverse sur elle et se termine de chaque côté par une épine équivalant à l'apophyse clinoïde postérieure de l'homme. De chaque côté de la selle turcique, une gouttière très manifeste réunit le trou ovale au trou grand rond. Les ailes du sphénoïde sont articulées par simple suture avec le frontal. Les sinus sphénoïdaux s'étendent jusque dans le corps du sphénoïde postérieur, au-dessous de la fosse pituitaire.

Ethmoïde et cornets. — La lame perpendiculaire porte sur ses faces l'empreinte des volutes opposées. Son apophyse crista-galli est fortement oblique de haut en bas et d'avant en arrière, ainsi que les lames criblées. Les fosses olfactives sont très spacieuses. Les volutes

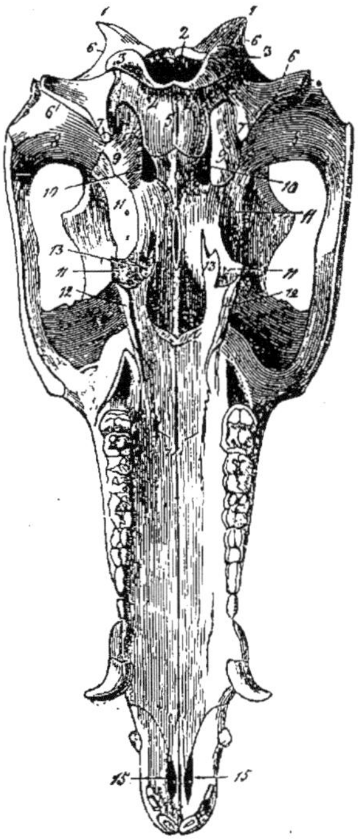

Fig. 65. — Tête de Porc (face basilaire) *.

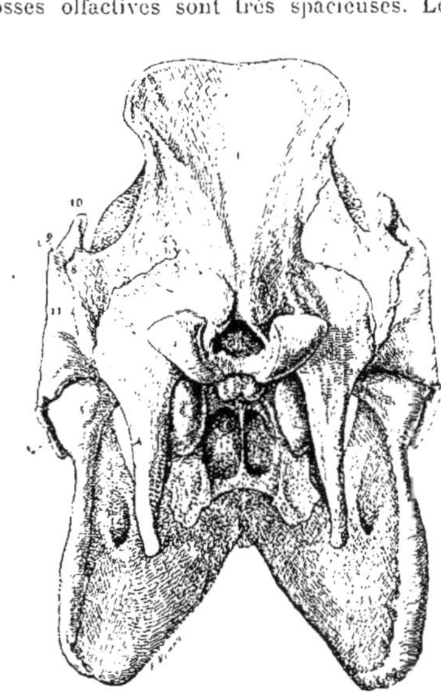

Fig. 66. — Tête de Porc (face postérieure) **.

sont nombreuses, disposées sur plusieurs plans, et d'autant plus obliques qu'elles sont plus postérieures ; la plus antérieure est très allongée suivant l'axe de la tête. La lame papyracée apparaît ordinairement dans la fosse ptérygo-maxillaire entre le frontal, le sphénoïde et le palatin, et cela est un fait rare chez les Mammifères. Les cornets affectent sensiblement la même disposition que dans le Mouton et la Chèvre, avec cette différence qu'ils sont beaucoup plus longs et moins fragiles, et que l'inférieur est plus tôt fixé au maxillaire. En outre, le cornet supérieur est enclavé postérieurement entre deux groupes de volutes.

Maxillaire supérieur. — Cet os est très allongé, excavé en gouttière sur sa face externe. Le trou sous-orbitaire est situé au-dessus de la quatrième prémolaire, à peu près à

* 1, protubérance et lignes courbes supérieures de l'occipital ; 2, trou occipital ; 3, condyle de l'occipital ; 4, trou condylien ; 5, apophyse basilaire ; 6, 6, crête mastoïdienne ; 7, apophyse styloïde de l'occipital ; 8, surface articulaire du temporal ; 9, bulle tympanique ; 10, trou déchiré ; 11, aile externe de l'apophyse ptérygoïde ; 12, crête palatine ; 13, ptérygoïdien (aile interne de l'apophyse ptérygoïde) ; 14, orifice inférieur du conduit palatin ; 15, 15, fentes palatines.

** 1, face nuchale de l'occipital ; 2, condyle ; 3, trou occipital ; 4, apophyse jugulaire ; 5, tubercule d'insertion de l'apophyse basilaire ; 6, bulle tympanique ; 7, portion mastoïdienne du temporal ; 8, tube auditif, tenant la place de l'apophyse mastoïde ; 9, rugosité d'insertion de l'apophyse zygomatique ; 10, apophyse sus-auditive de la même ; 11, limite postérieure de la cavité glénoïde (pas d'apophyse post-glénoïde) ; 12, os jugal ; 13, condyle du maxillaire inférieur ; 14, orifice supérieur du canal dentaire inférieur ; 15, saillie alvéolaire de la branche maxillaire ; 16, fosse ptérygoïde entre les deux ailes de l'apophyse de même nom ; 17, ouverture gutturale divisée par le vomer.

mi-longueur de l'os. L'alvéole de la canine forme un relief volumineux, surtout chez les mâles. L'espace interdentaire compris entre cette dent et la première prémolaire est extrêmement restreint. Les apophyses palatines s'élargissent d'arrière en avant ; elles présentent, à petite distance de la suture avec les palatins, l'orifice antérieur du conduit palatin, prolongé par un large sillon vasculaire; on y voit aussi, dans la moitié antérieure, les empreintes des crêtes de la muqueuse. Le maxillaire supérieur du Porc présente en arrière une sorte de bifurcation entre les deux branches de laquelle existe l'hiatus maxillaire ; la branche interne forme la protubérance maxillaire qui, après éruption des molaires, s'aplatit contre le palatin et se soude à lui ; la branche externe s'arc-boute contre le jugal et lui sert d'appui, tout en se prolongeant en biseau à sa face interne. La fosse comprise entre ces deux branches est plus ou moins resserrée suivant l'état de la protubérance maxillaire ; on y voit s'ouvrir : 1° en dehors, un vaste conduit dentaire ; 2° un ou deux trous nasaux ; 3° le conduit palatin par un orifice resserré entre le palatin et la protubérance maxillaire. Le sinus maxillaire est très peu étendu.

Intermaxillaire. — Le corps est étroit et peu épais. Le canal incisif est remplacé par un intervalle compris entre les deux incisives du centre. Les apophyses palatines sont étroites et comprimées l'une contre l'autre. Les fentes palatines ont environ 2 centimètres de longueur et sont trois fois moins larges que longues. Les apophyses montantes sont particulièrement développées, soit en longueur, soit en largeur, et elles se réunissent à l'os nasal par les deux tiers au moins de leur longueur.

Palatin. — La portion palatine réunie avec celle du côté opposé affecte la forme d'un triangle dont l'étendue est d'environ le cinquième de la voûte du palais; elle est donc notablement moins développée que chez les Ruminants. On y voit un nombre variable de petits orifices s'ouvrant dans le conduit palatin. La portion gutturale est étroite mais épaisse, en grande partie recouverte en dehors par le maxillaire; elle se termine par un gros cuspide en avant des deux ailes ptérygoïdiennes. L'arcade palatine, très large, porte dans son milieu une double épine palatine. Pas de sinus palatins. A remarquer sur la suture des deux os une crête très saillante pour soutenir le vomer.

Ptérygoïdien (Voy. plus haut le *Sphénoïde*).

Zygomatique. — Le zygomatique est à l'état d'une large et forte lame, aplatie d'un côté à l'autre, légèrement concave sur sa face interne, convexe extérieurement, qui se divise en deux branches entre lesquelles s'enclave le sommet de l'apophyse zygomatique ; la branche supérieure très courte ne rejoint pas le frontal. Le bord inférieur de l'os est très long, mince et convexe : c'est la crête zygomatique, qui se prolonge un peu sur le maxillaire supérieur.

Lacrymal. — Moins allongé que dans le Bœuf, le Mouton et la Chèvre, le lacrymal du Porc ne s'unit pas à l'os du nez. Sa portion extraorbitaire présente, au lieu de fosse larmière, une forte dépression à insertion musculaire qui fait suite à la fosse canine du maxillaire supérieur, dépression surmontée d'une crête plus ou moins irrégulière. Au niveau de la coudure de l'os existent deux orifices lacrymaux : l'un supérieur percé sur le sourcil même de l'orbite, l'autre inférieur, en avant de ce sourcil; les deux conduits dont ils sont l'ouverture se réunissent bientôt dans l'épaisseur de l'os en un canal unique. La portion intraorbitaire ne présente pas de bulle lacrymale, mais on y voit une fosse lacrymale étroite et profonde, plus marquée que dans n'importe quel autre Mammifère domestique.

Nasal. — Les os du nez sont longs, plats, étroits, solidement encastrés entre les os voisins. L'étendue de leur union avec les apophyses montantes des intermaxillaires est presque deux fois plus grande que celle avec les maxillaires supérieurs. Leur prolongement nasal est court (2 à 3 centimètres), tout en atteignant presque le niveau de l'extrémité antérieure de la tête. Ces os conservent sensiblement la même largeur jusqu'à leur pointe terminale.

Vomer. — Le vomer est à lames minces et hautes, comme dans les Ruminants; il s'unit à la voûte du palais non loin de l'arcade palatine par l'intermédiaire d'une crête suturale qu l'enclave comme il enclave lui-même la cloison nasale. La partie libre de son bord inférieur est courte, peu saillante et à tranchant concave. Son extrémité postérieure est couverte par les ptérygoïdiens, à l'exception de la partie médiane, qui est creusée d'une rainure bordée de deux lamelles tranchantes.

Maxillaire inférieur. — La portion horizontale des branches est très épaisse, dirigée en ligne droite; elle repose par toute son étendue sur un plan horizontal, mais le profi inférieur du corps se relève en formant un angle de 30 à 40°. La ligne d'implantation de molaires n'est pas dans l'axe de la branche maxillaire; elle le croise en dedans de tell manière que les alvéoles des dernières dents détermine une forte saillie sur la face interne Les portions montantes sont fortement écartées l'une de l'autre, très amincies au centre, asse épaisses à leur bord postérieur qui est sensiblement vertical dans la moitié de sa hauteu et arqué inférieurement; leur face interne, fortement excavée, montre l'orifice très larg du canal dentaire, derrière un relief qui fait suite à la saillie alvéolaire. Il n'existe pas d scissure de réflexion entre la portion droite et la portion recourbée du bord inférieur de l branche maxillaire, non plus que chez les Ruminants. L'apophyse coronoïde est très court pointue, très espacée du condyle, légèrement recourbée en arrière et déjetée en dehors. L condyle a la forme d'un triangle à sommet postérieur dont la dimension antéro-postérieure l'emporte sensiblement sur la transversale ou lui est au moins égale ; il est très saillant et incliné du côté interne ; deux plans convexes en tous sens le constituent : l'un antérieur en forme d'ellipse allongée transversalement, l'autre postérieur triangulaire fortement incliné en arrière.

Le corps de l'os est pointu, légèrement relevé, excavé supérieurement en une gouttière anguleuse, et très hâtivement soudé. Une légère dépression en arrière de la canine tient

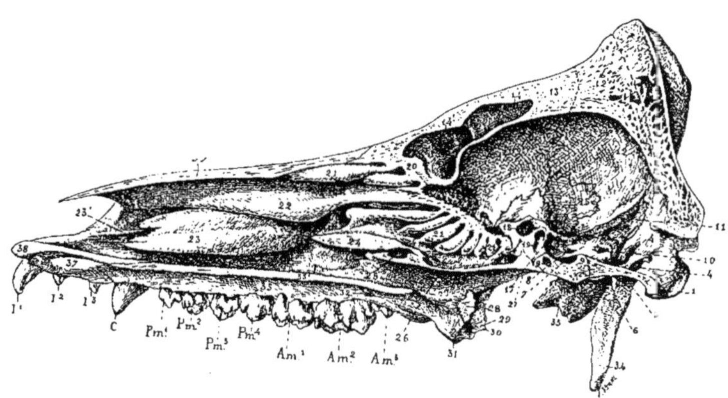

Fig. 67. — Coupe médiane de la tête d'un Porc *.

lieu de col. Indépendamment du trou mentonnier situé en dessous de l'incisive latérale, il existe une série d'autres orifices irrégulièrement alignés jusqu'en regard de la dernière prémolaire, qui ouvrent le canal dentaire au dehors.

Os du groin. — Le groin ou boutoir du Porc renferme à son intérieur un os spécial, développé à l'extrémité de la cloison nasale, aux dépens des cartilages des naseaux ; c'est une pièce de 1cm,5 à 2 centimètres de largeur, sur 2cm,5 à 3 centimètres de hauteur, échancrée sur la ligne médiane à ses deux extrémités, relevée sur sa face postérieure d'une crête médiane correspondant à la cloison nasale, et légèrement concave latéralement suivant le côté interne des naseaux. A en juger par son aspect bilobé, il paraît probable que cet os se développe par deux noyaux d'ossification latéraux.

Tête en général. — La tête du Porc se fait remarquer par une sorte de redressement du crâne sur la face, déterminant un profil supérieur plus ou moins camard ; mais cet angle cranio-facial est très différent suivant les races et même suivant les individus. Dans les animaux de race améliorée, à face plus ou moins courte, le crâne arrive à se relever presque perpendiculairement à la face ; tandis que dans ceux de race rustique il tend à se mettre en ligne avec la face. Chez le Sanglier, le profil supérieur de la tête est à peu près rectiligne. Le profil de la face nuchale varie parallèlement ; il est oblique de haut en bas et d'avant en arrière chez les individus à crâne dressé ; tandis qu'il est vertical ou même fuyant vers la base du crâne chez les individus à profil droit ; comme si l'angle frontonuchal était constant. Ces curieuses variations traduisent bien un changement de direction du crâne, car elles se répercutent sur la direction du centrum basilo-sphénoïdal. Il est présumable qu'elles sont corrélatives aux modifications des conditions d'existence et d'alimentation apportées par la domestication : les animaux dits améliorés n'ayant plus à faire d'effort d'extension de la tête pour fouir et chercher leur nourriture, voient à la longue,

* 1, condyle occipital ; 2, coupe de l'occipital (une ligne pointillée la sépare de celle du pariétal) ; 3, face nuchale de l'occipital ; 4, orifice commun au canal condylien et au canal veineux de l'occipital ; 4', deuxième ouverture de ce dernier ; 5, orifice externe du canal condylien ; 6, trou déchiré postérieur ; 7, trou déchiré antérieur ; 8, trou ovale ; 9, dos de la selle turcique ; 10, hiatus auditif interne ; 11, tente osseuse du cervelet ; 12, face interne du pariétal ; 12', coupe du même os ; 13, face interne du frontal ; 13', coupe du même os ; 14, 14, sinus frontaux ; 15, face interne de l'écaille temporale ; 16, gouttière réunissant le trou ovale au trou grand rond ; 17, trou grand rond confondu avec la fente sphénoïdale ; 18, trou optique ; 19, 19, sinus sphénoïdaux ; 20, lame criblée de l'ethmoïde ; 21, 21, 21, volutes de cet os ; 22, cornet ethmoïdal ; 23, cornet maxillaire ; 24, débris de la lame perpendiculaire ; 25, trou nasal ; 26, palatin ; 27, apophyse ptérygoïde du sphénoïde ; 28, ptérygoïdien ou aile interne de l'apophyse ptérygoïde ; 29, fosse ptérygoïde ; 30, aile externe de l'apophyse ptérygoïde ; 31, tubérosité du palatin ; 32, orifice antérieur du conduit palatin ; 33, bulle tympanique ; 34, apophyse styloïde de l'occipital ; 35, apophyse palatine du maxillaire supérieur ; 36, coupe de la voûte du palais ; 37, fente palatine ; 38, intermaxillaire ; 39, coupe du sus-nasal ; I^1, pince ; I^2, mitoyenne ; I^3, coin ; C, canine ; Pm^1, Pm^2, Pm^3, Pm^4, prémolaires ; Am^1, Am^2, Am^3, arrière-molaires.

dans la suite des générations, leurs mâchoires se raccourcir et leur crâne se dresser comme s'il manquait du ressort qui normalement le tire en arrière.

Jetons maintenant un coup d'œil général sur les diverses faces de la tête.

La face supérieure présente une région fronto-pariétale en forme de pentagone tronqué en arrière, dont les angles latéraux donnent naissance aux apophyses orbitaires, et une région nasale en forme de long rectangle terminé en pointe à l'extrémité.

La face inférieure se fait remarquer par ses très longues apophyses jugulaires, par ses grosses bulles tympaniques, par ses larges arcades zygomatiques qui dépassent le niveau des surfaces articulaires du temporal, par l'allongement de celles-ci qui sont dépourvues d'apophyses en arrière, par l'ouverture gutturale irrégulièrement triangulaire et bordée d'apophyses ptérygo-palatines tricuspides, ployées en dehors, par la voûte du palais rétrécie à l'extrémité postérieure comme à l'antérieure.

Les faces latérales montrent : 1° une fosse temporale à peu près deux fois plus longue que large, dont la démarcation avec la fosse orbitaire est établie, au fond, par une crête orbito-temporale très accentuée qui se continue avec l'apophyse ptérygoïde du sphénoïde, à l'extérieur, par l'apophyse orbitaire et une légère pointe du jugal. L'arcade zygomatique extrêmement large se distingue en outre par sa longue apophyse sus-mastoïdienne ; 2° une orbite incomplète à son entrée qui est allongée de haut en bas et présente deux orifices lacrymaux sur son sourcil ; 3° une région maxillaire relativement étroite, sur laquelle s'imprime une large et profonde fosse canine qui s'étend sur le lacrymal et le jugal, région terminée par un intermaxillaire plus développé que dans nulle autre espèce, derrière lequel l'alvéole de la canine fait un relief très accentué.

La face nuchale est très étendue en hauteur, rétrécie dans son milieu par deux profondes échancrures comprises entre les lignes courbes supérieures et les apophyses sus-mastoïdiennes. Elle atteint son maximum de largeur en dessous desdites échancrures, grâce à la portion mastoïdienne du temporal, suivant une ligne qui réunirait les deux tubes auditifs. Les apophyses jugulaires, longues et droites, se détachent en avant des condyles.

Cavité cranienne. — Elle paraît petite relativement aux dimensions du crâne, qui sont considérablement augmentées par son épaisseur de paroi. Elle a à peu près la forme et la capacité de celle du Mouton.

Modifications apportées par l'âge. — Comme dans les autres espèces, les jeunes sujets se distinguent à leur face brève, à leur crâne volumineux et bombé, à leurs fosses temporales peu spacieuses et au peu de relief de toutes les crêtes et éminences d'insertion. Il est remarquable que, à la naissance, toutes les têtes de porcins se ressemblent; par leur front bombé et leur face courte, elles rappellent à première vue des têtes de chiens. En même temps que la face s'allonge, la protubérance occipitale s'étire en arrière et le bombement du front disparaît, en sorte que, vers un mois et demi ou deux mois, le profil supérieur de la tête est à peu près rectiligne ; il ne serait pas possible alors de distinguer entre un porc amélioré ou un porc rustique. C'est en général à partir du troisième mois que la tête commence à évoluer vers la forme qu'elle doit avoir définitivement et que l'on assiste, dans les races améliorées, à un arrêt relatif dans le développement de la face et à un redressement du crâne déterminant la formation de l'angle fronto-nasal [1].

Tête du Chien (fig. 68 à 72).

Occipital. — La protubérance occipitale externe est très forte, anguleuse, dirigée en arrière; elle porte postérieurement deux fortes empreintes d'insertion, remplacées parfois par deux tubercules. La crête occipitale externe est nulle ou peu marquée. Les condyles sont allongés, courbés sur leur arête externe et légèrement prolongés sur l'apophyse basilaire, où ils arrivent à petite distance l'un de l'autre. Le trou occipital est très variable de forme : M. Faure a constaté que, dans les races les plus intelligentes, il est fortement échancré à la partie supérieure, entre deux petits tubercules. Les apophyses jugulaires se détachent de l'os en avant des condyles et atteignent à peine le degré de saillie de ces derniers. La fosse condylienne tend à circonscrire le condyle. Le trou condylien est petit et rapproché du trou déchiré postérieur. L'apophyse basilaire est large, plus ou moins plane à l'extérieur, et soudée aux bulles tympaniques; on y voit une très légère crête médiane et deux tubercules latéraux, très espacés, réunis aux bulles tympaniques, pour l'insertion des muscles droits antérieurs de la tête. Entre l'apophyse basilaire et la portion pétrée du temporal se trouve ménagé le *canal pétro-basilaire* dont il sera parlé plus loin.

La face endocranienne de l'occipital montre une protubérance occipitale interne très développée, lamelleuse, dirigée en avant, qui se continue latéralement par deux crêtes rugueuses, creusées d'un canal vasculaire, lequel se joint à celui du côté opposé dans l'intérieur

1. Voy. Ch. Cornevin, *Les Porcs* (*Traité de zootechnie spéciale*), et Lesbre et Porcherel, *Bulletin de la Société d'anthropologie de Lyon*, 1902.

de ladite protubérance et aboutit d'autre part au-dessus du rocher, au point où débouchent le conduit temporal et le trou mastoïdien. Le canal occipital est très variable de calibre ; il est susceptible de manquer.

L'interpariétal se soude à l'occipital pendant la vie intra-utérine et lui forme une longue apophyse pointue qui s'enclave profondément entre les pariétaux et parfois se morcelle en plusieurs noyaux successifs,

Pariétal. — Le pariétal est très étendu, de forme quadrilatère; il descend jusqu'au sphénoïde, en séparant le frontal du squamosal. En général, il montre des crêtes temporales très développées, réunies postérieurement en une forte crête sagittale. La face interne se

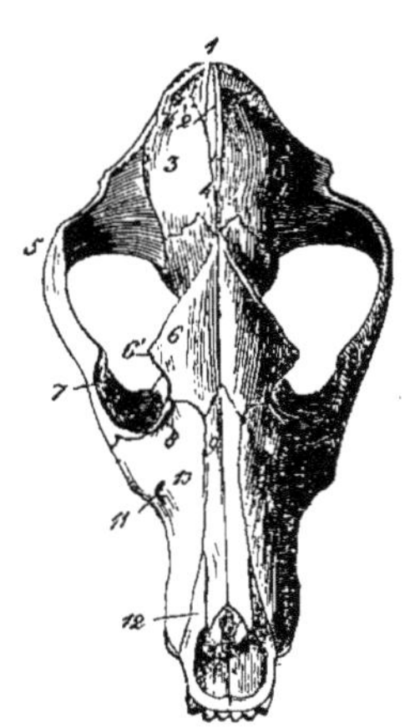

Fig. 68. — Tète de Chien (face frontale) *.

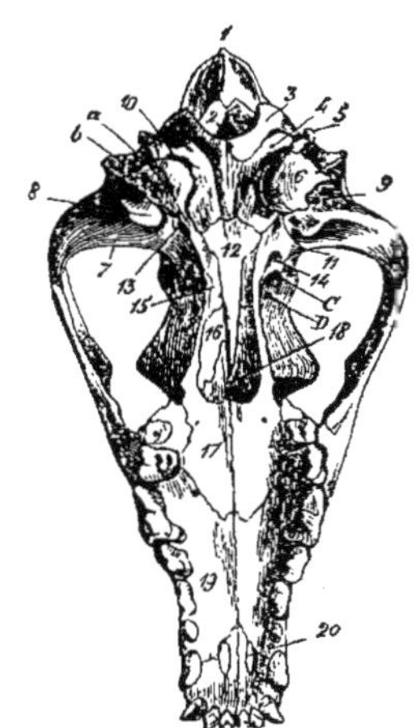

Fig. 69. — Tète de Chien (face basilaire) **.

fait remarquer par les empreintes très accentuées des ramifications de l'artère méningée moyenne. L'éminence dite occipitale interne lui appartient en grande partie. La suture sagittale se soude en général à l'âge de deux à trois ans, parfois plus tard.

Frontal. — Les frontaux sont étroits, déprimés vers la ligne médiane ; leur apophyse orbitaire, courte et pointue, reste très distante du jugal ; l'entrée de l'orbite est incomplète comme dans le porc. Leur partie latérale entre pour une part à peu près égale dans la constitution de l'orbite et de la fosse temporale ; on y voit deux trous ethmoïdaux. Le conduit sourcilier est généralement absent ou bien très exigu. Il n'y a point de mortaise pour le sphénoïde.

Le bord inférieur de ces os présente trois échancrures et quatre pointes. l'échancrure médiane reçoit l'extrémité supérieure des os du nez ; les échancrures latérales établissent l'union avec les maxillaires supérieurs ; les pointes médianes s'engagent entre les os du nez et les maxillaires supérieurs ; les pointes latérales forment bordure à l'orbite et viennent prendre contact avec les lacrymaux. Les sinus frontaux sont ordinairement très développés, quoiqu'ils ne s'étendent pas dans les pariétaux.

Temporal. — Les trois portions se soudent assez rapidement l'une à l'autre.

L'apophyse zygomatique est très recourbée en dehors ; sa surface articulaire a la forme d'une rainure transversale, limitée en arrière par une grande apophyse qui se recourbe en avant de manière à emboîter le condyle de la mandibule. La racine supérieure de l'apophyse zygomatique surmonte l'hiatus auditif externe pour aboutir à une apophyse mastoïde acuminée, qui s'unit à la ligne courbe supérieure par l'intermédiaire de la crête mastoïdienne : apophyse et crête mastoïdiennes appartiennent en commun à l'écaille et au rocher. Le tube auditif est tout juste ébauché : c'est plutôt une simple ouverture, mais large. La bulle tym-

* 1, protubérance occipitale ; 2, crête sagittale ; 3, *pariétal ;* 4, origine des crêtes pariétales ou temporales ; 5, apophyse zygomatique du temporal ; 6, *frontal ;* 6', apophyse orbitaire ; 7, *zygomatique ;* 8, *lacrymal ;* 9, *sus-nasal ;* 10, maxillaire supérieur ; 11, orifice inférieur du conduit dentaire supérieur ; 12, *intermaxillaire.*

** 1, protubérance occipitale ; 2, trou occipital ; 3, condyle de l'occipital ; 4, trou condylien ; 5, apophyse styloïde de l'occipital ; 6, bulle tympanique ; 7, surface articulaire concave pour la jointure temporo-maxillaire ; 8, apophyse post-articulaire ; 9, orifice inférieur du conduit temporal ; 10, trou déchiré postérieur ; 11, trou déchiré antérieur (on a marqué du côté opposé, en *a*, l'orifice qui fait communiquer la trompe d'Eustache avec le tympan, en *b*, celui qui livre passage à l'anse carotidienne) ; 12, corps du sphénoïde ; 13, trou ovale ; 14, orifice antérieur du conduit ptérygoïdien ; 15, ptérygoïdien ; 16, surface nasale du palatin ; 17, surface palatine du même os ; 18, vomer ; 19, maxillaire supérieur ; 20, ouverture incisive ; C, grande fente sphénoïdale ; D, trou optique.

panique est très volumineuse, sphéroïdale, hérissée de petites épines qui couvrent le trou déchiré antérieur. Il n'y a pas d'apophyse vaginale. A l'intérieur du crâne, on constate que l'écaille entre pour une petite part dans la paroi de la cavité cérébrale, et que le rocher fait saillie comme dans les Bovins, présentant une face antérieure cérébrale, une face interne cérébelleuse, et un angle formant crête cérébro-cérébelleuse ; la face interne montre, au-dessus de l'hiatus auditif, une profonde fossette où s'ouvre l'aqueduc du vestibule ; la crête cérébro-cérébelleuse se prolonge inférieurement en une pointe triangulaire qui est traversée à la base par le canal du trijumeau. Le conduit temporal débouche sous la partie supérieure du rocher, où il se met en rapport : 1° avec le canal qui descend de la protubérance occipitale interne, 2° avec le trou mastoïdien, 3° avec le canal occipital : il s'ouvre au dehors derrière l'apophyse post-glénoïde ; ses communications avec la fosse temporale sont extrêmement petites, ou même complètement oblitérées. Restent les trous déchirés. L'antérieur est divisé par une très mince cloison en deux orifices placés côte à côte : l'orifice de la trompe d'Eustache en dehors, couvert par une apophyse styloïde du tympanique, le trou carotidien en dedans. Ce dernier s'ouvre, d'une part, dans le crâne sous la pointe antérieure du rocher ; d'autre part, il communique avec le trou déchiré postérieur par un canal, dit carotidien, qui traverse la portion tympanique du temporal et se réunit postérieurement au canal pétro-basilaire qui rampe entre l'apophyse basilaire et le temporal. Le trou déchiré postérieur n'est donc pas une simple ouverture donnant issue aux nerfs des neu-

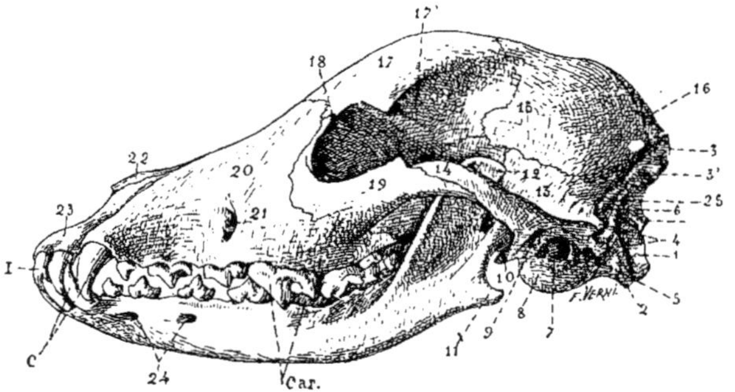

Fig. 70. — Tête de Chien (face latérale) *.

vième, dixième et onzième paires ; c'est encore un lieu de confluence du canal carotidien avec le canal veineux pétro-basilaire, celui-ci s'ouvrant à son autre extrémité, dans le crâne, au côté interne du trou carotidien.

Sphénoïde. — Le corps du sphénoïde, considéré dans l'intervalle des lames ptérygo-palatines, apparaît avec la figure d'un clou à large tête. Les apophyses ptérygoïdes sont peu développées, dépassées par les ptérygoïdiens qui les couvrent complètement en dedans. En dehors de ces apophyses, existe un canal ptérygoïdien simple, communiquant en avant avec le trou grand rond, réuni en arrière au trou ovale par une courte gouttière.

En avant de l'ouverture commune du trou grand rond et du canal ptérygoïdien, s'alignent deux autres orifices suivant l'axe de l'orbite : la grande fente sphénoïdale et le trou optique. Plus loin, le sphénoïde se divise en deux ailes : la plus grande, s'élevant dans la fosse temporale, appartient au sphénoïde postérieur ; la plus petite, enclavée entre le palatin et le frontal, dépend du sphénoïde antérieur.

A l'intérieur du crâne, on voit que la selle turcique est peu profonde, limitée en avant et en arrière par des apophyses clinoïdes. Par côté, existe une scissure, bordée d'une crête en dehors, qui s'étend de la base du rocher à la grande fente sphénoïdale et qui présente sur son trajet le trou ovale et le trou rond. La lame qui surmonte le trou optique est extrêmement mince. Le trou sphéno-épineux ou petit rond est confondu avec le trou ovale : il se continue à l'intérieur du crâne par un fin sillon qui longe le rocher avant de se ramifier à la face interne du pariétal. Le conduit pathétique n'est pas distinct de la grande fente sphénoïdale.

* 1, condyle occipital ; 2, apophyse jugulaire ; 3, protubérance occipitale ; 3', empreinte musculaire située de chaque côté derrière cette protubérance ; 4, double apophyse mastoïde ; 5, trou stylo-mastoïdien ; 6, portion mastoïdienne du rocher ; 7, hiatus auditif externe ; 8, bulle tympanique ; 9, orifice du conduit temporal ; 10, apophyse post-glénoïde ; 11, apophyse angulaire du maxillaire inférieur ; 12, apophyse coronoïde ; 13, écaille du temporal ; 14, apophyse zygomatique ; 15, pariétal ; 16, interpariétal ; 17, frontal ; 17', sa portion orbito-temporale ; 18, os unguis ; 19, zygomatique ; 20, maxillaire supérieur ; 21, trou sous-orbitaire ; 22, nasal ; 23, inter maxillaire ; 24, trous mentonniers ; I, incisives ; C, canines ; *Car*, dents carnassières.

Les sinus sphénoïdaux font défaut. La synostose sphéno-basilaire se fait de huit à dix mois; la synostose intersphénoïdale, très tardivement.

Ethmoïde et cornets. — Les lames criblées sont très étendues et les fosses olfactives sont spacieuses et réunies l'une à l'autre par suite du peu de développement de l'apophyse crista-galli. Les volutes sont étroites et nombreuses, fragiles; le labyrinthe olfactif extrêmement diverticulé. Les cornets sont au nombre de deux : l'ethmoïdal et le maxillaire, remarquables par leurs nombreux replis; le maxillaire notamment est très compliqué. Ils ne participent ni l'un ni l'autre à la formation du sinus frontal ou du sinus maxillaire; celui-ci n'est en aucune façon bouché par le cornet inférieur; il s'ouvre dans la cavité nasale par un orifice largement béant.

Maxillaire supérieur. — Le maxillaire supérieur est relativement court; mais, par suite de l'atrophie du lacrymal, il s'élève jusqu'au frontal en longeant à petite distance le côté interne de l'orbite. Il ne porte pas d'épine maxillaire. Le trou sous-orbitaire est situé au-dessus de la dernière pré-carnassière. L'autre orifice du canal dentaire est situé en dedans de l'arcade zygomatique, dans l'angle de rencontre du maxillaire avec le palatin. La protubérance maxillaire est très peu marquée; elle ne dépasse guère la dernière molaire, si ce n'est par une petite apophyse conique qui tient lieu de tubérosité alvéolaire. Les apophyses palatines présentent une gouttière vasculaire au moins aussi rapprochée de leur suture que de la ligne des dents, gouttière faisant suite au conduit palatin au niveau de la suture

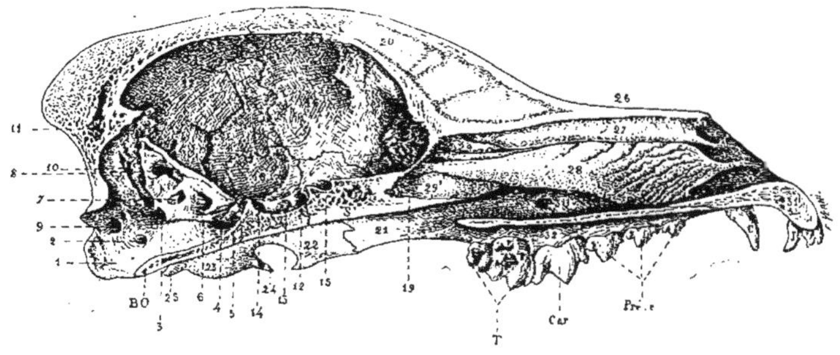

Fig. 71. — Tête de Chien (coupe médiane).

palato-maxillaire. Le sinus maxillaire est peu spacieux, c'est plutôt un recoin de la fosse nasale qu'un véritable sinus.

Intermaxillaires. — Le corps est épais, dépourvu de trou incisif; quelquefois cependant on voit un ou même deux petits trous incisifs plus ou moins oblitérés. La suture médiane disparaît par soudure des deux os. Les apophyses montantes s'enclavent par une longue pointe entre l'os du nez et le maxillaire supérieur. Les apophyses palatines sont comprimées l'une contre l'autre et présentent du côté nasal une large gouttière qui prolonge celle du vomer. Les fentes palatines sont elliptiques et environ trois fois plus longues que larges.

Palatin. — La portion horizontale des palatins prend une grande part à la constitution du palais (1/3 environ); elle s'avance jusqu'au niveau de la partie antérieure de la dent carnassière, en formant les deux tiers d'une ellipse. L'épine palatine est plus ou moins marquée. La portion verticale est également très étendue; elle s'avance, d'une part, jusqu'au conduit dentaire supérieur, d'autre part, jusqu'au frontal et présente, à quelques millimètres de la suture avec le maxillaire, deux orifices placés côte à côte : le trou nasal en dedans, l'orifice postérieur du canal palatin en dehors. Il est très fréquent de rencontrer un deuxième trou nasal percé à proximité de l'orifice du canal dentaire. La partie de l'os qui fait bordure à l'ouverture gutturale se renverse légèrement sur cette ouverture, de manière à former gouttière sur sa face interne.

Ptérygoïdien. — Le ptérygoïdien est quadrilatère, plus développé que dans les animaux

* 1, condyle occipital; 2, trou condylien; 3, trou déchiré postérieur; 4, orifice du canal pétro-basilaire; 5, trou carotidien; 6, canal du trijumeau percé dans le rocher; 7, hiatus auditif interne; 8, fossette de l'aqueduc du vestibule; 9, canal veineux occipital; 10, point de confluence du canal précédent, du trou mastoïdien, du conduit temporal et d'un canal (11) qui traverse la protubérance occipitale interne; 12, grande fente sphénoïdale; 13, trou grand rond; 14, trou ovale; 15, trou optique; 16, face interne du frontal; 17, face interne du pariétal; 18, face interne de l'écaille temporale; 19, lame criblée de l'ethmoïde; 20, cloison médiane des sinus frontaux; 21, palatin; 22, ptérygoïdien couvrant l'apophyse ptérygoïde du sphénoïde; 23, bulle tympanique; 24, apophyse subuliforme de cette bulle; 25, apophyse jugulaire; 26, coupe de l'os nasal; 27, cornet supérieur; 28, cornet inférieur; 29, 29', volutes de l'ethmoïde; 30, trou nasal; 31, coupe de l'intermaxillaire; 32, voûte palatine; I, incisives; C, canine; *Préc*, précarnassières; *Car*, carnassière; T, tuberculeuses; S, sphénoïde antérieur S^2, sphénoïde postérieur; BO, apophyse basilaire.

déjà passés en revue ; il couvre en dedans toute l'apophyse ptérygoïde du sphénoïde, ainsi qu'une partie du palatin, et les dépasse inférieurement ; il se renverse d'une manière très marquée sur l'ouverture gutturale et présente un crochet très aigu.

Zygomatique. — Le zygomatique est une lame triangulaire, aplatie d'un côté à l'autre, dont la base échancrée prend appui sur le maxillaire, dont le bord inférieur épais et concave forme la crête zygomatique, dont le bord supérieur présente un angle de brisure, vestige de la branche orbitaire de l'os, dont le sommet enfin se laisse chevaucher par l'apophyse zygomatique du temporal.

Lacrymal. — Cet os est extrêmement petit ; c'est une plaque de moins d'un centimètre carré, cantonnée dans l'orbite, ou du moins ne dépassant le sourcil de cette cavité que d'un à deux millimètres, plaque comprise entre le frontal et le jugal d'une part, le palatin et le maxillaire supérieur d'autre part. On y voit l'orifice postérieur du canal lacrymal ; mais il n'y a pas de fossette lacrymale. Les dimensions réduites du lacrymal du Chien justifieraient bien le nom d'*os unguis* qui lui a été donné en anthropotomie.

Nasal. — Les os du nez sont étroitement serrés entre les maxillaires supérieurs, plus larges en avant qu'en arrière et dépourvus de pointe libre ; à eux deux, ils forment au contraire une échancrure terminale en demi-cercle. Ils s'unissent aux apophyses montantes des intermaxillaires dans une étendue presque aussi grande qu'aux maxillaires supérieurs.

Vomer. — Le vomer s'étend peu sur le sphénoïde. Au niveau de l'ouverture gutturale, ses deux lames s'unissent latéralement aux palatins, de manière à circonscrire un double canal naso-pharyngien. Cet os joint la crête palatine à environ deux centimètres de l'arcade palatine et se poursuit jusqu'aux apophyses palatines des intermaxillaires.

Maxillaire inférieur. — Les branches de cet os ne se soudent jamais complètement. Leur portion horizontale est épaisse, plus ou moins convexe au bord inférieur, tandis que le supérieur est légèrement concave et déjeté en dehors. Leur portion montante est peu étendue si l'on fait abstraction de l'apophyse coronoïde. L'os étant en équilibre sur un plan horizontal, on constate que le condyle ne dépasse pas beaucoup le niveau de l'extrémité de la canine ; n'était l'apophyse sous-condylienne, il se trouverait sur le prolongement de l'arc décrit par le bord inférieur de la portion horizontale. L'apophyse précitée, dite aussi apophyse angulaire, est à peu près en ligne avec les dents ; elle est légèrement recourbée en haut et en dedans. Une dépression assez profonde, où l'os est très mince, marque l'insertion du masséter. Le condyle est très allongé transversalement, demi-olivaire, légèrement incliné en dedans, et exactement emboîté dans la cavité du temporal ; le col qui le soutient n'est pas en ligne avec l'apophyse coronoïde ; la courbure articulaire se développe davantage du côté interne, en regard de l'apophyse post-glénoïde du temporal. L'apophyse coronoïde est très forte, très élevée et très large, épaisse à son bord antérieur, mince dans le restant de son étendue, légèrement déjetée en dehors. L'échancrure sigmoïde est étroite et peu profonde.

Le corps de l'os est assez court, mais très épais, relevé de 30 à 40°, légèrement colleté derrière les canines. Il existe généralement deux trous mentonniers, quelquefois trois.

Tête en général. — La *face supérieure* est de profil convexe au niveau du crâne, plus ou moins concave au niveau de la face. L'ovoïde du crâne est surmonté d'une crête sagittale plus ou moins longue et saillante, où se joignent les fosses temporales. La région frontale est d'étendue restreinte, en forme de pointe de flèche dont les angles latéraux correspondraient aux apophyses orbitaires ; elle est déprimée en gouttière sur la ligne médiane. La suture métopique s'efface vers l'âge de trois ou quatre ans, après la sagittale. La région nasale est étroite, comprimée latéralement, terminée par une échancrure au lieu de l'être par une pointe. L'ouverture nasale est large et presque circulaire. Une ligne transverse, passant par les apophyses orbitaires du frontal, divise la longueur de la tête en deux parties sensiblement égales.

La *face inférieure* présente, comme caractères frappants, le grand volume des bulles tympaniques, la forme en rainure de la surface articulaire du temporal, l'écartement extrême et la grande incurvation des arcades zygomatiques, l'ouverture gutturale très allongée mais peu profonde, resserrée en arrière par le renversement des lames osseuses qui la bordent, enfin la voûte palatine très élargie en arrière et bordée latéralement par deux lignes dentaires légèrement courbées en **S**.

Les *faces latérales* présentent des fosses temporales extrêmement vastes comme dans tous les carnivores ; des fosses orbitaires confondues avec les précédentes, incomplètes même à leur entrée, séparées par une simple crête courbe de la fosse ptérygo-maxillaire ; enfin une région maxillaire déprimée en avant de l'orbite et du trou sourcilier.

La *face nuchale* a la forme d'un triangle à base inférieure, dont le sommet est constitué par la protubérance occipitale externe, et les bords latéraux, en arête vive, par les lignes courbes supérieures unies aux crêtes mastoïdiennes ; les angles latéraux correspondent aux apophyses mastoïdes.

Cavité cranienne. — Elle est aussi longue que les fosses nasales : la lame criblée de l'ethmoïde est équidistante des condyles occipitaux et de l'ouverture nasale. L'axe basilo-sphénoïdal est rectiligne et sensiblement parallèle à la voûte du palais.

DIFFÉRENCES SUIVANT LES RACES. — Rien n'est plus varié que la tête dans les différentes races de Chiens : tantôt elle est étroite et allongée, comme dans les Lévriers; tantôt elle est large et courte comme dans le Carlin et le Bouledogue; tantôt enfin, elle est du format moyen qui nous a servi de type. La largeur maximum prise au niveau des arcades zygomatiques, comparée à la longueur mesurée de la protubérance occipitale au bord alvéolaire de l'intermaxillaire, donne un rapport qui varie de 0,50 à 0,90. Parallèlement l'indice cranio-facial, c'est-à-dire le rapport de la distance de la protubérance occipitale à la suture fronto-nasale à la distance de cette suture à l'échancrure terminale des os du nez, varie de 10 : 6 à 10 : 3[1]. La longueur de la tête est toujours proportionnelle à la longueur de la face.

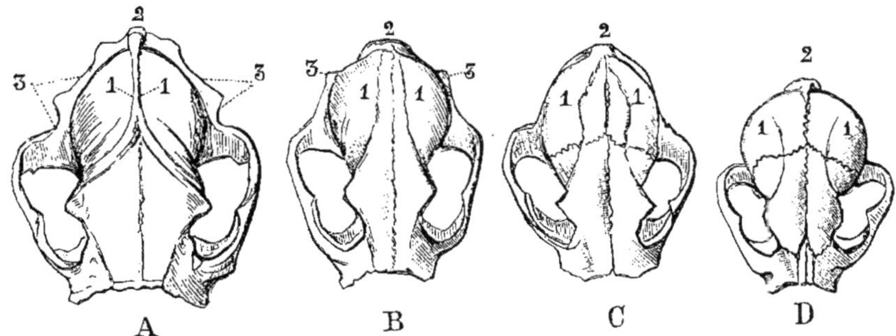

Fig. 72. — Crânes de Chiens *.

Certains petits Chiens d'appartement se font remarquer non seulement par la brièveté de leur face, mais encore par la forme sphérique et en quelque sorte bulleuse de leur crâne, sur lequel les crêtes temporales plus ou moins effacées ne se rejoignent pas : c'est le fait de l'atrophie des mâchoires et des muscles masticateurs, plutôt que d'une réelle ampliation cranienne. La tête de ces animaux semble être restée à l'état fœtal; elle représente un arrêt de développement plutôt qu'un développement progressif. Tous les Chiens, voire même tous les animaux, dans le jeune âge, ont le crâne bombé, la face courte, les crêtes d'insertion nulles ou peu marquées. Nous ne ferons que signaler la discordance des mâchoires, que l'on remarque dans certaines races, par exemple la brachygnathie de la mâchoire supérieure des Bouledogues, la brachygnathie de la mâchoire inférieure des Bassets.

Tête du Chat comparativement à celle du Chien (fig. 73 à 75).

Occipital. — La protubérance occipitale externe est généralement moins aiguë et moins saillante. L'apophyse jugulaire est extrêmement courte, accolée à une bulle tympanique extrêmement développée qui en dépasse le niveau. Le trou occipital est elliptique à grand axe transverse. Le trou condylien s'ouvre sur le bord même du trou déchiré postérieur.

La protubérance occipitale interne fait défaut. L'interpariétal, plus large que dans le Chien mais moins allongé, occupe le plafond de la cavité cérébelleuse entre l'écaille de l'occipital et la tente osseuse du cervelet; celle-ci appartient tout entière au pariétal.

Pariétal. — Le pariétal est généralement plus bombé que dans le Chien et ses crêtes sont moins prononcées; sa lame interne se replie à l'intérieur de la cavité cranienne pour former une crête cérébro-cérébelleuse extrêmement développée, oblique en avant, véritable tente osseuse du cervelet, terminée inférieurement par deux aiguilles; l'os se continue au delà pour entrer dans la paroi latérale de la cavité cérébelleuse, qui offre une étendue qu'elle est loin de présenter chez le Chien.

Frontal. — La partie médiane de cet os est à peu près plane, au lieu d'être déprimée en gouttière comme dans le Chien. Les apophyses orbitaires sont plus longues et plus pointues et le pourtour de l'orbite moins incomplet que dans le Chien.

Temporal. — L'apophyse zygomatique est très courbée, sa rainure articulaire plus longue et mieux formée que dans le Chien; le bord antérieur de cette rainure est en effet rabattu de manière à former une crête articulaire qui fait opposition à l'apophyse post-glénoïde, ce qui n'est pas chez le Chien. Le conduit temporal manque, ainsi que le trou mastoïdien. La bulle

1. Ces derniers indices sont extraits du livre de MM. Ellenberger et Baum : *Sur l'Anatomie du Chien.* (*Traduction française* de J. Deniker.)

* 1, 1, crêtes temporales; 2, protubérance occipitale externe; 3, 3, racine supérieure de l'apophyse zygomatique du temporal et crête mastoïdienne.

tympanique atteint l'apogée du développement, elle est absolument lisse, dépourvue de toute apophyse; l'apophyse mastoïde est appliquée contre elle de la même manière que l'apophyse jugulaire. Le trou auditif ne présente pas le moindre rebord qui ébauche un tube. Le rocher ne contribue en rien à la formation de la crête cérébro-cérébelleuse; il est situé derrière cette crête, qui appartient, comme nous l'avons vu, au pariétal. Le canal du trijumeau est remplacé par une simple gouttière. Le canal carotidien fait défaut, ainsi que le canal veineux pétro-basilaire. La gouttière latérale qui descend de l'interpariétal aboutit au trou déchiré postérieur, ainsi que le canal occipital quand il existe.

Sphénoïde. — Le canal ptérygoïdien fait défaut. On voit de chaque côté quatre trous : trou ovale, trou grand rond, grande fente sphénoïdale, trou optique. La fente sphénoïdale est arrondie au lieu d'être elliptique comme dans le Chien. La selle turcique est plus profonde que dans ce dernier animal. L'aile temporale est moins développée; elle laisse généralement se rejoindre au-dessus d'elle le frontal avec le squamosal; par contre, l'aile orbitaire est plus large. Le sphénoïde antérieur est creusé d'un vaste sinus. Enfin, l'on remarque une crête médiane, prolongeant le bord libre du vomer, qui manque dans le Chien.

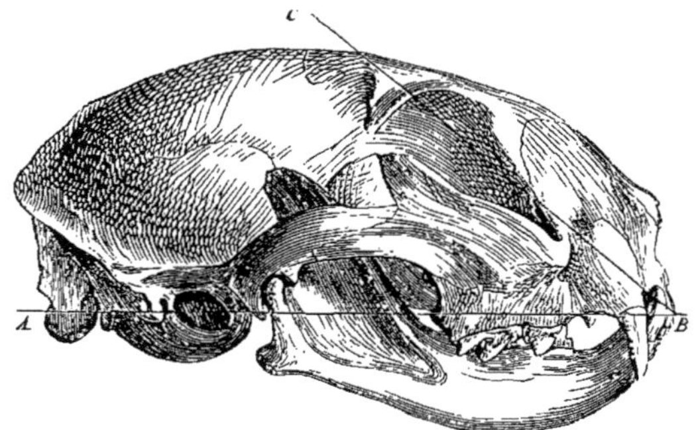

Fig. 73. — Tête de Chat (face latérale) (d'après G. Colin).

Ethmoïde. — Aucune différence méritant d'être signalée ici, si ce n'est que les volutes sont moins nombreuses que dans le Chien, tandis qu'au contraire le cornet maxillaire est plus compliqué. On remarque des volutes dans la partie antérieure du sinus frontal, ou du moins dans une sorte de sinus situé en avant du sinus frontal.

Maxillaire supérieur. — Très court. Le trou sous-orbitaire justifie son nom, car il est très près de l'orbite; le canal dentaire n'a que 3 ou 4 millimètres de longueur. La partie de l'os qui donne appui au jugal est plus écartée que dans le Chien.

Intermaxillaire. — Très bref et comme refoulé d'avant en arrière. Les apophyses palatines réunies ont la forme d'un fer de lance, et les fentes palatines sont peu allongées.

Palatin. — La portion horizontale forme presque la moitié de la voûte du palais; elle se projette en arrière de la ligne qui réunirait le fond des échancrures staphylines d'un demi-centimètre environ; tandis que, chez le Chien, l'arcade palatine et lesdites échancrures sont sensiblement sur la même ligne. La portion verticale n'arrive pas tout à fait jusqu'à l'orifice du canal dentaire; elle montre un trou nasal très grand, réuni à la grande fente sphénoïdale par une scissure très manifeste qui manque chez le Chien.

Ptérygoïdien. — Très étendu comme dans le Chien, mais avec un crochet plus long et plus gracile.

Zygomatique. — Plus courbé que dans le Chien, légèrement renversé en dehors, dépourvu d'échancrure à la base; il présente une branche orbitaire très accusée, susceptible d'atteindre un centimètre de longueur et approchant de l'apophyse orbitaire du frontal. La crête massétérine, au lieu de longer le bord inférieur, est reportée vers le milieu de la face externe.

Lacrymal. — N'arrive même pas au sourcil de l'orbite, qui est formé, entre le frontal et le jugal, par le maxillaire supérieur.

Nasal. — Les os du nez sont beaucoup plus courts que dans le Chien et relativement plus élargis de la partie antérieure. L'ouverture nasale affecte la forme d'un cœur de carte à jouer dont la pointe correspond à la suture des intermaxillaires, tandis que dans le Cheval, c'est une demi-ellipse dont la ligne de section serait formée par le plan supérieur des intermaxillaires.

Maxillaire inférieur. — Ses branches sont plus courtes et plus écartées que dans le Chien et leur bord inférieur est presque rectiligne, depuis l'apophyse angulaire jusqu'à leur angle de rencontre. Le condyle est sur la ligne de prolongement des dents; en outre, il est très allongé (13 à 15 millimètres), hémicylindrique et dépourvu d'inclinaison du côté interne. L'apophyse coronoïde est moins large que dans le Chien et sensiblement plus oblique. Le corps de l'os est fortement relevé.

Tête en général. — La tête du Chat se fait remarquer par une brièveté toute particulière de la face, par la forme plus ou moins sphérique de la boîte cranienne, et par ses orbites grandes, rapprochées et regardant en avant. La largeur maxima, prise aux arcades zygomatiques, approche des trois quarts de la longueur, mesurée de la protubérance occipitale à l'extrémité des intermaxillaires.

La face supérieure est de profil fortement convexe, depuis la protubérance occipitale jusqu'à l'extrémité des os du nez. La région pariétale est très bombée ; la frontale est planiforme, losangique ; la nasale est très courte et l'intermaxillaire dépasse très peu la nasale.

La face inférieure frappe l'attention par l'état en quelque sorte distendu des bulles tympaniques, par l'étroitesse et la profondeur des rainures articulaires des temporaux, par l'ouverture gutturale beaucoup moins allongée que dans le Chien, et dont les lames bordantes ne sont pas renversées en dedans, par le grand écartement des arcades zygomatiques, et enfin par la brièveté du palais, qui est constitué pour la moitié environ par les os palatins.

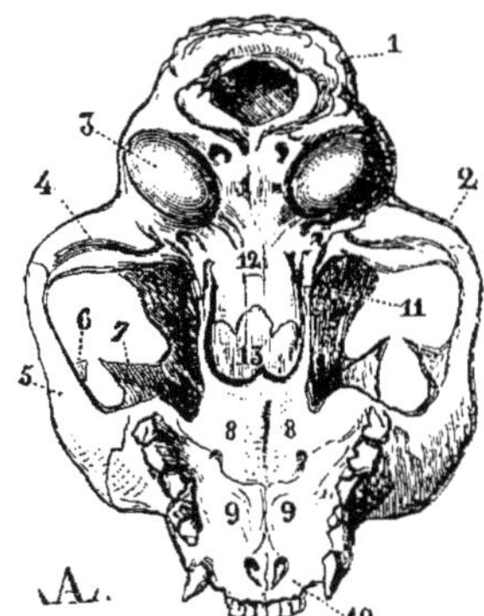

Fig. 74. — Tête de Chat (face basilaire) *.

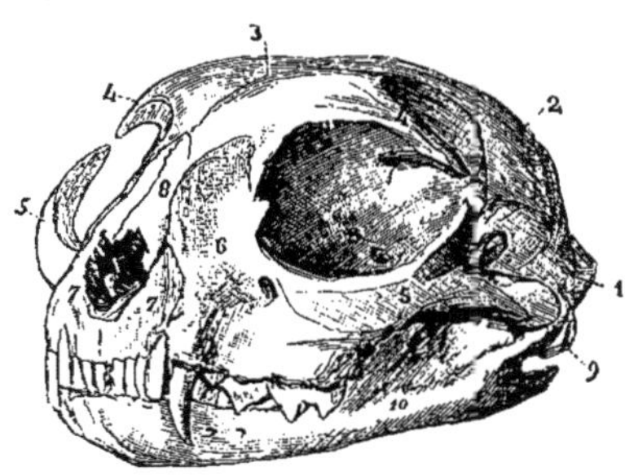

Fig. 75. — Tête de Chat (vue antéro latérale) **.

Les faces latérales sont remarquables par la position tout à fait antérieure des orbites, qui sont trois fois plus rapprochées du bout de la tête que de la protubérance occipitale. Grâce à leur rapprochement l'une de l'autre, et aussi à un certain renversement en dehors des os jugaux, ces orbites ont un aspect tout particulier. Elles sont en outre beaucoup moins incomplètes à leur entrée que dans le Chien.

La face nuchale est moins régulièrement triangulaire que dans le Chien, car son sommet est beaucoup moins aigu ; elle est dépourvue de trous mastoïdiens, et les apophyses jugulaires sont tout juste marquées, accolées aux bulles tympaniques.

Cavité cranienne. — La cavité cranienne occupe la plus grande partie de l'aire de section de la tête ; son compartiment cérébelleux est particulièrement spacieux ; il s'étend sur une certaine étendue de la face supérieure de la tête, tandis que, dans le Chien, il se cantonne à la face nuchale ; en outre, il est séparé du compartiment cérébral par une forte tente osseuse qui forme une pointe au niveau de la voûte.

Tête du Lapin (fig. 76 à 78).

Occipital. — La protubérance occipitale externe est coupée carrément ; elle semble empiéter sur la face nuchale, vu que les lignes courbes supérieures qui en partent décrivent une forte convexité antérieure ; il s'ensuit deux impressions latérales très prononcées. Le trou occipital est très grand, échancré à son bord supérieur. Les condyles sont allongés et très écartés l'un de l'autre ; leur direction tend au parallélisme avec plan médian. Les apophyses jugulaires sont pointues, relativement longues et appliquées contre la bulle tympanique. L'apophyse basilaire est très large, pourvue de deux fortes saillies latérales pour l'attache des muscles fléchisseurs de la tête ; elle forme un angle saillant à la jonction du sphénoïde. Un interpariétal très large reste distinct pendant la plus grande partie de la vie,

* 1, occipital ; 2, apophyse zygomatique du temporal ; 3, bulle tympanique ; 4, rainure articulaire du temporal ; 5, zygomatique ; 6, apophyse orbitaire du zygomatique ; 7, apophyse orbitaire du frontal ; 8, 8, palatins ; 9, 9, maxillaires supérieurs ; 10, intermaxillaire ; 11, os ptérygoïdien ; 12, sphénoïde ; 13, vomer.

** 1, suture pariéto-occipitale ; 2, pariétal ; 3, frontal ; 4, apophyse orbitaire du frontal ; 5, zygomatique ; 6, maxillaire supérieur ; 7, 7, intermaxillaire ; 8, sus-nasal ; 9, bulle tympanique ; 10, maxillaire inférieur.

ainsi que cela s'observe chez la plupart des rongeurs ; mais il ne forme pas de protubérance occipitale interne bien accentuée.

Pariétaux. — Affectent à eux deux la forme quadrilatère; la crête sagittale est sensiblement nulle; les crêtes temporales sont très espacées et reportées au bord de ces os.

Frontaux. — Les frontaux, étroits et allongés, présentent une sorte d'isthme derrière les apophyses orbitaires, qui correspond à l'union du crâne et de la face. Les apophyses précitées sont minces, dirigées en arrière et légèrement relevées de manière à faire saillie sur la partie médiane de l'os; elles se terminent en pointe avant d'avoir atteint le zygomatique. Deux échancrures les limitent nettement : la postérieure les sépare du reste de l'os; l'antérieure, beaucoup moins profonde, entaille le sourcil de l'orbite. Pas de sinus frontaux.

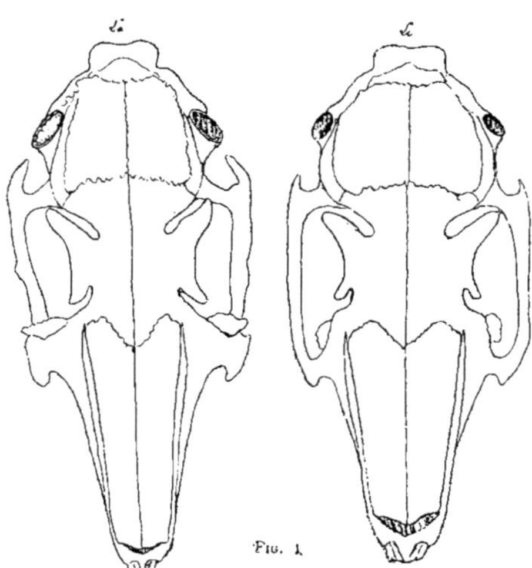

Fig. 76. — Tête de Lapin (*La*) et tête de Lièvre (*Li*) (face frontale)[1].

Temporaux. — L'écaille est circulaire : l'apophyse zygomatique s'en détache à peu près au centre, et se recourbe en bas de telle manière que la surface articulaire de sa base occupe le fond de l'angle qu'elle forme avec l'os. Cette apophyse est étroite et aplatie d'avant en arrière à son origine, tandis qu'elle s'élargit beaucoup et s'aplatit d'un côté à l'autre à l'extrémité qui prend appui sur le jugal; en outre, elle semble avoir été transférée en avant de manière à prendre part au contour de l'orbite et à perdre toute connexion avec la crête mastoïdienne. Sa surface articulaire est, comme nous l'avons dit plus haut, ployée sur elle-même, c'est-à-dire fortement concave dans le sens transversal, et dépourvue de toute saillie limitante, soit en arrière, soit en avant.

Le tube auditif est bien formé, très large, obliquement dirigé en haut et en arrière. La bulle tympanique est un peu moins forte que celle du Chat, mais encore considérable ; elle est dépourvue d'apophyse styloïde; elle présente, du côté interne, non loin du trou déchiré postérieur, un trou qui donne accès dans un canal carotidien.

La portion mastoïdienne est convexe, irrégulièrement quadrilatère : terminée derrière le tube auditif par une crête qui représente l'apophyse mastoïde. Le rocher vu en dedans est très étendu ; il fait arête entre le cerveau et le cervelet, et montre un canal pour le trijumeau ainsi qu'un grand trou situé au-dessus de l'hiatus auditif, au fond duquel s'ouvre l'aqueduc du vestibule.

Sphénoïde. — Le corps du sphénoïde affecte la forme d'un triangle à sommet antérieur : il se dirige en haut autant qu'en avant. Un trou le perfore, qui ouvre au dehors la selle turcique. Les ailes du sphénoïde antérieur sont très étendues. Les deux ailes de l'apophyse ptérygoïde sont distinctes sur toute la hauteur et circonscrivent dans leur angle une fosse ptérygoïdienne assez spacieuse. L'aile interne appartient comme toujours au ptérygoïdien. L'aile externe est traversée à la base par un trou ptérygoïdien. Le trou ovale est très voisin du trou déchiré antérieur. La fente sphénoïdale justifie son nom. Le trou grand rond n'en est pas distinct. La fossette et les conduits optiques sont remplacés par un large trou qui communique en même temps avec les deux orbites. Pas de sinus sphénoïdaux.

Ethmoïde et cornets. — Les volutes sont volumineuses, mais en petit nombre. La lame criblée est peu étendue, reléguée sous l'os frontal, et la fosse olfactive est précédée d'une sorte d'infundibulum terminant la cavité cranienne. Le cornet maxillaire est plissé longitudinalement et comme feuilleté.

Maxillaire supérieur. — Allongé d'avant en arrière et pourvu d'une protubérance dentaire qui fait une forte saillie dans l'orbite, le maxillaire supérieur se fait en outre remarquer par les multiples solutions de continuité de sa table externe au-devant de l'orbite. Il se soude précocement avec le jugal, qui semble n'en être qu'une longue apophyse, et avec le corps de l'intermaxillaire. Le trou sous-orbitaire est voisin de l'orbite, dissimulé au milieu des solutions de continuité dont il a été parlé plus haut. Les apophyses palatines sont très

1. Figure extraite d'un travail de M. Lesbre sur les *caractères ostéologiques différentiels des lapins et des lièvres. Bulletin de la Société d'anthropologie de Lyon*, 1892.

courtes ; elles ne se joignent pas avec les apophyses de même nom des intermaxillaires. Sinus maxillaire très peu développé. Une fente étroite s'observe en dedans de la protubérance dentaire, où l'on voit déboucher les trois conduits ordinaires de l'hiatus maxillaire : dentaire supérieur, nasal et palatin.

Intermaxillaires. — Ces os se soudent l'un à l'autre ainsi qu'avec les maxillaires supérieurs. Leurs apophyses montantes longues et grêles s'élèvent jusqu'aux frontaux en séparant les maxillaires supérieurs des os du nez. Les fentes palatines sont très étendues et réunies l'une à l'autre en arrière. La gouttière nasale des apophyses palatines est divisée en deux par une crête médiane. Pas de canal incisif.

Palatin. — La portion horizontale ne forme qu'une bordure très étroite à l'arcade palatine, comme on l'observe dans les Solipèdes. Le conduit palatin s'ouvre sur la suture palato-maxillaire. La portion verticale de l'os est très développée, légèrement ployée en dehors suivant une arête qui fait suite à l'arcade palatine.

Ptérygoïdien. — Est dans le prolongement du palatin, tandis que l'apophyse ptérygoïde du sphénoïde est renversée en dehors ; il s'ensuit un angle dièdre constituant une fosse ptérygoïdienne profonde.

Zygomatique. — Très développé, aplati d'un côté à l'autre, il dépasse en arrière l'apophyse zygomatique du temporal par une pointe libre d'un demi-centimètre environ. Son bord inférieur se relève en avant en une crête très prononcée.

Lacrymal. — Peu étendu, très mince et entièrement orbitaire ; il n'apparaît au dehors que par une pointe

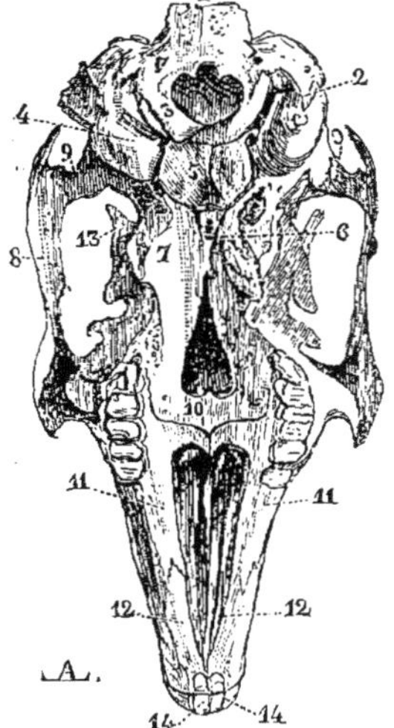

Fig. 77. — Tête de Lapin (face basilaire) *.

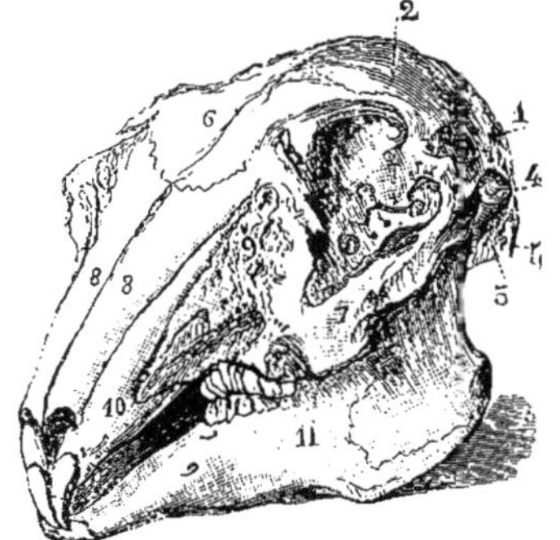

Fig. 78. — Tête de Lapin (face antéro-latérale) **.

saillante en haut du contour antérieur de l'orbite, pointe représentant le *tubercule lacrymal.*

Nasal. — Les os du nez sont très développés et à peu près d'égale largeur dans toute leur longueur ; ils sont planiformes en arrière, convexes d'un côté à l'autre en avant, articulés dans toute leur étendue avec l'apophyse montante de l'intermaxillaire. Ils se terminent chacun par une petite échancrure, en sorte que les deux os réunis forment trois courtes pointes : une médiane et deux latérales.

Vomer. — Ressemble beaucoup à celui du Chat ; mais il est plus profondément situé au fond de l'ouverture gutturale, et son bord inférieur est libre dans toute son étendue, car il ne rejoint le palais qu'au niveau des apophyses palatines des intermaxillaires, où il se termine.

Maxillaire inférieur. — Le corps est étroit et allongé, à peu près horizontal ; la soudure de la symphyse est très tardive. Le trou mentonnier s'ouvre au-dessous du bord antérieur de la première molaire, au niveau d'un col à peine marqué. Les branches sont très divergentes. Leur portion horizontale, courte, présente en dedans une large gouttière, voisine du bord inférieur. Leur portion montante est très étendue et très mince, légèrement déprimée sur la face externe, creusée, sur la face interne, d'une gouttière qui fait suite au canal dentaire. Le bord antérieur de cette portion est creusé d'une rainure aboutissant à un trou percé en arrière des molaires, lequel débouche d'autre part au-dessus de l'orifice postérieur

* 1, protubérance occipitale ; 2, apophyse styloïde de l'occipital ; 3, condyle de l'occipital ; 4, bulle tympanique ; 5, apophyse basilaire de l'occipital ; 6, corps du sphénoïde ; 7, os ptérygoïdien ; 8, zygomatique ; 9, 9, gorges articulaires des temporaux ; 10, palatin ; 11, 11, maxillaires supérieurs ; 12, 12, intermaxillaires ; 13, apophyse orbitaire du frontal ; 14, 14, doubles incisives supérieures.

** 1, occipital ; 2, pariétal ; 3, bulle tympanique ; 4, conduit auditif ; 8, 8, sus-nasaux ; 9, maxillaire supérieur ; 10, intermaxillaire ; 11, maxillaire inférieur.

du canal dentaire ; il donne naissance, du côté externe, à une apophyse coronoïde lamelleuse renversée sur la rainure précitée. Le bord postérieur comprend un arc de cercle et une échancrure entre lesquels existe une apophyse angulaire ; au niveau de l'arc de cercle, il est épais et comme refoulé, ployé en dedans ; tandis qu'il est mince au niveau de l'échancrure sous-condylienne ; l'apophyse angulaire est dirigée en haut. Une légère scissure s'observe au point de réflexion des vaisseaux faciaux (scissure maxillaire).

Le condyle est très élevé au-dessus de la ligne des dents ; il dépasse l'apophyse coronoïde qui, comme nous l'avons dit déjà, se trouve descendue sur le bord antérieur de la branche maxillaire, à peu près à égale distance du condyle et de la dernière molaire. Ce condyle est allongé d'avant en arrière, constitué par deux plans latéraux réunis sur une arête qui se prolonge en arrière en s'incurvant un peu ; on dirait une virgule ou mieux une larme. L'échancrure sigmoïde est large, peu profonde et ouverte en avant.

Tête en général. — La *face supérieure* est convexe dans toute sa longueur. Le crâne est nettement délimité avec la face, grâce aux deux profondes échancrures sus-orbitaires. La région frontale figure assez bien un fer de flèche dont la pointe serait enclavée entre les os du nez. La région nasale est très longue, rectangulaire ; l'ouverture nasale, coupée verticalement, est triangulaire. La région incisive est recourbée inférieurement, rétrécie dans le sens transversal.

La *face inférieure* se fait remarquer par les défauts d'ossification qu'elle présente à la base du crâne, notamment au niveau du sphénoïde postérieur. La surface articulaire des temporaux occupe le fond d'un pli des apophyses zygomatiques et ne présente pas en arrière d'apophyse limitante, en sorte que les mouvements de la mandibule d'avant en arrière et d'arrière en avant sont très faciles. L'ouverture gutturale est très allongée d'avant en arrière ; ses lames bordantes sont légèrement déjetées en dehors. Le palais est occupé en grande partie par les fentes palatines ; sa voûte osseuse est plus large que longue ; elle n'a pas plus d'un centimètre de longueur ; elle présente une pointe médiane en avant et en arrière.

Les *faces latérales* attirent l'attention : 1° par la position tout à fait latérale des fosses temporales qui ne sont représentées que par un sillon d'un demi-centimètre à peine de largeur ; 2° par les tubes auditifs larges et saillants ; 3° par l'extrême développement du jugal qui donne appui à l'apophyse zygomatique du temporal par son bord supérieur et la dépasse en arrière à l'état de pointe libre ; 4° par les orbites très développées, tournées en dehors et séparées l'une de l'autre à leur fond par une mince cloison formée par l'adossement des frontaux et des ailes sphénoïdales, cloison percée d'un trou circulaire qui résume les deux trous optiques ; 5° par le grand développement des intermaxillaires, dont les apophyses montantes s'élèvent jusqu'au frontal ; 6° enfin par les défauts d'ossification des maxillaires supérieurs.

La *face nuchale* s'avance sur les côtés de la protubérance occipitale externe par suite du demi-cercle que décrivent en avant les lignes courbes supérieures. La protubérance semble ainsi empiéter sur cette face ; elle est terminée carrément. Le trou occipital, très grand et échancré à son bord supérieur, est flanqué de deux condyles presque parallèles l'un à l'autre. La portion mastoïdienne est criblée de petits trous ; son apophyse mastoïde est à l'état de crête entre le tube auditif et l'apophyse jugulaire.

La *cavité crânienne* est allongée, fortement resserrée à la partie antérieure qui forme une sorte d'infundibulum dont le fond correspond à la lame criblée de l'ethmoïde. Sur une coupe médiane de la tête, cette cavité affecte la forme d'un triangle à sommet antéro-supérieur. Son grand axe fait un angle très prononcé avec celui de la face, car la ligne basilo-sphénoïdale s'élève vers le front. Le compartiment cérébelleux est relativement vaste ; mais il n'y a pas de protubérance occipitale interne et la crête cérébro-cérébelleuse appartient au rocher, dont la face endocranienne est très étendue. La voûte du cervelet est divisée nettement en trois fosses correspondant aux trois lobes de cet organe.

Hyoïde.

Constitution générale. — L'hyoïde (de la lettre grecque υ et εἶδος, forme) est un petit appareil ostéo-cartilagineux servant de support à la langue, au pharynx et au larynx ; il dérive, comme nous l'avons dit déjà (p. 91), des arcs branchiaux de l'embryon.

On le rattache généralement à la tête, parce qu'il est suspendu à la base du crâne, entre les deux branches du maxillaire inférieur. Sa direction est oblique de haut en bas et d'arrière en avant. Il se compose de plusieurs pièces distinctes : 1° le *corps*, ou basi-hyal, pourvu de deux grandes cornes pour suspendre le larynx s'ossifiant chacune par un noyau particulier (uro-hyal), et parfois aussi d'un prolongement antérieur plongeant dans la langue (glosso-hyal ou entoglosse); 2° *les arcs de suspension*, constitués chacun à l'état complet par trois segments osseux successifs dits branches de l'hyoïde : branche supérieure (stylo-hyal) réunie à l'apophyse hyoïdienne du rocher par un cartilage décrit quelquefois à part sous le nom d'arthro-hyal ; branche inférieure (hypo-hyal ou apo-hyal) articulée avec le corps ; branche intermédiaire (cérato-hyal), comprise entre les deux autres.

Hyoïde du Cheval (fig. 79). — Le *corps* de l'hyoïde du Cheval ressemble à une fourche à deux dents dont le manche serait figuré par un grand prolongement lingual et les deux dents par les cornes laryngées. La partie moyenne est aplatie de dessus en dessous, arquée en arrière et légèrement concave sur la face supérieure. Le prolongement lingual est aplati d'un côté à l'autre, atténué à l'extrémité et rugueux, mince à son bord supérieur, épais à l'inférieur. Les cornes laryngées ou cornes thyroïdiennes (grandes cornes des anthropotomistes) prolongent le basi-hyal en arrière et lui donnent la forme d'un éperon ; elles sont comprimées latéralement et légèrement divergentes, terminées par du cartilage. D'abord unies par du cartilage à la partie moyenne du corps, elles se soudent très hâtivement, et c'est précisément à ce point de réunion que l'on observe la facette articulaire destinée à l'hypo-hyal, facette légèrement convexe, située supérieurement.

La *branche supérieure* ou grande branche, dite aussi os styloïde, est une longue lame mince, aplatie d'un côté à l'autre et légèrement courbée en dehors, dirigée obliquement de haut en bas et d'arrière en avant. On y distingue deux faces, deux bords et deux extrémités. Les faces sont pourvues de quelques rares empreintes. Le bord antérieur est tranchant et légèrement concave dans son tiers supérieur ; le postérieur, mince mais non tranchant, est sensiblement rectiligne dans ses deux tiers supérieurs, un peu convexe inférieurement. L'extrémité supérieure, très élargie, est divisée en deux pointes épaisses par une légère échancrure ; la pointe supérieure s'unit à l'apophyse hyoïdienne du temporal au moyen d'un cartilage cylindrique permettant quelque mobilité; la pointe inférieure, obtuse et rugueuse, sert à diverses insertions musculaires. Par son extrémité opposée, la grande branche s'unit soit au noyau cérato-hyal, soit à la petite branche, en formant un coude brusque dirigé en avant. — La grande branche est formée d'un tissu presque entièrement compact ; elle se développe par un noyau d'ossification unique.

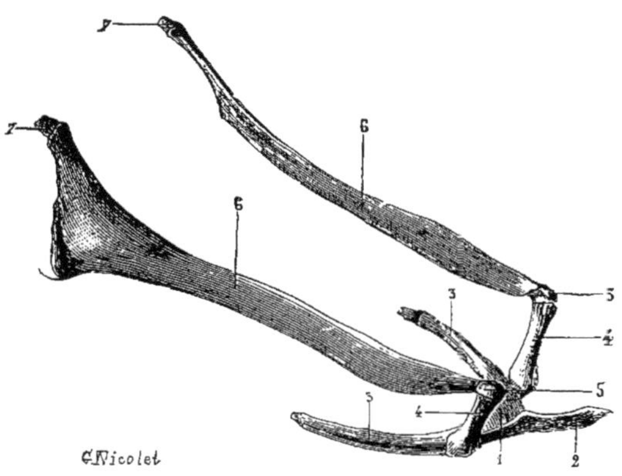

Fig. 79. — Hyoïde du Cheval [*].

[*] 1, corps de l'hyoïde ou basi-hyal ; 2, prolongement lingual ; 3, 3, cornes thyroïdiennes, grandes cornes ou pièces uro-hyales ; 4, 4, cornes styloïdiennes, petites cornes ou pièces apo-hyales ; 5, 5, noyaux styloïdiens ou pièces cérato-hyales ; 6, 6, os styloïdes, grandes branches ou pièces stylo-hyales ; 7, 7, arthro-hyal, noyaux cartilagineux rattachant l'hyoïde au temporal.

La *branche moyenne* ou cérato-hyal, noyau styloïdien, est rudimentaire chez les Solipèdes : c'est un petit noyau osseux de la grosseur d'un grain de maïs qui occupe le sommet de l'angle formé par le stylo-hyal et l'hypo-hyal, englobé dans le cartilage qui les unit. Souvent même, ce noyau ne se développe pas.

La *branche inférieure* ou petite branche (petite corne des anthropotomistes), est une tige d'environ 4 centimètres, comprimée latéralement, légèrement renflée à ses deux extrémités, surtout à l'inférieure, tranchante à son bord antérieur, articulée par synchondrose avec la grande branche et par diarthrose avec le corps; la facette articulaire qui répond à celui-ci est légèrement concave. La petite branche de l'hyoïde comprend dans sa structure une certaine quantité de tissu spongieux; elle se développe par deux noyaux d'ossification dont un pour l'extrémité inférieure.

DIFFÉRENCES (fig. 80).

Ane. — L'hyoïde de l'Ane se distingue de celui du Cheval : 1° par la forme en **U** du contour de la fourche laryngienne, tandis que chez ce dernier animal, il rappelle un **V** à pointe arrondie ; 2° par la position des surfaces articulaires destinées aux petites branches : la ligne transversale qui les unirait passe en arrière du sommet de l'angle de la fourche, tandis que chez le Cheval cette même ligne passe en avant dudit angle ou lui est juste tangente; 3° par la moindre courbure de l'entoglosse et des cornes laryngées, du côté supérieur, d'où résultent des conditions différentes d'équilibre pour le corps de l'os posé sur un plan horizontal : ainsi, en position renversée, il ne repose chez le Cheval que sur l'extrémité des cornes thyroïdiennes et de l'entoglosse, les surfaces articulaires sont à distance du plan de support ; chez l'Ane, au contraire, ces surfaces sont très voisines de ce plan et parfois même lui sont tangentes, car la flèche de l'arc décrit est beaucoup plus courte ; 4° par la longueur relativement plus grande de l'hypo-hyal, cette longueur équivalant en moyenne à 0,213 de celle du stylo-hyal, tandis que dans le Cheval ce rapport est seulement de 0,187 : 5° par le volume sensiblement plus grand et l'existence constante du noyau cérato-hyal : 6° enfin par la moindre largeur et la plus grande épaisseur du stylo-hyal : le rapport de la largeur, au milieu, à la longueur est en moyenne de 0,0765 dans l'Ane, de 0,106 dans le Cheval.

Quant à *l'hyoïde du Mulet*, il participe des caractères de celui du père et de celui de la mère, avec prédominance de caractères caballins, d'après M. H. Boucher [1].

Bœuf. — L'appendice lingual est très court, réduit à un gros mamelon qui fait surtout saillie en haut. La partie moyenne du corps est moins large que dans les Solipèdes, mais plus épaisse. Les cornes laryngées ne se soudent pas : elles sont plus divergentes que dans les Solipèdes, atténuées à l'extrémité, et aplaties supérieurement. Le cérato-hyal, au lieu d'être un simple noyau osseux développé dans le cartilage qui unit la branche supérieure à l'inférieure, prend les proportions d'une véritable branche intermédiaire, d'au moins 2 centimètres de longueur. La grande branche est moins longue que dans le Cheval et un peu moins large, mais plus épaisse : son extrémité inférieure est élargie et pourvue d'une forte rugosité d'insertion du côté externe : la supérieure a ses deux pointes plus longues : la pointe inférieure surtout est bien détachée et ordinairement recourbée en avant.

Mouton et Chèvre. — L'hyoïde de ces animaux ressemble beaucoup à celui du Bœuf. Cependant le basi-hyal porte une apophyse linguale un peu plus longue que dans ce dernier animal, mais moins épaisse : les cornes thyroïdiennes sont aplaties d'un côté à l'autre : enfin la pointe inférieure de l'extrémité supérieure des grandes branches n'est pas recourbée en avant comme dans les Bovins.

Entre le Mouton et la Chèvre, on remarque les différences suivantes : les cornes laryngées sont franchement aplaties d'un côté à l'autre dans celle-ci : tandis que dans celui-là, elles semblent avoir légèrement tourné sur elles-mêmes de telle sorte que leur face interne est un peu inférieure et leur face externe un peu supérieure. En outre, les branches inférieures sont d'une gracilité toute particulière chez la Chèvre, qui fait contraste avec les autres branches. Enfin l'entoglosse est comprimé latéralement et bien détaché.

Chameaux. — Les différentes pièces de l'hyoïde sont remarquables par leur gracilité. Le corps est tout à fait dépourvu de prolongement lingual : il s'ossifie tardivement. Les cornes laryngées

1. A consulter pour plus de détails l'article de M. H. Boucher, *De l'hyoïde et du larynx chez les Équidés, Contribution à l'étude de l'hybridation* (*Journal de l'Ecole vétérinaire de Lyon*, année 1892).

sont légèrement arquées du côté supérieur et très divergentes. Les branches inférieures sont relativement épaisses à la base, très atténuées à l'extrémité. Les branches intermédiaires sont au contraire atténuées de haut en bas ; elles sont au moins deux fois plus longues que les inférieures. Les branches supérieures ressemblent davantage à celles du Cheval qu'à celles du Bœuf, mais elles sont raccourcies en proportion de l'allongement des branches moyennes. Les trois branches sont unies entre elles par deux épais cartilages. Voici les principales dimensions mesurées chez un Chameau à deux bosses : stylo-hyals 84 millimètres ; cérato-hyal, 69 ; hypo-hyal, 30 : uro-hyal, 65.

Lamas. — Le corps s'ossifie et se soude aux cornes laryngées bien plus tôt que dans le,

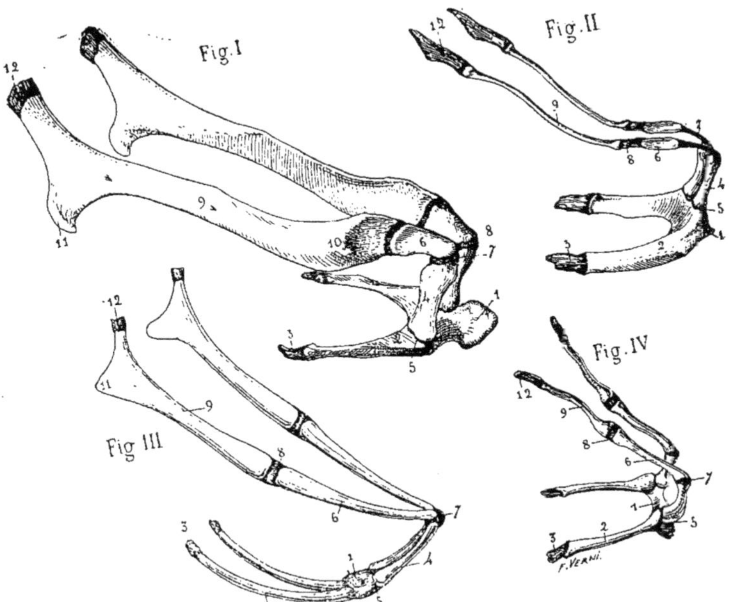

Fig. 80. — Hyoïdes : de Bœuf I ; de Porc II ; de Chameau III ; de Chien IV *.

Chameaux ; la branche intermédiaire est plus courte et la branche inférieure plus longue que dans ces derniers ; celle-ci dépasse les trois quarts de la longueur de celle-là.

Stylo-hyal, 59 millimètres ; cérato-hyal, 29 ; hypo-hyal, 22 ; uro-hyal, 31.

Porc. — Le corps est épais et très étroit, creusé en gouttière sur sa face supérieure, pourvu sur l'inférieure d'une légère pointe, qui est un vestige d'apophyse linguale. Les cornes laryngées, rapidement soudées avec le corps, sont larges et fortes, concaves sur la face supéro-interne, convexe à l'opposé. Les branches inférieures sont courtes et aplaties d'avant en arrière. Les branches moyennes sont peu développées, réunies aux précédentes par un ligament fibreux ; elles sont cartilagineuses dans la jeunesse et ne s'ossifient que lentement. Les branches supérieures sont à l'état de tiges grêles, cylindroïdes, doublement courbées sur elles-mêmes, en haut et en dehors, et réunies aux temporaux par des cartilages allongés et aplatis qui s'appliquent sur les bulles tympaniques. En somme les arcs de suspension contrastent par leur gracilité avec le volume de la base.

Chien. — La partie médiane du corps (corps proprement dit) ne se soude pas aux cornes laryngées ; c'est une tige transversale aplatie d'avant en arrière, légèrement courbée en

* 1, prolongement lingual ; 2, corne laryngée ou thyroïdienne ; 3, cartilage terminal de cette corne ; 4, petite branche ; 5, articulation du corps avec la petite branche ; 6, branche intermédiaire ou cérato-hyal ; 7, cartilage unissant la petite branche à la branche intermédiaire ; 8, cartilage unissant la branche intermédiaire à la grande branche ; 9, grande branche ; 10, saillie de l'insertion du stylo-glosse ; 11, angle de l'extrémité supérieure de la grande branche ; 12, cartilage unissant la grande branche au temporal.

arrière et relevée à ses deux extrémités, dépourvue d'apophyse linguale. Les cornes laryngées sont très écartées l'une de l'autre, courbées en dedans et aplaties d'un côté à l'autre. Les branches inférieures sont les plus courtes mais les plus fortes; elles sont irrégulièrement prismatiques, à trois faces. Les branches moyennes sont au moins aussi longues que les supérieures; elles ont la forme de cylindres aplatis latéralement et renflés aux deux extrémités. Les branches supérieures se distinguent des précédentes par leur forme courbée en dehors et plus ou moins tordue; le cartilage qui les unit au temporal affecte sensiblement la même disposition que dans le Porc.

Chat. — Ressemble à celui du Chien.

Lapin. — Basi-hyal court, épais en tous sens, pourvu d'une apophyse linguale conoïde. Cornes laryngées grêles et longues, unies mais non soudées. aux bords latéraux du basi-hyal, Hypo-hyal court, grêle, pointu, très incliné en arrière. Cérato-hyal, stylo-hyal et arthro-hyal remplacés par un cordon fibreux fixé à la base de l'apophyse mastoïde, derrière la bulle tympanique.

THÉORIE VERTÉBRALE DE LA TÊTE. — VERTÈBRE TYPE

On est d'accord pour admettre que la colonne vertébrale est la partie essentielle du squelette des Vertébrés; les côtes peuvent en être considérées comme une dépendance et les membres comme des appendices surajoutés, susceptibles de manquer; la tête elle-même, d'après certains auteurs, n'en serait qu'une partie différenciée, un renflement initial; en sorte que le squelette tout entier, ou pour mieux dire l'endosquelette, serait constitué par la répétition en série d'une même unité: la vertèbre.

Mais cette vertèbre, telle qu'on l'entend en anatomie philosophique, n'est pas exactement celle que nous avons décrite comme élément de la colonne vertébrale. On lui distingue trois parties principales: le *corps* ou *centrum* formant l'axe ou pivot du squelette, l'*arc neural* abritant l'axe nerveux, et l'*arc hémal* abritant les viscères et particulièrement les vaisseaux sanguins. Elle se trouve réalisée d'une manière parfaite dans les vertèbres caudales des poissons (fig. 81) qui sont en effet formées d'une pièce centrale en forme de court cylindre et de deux arcs opposés, l'un dorsal contenant la moelle épinière, l'autre ventral logeant l'artère caudale. Les vertèbres caudales de divers Mammifères, qui présentent des os en V, en sont aussi la représentation exacte, car ces derniers ne sont rien autre chose que des arcs hémaux.

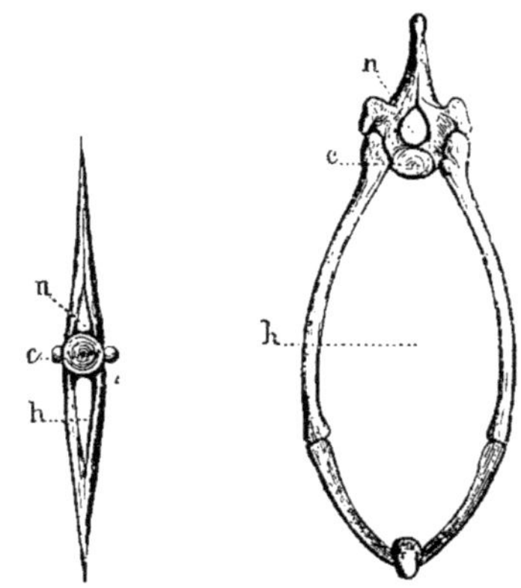

Fig. 81. — Vertèbre caudale de Turbot *.

Fig. 82. — Vertèbre type de Mammifère (au niveau du thorax) **.

Les côtes elles-mêmes ne sont, dans cette conception, que des arcs hémaux dont le développement a dû se proportionner au volume des viscères à contenir (fig. 82).

Ainsi, nous sommes ramenés aux deux cylindres, neural et splanchnique, dont nous avons parlé au premier chapitre de cet ouvrage (p. 4).

* *c*, centrum; *n*, arc neural; *h*, arc hémal.
** *c*, centrum; *n*, arc neural; *h*, arc hémal.

Les trois parties principales de la vertèbre type se décomposent elles-mêmes en parties secondaires. On appelle, d'après sir Richard Owen :

Hypapophyse : l'apophyse médio-ventrale que le centrum est susceptible de présenter, comme dans les vertèbres lombaires des Léporidés ;

Neurapophyses : les lames vertébrales, parties latérales de l'arc neural ;

Neurépine : l'apophyse épineuse, terminant les neurapophyses ;

Diapophyses : les apophyses transverses ;

Zygapophyses : les apophyses articulaires ;

Hémapophyses : les deux moitiés de l'arc hémal. Les côtes en particulier sont désignées sous le nom de *pleurapophyses* ;

Hémépine : l'apophyse épineuse terminant les hémapophyses ou bien la partie du sternum qui réunit les côtes d'une même paire, etc. ;

La vertèbre que nous venons de définir est sujette à de nombreuses simplifications ou dégradations : son arc neural peut s'ouvrir et même disparaître complètement ; son arc hémal peut en faire autant, et finalement elle peut être réduite au centrum, ainsi qu'on l'observe à la queue. En ce qui concerne l'arc hémal, il n'est développé, dans la généralité des Mammifères, qu au niveau de la partie moyenne de la colonne vertébrale (thorax) ; mais il est remarquable qu'on peut le rencontrer, à titre normal ou anormal, sur toutes les régions (exemples : côtes cervicales, côtes abdominales, os en **V**). Les transitions sont donc insensibles entre la vertèbre la plus complète et la vertèbre la plus dégradée.

Toute la difficulté est d'appliquer cette théorie vertébrale à la tête.

L'encéphale n'étant que la continuation de la moelle épinière et les nerfs craniens étant disposés par paires comme les nerfs rachidiens, il devait venir à l'esprit de considérer la tête comme la suite de la colonne vertébrale et partant de chercher des vertèbres dans sa structure. Gœthe et Oken se partagent l'honneur d'avoir les premiers donné la formule de cette assimilation. Oken raconte qu'il rencontra un crâne de Biche sur son chemin, au cours d'une promenade qu'il faisait en 1807 aux environs de Iéna : « Ramasser ce crâne, dit-il, le retourner, le considérer me suffit ; l'idée que c'était une colonne vertébrale me traversa l'esprit comme un coup de foudre, et depuis cette époque, le crâne n'est plus pour moi qu'une colonne vertébrale ».

Oken admit d'abord trois vertèbres céphaliques : une occipitale, une sphéno-pariétale, une sphéno-frontale. Plus tard, il y ajouta la vertèbre ethmoïdo-nasale.

La figure 83, tirée d'un travail du très regretté Lavocat [1], ancien professeur d'anatomie à l'École vétérinaire de Toulouse, montre la décomposition de la tête d'un Chien en quatre vertèbres, laquelle serait possible de la même manière dans tous les Vertébrés. On y voit :

1° *Une vertèbre occipito-hyoïdienne* ayant pour centrum l'apophyse basilaire, pour arc neural la voûte cérébelleuse, pour arc hémal l'appareil hyoïdien ;

2° *Une vertèbre sphéno-pariéto-mandibulaire*, ayant pour centrum le corps du sphénoïde postérieur, pour arc neural, la voûte pariétale, flanquée des squamosaux, et pour arc hémal le maxillaire inférieur ;

3° *Une vertèbre sphéno-fronto-maxillaire* ayant pour centrum le corps du sphé

1. Lavocat, *Détermination méthodique et positive des vertèbres de la tête*. Toulouse, 1861.

noïde antérieur, pour arc neural les frontaux unis aux apophyses d'Ingrassias, et pour arc hémal les os latéraux de la mâchoire supérieure ;

4° *Une vertèbre ethmoïdo-nasale*, dont le centrum serait formé par le vomer, l'arc neural par l'ethmoïde et les os du nez, et l'arc hémal par les cornets maxillaires.

Chacune de ces quatre vertèbres, remarque Lavocat, correspond aux organes de l'un des quatre sens : la première à l'ouïe, la seconde au goût, la troisième à la vue, la quatrième à l'odorat.

La théorie vertébrale de la tête, d'abord acceptée avec enthousiasme, ne put

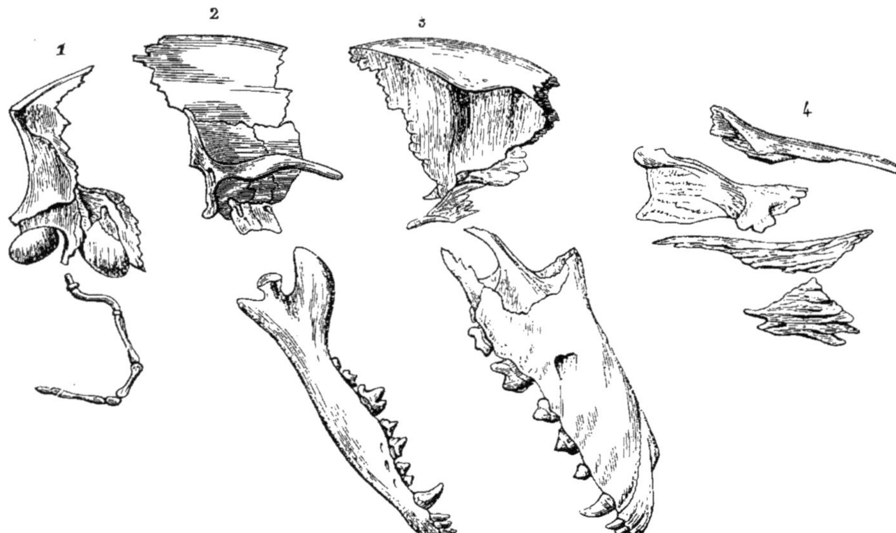

Fig. 83. — Vertèbres céphaliques du Chien (d'après Lavocat) *.

résister à une critique approfondie. Ses partisans d'ailleurs ne s'entendaient ni sur le nombre, ni sur la constitution des prétendues vertèbres céphaliques. La réfutation qu'en firent Huxley, Gegenbaur, Hœckel la fit tomber dans le plus complet discrédit. Ces anatomistes éminents montrèrent : 1° que la théorie en question ne tenait aucun compte des différences d'origine des os de la tête, dont les uns proviennent du chondrocrâne, les autres des arcs branchiaux, les autres enfin de membranes fibreuses ; 2° que le squelette cartilagineux de la tête forme un tout continu et indivis ; tandis que les vertèbres véritables sont précédées chacune d'un modèle cartilagineux ; 3° que la corde dorsale ou notocorde se prolonge bien dans l'axe de la base du crâne mais ne dépasse pas le niveau de la selle turcique ; en sorte que si, à la rigueur, on peut admettre des vertèbres ayant pour centrum l'apophyse basilaire de l'occipital et le corps du sphénoïde postérieur, il serait absurde d'en chercher au delà, car là où il n'y a pas de notocorde, il ne saurait y avoir de vertèbres.

Ces objections assurément sont graves. — Est-ce à dire qu'il n'y ait rien de fondé

* 1, vertèbre occipito-hyoïdienne ; 2, vertèbre pariéto-mandibulaire ; 3, vertèbre fronto-maxillaire ; 4, vertèbre naso-turbinale.

dans l'idée de Gœthe et d'Oken et que la tête soit une formation foncièrement différente de celle qui donne naissance au tronc? — Non. Mais ce n'est pas tan dans la structure définitive de ces parties qu'il faut chercher leur analogie, que dans leurs premiers développements. Or, on a constaté chez certains Vertébrés inférieurs, Batraciens, Plagiostomes, une véritable métamérisation de la tête de l'embryon, c'est-à-dire une division en segments successifs comparables à des protovertèbres ; n'est-ce pas là une forte présomption en faveur d'une identité de nature avec le tronc? Une nouvelle théorie s'élève aujourd'hui sur les ruines de la théorie vertébrale de la tête : c'est la théorie segmentaire ou théorie de la *métamérie cranienne* qui s'enrichit chaque jour de nouveaux faits.

Article IV. — MEMBRE ANTÉRIEUR OU THORACIQUE.

Nous rappellerons que le membre antérieur se décompose en quatre segments : l'épaule, le bras, l'avant-bras et la main.

Épaule.

Les deux épaules, envisagées ensemble, forment ce qu'on appelle la *ceinture scapulaire* ou ceinture basilaire des membres thoraciques, incorporée au tronc pour donner appui aux rayons libres de ces membres.

Chez les Solipèdes, cette région a pour base un seul os, l'*omoplate* ou *scapulum*.

Omoplate ou Scapulum (fig. 84, 85).

(Omoplate, de ὦμος, épaule, et πλάτη, chose plate. — Scapulum, de *scapulæ*, épaules.)

C'est un os plat, triangulaire, asymétrique, prolongé à son bord supérieur par un cartilage flexible, articulé en bas avec l'humérus, appliqué contre le plan latéral du thorax, dans une direction oblique de haut en bas et d'arrière en avant. On y considère *deux faces*, *trois bords* et *trois angles*.

Faces. — La *face externe* est partagée par l'*épine acromienne* en deux fosses d'inégale largeur : la *fosse sus-épineuse* et la *fosse sous-épineuse*. — L'*épine* est une crête très saillante qui parcourt l'os dans toute sa longueur ; très élevée dans sa partie moyenne, qui porte un renflement rugueux appelé *tubérosité* de l'épine, elle s'abaisse insensiblement à ses deux extrémités. — La *fosse sus-épineuse*, la plus étroite, se trouve au-dessus ou plutôt en avant de l'épine ; elle est régulièrement concave d'un côté à l'autre et parfaitement lisse. — La *fosse sous-épineuse*, du double plus large que la précédente, occupe toute la surface qui s'étend derrière l'épine. On y remarque : 1° en bas et près du bord postérieur, plusieurs lignes rugueuses destinées à l'insertion du muscle petit rond ; 2° près du col, le trou nourricier de l'os et quelques sillons vasculo-nerveux.

La *face interne* est excavée dans son centre pour former une fosse dite *sous-scapulaire*, prolongée en une longue pointe médiane jusqu'au voisinage du bord supérieur. Cette pointe sépare l'une de l'autre deux surfaces triangulaires rugueuses servant à l'attache du grand dentelé et de l'angulaire de l'épaule.

Bords. — Le *supérieur* ou *vertébral* est creusé d'un sillon raboteux pour recevoir le bord inférieur du *cartilage de prolongement*. Celui-ci, convexe sur son bord supérieur, dépasse, en arrière, l'angle postérieur de l'os et s'amincit graduellement en s'éloignant de son point d'attache; on le trouve presque toujours ossifié en partie chez les vieux Chevaux. Ce n'est pas, est-il besoin de le dire, une partie surajoutée à l'os, mais un débris de l'os cartilagineux qui a résisté à l'ossification. — Le *bord antérieur* ou *cervical*, mince et tranchant, est convexe dans ses deux tiers supérieurs, concave dans le reste de son étendue. — Le

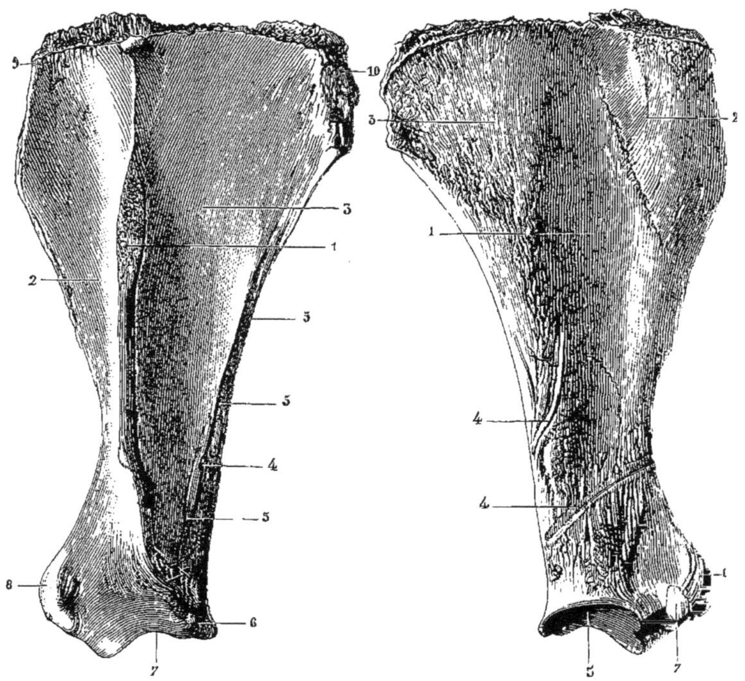

Fig. 84. — Scapulum du Cheval (face externe) *. Fig. 85. — Scapulum du Cheval (face interne) **.

postérieur ou *costal* est plus épais et légèrement concave, traversé à la partie inférieure par un ou deux sillons vasculaires qui se poursuivent sur l'une et l'autre face.

Angles. — L'*angle antérieur* ou *cervical* est le plus mince des trois. — L'*angle postérieur* ou *dorsal* est épais et tubéreux. — L'*angle inférieur* ou *huméral*, le plus volumineux, est séparé du reste de l'os par un léger rétrécissement qui constitue le *col* du scapulum. On y remarque : 1° la *cavité glénoïde*, surface diarthrodiale ovalaire, légèrement excavée pour recevoir la tête de l'humérus, échancrée en avant, et portant, sur le pourtour externe du sourcil qui la circonscrit, un petit tubercule ; 2° l'*apophyse coracoïde*, située en avant et à une

* 1, tubérosité de l'épine ; 2, fosse sus-épineuse ; 3, fosse sous-épineuse ; 4, trou nourricier ; 5, 5, 5, empreintes linéaires pour l'insertion du petit rond ; 6, tubercule affecté aux mêmes usages ; 7, bord de la cavité glénoïde ; 8, apophyse coracoïde ; 9, angle cervical ; 10, angle dorsal ; 11, débris du cartilage de prolongement.

** 1, fosse sous-scapulaire ; 2, surface triangulaire antérieure ; 3, surface triangulaire postérieure ; 4, 4, sillons vasculaires ; 5, cavité glénoïde ; 6, base de l'apophyse coracoïde (insertion du biceps) ; 7, bec de l'apophyse coracoïde (insertion du coraco-brachial).

certaine distance de la cavité glénoïde. C'est une forte éminence dans laquelle on doit distinguer deux parties : la *base*, gros mamelon rugueux que l'on désigne parfois sous le nom de *tubérosité sus-glénoïdienne*, et le *sommet* ou apophyse coracoïde proprement dite qui figure une espèce de bec recourbé en dedans.

Structure et développement. — Comme tous les os larges, le scapulum est formé de deux lames compactes, séparées par du tissu spongieux. Celui-ci, très peu abondant vers le centre des fosses sus-épineuse et sous-épineuse, où même il manque souvent complètement, se trouve surtout répandu dans les angles et dans le bord postérieur.

Le scapulum se développe par deux noyaux d'ossification dont un pour l'apophyse coracoïde, base comprise.

Étienne Geoffroy Saint-Hilaire a en outre signalé, chez le poulain, l'existence, dans la cavité glénoïde, d'un petit noyau intercalaire connu sous le nom de *noyau glénoïdien*. Il apparaît un ou deux mois avant la fin de la gestation, dans l'épaisse couche de cartilage qui unit d'abord les deux autres noyaux, et se développe comme un coin qui éloigne de plus en plus l'apophyse coracoïde de la cavité glénoïde. Il se soude vers neuf ou dix mois à la partie principale de l'os et, vers un an, au noyau coracoïdien. A partir de cette époque, le scapulum est d'une pièce, son cartilage de prolongement mis à part.

Le noyau coracoïdien est le représentant de l'os coracoïde des Oiseaux. Quant au noyau glénoïdien, il a donné lieu à plusieurs interprétations. Serres l'assimilait à un rudiment de clavicule; mais cette opinion n'est pas soutenable, car on le rencontre dans des animaux tels que le Chat, le Lapin, pourvus d'autre part d'une clavicule manifeste. Il n'a sans doute pas d'autre signification que le noyau cotyloïdien du coxal ; mais cette signification est encore inconnue.

DIFFÉRENCES

Ane. — Le scapulum de l'Ane est généralement plus courbé que celui du Cheval, et sa fosse sous-scapulaire plus profonde, comme s'il était appliqué plus exactement sur la convexité de la paroi pectorale. Il se fait en outre remarquer par la grande étendue de son bord supérieur et par le rétrécissement relativement considérable de son col, d'où résulte que le rapport de la largeur minima à la largeur maxima est en moyenne de 0,32 tandis qu'il atteint 0,39 chez le Cheval.

Mulet. — Le scapulum du Mulet est intermédiaire à celui de ses deux ascendants, tantôt plus ressemblant à l'un, tantôt plus ressemblant à l'autre.

Bœuf. — Le scapulum du Bœuf (fig. 86) est plus régulièrement triangulaire que celui du Cheval; son épine ne s'abaisse point insensiblement en descendant vers le col, elle s'élève au contraire et se termine brusquement, environ à six centimètres au-dessus de la cavité glénoïde, en formant une pointe tubéreuse qui représente un *acromion* rudimentaire. Cette épine est renversée en arrière à la partie supérieure, en avant à la partie inférieure, comme si elle avait été tordue. En outre elle est très rapprochée du bord antérieur de l'os, qu'elle surplombe même inférieurement ; il s'ensuit que les deux fosses sus-épineuse et sous-épineuse sont extrêmement inégales ; le rapport de leur largeur, mesurée à la partie supérieure, est à peine de 1 à 3, tandis qu'il est environ de 1 à 2 dans les Solipèdes. Les aires d'insertion qui surmontent la fosse sous-scapulaire sont plus ou moins effacées et l'antérieure est beaucoup plus étendue que la postérieure. Le bord costal est très épais et comme refoulé en dehors de manière à faire saillie en arrière de la fosse sous-épineuse. La surface d'insertion du petit rond forme un long triangle déprimé qui ne se confond pas avec cette dernière. L'angle dorsal n'est pas renflé comme dans les Solipèdes ; on remarque seulement, à 5 ou 6 centimètres plus bas, une rugosité plus ou moins accentuée.

L'angle huméral est beaucoup moins étendu dans le sens antéro-postérieur que dans ces animaux, parce que l'apophyse coracoïde est située immédiatement en avant de la cavité glénoïde au lieu d'en être séparée par une marge. La base de cette apophyse est moins volumineuse et son bec plus obtus. L'échancrure antérieure de la cavité glénoïde est généralement effacée.

Signalons enfin la moindre abondance du tissu spongieux, l'absence de noyau glénoïdien dans le jeune âge, et le transfert ordinaire du trou nourricier vers le bord postérieur de l'os.

Mouton et Chèvre. — L'omoplate du Mouton et de la Chèvre se distingue de celle du Bœuf, indépendamment du volume : 1° par la direction non tordue ou moins tordue de son épine ; 2° par le renversement en dehors de son angle cervical et de la partie adjacente du bord antérieur ; 3° par la disposition de son bord postérieur qui figure une sorte de colonne cylindroïde ; 4° par la grande largeur de la fosse sous-scapulaire, qui se prolonge manifestement jusqu'au bord supérieur de l'os : 5° enfin par la réunion de l'apophyse coracoïde avec la cavité glénoïde, l'échancrure qui sépare ces deux parties chez le Bœuf ayant disparu.

Quant aux différences entre le scapulum du mouton et celui de la Chèvre, elles sont très minimes ; celui-ci est proportionnellement plus long que celui-là, son épine plus rectiligne, peu ou point tubéreuse vers son milieu et terminée à une distance de la cavité glénoïde qui est plus grande que dans le Mouton.

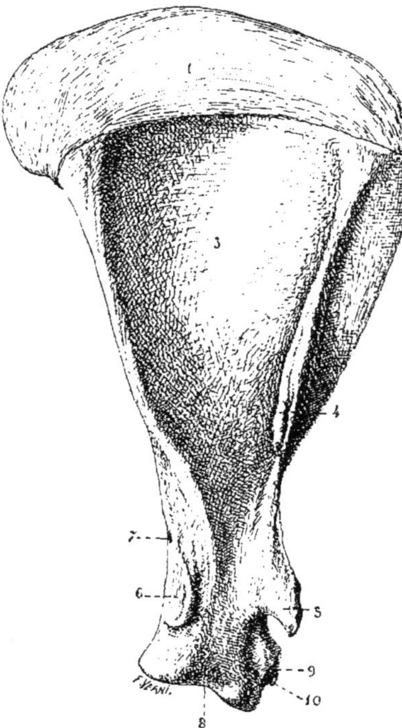

Fig. 86. — Capsulum du Bœuf*.

Chameaux. — Le scapulum des Chameaux est tout plat ; sa fosse sous-scapulaire est presque effacée ; son épine est beaucoup moins antérieure que dans le Bœuf, en sorte que la fosse sous-épineuse est à peine deux fois plus large que la sus-épineuse. Cette épine, tordue comme dans le Bœuf, se termine par un acromion de 5 ou 6 centimètres de long qui se dévie légèrement en avant et en dehors. La tubérosité qui forme base à l'apophyse coracoïde est extrêmement développée, tandis que cette apophyse est elle-même très obtuse.

Lamas. — Le scapulum des Lamas se différencie de celui des Chameaux par la forte dépression de sa face interne, par la position plus antérieure de son épine et par la forme en colonne du bord postérieur.

Porc. — Chez le Porc, l'os de l'épaule est très large et rétréci d'une manière presque brusque au niveau du col. Son épine, très développée et triangulaire, se renverse fortement sur la fosse sous-épineuse, et s'abaisse graduellement pour se terminer au-dessus du col de l'os. Son bord antérieur est épais et rugueux dans sa partie moyenne, fortement convexe et un peu refoulé en dehors ; il décrit, au contraire, au niveau du col de l'os, une concavité très accentuée, principe de l'échancrure sus-coracoïdienne qu'on observe chez l'Homme. Le bord postérieur est épais et plat, en saillie sur les deux faces. Le bord supérieur est garni d'un cartilage de prolongement qui est beaucoup moins développé que dans les Ruminants et les Solipèdes. La base de l'apophyse coracoïde est volumineuse et attenante à la cavité glénoïde, mais l'apophyse elle-même est effacée.

Chien. — Dans le Chien, on peut rencontrer un rudiment de clavicule sous forme d'une écaille osseuse ou cartilagineuse, noyée dans l'épaisseur du muscle mastoïdo-huméral. Le scapulum manque de cartilage de prolongement ; celui-ci est remplacé par une lèvre épiphysaire rugueuse qui met assez longtemps à se souder. L'épine divise la face externe en deux fosses sensiblement égales et se termine par un acromion qui arrive jusqu'au niveau de la cavité glénoïde ; cette épine en se renversant en arrière à la partie inférieure produit une deuxième apophyse, plus développée dans d'autres espèces, que l'on appelle *paracromion* ou apophyse crochue. La fosse sous-scapulaire est plate, divisée en trois gouttières distinctes par des crêtes d'insertion ; elle ménage à la partie supérieure de l'os une surface rugueuse bien limitée, dont la forme est celle d'une virgule à queue postérieure. Le bord antérieur est fortement convexe, comme si l'os eût été courbé sur champ, et en outre refoulé en dehors à la partie supérieure. Le bord postérieur est rectiligne, très épais, en saillie sur les deux

* 1, cartilage de prolongement ; 2, fosse sus-épineuse ; 3, fosse sous-épineuse ; 4, épine acromienne ; 5, acromion ; 6, ligne d'insertion du petit rond ; 7, trou nourricier ; 8, cavité glénoïde ; 9, tubercule sus-glénoïdien ou base de l'apophyse coracoïde ; 10, apophyse coracoïde.

faces, principalement sur l'externe, et déprimée à la partie inférieure ; il forme avec le bord supérieur un angle épais et tubéreux ; tandis que ce dernier bord s'unit en arc de cercle avec l'antérieur. L'angle glénoïdien est uni au reste de l'os par un col peu marqué ; l'échancrure sus-coracoïdienne est peu prononcée. L'apophyse coracoïde, attenant à la cavité glénoïde, lui forme une pointe antérieure assez saillante (tubérosité sus-glénoïdienne) ; par contre le sommet ou bec de cette apophyse est extrêmement obtus. Une forte tubérosité surmonte en arrière la cavité glénoïde, qui marque l'insertion du long anconé. Les trous nourriciers sont multiples et assez variables de situation.

Chat. — Chez le Chat, la clavicule est constante, quoique encore rudimentaire ; c'est un grêle osselet de 18 à 20 millimètres de longueur, légèrement courbé en **S**, qui s'unit à l'acromion et au sternum par l'intermédiaire de deux cordons ligamenteux. Quant au scapulum (fig. 87), il diffère de celui du Chien par sa moindre longueur, par l'inclinaison très accentuée de son épine vers la fosse sous-épineuse, par le développement plus considérable des deux apophyses acromiales, surtout du paracromion, par la forme en demi-cercle des deux bords antérieur et supérieur réunis, par l'accentuation de l'échancrure sus-coracoïdienne, et enfin par le développement considérable du bec de l'apophyse coracoïde.

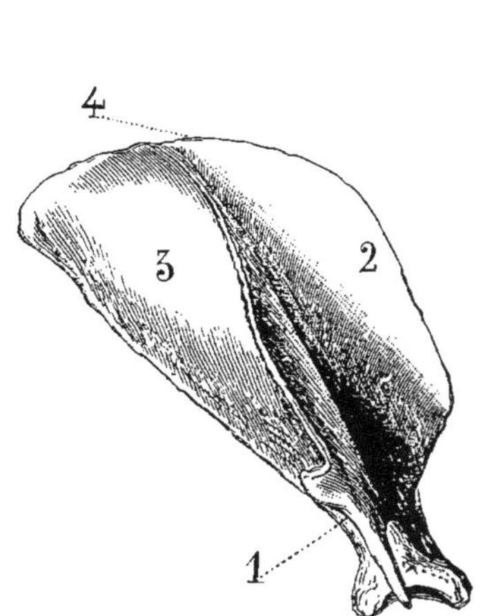

Fig. 87. — Scapulum de Chat *.

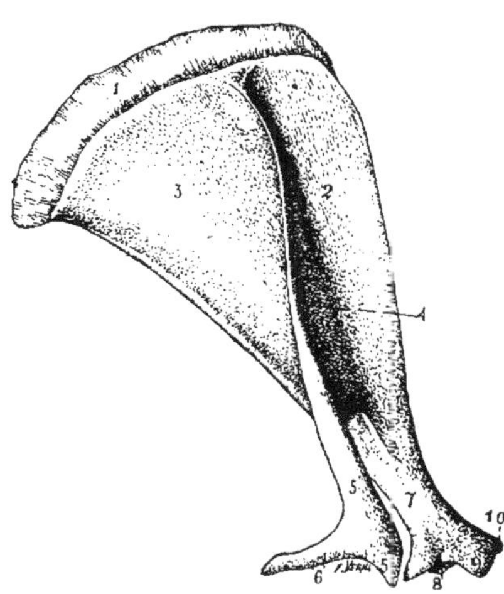

Fig. 88. — Scapulum de Lapin **.

Lapin. — La clavicule est plus longue que celle du Chat, mais elle est encore très grêle et n'appuie directement ni sur le sternum, ni sur l'omoplate. Le scapulum (fig. 88) est beaucoup plus allongé que celui du Chat, régulièrement triangulaire, très étroit au niveau du col. Son épine, très inclinée sur la fosse sous-épineuse, se termine à partir du tiers inférieur de l'os, par un long acromion qui dépasse le niveau de la cavité glénoïde et dont se détache perpendiculairement un paracromion de plus d'un centimètre. La fosse sus-épineuse est à peine égale en largeur à la moitié de la sous-épineuse. La fosse sous-scapulaire est très déprimée et parcourue d'une sorte de cannelure en regard de l'insertion de l'épine acromienne ; un petit tubercule épineux s'observe en avant de cette fosse vers le tiers supérieur de l'os. Le bord postérieur fait principalement relief du côté interne, tandis que c'est le contraire chez les Carnivores. Le bord supérieur est muni d'un cartilage de prolongement.

Le grand axe de la cavité glénoïde est transversal ou plutôt oblique, au lieu d'être antéro-postérieur. Cette cavité s'étend en pointe sur la base de l'apophyse coracoïde qui en dépasse fortement le niveau. Le bec de ladite apophyse est plus développé que dans aucun des animaux précédents.

* 1, extrémité iférieure de l'épine acromienne ; 2, fosse sus-épineuse ; 3, fosse sous-épineuse ; 4, bord supérieur.

** 1, cartilage de prolongement ; 2, fosse sus-épineuse ; 3, fosse sous-épineuse ; 4, épine acromienne ; 5, acromion ; 5', sa pointe terminale ; 6, paracromion ou apophyse récurrente de l'acromion ; 8, cavité glénoïde ; 9, attache du biceps ; 10, apophyse coracoïde.

Coup d'œil général. — Des deux os qui composent la ceinture scapulaire des Mammifères, un seul est constant, le scapulum; la clavicule n'existe à l'état de parfait développement chez aucun de nos Quadrupèdes domestiques : elle fait complètement défaut dans les uns (Solipèdes, Ruminants, Porcins), et n'est dans les autres qu'un rudiment suspendu dans les chairs, n'atteignant ni le sternum, ni l'omoplate (Lapin, Chat, Chien). Cet os (Voy. fig. 89) est, en effet, une sorte d'arc-boutant étendu de l'acromion au sternum, destiné à assujettir le scapulum contre le thorax et à maintenir l'écartement de son angle articulaire relativement au plan médian, chez les animaux dont les membres thoraciques agissent beaucoup dans le sens latéral, c'est-à-dire dans l'adduction ou l'abduction, pour saisir, grimper, voler, etc. (Homme, Singes, Chauves-Souris, un grand nombre de Rongeurs). On conçoit sans peine que la clavicule eût été gênante aux animaux qui ne se servent des membres thoraciques que pour la marche, attendu que ces membres, appelés à se mouvoir uniquement dans un plan parallèle au plan médian du corps, devaient se rapprocher l'un de l'autre et libérer leurs omoplates de manière qu'elles contribuent à l'amplitude du pas par leurs oscillations antéro-postérieures sur le thorax comprimé. Toutefois, il est remarquable que, même dans ceux-ci, on trouve toujours la trace de l'os en question sous forme d'intersection fibreuse dans le muscle mastoïdo-huméral.

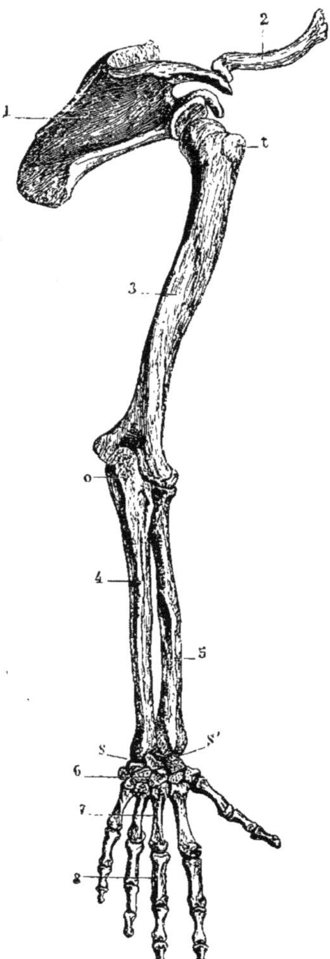

Fig. 89. — Membre thoracique de l'Homme en supination *.

La dimension dorso-glénoïdienne du scapulum est proportionnelle à la mobilité de cet os sur le thorax ; elle est, par conséquent, plus grande en général dans les espèces dépourvues de clavicules que dans celles à clavicules développées. Ainsi, dans nos Quadrupèdes domestiques, cette dimension l'emporte beaucoup sur la dimension cervico-dorsale (deux fois et même plus). Chez l'Homme, au contraire, la plus grande dimension du scapulum, la longueur par conséquent, s'observe de l'angle cervical à l'angle dorsal, tandis que la largeur correspond à la longueur chez nos animaux.

* 1, omoplate; 2, clavicule; 3, humérus; 4, cubitus; 5, radius; 6, os du carpe; 7, os du métacarpe; 8, phalanges; *t*, trochiter; *o*, olécrâne; S, extrémité inférieure du cubitus; S', extrémité inférieure du radius.

Bras.

Cette région a pour base un seul os : l'*humérus*.

Humérus (fig. 90 et 91).

L'humérus est un os long, pair, situé entre le scapulum et les os de l'avant-bras, dans une direction parallèle au sternum, c'est-à-dire oblique de haut en bas et d'avant en arrière. Il semble avoir été tordu sur lui-même de devant

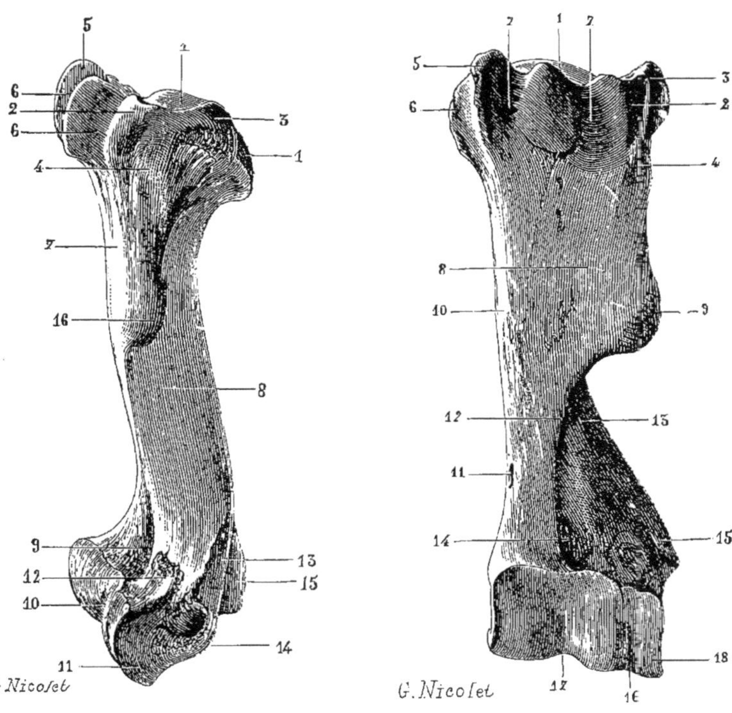

Fig. 90. — Humérus du Cheval (face externe et un peu antérieure) *.

Fig. 91. — Humérus du Cheval (face antérieure) **.

en dehors par son extrémité supérieure et de dehors en avant par l'extrémité opposée. Il offre à étudier, comme tous les os longs, un corps et deux extrémités.

Corps. — Le corps, irrégulièrement prismatique, peut se diviser en *quatre faces*. — La *face antérieure* (Voy. fig. 91), plus large en haut qu'en bas, est pourvue inférieurement et dans sa partie moyenne de quelques empreintes musculaires.

* 1, 1, tête; 2, 3, 4, sommet, convexité et crête du trochiter; 5, sommet du trochin ; 6, coulisse bicipitale divisée en deux gorges par un relief médian ; 7, face antérieure ; 8, face externe ou gouttière de torsion ; 9, fossette coronoïdienne ; 10, gorge de la trochlée ; 11, condyle ; 12, empreintes d'insertion de l'extenseur antérieur du métacarpe ; 13, fosse olécranienne ; 14, épicondyle ; 15, épitrochlée ; 16. crête deltoïdienne.

** 1, tête ; 2, 3, 4, sommet, convexité, crête du trochiter ; 5, 6, trochin ; 7, 7, coulisse bicipitale divisée en deux gorges par un relief médian ; 8, face antérieure ; 9, crête deltoïdienne ; 10, tubérosité d'attache du grand rond et du grand dorsal ; 11, trou nourricier ; 12, crête antérieure de la gouttière de torsion ; 13, gouttière de torsion ; 14, fossette coronoïdienne ; 15, crête postérieure de la gouttière de torsion ; 16, 18, condyle ; 17, trochlée.

— La *postérieure*, lisse et arrondie d'un côté à l'autre, se confond insensiblement avec les faces voisines. — L'*externe* est creusée d'une large gouttière qui l'occupe tout entière et qui contourne l'os obliquement de haut en bas et d'arrière en avant ; c'est à elle que l'humérus doit son apparente torsion ; aussi l'appelle-t-on *gouttière de torsion* de l'humérus (fig. 90, 8).

Cette gouttière est séparée de la face antérieure par un bord peu saillant, la *crête antérieure de la gouttière de torsion*, qui vient mourir, en bas, au-dessus de la fossette coronoïdienne (fig. 90, 9) et qui se termine, vers le tiers supérieur de l'os, par la *tubérosité* ou *crête deltoïdienne* (fig. 90, 16). Celle-ci est une éminence rugueuse, très proéminente, aplatie d'avant en arrière, et renversée sur la gouttière de torsion ; elle donne naissance, supérieurement, à une ligne courbe qui se porte en arrière et va rejoindre la base de la tête articulaire. Près de l'extrémité inférieure, en arrière et en dehors, on remarque la *crête postérieure de la gouttière de torsion*, qui sépare cette dernière de la face postérieure de l'os. — La *face interne* (fig. 90) du corps de l'humérus, arrondie d'un côté à l'autre, n'est séparée des faces antérieure et postérieure par aucune ligne de démarcation tranchée. Elle offre, vers son milieu, un mamelon déprimé, rugueux, qui reçoit l'insertion des muscles grand rond et grand dorsal. Vers son tiers inférieur, elle présente le trou nourricier de l'os (fig. 91, 11).

Extrémités. — Elles se distinguent en *supérieure* et *inférieure*. Toutes deux sont légèrement recourbées, la première en arrière, la seconde en avant, disposition qui tend à donner à l'humérus la forme d'une **S**.

L'*extrémité supérieure*, la plus volumineuse, porte trois grosses éminences : une postérieure, une externe et l'autre interne. — La première constitue la *tête* de l'humérus ; c'est une éminence articulaire, très peu détachée, arrondie comme une calotte de sphère, mais d'une courbure plus prononcée dans le sens antéro-postérieur que dans le sens transversal, éminence répondant à la cavité glénoïde du scapulum, qui est trop petite pour la recevoir tout entière. — L'éminence externe, nommée *trochiter*, *grand trochanter*, *grosse tubérosité*, se divise en deux parties : une antérieure (sommet), limitant en dehors la coulisse bicipitale, une postérieure (convexité), formant une saillie de glissement pour le tendon du muscle sous-épineux, lequel vient s'insérer sur une empreinte plus ou moins manifeste que l'on observe à la base de la partie antérieure (crête). — L'éminence interne, dite *trochin*, *petit trochanter*, *petite tubérosité*, se divise aussi en deux parties : l'une antérieure formant lèvre interne à la coulisse bicipitale, l'autre postérieure portant l'empreinte d'insertion du tendon du muscle sous-scapulaire. Cette dernière n'est donc pas, comme à l'opposé, une convexité de glissement. Le trochiter et le trochin sont séparés l'un de l'autre, en avant, par une *coulisse* dite *bicipitale*, parce qu'elle sert au glissement du tendon supérieur du muscle biceps. Cette coulisse se compose de deux gorges verticales séparées par un relief médian, dont l'externe est plus large et plus profonde que l'interne.

L'*extrémité inférieure* de l'humérus porte une surface articulaire qui répond au radius et au cubitus. Cette surface, allongée transversalement, convexe d'avant en arrière, d'un diamètre plus étendu en dedans qu'en dehors, se compose d'une trochlée et d'un condyle. La *trochlée* en occupe plus des trois quarts, du côté interne ; elle offre à considérer, comme toute poulie, une gorge et deux lèvres ; la gorge est surmontée en avant par la fossette coronoïdienne, en arrière par la fosse olécranienne ; la lèvre interne est large et épaisse, l'externe est au contraire étroite et peu saillante. Quant au *condyle*, il est beaucoup moins manifeste que chez l'Homme, car il est étroit et mal délimité de la lèvre externe de la trochlée ; toutefois, on remarque qu'il est toujours déprimé et moins étendu en arrière, relativement à cette lèvre.

Au-dessus et en arrière de la surface articulaire que nous venons de décrire existe une fosse large et profonde dite *olécranienne*, parce qu'elle loge le bec de l'olécrâne dans les mouvements d'extension de l'avant-bras. Elle est bordée par deux éminences dont l'interne est plus élevée que l'externe. La première représente l'*épitrochlée* et la seconde l'*épicondyle*. En avant et au-dessus de la trochlée, on voit une autre fosse, moins spacieuse que la précédente, qui reçoit l'apophyse coronoïde dans la flexion outrée de l'avant-bras, et que l'on appelle, pour cette raison, *fosse* ou *fossette coronoïdienne*. Toujours en avant, mais au-dessus du condyle, existent des empreintes pour l'attache du ligament capsulaire de l'articulation du coude et du muscle extenseur antérieur du métacarpe. Enfin, aux extrémités de l'axe transversal de la surface articulaire inférieure, on remarque : en dedans, une petite tubérosité à insertion ligamenteuse, en dehors, une excavation destinée au même usage, laquelle est surmontée d'une saillie tuberculeuse où se termine la crête postérieure de la gouttière de torsion.

Structure et développement. — L'humérus, comme tous les os longs, n'est spongieux qu'à ses extrémités. Il se développe par six points d'ossification : un pour le corps, un pour la tête et le trochin, un autre pour le trochiter, un quatrième pour la surface articulaire inférieure, un cinquième pour l'épitrochlée, et le dernier, enfin, pour l'épicondyle. Celui-ci manque assez souvent.

DIFFÉRENCES

Ane. — L'humérus de l'Ane ne présente, dans sa configuration, rien qui puisse le distinguer sûrement de celui du Cheval ; mais il est proportionnellement moins long : ainsi, chez l'adulte, il est à peu près égal en longueur au métatarsien médian, tandis que, dans le Cheval, il l'emporte toujours notablement sur cet os. En général, l'humérus de l'Ane est un peu plus tordu que celui du Cheval, et sa tête articulaire plus renversée en arrière : la lèvre interne de la coulisse bicipitale est particulièrement mince et proéminente ; le tenon de cette coulisse est au contraire moins saillant ; l'épitrochlée se met presque de niveau avec la surface articulaire inférieure, de sorte que l'os se tient souvent en équilibre, dressé sur son extrémité inférieure, ce qui n'arrive pas chez le Cheval.

Mulet. — L'humérus du Mulet est variable : mais il présente ordinairement des proportions asiniennes.

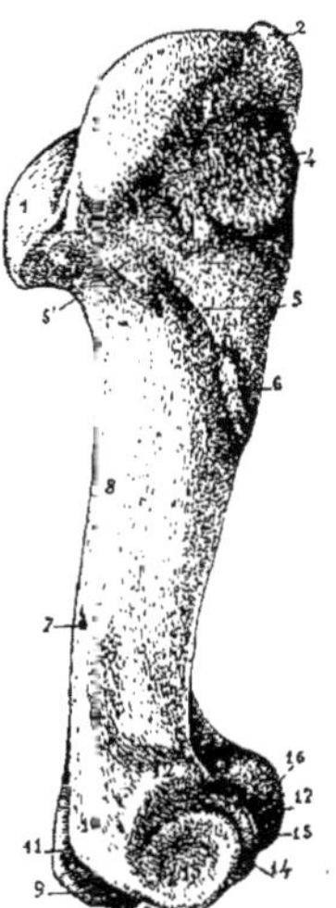

Fig. 92. — Humérus de Bœuf (face externe) *.

Bœuf. — L'humérus du Bœuf (fig. 92) se fait remarquer par son trochiter énorme dont le sommet très élevé et pointu se renverse sur la coulisse bicipitale, et dont la convexité est très étendue. L'empreinte d'insertion du tendon du muscle sous-épineux est très développée et circulaire. La coulisse bicipitale est simple. La tubérosité deltoïdienne est beaucoup moins saillante que dans les Solipèdes ; la crête postérieure de la gouttière de torsion plus ou moins

* 1, tête articulaire ; 2, sommet du trochiter ; 3, convexité du trochiter ; 4, aire d'insertion du sous-épineux ; 5, crête surmontant la tubérosité deltoïde et présentant, en 5', un tubercule pour l'attache du petit rond ; 7, trou nourricier ; 8, gouttière de torsion ; 9, fosse olécranienne ; 10, épicondyle ; 11, épitrochlée ; 12, gros tubercule d'insertion surmonté d'une fossette ; 13, destiné au même usage ; 14, condyle ; 15, lèvre externe de la trochlée, en forme d'arête ; 16, gorge de cette trochlée ; 17, sa grosse lèvre interne.

effacée; d'où résulte que cette gouttière est moins profonde. La ligne courbe qui va de la crête deltoïdienne à la base de la tête articulaire présente, à une petite distance de celle-ci, un gros tubercule. La surface articulaire inférieure est manifestement oblique par rapport au grand axe de l'os, de telle sorte que la gorge de la trochlée croise ce grand axe d'avant en arrière et de dehors en dedans; la lèvre externe de la trochlée est beaucoup plus prononcée que dans les Solipèdes et en forme d'arête ; le condyle, relativement mince, est en forte dépression sur cette lèvre et légèrement excavé, de manière à ébaucher une deuxième trochlée. La fosse coronoïdienne est plus profonde que dans le Cheval, plus étendue dans le sens transversal. L'épitrochlée dépasse le niveau de la surface articulaire inférieure. Le trou nourricier se trouve généralement en arrière de l'os, au-dessus du milieu de sa longueur.

Mouton et Chèvre. — Dans ces animaux, l'humérus est relativement plus long que dans le Bœuf; il se distingue en outre par sa tête articulaire, mieux détachée, par son trochiter à *sommet* volumineux et à *convexité* réduite, par le condyle de sa surface articulaire inférieure qui est nettement creusé en gouttière, par la moindre profondeur de la fosse olécranienne due à la moindre saillie de l'épitrochlée et de l'épicondyle. Cet abaissement des éminences qui bordent la fosse olécranienne fait que le diamètre antéro-postérieur de l'extrémité inférieure de l'os est inférieur au diamètre transversal, tandis que c'est le contraire dans le Bœuf et plus encore dans les Solipèdes.

Entre le Mouton et la Chèvre, les différences de l'humérus portent surtout sur les proportions de longueur avec les autres os. A égalité de taille au garrot, l'humérus de la Chèvre est notablement plus long que celui du Mouton. En outre, chez le premier animal, le trou nourricier est ordinairement situé en avant, au lieu d'être en arrière comme dans le second.

Chameaux. — Dans les Chameaux, l'humérus est extrêmement massif; il peut l'emporter en poids même sur le fémur. Il est presque droit et la tête articulaire tend à se mettre dans l'axe de l'os. La coulisse bicipitale est double, comme dans les Solipèdes, mais avec une gorge interne plus large que l'externe. Le trochiter est beaucoup moins volumineux que dans les autres Ruminants : c'est le sommet du trochin ou bien le tenon de la coulisse bicipitale qui est la partie culminante de l'os. La crête deltoïdienne est plus développée que dans le Bœuf sans l'être autant que dans les Solipèdes. La surface articulaire inférieure est remarquable à sa large et profonde trochlée, beaucoup moins oblique que dans le Bœuf, par rapport à l'axe de l'os, et à son condyle presque confondu avec la lèvre externe de la trochlée. L'épitrochlée est beaucoup moins épaisse que l'épicondyle, à peine plus saillante et non renversée sur la fosse olécranienne comme on l'observe dans les Bovidés et les Solipèdes. Le trou nourricier est situé sur la face antérieure.

L'humérus du Dromadaire est moins massif que celui du Chameau à deux bosses; sa largeur maximum prise au niveau de la crête deltoïdienne n'est guère que le 1/5 de sa longueur prise d'une surface articulaire à l'autre; tandis que ce rapport est d'environ 1/4 chez ce dernier.

Lamas. — L'humérus des Lamas est toujours moins pesant que leur fémur; il est aussi infléchi en **S** que dans les Moutons et les Chèvres, et son corps est comprimé d'un côté à l'autre au lieu d'être cylindroïde ou même aplati d'avant en arrière comme dans les Chameaux. Le trochiter est la partie culminante de l'extrémité supérieure. La surface articulaire inférieure est dépourvue de toute obliquité, et la lèvre externe de la trochlée est plus saillante que dans les Chameaux. On constate encore la duplicité de la coulisse bicipitale.

Porc. — L'humérus du Porc est aplati d'un côté à l'autre à un degré que l'on ne trouve dans aucune autre espèce; la tête est fortement renversée en arrière et supportée par un col manifeste; la coulisse bicipitale est simple, reportée du côté interne; le trochiter est extrêmement volumineux, à sommet renversé sur la coulisse bicipitale et séparé de la convexité par une large échancrure; un gros tubercule s'observe à la base, sur la ligne courbe qui va de la tubérosité deltoïdienne à la tête articulaire. Une forte crête descend du sommet du trochiter, qui vient mourir à l'extrémité inférieure de l'os, après avoir séparé nettement la face interne de la face antérieure. Le trochin est peu développé, unicuspide. La surface articulaire inférieure est moins étendue transversalement que dans les espèces précédentes; elle est au moins aussi oblique que dans le Bœuf: le condyle tend à se confondre avec la lèvre externe de la trochlée. La fosse olécranienne est profonde, son fond est à pic relativement au bord qui termine la trochlée. L'épicondyle est épais, contourné et terminé par une forte tubérosité qui fait saillie en dedans de la surface articulaire. Trou nourricier au même endroit que dans le Bœuf.

Chien. — L'humérus du Chien est très allongé, courbé en arrière jusqu'au tiers inférieur. Sa face antérieure n'est distincte qu'à la partie supérieure ; plus bas les deux faces latérales se joignent sur une sorte de *ligne âpre*, constituant la crête antérieure de la gouttière de torsion, ligne se bifurquant supérieurement en une branche interne peu marquée qui s'élève jusqu'au sommet du trochiter, et une branche externe qui se confond avec la crête deltoïdienne et la ligne courbe lui faisant suite, celle-ci très accentuée. La tête articulaire est bien détachée, allongée d'avant en arrière, et d'une courbure très développée dans ce même sens. Le trochiter est reporté en avant comme dans le Porc, de manière à rejeter la coulisse bicipitale du côté interne; il est indivis, terminé par un bord arqué qui dépasse peu le niveau de la tête. Le trochin est petit. La trochlée de la surface articulaire inférieure est oblique et profonde, sa lèvre interne s'incline beaucoup vers sa gorge. Le condyle est à peine distinct, progressivement rétréci d'avant en arrière. Les deux fosses coronoïdienne et olécranienne sont en communication par un trou perforant la lame osseuse qui leur sert de fond commun. L'épicondyle et l'épitrochlée présente à leur base un tubercule latéral très prononcé, surtout l'interne; le sommet de ces éminences est tranchant pour l'épicondyle, épais et tubéreux pour l'épitrochlée. Le trou nourricier est situé sur la face postérieure. Remarquons enfin que la surface articulaire inférieure, au lieu de se développer par un seul noyau d'ossification, comme dans les animaux précédents, en présente deux : un pour la trochlée, l'autre pour le condyle.

Chat. — L'humérus du Chat (fig. 93, B) se distingue au premier coup d'œil de celui du Chien par l'existence du *trou épitrochléen*, qui traverse l'os de part en part au-dessus de l'épitrochlée. En outre, sa courbure est moins grande; la fosse coronoïdienne peu marquée ne communique pas avec l'olécranienne; l'épitrochlée est très surbaissée et réduite à son tubercule latéral. Le condyle de la surface articulaire inférieure se confond tout à fait avec la trochlée. Le trou nourricier est situé sur la face interne. Le trochin forme un noyau d'ossification spécial, en sorte que l'on en compte huit comme chez l'Homme, à savoir : un pour le corps, un pour la tête articulaire, un pour le trochin, un pour le trochiter, un pour la trochlée, un pour le condyle, un pour l'épitrochlée, un pour l'épicondyle.

Lapin.— L'humérus du Lapin (fig. 93, A) n'a pas de trou épitrochléen ; sa fosse coronoïdienne est relativement profonde et le plus souvent en communication avec l'olécranienne; la trochlée de l'extrémité inférieure est limitée par deux lèvres égales et tranchantes, flanquées chacune d'un petit condyle dont l'interne fait poulie de renvoi aux muscles épitrochléens. Les tubercules latéraux de l'extrémité inférieure sont à peine marqués. Le trou nourricier est sur la face interne, mais un peu plus bas que dans le Chat.

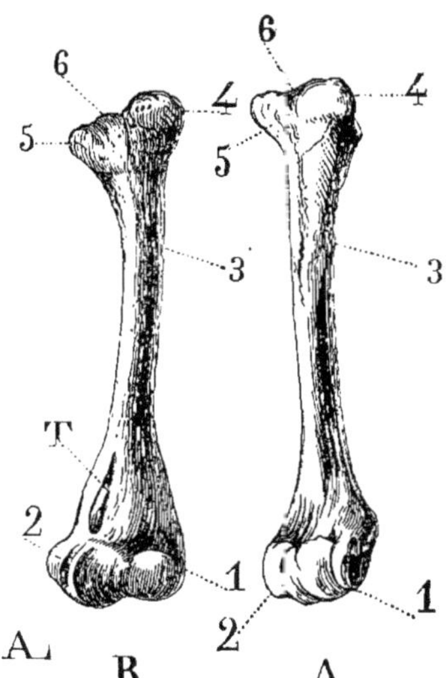

Fig. 93. — Humérus de Chat (B) et de Lapin (A)*.

Coup d'œil général. — 1° La longueur de l'humérus est, d'une manière générale, en raison inverse de celle de la main ou, si l'on préfère, en raison inverse de celle du métacarpe. Ainsi, malgré la différence de taille des espèces, cet os est plus court dans le Bœuf, le Cheval, le Chameau que dans l'Homme ; il est à peu près aussi long dans le Porc et même dans certains grands Chiens que dans l'Ane. Chez la Girafe, la main est deux fois plus longue que le bras; chez l'Homme et, plus encore, chez l'Éléphant, c'est au contraire le bras qui l'emporte sur la main. Parmi nos Mammifères domestiques, on constate que l'humérus est plus long que la main chez le Chien, le Chat, le Lapin ; qu'il est à peu près égal à la main dans le Cochon ; qu'il est plus court que la main dans les Solipèdes et les Ruminants.

2° Dans tous les Quadrupèdes qui nous intéressent, la tête de l'humérus est

* 1, condyle; 2, trochlée; 3, corps de l'os; 4, trochiter; 5, trochin; 6, coulisse bicipitale; T, trou épitrochléen chez le Chat.

située en arrière de l'extrémité supérieure et d'autant plus renversée dans ce sens que l'os est plus oblique sur l'horizon; d'autre part, sa courbure antéro-postérieure est plus grande que la courbure transverse, afin de donner prépondérance aux mouvements d'extension et de flexion sur les mouvements de latéralité; la différence est surtout accentuée chez les animaux, tels que les Solipèdes et les Ruminants, dont le bras est complètement accolé au thorax. Dans l'Homme, la tête de l'humérus est tournée en dedans et à peu près régulièrement hémisphérique, de manière à permettre une mobilité presque égale en tous sens (Voy. fig. 89).

3° L'humérus présente toujours une torsion plus ou moins apparente. Cette torsion a été l'objet d'importants travaux de la part de Ch. Martins, Gegenbaur, Broca, etc.; mais on se demande encore si elle est effective ou seulement apparente; à notre avis, elle est purement extérieure et produite par le modelé des parties molles; elle augmente avec l'âge par le seul fait du développement progressif des reliefs et cavités de l'os. On a inventé, pour en déterminer le degré, un instrument appelé *tropomètre* d'après lequel la torsion atteindrait son maximum chez l'Homme (170°), décroîtrait chez les Singes, pour tomber à environ 90° chez les Quadrupèdes.

4° La fosse olécranienne est remarquablement profonde et resserrée chez les Solipèdes, les grands Ruminants, les Porcins, où elle emboîte le bec de l'olécrâne de manière à consolider fortement la jointure du coude; l'épitrochlée et l'épicondyle, au lieu d'être rejetés latéralement comme chez l'homme, se dressent de chaque côté de la trochlée et se renversent plus ou moins l'un vers l'autre. Il s'ensuit que le diamètre antéro-postérieur de l'extrémité distale de l'humérus l'emporte sur le diamètre transverse.

Avant-Bras.

Cette région a pour base deux os, le *radius* et le *cubitus*, soudés de très bonne heure en une seule pièce, chez les Solipèdes (fig. 94 et 95).

1. Radius (de *radius*, rayon).

Le radius, ou os du rayon, est un os long, légèrement courbé en arc et déprimé d'avant en arrière, situé entre l'humérus et la première rangée des os du carpe, dans une direction sensiblement verticale.

Corps. — Le corps présente à étudier *deux faces* et *deux bords*. — La *face antérieure* ou *dorsale* est convexe et parfaitement lisse. — La *postérieure* ou *palmaire*, un peu concave d'une extrémité à l'autre, offre : 1° près du bord externe, une surface triangulaire, garnie d'aspérités, allongée verticalement, très étroite, commençant vers le quart supérieur de l'os, se terminant par une pointe effilée, que l'on a peine à suivre jusqu'à l'extrémité inférieure; cette surface se met en rapport avec la face antérieure du cubitus, par l'intermédiaire d'un ligament interosseux, déjà complètement ossifié avant que l'animal soit arrivé à l'âge adulte; 2° plus haut, une large coulisse transverse, fort peu profonde, concourant à former l'arcade radio-cubitale et présentant, près du point où elle touche à la surface précédente, le trou nourricier de l'os; 3° près du bord interne et vers le tiers inférieur, une éminence d'insertion allongée verticalement et peu saillante.

— Les *deux bords*, l'un *externe*, l'autre *interne*, sont épais et arrondis; ils établissent une transition insensible entre les faces.

Extrémités. — La *supérieure* est plus grosse que l'inférieure. On y remarque :

a) Une surface articulaire allongée d'un côté à l'autre, concave d'avant en arrière, plus large en dedans qu'en dehors, moulée sur la surface articulaire de l'extrémité inférieure de l'humérus, c'est-à-dire présentant en creux ce que celle-ci présente en relief et *vice versa*. On voit donc : 1° un relief médian antéro-postérieur correspondant à la gorge de la trochlée humérale, relief continué en arrière sur la grande échancrure sigmoïde du cubitus, terminé en avant par l'*apophyse coronoïde*, petite éminence qui, dans la flexion outrée de l'avant-bras, vient buter contre le fond de la fosse coronoïdienne de l'humérus[1]; 2° en dedans une cavité glénoïde correspondant à la lèvre interne de la trochlée; 3° enfin, en dehors, une double gorge destinée à recevoir la lèvre externe de la trochlée et le condyle;

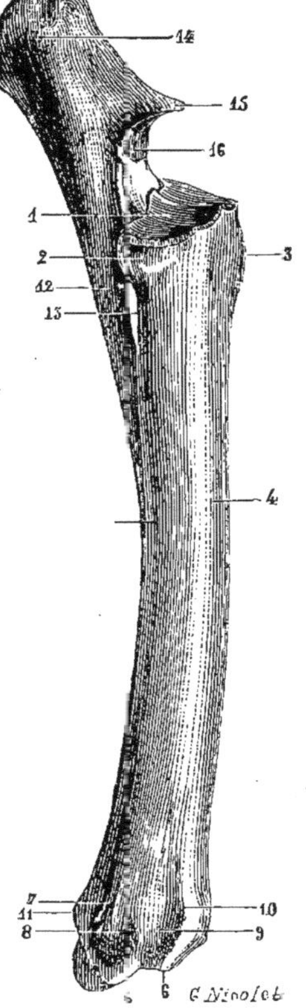

Fig. 94. — Os de l'avant-bras du Cheval (face externe et antérieure) *.

b) La *tubérosité externe* (2, fig. 94), placée à l'extrémité du grand diamètre de la surface articulaire; elle est proéminente et bien détachée;

c) La *tubérosité interne* ou *bicipitale* (3, fig. 94), gros mamelon très rugueux, déprimé, qu'on trouve en dedans et en avant de la cavité glénoïde;

d) Un peu plus bas et du même côté, une forte empreinte d'insertion, séparée de la précédente tubérosité par une coulisse destinée au passage d'une branche tendineuse;

e) Deux facettes diarthrodiales allongées transversalement, sculptées sur le pourtour postérieur de la grande surface articulaire, avec laquelle elles se confondent par leur bord supérieur; elles répondent à de semblables facettes du cubitus;

f) Au-dessous d'elles, une surface rugueuse qui s'étend jusqu'à l'arcade radio-cubitale, et qui se met en rapport avec une surface analogue du même os, par l'intermédiaire d'un ligament interosseux qui s'ossifie rarement.

L'*extrémité inférieure*, aplatie d'avant en arrière, présente : 1° en bas, une surface articulaire allongée transversalement, assez irrégulière, répondant aux quatre os de la rangée supérieure du carpe; cette surface peut se décomposer en deux petites cavités glénoïdes, en avant, et deux condyles, en arrière; le

1. Chez l'Homme, l'apophyse coronoïde appartient au cubitus.

* 1, surface articulaire supérieure du radius; 2, tubérosité externe et supérieure du radius; 3, tubérosité bicipitale; 4, face antérieure du radius; 5, bord externe du radius; 6, 6, surface articulaire inférieure du radius; 7, coulisse de l'extenseur latéral des phalanges; 8, extrémité inférieure du cubitus confondue avec le radius; 9, coulisse de l'extenseur antérieur des phalanges; 10, coulisse de l'extenseur antérieur du métacarpe; 11, profil de la crête qui surmonte en arrière la surface articulaire inférieure du radius; 12, partie moyenne du cubitus; 13, arcade radio-cubitale; 14, sommet de l'olécrâne; 15, bec de l'olécrâne; 16, grande échancrure sigmoïde.

condyle externe est beaucoup moins épais que l'interne et en dénivellement sur lui ; en outre, il est divisé en deux parties par une petite incisure dont nous verrons plus loin la signification ; 2° sur les côtés, deux tubérosités à insertions ligamenteuses, l'une *interne*, saillante et bien circonscrite, l'autre *externe*, creusée d'une scissure verticale dans laquelle passe le tendon de l'extenseur latéral des phalanges ; 3° en avant, trois coulisses de glissement : l'externe et la médiane sont verticales ; l'interne, la plus étroite, est oblique en bas et en dedans ; elles livrent passage, la première au tendon de l'extenseur antérieur des phalanges, la seconde, au tendon de l'extenseur antérieur du métacarpe, et la troisième au tendon de l'extenseur oblique du métacarpe ; 4° en arrière, une forte crête transversale surmontant la surface articulaire ; 5° entre cette crête et le condyle externe, une fosse digitale assez profonde.

Structure et développement. — Le radius est un os très compact qui se développe par trois noyaux d'ossification, un pour le corps et deux pour les extrémités. Nous faisons abstraction pour le moment d'un quatrième noyau que l'on voit dans les premiers mois de la vie, au côté externe de l'extrémité inférieure, car ce noyau appartient en réalité au cubitus.

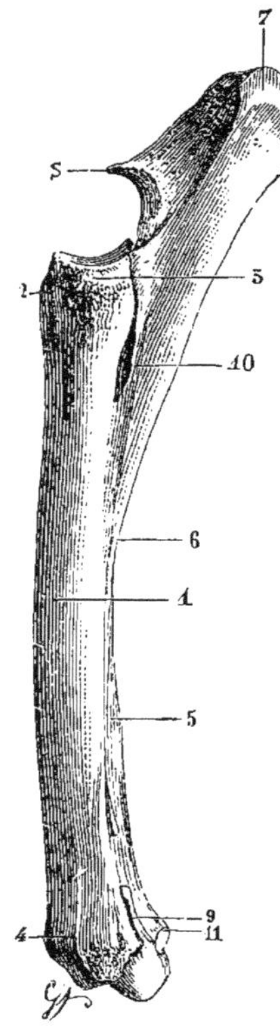

Fig. 95. — Os de l'avant-bras de l'Ane (face externe et postérieure)*.

2. Cubitus (de *cubitus*, coude). *Ulna*.

Le cubitus, ou os du coude, est un os allongé, asymétrique, en forme de pyramide triangulaire renversée, appliqué contre la face postérieure du radius avec lequel il est soudé chez les Solipèdes adultes : il offre à décrire *une partie moyenne* et *deux extrémités*.

Partie moyenne. — On y considère *trois faces* plus larges en haut qu'en bas, et *trois bords* qui viennent se réunir à l'extrémité inférieure de l'os. — La *face externe* est lisse et à peu près plane. L'*interne* est également lisse et légèrement excavée. — L'*antérieure* est conformée pour répondre au radius et présente des particularités analogues à celles que nous avons signalées en arrière de ce dernier os. Ainsi, on y trouve, en procédant de haut en bas : 1° deux petites facettes diarthrodiales, équivalentes à la *petite cavité sigmoïde* de l'Homme ; 2° une surface rugueuse au niveau de laquelle les deux os ne se soudent pas, en général ; 3° une coulisse transversale pour la formation de l'arcade radio-cubitale ; 4° une surface triangulaire de synostose qui occupe le reste de l'os jusqu'à l'extrémité inférieure. — Les bords latéraux, *externe* et *interne*, sont tranchants et se mettent, comme la face antérieure, en rapport

* 1, diaphyse du radius ; 2, tubérosité bicipitale ; 3, tubérosité externe et supérieure du radius ; 4, coulisse pour le passage du tendon de l'extenseur antérieur des phalanges ; 5, surface d'implantation de la bride de renforcement du tendon perforé ; 6, corps du cubitus interrompu vers le tiers inférieur, mais plus complet qu'à l'ordinaire ; 7, sommet de l'olécrâne ; 8, bec de l'olécrâne ; 9, extrémité inférieure du cubitus ; 10, arcade radio-cubitale ; 11, crête qui surmonte en arrière la surface articulaire inférieure du radius.

avec le radius. Le *bord postérieur* est concave, arrondi et plus épais que les deux autres.

Extrémités. — L'*extrémité supérieure* (Voy. fig. 94 et 95) comprend tout ce qui dépasse la surface articulaire du radius. Elle constitue une énorme apophyse nommée *olécrâne* (de ὠλένη, coude, et κράνον, crâne), parce qu'elle forme la saillie ou tête du coude; elle est aplatie d'un côté à l'autre, et présente : 1° une face externe, légèrement convexe, sur laquelle s'étend la tubérosité du sommet; 2° une face interne, excavée; 3° un bord antérieur, mince supérieurement, échancré en bas pour former la *grande cavité sigmoïde*, surface articulaire concave de haut en bas, arrondie d'un côté à l'autre, qui répond à la gorge de la trochlée de l'humérus, et qui est surmontée d'un prolongement saillant auquel on donne le nom de *bec de l'olécrâne;* 4° un bord postérieur, concave et lisse; 5° un *sommet*, sorte de grosse tubérosité rugueuse, qui termine l'olécrâne en haut, et sur laquelle viennent s'insérer les muscles extenseurs de l'avant-bras [1].

A partir du milieu de l'avant-bras, le cubitus est réduit à un grêle stylet qui, le plus souvent, paraît s'arrêter vers le tiers ou le quart inférieur du radius; mais, dans quelques individus, on peut le suivre jusqu'à la tubérosité externe et inférieure de cet os. Si l'on considère, d'autre part, que cette tubérosité, avec la partie attenante de la surface articulaire, se développe toujours par un noyau d'ossification particulier, on ne peut douter que le cubitus ne s'étende réellement jusqu'au carpe et que ladite tubérosité ne soit que son épiphyse inférieure soudée au radius; d'ailleurs, l'incisure que nous avons signalée plus haut sur le condyle externe de la surface articulaire inférieure de ce dernier marque très nettement la limite des deux os.

En conséquence, le cubitus des Solipèdes n'a pas avorté, comme on le dit généralement, par l'extrémité inférieure, mais bien par la partie inférieure de sa diaphyse.

Structure et développement. — Le cubitus contient beaucoup de substance compacte, même dans sa région olécranienne; aussi jouit-il d'une grande solidité. — Il se développe par trois noyaux d'ossification : un pour le sommet de l'olécrâne, un pour son extrémité carpienne, hâtivement confondu avec le radius, le troisième pour le restant de l'os.

DIFFÉRENCES

Ane (fig. 95). — Le radius de l'Ane est plus courbé en arc que celui du Cheval; aussi, couché par sa face antérieure, sur un plan horizontal, il ne repose que sur son extrémité supérieure et sur la partie moyenne du corps, tandis que celui du Cheval porte en outre par l'extrémité inférieure, ou du moins cette extrémité se tient à une très petite distance du plan de support. Le radius de l'Ane se distingue encore par la profondeur d'une rainure qui interrompt la crête postérieure de l'extrémité inférieure. Le cubitus paraît moins atrophié que celui du Cheval; on peut ordinairement le suivre jusqu'à l'extrémité inférieure du radius; son condyle terminal est plus distinct. Il arrive souvent, chez l'Ane, que les deux os de l'avant-bras se soudent au-dessus de l'arcade radio-cubitale.

Bœuf (fig. 96). — L'avant-bras du Bœuf est court; les deux os qui le composent arrivent à une synostose encore plus complète que dans les Solipèdes, car l'ossification finit toujours par envahir la portion supérieure du ligament interosseux. Le *radius* est à peine courbé dans sa longueur; sa face antérieure est un peu gauche car elle est plus aplatie du côté interne que du côté externe. La gorge de la surface articulaire supérieure qui loge la lèvre externe de la trochlée humérale est particulièrement accentuée. La tubérosité bicipitale est moins saillante

1. Beaucoup d'anatomistes restreignent à cette tubérosité la signification du mot olécrâne.

que dans les Solipèdes, moins bien circonscrite. La surface articulaire inférieure est taillée obliquement, de dehors en dedans et de haut en bas, en sorte que son côté interne est beaucoup plus saillant que l'externe ; on y voit, comme dans les Solipèdes : en avant, deux cavités ; en arrière, deux condyles ; mais ceux-ci sont étroits et obliques, et de plus légèrement déprimés en trochlées : chacun d'eux est surmonté postérieurement d'une fosse digitale assez profonde. La tubérosité interne de l'extrémité inférieure est moins régulière que dans les Solipèdes. Les trois coulisses tendineuses de cette extrémité sont moins accentuées. — Le *cubitus* est plus développé que dans le Cheval ; il garde un certain volume jusqu'au carpe et ménage deux arcades radio-cubitales, une supérieure, une inférieure[1], réunies en dehors par une scissure vasculaire profonde. L'olécrâne est encore plus long, plus large et plus fort que celui des Solipèdes ; il est en outre plus renversé en arrière. Enfin son extrémité inférieure proémine en pointe au côté externe de la surface articulaire carpienne, qu'elle contribue à former au moyen d'une surface convexe d'avant en arrière, concave d'un côté à l'autre, destinée à répondre à l'os pyramidal ou os cubital du carpe.

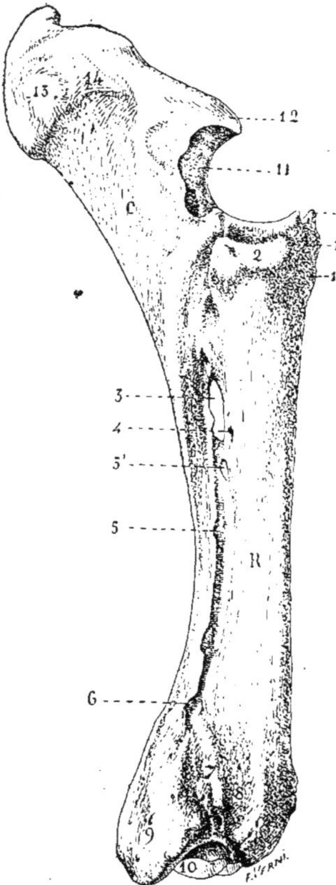

Fig. 96. — Os de l'avant-bras du Bœuf (face externe) *.

Mouton et Chèvre. — L'avant-bras, dans ces animaux, est proportionnellement plus long que dans le Bœuf ; mais les deux os ressemblent beaucoup à ceux de ce dernier. Cependant le radius est plus courbé, plus aplati au côté interne de sa face antérieure, d'où un bord interne plus ou moins tranchant : en outre le condyle interne de la surface articulaire inférieure n'est pas déprimé en trochlée chez la Chèvre et l'est très peu chez le Mouton. Le cubitus est proportionnellement moins développé que dans le Bœuf, plus grêle de sa partie moyenne : son olécrâne est beaucoup moins renversé en arrière et presque plan sur la face interne ; sa surface articulaire inférieure reste longtemps distincte de celle du radius.

Entre le Mouton et la Chèvre, on observe que, dans celle-ci, le radius dépasse à peine la longueur de l'humérus, tandis que, dans celui-là, l'humérus arrive au maximum aux neuf dixièmes de la longueur du radius. De plus, l'arcade radio-cubitale supérieure s'élève jusqu'à une petite distance de la cavité sigmoïde chez le Mouton et les deux os ne se soudent pas ou se soudent très peu au-dessus de cette arcade, tandis que, chez la Chèvre, ils se soudent sur une hauteur de plusieurs centimètres.

Chameaux. — Le radius est très long (0m,50 environ) et doublement courbé dans sa longueur, sur plat et sur champ. La tubérosité bicipitale occupe les deux tiers environ du diamètre transverse de l'extrémité supérieure. Celle-ci se fait en outre remarquer par une apophyse coronoïde beaucoup plus prononcée que dans les autres Ruminants et déprimée à la base. La surface articulaire inférieure tient le milieu entre celle du Bœuf et celle du Cheval : on y voit : un condyle interne volumineux, légèrement déprimé ; un condyle externe dépendant du cubitus ; et un condyle intermédiaire le plus petit des trois, qui est en saillie sur l'externe et en dépression sur l'interne ; en avant de chacun de ces condyles existe une petite cavité glénoïde.

Le cubitus est soudé au radius d'une manière si complète qu'il semble ne faire qu'un avec

1. Cette deuxième arcade existe aussi chez les Solipèdes lorsque le cubitus est complet.

* R, radius ; C, cubitus ; 1. apophyse coronoïde ; 2. tubérosité externe de l'extrémité supérieure du radius ; 3, arcade radio-cubitale supérieure ; 3', arcade radio-cubitale supérieure accessoire ; 4. trou nourricier ; 5. rainure vasculaire ; 6, arcade radio-cubitale inférieure ; 7, crête séparant la coulisse de l'extenseur antérieur des phalanges (8), de celle de l'extenseur latéral (9) ; 10, surface articulaire inférieure ; 11. grande échancrure sigmoïde ; 12. bec de l'olécrâne ; 13, tubérosité du sommet de l'olécrâne ; 14, saillie pour l'attache du petit extenseur de l'avant-bras ; 15, tubérosité bicipitale ; 15'. rugosités sous-jacentes à la tubérosité bicipitale.

lui ; la double arthrodie de l'extrémité supérieure a elle-même disparu par synostose. Sur la ligne d'union des deux os, on ne voit pas de sillon vasculaire. La partie moyenne du cubitus est extrêmement atrophiée et ne forme qu'une simple arête au côté externe du radius. L'arcade radio-cubitale supérieure est à l'état de petit canal. L'olécrâne est moins long que dans le Bœuf mais plus large. L'extrémité inférieure ne se détache pas en pointe comme dans les Bovidés et les Ovidés.

Lamas. — Les deux os offrent le même degré de soudure que dans les chameaux. Le radius est très courbé en dehors; sa tubérosité bicipitale ne s'étend pas sous la base de l'apophyse coronoïde; la tubérosité opposée est peu saillante; le condyle interne de la surface articulaire inférieure est tronconique au lieu d'être cylindrique. L'indice huméro-radial est d'environ 0,85, tandis que chez les chameaux, il varie de 0,70 à 0,80.

Le cubitus n'offre rien de particulier.

Porc (fig. 97). — Le *radius* est plus étroit, moins aplati d'avant en arrière que dans les espèces précédentes; sa face postérieure est en grande partie couverte par le cubitus. La tubérosité bicipitale est peu accentuée, cantonnée au côté interne; la tubérosité opposée est tout à fait effacée. La surface articulaire inférieure ressemble beaucoup à celle du Bœuf, mais les deux condyles tendent à se confondre, et les fosses qui les surmontent en arrière sont très peu profondes.

Le *cubitus* est volumineux, pourvu d'un canal médullaire, et étalé sur la face postérieure du radius, qu'il déborde largement en dehors; il s'unit à ce dernier par un ligament interosseux qui s'ossifie rarement d'une manière complète. Son olécrâne, extrêmement développé, très incurvé, dépasse le tiers de sa longueur totale. Son extrémité inférieure est moins volumineuse que la partie moyenne et sa pointe articulaire peu marquée.

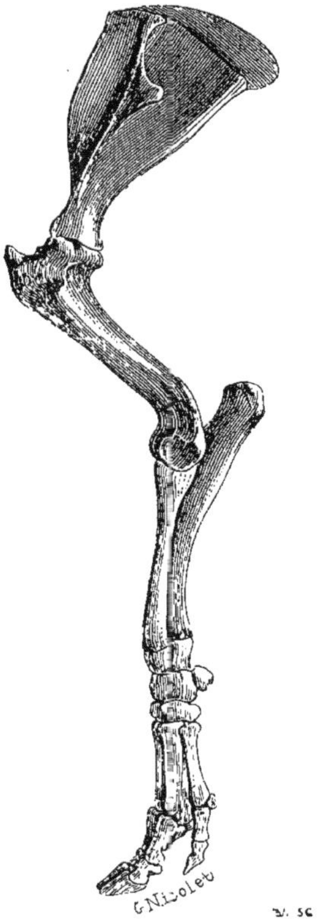

G. Nicolet — V. sc.

Fig. 97. — Membre antérieur gauche du Porc.

Chien (fig. 98). — Les deux os de l'avant-bras du Chien ne se correspondent que par leurs extrémités, où ils sont articulés de telle manière que le radius peut tourner un peu sur le cubitus. En outre ils sont légèrement croisés l'un sur l'autre, l'extrémité supérieure du cubitus touchant le radius en arrière et en dedans, tandis que l'extrémité inférieure vient s'appliquer sur le côté externe du même os. A l'extrémité supérieure, le cubitus reçoit dans sa *petite échancrure sigmoïde* une facette arrondie du radius, en forme de gond. A l'extrémité inférieure, c'est au contraire le radius qui présente une légère échancrure articulaire pour correspondre à une petite convexité du cubitus.

Le *radius* est beaucoup plus volumineux à l'extrémité inférieure qu'à la supérieure; il présente deux courbures plus ou moins accentuées, l'une en arrière l'autre en dehors. Son extrémité supérieure, réunie au corps par un véritable col, répond à l'humérus par une petite cupule allongée transversalement, flanquée en arrière et en dedans par la facette semi-lunaire qui s'oppose à la petite échancrure sigmoïde du cubitus, en avant et en dedans par l'apophyse coronoïde, en dehors par une saillie sous laquelle se trouve une forte rugosité. Son extrémité inférieure, très élargie, répond au carpe par une surface concave dominée du côté interne par une légère pointe correspondant à l'apophyse styloïde du radius de l'Homme.

Le *cubitus* s'atténue beaucoup à la partie inférieure, qui est cylindroïde. L'olécrâne est moins long que dans les espèces précédentes, mais l'est encore beaucoup plus que chez l'Homme; il est fortement déprimé sur la face interne et creusé d'une rainure à la partie antérieure de son sommet. La grande cavité sigmoïde s'élargit beaucoup à la base, de manière à compléter en dedans la surface radiale et à donner appui à la lèvre interne de la trochlée de l'humérus; elle contribue ainsi à la formation de l'apophyse coronoïde, disposition qui nous achemine à celle de l'Homme, où ladite apophyse appartient en propre au cubitus, lequel correspond à toute l'étendue de la trochlée de l'humérus, tandis que le radius restreint ses contacts au condyle. La petite cavité sigmoïde dont nous avons déjà parlé est taillée à la base de la grande, du côté externe. Quant à l'extrémité inférieure, elle forme une pointe mousse qui porte en dedans une petite surface articulaire complétant la surface articulaire carpienne.

Chat. — Les deux os de l'avant-bras du Chat sont disposés en principe comme ceux du Chien; mais ils sont plus entre-croisés, plus mobiles l'un sur l'autre, et l'espace interosseux est plus considérable. Le radius du Chat est celui de tous nos animaux domestiques, qui se rapproche le plus du radius humain : il est moins aplati que celui du Chien ; sa cupule supérieure est presque ronde ; son apophyse styloïde est très manifeste. Le cubitus est moins atténué à la partie inférieure que dans le Chien ; ses trois faces avec les bords tranchants qui les séparent se poursuivent jusqu'en bas. L'olécrâne est très légèrement courbé en avant. La partie de la grande échancrure sigmoïde qui contourne le radius en dedans s'abaisse antérieurement en une sorte de revers qui, avec un semblable revers de la cupule radiale, tient lieu d'apophyse coronoïde. L'extrémité inférieure, élargie, porte deux facettes articulaires, séparées par une échancrure : l'une convexe répondant à l'échancrure cubitale du radius, l'autre planiforme complétant en dehors la surface carpienne.

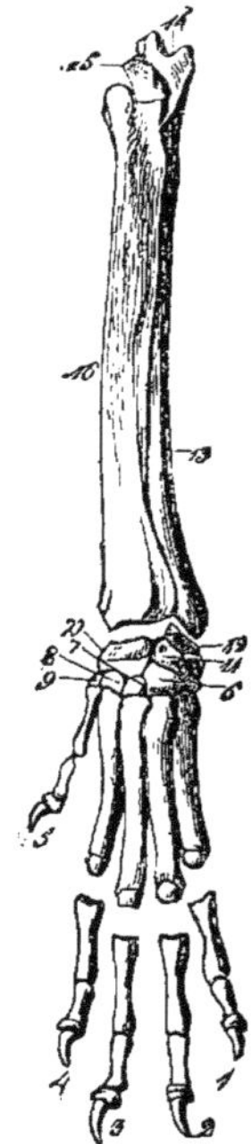

Fig. 98. — Avant-bras et main du Chien vus par leur face antérieure *.

Lapin. — Les os de l'avant-bras du Lapin sont unis intimement, appliqués l'un contre l'autre et dénués de mobilité : ils ne sont entre-croisés qu'à la partie supérieure, où le cubitus se place derrière le radius; ils sont à peu près parallèles dans le restant de leur étendue et situés l'un en avant et en dedans de l'autre. Le radius est moins volumineux que le cubitus; il est très courbé en arc; sa surface articulaire supérieure répond à toute l'étendue transversale de la surface humérale et est creusée d'une gorge profonde pour recevoir la lèvre externe de la trochlée. L'apophyse coronoïde lui appartient en propre. Le cubitus est relativement plus développé que dans le Chien et même que dans le Chat : son corps garde sensiblement le même volume dans toute sa longueur, tandis que, dans ces derniers, il s'atténue plus ou moins à la partie inférieure. L'olécrâne est large fortement courbé en avant à partir de sa base, et creusé d'une rainure au sommet. La grande échancrure sigmoïde est profonde; la petite échancrure sigmoïde est remplacée par deux facettes et la trochoïde radio-cubitale supérieure convertie en une double arthrodie. L'extrémité inférieure se termine par une petite tête articulaire, mais ne présente pas trace d'apophyse styloïde.

Coup d'œil général. — Le cubitus est l'os éminemment variable de l'avant-bras. Ses variations tiennent à deux causes principales : la puissance de l'extension de l'avant-bras et le degré de facilité qu'a la main de se retourner sens devant derrière, c'est-à-dire de passer de la *pronation* à la *supination*.

L'olécrâne, bras de levier de l'extension, est particulièrement développé chez les Quadrupèdes, surtout chez les Porcins, les Bovidés, les Ovidés, les Solipèdes, car les muscles olécraniens sont des agents de propulsion; tandis que, chez l'Homme, l'olécrâne ne dépasse pas la grande cavité sigmoïde.

Le mouvement qui fait passer la main de la pronation (paume en arrière) à la supination (paume en avant) se produit dans l'avant-bras et consiste dans une rotation du radius sur le cubitus; or ce mouvement, si important chez l'Homme et les Singes, est restreint ou annihilé chez la plupart des Quadrupèdes; ainsi, parmi nos animaux domestiques, les Solipèdes, les Ruminants, les Porcins, le Lapin ont la main fixée dans l'attitude invariable de la pronation : le Chien peut faire éprouver à sa main un commencement de supination ; le Chat peut aller jusqu'à un quart de tour ; mais aucun ne peut retourner la main sens devant derrière. Ces différences sont corrélatives au mode d'union du radius et du cubitus.

* 1, cinquième doigt ; 2, quatrième doigt ; 3, troisième doigt ; 4, deuxième doigt ; 5, pouce ; 6, os crochu ; 7, grand os ; 8, trapézoïde ; 9, trapèze ; 10, scapho-lunaire ; 11, pyramidal ; 12, pisiforme ; 13, cubitus ; 14, sommet de l'olécrâne ; 15, bec de l'olécrâne ; 16, radius.

Dans les espèces où la supination peut se faire d'une manière complète et où la main est un organe de préhension, les deux os sont écartés et libres, articulés par trochoïde à leurs deux extrémités, parallèles l'un à l'autre dans l'état de supination, entre-croisés dans l'état de pronation ; le cubitus répond à la trochlée de l'humérus et porte l'apophyse coronoïde ; le radius ne correspond qu'au condyle. A l'extrémité distale, les deux os inversent leur situation suivant que la main est en pronation ou en supination ; mais toujours le cubitus est du côté du petit doigt et le radius du côté du pouce.

Dans les espèces, telles que le Chat, le Chien, où le mouvement de supination est limité, les deux os restent constamment entre-croisés ; leur intervalle diminue ; le radius étend sa surface articulaire supérieure aux dépens du cubitus jusqu'à la gorge de la trochlée humérale ; et l'apophyse coronoïde devient mi-partie ; mais il reste toujours les trochoïdes des extrémités.

Enfin, dans les espèces où tout mouvement de supination est impossible et où la main est employée exclusivement à la sustentation et à la locomotion, les deux os s'appliquent étroitement l'un contre l'autre, s'unissent par un ligament extrêmement solide, ou même se soudent plus ou moins complètement ; l'extrémité supérieure du cubitus s'efface derrière le radius qui s'étend transversalement pour répondre à toute l'étendue transversale de la surface articulaire de l'humérus. Ainsi les deux os tendent au parallélisme, le cubitus longeant le côté externe de la face postérieure du radius. Les trochoïdes des extrémités sont remplacées par de simples arthrodies ou même disparaissent tout à fait, et la petite échancrure sigmoïde du cubitus n'est plus représentée que par deux petites facettes planes opposées à de semblables facettes du radius. S'il y a soudure des deux os, il est clair que la partie moyenne du cubitus perd toute importance fonctionnelle ; aussi s'atrophie-t-elle au point de se réduire à un grêle stylet, ou même de s'interrompre comme chez les Solipèdes ; mais les deux extrémités persistent toujours. Si les deux os sont unis par un ligament interosseux permanent, le cubitus conserve son volume, ainsi qu'on le voit chez le Porc et le Lapin.

Main.

La main, dernier segment du membre thoracique, fait suite à l'avant-bras ; elle offre dans la série animale les variétés les plus grandes qui l'adaptent aux usages les plus divers. Mais, en dépit de ces variétés, sa constitution reste au fond toujours identique et comprend trois régions superposées : le *carpe*, correspondant au poignet de l'Homme (de καρπός, poignet) ; le *métacarpe*, faisant suite au carpe et correspondant au plein de la main humaine ; et enfin les *doigts*, en nombre variable, formés d'articles successifs appelés phalanges[1].

1. — Carpe.

Le carpe du Cheval comprend sept os, quelquefois huit, disposés en deux rangées, entre l'extrémité inférieure des os de l'avant-bras et l'extrémité supé-

1. Quelques personnes pourront être surprises de voir appliquer ce terme de main à des animaux dont les quatre membres servent au même titre à supporter le corps. Rien n'est plus justifié cependant. Au point de vue anatomique, il n'y a pas plus d'animaux quadrupèdes que d'animaux quadrumanes.

rieure des os du métacarpe. Leur assemblage forme une masse presque quadrilatère à laquelle on peut distinguer deux faces et quatre bords.

La face antérieure ou dorsale légèrement convexe d'un côté à l'autre, irrégulière, répond aux tendons des muscles extenseurs du métacarpe et des phalanges. La face postérieure ou palmaire est très inégale et convertie, surtout en

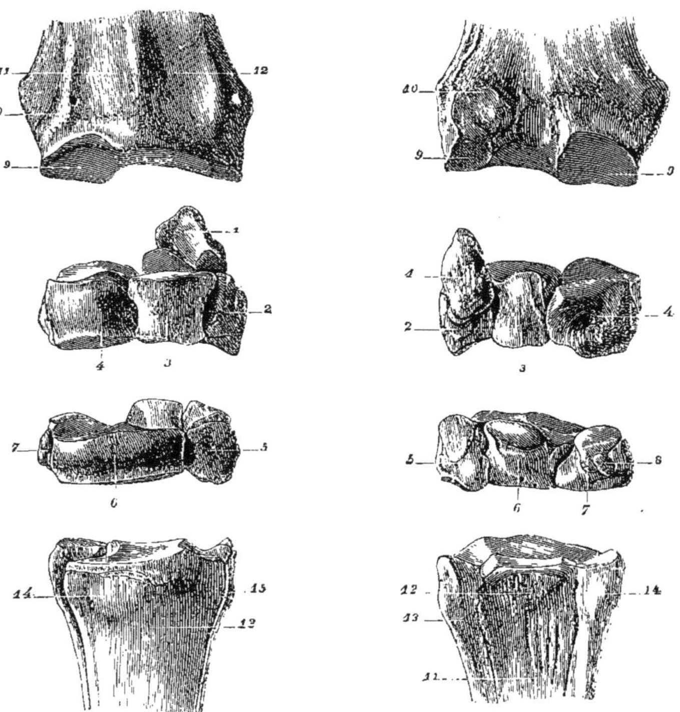

Fig. 99. — Carpe du Cheval (face antérieure) *.

Fig. 100. — Carpe du Cheval (face postérieure) **.

dehors, en une gouttière dans laquelle glissent les tendons des muscles fléchisseurs des phalanges. Le bord supérieur s'articule avec le radius et le cubitus, le bord inférieur avec les métacarpiens. Les bords latéraux sont presque plans ; au-dessus et en arrière du bord externe se détache l'os qui sera étudié ci-après sous le nom de pisiforme ou sus-carpien.

La rangée supérieure du carpe comprend quatre os qui, de dehors en dedans ont reçu les noms de :

Pisiforme ou *sus-carpien, pyramidal, semi-lunaire, scaphoïde.*

* 1, pisiforme ou sus-carpien ; 2, pyramidal ; 3. semi-lunaire ; 4. scaphoïde ; 5. os crochu ou unciforme ; 6, grand os ou capitatum ; 7, trapézoïde ; 9. surface articulaire inférieure du radius ; 10. coulisse de l'extenseur oblique du métacarpe ; 11, coulisse de l'extenseur antérieur du métacarpe ; 12. coulisse de l'extenseur antérieur des phalanges ; 13, extrémité supérieure du métacarpien principal ; 14. tubérosité d'insertion de l'extenseur antérieur du métacarpe ; 15, extrémité supérieure du métacarpien rudimentaire externe.

** 1, 2, 3, 4, 5, 6, 7, mêmes os que dans la figure précédente ; 8. trapèze ; 9, 9. surface articulaire inférieure des os de l'avant-bras ; 10. crête transversale sur laquelle se fixe le ligament commun postérieur du carpe ; 11, extrémité supérieure du métacarpien principal ; 12, rugosités sur lesquelles se fixe la couche profonde du ligament suspenseur du boulet ; 13, métacarpien rudimentaire externe ; 14, métacarpien rudimentaire interne.

La rangée inférieure en comprend trois, rarement quatre, qui sont, de dehors en dedans :

L'*os crochu* ou *unciforme*, le *grand os* ou *capitatum*, le *trapézoïde* et le *trapèze*, ce dernier non constant.

Ces appellations, imaginées pour l'Homme par Liser, sont loin de convenir toujours aux animaux.

A l'exception du pisiforme qui est discoïde, les os carpiens sont irrégulièrement cuboïdes et présentent par conséquent six faces. De ces six faces, deux, l'antérieure et la postérieure, sont rugueuses et répondent aux parties molles de la région dorsale et de la région palmaire ; deux autres, la supérieure et l'inférieure, sont encroûtées de cartilage à l'état frais pour s'articuler avec les os situés au-dessus ou au-dessous ; les deux restantes situées latéralement servent à l'articulation entre eux des os d'une même rangée et aussi à l'insertion de ligaments interosseux ; elles présentent à cet effet de petites facettes diarthrodiales planes ou ondulées entre lesquelles existent des dépressions, fossettes ou rainures plus ou moins rugueuses. Pour les os extrêmes de chaque rangée, il n'y a, bien entendu, qu'une seule face latérale qui soit articulaire

Cette description commune ne saurait être suffisante, car les os en question sont loin de se ressembler ; il faut donc indiquer les particularités de chacun.

Os de la rangée supérieure ou antibrachiale.

Pisiforme (fig. 99 et 100, 1). — Le pisiforme est un os hors de rang, qui se projette au-dessus et en arrière du carpe, ce qui lui a valu le nom de *sus-carpien* sous lequel il est habituellement connu en anatomie vétérinaire.

Le nom de pisiforme (en forme de pois), parfaitement justifié chez l'Homme, ne convient pas du tout chez les Solipèdes, attendu que l'os en question figure un disque aplati d'un côté à l'autre, légèrement renversé en dedans. Nous lui distinguerons deux faces et une circonférence. La face externe est convexe, rugueuse et creusée antérieurement d'une coulisse tendineuse. La face interne est concave, elle concourt à la formation de la gaine carpienne. La circonférence présente en avant deux facettes articulaires : l'une, supérieure, concave, répond au condyle terminal du cubitus ; l'autre, inférieure, convexe, se met en rapport avec le pyramidal. En arrière, la circonférence du sus-carpien est épaisse et tubéreuse.

Pyramidal (fig. 99 et 100, 2). — Le pyramidal occupe le côté externe de la première rangée et s'articule : en haut avec le cubitus, en bas avec l'os crochu, en arrière avec le pisiforme, en dedans avec le semi-lunaire. Il a en tout cinq facettes articulaires dont deux pour le semi-lunaire. Cet os, légèrement aplati d'un côté à l'autre, se reconnaît facilement à son bord postérieur qui est oblique de haut en bas et d'avant en arrière et taillé d'une facette articulaire elliptique, légèrement concave, destinée au sus-carpien.

Semi-lunaire (fig. 99 et 100, 3). — Le semi-lunaire est compris entre le pyramidal et le scaphoïde, à chacun desquels il répond par deux facettes articulaires ; sa face supérieure correspond à la cavité glénoïde externe et au condyle externe de la surface articulaire inférieure du radius ; sa face inférieure se met à cheval sur le grand os et l'os crochu. Il est plus volumineux que le pyramidal, mais beaucoup moins que le scaphoïde ; on le reconnaît aisément à la forme carrée de sa face antérieure et au rétrécissement de sa partie postérieure, qui forme une tubérosité superposée au prolongement du grand os.

Scaphoïde (fig. 99 et 100, 4). — Le scaphoïde est le plus volumineux de tous les os carpiens ; il correspond : en haut, avec le condyle interne du radius et la cavité glénoïde le précédant ; en bas, avec le trapézoïde et la partie interne du grand os; en dehors avec le semi-lunaire. Il est très épais, allongé dans le sens antéro-postérieur, tubéreux en arrière, rugueux en dedans, et creusé d'une vaste excavation sur la face qui s'oppose au semi-lunaire.

Pris ensemble, les os de la rangée supérieure du carpe, à l'exception du pisiforme, constituent deux grandes surfaces articulaires. La supérieure ou antibrachiale est très irrégulière, on y reconnaît cependant : 1° une cavité glénoïde située sur le pyramidal et correspondant au cubitus ; 2° une sorte de condyle allongé transversalement, à la partie antérieure du semi-lunaire et du scaphoïde, correspondant aux deux cavités glénoïdes du radius ; 3° une large gorge à deux étages, située derrière le condyle précité qui reçoit les condyles du même os. La surface articulaire inférieure, qui répond à la deuxième rangée, est formée de plusieurs facettes ondulées ; elle est en général convexe en avant, concave en arrière, sauf en regard du pyramidal qui est au contraire concave en avant, convexe en arrière.

Os de la rangée inférieure ou métacarpienne.

Unciforme (fig. 99 et 100, 5). — L'os crochu ou unciforme se fait remarquer par un prolongement postérieur tubéreux, représentant l'apophyse unciforme qui, chez l'Homme, lui a valu son nom. Il s'articule, en haut, avec le pyramidal et le semi-lunaire au moyen d'une surface condyloïde qui descend sur sa face externe jusqu'à la base de son prolongement ; en bas, il se met à cheval sur le métacarpien externe et le médian, auxquels il correspond par trois facettes continues.

Capitatum (fig. 99 et 100, 6). — Le grand os est très étendu transversalement mais relativement mince, aplati de desuss en dessous; il est échancré de chaque côté, surtout en dedans, pour recevoir les os voisins, et il forme en arrière une sorte de prolongement condyloïde. Il s'articule, en haut, avec le semi-lunaire et le scaphoïde, en bas, avec le métacarpien médian et même dans une petite étendue avec le métacarpien interne, en dehors, avec l'unciforme, en dedans, avec le trapézoïde qui se trouve juste logé dans son échancrure interne.

Trapézoïde (fig. 99 et 100, 7). — Le trapézoïde ressemble beaucoup à l'os crochu, mais il est plus petit et se superpose uniquement au métacarpien interne (abstraction faite d'une petite facette postérieure qui porte sur le grand métacarpien) ; tandis que ce dernier est à cheval sur les deux métacarpiens externes. Il s'articule, d'autre part, avec le scaphoïde et le capitatum. Pour répondre à ce dernier, il possède trois facettes dont une taillée sur son prolongement postérieur.

Trapèze (fig. 100, 8). — Le trapèze n'est pas constant chez les Solipèdes; on le trouve peut-être dans le dixième des sujets, avec la forme et le volume d'un pois, articulé en dedans et en arrière du trapézoïde, et noyé dans l'épaisseur du ligament latéral interne.

Les os de la rangée inférieure forment dans leur ensemble deux larges surfaces diarthrodiales. La supérieure, répondant aux os de la première rangée, est constituée, en dehors par un condyle appartenant à l'os crochu, en avant par deux cavités glénoïdes creusées sur le grand os, en arrière par deux autres condyles dont l'un appartient au trapézoïde et l'autre au prolongement du grand os.

L'inférieure n'est formée que par des facettes planes plus ou moins larges, plus ou moins inclinées les unes sur les autres ; elle répond aux trois pièces du métacarpe.

Structure et développement. — Les os carpiens sont formés d'un noyau de substance spongieuse, à mailles serrées, entouré d'une couche épaisse de substance compacte. Ils se développent tous par un seul noyau d'ossification.

II. — **Métacarpe.**

Le métacarpe (de μετά, après, et καρπός, carpe) se compose, chez les Solipèdes, de trois *métacarpiens*, accolés parallèlement l'un à l'autre. On distingue *un métacarpien médian* ou *principal* et *deux métacarpiens latéraux* ou *rudimentaires*, l'un *externe*, l'autre *interne*.

Métacarpien médian (fig. 101, A). — Encore appelé os du canon, os canon, le métacarpien médian est un os long, cylindroïde, aplati d'avant en arrière, situé verticalement entre le carpe et la région digitée.

Corps. — Le corps offre à étudier *deux faces et deux bords*. — La *face antérieure* ou *dorsale* est parfaitement lisse et arrondie d'un côté à l'autre. — La *face postérieure* ou *palmaire* est plate et présente : 1° vers le tiers supérieur, le trou nourricier de l'os ; 2° sur les côtés, deux surfaces rugueuses, étroites, allongées verticalement, commençant vers l'extrémité supérieure et se terminant en pointe un peu au-dessous de la moitié de l'os ; ces surfaces répondent aux métacarpiens rudimentaires par l'intermédiaire d'un ligament interosseux qui se laisse presque toujours envahir par l'ossification, parfois même avant l'âge adulte ; 3° dans le quart inférieur, une dépression plus ou moins accentuée, au niveau de laquelle l'os atteint son aplatissement maximum. — Les *bords*, l'un *externe*, l'autre *interne*, sont très épais, arrondis et lisses comme la face antérieure.

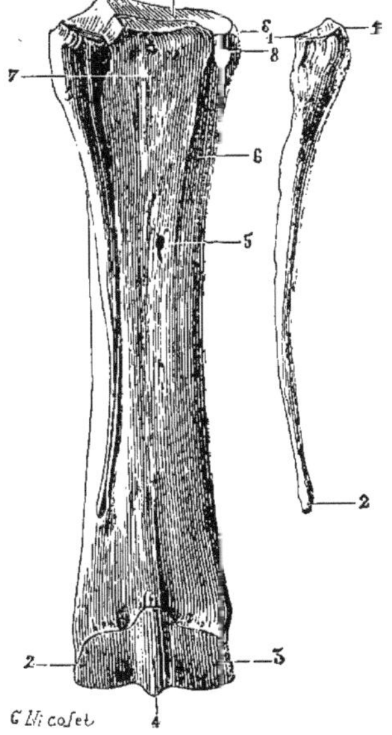

Fig. 101. — Os métacarpiens du Cheval *.

Extrémités. — La *supérieure* offre : 1° en haut, une surface articulaire ondulée, allongée transversalement, comprenant : une grande facette versant légèrement en dedans, qui répond au grand os, et une facette plus petite qui répond à l'os crochu, facette située en dehors de la précédente avec laquelle elle forme une crête assez saillante ; 2° deux échancrures situées au-dessus des surfaces rugueuses de la face postérieure et présentant chacune deux petites facettes diarthro-

* A, os principal et os rudimentaire externe maintenus dans leurs rapports normaux et vus en arrière ; 1, surface articulaire supérieure ; 2, 3, condyles de la surface articulaire inférieure ; 4, arête médiane qui les sépare ; 5, trou nourricier ; 6, surface rugueuse pour l'insertion du ligament interosseux qui unit le métacarpien rudimentaire interne au métacarpien principal ; 7, empreintes d'insertion du suspenseur du boulet, 8, 8 facettes diarthrodiales répondant à la tête du métacarpien interne.

B, Métacarpien interne vu par sa face antérieure ; 1, 1, facettes articulaires intermétacarpiennes ; 2, bouton terminal.

diales, contiguës à la grande surface articulaire supérieure, qui s'adaptent à de semblables facettes des métacarpiens latéraux ; 3° en avant et en dedans une tubérosité servant à l'insertion du muscle extenseur antérieur du métacarpe.

L'*extrémité inférieure* répond à la première phalange et aux grand sésamoïdes, par une surface en segment de cylindre, divisée en *deux condyles latéraux* par une *arête* médiane. Les deux condyles se ressemblent exactement, cependant l'interne est un peu plus volumineux que l'externe. Tous deux sont creusés par côté d'une fossette d'insertion ligamenteuse. L'arête qui les sépare les surmonte un peu, en arrière.

Structure et développement. — Le métacarpien principal est l'un des os les plus compacts de l'économie. Il se développe par deux noyaux d'ossification, dont un pour l'extrémité inférieure. C'est donc un os long monoépiphysé, comme le sont généralement les métacarpiens et les métatarsiens.

MÉTACARPIENS LATÉRAUX (fig. 101, B). — Les deux métacarpiens latéraux sont deux os allongés, appliqués contre la face postérieure de l'os principal, l'un en dedans, l'autre en dehors, et atrophiés par la partie inférieure. Chacun d'eux a la forme d'une pyramide renversée et présente à étudier *une partie moyenne* et *deux extrémités*.

Partie moyenne. — Prismatique et triangulaire, elle offre : 1° *trois faces*, une *externe* ou *dorsale*, lisse et arrondie d'un bord à l'autre ; une *interne* ou *palmaire* plane et également lisse ; une *antérieure*, garnie de rugosités, pour donner attache au ligament interosseux qui unit l'os au métacarpien médian ; 2° *trois bords* saillants qui séparent nettement les faces l'une de l'autre.

Extrémités. — La *supérieure*, la plus grosse, prend le nom de *tête* et porte : en haut, une ou deux facettes diarthrodiales répondant à un ou deux os de la rangée inférieure du carpe ; en avant, deux autres petites facettes continues avec les précédentes et juxtaposées à de pareilles facettes du métacarpien principal ; sur les autres points de la périphérie, des rugosités d'insertion. — L'*extrémité inférieure* s'arrête vers le quart inférieur, environ, du métacarpien principal, et se termine par un petit renflement, appelé *bouton*, qui n'est jamais soudé avec l'os principal.

Les deux petits métacarpiens, quoique ayant entre eux la plus grande ressemblance, peuvent néanmoins être distingués l'un de l'autre avec beaucoup de facilité. Ainsi l'os interne est toujours le plus épais et souvent le plus long ; de plus, sa surface articulaire carpienne résulte de l'union de deux facettes, qui correspondent respectivement au trapézoïde et au grand os ; tandis que la surface articulaire carpienne de l'os externe est simple, car elle ne donne appui qu'à l'os crochu.

Structure et développement. — Ces os, d'une texture assez compacte, manquent, comme tous les os allongés, de canal médullaire. Ils se développent par deux noyaux d'ossification, dont un pour leur bouton terminal, qui représente évidemment l'épiphyse inférieure. Ce noyau épiphysaire tarde beaucoup à apparaître ; il est encore cartilagineux à la naissance, alors que l'épiphyse homologue du métacarpien médian est presque complètement ossifiée. Par contre, il se soude assez vite au corps de l'os ; en sorte qu'il y a disproportion dans la croissance distale du métacarpien principal et des métacarpiens accessoires, ce qui explique pourquoi ceux-ci sont relativement plus longs chez le fœtus et le jeune sujet que chez l'adulte. H. Toussaint a fait remarquer que la synostose des trois métacarpiens s'observait rarement chez les Chevaux préhistoriques, tandis qu'elle tend à devenir la règle chez les Chevaux actuels.

III. — **Région digitée.**

Les doigts sont les appendices libres et mobiles qui terminent la main ou le pied. Il sont formés en général de trois articles placés bout à bout qu'on appelle *phalanges* (de φάλαγξ, phalange, ordre de bataille) et d'os complémentaires connus sous le nom de *sésamoïdes*.

Dans les Solipèdes, la main ne comprend qu'un seul doigt, lequel fait suite au métacarpien médian. Deux grands sésamoïdes sont annexes à la partie supéro-postérieure de la première phalange ; un petit sésamoïde complète en arrière la troisième.

A. Première phalange ou phalange métacarpienne. — La première phalange (Voy. fig. 102, A), le plus petit de tous les os longs, est située dans une direction oblique de haut en bas et d'arrière en avant, entre le métacarpien principal et la deuxième phalange.

Corps. — Déprimé d'avant en arrière et plus épais en haut qu'en bas, il offre : une *face antérieure*, arrondie d'un côté à l'autre, légèrement rugueuse ; une *face postérieure*, plate, garnie d'empreintes ligamenteuses disposées en forme de triangle isocèle à base renversée; *deux bords latéraux*, concaves, épais, arrondis et pourvus de quelques empreintes.

Extrémités. — La *supérieure*, la plus grosse, présente : en haut, une surface articulaire moulée sur la surface inférieure métacarpienne et composée, en conséquence, de deux *cavités glénoïdes* séparés par une *gorge* antéro-postérieure ; latéralement et un peu en arrière, un tubercule d'insertion assez bien détaché. — L'*extrémité inférieure* porte une surface articulaire allongée transversalement, pour répondre à la deuxième phalange ; cette surface est formée de *deux condyles* séparés par une gorge médiane et flanqués latéralement par une petite tubérosité à insertions ligamenteuses. Le condyle externe est plus petit que l'interne ; aussi, quand on pose une première phalange sur un plan hori-

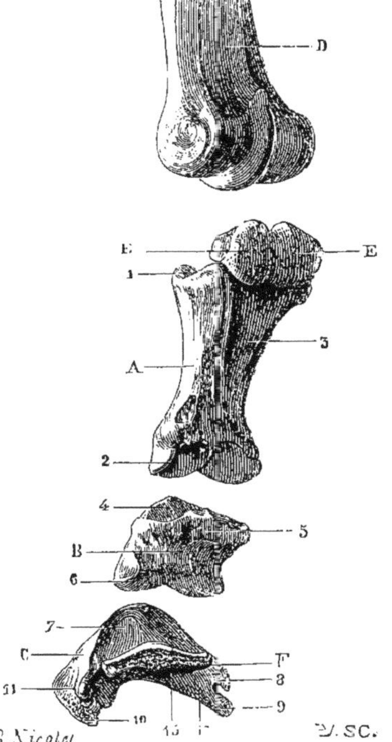

Fig. 102. — Os de la région digitée du Cheval (vue postéro-latérale)*.

* A, *première phalange :* 1, extrémité supérieure ; 2, extrémité inférieure ; 3, empreintes rugueuses de la face postérieure destinées à l'insertion du ligament sésamoïdien inférieur moyen. — B, *deuxième phalange :* 4, 4, cavités glénoïdes de l'extrémité supérieure ; 5, surface de glissement de la face postérieure ; 6, extrémité inférieure. — C, *troisième phalange :* 7, surface articulaire supérieure ; 8, 8, apophyse basilaire ; 9, 9, apophyse rétrossale ; 10, éminence patilobe ; 11, scissure préplantaire ; 12, scissure plantaire aboutissant à l'entrée du sinus semi-lunaire 13. — E, E, *grands sésamoïdes.* — F, *petit sésamoïde.* — D, *extrémité inférieure du métacarpe.*

zontal, la face antérieure tournée en haut, elle touche le plan par trois points seulement : les deux tubercules de l'extrémité supérieure et le condyle interne ; en appuyant sur le condyle externe, on fait facilement basculer l'os.

Structure et développement. — La première phalange est un os très compact dont le tissu spongieux est creusé d'une grande cavité médullaire centrale qui est un principe de canal médullaire.

En règle générale, cet os se développe par deux noyaux d'ossification dont un pour l'extrémité supérieure ; par exception, il est di-épiphysé chez les Solipèdes ; mais l'épiphyse inférieure est éphémère ; il n'en reste plus la moindre trace quelques semaines après la naissance.

Grands sésamoïdes [de σήσαμον, sésame (graine), et εἶδος, forme]. — Le nom de sésamoïde désigne en général de petits os en quelque sorte surajoutés, adventices, qui ont été comparés chez l'Homme à des graines de sésame, et qui se développent à l'entour des jointures, au sein de masses fibreuses ou fibro-cartilagineuses.

Les *grands sésamoïdes* (fig. 102, E) sont situés côte à côte, en arrière de l'extrémité supérieure de la première phalange, dont ils complètent la surface articulaire. Cette surface, en effet, est loin d'avoir assez d'étendue pour s'adapter exactement à la surface métacarpienne. Chacun d'eux représente un petit polyèdre irrégulier, dont on pourrait cependant rapporter la forme à celle d'une courte pyramide trifaciée ; il offre donc : une *face antérieure*, articulaire, répondant à l'extrémité inférieure du métacarpien principal, moulée sur l'un des condyles et l'un des côtés de l'arête médiane ; une *face postérieure* ou *concentrique* revêtue de cartilage, à l'état frais, et formant avec celle de l'os opposé une coulisse de glissement pour les tendons fléchisseurs des phalanges ; une *face latérale* ou *excentrique*, déprimée et rugueuse ; une *base*, plane et chagrinée tournée en bas ; enfin un sommet dirigé en haut et recourbé en avant.

Seconde phalange ou phalangine (fig. 102, B). — C'est un os court, situé dans la même direction oblique que la première phalange, entre celle-ci et la troisième. Sa forme générale est celle d'un cuboïde, aplati d'avant en arrière, auquel on reconnaît : une *face antérieure*, garnie de quelques légères empreintes ; une *face postérieure*, pourvue, en haut, d'une saillie de glissement allongée transversalement, que l'on a comparée à un sésamoïde fixe ; une *face supérieure*, creusée de deux cavités glénoïdes pour répondre à la surface articulaire inférieure de la première phalange ; une *face inférieure*, conformée sur le même modèle que cette dernière, c'est-à-dire occupée par deux condyles inégaux qui s'articulent avec la troisième phalange et le petit sésamoïde ; *deux faces latérales*, présentant une forte empreinte. — On trouve à l'intérieur de cet os un noyau de substance spongieuse très condensée, enveloppé d'une couche épaisse de substance compacte. Il se développe comme la première phalange, c'est-à-dire par trois noyaux d'ossification ; un pour le corps, deux pour les extrémités, celui de l'extrémité inférieure se soudant rapidement après la naissance.

Troisième phalange, phalangette, phalange onguéale, os du pied (fig. 102, C, et fig. 103). — C'est un os court qui termine le doigt et supporte l'ongle, à l'intérieur duquel il se trouve renfermé avec le petit sésamoïde. Cet os, complété par un *appareil fibro-cartilagineux* spécial, représente un segment de cône très raccourci, obliquement tronqué, en arrière, du sommet à la base ; il offre à étudier *trois faces, trois bords* et *deux angles latéraux*.

Faces. — L'*antérieure*, convexe d'un côté à l'autre, criblée de porosités et de trous vasculaires, présente de chaque côté : 1° la *scissure dorsale* ou *pré-plantaire*, sillon horizontal plus ou moins ramifié, qui commence en arrière entre l'apophyse rétrossale et l'apophyse basilaire, et qui se termine en avant à l'un des trous pénétrant dans l'os ; 2° l'*éminence patilobe*, surface rugueuse en relief, située entre la scissure précédente et le bord inférieur de l'os. — La *face supérieure* est occupée par une surface articulaire formée de deux cavités glénoïdes et d'un léger relief médian ; elle se met en rapport avec la face inférieure de la phalangine. — La *face inférieure*, excavée en voûte, est divisée en deux régions par la *crête semi-lunaire*, ligne en saillie qui décrit une courbe à concavité tournée en arrière. La région antérieure, criblée de très fines porosités, répond à la partie de l'ongle qui porte le nom de *sole*. La région postérieure offre, immédiatement en arrière de la crête semi-lunaire, une empreinte médiane et deux scissures latérales. Celles-ci, nommées *scissures plantaires* ou mieux *scissures palmaires*, prennent naissance à la base de l'apophyse basilaire, se dirigent obliquement en avant et en dedans pour aboutir aux *trous plantaires*, orifices extérieurs de deux larges conduits qui entrent dans l'os et se réunissent à son intérieur en formant le sinus *semi-lunaire*.

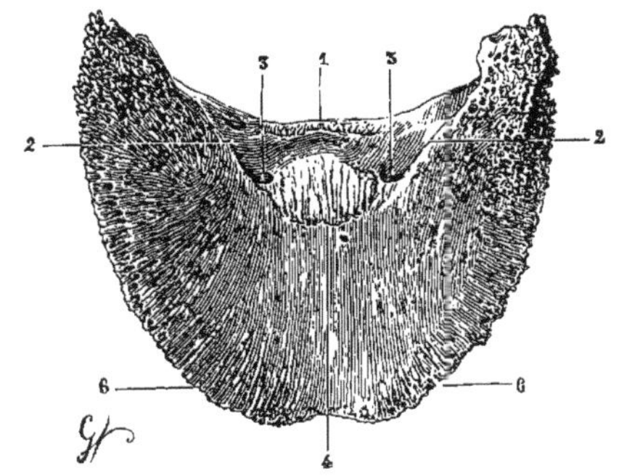

Fig. 103. — Troisième phalange du Cheval (face inférieure) [1].

Bords. — Le *supérieur* décrit latéralement une courbe à convexité antérieure et se relève dans son milieu en une apophyse impaire, triangulaire, aplatie d'avant en arrière, rugueuse sur sa face antérieure, concourant par sa face postérieure à former la surface articulaire qui répond à la seconde phalange ; c'est l'*éminence pyramidale*; deux fossettes d'insertion s'observent par côté, qui empiètent sur la face antérieure jusqu'auprès de la scissure pré-plantaire. — Le *bord inférieur*, mince, dentelé, semi-circulaire, est légèrement échancré à sa partie médiane et percé de cinq à dix grands trous qui s'enfoncent dans l'os. — Le *bord postérieur* est concave ; on y remarque une facette diarthrodiale, très étroite, allongée transversalement, confondue avec la grande surface articulaire supérieure, et s'adaptant à une semblable facette du petit sésamoïde.

Angles latéraux. — Ce sont deux saillies divergentes, dirigées en arrière, au sommet desquels viennent se réunir les trois bords de l'os, et qui donnent attache aux fibro-cartilages complémentaires. Une échancrure profonde, origine de la scissure pré-plantaire, les sépare chacune en deux éminences particulières : l'une, supérieure, nommée par H. Bouley *apophyse basilaire*; l'autre, inférieure, plus prolongée en arrière, appelée par Bracy-Clarck *apophyse rétrossale* (de *retro*, en arrière, et *ossa*, os).

Structure. — L'os du pied offre à son intérieur le *sinus semi-lunaire*, cavité cylindrique, allongée transversalement et demi-circulaire, résultant de l'anasto-

[1] 1, 1, bord postérieur; 2, 2, scissures plantaires; 3,3, trous plantaires; 4, crête semi-lunaire; 6, 6, bord antérieur.

mose en arcade des deux conduits plantaires. De cette cavité partent de nombreux tuyaux, souvent anastomosés entre eux, qui viennent s'ouvrir à l'extérieur par les trous de la face antérieure de l'os ou par ceux du bord inférieur. Il s'ensuit une structure poreuse toute particulière qui tient à ce que les vaisseaux de quelque importance, pour échapper aux compressions de l'ongle, ont dû traverser l'os et se diviser en une multitude de rameaux et ramuscules avant d'atteindre le derme sous-onguéal. Il n'y a donc pas là de simples trous nourriciers comparables à ceux des autres os, mais un véritable système canaliculaire faisant jouer à la phalangette le rôle d'une pomme d'arrosoir.

Cet os a pour base un noyau de substance spongieuse entouré d'une couche de tissu compact. Celle-ci, plus épaisse vers l'éminence pyramidale que partout ailleurs, envoie dans l'intérieur de l'os des prolongements multiples, qui forment les parois du sinus semi-lunaire et des tuyaux osseux qui y prennent naissance.

Développement. — La troisième phalange présente un mode d'ossification tout particulier. Elle résulte de deux formations distinctes : une formation proximale, endochondrale, et une formation distale, périostique. La première fait partie du squelette primaire et en a la fixité morphologique; la seconde est une sorte de support appendiculaire pour l'ongle, dont elle subit les variations de forme; on peut la comparer de tous points à la cheville osseuse des cornes frontales. L'ossification commence par la partie distale ; elle envahit ensuite de proche en proche la partie articulaire, de telle manière qu'il n'y a jamais qu'un noyau d'ossification.

Chez le jeune animal, les angles latéraux sont obtus et ne dépassent guère la limite postérieure de la surface articulaire ; ils s'allongent progressivement avec l'âge et deviennent de plus en plus saillants. Le développement qu'ils prennent alors est dû à l'ossification progressive des cartilages latéraux implantés sur leur surface. Il arrive même très fréquemment, chez les vieux Chevaux, que cette ossification, poussée à ses dernières limites, envahit presque totalement la substance de ces organes complémentaires. L'ossification a pour résultat presque inévitable, dès son début, de convertir en trou l'échancrure qui sépare l'apophyse basilaire de l'apophyse rétrossale.

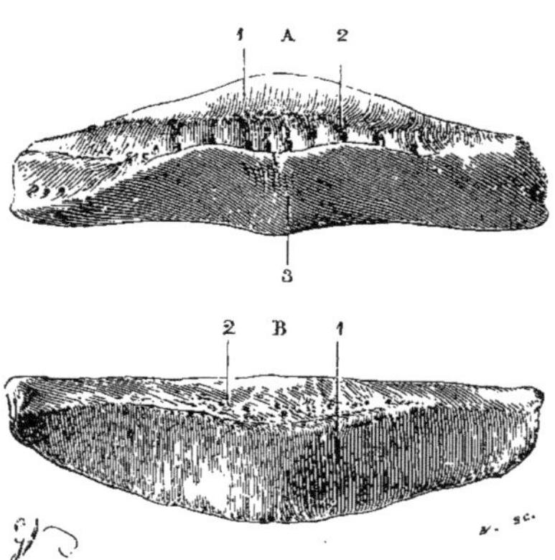

Fig. 104. — Petit sésamoïde du Cheval. — A, vu par son bord antérieur et sa face inférieure*. B, vu par sa face supérieure et son bord postérieur**.

Appareil fibro-cartilagineux complémentaire de l'os du pied. — La disposition de cet appareil exigeant, pour être bien comprise, la connaissance préalable des ligaments et des tendons qui s'attachent sur l'os du pied, nous en ferons une étude détaillée seulement alors que nous nous occuperons du pied du Che-

* 1, facette articulaire du bord antérieur correspondant à la facette du bord postérieur de la troisième phalange ; 2, rainure du bord antérieur; 3, face inférieure, lisse et ondulée.

** 1, surface articulaire de la face supérieure s'opposant à l'extrémité inférieure de la deuxième phalange; 2, bord postérieur.

val dans son ensemble, à l'article *Sens du toucher*. Nous nous contenterons de dire ici que cet appareil se compose de deux pièces latérales, les *fibro-cartilages* de l'os du pied ou *cartilages scutiformes*, réunis, en arrière et en bas, par le *coussinet plantaire*, masse fibro-élastique sur laquelle repose le petit sésamoïde par l'intermédiaire du tendon perforant.

Petit sésamoïde ou os naviculaire (Voy. fig. 104). — Os court, en forme de navette, annexé à la troisième phalange, en arrière de laquelle il se trouve situé; allongé transversalement, aplati de dessus en dessous, rétréci à ses extrémités, offrant : 1° une *face supérieure*, sur laquelle se prolongent les cavités glénoïdes et le relief médian de la surface articulaire de l'os du pied ; elle répond à la seconde phalange ; 2° une *face inférieure*, partagée par un léger relief en deux facettes ondulées, et revêtue de cartilage pour former une surface de glissement ; 3° un *bord antérieur*, creusé, dans sa longueur, d'une rainure d'insertion, au-dessus de laquelle on remarque la facette diarthrodiale qui met le petit sésamoïde en contact avec le bord postérieur de la troisième phalange ; 4° un *bord postérieur* et *deux extrémités*, servant à des insertions ligamenteuses. — Cet os, ainsi que chacun des grands sésamoïdes, prend naissance par un seul point d'ossification ; il est formé d'une couche épaisse de tissu compact enveloppant un noyau de substance spongieuse très condensée.

DIFFÉRENCES DE LA MAIN

Ane.

I. Carpe. — Le carpe de l'Ane ressemble beaucoup à celui du Cheval ; toutefois, certains os présentent quelques traits différentiels. Ainsi, la facette articulaire supérieure du pisiforme est plus haute que large dans l'Ane, tandis qu'elle est plus large que haute dans le Cheval. La facette articulaire inférieure du même os est également moins large que dans le Cheval et plus plane. La surface articulaire supérieure du pyramidal est toujours séparée de la facette répondant au pisiforme par un sillon rugueux, large et profond, qui est moins accentué chez le Cheval ; en outre, cet os est proportionnellement plus petit. Le relief condyloïde de la partie antérieure de la face supérieure du semi-lunaire et du scaphoïde tend à s'effacer. Le prolongement postérieur du trapézoïde est à peu près nul, tandis que chez le Cheval il rappelle en petit celui de l'os crochu. La facette du grand os qui répond au métacarpien interne est moins étendue et moins marquée que dans le Cheval ; elle peut même faire défaut. Il est au moins aussi fréquent de trouver le trapèze chez l'Ane que chez le Cheval. En résumé, la différence la plus importante consiste dans l'aplanissement relatif de la surface articulaire supérieure des os de la première rangée.

II. Métacarpe. — Les métacarpiens latéraux sont relativement plus longs que chez le Cheval ; ils descendent jusqu'au cinquième ou sixième inférieur du métacarpien médian, et l'interne dépasse toujours l'externe. D'autre part, la surface articulaire supérieure du métacarpien interne se nivelle à peu près avec celle du médian et ne présente qu'une facette extrêmement réduite, susceptible de manquer, pour correspondre avec le grand os ; tandis que, dans le Cheval, cette facette est très nette et détermine une certaine surélévation du restant de la surface articulaire.

Le métacarpien médian de l'Ane se reconnaît principalement à sa moindre largeur, qui le fait paraître plus épais et moins aplati. En moyenne, la largeur est à l'épaisseur comme 1,35 : 1 dans l'Ane, comme 1,50 : 1 dans le Cheval (ces dimensions étant prises au niveau de la pointe des métacarpiens latéraux). Ajoutons que la facette correspondant au grand os est plus plane que dans le Cheval.

III. Région digitée. — Les phalanges de l'âne participent de l'étroitesse du canon et paraissent ainsi d'autant plus longues. La *première* se fait en outre remarquer par l'inégalité très accusée des deux cavités glénoïdales de sa surface articulaire supérieure et par le peu de profondeur de la gorge qui les sépare. Sa largeur minimum ne dépasse guère les 3/10 de sa longueur, alors que ce rapport approche de 4/10 dans le Cheval. La *deuxième* se distingue à la forte saillie qui termine en avant et en arrière le tenon médian de la surface articulaire supérieure, saillie qui empêche l'os de rester en équilibre quand on le dresse verticalement sur cette face. Quant à la *troisième,* elle reflète les différences de l'ongle : elle est plus haute et plus étroite; son éminence pyramidale est plus développée et comme étranglée à la base ; sa face inférieure plus concave ; ses scissures plantaires et pré-plantaires plus prononcées, et ses angles latéraux moins saillants.

Le *petit sésamoïde* présente aussi quelques différences. Il est à la fois plus court et plus épais ; son épaisseur atteint le tiers au moins de sa longueur ; tandis que, chez le Cheval, ce rapport est inférieur à 1 : 3.

Mulet.

La main du Mulet participe de celle des deux ascendants d'une manière variable. Voici ce qu'on observe le plus souvent :

Au carpe, les connexions du grand os avec le métacarpien interne sont nulles ou extrêmement restreintes, comme dans l'Ane ; au contraire, la surface articulaire qui s'oppose aux os de l'avant-bras présente en avant, sur le semi-lunaire et le scaphoïde, un relief considérable, comme dans le Cheval.

Au métacarpe, les métacarpiens latéraux descendent aussi bas que chez l'âne, mais ils sont sensiblement égaux en longueur. La surface articulaire carpienne du métacarpien interne se nivelle avec celle du médian et ne présente ordinairement qu'une seule facette. L'os du canon est très déprimé en bas de sa face postérieure ; par contre il est presque aussi aplati d'avant en arrière que dans le Cheval.

A la région digitée, la première et la seconde phalange ressemblent plutôt à celles du Cheval ; la troisième tient de celle de l'Ane.

Bœuf.

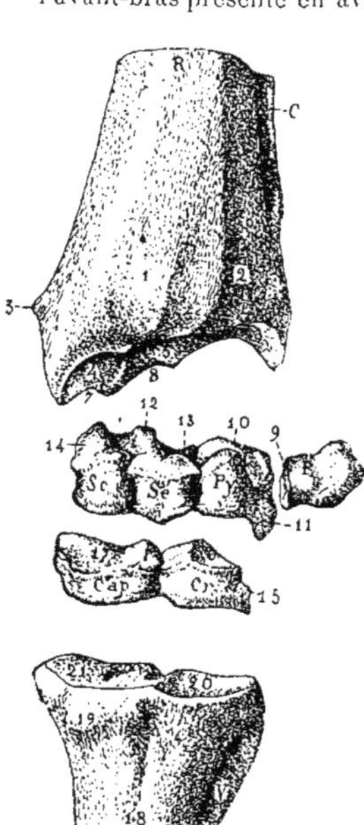

Fig. 105. — Carpe du Bœuf, face antérieure, avec la partie inférieure des os de l'avant-bras et la partie supérieure du métacarpe*.

I. Carpe (fig. 105). — Le carpe du Bœuf n'est constitué que par six os, attendu que le trapèze ne se forme pas et que le trapézoïde est confondu avec le grand os, de telle sorte que la rangée inférieure ne comprend plus que deux pièces. La fusion du trapézoïde avec le grand os se fait de très bonne heure, avant la fin de la première moitié de la gestation, alors qu'ils sont encore cartilagineux, et leur coalescence est si complète que la pièce qui en résulte ne s'ossifie que par un seul noyau comme si elle était simple. — Le *pisiforme* est globuleux, allongé d'avant en arrière, renflé postérieurement, pourvu en avant d'une facette unique qui répond au pyramidal. Il n'a pas de relation articulaire avec le cubitus. — Le *pyramidal* est plus volumineux que chez les Solipèdes : il s'articule supérieurement avec les deux os de l'avant-bras ; il présente sur le côté une profonde encoche articulaire qui reçoit la pointe terminale du cubitus : d'autre part il forme une pointe postéro-inférieure qui est reçue dans une encoche de l'unciforme. La facette destinée au pisiforme est elliptique, allongée de haut en bas et concave dans le même sens. — Le *semi-lunaire* est étranglé dans le milieu de sa longueur antéro-postérieure et divisé en arrière en deux cuspides, l'un supéro-interne répondant au radius et au scaphoïde, l'autre inféro-externe venant s'appuyer sur l'os crochu. Sa surface articulaire supérieure est allongée obliquement d'avant en arrière et de dehors en dedans ; elle correspond non seulement au condyle externe du radius mais encore à l'arête qui sépare ce condyle de l'interne. Sa surface articulaire inférieure est creusée en arrière d'une

* R, radius ; C, cubitus ; P, pisiforme (déjeté en dehors) ; *Py*, pyramidal ; *Se*. semi-lunaire ; *Sc*, scaphoïde ; C, unciforme ; *Cap*, capitatum soudé avec le trapézoïde ; III et IV, troisième et quatrième métacarpiens soudés en os canon ; V, cinquième métacarpien à l'état rudimentaire ; 1, coulisse de l'extenseur antérieur du métacarpe ; 2, coulisse de l'extenseur antérieur des phalanges ; 3, tubérosité interne de l'extrémité inférieure du radius ; 4 et 5, cavités glénoïdales de la surface articulaire inférieure du radius ; 6, extrémité inférieure du cubitus ; 7 et 8, condyles légèrement déprimés en trochlée de la surface articulaire radiale ; 9, facette articulaire du pisiforme ; 10, surface articulaire supérieure du pyramidal ; 11, son prolongement postérieur ; 12 et 13, les deux cuspides postérieurs du semi-lunaire ; 14, surface articulaire supérieure du scaphoïde ; 15, encoche de l'os crochu recevant le prolongement du pyramidal ; 16, surface articulaire supérieure de l'os crochu ; 17, surface articulaire supérieure du capitato-trapézoïde ; 18, sillon de coalescence des métacarpiens du canon ; 19, tubérosité d'insertion de l'extenseur antérieur du métacarpe ; 20 et 21, les deux facettes de la surface articulaire supérieure de l'os canon (*Can*).

gorge tranverse, profonde. — Le *scaphoïde* n'est guère plus volumineux que les os précédents ; il est surtout beaucoup moins large transversalement que dans les Solipèdes ; sa tubérosité postérieure se relève contre le radius.

Les surfaces articulaires formées par l'ensemble des os de la première rangée sont beaucoup plus accidentées que dans les Solipèdes, plus engrenées avec les surfaces opposées.

L'os crochu est très développé dans le sens transversal : sa dimension transverse est sensiblement égale à l'antéro-postérieure, tandis que chez les Solipèdes, cette dernière dimension l'emporte beaucoup sur l'autre ; aussi, dans le Bœuf, couvre-t-il toute la partie externe de l'os canon répondant au métacarpien IV. Sa face supérieure se divise en deux facettes articulaires concavo-convexes répondant au semi-lunaire et au pyramidal, l'externe prolongée en encoche pour recevoir la pointe postérieure de ce dernier os. Sa face postérieure offre une grosse éminence allongée transversalement, tenant lieu d'apophyse unciforme et surmontée d'une rainure. — Le *grand os* ou mieux le *capitato-trapézoïde* est très aplati, comme dans les Solipèdes ; mais il est dépourvu de prolongement postérieur ; son contour est irrégulièrement quadrilatère. La face supérieure est concavo-convexe, elle ne répond au semi-lunaire que dans une petite étendue ; car cet os, contrairement à ce que l'on observe dans les Solipèdes, repose davantage sur l'os crochu que sur le grand os. La partie de celui-ci qui représente le trapézoïde se distingue par sa plus grande épaisseur et par les rugosités de sa surface interne.

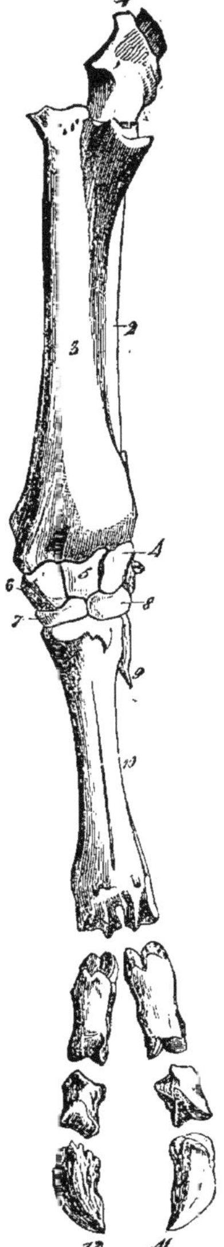

Fig. 106. — Avant-bras et main du Bœuf vus par leur face antérieure *.

II. Métacarpe (fig. 105 à 107). — A première vue, le métacarpe du Bœuf ne comprend que deux os : un principal ou os du canon, et un rudimentaire situé au côté externe de l'extrémité supérieure du précédent. Mais il n'est pas rare d'en rencontrer un troisième, extrêmement grêle, noyé dans un cordon fibreux qui longe le bord interne du métacarpien principal ; et, d'autre part, il est manifeste que ce dernier résulte de la soudure des deux métacarpiens correspondant aux doigts développés. Cela fait donc en tout quatre métacarpiens ; il ne manque réellement que le premier métacarpien, c'est-à-dire celui du pouce. Ainsi le métacarpe du Bœuf a pour formule : $\text{II}^e, \underbrace{\text{III}^e\ \text{IV}^e}, \text{V}^e$; autrement dit l'os du canon est le produit de la coalescence des métacarpiens du troisième et du quatrième doigt (médius et annulaire chez l'Homme), tandis que les métacarpiens rudimentaires sont des vestiges des deuxième et cinquième doigts (index et auriculaire chez l'Homme).

Os du canon. — L'os du canon accuse d'emblée sa duplicité originelle par les sillons médians de ses deux faces et par l'échancrure étroite et profonde qui divise son extrémité inférieure en deux surfaces articulaires ressemblant chacune à la surface unique du Cheval. Cet os, remarquablement rétréci dans son milieu, offre à envisager : 1° une face antérieure arrondie, parcourue d'un sillon vasculaire médian où s'ouvrent deux conduits interosseux traversant l'os de part en part au voisinage des extrémités ; le conduit supérieur est susceptible d'oblitération ; 2° une face postérieure plane, parcourue également par un très léger sillon médian, bordée latéralement à sa partie supérieure, de rugosités plus ou moins accentuées, entre lesquelles elle se déprime légèrement en gouttière ; 3° une extrémité supérieure présentant une surface articulaire carpienne décomposée en deux facettes ondulées, réunies sur une fine arête, dont l'externe est moins étendue que l'interne ; une échancrure d'insertion les sépare en arrière. Sur le pourtour de cette extrémité, il faut signaler, en dehors et en arrière, une toute petite facette diarthrodiale correspondant au métacarpien rudimentaire, en avant et en dedans, une tubérosité marquant l'attache de l'extenseur antérieur du métacarpe ; 4° une extrémité inférieure divisée, comme nous l'avons dit, en deux surfaces articulaires répondant chacune à un doigt, l'externe un peu plus petite que l'interne, mais l'une et l'autre disposées, comme la surface articulaire unique des Solipèdes, c'est-à-dire formées de deux

* 1, olécrâne ; 2, corps du cubitus ; 3, corps du radius ; 4, pyramidal ; 5, semi-lunaire ; 6, scaphoïde ; 7, capitato-trapézoïde ; 8, unciforme ; 9, métacarpien rudimentaire ; 10, os canon ; 11, doigt externe ; 12, doigt interne.

condyles séparés par une arête antéro-postérieure. Le condyle excentrique de chacune d'elles est plus large que le concentrique, mais moins épais et par conséquent en dénivellement sur lui.

Jusqu'à une certaine période de la vie intra-utérine, les deux métacarpiens de l'os canon sont simplement accolés; ils s'unissent d'abord par leurs périostes, puis s'aplatissent l'un contre l'autre et enfin se soudent en commençant par la partie supérieure. La soudure est toujours complète à la naissance, mais elle n'est pas encore très solide et de plus les deux canaux médullaires sont encore indépendants. La cloison d'adossement de ceux-ci se résorbe et s'amincit peu à peu, si bien que vers l'âge de deux ou trois mois, les canaux médullaires sont confondus, mais il reste longtemps encore des traces de leur séparation, surtout du côté antérieur. Chacun des métacarpiens de l'os canon se développe par deux noyaux d'ossification dont un pour l'extrémité inférieure.

Métacarpiens rudimentaires. — L'externe seul est constant : c'est un osselet styloïde d'environ 4 centimètres de longueur et 1 centimètre de largeur maximum, articulé par son extrémité supérieure avec l'os du canon mais ne prenant aucune part à la constitution de la surface articulaire carpienne. Il se soude parfois à ce dernier, mais il laisse toujours un petit espace interosseux. Quant au métacarpien rudimentaire interne, ce n'est, lorsqu'il existe, qu'une grêle tigelle, située en haut de l'os canon. Il est très digne de remarquer que, dans le fœtus, les métacarpiens latéraux, à l'état cartilagineux, sont relativement beaucoup plus développés que dans l'adulte; ils subissent ensuite une évolution régressive.

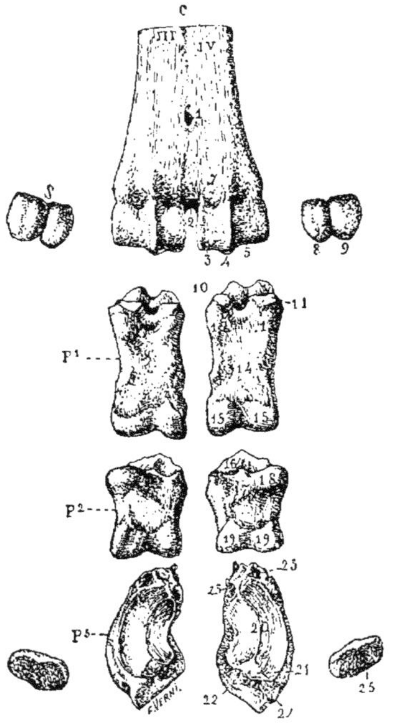

III. Doigts (fig. 107). — Le Bœuf présente deux doigts développés, le troisième et le quatrième, et des vestiges du deuxième et du cinquième. Les premiers comprennent chacun, comme le doigt unique du Cheval, trois phalanges et trois sésamoïdes.

La *première phalange* semble s'être aplatie contre sa congénère, en sorte que l'on distingue : une face concentrique, à peu près plane et parsemée de rugosités; une face excentrique fortement convexe d'avant en arrière; et une face postérieure, planiforme, garnie, de chaque côté, de rugosités d'insertion. L'extrémité supérieure porte une surface articulaire modelée sur la moitié correspondante de celle du canon, en arrière de laquelle on remarque deux petites facettes qui répondent à la base des grands sésamoïdes; les tubercules postérieurs de cette extrémité sont très développés et séparés par une échancrure peu large. L'extrémité inférieure est conformée suivant le mode ordinaire, c'est-à-dire qu'elle présente deux condyles séparés par une gorge; le condyle excentrique est toujours plus développé que l'autre. Dans le jeune âge, cette phalange ne présente qu'une seule épiphyse; l'épiphyse distale éphémère que nous avons signalée chez les Solipèdes leur est particulière, et il en est de même pour la phalange suivante.

Fig. 107. — Extrémité digitée du Bœuf, face postérieure, les os séparés et les sésamoïdes reportés sur les côtés *.

La *deuxième phalange* participe des différences de la première. Elle est manifestement étranglée dans son milieu. La face concentrique présente en bas une fossette d'insertion qui manque du côté opposé. La face excentrique n'offre rien de particulier. La face postérieure est surplombée d'une coulisse bordée de deux tubercules dont l'excentrique est beaucoup plus saillant que l'autre. La face supérieure s'articule avec l'extrémité inférieure de la première pha-

* C, canon; III et IV, métacarpiens du canon; S. grands sésamoïdes; P^1, première phalange; P^2, deuxième phalange; P^3, troisième phalange; *s*, petit sésamoïde; 1, canal interosseux inférieur du canon; 2, échancrure interarticulaire; 3. condyle concentrique séparé du condyle excentrique. 5, par l'arête 4; 6. 7, fossettes surmontant les condyles; 8, grand sésamoïde concentrique; 9, grand sésamoïde excentrique; 10. surface articulaire supérieure; 11, petites facettes répondant à la base des grands sésamoïdes; 12, 13, tubercules postéro-supérieurs de la première phalange; 14, rugosités d'insertion; 15. condyles de la surface articulaire inférieure de la première phalange; 16, surface articulaire supérieure de la deuxième phalange; 17, coulisse du perforant; 18, tubercule supéro-externe; 19, condyles de la surface articulaire inférieure ; 20, surface articulaire supérieure de la troisième phalange; 21, facette répondant au petit sésamoïde; 22, rainure d'insertion; 23, trou vasculaire de l'éminence pyramidale; 24, trou vasculaire postérieur; 25, face postérieure du petit sésamoïde.

lange et est conformée *ad hoc*. La face inférieure s'articule avec la troisième phalange et son sésamoïde; elle ressemble à celle de la première phalange, avec cette différence qu'elle est plus étroite et s'élève davantage sur la face antérieure de l'os.

La deuxième phalange du Bœuf est creusée d'une petite cavité médullaire.

La *troisième phalange*, dans son ensemble, rappelle un peu une des moitiés latérales de celle du Cheval; mais elle n'a pas de fibro-cartilage complémentaire. Elle offre à étudier *quatre faces, trois bords* et *trois angles saillants*. La face concentrique, planiforme, présente une légère gouttière antéro-postérieure en avant de laquelle s'ouvre un grand pertuis vasculaire. La face excentrique convexe d'avant en arrière et parsemée d'orifices vasculaires, se divise nettement en deux étages: le supérieur relativement lisse; l'inférieur rugueux très poreux, formant une sorte de bordure en relief, et équivalant à l'éminence patilobe de la phalangette des Solipèdes. La face supérieure s'articule avec la deuxième phalange et est surmontée d'une éminence pyramidale, trifaciée, très saillante, garnie d'aspérités et percée de deux grands trous vasculaires. La face inférieure est à peine concave mais taillée obliquement vers le dedans de manière à former le creux du pied. Il n'y a pas de crête semi-lunaire. Le bord supérieur circonscrit la surface articulaire et porte en arrière une petite facette losangique servant à l'articulation du petit sésamoïde, facette sous laquelle on remarque une rainure d'insertion. Il n'y a pas de cavité d'insertion à la base de l'éminence pyramidale. Le bord inférieur circonscrit la face inférieure et est parsemé de pertuis. Le bord antérieur, rectiligne, sépare les deux faces latérales. Quant aux angles saillants, on peut les distinguer en antérieur, postérieur et supérieur. L'antérieur forme une pointe trifaciée, légèrement recourbé vers l'interstice digité. Le postérieur montre: du côté interne, un relief obtus, épais et rugueux qui donne insertion au tendon perforant; du côté externe, un grand trou pénétrant dans le sinus semi-lunaire. Le supérieur constitue l'apophyse pyramidale. — La troisième phalange du Bœuf est creusée, à l'intérieur, d'un vaste sinus vasculaire, auquel donnent accès trois conduits, deux pénétrant au niveau de l'éminence pyramidale, le troisième en dehors de l'angle saillant postérieur. De ce sinus partent de nombreux canaux débouchant à l'extérieur par autant d'orifices.

Les *grands sésamoïdes*, au nombre de quatre, sont accouplés deux à deux à l'extrémité supérieure de chaque première phalange et articulés entre eux ainsi qu'avec la première phalange; ils présentent donc, sur leur face adjacente et sur leur base, deux petites facettes diarthrodiales qui font défaut aux Solipèdes. Dans chaque paire, c'est l'excentrique qui est le plus gros; il est plus large mais moins allongé que son voisin.

Les *petits sésamoïdes*, au nombre de deux, sont conformés en principe comme celui du Cheval, mais ils sont beaucoup moins longs et obtus à leurs deux extrémités.

Ajoutons, pour être complets, qu'il existe à l'intérieur des ergots deux petits os représentant évidemment les phalanges unguéales des deuxième et cinquième doigts.

Mouton et Chèvre.

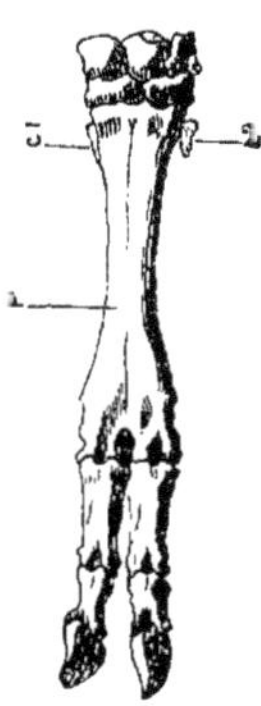

Fig. 108. — Main du Mouton, face antérieure*.

Dans le Mouton et la Chèvre, la main est constituée comme celle du Bœuf (fig. 108). sauf les différences ci-après.

I. Carpe. — Le pisiforme est allongé d'avant en arrière, au lieu d'être presque globuleux. Le prolongement postéro-inférieur du pyramidal est plus développé. Les autres os n'offrent rien de particulier.

II. Métacarpe. — On rencontre plus fréquemment que chez le Bœuf le métacarpien rudimentaire interne; par contre l'externe est susceptible de manquer. Les sillons de soudure de l'os canon sont plus ou moins effacés. L'échancrure postérieure de la surface articulaire supérieure est ordinairement remplacée par une fossette centrale. L'arête des surfaces articulaires inférieures est presque tranchante, et l'inégalité de diamètre des condyles est extrêmement prononcée.

III. Doigts. — La première phalange est proportionnellement plus longue et plus étroite que chez le Bœuf. Il en est de même de la deuxième qui est au moins deux fois plus longue que large. La troisième phalange est étroite, aplatie sur ses deux faces latérales qui se joignent sur un bord antérieur tranchant; l'éminence pyramidale n'est percée que d'un seul trou. Les grands sésamoïdes sont fortement comprimés et allongés de haut en bas. Les petits sésamoïdes sont irrégulièrement quadrilatères et leur coulisse postérieure est simple.

Entre le Mouton et la Chèvre, les différences de la main sont minimes. La plus importante consiste dans la brièveté relative du canon de la Chèvre. L'indice métacarpo-huméral, c'est-à-dire le rapport de la longueur du canon à celle de l'humérus (mesurées d'une surface

* 1, os canon; 2, métacarpien rudimentaire externe; 3, métacarpien rudimentaire interne, dont la présence n'est pas constante.

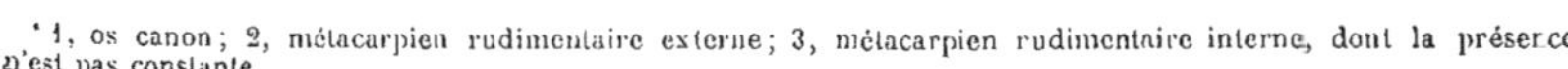

articulaire à l'autre) varie de 0,70 à 0,78, tandis que dans le Mouton il est compris entre 0,85 et 0,95. L'indice métacarpo-radial est de 0,65 à 0,75 chez la Chèvre, de 0,75 à 0,85 chez le Mouton. En outre, le canon caprin est proportionnellement plus large, plus déprimé d'avant en arrière que le canon ovin. Les phalanges unguéales de la Chèvre sont encore plus comprimées que celles du Mouton ; leur face plantaire s'en trouve réduite à un bord de quelques millimètres.

Chameaux.

I. Carpe. — Dans les Camélidés, le trapézoïde ne se confond pas avec le grand os, ce qui fai que le carpe comprend sept os au lieu de six.

Le *pisiforme* est discoïde comme dans les Solipèdes, mais plus épais et irrégulièrement triangulaire ; il s'articule, par deux facettes continues, avec le pyramidal et le cubitus. Le *pyramidal* est presque aussi volumineux que le scaphoïde, auquel il ressemble un peu. Le *semi-lunaire* est, au contraire, étroit et comme resserré entre ses deux voisins. Le *saphoïde* est le plus volumineux de tous. L'*os crochu* est très étendu et pourvu d'une apophyse unciforme bien développée. Le *grand os* est plus petit que le précédent ; il ne dépasse guère le volume du semi-lunaire. Le *trapézoïde* s'efface derrière le grand os et rappelle celui des Solipèdes.

II. Métacarpe. — Le métacarpe est formé uniquement par l'os canon ; il n'y a point de métacarpiens latéraux, et leur absence coïncide précisément avec l'absence d'ergots en arrière de l'articulation métacarpo-phalangienne. L'os canon est très long, à peu près équarri dans ses deux tiers supérieurs, aplati d'avant en arrière dans le restant de son étendue. Sa face postérieure est convertie dans une grande partie de son étendue en une sorte de gouttière, bordée latéralement par deux reliefs rugueux qui représentent peut-être des métacarpiens rudimentaires soudés. La surface articulaire supérieure présente trois facettes correspondant aux trois os de la rangée inférieure du carpe ; celle de l'os crochu est à peu près aussi étendue que les deux autres réunies. L'échancrure qui divise l'extrémité inférieure est très profonde et à son niveau les deux moitiés de l'os divergent manifestement ; chacune d'elles présente, pour répondre à la première phalange correspondante, un condyle, simple en avant, relevé d'une arête médiane en arrière.

III. Doigts. — Vu l'écartement des deux doigts, les phalanges ne présentent pas d'aplatissement du côté concentrique, et ainsi sont plus ressemblantes, les deux premières au moins, à des phalanges de Cheval qu'à des phalanges de Bœuf. La *première* peut atteindre 10 centimètres de longueur ; elle est fortement étranglée dans la partie moyenne, élargie aux extrémités. La surface articulaire supérieure présente une cavité glénoïde simple en avant, dédoublée en arrière par un sillon médian. La surface articulaire inférieure est condyloïde antérieurement, trochléenne postérieurement et très remontante ; des deux condyles qui font lèvres à la trochlée, c'est l'excentrique qui est le plus développé et s'élève le plus sur la face postérieure de l'os. La *deuxième phalange* est presque horizontale ; elle se fait remarquer par l'expansion de ses bords latéraux ; néanmoins elle est encore deux fois plus longue que large, approximativement. Sa surface articulaire supérieure est concave d'avant en arrière avec une trace de relief médian. Sa surface articulaire inférieure ressemble à la surface homologue de la première phalange ; les condyles latéro-postérieurs s'élèvent en divergeant jusqu'à la moitié de la longueur de l'os. La *troisième phalange* est remarquable par sa petitesse et par l'absence de sésamoïde complémentaire. C'est une courte pyramide trifaciée, irrégulière, à sommet mousse, dont les deux faces latérales s'unissent sur un bord épais, terminé en haut par une rugosité qui tient lieu d'éminence pyramidale.

Quant *aux sésamoïdes*, il n'y en a que deux pour chaque doigt, ressemblant assez exactement à ceux des Solipèdes ; toutefois ils sont plus petits que ces derniers. Dans chaque paire, le sésamoïde excentrique est à peine plus développé que l'autre.

Entre les deux espèces de Chameaux, on observe les différences suivantes : 1° La dimension antéro-postérieure du pisiforme est à peu près égale à la dimension supéro-inférieure chez le Dromadaire ; elle lui est notablement inférieure dans l'espèce à deux bosses. 2° L'os du canon est plus long et plus grêle dans le Dromadaire que dans le Chameau bactrien : l'indice métacarpo-huméral du premier atteint 0,90 à 0,95, celui du second varie de 0,80 à 0,85. 3° Les phalanges sont plus larges et plus épaisses dans l'espèce à deux bosses que dans l'autre.

Lamas.

Relativement aux Chameaux, les différences ci-après sont à signaler :

I. Carpe. — Le pisiforme présente une forte pointe supérieure qui le rend tout à fait triangulaire. Le pyramidal est moins large que dans les Chameaux, et, au contraire, le semi-lunaire l'est davantage.

II. Métacarpe. — Le métacarpe est extrêmement long ; l'indice métacarpo-huméral est de

0,95 à 0,98, et l'indice métacarpo-radial dépasse 0,80, au lieu de 0,65 à 0,75 qu'il est chez les Chameaux.

III. Doigts. — La dimension antéro-postérieure de la première phalange l'emporte généralement sur la transversale, tandis que cet os est beaucoup plus large qu'épais chez les Chameaux. La deuxième phalange des Lamas n'atteint pas la demi-longueur de la première; elle en dépasse les deux tiers dans les Chameaux. La troisième phalange est comprimée latéralement et plus longue que large; son bord antérieur est en arête vive et l'éminence pyramidale est bien prononcée.

Porc (fig. 109).

I. Carpe. — Le carpe du Porc renferme huit os comme celui de l'Homme; quatre à la rangée supérieure et quatre à l'inférieure. Le trapézoïde est libre et le trapèze est constant. Le *pisiforme* est allongé dans le sens antéro-postérieur, très aplati dans le sens latéral, incurvé en dedans; il ne s'articule qu'avec le pyramidal. Celui-ci participe de la forme et des connexions de celui du Bœuf, mais il est dépourvu d'apophyse à son angle postéro-inférieur. Le *semi-lunaire* comparé à celui du Bœuf se distingue par sa surface articulaire supérieure presque aplanie, par sa face antérieure obliquangle et par l'absence de cuspides sur sa face postérieure, laquelle est allongée de haut en bas, au lieu de l'être d'un côté à l'autre. Le *scaphoïde* est moins volumineux que le semi-lunaire; sa partie postérieure ne se relève pas en pointe contre le radius ainsi qu'on l'observe dans le Bœuf, le Mouton et la Chèvre. L'*os crochu* est le plus volumineux des os de sa rangée; il répond au métacarpien V par une grande facette taillée sur le côté de son prolongement postérieur, au métacarpien IV par une grande surface articulaire fortement concave, et enfin à une petite partie du métacarpien III par une petite facette taillée sur le côté interne de la surface précédente. Le *grand os* est beaucoup moins gros que l'unciforme; il porte en arrière une sorte de crochet dirigé en bas et il est échancré en dehors pour recevoir l'os crochu; sa face inférieure, fortement concave d'avant en arrière, mais légèrement convexe d'un côté à l'autre, s'articule avec le métacarpien III. Le *trapézoïde* est aplati d'un côté à l'autre, allongé de haut en bas; il se superpose aux métacarpiens II et III. Le *trapèze* est très petit, en forme de globule allongé, articulé seulement avec l'os précédent; il n'a pas de correspondant dans le métacarpe, car le métacarpien du pouce ou métacarpien I avorte complètement.

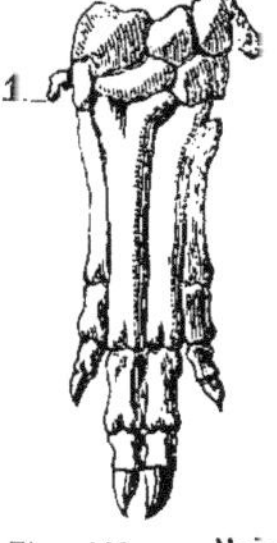

Fig. 109. — Main du Porc, face antérieure [1].

II. Métacarpe. — Les quatre métacarpiens du Porc sont : deux grands et deux petits; les premiers sont aplatis d'avant en arrière, étroitement accolés dans l'axe de l'extrémité, mais jamais soudés; les seconds sont aplatis d'un côté à l'autre, atténués à l'extrémité supérieure et situés à côté et en arrière des autres. Tous s'articulent au moyen de facettes latérales taillées sur les côtés adjacents de leur extrémité supérieure et se terminent par une surface articulaire répondant à un doigt.

Des deux grands métacarpiens, l'interne (III) l'emporte sensiblement en volume; il se fait en outre remarquer par un petit prolongement de son extrémité supérieure qui chevauche sur son voisin, pour arriver au contact de l'os crochu. Chacun présente à l'extrémité inférieure une surface articulaire du type ordinaire, dont le condyle excentrique est plus large mais moins épais que le concentrique. Quant aux métacarpiens latéraux (II et V), leur surface articulaire phalangienne est condyloïde en avant, trochléenne en arrière, et des deux condyles qui font lèvres à leur trochlée, le concentrique est le plus gros. Le petit métacarpien interne est sensiblement plus long mais moins épais que l'externe.

III. Doigts. — Chacun des quatre métacarpiens est suivi de trois phalanges, la première complétée d'une paire de grands sésamoïdes, la troisième d'un petit sésamoïde. Les os de ces doigts ressemblent assez exactement à ceux des Bovins; toutefois l'éminence pyramidale des phalanges onguéales n'est pas percée de trous; les orifices d'accès du sinus semi-lunaire sont reportés sur les faces latérales. D'autre part, dans chaque paire de grands sésamoïdes, le concentrique est en forte saillie sur l'autre. Le petit sésamoïde des doigts latéraux est de la grosseur d'un plomb.

Chien (fig. 110).

I. Carpe. — Le carpe du Chien est formé de sept os : trois en rangée supérieure, quatre en rangée inférieure; mais l'os interne de la première rangée résulte de la soudure du semi-lunaire avec le scaphoïde. Le *pisiforme* est allongé d'avant en arrière, cylindroïde, étranglé à la partie moyenne, renflé aux deux extrémités; on dirait un petit calcanéum; il

1, trapèze.

s'articule, par deux facettes continues, avec le pyramidal et le cubitus. Retterer a montré que l'extrémité libre du pisiforme du Chien fait épiphyse dans le jeune âge. Le *pyramidal* occupe tout le bord externe du carpe, grâce au développement de son prolongement postérieur qui s'étend jusqu'au Ve métacarpien. Le *scapho-lunaire* est énorme; il répond aux quatre os de la rangée inférieure, à presque toute l'étendue de la surface articulaire du radius, et il fait une forte saillie sur le plan postérieur du carpe. Il se développe en deux noyaux d'ossification, dont un correspond au semi-lunaire et l'autre au scaphoïde. Si même l'on remonte plus haut dans le développement, on voit entrer dans sa constitution une troisième pièce, l'*os central*; c'est donc rigoureusement un scapho-centro-lunaire.

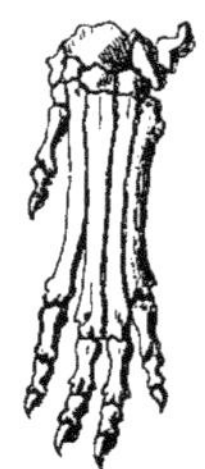

Fig. 110. — Main du Chien, face antérieure.

Les os de la rangée inférieure vont en diminuant de grosseur de dehors en dedans; l'*os crochu* est donc le plus volumineux et de beaucoup: il répond aux métacarpiens IV et V; son prolongement postérieur est fortement comprimé dans le sens latéral. Le *grand os* n'est supérieur en volume qu'au trapézoïde et au trapèze; il est comprimé latéralement, concave par-dessous et superposé au métacarpien III. Le *trapézoïde* a la forme d'un triangle à base postérieure; il est convexe en haut, concave en bas et répond au métacarpien II. Enfin le *trapèze* se place en dedans et un peu en dessous du trapézoïde, de manière à s'enclaver entre les deux premiers métacarpiens.

Outre ces os, il en existe un autre, rencontré encore dans aucune des espèces précédentes: c'est un globule de quelques millimètres de diamètre, situé du côté interne, au-dessus du trapèze et articulé avec la partie postérieure du scapho-lunaire; Strauss-Durckeim l'a désigné chez le Chat sous le nom de *phacoïde*. Nous en dirons plus tard la signification.

II. Métacarpe. — Le métacarpe du Chien comprend cinq métacarpiens cylindroïdes, suivis de cinq doigts. L'interne est le plus petit, car le pouce est très réduit. Ces os sont un peu divergents à l'extrémité inférieure, tandis qu'ils sont intimement appliqués l'un contre l'autre à l'extrémité supérieure et articulés par des facettes latérales. Les plus longs sont les IIIe et IVe; les plus forts, le IIe et surtout le Ve. Ceux-ci dépassent légèrement le niveau des autres à l'extrémité carpienne. Le Ve présente une forte éminence d'insertion du côté excentrique de cette extrémité. La surface articulaire carpienne de chacun de ces os est allongée et convexe d'avant en arrière; elle surplombe plus ou moins leur face postérieure. Leur surface articulaire phalangienne, simple en avant, est divisée postérieurement en deux condyles par une arête médiane; elle est surmontée d'une petite fossette du côté antérieur. Le métacarpien du pouce n'est pas seulement petit; il est comprimé latéralement, et ses surfaces articulaires diffèrent notablement de celles des autres: elles sont l'une et l'autre creusées d'une gorge antéro-postérieure, en sorte que l'inférieure ressemble beaucoup plus à la surface articulaire distale d'une phalange qu'à celle d'un métacarpien. Si l'on observe d'autre part que ce prétendu métacarpien s'ossifie à la manière d'une phalange, c'est-à-dire présente une épiphyse proximale, on est conduit à le considérer avec Meckel, Retterer, etc., comme la première phalange véritable du pouce, lequel présenterait ainsi trois phalanges comme les autres doigts, mais serait dépourvu de métacarpien. Il se pourrait aussi que l'os en question résumât un métacarpien et une première phalange, ainsi que le soutenait Sappey. Quoi qu'il en soit, on trouve la même disposition chez tous les Mammifères possédant ce doigt.

III. Région digitée. — Les cinq doigts du Chien rappellent exactement ceux de la main de l'Homme; mais le pouce est atrophié et non opposable. Ces doigts sont développés dans les mêmes proportions que les métacarpiens auxquels ils font suite. Ils comprennent chacun trois phalanges, hormis le pouce qui n'en a que deux, du moins en apparence. La première phalange est très légèrement courbée dans sa longueur, à convexité dorsale; elle est évidée sur les parties latérales, plus large et plus épaisse à l'extrémité supérieure qu'à l'inférieure. Celle-ci se termine par une trochlée qui s'élève beaucoup plus sur la face postérieure de l'os que sur l'antérieure. Celle-là offre une cupule articulaire flanquée en arrière de deux tubercules que sépare une échancrure. La deuxième phalange n'est pas beaucoup moins longue que la première; elle s'en distingue surtout par son extrémité distale qui est recourbée en avant, c'est-à-dire dorsalement, de telle manière que cette extrémité se relève légèrement lorsque l'os est posé horizontalement sur sa face palmaire. La troisième phalange affecte la forme de la griffe à laquelle elle sert de support, c'est-à-dire qu'elle est conique, recourbée en crochet, et comprimée latéralement. Elle présente à la base une rainure circulaire dans laquelle l'ongle se trouve serti, rainure interrompue du côté palmaire où elle est remplacée par un tubercule qui donne attache au tendon fléchisseur. La surface articulaire de cette phalange est à peu près aussi large que longue, elle est concave dans le sens dorso-palmaire, légèrement convexe dans le sens latéral. Un trou vasculaire s'observe de chaque côté du tubercule plantaire. Il est remarquable que la première phalange du pouce ressemble à la deuxième phalange des autres doigts, et que la deuxième phalange de ce doigt est une phalange unguéale qui ne se distingue des autres, à part son volume, que par son extrême aplatissement latéral.

Quant aux sésamoïdes, il n'y en a pas aux phalangettes ; le petit sésamoïde y est remplacé par une saillie ; mais on en observe une paire derrière chaque articulation métacarpo-phalangienne, qui sont très allongés et forment une coulisse étroite et profonde ; souvent, en outre, on trouve à l'opposé, c'est-à-dire en avant de la même articulation, un autre sésamoïde plus ou moins développé; il n'est même pas rare d'en trouver aussi en avant de la première articulation interphalangienne; mais ces sésamoïdes dorsaux manquent toujours au pouce. Cela fait donc en tout, dans la région digitée, dix sésamoïdes palmaires ou grands sésamoïdes qui sont constants, et huit sésamoïdes dorsaux susceptibles de manquer plus ou moins complètement.

Chat.

La main du Chat ne diffère guère de celle du Chien. Le carpe comprend les mêmes os disposés essentiellement de la même manière. Le métacarpe se fait remarquer par un curieux chevauchement des métacarpiens II, III et IV à leur extrémité supérieure ; en effet, le II passe sur le III au moyen d'une apophyse latérale, et le III fait de même relativement au IV ; en sorte que la surface articulaire qui donne appui à la deuxième rangée du carpe se trouve étagée. — Le métacarpien du pouce est aussi fort que les autres; il est seulement plus court, tandis que, dans le Chien, il est à la fois grêle et court ; ceux-ci sont sensiblement plus arqués que dans l'espèce canine, et les premières phalanges le sont davantage encore. Le pouce ne présente qu'un seul sésamoïde en arrière de l'articulation métacarpo-phalangienne, au lieu de deux. Enfin, il n'existe pas de sésamoïdes du côté dorsal.

Lapin.

I. Carpe. — Le carpe du Lapin est très différent de celui du Chien et du Chat ; il comprend neuf os : quatre à la rangée supérieure, quatre à l'inférieure, et un intercalé aux deux rangées. Ce dernier, qualifié d'os intermédiaire par de Blainville, est aujourd'hui connu sous le nom d'*os central* ; il existe temporairement chez les Carnivores, mais il se confond au cours du développement avec la pièce scapho-lunaire.

Le *pisiforme* est allongé comme celui des carnivores, épiphysé dans le jeune âge ; il est très aplati latéralement. Le *pyramidal* embrasse l'os crochu et arrive jusqu'au métacarpien V, comme dans le Chien et le Chat; il est creusé en cupule pour répondre au cubitus. Le *semi-lunaire* et le *scaphoïde* sont indépendants, le premier presque aussi volumineux que le second. L'*os crochu* est très étendu dans le sens transversal, de manière à correspondre aux métacarpiens V, IV et à une partie du III. Le *grand os* est étroit et allongé, un des plus petits de la région ; il se superpose au métacarpien III. Le *trapézoïde* est plus petit que le *trapèze;* celui-ci est enclavé comme un coin entre les deux premiers métacarpiens ; le métacarpien du pouce le couvre complètement en dedans pour arriver jusqu'au scaphoïde. Quant à l'*os central*, c'est le plus petit de tous, il est compris entre le semi-lunaire et le scaphoïde d'une part, le trapézoïde et le grand os d'autre part.

II. Métacarpe. — Il y a cinq métacarpiens comme dans les Carnivores ; le IIIe est à la fois le plus long et le plus grêle ; le IVe n'est pas plus long que le IIe, peut-être même l'est-il moins ; le Ve ne dépasse guère la moitié de la longueur du IIIe ; enfin le Ier est extrêmement court, mais fort, et il s'étend en biseau jusqu'au scaphoïde. A l'extrémité supérieure du métacarpien II, on remarque un prolongement latéral qui chevauche sur le métacarpien III en disjoignant le trapézoïde et le grand os pour faire la place de l'os central.

III. Doigts. — On remarque, chez le Lapin, que le Ve doigt est beaucoup moins long que le IIe, lequel l'emporte même sur le IVe ; tandis que dans le Chien et le Chat les doigts II et V sont sensiblement égaux ainsi que les III et IV. Les phalangettes sont pourvues chacune d'un petit sésamoïde. Les grands sésamoïdes manquent complètement au pouce ; ce doigt se fait en outre remarquer par l'extrême brièveté de son métacarpien qui est à peine aussi long que la phalange suivante.

Main en général.

L'étude à laquelle nous venons de nous livrer démontre que les différences anatomiques de la main portent principalement sur le nombre et le développement relatif des doigts. Or, ces différences sont moins profondes qu'on pourrait le croire *a priori* et elles ne sont pas primordiales. L'opinion accréditee aujourd'hui des anatomistes philosophes est que la main de tous les Vertébrés procède d'un même type initial, qui n'a fait que se modifier en passant de la nageoire des Poissons et des Ichthyosaures aux membres des Vertébrés terrestres, et en s'adaptant à des usages divers. En ce qui concerne les Mammifères, seuls Vertébrés qui nous intéressent ici, on admet généralement que leur main est construite sur le type pentadactyle, lui-même issu d'un type plus ancien, à sept doigts; en sorte que, lorsque la main comprend un nombre de doigts inférieur à cinq, les doigts qui paraissent manquer ont une existence virtuelle, manifestée par certains vestiges ou bien par certaines anomalies où l'on voit ces doigts réapparaître. Il est en effet des anomalies qui réalisent un état latent, et restituent « les conditions normales », comme le dit très justement Isidore Geoffroy-Saint-Hilaire.

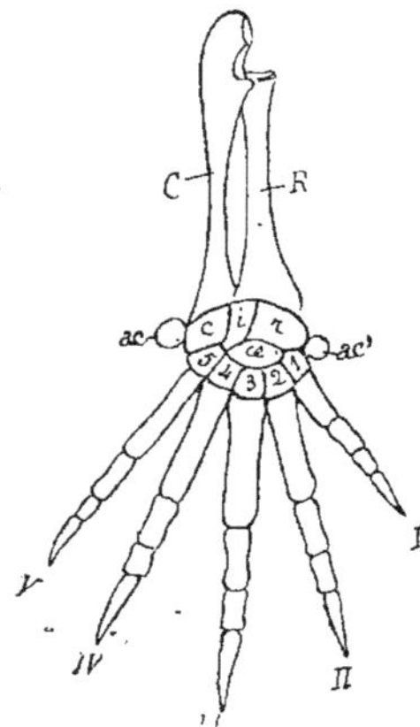

Fig. 111. — Schéma de l'archétype de la main *.

C'est en remontant à certains Batraciens ou Reptiles que l'on trouve l'archétype de la main des Mammifères, représenté figure 111. On voit cinq doigts, de chacun trois phalanges, faire suite à cinq métacarpiens qui prennent appui à un carpe constitué par un assemblage de petits os groupés autour d'un *os central*, qui parfois est double. Trois de ces os sont proximaux et sont appelés en raison de leurs rapports avec les os de l'avant-bras : *radial* (scaphoïde), *cubital* (pyramidal), *intermédiaire* (semi-lunaire). Les autres surmontent chacun un métacarpien et sont désignés sous le terme générique d'*os carpaux;* le carpal 1 correspondant au métacarpien I, le carpal 2 au métacarpien II, et ainsi de suite, en comptant à partir du côté radial de la main. — On observe en outre, des deux côtés de ce massif carpien, des os détachés, regardés longtemps comme des sésamoïdes, mais qui représentent en réalité les vestiges de deux doigts disparus, le *pré-pollex* et le *post-minimus* : c'est, d'une part, l'*os accessoire* ou pisiforme, situé en dehors de la première rangée et correspondant au post-minimus ou sixième doigt; d'autre part, un ou deux petits os articulés en dedans du radial ou du premier carpal, qui figurent l'avant-pouce ou prépollex. L'osselet que nous avons mentionné chez le Chien et le Chat sous le nom de phacoïde est un représentant de ce dernier doigt qui se développe d'une manière complète chez bon nombre d'individus, tels que les Chiens à deux pouces. Au surplus, Schenk et Parker ont démontré chez des embryons l'existence de plus de cinq rayons digités. On ne doute donc plus que la main pentadactyle ne soit issue d'une main heptadactyle; et ainsi on explique, chez l'Homme, le développement fréquent d'un doigt surnuméraire au côté excentrique du petit doigt ou du pouce (sexdigitisme).

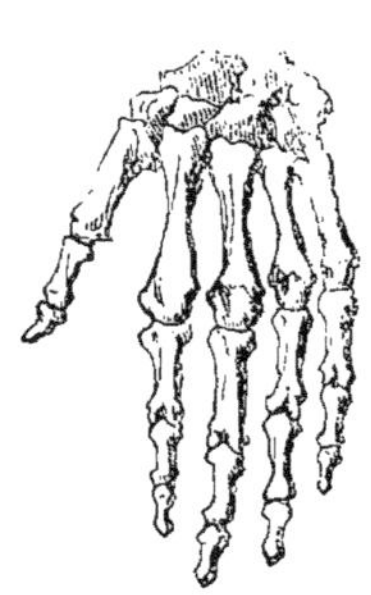

Fig. 112. — Main de l'Homme (face dorsale).

Nous nous bornerons ici à ramener la main de nos divers Mammifères au type à cinq doigts, tâche qui ne sera pas toujours facile, comme on va le voir.

Et d'abord, si l'on considère la main humaine (fig. 112), on constate qu'il ne lui

* R, radius; C, cubitus; I, II, III, IV, V, premier, deuxième, troisième, quatrième et cinquième doigts; *r*, os radial du carpe; *c*, os cubital; *i*, os intermédiaire; *ce*, os central; 1, 2, 3, 4, 5, os carpaux correspondant chacun à un métacarpien; *ac*, os accessoire externe, trace du post-minimus; *ac'*, os accessoire interne, trace du pré-pollex.

manque qu'un os carpal pour réaliser l'archétype : elle n'a en effet que quatre os carpaux pour cinq métacarpiens ; mais il est clair, eu égard aux connexions carpiennes, que l'os crochu, bien que simple ontogéniquement, représente les deux carpaux 4 et 5 confondus. Cette confusion s'observe d'ailleurs dans tous les Mammifères. Quant à l'os central, qui paraît manquer chez la plupart des sujets, on le rencontre toujours chez l'embryon, mais il se soude bientôt au scaphoïde.

Dans la main du Lapin, l'os central reste distinct toute la vie.

Dans la main du Chien et du Chat, le central est éphémère comme dans la main humaine, et se soude au radial, lequel se soude en outre à l'intermédiaire, de manière à constituer la pièce scapho-centro-lunaire. Mais ce sont là des modifications peu importantes; toutes ces espèces offrent cinq doigts bien apparents.

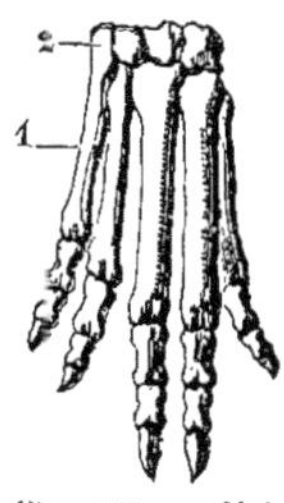

Fig. 113. — Main d'un Porc à cinq doigts *.

Arrivons au Porc. Cet animal a quatre doigts développés et quatre métacarpiens; le pouce semble faire défaut. Toutefois, si l'on considère que l'os carpal correspondant à ce doigt (trapèze) est constant, que d'autre part il n'est pas extrêmement rare de voir se développer à la suite un métacarpien et des phalanges (fig. 113), on ne saurait douter de l'existence virtuelle de ce doigt. Chose curieuse, ce pouce réapparu comprend toujours trois phalanges. — Dans le Porc, ainsi que dans les Ruminants et les Solipèdes, l'os central du carpe ne se forme pas.

Des Porcins, la transition est insensible aux Ruminants, et il est vraiment difficile de refuser à ceux-ci la constitution pentadactyle démontrée pour ceux-là. En effet, il est des Ruminants, tels que les Chevrotains (fig. 114), qui possèdent quatre doigts développés, deux grands et deux petits, et dont les métacarpiens médians ne se soudent pas en os canon ; leur main ne diffère de celle des Porcins que par la petitesse plus grande des doigts latéraux et par la composition du carpe (le trapèze faisant défaut, le trapézoïde et le grand os étant confondus). La même constitution se présentait, à titre anormal, chez l'Agneau de la figure 115. — Dans la grande généralité des animaux de ce groupe, les métacarpiens des deux doigts médians se soudent en un os canon, et les doigts latéraux s'atrophient à divers degrés, en sorte qu'il ne reste plus que deux doigts bien développés, le troisième et le quatrième. Chez les Camélidés, on ne voit pas la moindre trace extérieure des autres doigts, ni aucun osselet qui en soit le vestige; mais, chez les Cavicornes, les Cervidés, il existe deux ergots derrière les articulations métacarpo-phalangiennes qui sont les onglons des doigts II et V, et, à ces ergots correspond un squelette digité plus ou moins développé. Par

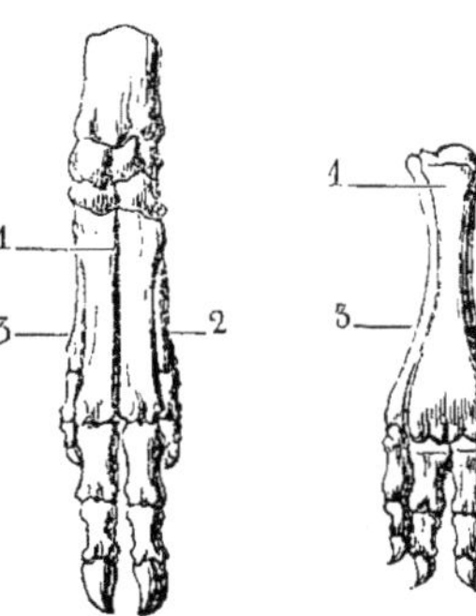

Fig. 114. — Main du Chevrotain aquatique **.

Fig. 115. — Main d'un Agneau qui avait quatre doigts complets ***.

* Le pouce (1) s'est complètement développé à la suite du trapèze (2) (pièce déposée dans les collections de l'École vétérinaire de Lyon).

** 1, métacarpiens des doigts médians ; 2 et 3, métacarpiens latéraux suivis de phalanges.

*** 1, os canon ; 2, 3, métacarpiens latéraux suivis de phalanges (pièce déposée dans les collections de l'École vétérinaire de Toulouse).

exemple, dans le Bœuf, le Mouton et la Chèvre, on trouve un osselet phalangettien à l'intérieur des ergots et deux métacarpiens rudimentaires à la partie proximale du métacarpe ; dans le Cerf, les ergots correspondent chacun à trois petites phalanges progressivement atrophiées de bas en haut et à un rudiment proximal de métacarpien. Dans le Chevreuil, les phalanges des ergots font suite à des métacarpiens latéraux qui finissent en pointe à quelque distance du carpe. Dans d'autres espèces, on trouve des métacarpiens latéraux interrompus à la partie moyenne et divisés chacun en deux rudiments, l'un proximal, l'autre distal, ce dernier suivi de phalanges. En résumé, le deuxième et le cinquième doigt des Ruminants se présentent à tous les degrés de développement.

Quant au pouce, on n'en trouve pas la moindre trace matérielle à l'état normal ; mais il apparaît dans certains cas anormaux. Les collections de l'école vétérinaire de Toulouse possèdent une main d'Agneau (fig. 116), sur laquelle on voit, en dedans du stylet interne transformé en un long métacarpien, un petit os styloïde qui n'est pas autre chose assurément que le métacarpien du pouce, et qui correspond à une petite production cornée de la peau simulant un ergot. Ajoutons, pour lever tous les doutes, que Isidore Geoffroy-Saint-Hilaire a

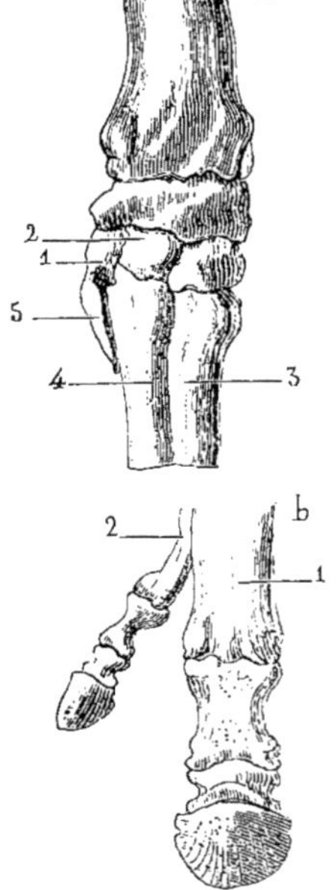

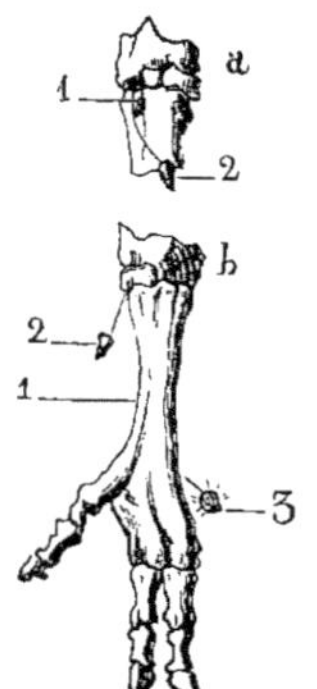

Fig. 116. — Main d'un Agneau *.

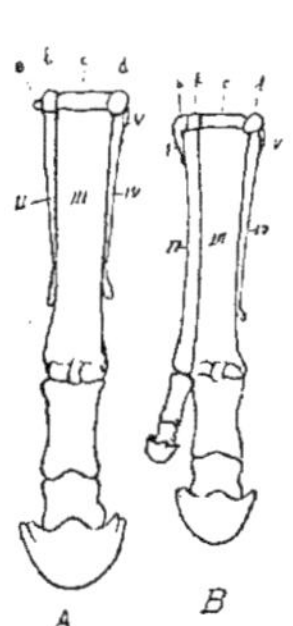

Fig. 117. — Segment métacarpo-digité surmonté de la deuxième rangée carpienne **.

Fig. 118. — Main d'un Cheval adulte polydactyle (pièce déposée dans les collections de l'École vétérinaire de Lyon) ***.

étudié un Agneau sur lequel on comptait cinq doigts au membre antérieur, et que nous avons nous-même constaté le même fait chez un Veau.

Restent les Solipèdes. On ne trouve plus chez eux qu'un seul doigt développé, le doigt III ; mais ils possèdent, à titre normal ou anormal, des vestiges des

* *a*, carpe et extrémité supérieure du métacarpe, vus de profil. On voit le métacarpien du pouce 1, et une petite plaque cornée 2, représentant l'ongle de ce doigt. — *b*, ensemble de la main vue de face ; 1, métacarpien II, complètement développé avec phalanges à la suite ; 2, vestige ongulé du pouce ; 3, autre plaque cornée représentant le cinquième doigt à la surface de la peau (pièce déposée dans les collections de l'École vétérinaire de Toulouse).

** A, chez un Cheval qui possédait un os trapèze *a*, et un vestige du cinquième métacarpien V ; B, chez un autre Cheval affecté de polydactylie ; *a*, trapèze ; *b*, trapézoïde ; *c*, capitatum ; *d*, unciforme ; I, II, III, IV, V, premier, deuxième, troisième, quatrième, cinquième métacarpiens.

*** *a*, région carpienne, vue du côté interne ; 1, trapèze ; 2, trapézoïde ; 3, métacarpien médian ; 4, métacarpien rudimentaire interne complètement développé ; 5, os styloïde représentant le métacarpien du pouce. — *b*, région digitée, vue par devant ; 1, métacarpien médian suivi de phalanges normales ; 2, métacarpien interne supportant un doigt surnuméraire régulièrement constitué.

quatre autres. Et d'abord les métacarpiens latéraux ne sauraient être interprétés autrement que comme les représentants des doigts II et IV, d'autant moins qu'on les voit quelquefois s'allonger, se terminer par une surface diarthrodiale et se continuer par des phalanges. Cette anomalie est surtout fréquente pour le métacarpien interne (fig. 117 et 118) ; mais elle a été constatée aussi des deux côtés, et alors l'extrémité du membre rappelle tout à fait celle de l'Hipparion, ancêtre probable du Cheval (fig. 122).

La production cornée connue sous le nom d'ergot que l'on trouve en arrière de l'articulation métacarpo-phalangienne n'est, suivant toute vraisemblance, qu'un vestige onguéal des doigts représentés dans le squelette par les métacarpiens latéraux; aussi, lorsque l'un de ces métacarpiens se développe en doigt parfait, diminue-t-elle de volume comme si une partie de sa substance avait été transportée à l'extrémité du doigt surnuméraire, et, si les deux subissent la transformation digitée, on ne voit plus d'ergot derrière le boulet. Voilà donc, d'une manière incontestable, les trois doigts centraux II, III et IV.

Arrivons maintenant aux doigts extrêmes I et V. L'existence du doigt I, c'est-à-dire du pouce, n'est pas difficile à établir, attendu que l'os carpal qui lui correspond, le trapèze, se rencontre assez fréquemment chez les animaux dont il s'agit. Lorsque le métacarpien latéral interne est continué par un doigt, le trapèze prend un développement considérable et peut même être suivi d'un rudiment de métacarpien, ainsi qu'on le voit dans la figure 118, *a*. En outre, il semble bien que la châtaigne soit un vestige extérieur du doigt en question; cette plaque de corne est située, il est vrai, au-dessus du carpe, mais elle reçoit ses vaisseaux et ses nerfs des mêmes troncs qui fournissent aux autres doigts, grâce à un trajet récurrent. Quant au doigt V, c'est lui qui a le plus complètement disparu; cependant son existence virtuelle est dénoncée, chez quelques rares individus, par un osselet situé en dehors de l'os crochu et de l'extrémité supérieure du métacarpien latéral correspondant, osselet

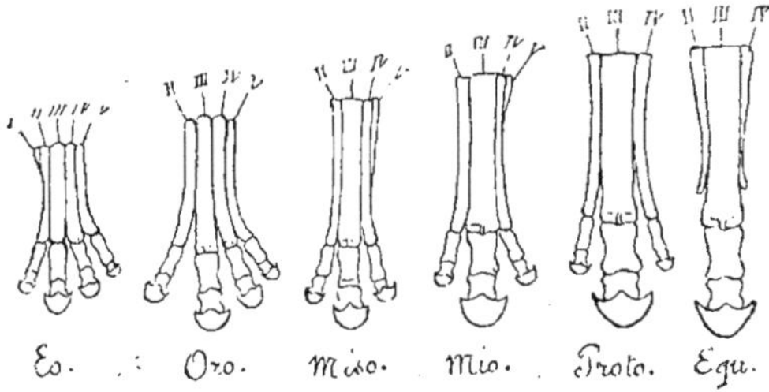

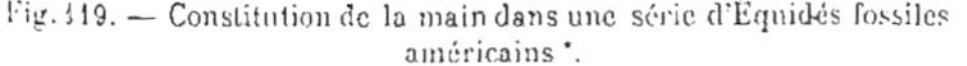

Fig. 119. — Constitution de la main dans une série d'Équidés fossiles américains *.

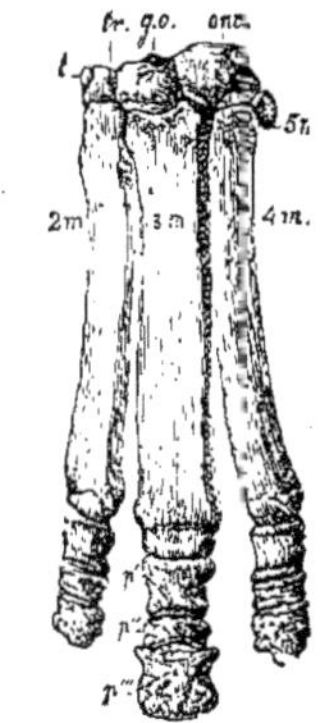

Fig. 120. — Main gauche du *Palæotherium crassum* (1/3 de grandeur naturelle, d'après M. Gaudry) **.

signalé par Bourgelat, Rigot, Girard, Goubaux, et que nous avons nous-mêmes rencontré plusieurs fois (fig. 117, V). Ce petit os, dont l'existence est constante chez l'Hipparion, l'Anchitherium, le Palœotherium, etc., serait un rudiment

* *Eo*, éohippe ; *Oro*, orohippe ; *Méso*, mésohippe ; *Mio*, miohippe ; *Proto*, protohippe ; *Equ*, équus ; I, II, III, IV, V, premier, deuxième, troisième, quatrième et cinquième métacarpiens.

** *t*, trapèze ; *tr*, trapézoïde ; *g.o.*, grand os ; *unc*, unciforme ; *2m*, deuxième métacarpien ; *3m*, troisième métacarpien ; *4m*, quatrième métacarpien ; *5m*, rudiment de cinquième métacarpien ; *p'*, *p''*, *p'''*, première, deuxième, troisième phalanges.

du cinquième métacarpien. D'ailleurs chez le Tapir, animal du même ordre zoologique que les Solipèdes, le cinquième métacarpien est complètement développé et suivi de phalanges.

Ainsi se trouve ramenée au type pentadactyle la main en apparence monodactyle des Solipèdes.

Il y a donc unité de composition pour la main de tous les Mammifères, voire même de tous les Vertébrés, et cela ne peut guère s'expliquer d'une manière rationnelle que par la phylogénie. Pour les Solipèdes en particulier, on connaît, grâce aux importants travaux de Marsh, une série de formes fossiles américaines, échelonnées de l'éocène inférieur au pliocène, qui acheminent par des transitions presque insensibles aux espèces actuelles, depuis l'*éohippe* possédant quatre doigts avec des rudiments de pouce jusqu'au genre *equus* actuel, en passant par l'*orohippe*, le *mésohippe*, le *miohippe*, le *protohipe* et le *pliohippe* (fig. 119). Cette série est beaucoup plus complète que celle de l'ancien monde, formée par les Palœothériums (fig. 120), les Anchithériums (fig. 121) et

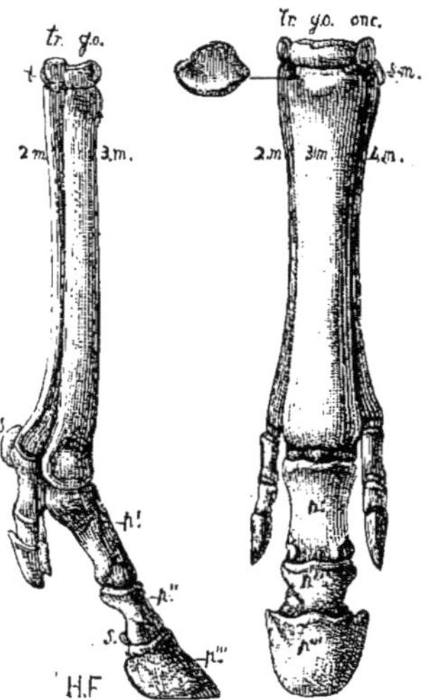

Fig. 121. — Main gauche de l'*Hipparion gracile*, vue de face et de côté (1/5 de grandeur naturelle, d'après M. Gaudry) *.

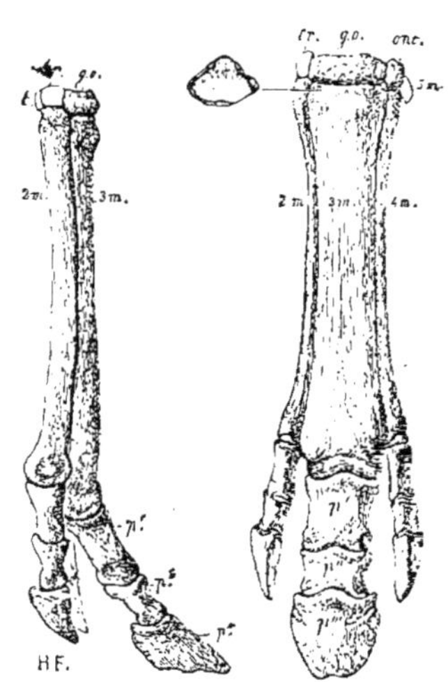

Fig. 122. — Main gauche de l'*Anchitherium aurelianense*, vue de face et de côté (1/5 de grandeur naturelle, d'après M. Gaudry).

les Hipparions (fig. 122); aussi l'origine américaine des Equidés est-elle admise d'une manière générale par les paléontologistes. La souche de cette famille aurait donné, pense-t-on, deux rameaux qui auraient ensuite évolué parallèlement dans les deux continents.

Mais n'insistons pas sur ces questions de descendance; si intéressantes qu'elles soient, elles ne doivent pas trouver place ici. Bornons-nous à compléter les considérations générales que nous venons de donner sur la main des Mammifères par les quelques propositions suivantes :

A. Quand la main n'a que quatre doigts développés, le pouce fait défaut (exemples : Porc, Tapir).

* Les indications de ces deux figures ont la même signification que celles de la figure 120.

B. Quand la main n'a que trois doigts développés, les deux doigts extrêmes manquent, c'est-à-dire I et V (exemples : Rhinocéros, Hipparions).

C. Quand la main n'a que deux doigts développés, ces deux doigts sont le III et le IV (exemples : Bovidés, Ovidés, Camélidés).

D. Quand la main n'a qu'un doigt développé, ce doigt est le troisième (exemple : Solipèdes).

E. L'atrophie d'un doigt, quel qu'il soit, paraît se faire tantôt à partir de l'extrémité distale, alors il reste un rudiment proximal plus ou moins important du métacarpien ou de l'os carpal correspondant (exemples : Solipèdes, Porcins); tantôt, au contraire, à partir du carpe, de telle sorte qu'il reste un rudiment distal de métacarpien suivi de phalanges progressivement croissantes (exemples : Chevreuil); tantôt enfin elle paraît se poursuivre dans les deux sens, à partir du milieu du métacarpien, alors on peut rencontrer deux rudiments discontinus, l'un à l'extrémité proximale, l'autre à l'extrémité distale (exemples : Bœuf, Mouton, Chèvre).

F. La main qui a subi des réductions dans la région digitée présente un développement compensateur des doigts restants, en longueur et en volume (Voy. fig. 119). Elle gagne en solidité ce qu'elle perd en souplesse et ainsi s'adapte à la fonction exclusive de locomotion.

G. La main, modifiée par adaptation, conserve une tendance à revenir au type primitif, et cette tendance se manifeste par de nombreuses anomalies que l'on qualifie de *réversives* parce qu'elles marquent un retour vers un état ancestral.

Article V. — MEMBRE POSTÉRIEUR OU PELVIEN.

Ce membre est conformé sur le même type que le membre antérieur; il comprend les quatre segments de la *hanche*, de la *cuisse*, de la *jambe* et du *pied*.

Hanche. — Bassin.

Les deux os des hanches ou coxaux (de *coxa*, hanche) forment la *ceinture pelvienne*, homologue de la ceinture scapulaire. En se réunissant entre eux et avec le sacrum, ils circonscrivent une vaste enceinte osseuse qu'on appelle le *bassin*, dont l'étude est de première importance au point de vue de l'accouchement. La ceinture pelvienne contraste avec la scapulaire par son union intime avec le tronc et par la solidité de l'appui qu'elle fournit aux rayons libres du membre.

A. — Coxal.

Le *coxal*, encore appelé *os iliaque*, *os innominé*, est un os plat, de forme très irrégulière, dirigé obliquement de haut en bas et d'avant en arrière. Rétréci dans sa partie moyenne, où il présente, en dehors, une cavité articulaire, dite *cavité cotyloïde* ou *acétabulum*, il s'élargit dans sa partie antérieure, qui s'appuie sur le sacrum, et dans sa partie postérieure, qui s'infléchit en dedans pour s'unir, sur la ligne médiane, à l'os du côté opposé.

Le coxal est divisé, dans le jeune âge, en trois pièces distinctes, réunies par du cartilage dans le centre de la cavité cotyloïde, que toutes trois concourent à former. Ce ne sont que trois noyaux d'ossification, mais on est dans l'habitude de les décrire comme autant d'os séparés, sous les noms d'*ilium*, de *pubis* et d'*ischium*.

Ilium (de *ilia*, flancs). — L'ilium, plat et triangulaire, incurvé sur lui-même, oblique de haut en bas, d'avant en arrière et de dedans en dehors, forme la pièce antérieure du coxal, celle qui répond au sacrum. C'est la plus considérable des trois. On y considère *deux faces*, *trois bords* et *trois angles*.

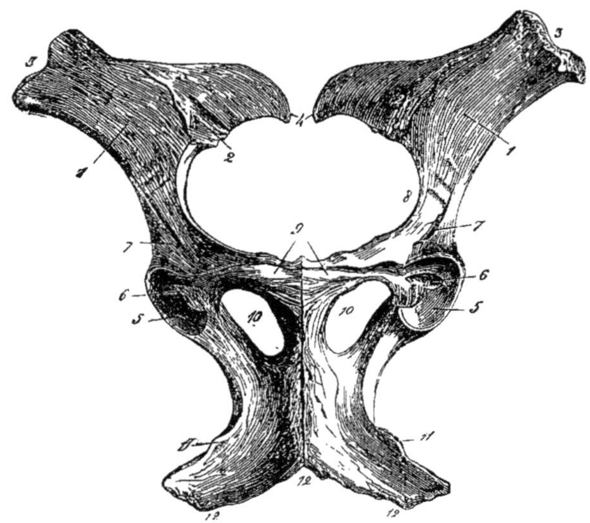

Fig. 123. — Coxaux du Cheval, vus d'en bas *.

Faces. — La *face externe* ou *supérieure* (fig. 125) porte le nom de *fosse iliaque externe*, vu son excavation d'un côté à l'autre. Elle présente quelques empreintes

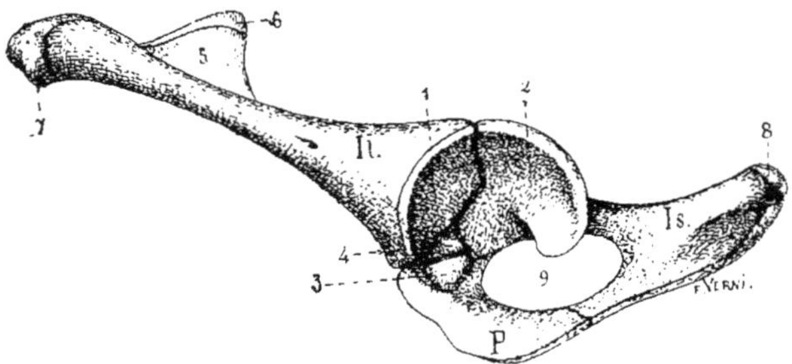

Fig. 124. — Coxal gauche d'un Poulain (face externe) *.

musculaires et notamment une ligne courbe qui s'étend du bord interne à l'angle externe, en séparant les aires d'insertion du fessier moyen et du fessier profond, et représente la *ligne demi-circulaire* antérieure de l'Homme. — La *face interne*

* 1, surface iliaque ; 2, facette auriculaire ; 3, angle de la hanche ; 4, angle de la croupe ; 5, cavité cotyloïde ; 6, son arrière-fond ; 7, l'une des empreintes qui servent à l'insertion du muscle droit antérieur de la cuisse ; 8, crête iléo-pectinée ; 9, gouttière de la face externe du pubis ; 10, ouverture ovalaire ; 11, crête inféro-externe de la tubérosité ischiale ; 12, arcade ischiale.

* *Il*, ilium ; P, pubis ; *Is*, ischium ; 1, 2, 3, leurs parts respectives dans la constitution de la cavité cotyloïde ; 4, noyau cotyloïdien ; 5, fosse iliaque externe ; 6, 7, partie antérieure de l'ilium encore cartilagineuse ; 8, tubérosité ischiale encore cartilagineuse faisant suite au cartilage symphysaire ; 9, trou ovalaire.

ou *inférieure* (fig. 123) est convexe transversalement, divisée nettement en deux parties : l'une externe, lisse, parcourue par quelques sillons vasculaires, qui tient lieu de la fosse iliaque interne de l'homme ; l'autre interne, rugueuse et mamelonnée, triangulaire, présentant dans son angle postérieur la *facette auriculaire*, surface diarthrodiale, irrégulière, allongée obliquement d'avant en arrière et de dehors en dedans, plus ou moins incurvée, qui répond à une surface analogue du sacrum. Cette facette est appelée auriculaire parce que son contour rappelle plus ou moins celui d'une oreille humaine.

Bords. — Le *bord antérieur* ou *crête iliaque*, légèrement concave, porte une lèvre rugueuse, destinée à des insertions musculaires. — Le *bord externe* est épais, concave, sillonné par des scissures vasculaires ; il présente inférieurement le trou nourricier de l'os. — Le *bord interne* se divise en deux parties : l'une rectiligne, mince et âpre surmontant l'articulation sacro-iliaque, l'autre concave, épaisse et lisse, constituant la *grande échancrure sciatique*.

Angles. — L'*angle externe*, *angle de la hanche*, ou *épine iliaque antérieure et supérieure*, épais, large et aplati, porte quatre tubérosités, deux supérieures et deux inférieures. — L'*angle interne*, *angle de la croupe*, ou *épine iliaque postérieure et supérieure* se relève contre l'épine sacrée sur laquelle il proémine légèrement, et se termine par une tubérosité. — L'*angle postérieur* ou *cotyloïdien* est prismatique et très volumineux. — On y remarque : 1° une large facette articulaire concave formant la partie antérieure de la cavité cotyloïde ; 2° la crête *sus-cotyloïdienne*, représentée chez l'Homme par l'*épine sciatique* : c'est une éminence allongée d'avant en arrière, tranchante à son sommet, lisse en dedans, rugueuse en dehors, et continue, par son extrémité antérieure, avec le bord interne de l'os ; elle se prolonge sur l'ischium, où elle se termine brusquement au niveau d'une petite scissure oblique qui fait poulie de renvoi au muscle obturateur interne ; 3° en avant et en dehors de la cavité cotyloïde, deux fortes empreintes, l'une supérieure, l'autre inférieure, destinées à l'insertion du tendon bifide du droit antérieur de la cuisse ; 4° en dedans et en avant, la *crête pectinéale* ou *iléo-pectinée* qui, d'une part, s'éteint insensiblement sur la face interne de l'ilium, d'autre part, se continue avec le bord antérieur du pubis ; cette crête porte, sur son milieu, le tubercule d'attache du petit psoas.

On désigne sous le nom de *col de l'ilium* ou encore de *tige*, *colonne de l'ilium*, le rétrécissement qui unit l'angle cotyloïdien à la partie élargie de l'os. Cette dernière est quelquefois dénommée *aile* ou *palette de l'ilium*.

Pubis (du latin *pubis*, poil[1]). — La plus petite des trois pièces constituantes du coxal, le pubis occupe la partie antérieure du plancher du bassin et circonscrit avec l'ischium une vaste ouverture elliptique appelée *trou obturateur*, *trou ovalaire*, *trou sous-pubien* ou *ischio-pubien*. Pour contourner cette ouverture, il se divise en deux branches : l'une antérieure ou acétabulaire, l'autre interne ou symphysaire. Cet os est aplati de dessus en dessous et offre à la description deux faces, trois bords, un angle et deux extrémités.

Faces. — La *supérieure* est concave d'un côté à l'autre, tantôt déprimée, tantôt arrondie d'avant en arrière. — L'*inférieure* est rugueuse et traversée obliquement par une large gouttière qui va du bord antérieur de l'os à l'arrière-fond de la cavité cotyloïde.

1 Parce que la partie du corps qui lui correspond, chez l'Homme, se couvre de poils

Bords. — *L'antérieur* est constitué ordinairement par une lèvre mince et âpre, qui se renfle latéralement en une éminence rugueuse dite *ilio-pectinée*, laquelle se continue par la crête de même nom. — Le *postérieur*, épais et concave, circonscrit le trou ovalaire; il est croisé obliquement par une scissure plus ou moins accentuée qui marque le passage de l'artère obturatrice. — *L'interne* se

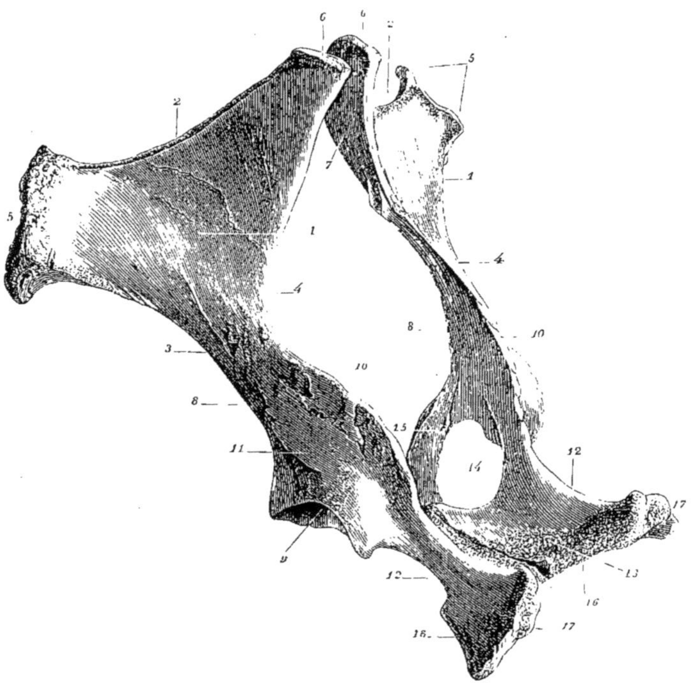

Fig. 125. — Coxaux du Cheval (vue supéro-latérale *).

soude avec celui du pubis opposé pour former la portion pubienne de la symphyse du bassin.

Angle. — L'angle du pubis est à la jonction du bord interne avec le bord antérieur, c'est-à-dire, à la coudure qui produit les deux branches de l'os; il se soude à son homologue en formant une pointe antérieure plus ou moins prononcée.

Extrémités. — *L'externe* ou acétabulaire est volumineuse; elle entre pour une part dans la constitution de la cavité cotyloïde (Voy. fig. 124). — *L'interne* ou *ischiale* est très atténuée; elle se soude de bonne heure avec l'ischium en formant le contour interne du trou obturateur.

* 1, 1. fosse iliaque externe; 2, bord antérieur de l'ilium ou crête iliaque; 3. bord externe de l'ilium; 4. 4. bord interne formant la grande échancrure sciatique; 5. 5, angle externe de l'ilium ou épine iliaque antérieure et supérieure; 6,6. angle interne ou épine iliaque postérieure et supérieure; 7. surface iliaque surmontant la facette auriculaire; 8, 8, crête ilio-pectinée; 9, cavité cotyloïde; 10. 10. crête sus-cotyloïdienne; 11. empreinte destinée à l'une des branches du grand droit antérieur de la cuisse; 12. 12. bord externe de l'ischium formant la petite échancrure sciatique; 13. symphyse ischio-pubienne vue par la face supérieure; 14. trou ovalaire; 15, pubis; 16, arcade pubienne ou mieux ischiale; 17. 17. tubérosité ischiatique; 18. crête de la tubérosité ischiatique.

Ischium (de ἰσχίον, os de la hanche). — L'ischium est encore appelé, chez l'Homme, *os du siège*, car c'est sur lui que repose le tronc dans l'attitude assise. C'est la moyenne en volume des trois pièces du coxal. Il est situé en arrière du pubis et de l'ilium, à peu près horizontalement dans le sens antéro-postérieur, mais obliquement dans le sens latéral. Il est aplati de dessus en dessous et affecte la forme d'un quadrilatère irrégulier, dont les deux angles antérieurs, circonscrivant le trou ovalaire, constituent ce qu'on appelle quelquefois les *branches* de l'os. Il offre à étudier *deux faces*, *quatre bords*, et *quatre angles*.

Faces. — La *supérieure* (fig. 125), lisse et à peu près plane, fait partie du plancher de la cavité pelvienne. — L'*inférieure* (fig. 123) est parsemée de rugosités ou même de petits tubercules aux environs de la symphyse.

Bords. — L'*antérieur*, épais et concave, circonscrit le trou ovalaire en arrière. — Le *postérieur*, droit et dirigé obliquement en avant et en dedans, forme avec le bord analogue de l'os opposé une large échancrure qui prend le nom d'*arcade ischiale*. Il présente, dans toute son étendue, une lèvre rugueuse et déprimée qui fait saillie du côté de la face inférieure. — L'*externe*, épais et concave constitue la *petite échancrure sciatique*. — L'*interne* s'unit à l'ischium de l'autre côté pour constituer la portion ischiale de la symphyse pelvienne.

Angles. — L'*angle antérieur externe* ou *cotyloïdien* (fig. 77), le plus volumineux des quatre, forme la branche acétabulaire de l'os; il offre à étudier : 1° une facette diarthrodiale excavée, formant la partie postérieure et l'arrière-fond de la cavité cotyloïde (Voy. fig. 124); 2° l'extrémité postérieure de la crête sus-cotyloïdienne, limitée par une petite scissure transversale qui la sépare du bord externe de l'os. — L'*angle antérieur interne* ou branche symphysaire se soude avec la branche homonyme du pubis. — L'*angle postérieur externe* forme la *tubérosité ischiatique*. C'est un gros mamelon prismatique qui regarde en haut et qui est prolongé inférieurement par une crête saillante, allongée d'avant en arrière, dont le bord tranchant est tourné en dehors et en bas. — L'*angle postérieur interne* forme, avec celui de l'autre ischium, le sommet de l'arcade ischiale, arcade pubienne dans l'Homme.

Coxal en général. — L'os dont nous venons de faire connaître successivement les trois parties constituantes présente à considérer, dans son ensemble, une partie moyenne et deux extrémités. — La partie moyenne, fortement rétrécie, offre, en dehors et en bas, vers le tiers postérieur de l'os, la *cavité cotyloïde*, indiquée seulement jusqu'à présent, parce qu'elle n'appartient en propre à aucune des trois parties. Cette cavité, destinée à recevoir la tête du fémur, représente un segment de sphéroïde creux; elle est circonscrite par un sourcil très saillant, à peine échancré à la jonction desdites parties, mais interrompu du côté interne à l'entrée de ce que l'on appelle son *arrière-fond*, surface rugueuse et déprimée où aboutit la gouttière inférieure du pubis. — L'extrémité antérieure, aile ou palette de l'ilium, s'appuie, nous le répétons, sur le sacrum. — L'extrémité postérieure, aplatie en sens inverse de la précédente, est constituée par le pubis et l'ischium, et traversée, de dessus en dessous, par le *trou sous-pubien*, large ouverture ovalaire qui sépare, de chaque côté, ces deux os l'un de l'autre et qui perfore le plancher de la cavité du bassin; cette ouverture est bouchée, dans l'état frais, par des muscles.

Les deux coxaux, en s'unissant dans leur partie postérieure, forment l'articulation à laquelle on a donné le nom de *symphyse ischio-pubienne* ou *pelvienne*.

Ainsi réunis par cette articulation, ces deux os représentent une espèce de V ouvert en avant, disposition en vertu de laquelle le diamètre latéral du bassin est plus étendu en avant qu'en arrière.

Structure et développement du coxal. — Aux trois principaux noyaux d'ossification qui constituent le coxal viennent se joindre deux épiphyses : une pour la crête iliaque et les deux épines iliaques supérieures, l'autre pour la tubérosité et la lèvre postérieure de l'ischium.

Il faut ajouter qu'il existe à l'intérieur de la cavité cotyloïde, en dedans et en avant, un *noyau cotyloïdien* (Voy. fig. 124), analogue au *noyau glénoïdien* de l'omoplate. Ce noyau, compris entre les trois pièces du coxal, a été signalé pour la première fois par Serres, qui l'assimilait, à tort, à l'os marsupial. Il fait défaut chez les Ruminants et le Porc.

Les trois pièces du coxal commencent à s'ossifier à partir du voisinage de l'acétabulum, l'ilium en premier lieu, l'ischium un peu plus tard, le pubis en dernier lieu. Elles se soudent ensemble à peu près en même temps que le noyau coracoïdien se réunit au corps du scapulum, vers dix à douze mois chez les Solipèdes. Les épiphyses tardent longtemps à se montrer et plus encore à se souder. La première trace d'épiphyse se montre à la tubérosité ischiale vers trois à cinq mois, ensuite à l'angle externe de l'ilium, vers six à huit mois. Leur soudure se fait à peu près simultanément avec celle des épiphyses des corps vertébraux (quatre ans et demi à cinq ans), c'est-à-dire longtemps après que l'ossification des os longs des membres est achevée.

Quant à la soudure des coxaux au niveau de la symphyse, elle se fait d'assez bonne heure entre les pubis, mais souvent reste incomplète entre les ischiums.

Dans la jeunesse, les différentes parties du coxal possèdent une grande épaisseur; le tissu spongieux est très abondant, tandis que le tissu compact est rare; le pubis est toujours convexe sur ses deux faces, et la partie moyenne du coxal, celle qui avoisine la cavité cotyloïde, est d'une épaisseur considérable, ce qui diminue beaucoup l'étendue de la cavité pelvienne.

A mesure que l'animal avance en âge, les lames de tissu compact augmentent d'importance; elles se rapprochent l'une de l'autre pendant que le tissu spongieux se raréfie. Les pubis sont les pièces qui s'amincissent le plus; ils deviennent quelquefois translucides dans un âge avancé.

La substance compacte est toujours abondante aux alentours de la cavité cotyloïde, parce que cette cavité est le centre où viennent converger tous les efforts d'impulsion communiqués au tronc par les membres postérieurs.

B. — Bassin en général.

I. Conformation extérieure et intérieure du bassin. — Le bassin est une sorte d'arrière-cavité en forme de cône qui prolonge la cavité abdominale audessous du sacrum et des premières vertèbres coccygiennes.

Il occupe la partie postérieure du tronc et présente à étudier, au point de vue de sa conformation, une surface extérieure et une surface intérieure.

Surface extérieure. — Elle est décomposable en quatre plans ou faces.

Le *plan supérieur* est légèrement oblique de haut en bas et d'avant en arrière; son degré d'obliquité varie avec les sujets. Il se rétrécit d'avant en arrière et montre : 1° sur la ligne médiane, les apophyses épineuses des vertèbres sacrées et de la première coccygienne; 2° de chaque côté, les gouttières sacrées, au fond desquelles s'ouvrent les trous sus-sacrés.

Le *plan inférieur* est presque horizontal. Formé par les pubis et les ischions, il présente, d'avant en arrière : 1° au milieu, la symphyse ischio-pubienne ; 2° de chaque côté, la gouttière sous-pubienne, le trou ovalaire et la face inférieure de l'ischium ; 3° enfin, tout à fait en dehors, les cavités cotyloïdes, par lesquelles le bassin repose sur les membres postérieurs.

Les *faces latérales* sont obliques de haut en bas, de dedans en dehors, et plus larges en avant qu'en arrière. On voit sur ces faces : 1° la crête et les deux épines supérieures de l'os iliaque; 2° la fosse iliaque externe; 3° la grande échancrure sciatique; 4° la crête sus-cotyloïdienne ou épine sciatique, qui présente sur son revers externe de fortes rugosités d'insertion ; 5° la petite échancrure sciatique; 6°, enfin, la tubérosité ischiale avec sa crête inféro-externe.

On remarque, en outre, que le coxal est coudé dans sa longueur, l'ischium se dirigeant horizontalement, à la suite d'un ilium oblique de haut en bas et d'avant en arrière.

Surface intérieure. — L'intérieur du bassin du Cheval ne peut pas être divisé, comme chez l'Homme, en un *grand bassin* et un *petit bassin*, attendu que la face interne des os iliaques n'est pas excavée et ne forme rien de comparable à un grand bassin. Le bassin de cet animal équivaut purement et simplement au petit bassin de l'Homme. Il figure une cavité conoïde dans laquelle on distingue quatre plans ou faces et deux orifices appelés détroits.

Le *détroit antérieur* est presque circulaire, surtout chez la Jument, un peu oblique de haut en bas et d'avant en arrière. Il est délimité, en haut, par la face inférieure de la première vertèbre sacrée; en bas, par le bord antérieur des pubis ; et, sur les côtés, par les crêtes ilio-pectinées. Il présente quatre *diamètres* dont la connaissance importe en obstétrique : un diamètre vertical, un diamètre horizontal et deux diamètres obliques.

Le premier, encore appelé *sacro-pubien*, s'étend de la face inférieure de la base du sacrum à l'extrémité antérieure de la symphyse pubienne ; sa longueur moyenne est de 0^{m},22.

Le second, encore nommé *bis-iliaque*, se mesure d'une crête pectinéale à l'autre ; il a, en moyenne, 0^{m},21.

Enfin, les deux derniers dits *iléo-sacrés* s'étendent de la face inférieure d'une articulation sacro-iliaque à la crête iléo-pectinée du côté opposé ; ils mesurent 0^{m},22 en moyenne.

Les dimensions que nous venons de donner démontrent irréfutablement que le détroit antérieur n'est pas elliptique dans le sens vertical; il peut arriver, au contraire, que le diamètre transversal soit le plus grand.

Le *détroit postérieur*, situé au fond de la cavité pelvienne, livre passage au rectum et aux organes génitaux. Il est limité par la face inférieure du sommet du sacrum, la face supérieure des ischions, les crêtes sus-cotyloïdiennes ou épines sciatiques, et la face interne des ligaments sacro-sciatiques. On ne reconnaît au détroit postérieur que deux diamètres : un vertical et un horizontal. Le diamètre vertical, étendu de la face inférieure du sacrum à la face supérieure de la symphyse ischiale, mesure 0^{m},17 en moyenne ; et le diamètre horizontal, compris entre les deux crêtes sus-cotyloïdiennes, 0^{m},18.

Bien que ce détroit soit plus petit que l'autre, il fait rarement obstacle à l'accouchement car la cavité pelvienne est à ce niveau en grande partie circonscrite par des parties molles, facilement extensibles.

La *face supérieure* ou plafond de la cavité pelvienne est un peu concave d'avant en arrière. Elle a pour base le sacrum qui présente de chaque côté de la ligne médiane les trous sous-sacrés. L'angle sacro-vertébral ou promontoire, formé chez l'Homme à l'union du sacrum avec les lombes, est presque effacé chez les Quadrupèdes.

La *face inférieure* ou *plancher*, plan ischio-pubien, est formée par les pubis et les ischions. Elle est concave d'un côté à l'autre, presque droite d'avant en

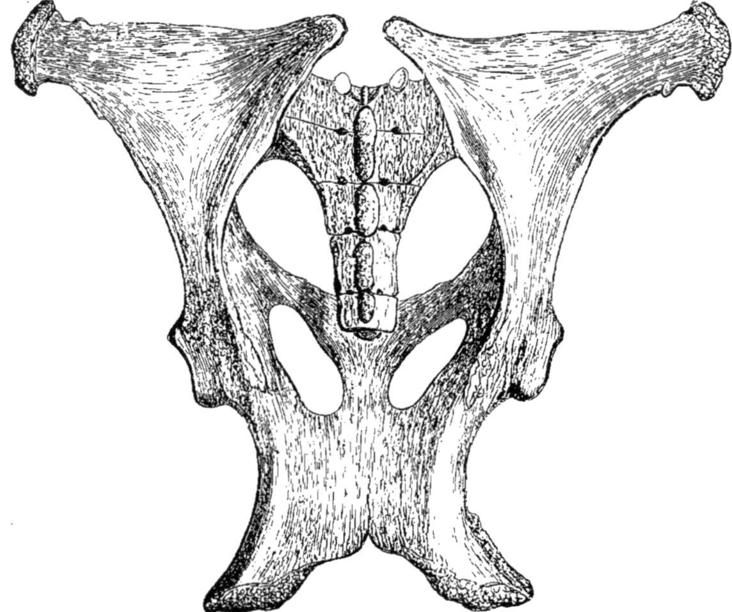

Fig. 126. — Bassin de Cheval.

arrière. Son bord antérieur est à peu près droit; le postérieur est entamé par une profonde échancrure, l'*arcade ischiale*.

Ainsi que l'a fait remarquer Goubaux, la portion de ce plan qui répond aux pubis présente des variétés nombreuses : la face supérieure de ces os peut être convexe dans sa moitié antérieure, puis concave dans sa moitié postérieure, ou bien concave en avant et convexe en arrière, la concavité étant séparée de la convexité par une crête transversale. Cette crête est quelquefois représentée par une série de petites éminences coniques. D'autres fois, cette face supérieure est disposée en un plan incliné, lisse, dirigé d'avant en arrière et de bas en haut, et une sorte de rebord surmonte le contour antérieur du trou ovalaire [1].

Quant aux *faces latérales*, elles sont formées par une petite portion de la face interne des iliums, par le revers interne des crêtes sus-cotyloïdiennes, et, en grande partie, par le ligament sacro-sciatique.

1. Il faut être averti de la fréquence des aspérités du plancher du bassin pour ne pas tirer de l'exploration de la vessie par le rectum des inductions fausses.

Pelvimétrie. — Le fœtus doit traverser le canal pelvien pendant la parturition ; il est donc important de savoir à tout moment si le bassin d'une femelle donnée possède les dimensions suffisantes pour livrer passage au produit de la conception. On appelle *pelvimétrie* la partie de l'obstétrique qui s'occupe de la détermination des diamètres du bassin. On peut arriver à la connaissance de ceux-ci par plusieurs procédés qui reçoivent chaque jour, en médecine vétérinaire, la sanction de l'expérience. Nous en avons indiqué un, il y a quelques années [1]. Il consiste à mesurer les distances horizontales qui séparent les deux hanches et les deux tubérosités ischiatiques et la distance verticale qui s'étend

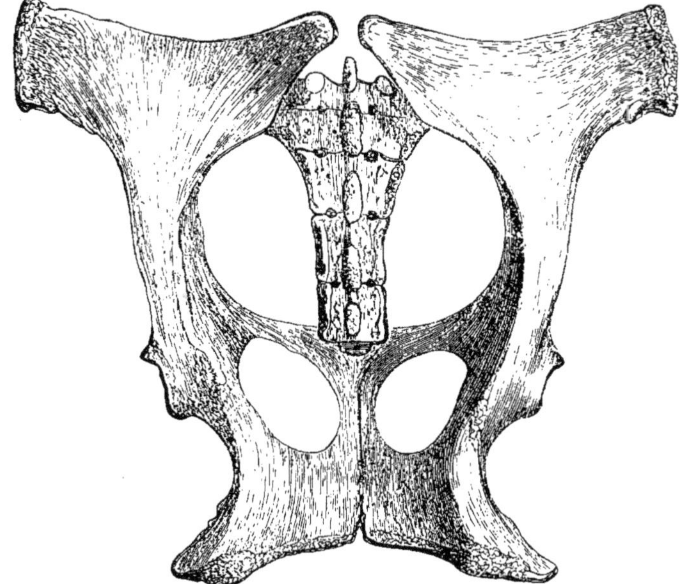

Fig. 127. — Bassin de Jument.

de l'articulation coxo-fémorale à la partie la plus saillante de la croupe, puis à prendre le quart de la somme des deux premières dimensions pour avoir le diamètre transversal du détroit antérieur et les trois quarts de la troisième pour obtenir le diamètre vertical du même détroit.

MM. Saint-Cyr et Violet ont cherché le rapport qui existe entre la taille de la Jument et le diamètre vertical du bassin, puis le rapport de la largeur de la croupe au diamètre bis-iliaque. Ils ont trouvé que le premier est égal à 0,1515, le second à 0,4654 sur les Juments de race distinguée, à 0,3945 pour les Juments de race commune. Par conséquent, d'après le procédé pelvimétrique de ces auteurs, il suffirait de multiplier la taille d'une Jument par 0,1515 pour avoir le diamètre vertical du détroit antérieur, et la largeur de la croupe par 0,4654 ou 0,3945, selon les cas, pour obtenir le diamètre transversal [2]. Nous n'insisterons pas davantage sur cette question qui appartient surtout à l'obstétrique.

1. Arloing, *Études anat. sur le bassin*, in *Journal méd. vét. de Lyon*, 1868.
2. Saint-Cyr et Violet, *Traité d'obstétrique vét.* Paris, 1888.

II. Différences du bassin dans les deux sexes. — Le bassin de la Jument l'emporte sur celui du Cheval par toutes ses dimensions, mais les différences sont surtout prononcées pour les diamètres transversaux (Voy. fig. 126 et 127).

Le détroit antérieur forme une circonférence vaste, si on le compare au même détroit du bassin du mâle ; les crêtes pectinéales sont très écartées, et la distance qui sépare le bord antérieur du pubis de la face inférieure du sacrum est considérable.

Si l'on regarde le bassin par son plan supérieur, on trouve que, chez la Jument, le bord interne de l'ilium forme une ligne courbe régulière et fortement concave ; que les crêtes sus-cotyloïdiennes ou épines sciatiques sont très écartées l'une de l'autre. On remarque encore que le plancher du bassin est large, que les os qui le constituent tendent à se mettre sur un même plan horizontal, et que la face supérieure des pubis est plus ou moins excavée.

Chez le mâle, la partie du bord interne de l'ilium comprise entre la crête sus-cotyloïdienne et l'articulation sacro-iliaque est beaucoup moins étendue que chez la femelle, et elle forme un angle avec la partie supra-articulaire du même bord : les crêtes sus-cotyloïdiennes sont légèrement renversées en dedans, très convergentes l'une vers l'autre ; les deux moitiés du plancher du bassin sont dirigées très obliquement, de haut en bas et de dehors en dedans, l'une vers l'autre ; la face supérieure du pubis est plutôt bombée que déprimée.

Dans la Jument, l'arcade ischiale, plus large que chez le mâle, dessine une courbe régulière réunissant les deux tubérosités de même nom. Dans le Cheval, les deux tubérosités ischiatiques sont plus relevées, moins écartées l'une de l'autre, et l'arcade intermédiaire forme un angle assez aigu, dont les bords sont à peu près droits.

Enfin, lorsqu'on voit le bassin par son plan inférieur, outre les caractères déjà fournis par l'arcade ischiale, on trouve, chez la Jument, que les trous sous-pubiens sont larges et plus ou moins anguleux, tandis qu'ils sont elliptiques dans le Cheval ; on voit aussi que les cavités cotyloïdes sont plus écartées de la symphyse ischio-pubienne que chez le mâle.

Le sacrum de la Jument nous a paru, dans quelques sujets, un peu plus arqué d'avant en arrière que celui du Cheval, mais ce caractère n'est pas constant.

Voici des chiffres qui confirment ce que nous avons dit plus haut.

JUMENT DIAMÈTRES HORIZONTAUX.		CHEVAL DIAMÈTRES HORIZONTAUX.	
Entre les crêtes pectinéales.	Entre les crêtes sus-cotyloïdiennes.	Entre les crêtes pectinéales.	Entre les crêtes sus-cotyloïdiennes.
0m.234	0m,192	0m,20	0m.164

JUMENT DIAMÈTRES VERTICAUX.		CHEVAL DIAMÈTRES VERTICAUX.	
Entre le sacrum et le pubis.	Entre le sacrum et l'ischium.	Entre le sacrum et le pubis.	Entre le sacrum et l'ischium.
0m,227	0m,175	0m,203	0m.160

En résumé, on reconnaîtra le bassin de la Jument :
1° A la grande étendue des diamètres transversaux ;
2° A la régularité de la courbure interne de l'ilium ;
3° A la largeur et la forme concave de l'arcade ischiale ;
4° A la forme presque circulaire des trous sous-pubiens ;
5° Au grand écartement des deux cavités cotyloïdes ;
6° A un certain aplanissement du plancher.

DIFFÉRENCES

Ane. — Le bassin de l'âne se distingue de celui du Cheval : 1° par la forme allongée de haut en bas de son détroit antérieur, qui est toujours elliptique, tandis que, dans ce dernier, il est plus ou moins régulièrement circulaire ; 2° par la brièveté relative des coxaux ; 3° par l'obliquité latérale plus considérable des ailes de l'ilium, par la moindre excavation de la fosse iliaque, la moindre courbure de la crête iliaque, la minceur de la branche du même os, par une échancrure brève et profonde située sous l'angle de la hanche, par la direction presque horizontale de la facette auriculaire : 4° par la forme triangulaire des trous obturateurs : 4° par l'étroitesse des pubis.

Mulet. — Le bassin du Mulet tient en général de celui de l'Ane par sa brièveté, par l'aplatissement latéral de la branche iliale, par la direction horizontale de la facette auriculaire, par la forme élargie et triangulaire du trou obturateur. Il tient du bassin du Cheval par la forme circulaire du détroit antérieur, par la courbure de la crête iliaque, etc. Mais on constate des variations individuelles dans cette répartition de caractères.

Bœuf (fig. 128). — *Coxal en général.* — Dans le Bœuf, la direction générale du coxal, donnée par une ligne réunissant ses extrémités, tend à l'horizontale par suite du relèvement considérable de l'ischium. La cavité cotyloïde est située moins en arrière que dans les Solipèdes, à cause de l'allongement de l'ischium (on ne trouve que quelques centimètres de différence entre la longueur iliale et la longueur ischiale). En outre elle est beaucoup plus petite que chez le Cheval, et son sourcil, particulièrement épais en arrière, porte deux petites échancrures qui délimitent nettement la part qui revient aux trois pièces du coxal dans sa constitution. Son arrière-fond, circulaire, s'ouvre vers le trou obturateur par une troisième échancrure qui est beaucoup plus resserrée que celle que l'on observe dans les Solipèdes, et peut même se convertir en trou.

Ilium. — La branche de l'ilium est fortement comprimée. L'angle interne est moins saillant que dans le Cheval, et en recul considérable par rapport à l'angle externe, de telle sorte que la crête iliaque est fortement oblique de dehors en dedans et d'avant en arrière. L'angle externe est légèrement relevé : c'est la partie culminante du coxal : il présente seulement trois mamelons.

La fosse iliaque présente parallèlement à son bord externe une ligne d'insertion plus ou moins accentuée marquant la limite du quatrième fessier. A la jonction de la partie lisse et de la partie rugueuse de la face interne, existe un relief épais, une sorte de côte contre laquelle s'appuie la facette auriculaire. La crête sus-cotyloïdienne est très élevée, tranchante, à peine rugueuse sur son revers externe, très légèrement déjetée en dehors vers son sommet ; elle s'abaisse insensiblement vers la petite échancrure sciatique et ne présente point de scissure de réflexion pour le muscle obturateur interne.

Il n'existe qu'une seule empreinte, très déprimée, pour l'insertion du muscle droit antérieur de la cuisse ; cette fossette correspond à l'empreinte inférieure des Solipèdes. La crête ilio-pectinée est très peu marquée et en retrait sur le sourcil de la cavité cotyloïde, en sorte que c'est celui-ci qui profile l'os vu de côté, tandis que c'est la crête ilio-pectinée chez les Solipèdes. Le trou nourricier est reporté en dedans du col et il est précédé d'un long et fin sillon qui descend du voisinage de la facette auriculaire.

Ischium. — L'ischium est non seulement relevé d'avant en arrière, il l'est beaucoup de dedans en dehors : en sorte que le plancher pelvien se trouve profondément encaissé. Cet os est beaucoup plus étendu que dans le Cheval. La tubérosité ischiatique est volumineuse et nettement tricuspide ; on distingue : une pointe supérieure, une pointe inférieure et une pointe externe. L'arcade ischiale est moins large mais plus profonde que dans le Cheval. La branche acétabulaire de l'os est extrêmement développée. Le trou obturateur est très vaste et assez régulièrement elliptique ; il est circonscrit par un bord tranchant.

Pubis. — Le pubis est, comme chez les Solipèdes, très variable de largeur, d'épaisseur et de configuration. Son angle fait épine à l'extrémité de la symphyse. L'éminence ilio-pectinée forme une crête plus ou moins saillante, en dedans de laquelle le bord antérieur de l'os est échancré d'une manière variable. Il n'y a point de gouttière sur la face inférieure.

Bassin. — L'écartement compris entre les deux coxaux n'est guère plus grand en avant qu'en arrière. Le détroit antérieur est elliptique : son diamètre bis-iliaque est environ les trois quarts du diamètre sacro-pubien. Le plancher de la cavité est profond et concave dans les deux sens, c'est-à-dire d'avant en arrière et d'un côté à l'autre. Les parois latérales présentent une dépression plus ou moins prononcée à la base des crêtes sus-cotyloïdiennes, au-dessus et en avant des trous obturateurs. La symphyse arrive à complète synostose; elle présente, dans le jeune âge, une enclave remarquable qui se bifurque en arrière pour se continuer avec les épiphyses des tubérosités ischiales; cette pièce en **Y** que Müller a décrite sous le nom d'*os interischial*, fait, à la partie moyenne de la symphyse, une forte

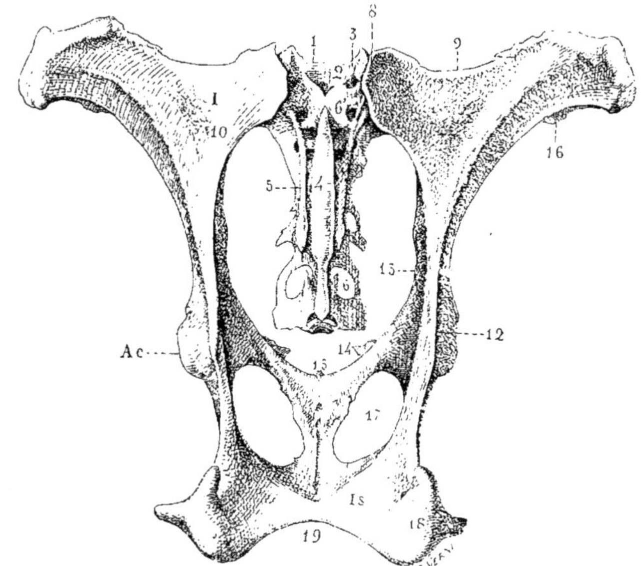

Fig. 128. — Bassin de Vache vu par-dessus *.

saillie extérieure, aplatie d'un côté à l'autre et plus ou moins pointue qui correspond au fond de la cuvette ischio-pubienne.

Entre le Taureau et la Vache, on observe les différences suivantes :

1° La distance qui sépare les cuspides supérieurs des tubérosités ischiales est inférieure au diamètre bis-iliaque du détroit antérieur, chez le Taureau; tandis qu'elle lui est au moins égale chez la Vache. La face interne desdites tubérosités tend au parallélisme et à la verticalité dans le Taureau; elle est déjetée en dehors et comme évasée dans la Vache.

2° Les pubis du Taureau sont extrêmement épais, de section circulaire; ils sont au contraire aplatis dans la Vache. La forme de la coupe de la symphyse pelvienne est, en boucherie, l'un des moyens les plus faciles de distinguer les deux sexes. Toutefois, il convient de dire que, lorsque les mâles ont été châtrés de bonne heure, les différences que nous venons de signaler sont moins accentuées.

Mouton et Chèvre (fig. 129 et 130). — Comparativement au Bœuf, on constate les différences suivantes :

Le coxal est plus horizontal que chez le Bœuf; il est à peu près rectiligne au lieu d'être courbé en haut; la branche acétabulaire de l'ischium est sur le prolongement de la tige de l'ilium. La cavité cotyloïde est relativement plus profonde que celle du Bœuf, située plus en arrière, et ne présente pas le revers que l'on observe chez ce dernier sur sa partie

* I. ilium; Is, ischium; A, acétabulum; 1, surface articulaire antérieure du corps de la première vertèbre sacrée; 2, entrée du canal sacré; 3, apophyse articulaire antérieure de cette vertèbre; 4, épine sacrée, sa lèvre supérieure; 5, crête latérale résultant de la fusion des apophyses mamillaires; 6, 6, trous sus-sacrés; 8, angle interne de l'ilium (épine iliaque postérieure et supérieure); 9, crête iliaque; 10, rugosités plus ou moins marquées servant à l'insertion du fessier profond. En dehors on voit une crête longitudinale marquant la limite du quatrième fessier ou scansorius; 12, crête sus-cotyloïdienne; 13, crête iléo-pectinée; 14, éminence iléo-pectinée; 15, épine pubienne; 16, crête donnant insertion au muscle iliaque; 17, trou ovalaire; 18, tubérosité ischiale avec ses trois cuspides; 19, arcade ischiale.

ischiale. — L'axe de l'ilium est sensiblement parallèle au sacrum. La fosse iliaque est divisée en deux portions par un léger relief longitudinal qui se termine à une protubérance de la crête iliaque. L'angle de la hanche est relativement mince, non cuspidé. La tige de l'ilium est plus allongée et la palette moins étendue que dans le Bœuf. La crête sus-cotyloïdienne est peu élevée. Les ischiums sont moins étendus et surtout moins obliques l'un vers l'autre que dans le Bœuf, en sorte que le plancher du bassin est beaucoup moins profond. La tubérosité ischiale a son cuspide supérieur très surbaissé et se trouve ainsi allongée dans le sens transversal : sa pointe externe, la plus développée, se recourbe en avant.

Relativement à la cavité pelvienne, il faut signaler le peu de longueur et de profondeur de son plancher, ainsi que la direction presque rectiligne de la symphyse. Celle-ci présente

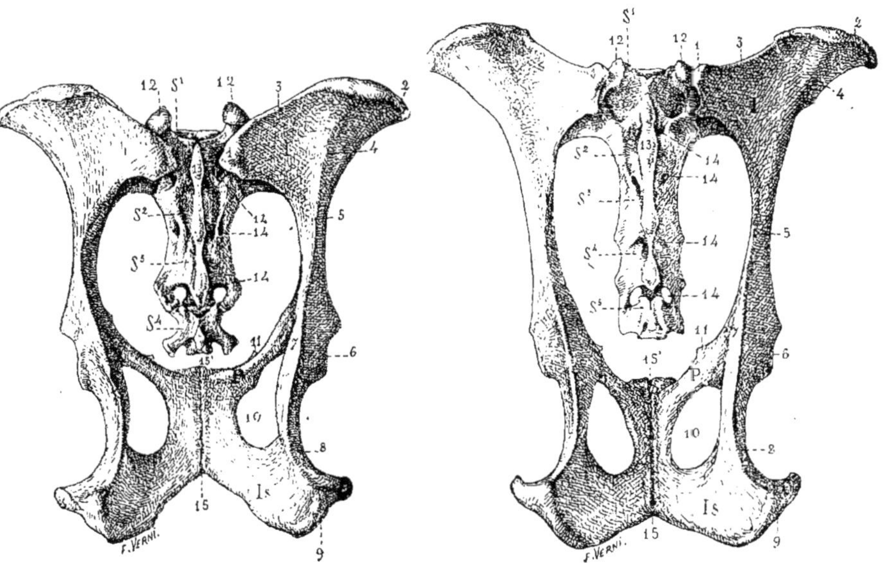

Fig. 129. — Bassin de Brebis *.

Fig. 130. — Bassin de Chèvre **.

dans le jeune âge la même enclave épiphysaire que dans le Bœuf, qui produit plus tard une crête extérieure tenant lieu de la forte éminence qu'on observe chez ce dernier.

Entre le Mouton et la Chèvre, les différences du bassin sont relativement grandes et faciles à saisir (Voy. figures ci-dessus). Le coxal caprin est remarquable par sa longueur et surtout par l'allongement de la tige de l'ilium : par contre, la palette iliale est moins développée que dans les Ovins. Il s'ensuit que le rapport de la largeur maximum de l'ilium à la longueur maximum de ce même os, mesurée à partir du fond de l'acétabulum, varie de 0,47 à 0,58 chez la Chèvre, de 0,62 à 0,76 chez le Mouton. Il y a là une des différences les plus tranchées que présentent les squelettes des deux espèces. D'autre part, le plancher du pelvis caprin est sensiblement plus long et plus creux que dans le type ovin, et le trou obturateur plus spacieux.

Chameaux. — Le coxal des Chameaux est relativement court, et très oblique. L'ilium est extrêmement élargi, rabattu latéralement, très convexe au bord antérieur, fortement concave au bord externe. La cavité cotyloïde est peu profonde, de contour régulier ; elle offre un vaste arrière-fond qui s'ouvre sur le trou ovalaire par une échancrure de $1^{cm},5$ à 2 centimètres de largeur. La crête sus-cotyloïdienne est beaucoup moins saillante, mais plus épaisse que chez les Bovidés ; elle se termine brusquement par une épine plus ou moins prononcée, derrière laquelle se trouve la poulie de renvoi du muscle obturateur interne.

* I. ilium ; P. pubis ; Is. ischium ; 1. angle interne de l'ilium ; 2, angle externe ; 3, crête iliaque ; 4. légère côte divisant la fosse iliaque externe ; 5. surface d'insertion du scansorius ; 6. cavité cotyloïde ; 7. crête sus-cotyloïdienne ; 8, bord externe de l'ischium ; 9. tubérosité ischiale ; 10, trou ovalaire ; 11, éminence iléo-pectinée ; 12. 12, apophyses mamillaires de la première vertèbre sacrée ; 13, épine sacrée ; 14. 14.., trous sus-sacrés ; 15. arcade ischiale ; 15', épine pubienne ; S^1, S^2, S^3, S^4, vertèbres sacrées, la dernière non encore soudée.

** Même légende que la figure 129.

L'ischium est court; la tubérosité qui le termine est dirigée transversalement comme dans le Mouton et la Chèvre; elle fait, dans le jeune âge, une épiphyse qui se prolonge dans la symphyse. Le pubis est relativement épais, très large vers la symphyse; l'épiphyse symphysaire dont il vient d'être parlé se termine là par un élargissement qui fait une forte saillie antérieure pour l'attache du tendon prépubien. La cavité pelvienne est précédée d'une sorte d'évasement simulant un grand bassin, évasement produit par le rabattement des iliums. Cette cavité se rétrécit sensiblement en arrière. Son détroit antérieur est elliptique à grand axe vertical. Son plancher est moins allongé et moins profond que dans les Bovins. Avec l'âge les coxaux arrivent à soudure complète.

Entre les deux espèces de Chameaux, on observe les différences suivantes : la cavité cotyloïde est beaucoup plus vaste dans l'espèce à deux bosses que dans l'autre; en moyenne son diamètre antéro-postérieur est de 65 millimètres dans la première, de 55 millimètres dans la seconde.

Dans celle-ci la crête sus-cotyloïdienne est notablement plus élevée et plus tranchante que dans celle-là. La tubérosité ischiale a une direction presque transversale dans le Chameau à deux bosses, tandis que dans le Dromadaire, la pointe externe est en même temps antérieure.

Lamas. — Le bassin des Lamas se distingue de celui des Chameaux par sa moindre obliquité et surtout par la longueur plus grande de l'ischium qui atteint les trois quarts environ de l'ilium, tandis que, dans ces derniers, il n'en dépasse guère de moitié.

Cochon. — Le bassin du Porc ressemble beaucoup à celui des petits Ruminants : le coxal est horizontal et l'ischium est en ligne avec l'ilium; celui-ci est allongé de tige, court de palette, et la fosse iliaque est divisée en deux parties par une crête mousse. On remarque aussi un certain nombre de caractères particuliers : 1° la forte convexité de la crête iliaque; 2° le rabattement latéral des palettes de l'ilium; 3° la surélévation des crêtes sus-cotyloïdiennes, dont le bord libre décrit un demi-cercle; ces crêtes, manifestement reportées en arrière, appartiennent presque entièrement aux ischiums; 4° la disposition relevée et le peu d'étendue transverse des tubérosités ischiales, lesquelles tiennent davantage de celles du Bœuf que de celles du Mouton; 5° la brièveté de l'enclave symphysaire; 6° l'existence d'un gros tubercule médian à la face inférieure des pubis. — La cavité pelvienne du Porc, assez fortement resserrée entre les crêtes sus-cotyloïdiennes, s'évase en arrière. La symphyse se soude plus tardivement que dans les Ruminants.

Chien. — Dans le Chien, le diamètre transverse du bassin est plus grand en arrière qu'en avant; il présente son minimum au niveau des cavités cotyloïdes. Le coxal est à peu près horizontal, et la branche externe de l'ischium en ligne avec la tige de l'ilium.

L'ilium est tellement rabattu latéralement qu'il est dans un plan presque parallèle au plan médian; sa face externe est fortement déprimée; son bord antérieur convexe réunit deux épines iliaques supérieures peu accentuées; son bord interne est brisé par un angle saillant correspondant à l'articulation sacro-iliaque, angle plus ou moins prononcé, constituant ce qu'on appelle l'*épine iliaque postérieure et inférieure*: la partie située entre cette épine et l'épine postérieure et supérieure est extrêmement épaisse et rugueuse. La plus grande partie de la palette iliale proémine au-dessus de l'articulation sacro-iliaque. La cavité cotyloïde est spacieuse, largement ouverte du côté interne; mais elle est séparée du trou obturateur par une travée osseuse saillante. La crête sus-cotyloïdienne est très basse et obtuse: elle se termine par une petite épine derrière laquelle on voit la scissure du muscle obturateur interne. En avant de la cavité cotyloïde existe une tubérosité destinée à l'attache du muscle droit antérieur de la cuisse. — Le pubis est épais, dépourvu de gouttière sur sa face inférieure. Le trou obturateur, très variable d'étendue, tend à la forme triangulaire. — Les ischiums sont plus ou moins divergents en arrière, et leurs tubérosités sont très écartées: celles-ci s'étendent longuement sur le bord postérieur, de telle manière que l'arcade ischiale n'occupe que la moitié interne de ce bord. Entre la tubérosité ischiale et l'épine sciatique, existe un bord épais et sensiblement droit, parfois même un peu convexe: il n'y a donc pas, à proprement parler, de petite échancrure sciatique. La soudure de la symphyse est encore plus tardive que dans le Porc.

Chat. — Le bassin du Chat n'est pas évasé en arrière comme celui du Chien; son plancher est plus profond, plus encaissé: les crêtes sus-cotyloïdiennes sont sensiblement plus élevées, mais l'épine qui les termine est moins prononcée.

La palette iliale est plus étroite et surtout moins déprimée sur sa face externe. Les trous ovalaires sont plus spacieux et régulièrement elliptiques. Enfin le bord postérieur de l'ischium est régulièrement convexe de dehors en dedans.

Lapin. — Le coxal du Lapin est très allongé et tout à fait horizontal. La cavité cotyloïde est presque à égale distance des deux extrémités, attendu que la longueur ischiale est les 80 à 85 centièmes de la longueur iliale; elle atteint les 90 à 95 centièmes dans le Lièvre. L'échancrure interne de ladite cavité est fermée ou presque fermée à son entrée. La palette iliale est très allongée et dépasse de beaucoup la base du sacrum, plus encore que dans le Chien et le Chat; sa forme est celle d'un quadrilatère irrégulier dont les quatre angles forment autant d'épines iliaques plus ou moins accentuées ; sa face externe est parcourue par une sorte de nervure semblable à celle dont nous avons déjà constaté l'existence chez les petits Ruminants et le Porc. La tige de l'ilium est relativement courte et beaucoup moins comprimée que chez le Chat ; elle porte en dehors un tubercule très saillant pour l'attache du muscle droit antérieur de la cuisse. La crête sus-cotyloïdienne est très peu élevée, rectiligne et terminée brusquement en arrière par une sorte de dentelure derrière laquelle se réfléchit le muscle obturateur interne. Les branches acétabulaires des ischiums sont épaisses et cylindroïdes, elles ne présentent aucune divergence l'une par rapport à l'autre. Les tubérosités ischiatiques sont tricuspides et ressemblent beaucoup à celles du Mouton ou de la Chèvre. Le pubis présente une petite épine vers le milieu de son bord antérieur. La cavité pelvienne se fait remarquer par le grand développement de ses diamètres transversaux relativement aux diamètres supéro-inférieurs; sa largeur minima se trouve entre les épines qui terminent les crêtes sus-cotyloïdiennes. Le plancher de cette cavité est beaucoup moins profond que chez le Chat et relativement plat.

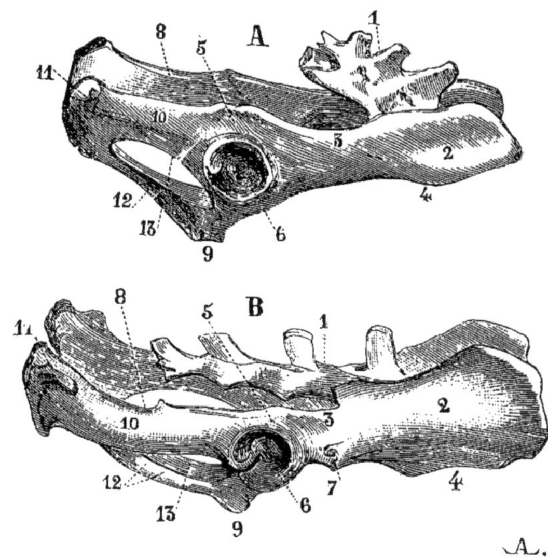

Fig. 131. — Bassins du Chat et du Lapin *.

Coup d'œil général. — 1° La direction du coxal, déterminant celle de la croupe, atteint son maximum d'obliquité chez les Camélidés ; les Solipèdes viennent ensuite avec un degré d'obliquité très variable; les autres espèces ont un coxal tendant au parallélisme avec la colonne vertébrale, c'est-à-dire plus ou moins horizontal.

2° L'obliquité latérale de l'ilium, d'où résulte la largeur de la croupe, est au minimum chez les Solipèdes et les Bovidés qui ont ainsi les saillies des hanches très élevées et très écartées ; elle s'accuse de plus en plus jusqu'au rabattement vertical des palettes iliales, en passant par le Mouton, la Chèvre, le Porc, les Chameaux, le Chien, le Chat et le Lapin. En général, dans les espèces à ilium très rabattu, cet os se projette beaucoup en avant du sacrum.

3° La branche acétabulaire de l'ischium, représentant son axe mécanique, est exactement en ligne avec la tige de l'ilium chez le Lapin ; elle est presque en ligne chez le Mouton, la Chèvre et le Porc ; ces deux parties forment un angle peu prononcé ouvert en haut chez le Chat ; dans le Chien, elles forment en outre un angle ouvert en dehors ; dans les Solipèdes, la coudure supérieure du coxal est très prononcée, et elle l'est plus encore dans les Bovidés par suite de la direction ascendante de l'ischium.

* A, bassin du Chat ; B, bassin du Lapin ; 1, sacrum, 2, fosse iliaque externe ; 3, grande échancrure sciatique ; 4, bord externe de l'ilium ; 5, crête sus-cotyloïdienne ; 6, cavité cotyloïde ; 7, tubérosité d'insertion du droit antérieur de la cuisse ; 8, petite échancrure sciatique ; 9, extrémité antérieure de la symphyse pubienne ; 10, ischium ; 11, tubérosité ischiatique ; 12, pubis ; 13, trou sous-pubien.

4° La situation de la cavité cotyloïde relativement aux extrémités du coxal, c'est-à-dire le rapport de longueur entre l'ischium et l'ilium, est très variable suivant les espèces. En général, l'ischium est d'autant plus court que le coxal est plus oblique. C'est ainsi qu'il est à son maximum de brièveté chez les Chameaux (50 à 55 p. 100); viennent ensuite les Solipèdes où il atteint 54 à 60 p. 100 de la longueur de l'ilium; le Chien (60 à 65 p. 100); le Chat (66 p. 100); le Mouton et la Chèvre (70 p. 100 environ); le Porc (75 p. 100); le Lapin (80 à 85 p. 100); le Bœuf (85 à 90 p. 100); le Lièvre (90 à 95 p. 100).

5° Les crêtes sus-cotyloïdiennes sont au maximum d'élévation chez le Porc et les Bovidés; viennent ensuite les Solipèdes, le Mouton et la Chèvre, les Chameaux, le Chien, le Chat et le Lapin. Dans les Bovidés, les Ovidés, les Porcins, la transition est insensible entre cette crête et le bord ischial correspondant à la petite échancrure sciatique; tandis que, dans les autres espèces, on observe une scissure de réflexion pour le muscle obturateur interne, et même, chez le Lapin, le Chien, le Chat, les Camélidés, cette scissure est dominée par une épine sciatique plus ou moins accentuée qui termine la crête précitée.

6° Dans le Mouton, la Chèvre, le Porc, le Lapin, la fosse iliaque externe est divisée par une crête mousse qui évoque à l'esprit l'épine acromienne du scapulum.

7° Dans tous nos Mammifères, la symphyse du bassin est ischio-pubienne; tandis que, dans l'Homme et les Primates, elle est exclusivement pubienne. Plus ou moins tôt, elle se convertit en synostose dans toutes les espèces qui nous intéressent.

Cuisse.

La cuisse a pour base un seul os, le *fémur*.

Fémur (fig. 132 et 133).

Le *fémur* (de *femur, femoris*, cuisse) est un os long, pair, situé dans une direction oblique de haut en bas, d'arrière en avant et de dedans en dehors, entre le coxal et l'os principal de la jambe, divisé en un *corps* et *deux extrémités*.

Corps. — Il est rectiligne, irrégulièrement cylindrique et présente à étudier *quatre faces*. — L'*externe*, l'*interne* et l'*antérieure*, confondues l'une avec l'autre, sont régulièrement arrondies et presque lisses; on y voit seulement des empreintes et quelques sillons vasculaires. — La *postérieure* (fig. 133), à peu près plane et plus large en haut qu'en bas, offre : 1° vers le tiers supérieur et en dehors, une surface mamelonnée, circulaire; 2° au même niveau et en dedans, une légère crête, oblique en bas et en dehors; 3° sur le milieu, une surface rugueuse très étendue, ayant la forme d'un parallélogramme obliquangle, dite *surface âpre*; 4° sous cette surface, une large coulisse vasculaire, oblique de haut en bas et de dedans en dehors.

Sur la limite de la face postérieure et de la face externe, on trouve : vers le tiers supérieur environ, une forte éminence rugueuse, aplatie, recourbée en avant et nommée *crête sous-trochantérienne* ou *troisième trochanter*; en bas, une fosse profonde, dite *sus-condylienne*, garnie d'aspérités à son fond et bordée en avant par une lèvre raboteuse. — Sur la limite de la face postérieure et de la face interne, on observe de haut en bas : 1° le *trochantin* ou *petit trochanter*, grosse tubérosité rugueuse, allongée dans le sens de l'os et située vers son quart supérieur ; 2° une forte empreinte longitudinale pour l'attache du pectiné ; elle est confondue en arrière avec la surface âpre, et présente en avant le trou nourricier de l'os ; 3° l'origine de la gouttière des vais-

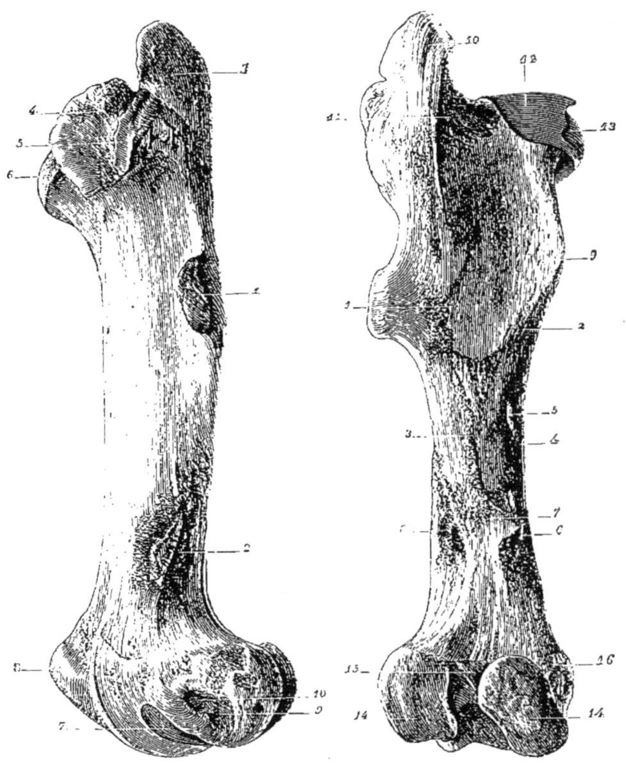

Fig. 132. — Fémur du Cheval vu par sa face externe *.

Fig. 133. — Fémur du Cheval vu par sa face postérieure **.

seaux fémoraux ; 4° enfin, tout à fait en bas, une réunion de tubercules rugueux formant la *crête sus-condylienne*.

Extrémités. — L'*extrémité supérieur*, aplatie sensiblement d'avant en arrière, porte : 1° en dedans, une tête articulaire, tournée légèrement en avant, qui est reçue dans la cavité cotyloïde du coxal. Cette tête, supportée par un col,

* 1, troisième trochanter ; 2, fosse sus-condylienne ; 3, 4, 5, trochanter ; 3, son sommet ; 4, sa convexité ; 5, sa crête ; 6, tête ; 7, fossette pour l'insertion de la corde fémoro-métarsienne ; 8, trochlée ; 9, fossette pour l'insertion du poplité ; 10, fossette pour l'insertion du ligament latéral externe de l'articulation fémoro-tibiale.

** 1, empreinte circulaire pour l'insertion du long vaste ; 2, empreinte linéaire pour l'insertion du carré crural ; 3, surface âpre pour l'insertion du petit adducteur de la cuisse et de la branche courte du grand adducteur ; 4, trou nourricier ; 5, empreinte pour l'insertion du pectiné ; 6, crête sus-condylienne ; 7, gouttière pour le passage des vaisseaux fémoraux ; 8, fosse sus-condylienne ; 9, trochantin ; 10, sommet du trochanter ; 11, fosse trochantérienne ; 12, tête ; 13, fossette d'insertion du ligament rond ; 14, 14, condyles ; 15, fossette pour l'insertion du ménisque externe de l'articulation fémoro-tibiale ; 16, tubercule d'insertion surmontant le condyle interne.

peu détaché chez les Solipèdes, est creusée, en dedans, d'une fossette très profonde, à insertion ligamenteuse ; sa courbe antéro-postérieure décrit plus d'un demi-cercle, tandis que sa courbe transversale est très surbaissée, ce qui indique la prédominance des mouvements de flexion et d'extension sur les mouvements de latéralité ; — 2° en dehors, une grande éminence, le *trochanter* ou *grand trochanter*, à laquelle on reconnaît, comme au trochiter de l'humérus : un *sommet*, beaucoup plus élevé que la tête articulaire et légèrement renversé en dedans ; une *convexité*, incrustée de cartilage et située en avant du sommet, dont elle se trouve séparée par une échancrure étroite et profonde ; une *crête* d'insertion, située sous la convexité ; — 3° en arrière, la *fosse trochantérienne* ou *digitale*, profonde, garnie d'empreintes, bordée en dehors par une lèvre saillante qui descend verticalement du sommet du trochanter sur la face postérieure de l'os, où elle s'éteint insensiblement.

L'*extrémité inférieure* est aplatie d'un côté à l'autre ; son grand axe croise par conséquent à angle droit celui de l'extrémité supérieure. Elle se distingue par la présence de *deux condyles* et d'*une trochlée*. — Les *deux condyles*, placés en arrière, l'un à côté de l'autre, répondent à l'extrémité supérieure du tibia. Ils sont séparés par une profonde échancrure, dite *intercondylienne*, qui loge l'épine du tibia et les ligaments interosseux de l'articulation fémoro-tibiale. Le *condyle externe* porte en dehors deux fossettes d'insertion. Le *condyle interne* présente, en arrière et en dedans, vers l'extrémité postérieure de l'échancrure intercondylienne, une dépression rugueuse pour l'insertion du ménisque fibro-cartilagineux interposé au condyle externe et au plan articulaire correspondant du tibia. Il est surmonté en dehors, c'est-à-dire du côté opposé à l'échancrure intercondylienne, d'un gros tubercule d'insertion. — La *trochlée*, large poulie sur laquelle glisse la rotule, se trouve située en avant des condyles. Elle est légèrement oblique de haut en bas et de dehors en dedans et forme, avec l'échancrure intercondylienne qu'elle prolonge, un angle ouvert en dehors. Des deux lèvres qui bordent sa gorge latéralement, l'interne est la plus épaisse et la plus proéminente. Entre l'externe et le condyle correspondant se remarque une fossette digitale à insertion musculaire.

Structure et développement. — Le fémur, très spongieux à ses extrémités, se développe par quatre noyaux d'ossification : un pour le corps, le second pour la tête articulaire, le troisième pour le trochanter, et le dernier enfin pour l'extrémité inférieure tout entière.

DIFFÉRENCES

Ane. — Le fémur de l'Ane est proportionnellement moins long que celui du Cheval : il est à peu près de la même longueur que le tibia, tandis que chez ce dernier il dépasse cet os de 2 à 3 centimètres[1]. En outre le fémur de l'Ane est plus grêle, plus comprimé : le rapport de la dimension transverse minimum à la longueur prise d'une surface articulaire à l'autre atteint à peine 1 : 10, tandis que, dans le Cheval, il est de 11 à 12 p. 100. Le rapport de la dimension transverse minimum à la dimension antéro-postérieure prise au même niveau est en moyenne de 5 : 6 chez l'Ane, de 9 : 10 chez le Cheval. Le col de la tête articulaire est plus prononcé, mieux détaché que dans le Cheval ; la tête fait rebord sur la face postérieure de l'os, tandis que chez ce dernier animal elle tend à se mettre de niveau avec cette face. Le fémur de l'Ane ne tient pas en équilibre stable, comme celui du Cheval, quand on le fait

1. Nous considérons toujours la longueur interarticulaire, c'est-à-dire, pour le fémur, la distance du plan supérieur de la tête articulaire au plan inférieur des condyles ; pour le tibia, la distance du plateau articulaire supérieur, épine non comprise, à la malléole interne inclusivement.

reposer sur un plan horizontal par la tête, la partie antérieure du trochanter et la lèvre interne de la trochlée. Si on le fait reposer par la tête, le sommet du trochanter et le condyle interne, on constate que le trochantin touche le plan de support et même empêche le plus souvent le contact de la tête ; tandis que, dans le Cheval, l'os posé dans les mêmes conditions ne touche pas par le trochantin.

Mulet. — Le fémur du Mulet participe des caractères de ceux de ses ascendants d'une manière variable.

Bœuf. — Le fémur du Bœuf (fig. 134) est plus comprimé que celui du Cheval ; la face postérieure est considérablement rétrécie et les faces latérales se joignent à la partie inférieure de l'os sur un bord antérieur très prononcé. Le troisième trochanter fait défaut, La fosse sus-condylienne est peu profonde, la crête sus-condylienne peu marquée. L'extrémité supérieure est remarquablement élargie. La tête articulaire n'a presque pas d'obliquité antérieure ; son plan supérieur s'étend vers le trochanter et approche de la forme hémi-cylindrique ; elle est creusée, au centre, d'une fossette d'insertion peu profonde. Le trochanter forme une seule masse en laquelle le sommet et la convexité sont confondus, masse réunie au trochantin par une lèvre oblique qui borde en dehors et en arrière une fosse trochantérienne profonde ; la partie antérieure de ce trochanter est contournée de dedans en dehors par une coulisse tendineuse sous laquelle existent des rugosités d'insertion. Le trochantin est acuminé et se développe par un noyau d'ossification spécial.

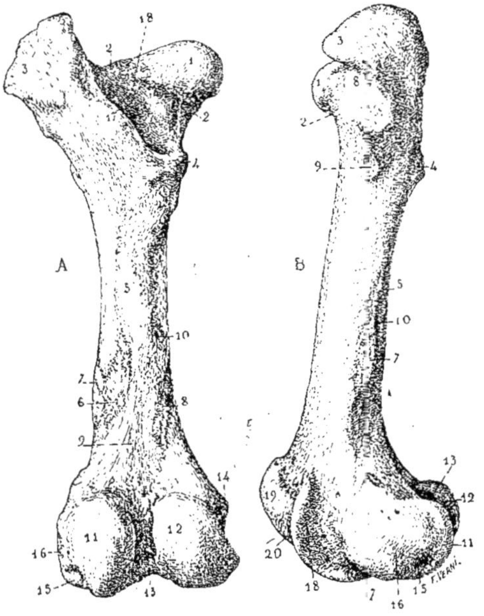

La trochlée est étroite et allongée, plus oblique que celle du Cheval ; sa lèvre interne remonte sur la face antérieure de l'os beaucoup plus haut que l'externe, mais elle est peu saillante latéralement. L'échancrure intercondylienne est moins large que dans les Solipèdes ; c'est à peine si elle peut recevoir le bout du doigt ; elle se termine à la base de la trochlée par une fosse digitale bien marquée. Les deux fossettes latérales du condyle externe sont très prononcées.

Fig. 134. — Fémur de Bœuf, face postérieure (A) et face externe (B).

Mouton et Chèvre. — Le fémur du Mouton ou de la Chèvre est plus long relativement que celui du Bœuf ; son corps est cylindroïde et légèrement courbé en arrière. La fosse sus-condylienne est presque effacée. Le trochanter ne dépasse pas beaucoup le niveau de la tête ; il n'est pas rétréci à la base comme on le remarque dans le Bœuf. La tête articulaire est mieux détachée que dans cet animal. La trochlée est circonscrite par deux lèvres égales. L'échancrure intercondylienne est relativement large. Enfin le trou nourricier est situé en haut de la face antérieure. Pour le reste, c'est la même chose que chez le Bœuf.

Entre le Mouton et la Chèvre, les différences sont les suivantes : le fémur de la Chèvre est plus long que celui du Mouton et le canon plus court, en sorte que l'indice métatarso-fémo-

* A. 1, tête articulaire ; 2, col de la tête ; 3, trochanter ; 4, trochantin ; 5, surface âpre ; 6, fosse sus-condylienne ; 7, tubérosité allongée bordant cette fosse en avant ; 8, crête sus-condylienne ; 9, surface déprimée surmontant l'échancrure intercondylienne ; 10, trou nourricier ; 11 et 12, condyles ; 13, échancrure intercondylienne ; 14, tubercule excentrique du condyle interne ; 15, fossette d'insertion du poplité ; 16, fossette d'insertion du ligament fémoro-tibial externe ; 17, lèvre oblique unissant le trochantin au trochanter ; 18, fosse sous-trochantérienne. — B. 1, tête ; 2, col de la tête ; 3, trochanter ; 4, trochantin ; 5, lèvre externe de la surface âpre ; 7, tubérosité bordant en avant la fosse sus-condylienne ; 8, surface de glissement pour le tendon du fessier profond, précédant sa crête d'insertion ; 9. tubercule d'insertion du scansorius ; 10, lèvre interne de la surface âpre ; 11 et 12, condyles ; 13, échancrure intercondylienne ; 15, fossette d'insertion du poplité ; 16, fossette d'insertion du ligament fémoro-tibial externe ; 17, échancrure d'insertion ; 18, lèvre externe de la trochlée ; 19, lèvre interne ; 20, gorge.

ral varie de 0,60 à 0,65 dans le premier animal, de 0,68 à 0,77 dans le second. Le col de la tête est plus long et plus resserré dans la Chèvre : la fosse sous-trochantérienne est plus large, mais moins profonde ; la trochlée plus longue et plus étroite, et sa lèvre externe monte légèrement au-dessus de l'interne.

Chameaux. — Le fémur des Chameaux rappelle davantage le fémur de l'Homme. Il est long, grêle, courbé en arrière ; sa tête est bien détachée, très éloignée du trochanter, lequel est en contre-bas d'au moins un centimètre. Le trochantin n'est qu'un petit tubercule aplati, non réuni au trochanter par la lèvre saillante que l'on voit dans les autres Ruminants. La surface âpre est à l'état de pilastre rugueux, bifurqué aux deux extrémités. Au lieu d'une fosse sus-condylienne, on voit, au-dessus du tiers inférieur de l'os, une large empreinte relevée en dedans d'une forte tubérosité. Le corps de l'os est manifestement quadrangulaire et comme équarri, au-dessus de l'extrémité inférieure. La trochlée est étroite et à lèvres égales comme dans les petits Ruminants. Les condyles sont très écartés et l'interne est plus petit que l'externe.

Le fémur du Dromadaire est proportionnellement moins large et moins épais que celui du Chameau à deux bosses ; sa dimension transverse minimum est environ les 85 p. 1000 de sa longueur, tandis que ce rapport atteint 95 p. 1000 chez ce dernier.

Lamas. — Comparé à celui des Chameaux, le fémur des Lamas présente des traits différentiels assez nets : il est plus courbé dans sa longueur, moins large à ses extrémités ; le trochanter proémine sur la tête articulaire au lieu d'être en contre-bas ; le trochantin est plus saillant, relié au trochanter par une lèvre oblique qui manque aux Chameaux ; la ligne âpre est en crête vive ; la tubérosité où s'attache le perforé est située plus bas, c'est-à-dire vers le quart inférieur de l'os ; la tubérosité excentrique du condyle interne est presque nulle.

Porc. — Le fémur du Porc est relativement long : son corps est comprimé d'un côté à l'autre, arrondi par devant, équarri à la partie inférieure ; la face postérieure est étroite, sans que cependant la surface âpre soit réduite à un pilastre ; elle est limitée du côté externe par une ligne saillante très nette qui descend de la partie postérieure du trochanter : la fosse sus-condylienne est large et peu profonde, reportée sur la face externe. L'extrémité supérieure se fait remarquer par la position de la tête qui est presque autant antérieure qu'interne, position d'où résulte que le grand axe de cette extrémité croise obliquement celui de l'extrémité inférieure ; en outre la tête est d'une sphéricité presque régulière et elle est supportée par un col allongé et étranglé. Le trochanter est à peu près de niveau avec la tête ; il est indivis et de forme à peu près carrée : il s'unit par une lèvre épaisse à un trochantin acuminé comme dans les Ruminants. La trochlée a ses deux lèvres sensiblement égales : s'il y a une différence, elle est en faveur de la lèvre externe : l'échancrure intercondylienne est assez large.

Chien. — Le fémur du Chien est très allongé, courbé en arc à la partie inférieure, cylindrique à la partie moyenne, aplati d'avant en arrière au voisinage des extrémités. La face postérieure, très étroite et rugueuse (ligne âpre), est limitée latéralement par deux lignes ou lèvres qui vont en divergeant à l'une et à l'autre extrémité, pour atteindre d'une part le trochantin et la partie antérieure du trochanter, d'autre part le côté excentrique des condyles. Il n'y a pas trace de fosse sus-condylienne.

La tête articulaire est plus colletée encore que celle du Porc et régulièrement sphérique sa situation n'est pas plus antérieure que dans les Solipèdes. Le trochanter est moins élevé que la tête, triangulaire, à sommet tubéreux et mousse ; la coulisse qu'il présente en avant surplombe la face antérieure de l'os au moyen d'une forte crête transverse qui gagne la base de la tête articulaire. Le trochantin est particulièrement acuminé et la fosse digitale profonde.

La trochlée est à lèvres égales. Les condyles sont surmontés, en arrière, d'une petite facette articulaire correspondant à deux petits os sésamoïdes qui se développent à l'origine des muscles jumeaux de la jambe. Le tubercule excentrique du condyle interne se confond avec la crête sus-condylienne. L'autre condyle ne porte sur son flanc qu'une fossette d'insertion au lieu de deux. Enfin, l'échancrure intercondylienne est relativement large.

Chat. — Le fémur du Chat se distingue de celui du Chien : 1° à ce que son corps est peu près rectiligne, à peine rétréci dans son milieu et plus large qu'épais : 2° à ce que la ligne âpre et ses lèvres sont moins accentuées : 3° à ce que le diamètre transverse de l'extrémité inférieure l'emporte sur l'antéro-postérieur, tandis que c'est le contraire chez le Chien : 4° à ce que le trochanter est plus obtus, moins saillant : 5° à l'absence de fossette d'insertion entre le condyle externe et la lèvre externe de la trochlée ; 6° à la prédominance manifeste du condyle externe. — Il y a des sésamoïdes supra-condyliens comme dans le Chien.

Lapin. — Le fémur du Lapin est courbé en arc dans toute sa longueur, et un peu incurvé en dedans à l'extrémité supérieure ; il est aplati d'avant en arrière de telle manière qu' présente une large face postérieure. Un troisième trochanter très développé s'observe immédiatement en dessous du grand trochanter, disposé symétriquement avec le petit trochanter, en forme de crête. Le grand trochanter, légèrement renversé en dedans, proémine beaucoup sur la tête articulaire; la lèvre qui en descend, sur la face postérieure de l'os, ne rejoint pas le trochantin. La tête articulaire est très brièvement colletée et tournée en avant. La trochlée est longue et étroite, à lèvres égales. Les condyles sont surmontés de sésamoïdes.

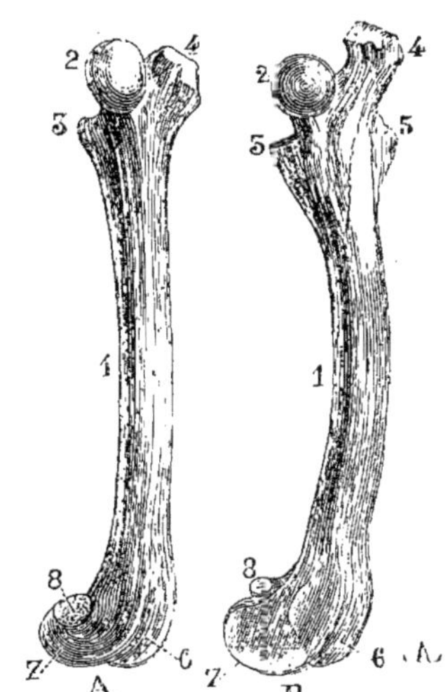

Fig. 135. — Fémurs du Chat (A) et du Lapin (B), vus en dedans et un peu en avant *.

Coup d'œil général. — 1° Le corps du fémur est à peu près droit dans les Solipèdes, les Bovidés, le Porc, le Chat; il se courbe légèrement en arc dans le Mouton, la Chèvre et surtout dans le Chien, le Lapin, les Chameaux.

2° Sa face postérieure, très large dans les Solipèdes et le Lapin, se rétrécit progressivement chez le Bœuf, le Porc, le Mouton, la Chèvre, le Chien, les Chameaux et tend à se convertir en une simple *ligne âpre* bifurquée aux extrémités de l'os, semblable à celle du fémur humain.

3° Le troisième trochanter n'existe, parmi les Mammifères domestiques, que chez les Solipèdes et le Lapin; on observe corrélativement que la lèvre postérieure qui descend du trochanter ne se réunit pas au trochantin comme on le voit, en général, dans les autres espèces.

4° Chez les Solipèdes et surtout les Bovidés, la tête articulaire s'allonge transversalement en segment de cylindre, sur son plan supérieur, de manière à spécialiser l'articulation pour les mouvements de flexion et d'extension. Cet allongement s'observe aussi, mais à un moindre degré chez les petits Ruminants; tandis que, dans les autres espèces, la tête se prolonge plutôt en arrière et conserve sensiblemennt sa sphéricité. Son col est d'autant plus accentué qu'elle représente un segment de sphère plus étendu et plus régulier. Elle est située franchement en dedans de l'extrémité supérieure chez le Bœuf; elle se dévie plus ou moins en avant dans les autres espèces, et cette déviation antérieure est au degré maximum chez le Lapin et le Porc.

5° Le trochanter est divisé par une scissure en deux parties chez les Solipèdes; il est d'une seule masse dans les autres espèces. Très proéminent sur la tête articulaire dans les Solipèdes, le Bœuf, le Lapin, il s'abaisse graduellement dans le Mouton, la Chèvre, le Porc et arrive à être en contre-bas de la tête chez le Chien, le Chat, les Chameaux.

6° La fosse sus-condylienne, profonde chez les Solipèdes, diminue chez le Bœuf, le Mouton, la Chèvre, le Porc et s'efface dans les Chameaux, les Carnivores, les Rongeurs.

7° La trochlée est à lèvres sensiblement égales dans les espèces autres que les Solipèdes et les Bovidés, chez lesquels la lèvre interne beaucoup plus saillante que l'externe sert de cran d'arrêt à la rotule.

* 1, corps de l'os; 2, tête articulaire; 3, trochantin; 4, trochanter; 5, troisième trochanter; 6, trochlée; 7, condyle interne; 8, sésamoïdes supra-condyliens.

Jambe.

La jambe est le troisième segment du membre postérieur; ce segment est constitué comme son homologue, l'avant-bras, par deux os : l'un, interne, principal, le *tibia*; l'autre, externe, accessoire, le *péroné*. A ces deux os, il faut ajouter la *rotule*, dont les mouvements sur la trochlée fémorale sont absolument subordonnés à ceux de la jambe. Nous allons donc décrire successivement : la rotule, le tibia et le péroné du Cheval.

1. Rotule (de *rotula*, petite roue).

Os court et très compact, aplati d'avant en arrière, plus épais en dehors qu'en dedans, annexé au tibia par trois ligaments extrêmement solides, et offrant à

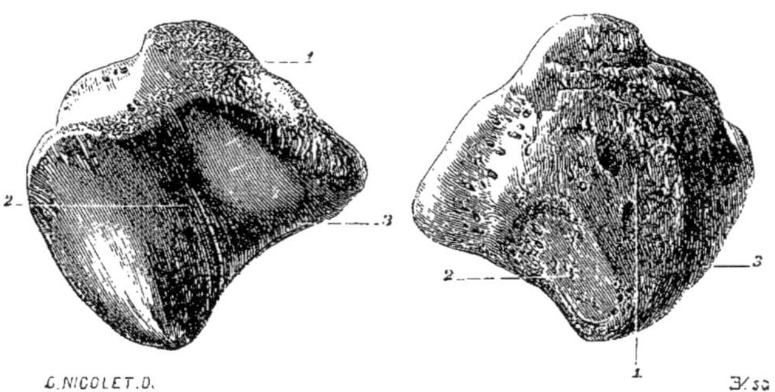

Fig. 136. — Rotule gauche du Cheval (faces postérieure et supérieure) *.

Fig. 137. — Rotule gauche du Cheval (face antérieure) **.

l'étude trois faces (fig. 136 et 137). — La *face antérieure* est irrégulièrement quadrilatère, convexe et rugueuse; ses angles sont situés : l'un en haut, l'autre en bas, les deux autres latéralement; ceux-ci sont aigus, ceux-là obtus. — La *face postérieure* est moulée sur la trochlée du fémur; elle est complétée à l'état frais par un appareil fibro-cartilagineux que nous ferons connaître en décrivant l'articulation fémoro-tibiale. Cette face articulaire se compose : 1° d'un relief médian qui occupe le fond de la gorge trochléenne; 2° de deux facettes latérales déprimées glissant sur les côtés de cette gorge; la facette interne est toujours plus large que l'externe, disposition qui permettra, dans tous les cas, de distinguer la rotule d'un membre de celle de l'autre membre. — La *face supérieure* est taillée obliquement de haut en bas et d'avant en arrière; elle est rugueuse et irrégulière, concave d'avant en arrière, convexe d'un côté à l'autre.

On considère généralement la rotule comme un gros sésamoïde développé dans l'épaisseur du tendon du triceps crural; cependant elle passe toujours par la phase cartilagineuse. Le premier point d'ossification apparaît à son intérieur deux mois environ avant la fin de la gestation; elle est encore en grande partie cartilagineuse à la naissance. Il est très remarquable que, dans nos Mammifères, la rotule s'ossifie à peu près synchroniquement avec l'épiphyse olécranienne.

* 1, face supérieure; 2, face articulaire; 3, bord interne.
** 1, face antérieure; 2, bord interne; 3, bord externe.

2. Tibia.

Le *tibia* (du latin *tibia*, flûte), os long, prismatique, plus gros à son extrémité supérieure qu'à l'extrémité opposée, situé entre le fémur et l'astragale, dans une direction oblique de haut en bas et d'avant en arrière, constitue la pièce principale de la jambe.

Corps. — Il offre à étudier *trois faces* et *trois bords*. — Les *faces* sont plus

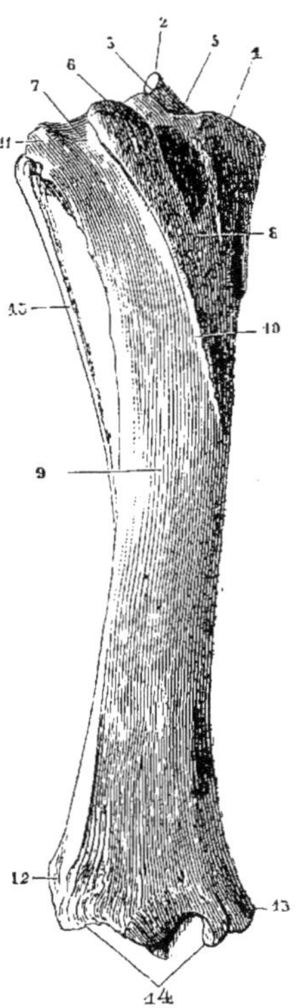

Fig. 138. — Tibia et péroné du Cheval (face antérieure) *.

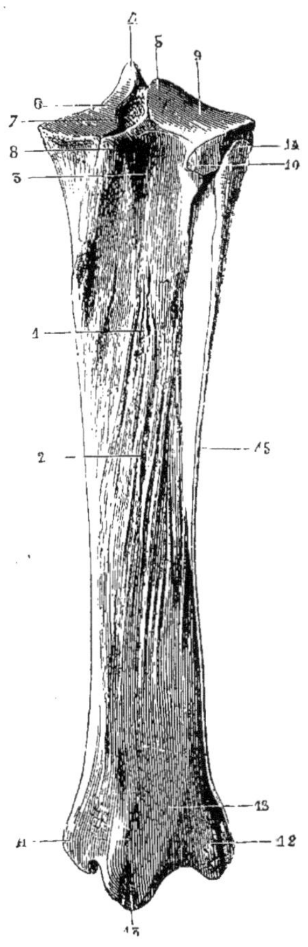

Fig. 139. — Os de la jambe du Mule avec un péroné complètement développé **.

larges en haut qu'en bas. L'*externe* (fig. 138), à peu près lisse, est concave dans sa partie supérieure et convexe en bas, où elle se dévie pour devenir antérieure.

* 1, facette articulaire supérieure et interne du tibia ; 2, épine tibiale ; 3, rainure destinée à l'insertion des ligaments croisés ; 5, fossette pour l'insertion du ménisque interne ; 6, tubérosité antérieure du tibia creusée d'une fosse qui loge le ligament rotulien médian ; 7. coulisse destinée au passage de la corde fémoro-métatarsienne ; 8, face interne du tibia ; 9, face externe ; 10. crête tibiale avec l'empreinte destinée au demi-tendineux ; 11. tubérosité externe de l'extrémité supérieure ; 12, malléole externe ; 13, malléole interne ; 14, surface articulaire inférieure du tibia ; 15, péroné.

** 1, trou nourricier ; 2, surface d'insertion du long fléchisseur externe des phalanges ; 3, surface d'insertion du poplité ; 4, épine tibiale ; 5, sa fossette pour l'insertion du ligament croisé antérieur ; 6, surface articulaire interne ; 7. fossette pour l'insertion du ménisque interne ; 8, tubercule pour l'insertion du ligament croisé postérieur ; 9, surface articulaire externe ; 10, pointe postérieure de la tubérosité externe et supérieure du tibia ; 11, malléole interne ; 12, coulisse tendineuse de la malléole externe ; 13. saillie formée en arrière par l'éperon médian de la surface articulaire inférieure ; 14, extrémité supérieure du péroné articulée avec le tibia ; 15, corps du péroné complet sur cette pièce.

L'*interne* légèrement convexe d'un côté à l'autre, présente supérieurement de fortes empreintes pour l'attache des muscles adducteurs de la jambe et du demi-tendineux. La *postérieure* (fig. 139), presque plane, est partagée en deux surfaces triangulaires : l'une, supérieure, très légèrement déprimée, à peine rugueuse, parcourue seulement par un gros relief oblique, sert d'insertion au muscle poplité ; l'autre, inférieure, beaucoup plus étendue, sillonnée par de nombreuses crêtes longitudinales, donne attache au muscle fléchisseur externe des phalanges. Sur la limite de ces deux surfaces, on remarque le trou nourricier de l'os. — Les *bords* sont distingués en *antérieur*, *externe* et *interne*. Le *premier* est arrondi et peu saillant dans ses deux tiers inférieurs; il forme, dans son tiers supérieur, une crête courbe, à concavité externe, qui rejoint la tubérosité antérieure et supérieure de l'os, et qui a reçu le nom de *crête du tibia* (fig. 138,10). Le *bord externe* est très épais, concave en haut, où il constitue l'*arcade péronéo-tibiale*, en commun avec le péroné. L'*interne* est également très épais, droit, et pourvu supérieurement de quelques tubercules qui servent à l'attache du poplité.

Extrémités. — L'*extrémité supérieure*, la plus volumineuse, est formée par trois tubérosités : une antérieure et deux latérales, dont l'une externe et l'autre interne. La *première*, la plus petite, représente un mamelon rugueux, continu avec la crête tibiale, séparé de la tubérosité externe par une coulisse tendineuse large et profonde (fig. 138,7), creusée en avant d'une fosse digitale, allongée verticalement, qui loge le ligament rotulien médian. — La *tubérosité externe* la moyenne en grosseur et la mieux détachée, porte en dehors une facette articulaire qui répond à la tête du péroné. — La *tubérosité interne*, la plus grosse et la moins détachée, présente : par côté, des empreintes ligamenteuses; en arrière, un petit tubercule qui donne attache au ligament croisé postérieur de l'articulation. — La face supérieure des deux tubérosités latérales est occupée par deux larges surfaces articulaires, irrégulières et ondulées, qui répondent aux condyles du fémur par l'intermédiaire de ménisques fibro-cartilagineux. De ces deux surfaces, l'externe est toujours la plus large, parce qu'elle sert, par sa partie postérieure, au glissement du tendon du poplité. Elles sont séparées l'une de l'autre par l'*épine tibiale*, éminence articulaire conique, divisée en deux parties latérales par une rainure d'insertion ; cette éminence, creusée à sa base et en avant, de deux fossettes pour l'insertion antérieure des ménisques, est bornée en arrière par une autre fossette plus profonde qui reçoit l'insertion postérieure du ménisque interne.

L'*extrémité inférieure*, aplatie d'avant en arrière, présente une surface articulaire moulée sur la poulie de l'astragale et deux tubérosités latérales équivalentes aux malléoles de l'Homme. — La *surface articulaire* est formée par deux gorges profondes, obliques d'arrière en avant et de dedans en dehors, séparées l'une de l'autre par un tenon médian. Celui-ci se termine en arrière par une saillie très proéminente (fig. 139,13), sur laquelle repose l'os quand on le dresse verticalement sur un plan horizontal. — La *tubérosité externe*, peu saillante et rugueuse, est traversée dans son milieu par une scissure verticale ; elle appartient en réalité au péroné, comme nous le dirons plus loin. — La *tubérosité interne*, mieux détachée, est contournée en arrière par une gouttière oblique.

Structure et développement. — Le tibia, très compact dans sa partie inférieure, se développe par cinq noyaux d'ossification. Le corps en forme un, e l'extrémité supérieure deux, dont un pour la tubérosité antérieure ; le dernier comprend toute l'extrémité inférieure, moins la tubérosité externe, formée par un noyau à part qui se soude de très bonne heure avec le noyau principal et représente en réalité l'épiphyse inférieure du péroné.

3. Péroné (de περόνη, agrafe).

Petit os avorté, allongé et styloïde, situé en dehors du tibia, étendu, en apparence, de l'extrémité supérieure de cet os à la moitié ou au tiers inférieur de son corps (fig. 138 et 139).

La *partie moyenne* du péroné, mince et cylindroïde, forme en haut l'arcade péronéo-tibiale, en commun avec le bord externe de l'os principal de la jambe. — Son *extrémité supérieure*, large et aplatie d'un côté à l'autre, a reçu le nom de *tête* du péroné ; elle offre, sur sa face interne, une facette diarthrodiale pour s'articuler avec la tubérosité externe et supérieure du tibia ; sur sa face externe, des empreintes ligamenteuses. — L'*extrémité inférieure* du péroné se termine par une pointe mousse que l'on peut poursuivre quelquefois jusqu'à la malléole externe (fig. 139). Sachant que cette malléole, improprement nommée tubérosité externe et inférieure du tibia, se développe toujours par un noyau d'ossification spécial, que, d'autre part, elle forme une pièce indépendante chez les Ruminants, il semble tout naturel de la considérer comme l'épiphyse inférieure du péroné soudée au tibia. D'ailleurs on observe, dans la gorge articulaire externe du tibia, une petite rainure qui délimite nettement les deux os. Ainsi la malléole externe appartient toujours, et sans exception, au péroné. L'épiphyse supérieure de cet os ne se montre qu'après la naissance et elle se soude si rapidement à la diaphyse qu'elle a échappé à l'attention de beaucoup d'anatomistes.

DIFFÉRENCES

Ane. — *Rotule.* — La rotule de l'Ane est sensiblement plus étroite que celle du Cheval : sa hauteur l'emporte en général sur sa largeur, tandis qu'elle lui est à peine égale dans le Cheval.

Tibia. — Le tibia se fait remarquer : 1° par l'égalité plus ou moins parfaite des saillies qui entourent la surface articulaire inférieure et qui permet à l'os de se tenir quelquefois en équilibre sur son extrémité inférieure; tandis que, dans le Cheval, la partie postérieure du tenon médian de ladite surface articulaire proémine considérablement sur la partie antérieure et sur les malléoles ; 2° par la disparition d'une crête mousse qui, chez le Cheval, réunit le tubercule postérieur de la tubérosité interne à une rugosité du bord interne servant d'attache au muscle poplité ; 3° par la forte accentuation de l'empreinte de la crête tibiale marquant l'attache du demi-tendineux, et de la coulisse tendineuse de la malléole interne.

Le *péroné* ne présente pas de différence qui soit constante.

Mulet. — La *rotule* du Mulet ressemble plutôt à celle du Cheval qu'à celle de l'Ane.

Le *tibia* tient en général du Cheval par le développement des saillies de son extrémité inférieure, de l'Ane par l'effacement du relief de la surface poplitée et par le développement de la rugosité de la crête tibiale.

Le *péroné* est trop variable dans tous les Solipèdes pour qu'on en tire une différence quelconque.

Bœuf. — La *rotule* du Bœuf, allongée en hauteur et très épaisse, figure une pyramide à base supérieure. La face antérieure, très saillante et irrégulière, présente de chaque côté une forte empreinte d'insertion surmontée d'une surface de glissement. La face supérieure se confond avec la précédente. La face postérieure ou articulaire présente un relief vertical et deux facettes latérales dont l'externe est un peu plus longue et étroite que l'interne ; d'autre part, il existe en dedans de l'os une forte saillie qui permettra toujours de distinguer la rotule droite de la gauche.

Le *tibia* a ses deux faces latérales véritablement confondues au-dessous de la crête tibiale, le bord antérieur étant effacé sur plus de la moitié inférieure de l'os. La division de la face postérieure en deux triangles, l'un pour le poplité, l'autre pour le perforant, n'est pas évidente comme chez les Solipèdes; cette face est parcourue par quatre ou cinq lignes obliques, plus ou moins saillantes, qui disparaissent inférieurement; le trou nourricier est voisin du bord externe. Le bord interne présente, dans sa longueur, une légère convexité qui manque chez les Solipèdes. La tubérosité antérieure de l'extrémité supérieure est dépourvue de fosse digitale. L'externe manque de facette articulaire péronéale. L'interne a son tubercule postérieur beaucoup moins accentué que dans les Solipèdes. L'épine tibiale est plus saillante. La coulisse tendineuse comprise entre la tubérosité antérieure et la tubérosité externe est beaucoup plus étroite que dans les Solipèdes; elle reçoit juste le doigt. L'extrémité inférieure de l'os (Voy. fig. 142) est moins aplatie d'avant en arrière, plus épaisse que dans le Cheval; les gorges articulaires sont directement antéro-postérieures et à peu près parallèles au plan médian du membre; l'externe, plus large mais moins profonde que l'interne, est complétée par l'os malléolaire qui vient s'articuler avec une petite facette marginale. Le tenon qui sépare ces gorges est fortement concave d'avant en arrière; il se termine en avant par une saillie très forte qui est le point culminant de toute l'extrémité. La malléole interne est à peu près aussi saillante, mais en raison de son aplatissement, elle a peu de relief latéral. Du côté externe, l'extrémité inférieure du tibia est en dénivellement notable; on y voit une tubérosité obtuse divisée en deux parties par une scissure verticale.

Le *péroné* est réduit à l'extrémité inférieure, formant un os libre qui encastre l'astragale en dehors et repose inférieurement sur une saillie articulaire du calcanéum: c'est ce que Cuvier a décrit sous le nom d'*os malléolaire*, et de Blainville sous celui d'*os coronoïde tarsien*. Dans le restant de son étendue, le péroné est remplacé par un cordon fibreux longeant le tibia dans toute sa longueur; mais il n'est pas rare de voir ce cordon s'ossifier en partie ou en totalité et constituer un péroné styloïde, semblable à celui des Solipèdes, quoique toujours ankylosé contre la tubérosité externe et supérieure du tibia. Il convient d'ajouter que, à une certaine période de la vie intra-utérine, il existe, chez tous les sujets, un péroné cartilagineux allant d'un bout à l'autre du tibia: il se fait ensuite une évolution régressive, de même que pour les métacarpiens latéraux. Quant à l'os malléolaire, il est représenté figure 142; sa face externe est rugueuse; sa face interne est creusée d'une rainure articulaire qui complète la gorge externe du tibia; sa face inférieure est convexe en avant, concave en arrière pour s'articuler avec le calcanéum; sa face supérieure, relativement étroite, s'articule avec le tibia et s'engrène avec lui au moyen de trois petites pointes.

Mouton et Chèvre. — Les trois os de la jambe ressemblent à ceux du Bœuf, sauf les différences suivantes : la *rotule* est tout à fait pointue à la partie inférieure, ce qui lui donne une apparence plus allongée que dans le Bœuf: les gorges articulaires et le relief qui les sépare sont beaucoup plus marqués dans la Chèvre que dans le Mouton.

Le *tibia* est proportionnellement plus long dans le Mouton et surtout dans la Chèvre que dans le Bœuf; dans les deux espèces, il l'emporte notablement sur le fémur, tandis que dans le Bœuf les deux os sont sensiblement égaux. Il est légèrement courbé en S dans le sens latéral, c'est-à-dire que son extrémité supérieure est courbée en dehors, et l'inférieure courbée en dedans. Il est presque cylindroïde en dessous de sa crête, surtout chez la Chèvre. Les lignes d'insertion de la face postérieure sont peu marquées et au nombre de deux ou trois seulement. La crête tibiale est plus ou moins tranchante, moins renversée en dehors que dans les grands animaux. L'extrémité supérieure diffère de celle du Bœuf par l'abaissement de l'épine, par l'étroitesse de la tubérosité antérieure et par l'existence d'une saillie plus ou moins développée qui représente la tête du péroné soudée à la tubérosité externe du tibia. L'extrémité inférieure se fait remarquer par le peu de relief du tenon qui sépare ses gorges articulaires. — Entre le tibia de la Chèvre et celui du Mouton, on observe que le premier est plus long que le second, plus cylindroïde à la partie moyenne, et que les gorges de son extrémité inférieure sont moins accentuées par suite de l'effacement presque complet du tenon qui les sépare. Le rapport de longueur entre le métatarse et le tibia varie de 0,50 à 0,57 chez la Chèvre, de 0,60 à 0,70 chez le Mouton.

Le *péroné* du Mouton et de la Chèvre ne présente relativement au Bœuf rien qui mérite mention. Il y a par conséquent un os malléolaire, et il est fréquent, surtout chez la Chèvre, de voir apparaître un péroné styloïde à la partie supérieure de la région.

Chameaux. — La *rotule* est étroite et allongée; nous avons mesuré chez un sujet 92 millimètres de longueur, 47 millimètres de largeur et 42 millimètres d'épaisseur.

Le *tibia* est de 6 à 8 centimètres moins long que le fémur et le radius. Il est, d'une manière générale, plus aplati d'avant en arrière, plus courbé en dehors à la partie supérieure et que celui du Bœuf; la dimension transverse de son extrémité supérieure l'emporte beaucoup sur l'antéro-postérieure; l'épine est moins saillante et le plateau articulaire plus plaque chez les Bovins. La crête tibiale est tranchante et la tubérosité qui la surmonte est comprimée dans le sens latéral, excavée en dedans comme en dehors. Le bord externe de l'os est presque tranchant à sa partie supérieure. La face postérieure est remarquablement plane et lisse; on n'y voit qu'une seule ligne d'insertion limitant la surface poplitée. L'extrémité inférieure est déprimée en avant; sa surface articulaire est semblable à celle du Bœuf mais plus large.

Le *péroné* est à l'état d'os malléolaire comme dans les autres Ruminants: cet os malléolaire est seulement beaucoup plus épais que dans les Bovidés. On peut rencontrer aussi un rudiment styloïde proximal, soudé au tibia.

Entre les deux espèces de Chameaux, on observe : 1° que la rotule est plus large en haut qu'en bas chez le Chameau à deux bosses, tandis que c'est le contraire chez le Dromadaire ; 2° que le tibia est plus long et plus gracile chez ce dernier, où il dépasse les neuf dixièmes de la longueur du fémur, tandis qu'il en est environ les six septièmes dans l'autre espèce; 3° que l'os malléolaire est moins épais dans le Dromadaire.

Lamas. — La rotule présente la configuration de celle des Chameaux. Le tibia est moins élargi supérieurement que chez ces derniers, et, d'autre part, il atteint, à quelques millimètres près, la longueur du fémur, sans comprendre l'épine. La partie antérieure du tenon médian de la surface articulaire inférieure est le point culminant de l'extrémité, tandis que ce point est la malléole interne dans les Chameaux. L'os malléolaire ne présente rien de particulier; il existe quelquefois, en outre, un rudiment de péroné styloïde.

Porc. — La *rotule* est extrêmement épaisse, plus qu'elle n'est large; nous trouvons chez un individu : hauteur, 47 millimètres; largeur d'un côté à l'autre, 25 millimètres épaisseur antéro-postérieure, 31 millimètres.

Le *tibia* est fortement aplati d'avant en arrière à la partie inférieure; sa face postérieure est presque lisse, creusée, en haut, d'une profonde gouttière; sa crête est très saillante, son épine très obtuse; la tubérosité antérieure de l'extrémité supérieure est peu proéminente. comme si elle avait été coupée en biseau; la tubérosité externe porte en dehors une facette articulaire. La pointe antérieure du tenon qui sépare les gorges articulaires de l'extrémité inférieure est beaucoup moins développée que dans les Ruminants.

Le *péroné* est complètement développé dans le Porc (Voy. fig. 143): il s'étend sur toute la longueur de la jambe en croisant obliquement le tibia de telle sorte que son extrémité supérieure est en arrière de cet os tandis que son extrémité inférieure constitue la malléole externe. Il est aplati d'un côté à l'autre, plus large en haut qu'en bas, concave, mince et plus ou moins tranchant au bord antérieur, épais et rectiligne au bord postérieur. La face externe est creusée en gouttière à la partie supérieure; l'interne est séparée du tibia par un espace interosseux. L'extrémité supérieure est appliquée contre la partie postérieure de la tubérosité externe du tibia et articulée avec elle par diarthrose. L'extrémité inférieure est assujettie par un solide ligament interosseux; elle encastre la lèvre externe de la trochlée de l'astragale et se termine par une surface articulaire concavo-convexe qui correspond au calcanéum; latéralement elle est creusée d'une coulisse pour les tendons des muscles péroniers. Les deux extrémités de l'os forment épiphyse dans le jeune âge.

Chien. — La *rotule* est très allongée, plus large et plus épaisse en haut qu'en bas; sa face antérieure est rugueuse, convexe en tous sens; sa face articulaire est légèrement concave de haut en bas, convexe transversalement, circonscrite par une petite rainure d'insertion. Nous trouvons chez un individu 22 millimètres de hauteur, 13 de largeur, et 11 d'épaisseur.

Le *tibia* est au moins aussi long que le fémur et ressemble, à première vue, à celui du Mouton ou de la Chèvre. Il est comprimé d'un côté à l'autre et légèrement courbé en dehors à la partie supérieure, cylindroïde et courbé en dedans dans le restant de son étendue; sa crête est courte mais très saillante; les gorges de la surface articulaire inférieure sont un peu obliques; la malléole interne est la partie la plus saillante de l'extrémité, vient ensuite la partie postérieure du tenon articulaire, qui proémine sur la partie antérieure du même tenon, contrairement à ce que l'on observe dans les Ruminants et le Porc. Mais ce qu'il y a de plus caractéristique, c'est une légère cannelure rugueuse que l'on observe du côté externe, sur la moitié inférieure de l'os, pour recevoir le péroné.

Celui-ci est en effet appliqué sur le tibia dans toute cette étendue et uni à lui par un ligament interosseux; l'arcade péronéo-tibiale n'existe qu'à la partie supérieure de la jambe. Cet os est relativement grêle, moins développé que dans le Cochon; il est renflé à ses deux extrémités et un peu tordu sur lui-même; la partie inférieure est très aplatie; la partie supérieure est creusée d'une rainure du côté interne; l'extrémité proximale forme une petite palette articulée avec la partie postérieure de la tubérosité externe du tibia; l'extrémité distale, plus épaisse que la précédente, correspond aussi avec le tibia par une petite facette articulaire et complète sa gorge externe; elle présente latéralement une petite échancrure marquant le passage des muscles péroniers, en arrière de laquelle on remarque un tubercule apophysaire.

Chat. — La *rotule* est beaucoup plus aplatie d'avant en arrière que celle du Chien et proportionnellement plus large. Nous trouvons chez un individu 16 millimètres de hauteur, 10,7 de largeur et 5 d'épaisseur.

Le *tibia* n'a pas l'apparence tordue qu'on observe chez le Chien ; son extrémité supérieure est un peu courbée en arrière ; sa crête est moins saillante ; la coulisse tendineuse de l'extrémité supérieure est effacée ; la malléole interne est plus large et la gorge articulaire correspondante plus étendue proportionnellement que dans le Chien.

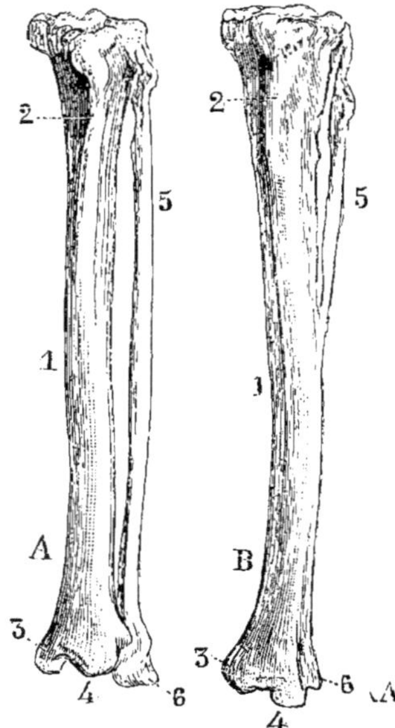

Fig. 140. — Os de la jambe du Chat (A) et du Lapin (B) *.

Le *péroné* est plus épais que celui du Chien, à peu près rectiligne, plus libre relativement au tibia, attendu que l'espace interosseux descend jusqu'au voisinage de l'extrémité inférieure. Cet os est tranchant en avant, arrondi en arrière et en dehors, plan ou très légèrement cannelé sur sa face interne ; son extrémité supérieure prend appui sous la tubérosité externe du tibia ; l'inférieure se fait remarquer par une apophyse postérieure bien prononcée en dedans de laquelle on voit la rainure du muscle long péronier.

Lapin. — Sauf le volume, la *rotule* du Lapin ressemble à celle du Chien ; son épaisseur approche de sa largeur.

Le *tibia* est aplati d'avant en arrière à sa partie inférieure ; mais ce qui le caractérise principalement c'est sa soudure avec le péroné dans plus de la moitié inférieure de leur longueur. En outre, il possède, à son extrémité proximale, une petite coulisse tendineuse qui manque dans le Chat. La surface articulaire inférieure présente, indépendamment des deux gorges ordinaires, dont l'externe est ici beaucoup plus profonde que l'interne, une facette articulaire relativement large, concave d'avant en arrière, qui répond au calcanéum. Les malléoles sont peu saillantes ; l'externe porte une apophyse pointue, contournée inférieurement par la rainure du long péronier.

Le *péroné* n'est libre qu'à la partie supérieure, comme nous l'avons dit plus haut ; il présente trois faces dont l'interne est creusée en cannelure : il prend appui sous la tubérosité externe du tibia, comme on l'observe chez le Chat.

Coup d'œil général. — 1° Le péroné est à l'état d'os malléolaire libre chez les Ruminants, et remplacé dans le restant de son étendue par un cordon fibreux. Cet os est représenté, chez les Solipèdes, par un stylet proximal et par un noyau d'ossification malléolaire qui se soude au tibia. Il se confond avec le tibia, chez le Lapin, dans la moitié inférieure de sa longueur. Enfin il présente tout son développement et toute son indépendance chez le Chien, le Chat et le Porc.

2° Dans toutes les espèces, le tibia est prismatique, triangulaire à sa partie supérieure. Sa partie inférieure est plus variable : elle est aplatie d'avant en arrière dans les Solipèdes, le Bœuf, les Camélidés, le Porc, le Lapin, tandis qu'elle approche plus ou moins de la forme cylindrique chez la Chèvre, le Mouton, le Chien, le Chat.

3° L'épine tibiale, très saillante, chez les Bovidés et les Solipèdes, est plus ou moins obtuse chez les autres animaux et particulièrement dans les petites espèces.

4° La fosse digitale, que l'on observe sur la tubérosité antérieure de l'extrémité supérieure du tibia des Solipèdes, manque à toutes les autres espèces.

* 1, diaphyse du tibia ; 2, crête du tibia ; 3, malléole interne ; 4, extrémité antérieure du tenon médian de la surface articulaire inférieure du tibia ; 5, péroné ; 6, malléole externe.

5° Les Solipèdes se font encore remarquer par la profondeur et l'obliquité des deux gorges articulaires qui répondent à l'astragale. Dans le Chien et le Chat, on constate bien aussi une certaine obliquité de ces gorges, mais le tenon qui les sépare est incomparablement moins saillant. Dans les autres espèces, elles sont directement antéro-postérieures, et l'arête intermédiaire est toujours moins aiguë que chez les Solipèdes.

6° La coulisse tendineuse de l'extrémité supérieure est au maximum de largeur et de profondeur chez les Solipèdes ; elle diminue graduellement chez les Chameaux, les Bovidés, les Ovidés, les Porcins, le Chien, le Lapin, pour disparaître tout à fait chez le Chat.

7° Le tibia est plus long que le fémur chez la Chèvre, le Mouton, le Lapin. Il égale ou à peu près le fémur chez le Bœuf, le Lapin, le Chien, le Chat. Enfin il est un peu plus petit chez le Porc, les Solipèdes et les Chameaux.

Pied.

Cette section a la plus grande ressemblance avec la main et se compose comme elle de trois régions : le *tarse*, le *métatarse* et la *région digitée*.

Os du tarse.

Ce sont des os courts, très compacts, au nombre de six ou de sept, disposés en deux rangées, l'une supérieure, l'autre inférieure, entre lesquelles s'intercale un os central (fig. 141).

La rangée supérieure ne comprend que deux os, les deux plus gros, l'*astragale* et le *calcanéum*. — La rangée inférieure est formée, en dehors, par le *cuboïde*, en dedans et en avant par le *grand* et le *petit cunéiformes*. L'os central, compris entre l'astragale et les cunéiformes, a reçu le nom de *scaphoïde*.

Le petit cunéiforme résume deux os soudés qui quelquefois reprennent leur indépendance ; alors on compte trois cunéiformes, et le nombre total des os du tarse est porté à sept.

Astragale (de ἀστράγαλος, os du talon) (fig. 141,2). — Os irrégulièrement cubique, situé en avant du calcanéum, entre le tibia et le scaphoïde, divisible en *cinq faces*. — 1° Une *face supéro-antérieure*, conformée en poulie articulaire pour répondre à l'extrémité inférieure du tibia ; cette poulie peut être considérée comme le type de trochlée le plus parfait qui existe dans l'organisation ; elle est oblique de haut en bas et de dedans en dehors, de manière à former avec le plan médian du membre un angle de 12 à 15° ; ses bords sont parallèles, légèrement contournés en spirale ; l'interne est plus prolongé en arrière que l'externe ; par contre, celui-ci est plus proéminent inférieurement. La gorge reçoit le tenon médian du tibia ; les deux lèvres s'enfoncent dans les gorges latérales de cet os. Une fosse digitale, située au-dessous de la poulie que nous venons de décrire, est destinée à recevoir la saillie antérieure du tenon du tibia dans les mouvements de flexion. — 2° Une *face inférieure*, occupée par une surface articulaire légèrement convexe qui répond au scaphoïde ; cette surface est échancrée en dehors par une rainure à insertion ligamenteuse ; elle est flanquée, du côté externe, par deux petites facettes articulaires continues, dont l'une répond au calcanéum et l'autre au cuboïde; en arrière, elle fait une saillie anguleuse qui est reçue dans une échancrure correspondante du scaphoïde : — 3° Une *face postérieure*, irrégulière, taillée de quatre facettes diarthrodiales s'adaptant à de pareilles facettes du calcanéum et séparées par des rainures ou fosses d'insertion. On distingue : une facette médiane elliptique, presque verticale et légèrement convexe ; une encoche supéro-externe qui reçoit le bec du calcanéum ; et enfin deux petites facettes externes planiformes séparées par une rainure, dont l'inférieure a été mentionnée plus haut comme flanquant la grande surface articulaire scaphoïdienne. — 4° Une *face externe*, déprimée et rugueuse. — 5° Une *face interne*, pourvue de deux tubercules d'insertion, l'un supérieur, l'autre inférieur, entre lesquels existe un évidement où passe le tendon du muscle fléchisseur interne des phalanges. Le tubercule supérieur, qui semble prolonger la lèvre interne de la poulie, est plus ou moins développé suivant les sujets.

Calcanéum (de *calcare*, fouler au pied). — Os allongé verticalement, aplati d'un côté à l'autre, présentant *deux faces*, *deux bords* et *deux extrémités* (fig. 141,1).

La *face externe* est à peu près plane et lisse. — La *face interne* est excavée en coulisse de glissement pour le passage du tendon perforant. — Le *bord antérieur* est légèrement concave. — Le *bord postérieur*, plus épais, est droit et rugueux. L'*extrémité supérieure* ou sommet est renflée en une grosse tubérosité plus large en arrière qu'en avant, plus saillante en dedans qu'en dehors, divisée en deux parties par une légère échancrure ; la partie antérieure est une surface de glissement sur laquelle appuie le tendon du gastro-cnémien quand le pied est en flexion forcée; la partie postérieure donne attache audit tendon et sert en outre de surface de glissement et de réflexion pour le tendon perforé ; elle descend un peu sur le bord postérieur de l'os. — L'*extrémité inférieure* se trouve considérablement élargie par une sorte d'expansion interne, dite *sustentaculum tali*, derrière laquelle glisse le tendon perforant. Elle présente, en avant, une vaste excavation correspondant à la face postérieure de l'astragale et porte, comme elle, quatre facettes articulaires séparées par une surface d'insertion irrégulière ; la facette supérieure est surmontée d'une sorte de bec qui rappelle celui de l'olécrâne, et vient se loger dans une entaille de l'astragale. En bas, le calcanéum s'articule avec le cuboïde au moyen d'une cinquième facette, allongée et concave. En dehors, il porte une tubérosité assez prononcée.

Le calcanéum se développe par deux noyaux d'ossification, dont un pour le sommet.

Cuboïde (de κύβος, cube, et εἶδος, forme) (fig. 141,3). — Ce petit os, situé au côté externe du scaphoïde et du grand cunéiforme, entre le calcanéum et deux des métatarsiens, ressemble, non pas à un cube, mais à un parallélipipède, allongé obliquement d'avant en arrière et de dehors en dedans. Il offre *six faces* : une *supérieure*, articulaire, en rapport avec le calcanéum et, dans une très petite étendue, avec l'astragale; une *inférieure*, également articulaire, répondant au métatarsien principal et au métatarsien rudimentaire externe; une *interne* garnie de trois facettes pour se mettre en contact avec le scaphoïde et le grand cunéiforme, et parcourue d'avant en arrière par une rainure qui forme avec ces deux os un conduit vasculaire destiné à l'artère pédieuse perforante; une *externe*, une *antérieure* et une *postérieure*, couvertes d'empreintes et de tubercules d'insertion.

Scaphoïde (de σκάφη, barque, et εἶδος, forme) (fig. 141,4). — C'est un disque irrégulier allongé transversalement, échancré en dehors, légèrement relevé à la partie postérieure, qui est découpée en deux mamelons. On y distingue *deux faces* et *une circonférence*. — Les *faces*, toutes deux articulaires, toutes deux creusées d'une rainure d'insertion, sont l'une *supérieure*, l'autre *inférieure*. La première

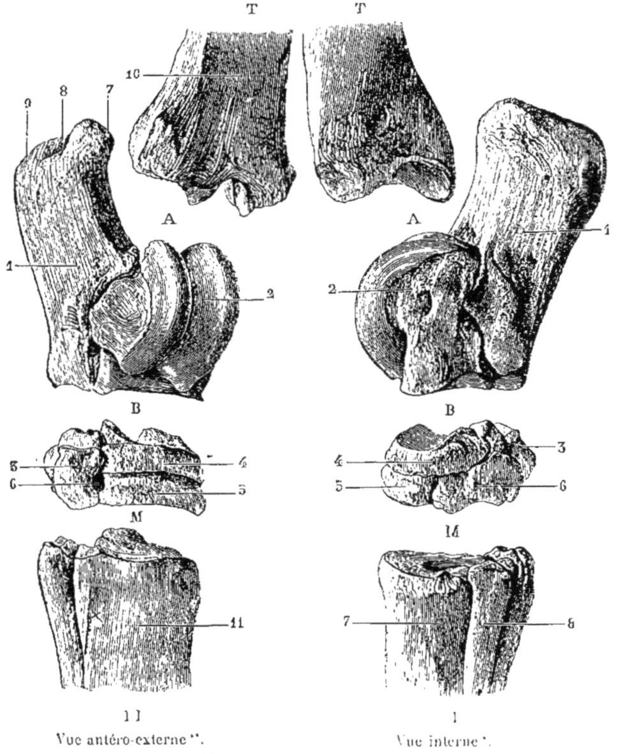

Vue antéro-externe **. Vue interne *.

Fig. 141. — Tarse du Cheval.

est légèrement concave et répond à l'astragale; la seconde est convexe et se met en rapport avec les cunéiformes. — La *circonférence* offre, en dehors, deux petites facettes qui s'adaptent à de pareilles facettes du cuboïde. Dans le reste de son étendue, elle est garnie d'empreintes.

Grand cunéiforme (de *cuneus*, coin) (fig. 141, 5). — Aplati de dessus en dessous et triangulaire, cet os ressemble d'une manière frappante au scaphoïde, mais il est plus petit, plus triangulaire, échancré des deux côtés et pourvu d'une seule pointe en arrière. — Sa *face supérieure* se met en rapport avec ce dernier os. —

* 1, calcanéum ; 2, astragale ; 3, cuboïde ; 4, scaphoïde ; 5, grand cunéiforme ; 6, petit cunéiforme ; 7, extrémité supérieure du métatarsien principal ; 8, extrémité supérieure du métatarsien interne. — A, os de la rangée supérieure. — B, os de la rangée inférieure. — T, tibia. — M, métatarse.

** 1, calcanéum ; 2, astragale ; 3, cuboïde ; 4, scaphoïde ; 5, grand cunéiforme ; 6, conduit vasculaire ménagé entre le cuboïde, le scaphoïde et le grand cunéiforme ; 7, surface de glissement pour le tendon du bifémoro-calcanéen ; 8, surface d'insertion de ce tendon ; 9, surface de glissement pour le tendon du perforé ; 10, extrémité inférieure du tibia ; 11, extrémité supérieure du métatarsien principal. — A, os de la rangée supérieure. — B, os de la rangée inférieure. — T, tibia. — M, métatarse.

Sa *face inférieure* s'articule avec le métatarsien médian et le métatarsien interne. Son *bord externe* est pourvu d'une ou deux facettes pour répondre au cuboïde. — Son *bord interne* en offre une également qui se met en contact avec une semblable facette du petit cunéiforme. — Son *bord antérieur* est rugueux dans toute son étendue.

Petit cunéiforme (fig. 141,6). — Le petit cunéiforme est un os manifestement double, comme en témoignent sa forme et la division qu'il est susceptible d'éprouver. Situé au côté interne du tarse, et le plus petit de tous ceux que nous venons d'examiner, il est aplati de dessus en dessous à sa partie antérieure, aplati d'avant en arrière à sa partie postérieure qui arrive jusqu'au contact du cuboïde en couvrant le grand cunéiforme par derrière. Il s'articule en haut avec le scaphoïde par une surface concave, en bas avec le métatarsien interne par deux ou trois petites facettes, en avant avec le grand cunéiforme par une autre facette. — Quand cet os est divisé en deux, il existe alors trois cunéiformes que l'on peut distinguer, comme ceux de l'Homme, sous les noms de *premier*, *deuxième* et *troisième*, en comptant de dedans en dehors, en sorte que le grand cunéiforme du Cheval équivaut au troisième cunéiforme de l'Homme.

Il n'est pas excessivement rare de trouver le scaphoïde soudé au grand cunéiforme, et même tous les os de l'assise inférieure du tarse soudés ensemble, à l'exception du petit cunéiforme. L'astragale et le calcanéum peuvent aussi éprouver le même phénomène de synostose, qu'il y a lieu de considérer comme de nature pathologique.

Développement. — A l'exception du calcanéum, tous les os du tarse se développent par un seul noyau d'ossification.

2. Os du métatarse (de μετὰ, après, et ταρσός, tarse).

Ces os — au nombre de trois : un médian et deux latéraux — présentent la plus grande analogie avec les métacarpiens. Aussi nous croyons-nous dispensés d'en faire une description spéciale. Nous indiquerons seulement les caractères différentiels qui les distinguent des os correspondants du membre antérieur :

Le *métatarsien principal* ou *médian* est plus long que le même métacarpien dans la proportion de 6 : 5; son corps n'est aplati d'avant en arrière que vers l'extrémité inférieure; il est à peu près régulièrement cylindrique dans le restant de son étendue. Il présente, à la partie supérieure, du côté externe, un sillon vasculaire oblique qui descend vers l'interligne du métatarsien latéral. La surface articulaire de l'extrémité supérieure est légèrement excavée et creusée au centre d'une grande fossette d'insertion; elle donne appui au grand cunéiforme ainsi qu'au cuboïde et au petit cunéiforme; la facette correspondant à celui-ci est très petite et susceptible de manquer, tandis que celle du cuboïde est toujours bien distincte. Sur le contour antérieur de ladite extrémité, existent des rugosités, mais pas de tubérosité circonscrite comme en présente le canon antérieur. Sur le contour postérieur, on remarque un tubercule très-saillant sur lequel se trouve taillée l'une des deux facettes qui donnent appui à la tête du métatarsien externe.

Les *métatarsiens latéraux* sont très inégaux en volume, et c'est toujours l'externe qui est le plus gros, sinon le plus long; sa tête surtout est beaucoup plus forte et proéminente que celle du métatarsien interne. Ces os se terminent vers le quart inférieur du métatarsien médian, l'interne descend ordinairement quelques millimètres plus bas que l'externe. L'intervalle qui les sépare est étroit; il ne dépasse guère un centimètre en certains points.

3. Région phalangienne.

Dans l'Homme (Voy. fig. 146), les doigts du pied, désignés sous le nom d'*orteils*, présentent de très notables différences avec ceux de la main. Mais il en est autrement dans les animaux domestiques. La région phalangienne du membre postérieur ressemble presque exactement à celle du membre antérieur. L'analogie de conformation entre les os du doigt postérieur et ceux du doigt antérieur des solipèdes est poussée si loin qu'il devient fort difficile de les distinguer les uns des autres. Il existe cependant quelques caractères différentiels.

Ainsi on remarque, chez le Cheval : 1° que la première phalange, moins longue que dans le membre antérieur, moins large et moins épaisse à son extrémité inférieure, est au contraire plus large et plus épaisse à son extrémité supérieure; 2° que le diamètre latéral de la deuxième phalange est plus petit; 3° que la troisième phalange reflète les différences du sabot de derrière comparé à celui de devant, c'est-à-dire qu'elle est plus concave à sa face inférieure, moins évasée à son bord inférieur, qui se rapproche de la forme d'un **V**; 4° que les grands sésamoïdes sont moins volumineux; 5° que le petit sésamoïde est moins long et moins large.

DIFFÉRENCES

Ane.

Tarse. — L'astragale de l'Ane se reconnaîtra à une particularité de sa surface articulaire scaphoïdienne, laquelle est régulièrement convexe d'un côté à l'autre, en arrière de la rainure d'insertion qu'elle présente, tandis que cette partie chez le Cheval est formée de deux facettes latérales inclinées de part et d'autre d'une arête.

Le scaphoïde présente une différence corrélative à la précédente, c'est-à-dire que la partie postérieure de sa surface articulaire supérieure est régulièrement concave d'un côté à l'autre, au lieu d'être creusée en angle dièdre comme dans le Cheval. Les autres os n'offrent rien de différentiel.

Métatarse. — Le rapport de longueur du métatarsien médian au fémur est rarement inférieur à 0,77 ou 0,78 chez l'Ane; tandis qu'il varie de 0,69 à 0,77 dans l'espèce chevaline ; il n'arrive à 0,77 que dans les Chevaux de course, chez lesquels le canon subit une sorte d'élongation. Dans l'Ane, le métatarsien principal et l'humérus s'équivalent en longueur, 1 2 ou 3 millimètres près; dans le Cheval, l'humérus l'emporte de 2, 3, et jusqu'à 4 centimètres; même, chez les Chevaux d'hippodrome, la différence est encore de plus d'un centimètre. — Le métatarsien médian de l'Ane se fait en outre remarquer par sa gracilité; par le grand développement du tubercule de son extrémité supérieure donnant appui au métatarsien externe, d'où résulte un état anguleux du contour postérieur de cette extrémité; par la disposition en surface plane de la facette diarthrodiale qui répond au grand cunéiforme; enfin par l'inégalité très prononcée des condyles de l'extrémité inférieure, vus par devant. — Les métatarsiens latéraux participent de la gracilité du métatarsien médian et descendent plus bas que chez le Cheval; ils arrivent environ au cinquième inférieur de cet os, tandis qu'ils atteignent à peine le quart inférieur chez le Cheval.

Phalanges du pied. — Les phalanges du pied se distinguent de celles de la main au moyen des mêmes caractères différentiels que nous avons indiqués plus haut pour le Cheval. Quant aux caractères permettant de reconnaître des phalanges d'Ane ou de Cheval, ils sont les mêmes dans l'un et l'autre bipède, et assez difficiles à saisir; nous renvoyons à ce que nous en avons déjà dit à propos de la main.

Mulet.

Tarse. — Le tarse du mulet présente ordinairement les caractères de celui du Cheval

Métatarse. — Le métatarse a généralement les proportions de celui de l'Ane, avec une conformation qui participe de l'un et de l'autre des ascendants, mais qui se rapproche plus du Cheval que de l'Ane.

Phalanges. — Les phalanges du pied présentent les mêmes caractères différentiels que celles de la main.

Bœuf.

Tarse (fig. 142). — On ne trouve jamais que deux cunéiformes dans le tarse du Bœuf, et comme, d'autre part, le scaphoïde est soudé avec le cuboïde, le nombre des pièces du tarse se trouve réduit à 5, abstraction faite, bien entendu, de l'os malléolaire, dont la nature péronéale ne saurait donner lieu au moindre doute.

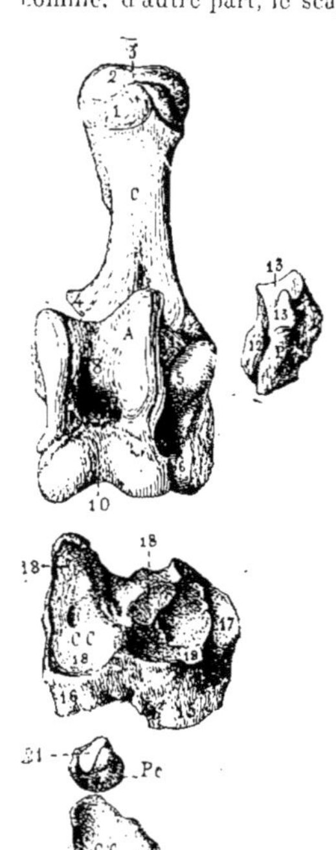

Fig. 142. — Os du tarse du Bœuf *.

L'*astragale* est allongé de haut en bas et aplati d'avant en arrière ; il s'articule avec les os environnants au moyen de trois trochlées : 1° une trochlée supéro-antérieure qui répond au tibia complété en dehors par l'os malléolaire ; cette trochlée située dans l'axe du membre, a sa lèvre externe beaucoup plus épaisse et saillante que l'interne ; 2° une trochlée inférieure faisant suite à la précédente par l'intermédiaire d'une fosse digitale profonde, et répondant à l'os centro-cuboïdien ses lèvres ont la forme de deux gros condyles dont l'interne l'emporte sensiblement sur l'externe ; 3° une trochlée postérieure s'adaptant au calcanéum, peu profonde et bordée de deux lèvres très inégales, l'externe la plus large ; cette trochlée est dans le prolongement de l'inférieure, tandis qu'elle se termine en haut sous une saillie à pic de la lèvre externe de la trochlée supérieure. La face interne de l'astragale est à peu près plane ; elle offre vers ses deux extrémités une empreinte d'insertion. La face externe est fortement déprimée on y voit deux facettes articulaires répondant au calcanéum lequel chevauche l'astragale en dehors ; la facette inférieure est contiguë à la trochlée inférieure ; la facette supérieure est taillée à la base d'une petite apophyse conique constituant une sorte de cran d'arrêt.

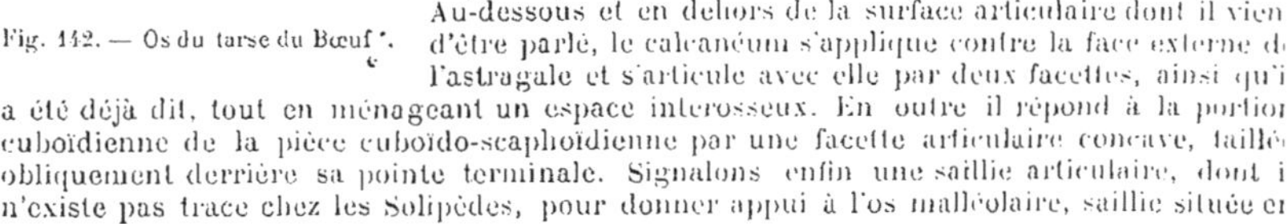

Le *calcanéum* est, relativement à celui du Cheval, long et grêle. La tubérosité du sommet est presque aussi large que longue ; sa partie antérieure est en contre-bas de la postérieure, laquelle est légèrement déprimée en gouttière. Le bord antérieur est un peu convexe ; le bec qui le termine inférieurement est beaucoup moins prononcé que dans les Solipèdes il vient buter dans une fossette surmontant la trochlée postérieure de l'astragale Le *sustentaculum tali* est moins large plus épais que dans les Solipèdes ; sa surface articulaire est confondue avec celle taillée sous le bec de l'os et elle est disposée pour jouer sur la trochlée postérieure de l'astragale Au-dessous et en dehors de la surface articulaire dont il vient d'être parlé, le calcanéum s'applique contre la face externe de l'astragale et s'articule avec elle par deux facettes, ainsi qu'il a été déjà dit, tout en ménageant un espace interosseux. En outre il répond à la portion cuboïdienne de la pièce cuboïdo-scaphoïdienne par une facette articulaire concave, taillée obliquement derrière sa pointe terminale. Signalons enfin une saillie articulaire, dont il n'existe pas trace chez les Solipèdes, pour donner appui à l'os malléolaire, saillie située en

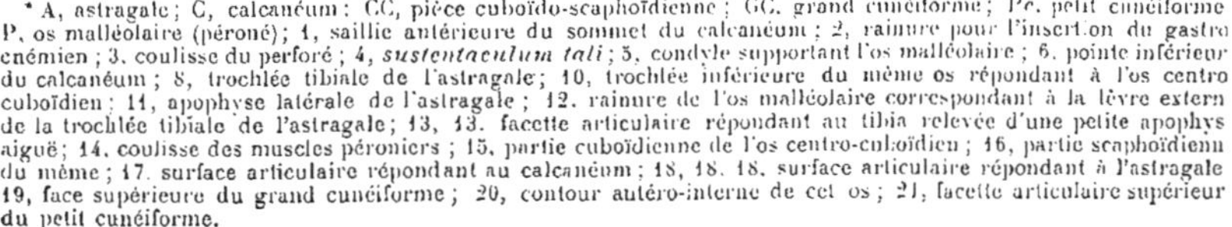

* A, astragale ; C, calcanéum : CC, pièce cuboïdo-scaphoïdienne ; GC. grand cunéiforme ; Pc. petit cunéiforme P, os malléolaire (péroné) ; 1, saillie antérieure du sommet du calcanéum ; 2, rainure pour l'insertion du gastrocnémien ; 3. coulisse du perforé ; 4, *sustentaculum tali* ; 5, condyle supportant l'os malléolaire ; 6. pointe inférieur du calcanéum ; 8, trochlée tibiale de l'astragale ; 10, trochlée inférieure du même os répondant à l'os centro cuboïdien ; 11, apophyse latérale de l'astragale ; 12. rainure de l'os malléolaire correspondant à la lèvre extern de la trochlée tibiale de l'astragale ; 13, 13. facette articulaire répondant au tibia relevée d'une petite apophys aiguë ; 14. coulisse des muscles péroniers ; 15, partie cuboïdienne de l'os centro-cuboïdien ; 16, partie scaphoïdienn du même ; 17. surface articulaire répondant au calcanéum ; 18, 18. 18. surface articulaire répondant à l'astragale 19, face supérieure du grand cunéiforme ; 20, contour antéro-interne de cet os ; 21, facette articulaire supérieur du petit cunéiforme.

dehors du bec et sur un plan un peu inférieur, séparée de ce dernier par une profonde échancrure où s'enclave le bord postéro-externe de l'astragale ; sa surface articulaire, tournée en haut et en avant, se compose d'un condyle et d'une petite cavité sous-jacente.

Le *cuboïde* et le *scaphoïde* se soudent de fort bonne heure, à l'état cartilagineux, et forment une pièce unique qui se développe ensuite par deux noyaux d'ossification. La part de chacun est assez facile à délimiter à cause des deux étages de la face inférieure, laquelle correspond au métatarse par sa portion cuboïdienne, aux cunéiformes par sa portion scaphoïdienne. La face supérieure de cet os cuboïdo-scaphoïdien ou centro-cuboïdien se relève en arrière et répond soit à la trochlée inférieure de l'astragale par une surface inversement configurée, soit à l'extrémité inférieure du calcanéum par une facette externe convexe et oblique d'arrière en avant qui descend un peu sur la face antérieure de l'os. La face postérieure est remarquablement tubéreuse et relevée d'une forte pointe du côté interne.

Le *grand cunéiforme* est beaucoup moins étendu que celui des Solipèdes; il est irrégulièrement quadrilatère, allongé dans le sens antéro-postérieur, et dépourvu de rainure d'insertion sur ses deux faces, supérieure et inférieure ; il se superpose au métatarsien III de l'os canon, tandis que le centro-cuboïdien correspond au métatarsien IV.

Le *petit cunéiforme* n'est guère plus gros qu'un pois ; il est irrégulièrement cubique ; il s'articule avec le scaphoïde, le grand cunéiforme et le tubercule postéro-interne de l'os canon représentant le métatarsien II.

Remarquons, en terminant, que le tarse du Bœuf est beaucoup plus grêle que celui des Solipèdes.

Métatarse. — Les auteurs ne sont pas d'accord sur la constitution du métatarse du Bœuf. La question est de savoir si, indépendamment de l'os canon formé par la coalescence des métatarsiens III et IV, il y a des métatarsiens rudimentaires. Meckel et Rigot disent qu'il n'y en a pas et signalent ce fait comme une différence relativement au métacarpe. Lavocat, au contraire, trouve cinq métatarsiens, dont quatre seraient confondus en un os canon et l'autre libre; il interprète en effet, comme métatarsiens II et V, deux reliefs rugueux que l'on observe à la partie supérieure de l'os canon, de chaque côté de sa face postérieure : interprétation qui a été reconnue exacte par Rosenberg et Retterer. Ce dernier a vu chez des embryons les métatarsiens précités, d'abord libres, se fusionner avec l'os canon; il les a même rencontrés encore distincts chez un Veau âgé d'un mois, mais en train d'effectuer leur coalescence.

Quant au métatarsien I, il serait représenté, d'après Lavocat, par un petit os discoïde, articulé à la partie postéro-interne de l'extrémité supérieure de l'os canon, et qui fait quelquefois défaut. Cet os rudimentaire, qui a échappé à l'attention de Cuvier et de Meckel, a été pris pour le premier cunéiforme par Rigot, Rosenberg et Retterer, qui attribuent ainsi trois cunéiformes au Bœuf, au Mouton et à la Chèvre, et pour un simple sésamoïde par Franck et Martin. L'opinion de Lavocat nous paraît la plus judicieuse; à moins que ledit osselet ne soit un représentant du pré-hallux ?

L'os du canon du Bœuf, comparé à celui du membre antérieur, se fait remarquer, non seulement par sa longueur, mais encore par sa forme équarrie, par l'accentuation de sa rainure antérieure, par la présence d'un conduit vasculaire qui traverse en arrière sa surface articulaire supérieure, et enfin par la petite facette diarthrodiale destinée à répondre au métatarsien I.

Phalanges et sésamoïdes. — Ces os ressemblent à ceux du membre antérieur. On trouve aussi, à l'intérieur des ergots, une phalangette rudimentaire.

Mouton et Chèvre.

Tarse. — A part le volume, les os du tarse du Mouton et de la Chèvre ne se distinguent que par de minimes différences de ceux du Bœuf. La plus importante est offerte par l'os centro-cuboïdien, qui porte en arrière une pointe inféro-externe qui fait défaut chez le Bœuf ou plutôt n'y est représentée que par une tubérosité. En avant de cette pointe, on remarque la coulisse très accentuée du muscle long péronier.

Chez la Chèvre, le calcanéum se fait remarquer par son allongement et par une légère incurvation postérieure.

Métatarse. — Le métatarse du Mouton et de la Chèvre a la même constitution que celui du Bœuf, c'est-à-dire que l'on peut y reconnaître cinq métatarsiens dont quatre fusionnés en os canon. Celui-ci se distingue de celui du Bœuf par un élargissement très prononcé de l'extrémité inférieure, par l'absence de trou à l'extrémité supérieure, par l'oblitération du conduit vasculaire interosseux de la partie inférieure et enfin par ses surfaces articulaires phalangiennes qui offrent les mêmes particularités que nous avons déjà signalées au canon antérieur.

Entre le Mouton et la Chèvre, on observe que le canon postérieur de celle-ci est relativement moins long ; l'indice métatarso-tibial varie de 0,50 à 0,57, tandis qu'il est de 0,58 à 0,70 chez celui-là ; l'indice métatarso-fémoral oscille entre 0,60 et 0,66 dans la Chèvre, entre 0,68 et 0,77 dans le Mouton.

Doigts. — Les phalanges et les sésamoïdes ressemblent à celles de la main et présentent les mêmes différences, soit du Mouton à la Chèvre, soit de chacune de ces espèces au Bœuf. Il n'y a généralement pas d'osselet à l'intérieur des ergots.

Chameaux.

Tarse. — Le cuboïde et le scaphoïde ne sont pas soudés, contrairement à ce que l'on observe dans la plupart des Ruminants. L'astragale, comparé à celui du Bœuf, se distingue : 1° par une apophyse externe qui vient se placer en dessous de la saillie articulaire péronéale du calcanéum ; 2° par sa trochlée inférieure dont la lèvre externe est déprimée de manière à ébaucher une autre trochlée, ou, pour mieux dire, à représenter la surface articulaire inférieure de l'humérus : la partie trochléenne correspondant au scaphoïde, la partie condylienne au cuboïde. Le calcanéum est plus court et surtout plus épais que celui du Bœuf, à peu près également excavé sur les deux faces, pourvu d'une forte tubérosité en bas de son bord postérieur, et non apointi à l'extrémité inférieure. Le cuboïde est libre et très volumineux. Le scaphoïde est relativement peu développé dans le sens transversal ; sa pointe postérieure est moins saillante que dans le Bœuf. Les deux cunéiformes n'offrent rien de particulier si ce n'est que le petit est notablement plus volumineux que dans les autres Ruminants.

Métatarse. — Le métatarse, ainsi que le métacarpe, est formé uniquement par l'os canon, lequel résume les quatre derniers métatarsiens. Cet os n'est guère plus long que le canon de devant, mais il est notablement plus étroit ; la dimension transverse, prise au milieu de sa longueur, est inférieure à la dimension antéro-postérieure, tandis qu'on observe le contraire pour ce dernier. La surface articulaire supérieure est dominée par une pointe postérieure très saillante, non perforée à la base. L'échancrure interarticulaire inférieure est beaucoup plus étroite qu'au métacarpe ; il n'est pas rare de voir son fond s'isoler et se convertir en canal ; en outre les surfaces articulaires digitées ne sont pas exactement alignées, l'externe est sensiblement plus antérieure que l'interne. Ajoutons que la cannelure de la face antérieure est à peu près effacée et que les trous nourriciers sont situés sur la face postérieure, comme au métacarpe.

Doigts. — Les phalanges et les sésamoïdes ne se distinguent de ceux de la main que par leurs moindres dimensions.

Lamas.

Tarse. — Comparés aux os du Chameau, le calcanéum est proportionnellement plus long ; la double trochlée inférieure de l'astragale est beaucoup moins nette. Les autres pièces ne présentent aucune différence.

Métatarse. — Contrairement à la règle, le canon postérieur est sensiblement moins long que son homologue du membre de devant ; il est aussi plus grêle.

Doigts. — Les phalanges du pied, comparées à celles des Chameaux, participent des différences offertes par celles de la main, c'est-à-dire que la première est proportionnellement longue, la deuxième brève, et la troisième allongée et comprimée.

Porc (fig. 143).

Tarse. — Le tarse de cet animal ressemble beaucoup à celui des Ruminants par sa disposition générale et par celle de l'astragale et du calcanéum ; mais il comprend trois cunéiformes au lieu de deux et, d'autre part, le cuboïde et le scaphoïde ne sont pas soudés. L'astragale présente une obliquité manifeste de sa trochlée tibiale ; sa partie inférieure, plus large mais moins épaisse que sa partie supérieure, correspond au scaphoïde et au cuboïde par une trochlée et un condyle qui s'unissent sur une arête vive. Le calcanéum est remarquable par la gouttière tendineuse étroite et relativement profonde de son sommet, par son bec effacé et son sustentaculum peu développé. Le cuboïde est volumineux, très épais et présente à sa partie inféro-externe une scissure profonde pour le tendon du muscle long péronier ; il se superpose aux deux métatarsiens externes (IVe et V^e). Le scaphoïde est épais mais relativement étroit ; il porte en arrière une sorte de crochet recourbé en bas. Le grand cunéiforme est épais, mais moins étendu que dans les Ruminants ; il repose sur le grand métatarsien interne (IIIe). Le deuxième cunéiforme est un petit os prismatique, aplati d'un côté à l'autre, plus haut que large, qui se met à cheval sur les deux métatarsiens internes (IIe et IIIe). Le premier cunéiforme est allongé de haut en bas, apointi inférieurement et sensiblement plus développé que le précédent; il s'articule avec le petit métatarsien interne (IIe) qu'il chevauche un peu par derrière de telle sorte que sa pointe inférieure est libre. Signalons enfin un huitième os qui, jusqu'à ce jour, a été interprété à tort, pensons-nous, comme un rudiment de premier métatarsien : c'est un petit disque triangulaire, d'un centimètre à un centimètre et demi de côté, situé en arrière et en dedans du premier cunéiforme, et articulé derrière un prolongement postérieur du métatarsien III; il équivaut rigoureusement, par ses connexions, au *phacoïde* du carpe des Carnivores et représente sans doute un vestige du préhallux. Si le métatarsien du pouce existait, il se placerait, évidemment, à la suite du premier cunéiforme et non pas en arrière; il n'y en a donc pas trace chez les Porcins.

Métatarse. — En faisant abstraction de l'os dont il vient d'être question, il reste les quatre métatarsiens II, III, IV et V. Les latéraux sont presque complètement effacés derrière les médians. Ceux-ci, plus longs et plus épais que leurs homologues de la main, présentent en arrière de leur extrémité supérieure une forte saillie qui est plus développée encore sur le métatarsien IV que sur le métatarsien III; ils ne chevauchent pas à cette extrémité comme le font les métacarpiens médians de la main.

Les métatarsiens latéraux ou petits métatarsiens (II et V) sont encore plus aplatis que leurs homologues de la main; l'externe est pourvu, à son extrémité proximale, d'une apophyse pointue dirigée en arrière.

Doigts. — Les phalanges et les sésamoïdes ressemblent à ceux des doigts de la main; toutefois celles-ci sont plus longues et plus comprimées qu'à la main.

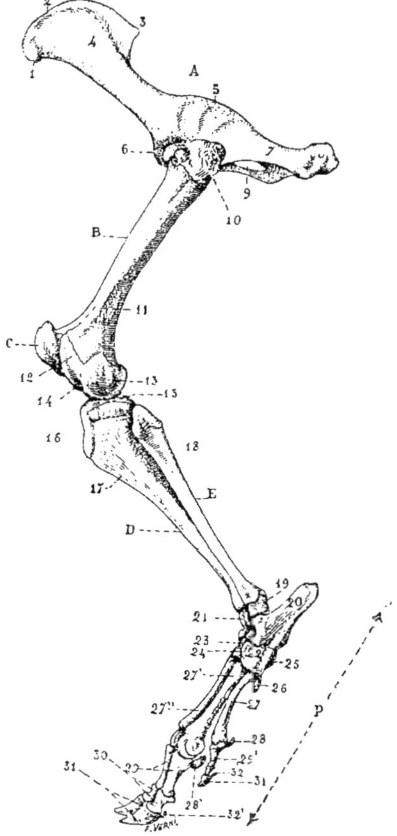

Fig. 143. — Membre postérieur gauche du Porc (face externe) *.

Chien.

Tarse. — Le tarse du Chien comprend sept os. L'astragale rappelle celui de l'Homme, c'est-à-dire qu'il se divise en un *corps* et une *tête*; le corps, ou partie supérieure, porte la poulie qui répond aux os de la jambe, poulie qui se termine en arrière par un bord net, très surplombant; la tête est un prolongement légèrement colleté (col de l'astragale), un peu oblique en dedans, qui s'articule avec le scaphoïde. L'astragale n'est pas encastré par le calcanéum comme dans les Ruminants et le Porc; il s'articule avec lui par sa face postérieure seulement, soit au moyen d'une surface allongée et convexe qui correspond au *sustentaculum tali*, soit au moyen d'une encoche qui reçoit le bec calcanéen. — Le calcanéum se fait remarquer : par son bec très prononcé, dont la surface articulaire est distincte de celle du sustentaculum tali; par la coulisse de son sommet qui en occupe toute l'étendue au lieu d'être

* A, coxal; B, fémur; C, rotule; D, tibia; E, péroné; P, pied; 1, angle externe de l'ilium; 2, crête iliaque; 3, angle interne; 4, fosse iliaque externe divisée par une légère crête; 5, crête sus-cotyloïdienne; 6, cavité cotyloïde contenant la tête du fémur; 7, branche acétabulaire de l'ischium; 8, tubérosité ischiale; 9, trou ovalaire; 10, trochanter; 11, trace de fosse sus-condylienne; 12, lèvre externe de la trochée; 13, condyle externe; 14, échancrure d'insertion; 15, plateau articulaire supérieur du tibia; 16, tubérosité antérieure et supérieure de cet os; 17, crête tibiale; 18, partie supérieure du péroné avec une épiphyse; 19, épiphyse inférieure du même os; 20, calcanéum; 21, astragale; 22, cuboïde; 23, scaphoïde; 24, grand cunéiforme; 25, apophyse postérieure du scaphoïde; 26, rudiment de pré-hallux; 27, petit métatarsien externe (V); 27', grand métatarsien externe (IV); 27'', grand métatarsien interne (III); 28, 28', grands sésamoïdes; 29, 29', premières phalanges; 30, deuxièmes phalanges; 31, troisièmes phalanges; 32, 32', petits sésamoïdes.

cantonnée en arrière comme dans les Ruminants et le Porc; par l'absence d'articulation avec le péroné; par la grande épaisseur transverse de son extrémité inférieure qui apparaît en dehors de la tête astragalienne et occupe au moins autant de place qu'elle sur le devant du tarse; enfin par la surface qui répond au cuboïde, laquelle est dans un plan perpendiculaire à l'axe de l'os, et aussi développée dans le sens transversal que dans le sens antéro-postérieur. Le cuboïde est très développé en hauteur, en forme de prisme à quatre faces; il ne s'articule en haut qu'avec le calcanéum et il répond en bas aux quatrième et cinquième métatarsiens; une échancrure à son côté externe, continuée par une scissure sur sa face postérieure, marque le passage du tendon long péronier, et cette scissure est surplombée par un gros tubercule aplati. Le scaphoïde est épais, allongé d'avant en arrière, pourvu à la partie postérieure de deux tubercules inégaux, entre lesquels se trouve une petite coulisse; il reçoit à lui seul la tête de l'astragale et s'articule d'autre part avec les trois cunéiformes. Le grand cunéiforme ou troisième cunéiforme a la forme d'un coin dont le tranchant vertical regarde en arrière; il s'enclave, d'une part, entre le cuboïde et le deuxième cunéiforme, d'autre part, entre le scaphoïde et le troisième métatarsien. Le deuxième cunéiforme est le plus petit des trois; il est aplati d'un côté à l'autre et aussi en forme de coin; il repose sur le deuxième métatarsien. Le premier cunéiforme est allongé, irrégulièrement quadrangulaire; il s'articule en haut avec une petite facette postérieure du scaphoïde; en bas, il chevauche un peu sur le deuxième métatarsien pour arriver au contact du premier.

Métatarse. — Chez le Chien, on voit quatre métatarsiens parfaits et un métatarsien rudimentaire. Celui-ci, court et mince, articulé à la suite du premier cunéiforme et quelquefois soudé avec lui, est ordinairement le seul vestige du premier orteil (hallux); il reçoit l'insertion du muscle jambier antérieur. Les autres métatarsiens sont un peu plus longs et plus épais que les métacarpiens homologues; ils sont très serrés l'un contre l'autre et un peu chevauchants à leur moitié proximale, divergents à l'extrémité opposée; le IIIe et le IVe sont un peu plus longs que le IIe et le Ve; tous présentent une surface articulaire tarsienne légèrement convexe, très allongée dans le sens antéro-postérieur et terminée postérieurement par une pointe apophysaire; le Ve présente en outre un tubercule excentrique qui surmonte ladite surface articulaire. L'apophyse plantaire de l'extrémité proximale du IIIe et du IVe offre ordinairement une petite facette diarthrodiale pour correspondre à deux sésamoïdes arrondis de la grosseur d'un petit plomb.

Doigts. — En général, le pouce manque à la patte postérieure du Chien; mais il n'est pas rare de le voir se développer, et alors on remarque une ou deux phalanges, rabougries et flottantes, à la suite du premier métatarsien. Parfois même, ce doigt se développe double, ce qui constitue une réapparition simultanée de l'hallux et du pré-hallux; mais le squelette reste toujours imparfait.

Quant aux autres doigts, ils ne présentent rien dans leur constitution qui les distingue des doigts correspondants de la main.

Chat.

Tarse. — Le tarse du Chat ressemble beaucoup à celui du Chien. On observe cependant : 1° que l'inégalité de largeur des lèvres de la trochlée de l'astragale est beaucoup plus prononcée que dans le Chien; 2° que le sustentaculum tali du calcanéum est peu développé, en sorte que la coulisse du perforant est étroite et mal formée; le bec de ce même os est également peu proéminent; 3° que le cuboïde présente, pour le long péronier, une rainure étroite et profonde dont les bords tendent à se rejoindre; 4° que la coulisse postérieure du scaphoïde manque; 5° que le grand cunéiforme présente en arrière une sorte de crochet recourbé en bas; 6° que le deuxième cunéiforme est à peu près aussi développé dans le sens proximo-distal que dans le sens dorso-plantaire; 7° enfin, que le premier cunéiforme est sensiblement moins volumineux que le deuxième.

Strauss-Durckeim signale, dans le tarse du Chat, l'existence de trois granules cartilagineux, quelquefois osseux, appliqués contre la face postérieure de la tête des trois métatarsiens externes avec lesquels ils s'arthrodient. Ces grains, véritables sésamoïdes, servent de points d'attache à plusieurs ligaments ou tendons.

Métatarse. — Le premier métatarsien est plus rudimentaire encore que chez le Chien, surtout plus court; il n'est jamais suivi de phalanges. Les autres diffèrent de ceux du Chien en ce qu'ils sont courbés dans leur longueur de manière à former une voûte plantaire qui n'existe pas chez ce dernier animal. L'apophyse proximale excentrique du Ve est plus saillante. Le IIIe est manifestement le plus fort, sans être notablement plus long que le IVe. Enfin les IIe et V^{e} approchent davantage de la longueur des deux autres que chez le Chien.

Doigts — Les quatre doigts du pied du Chat ressemblent aux doigts homologues de la main, sauf leur grandeur un peu plus considérable.

Lapin.

Tarse. — L'astragale est plus long relativement que chez aucun autre Mammifère domestique, à cause du développement de son col ; la trochlée n'occupe pas la moitié de la longueur de l'os, tandis qu'elle en forme presque les deux tiers chez le Chien et le Chat. La tête est moins oblique que chez ces derniers et en outre, légèrement infléchie en avant. — Le calcanéum est tellement épais qu'il en est presque aplati de dessus en dessous au lieu de l'être latéralement ; il se place tout à fait en dehors de l'astragale, qu'il ne couvre que par son sustentaculum ; il n'a pas de bec véritable ; par contre, il présente un condyle malléolaire plus développé que dans aucune autre espèce, qui semble avoir rejeté l'astragale du côté interne. — Le scaphoïde se reconnaît aisément grâce à une forte pointe postérieure qui descend jusqu'au métatarse et qui pourrait bien être un vestige de pré-hallux. — Le cuboïde est à peu près aussi large que haut, il présente une profonde rainure pour le passage du long péronier. — Le troisième cunéiforme ne présente rien de bien particulier comparativement aux Carnivores. — Le deuxième est encastré dans une encoche, à angle droit ; de l'extrémité proximale du métatarsien interne (IIe). — Le premier cunéiforme est absent; les auteurs qui le mentionnent ont sans doute pris pour tel un prolongement du métatarsien II qui s'interpose entre le deuxième cunéiforme et l'apophyse descendante du scaphoïde.

Métatarse. — Chez le Lapin, le premier métatarsien a tout à fait disparu. Les quatre autres sont sensiblement rectilignes. Le plus long est le IIIe; le plus épais le IIe, le plus court, le Ve. L'apophyse latérale de l'extrémité proximale de ce dernier est très aiguë. Le IIe se prolonge à son extrémité supérieure jusqu'au scaphoïde par une pointe qui passe derrière le deuxième cunéiforme.

Doigts. — Les phalanges, les grands sésamoïdes et les petits sésamoïdes des quatre doigts ne présentent rien de particulier relativement à ceux de la main.

Article VI. — MEMBRES EN GÉNÉRAL ET HOMOTYPIE.

A. Membres en général. — Les colonnes brisées que représentent les membres des Quadrupèdes sont destinées non seulement à supporter le tronc pendant la station, mais encore à le transporter pendant la marche. Cette double destination entraîne une différence entre les membres antérieurs et les membres postérieurs.

Les membres de devant, plus rapprochés que les postérieurs du centre de gravité, supportent une plus grande partie du poids du corps. Ils doivent, par conséquent, être surtout disposés pour remplir le rôle d'organes de soutien. En effet, les quatre segments principaux qui composent chacun d'eux (épaule, bras, avant-bras et main), quoique fléchis ou disposés à se fléchir en sens inverse les uns des autres, opposent à la pression du poids du tronc qui tend constamment à les affaisser, des obstacles purement mécaniques et d'une telle énergie qu'on peut comprendre encore la station sur les membres antérieurs, en supposant anéanties, à l'exception d'une seule, les masses musculaires qui entourent leurs rayons osseux.

Ainsi, le poids du corps se transmet d'abord à l'omoplate par l'intermédiaire des muscles qui attachent cet os au tronc. Il passe ensuite sur l'humérus, et de là sur le radius, pour être reporté en dernier lieu sur les différentes pièces qui composent la main. Or, l'humérus forme avec l'omoplate un angle ouvert en arrière, et avec les os de l'avant-bras un angle ouvert en avant ; le poids du corps presse continuellement sur ces angles en provoquant leur fermeture, et partant la flexion des rayons osseux. Mais celle-ci est empêchée par l'action combinée de deux puissances musculaires : le biceps et les extenseurs de l'avant-bras. L'avant-bras, le carpe et le métacarpe, affectant une direction verticale, supportent naturellement la pression du poids du corps sans avoir besoin d'être aidés par des muscles. Quant à la région digitée, qui forme avec le métacarpien principal un troisième angle ouvert en avant, elle est soutenue par de solides liens mécaniques, inertes ou contractiles.

Les membres antérieurs sont encore des agents de transport; en effet, ils peuvent soulever le tronc par la détente de leurs rayons osseux et entamer le terrain par la projection en avant de leur extrémité libre.

Les membres postérieurs sont disposés moins favorablement que ceux de devant pour remplir l'office de colonne de soutien, car leurs rayons osseux sont pour la plupart dans un état permanent de flexion et réunis angulairement les uns aux autres, comme on peut s'en convaincre en jetant les yeux sur la figure 145. Il faut donc que les puissances musculaires préviennent l'affaissement de ces rayons. Mais ils sont admirablement conformés pour servir d'agents de locomotion. Le moindre redressement de ces rayons inclinés pousse en avant la masse du corps, et cette impulsion est transmise à peu près intégralement au tronc, en raison de l'union intime du bassin avec la colonne vertébrale.

B. Parallèle entre les membres antérieurs et les membres postérieurs. — On voit donc, d'après ce qui précède, que les membres antérieurs sont plus spécialement affectés au soutien du corps, et les postérieurs plus particulièrement adaptés à jouer le rôle d'agents impulsifs dans les actes locomoteurs.

Malgré cette différence dans le but qui leur est assigné, ces deux colonnes présentent, dans leur conformation, des ressemblances si frappantes, qu'elles ont porté quelques auteurs à regarder le membre postérieur comme une exacte répétition de l'antérieur.

Cette question de l'homologie ou mieux de l'homotypie des membres a donné lieu à un grand nombre de travaux, de la part d'anatomistes éminents, tels que Winslow, Vicq d'Azyr, Cuvier, Flourens, Ch. Martins, Huxley, Gegenbaur, Sabatier, etc. Malheureusement, en voulant poursuivre les ressemblances jusqu'aux moindres détails, ces auteurs sont arrivés à des conclusions discordantes et parfois invraisemblables. — Il n'est pas douteux que les membres soient construits sur le même type et que leurs segments successifs s'équivalent un à un; mais il y a aussi des différences qu'il ne faut pas méconnaître et qui sont imposées par la non-identité de leurs fonctions. Il est excessif de prétendre que des rayons, comme le bras et la cuisse, l'avant-bras et la jambe, la main et le pied, qui se fléchissent ou s'étendent en sens inverse, puissent être l'exacte répétition l'un de l'autre : c'est le cas de dire qu'à vouloir trop prouver, on ne prouve rien. Nous nous bornerons donc aux grandes lignes dans le parallèle que nous allons établir.

Homotypie des ceintures scapulaire et pelvienne. — Il est certain que l'ilium représente le scapulum. La fosse iliaque externe, parfois divisée en deux fosses secondaires comme dans le Mouton, la Chèvre, le Porc, rappelle les fosses sus et sous-épineuse; la crête iliaque répond au bord vertébral du scapulum; l'épine iliaque antérieure et supérieure à l'angle dorsal, l'épine iliaque postérieure et supérieure à l'angle cervical, le bord externe au bord axillaire, et le bord interne au bord cervical, etc. La difficulté est de trouver à la ceinture scapulaire des Mammifères les parties équivalant au pubis et à l'ischium. On s'accorde généralement à voir dans le tubercule sus-glénoïdien (base de l'apo-

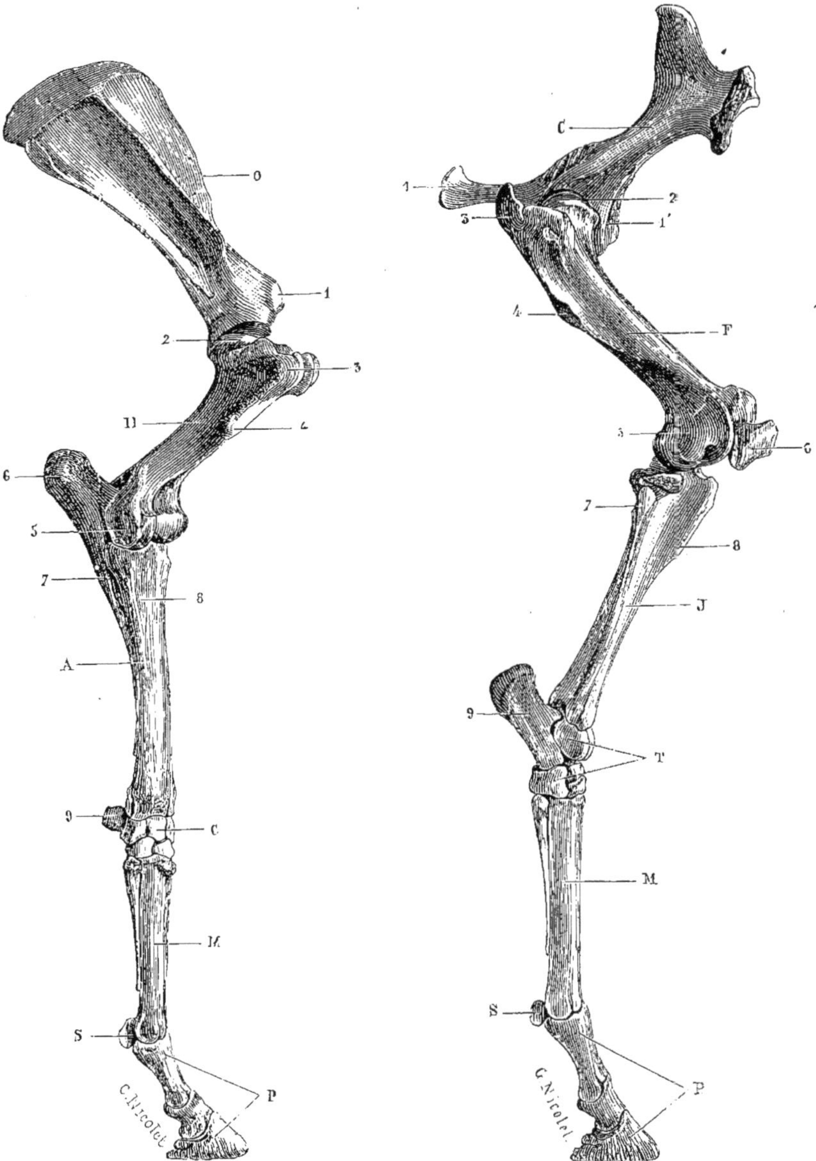

Fig. 144. — Membre antérieur du Cheval (vue antéro-externe) *.

Fig. 145. — Membre postérieur du Cheval (vue antéro-externe) **.

* O, omoplate ; H, humérus ; A, os de l'avant-bras ; C, carpe ; M, métacarpe ; P, phalanges ; S, grands sésamoïdes ; 1, bas de l'apophyse coracoïde ; 2, tête de l'humérus ; 3, trochiter ; 4, crête deltoïdienne ; 5, extrémité inférieure de l'humérus ; 6, olécrâne ; 7, os pisiforme ou sus-carpien.

** C, coxal ; F, fémur ; J, os de la jambe ; T, tarse ; M, métatarse ; P, phalanges ; S, grands sésamoïdes ; 1, ischium ; 1', pubis ; 2, tête du fémur ; 3, trochanter ; 4, troisième trochanter ; 5, condyle externe du fémur ; 6, rotule ; 7, péroné ; 8, tibia ; 9, calcanéum.

physe coracoïde) le représentant de l'ischium, et, dans l'apophyse coracoïde elle-même (pro-coracoïde de l'anatomie comparée), le représentant du pubis. Quant à la clavicule, que l'on avait cru d'abord pouvoir homologuer au pubis, elle n'aurait pas d'équivalent à la ceinture pelvienne.

Homotypie du fémur et de l'humérus. — La ressemblance de ces deux os est frappante ; elle est d'ailleurs consacrée par la terminologie. L'un et l'autre présentent une tête articulaire, un grand trochanter, un petit trochanter, une trochlée, une surface plane, plus ou moins âpre, du côté de l'extension, une surface lisse et arrondie du côté de la flexion, et, dans certaines espèces, comme les Solipèdes, un troisième trochanter situé sur le côté externe, etc. Mais, vu le sens inverse de la flexion, la face antérieure de l'un correspond à la face postérieure de l'autre et *vice versa*.

Ch. Martins, frappé de l'apparence tordue de l'humérus, émit l'idée que cet os n'est qu'un *fémur retourné* et qu'il faut d'abord le détordre si l'on veut faire une comparaison exacte. L'extrémité supérieure restant fixe, il fait subir artificiellement au corps et à l'extrémité inférieure un mouvement de rotation de 180°, en sens inverse de celui qu'il suppose avoir été subi par ces parties. Et ainsi la face convexe de l'humérus est ramenée en avant, et sa face âpre en arrière, comme celles du fémur ; l'avant-bras se fléchit en arrière, comme la jambe sur la cuisse. Mais aussi, la moitié externe de l'os devient interne et correspond par conséquent à la moitié interne du fémur et réciproquement. Or c'est là précisément que pèche la théorie, car il faudrait homologuer les muscles adducteurs du bras aux abducteurs de la cuisse, ce qui est contraire à l'évidence. D'autre part, si l'on considère la main dans l'attitude de pronation qui est son attitude invariable chez le plus grand nombre des animaux, une détorsion de l'humérus à 180° aurait pour effet de tourner sa face palmaire en sens inverse de la face plantaire du pied, et cependant personne n'oserait contester l'homologie entre le dos et la paume de la main d'une part, le dos et la plante du pied d'autre part. La manière de faire de Ch. Martins, si ingénieuse qu'elle soit, n'est donc pas soutenable, pas plus que celle de Pozzi qui, au lieu de détordre l'humérus, tord le fémur et aboutit en somme aux mêmes conséquences. — La torsion de l'humérus n'est qu'apparente. Comme le dit Campana, « il n'y a pas plus de fibres tordues dans l'humérus que dans le fémur ; les mensurations angulaires de Gegenbaur et des autres auteurs traduisent sensiblement en chiffres la série des configurations que revêt successivement l'os pendant son développement, et dont la seule cause réelle doit être rapportée à l'inégale répartition de la substance osseuse de nouvelle formation, à l'ossification, à l'accroissement et à la soudure des extrémités, et non à une déformation réelle de la substance déjà existante. »

Alexis Julien et Sabatier expliquent la correspondance inverse des faces antérieure et postérieure des deux os en parallèle, non par la torsion de l'un d'eux, mais par une rotation articulaire inverse de l'un et de l'autre. En effet, l'embryologie démontre que, dans les premiers stades de leur développement, les deux membres se présentent à l'état de palettes parallèles au plan médian et orientées de la même manière : la paume de la main ou la plante du pied en dedans, le pouce en haut et les saillies du coude ou du genou en dehors. Plus tard, ils effectuent, à l'articulation de l'épaule ou de la hanche, un mouvement de rotation en sens inverse qui a pour résultat de porter le coude en arrière et le genou en avant. Et ainsi s'expliquerait, d'après les auteurs précités, la correspondance inverse des faces de l'humérus et du fémur.

Nous ne souscrirons pas davantage à cette théorie qu'à celle de Ch. Martins, car elle implique des homologies qui nous paraissent inacceptables, telles que celles du trochanter et du trochin, du trochiter et du trochantin, de toutes les parties externes d'un os avec les parties internes de l'autre.

Les os étant faits pour les muscles et même par les muscles, ceux-ci doivent être pris pour guide dans la recherche des homologies. Or, quelle que soit la rotation qu'un os puisse éprouver, ses muscles n'en restent pas moins dans les mêmes rapports, et ses faces peuvent toujours être distinguées en : faces d'extension, de flexion, d'adduction et d'abduction. Que, chez l'embryon, la face d'extension de l'humérus soit un peu tournée en dehors et la face d'extension du fémur un peu tournée en dedans, ainsi qu'on l'observe à titre permanent dans un grand nombre de Reptiles, cela ne saurait rien changer à leur homotypie. S'il est incontestable que les muscles extenseurs de l'avant-bras ou muscles olécraniens équivalent aux extenseurs de la jambe ou muscles rotuliens et que les fléchisseurs d'une région correspondent aux fléchisseurs de l'autre, il ne l'est pas moins, pensons-nous, que les muscles adducteurs ou abducteurs d'un membre équivalent respectivement aux adducteurs ou abducteurs de l'autre membre ; l'homotypie est donc directe pour les faces latérales, tandis qu'elle est inverse pour les faces antérieure et postérieure, et cela exclut toute idée de rotation ou de torsion.

Homotypie des os de l'avant-bras et de la jambe. — Pour comparer l'avant-bras à la jambe, il faut considérer la main en pronation, c'est-à-dire dans son attitude naturelle, celle qu'elle présente immuablement chez le plus grand nombre des animaux. On voit alors que, pour chaque région, il y a un os principal, en rapport avec le côté pollicial de la main ou du pied : c'est le radius ou le tibia, et un os accessoire, situé du côté du petit doigt, le cubitus ou le péroné. Ces os sont donc respectivement homotypes, et, dans chaque paire, les parties situées en avant, c'est-à-dire du côté du dos de la main ou du pied sont correspondantes, ainsi que celles situées en arrière, du côté de la paume de la main ou de la plante du pied. Il est en effet manifeste que les muscles de la région antibrachiale antérieure ont pour similaires ceux de la région jambière antérieure, et que les muscles de la région antibrachiale postérieure font pendant à ceux de la jambière postérieure. Soutenir le contraire, c'est aller contre l'évidence.

Quant à la rotule, c'est une sorte d'olécrâne mobilisé, ainsi que le dit Vicq d'Azyr. Les muscles qui se terminent à ces deux parties sont rigoureusement équivalents. Cependant beaucoup d'anthropotomistes modernes nient l'équivalence de la rotule avec l'olécrâne et la considèrent comme un gros sésamoïde développé dans le tendon du triceps crural; ainsi, l'olécrâne ne serait pas représenté au membre postérieur, non plus que la rotule au membre antérieur. Cette opinion ne nous paraît pas exacte, car la rotule passe toujours par la phase cartilagineuse et dès lors fait partie du squelette primaire ; d'autre part, sa mobilité ne saurait être une objection à son assimilation à l'olécrâne, attendu que celui-ci forme chez les Batraciens un noyau indépendant comme la rotule. Il est vrai que la rotule se rattache au tibia et non au péroné ; mais on peut faire observer que précisément la partie du tibia à laquelle elle se lie se développe toujours par un noyau d'ossification particulier et que, chez certains Marsupiaux, dont le tibia et le péroné sont isolés comme le radius et le cubitus de l'Homme, les deux os s'articulent avec les condyles du fémur, et la rotule est rattachée à l'extrémité supérieure du péroné.

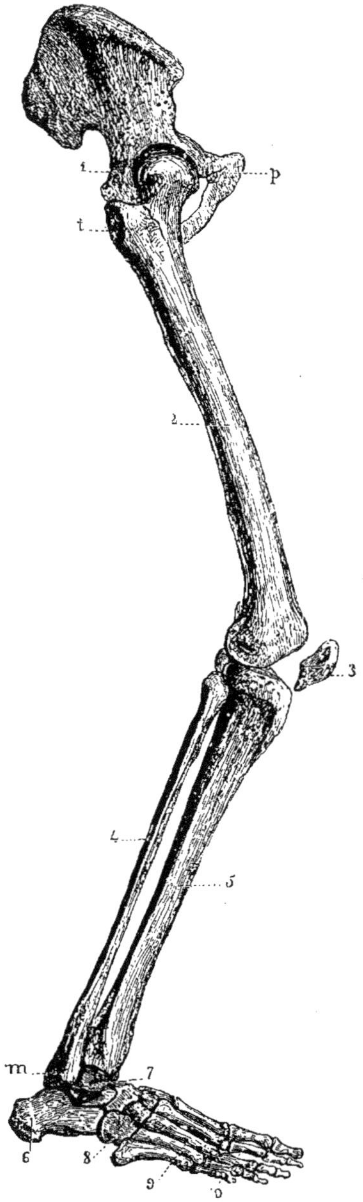

Homotypie de la main et du pied. — La ressemblance entre le pied et la main est si grande que les considérations générales que nous avons exposées plus haut à propos de celle-ci s'appliquent de tous points à celui-là. Pentadactyles dans le principe, voire même heptadactyles si l'on remonte plus haut dans la phylogenèse, ces deux régions subissent des modifications adaptives parallèles et sont d'autant plus semblables que les analogies fonctionnelles sont plus grandes entre le membre thoracique et le membre abdominal. Par exemple, chez les Singes, dont le membre inférieur est préhensile comme le supérieur, le pied est une autre main (Quadrumanes). Tandis que, dans la généralité des Mammifères, dont les quatre membres sont surtout locomoteurs, la main est un autre pied (Quadrupèdes). Mais la ressemblance ne va jamais jusqu'à l'identité. Pour ne parler que des Quadrupèdes, leur pied est presque toujours plus long, plus solide, à extension plus puissante, que leur main, afin de favoriser le rôle essentiellement propulseur du membre de derrière; souvent il comprend un nombre moindre de doigts; le pouce en particulier lui fait ordinairement défaut alors même qu'il existe à la main (exemples : Chien, Chat, Lapin). Et les cas de réapparition anormale de certains doigts disparus, comme le pouce chez le Porc, le deuxième doigt chez le Cheval, sont bien plus fréquents à la main qu'au pied.

Fig. 146. — Membre abdominal de l'Homme * (à comparer avec la figure 89, p. 172).

Que si maintenant nous poursuivons l'homotypie entre les diverses régions de la main et du pied, nous ne trouvons

* 1, os iliaque; 2, fémur; 3, rotule; 4, péroné; 5, tibia; 6, calcanéum; 7, astragale; 8, cuboïde; 9, os du métatarse; 10, phalanges; *p*, épine du pubis; *m*, malléole externe; *t*, trochanter.

aucune difficulté à homologuer les doigts de l'une à ceux de l'autre, les métacarpiens aux métatarsiens, puisque aussi bien la ressemblance approche parfois de l'identité. Seule l'homotypie du carpe et du tarse, bien qu'évidente d'une manière générale, prête à discussion quand on veut entrer dans les détails; encore n'y-a-t-il contradiction que pour les os de la rangée supérieure. Personne ne met en doute que :

Le trapèze	(1er carpal)	ait pour équivalent	le 1er cunéiforme (1er tarsal);
Le trapézoïde	(2e carpal)	—	le 2e cunéiforme (2e tarsal);
Le grand os	(3e carpal)	—	le 3e cunéiforme (3e tarsal);
L'os crochu	(carpal 4 et 5)		le cuboïde (tarsal 4 et 5).

Il paraît légitime d'homologuer le scaphoïde du tarse à l'os central du carpe, contrairement à l'opinion des anthropotomistes, qui lui donnent généralement pour équivalent son homonyme du carpe. Le nom d'os central du tarse serait certainement préférable à celui de scaphoïde ou naviculaire qu'on lui donne ordinairement.

Quant aux deux os de la rangée supérieure, le calcanéum, en tant qu'os péronéal, paraît équivaloir à l'os cubital du carpe, c'est-à-dire au pyramidal; mais sa partie détachée en apophyse rappelle le pisiforme. L'astragale, en tant qu'os tibial, paraît devoir s'homologuer à l'os radial du carpe, c'est-à-dire au scaphoïde. Il n'existerait donc pas d'os intermédiaire, autrement dit le semi-lunaire n'aurait point de correspondant au tarse, et cela ne saurait surprendre vu que cet os peut faire défaut dans le carpe lui-même; les Batraciens anoures n'ont en rangée supérieure du carpe que deux pièces, dont l'une fait suite au radius et l'autre au cubitus.

Il convient d'ajouter que l'homologation du calcanéum et de l'astragale est très controversée. Beaucoup d'anthropotomistes considèrent ce dernier comme équivalent au semi-lunaire; d'autres, comme le représentant du semi-lunaire et du scaphoïde, dont la coalescence s'observe, comme nous l'avons dit, dans les Carnivores. Le calcanéum est très généralement homologué, ainsi que nous l'avons fait, au pyramidal, par sa base, au pisiforme, par son sommet; mais quelques personnes considérant que ce dernier s'allonge, dans certaines espèces, à la manière d'un calcanéum et prend une épiphyse à son sommet, concluent qu'il équivaut au calcanéum tout entier. La question, on le voit, ne laisse pas que d'être complexe et embarrassante; — les limites que nous nous sommes imposées dans cet ouvrage ne nous permettent pas de la discuter plus amplement.

CHAPITRE III

OS DES OISEAUX

Ces animaux, destinés pour la plupart à se soutenir dans les airs, devaient présenter, dans la conformation de leur squelette, toutes les conditions capables de favoriser la locomotion aérienne. La particularité la plus remarquable est la *pneumaticité* d'un grand nombre d'os, dans lesquels la moelle est remplacée par des cavités pleines d'air, en communication avec le poumon par l'intermédiaire des sacs aériens qui lui sont annexés. Nous en parlerons avec détails à propos de l'appareil respiratoire. Voici, en une rapide esquisse, le tableau des différences principales offertes par le squelette des Oiseaux relativement à celui des Mammifères.

Colonne vertébrale (fig. 147). — *Vertèbres cervicales.* — La tige cervicale représente, chez l'Oiseau comme chez le Mammifère, une espèce de balancier contourné en **S**, qui supporte la tête et fait varier, par ses changements de forme et de direction, la situation du centre de gravité. Que l'Oiseau s'élève dans les airs et s'abandonne à l'élan d'un vol rapide, on le verra allonger le cou et étendre la tête pour porter le centre de gravité en avant. Qu'il vienne se reposer sur le sol, il forcera alors l'inflexion naturelle et plus ou moins gracieuse de son balancier cervical, pour renverser la tête en arrière et reporter la plus grande partie du poids du corps sur les colonnes de soutien formées par les membres postérieurs. Ces déplacements du centre de gravité s'exécutent chez l'Oiseau sur une échelle plus étendue que chez le Mammifère ; aussi voit-on la tige cervicale du premier offrir plus de longueur, plus de légèreté, et jouir d'une mobilité extrême.

Les vertèbres qui la composent sont au nombre de quatorze chez le *Coq*, de douze chez le *Pigeon*, de quinze chez le *Canard* et de dix-huit chez l'*Oie* ; on en compte jusqu'à vingt-trois chez le *Cygne* : curieuse variété qui contraste singulièrement avec la constance numérique dont on a signalé l'existence comme un des caractères les plus remarquables des Mammifères ! Ces vertèbres, généralement plus longues que chez ces derniers animaux, se distinguent surtout par la configuration des surfaces articulaires du corps. Ce sont, en effet, des facettes diarthrodiales convexes dans un sens et concaves dans l'autre, articulant les corps vertébraux par un véritable emboîtement réciproque. Ainsi, la tête antérieure du corps de chaque vertèbre est remplacée par une facette concave d'un côté à l'autre et convexe verticalement ; tandis que l'extrémité postérieure de l'os porte, au lieu de cavité, une facette convexe dans le sens latéral et concave de haut en bas. La crête inférieure du corps n'existe que dans les premières et dans les dernières vertèbres ; mais elle forme une véritable épine analogue à celle que nous avons déjà signalée sous le corps des vertèbres lombaires du Lapin. L'apophyse épineuse ne constitue qu'une simple crête dans la partie moyenne du cou ; elle devient plus saillante dans les vertèbres occupant les deux extrémités de la région. L'apophyse transverse représente sur le côté de la vertèbre un gros tubercule obtus et irrégulier, situé sous l'apophyse articulaire antérieure et percé à sa base d'un large trou trachélien. Elle est pourvue le plus souvent d'un petit prolongement styloïde (fig. 147, 3, 3') dirigé en arrière et en bas, faisant épiphyse dans le jeune âge et représentant une véritable côte avortée.

L'*atlas* manque d'apophyses transverses. Cette vertèbre a la figure d'un mince anneau, creusé sur le contour antérieur de son arc ventral, d'une petite cavité dans laquelle est reçu le condyle unique de l'occipital.

L'*axis* offre une apophyse odontoïde très prononcée, avec une seule facette impaire sous cette éminence.

Vertèbres dorsales (fig. 147, B, C). — Au nombre de sept chez le *Coq* et le *Pigeon*, de neuf chez l'*Oie* et le *Canard*, ces vertèbres se soudent presque toujours en une pièce unique pour fixer le tronc et offrir aux ailes un point d'appui

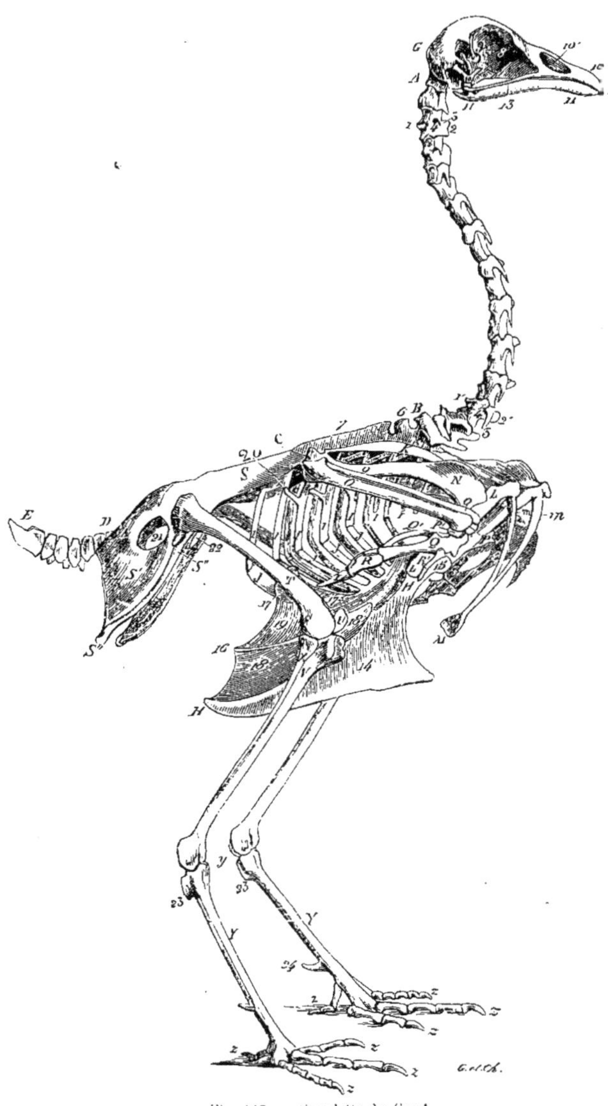

Fig. 147. — Squelette du Coq *.

* De A à B, *vertèbres cervicales :* 1, apophyse épineuse de la troisième ; 2, crête inférieure du corps de la même ; 3, prolongement styloïde de l'apophyse transverse de la même ; 4, trou trachélien de la même ; 1', 2', 3', 4', les mêmes parties dans la douzième vertèbre. — De D à C, *vertèbres dorsales :* 6, apophyse épineuse de la première ; 7, crête formée par la soudure des autres apophyses épineuses. — De D à E, *vertèbres coccygiennes.* — F, G, *tête :* 8, cloison interorbitaire ; 9, trou de communication entre les deux orbites ; 10, os intermaxillaire ; 10', ouvertures extérieures du nez ; 11, maxillaire inférieur ; 12, os carré ; 13, os jugal. — H, *sternum :* 14, bréchet ; 15, apophyse épisternale ; 16, apophyse latérale interne ; 17, apophyse latérale externe ; 18, membrane qui bouche l'échancrure interne ; 19, membrane de l'échancrure externe. — I, etc., *côtes supérieures :* 20, apophyse postérieure de la cinquième. — J, *côtes inférieures.* — K, *omoplate.* — L, *os coracoïdien.* — M, *fourchette : m, m,* ses deux branches. — N, *humérus.* — O, *cubitus ; o, radius ;* P, P', *os du carpe.* — Q, Q', *os du métacarpe.* — R, première phalange du *grand doigt de l'aile ; r,* seconde phalange du même. — R', phalange du *pouce.* — S, *ilium.* — S', *ischium.* — S", *pubis :* 21, trou sciatique ; 22, trou ovalaire. — T, *fémur.* — U, *rotule.* — V, *tibia.* — X, *péroné.* — *y, os unique du tarse.* — Y, *tarso-métatarse ;* 23, apophyse supérieure représentant un métatarsien soudé ; 24, apophyse qui supporte l'ergot. — Z, etc., *doigts.*

solide dans les violents efforts qu'exige le vol. Les deux ou trois dernières se trouvent même recouvertes par les os des iles et réunies avec eux.

La crête inférieure du corps forme une très longue épine, du moins dans les premières vertèbres. Les apophyses épineuses, plates, larges, courtes et soudées entre elles par leurs bords opposés, constituent une longue crête étendue de la dernière vertèbre cervicale à l'os des iles (fig. 147, 7). Les apophyses transverses s'élargissent à leur sommet; chez le *Coq*, elles se soudent à peu près constamment les unes aux autres.

Vertèbres lombaires et sacrées. — Toutes ces vertèbres sont exactement conformées sur le même type; aussi devient-il fort difficile, pour ne pas dire impossible, de préciser le point où finit la région des lombes et où commence la région sacrée. D'abord indépendantes les unes des autres, ces vertèbres au nombre de quatorze, ne tardent pas à se souder entre elles et avec les coxaux; mais leur séparation primitive est toujours indiquée par les cloisons latérales que forment, à leur face inférieure, les vestiges des apophyses transverses. La première s'unit étroitement à la dernière de la région du dos.

Vertèbres coccygiennes (fig. 147, D, E). — Dans la région coccygienne, le rachis recouvre sa mobilité. La queue de l'Oiseau remplit, en effet, l'office d'un gouvernail propre à le diriger dans le vol ; et il fallait de toute nécessité que les vertèbres qui servent de base aux pennes rectrices conservassent leur indépendance, pour permettre à celles-ci de se porter à droite, à gauche, en haut ou en bas. Ces vertèbres, au nombre de sept, présentent des apophyses épineuses souvent bifurquées, des apophyses transverses très développées, et quelquefois même des épines plus ou moins longues sur la face inférieure de leur corps; la dernière vertèbre est toujours la plus volumineuse; elle est aplatie d'un côté à l'autre, terminée en pointe et recourbée en haut ; on l'appelle *pygostyle*.

THORAX. — *Sternum* (fig. 148, 1). — Le *sternum* des Oiseaux, servant de opint d'appui aux muscles moteurs de l'aile, devait offrir et offre, en effet, une force remarquable, à cause du volume extraordinaire de ces muscles. Or, ceux-ci étant d'autant plus forts et plus énergiques que l'Oiseau présente à un plus haut degré l'aptitude au vol, il en résulte que la charpente du sternum se trouve elle-même d'autant plus solide que les Oiseaux chez lesquels on la considère sont meilleurs voiliers. Il en résulte encore qu'on peut pressentir, d'une manière presque infaillible, l'étendue et la puissance du vol d'un Oiseau à la seule inspection du sternum des individus de son espèce.

Étudié chez les *Palmipèdes*, qui nous serviront de type de description, le sternum se présente sous la forme d'une large cuirasse rectangulaire, allongée d'avant en arrière, qui constitue à elle seule la paroi inférieure de la cage thoracique, et qui protège même en grande partie la cavité abdominale. — Sa face supérieure est concave. — Sa face inférieure est convexe et se trouve occupée tout entière par l'insertion des muscles pectoraux. Elle présente sur la ligne médiane une crête mince et très saillante qui porte le nom de *bréchet*, et qui multiplie d'une manière remarquable les points d'attache de ces muscles. — Le bord antérieur offre, dans son milieu, une petite éminence d'insertion dite *épisternale*. On y voit latéralement deux rainures articulaires qui répondent aux coracoïdiens. — Le bord postérieur est entaillé de deux échancrures souvent converties en trous. — On observe sur les bords latéraux de petites facettes articulaires doubles qui répondent aux côtes inférieures. Les angles qui séparent ces deux bords de l'antérieur se prolongent tous deux en une petite éminence, nommée par quelques auteurs *apophyse costale* (fig. 148, A, 3, 3).

Chez le ***Coq***, le sternum est beaucoup plus faible que chez les ***Oies*** et les ***Canards***. Il présente, en effet, de chaque côté du bréchet, deux larges échancrures qui entament profondément sa substance et la réduisent à fort peu de chose. Ces échancrures (fig. 147, 18, 19 ; — 148, A, 6, 7), bouchées à l'état frais par des membranes, sont distinguées en externe et en interne. Celle-ci, beaucoup

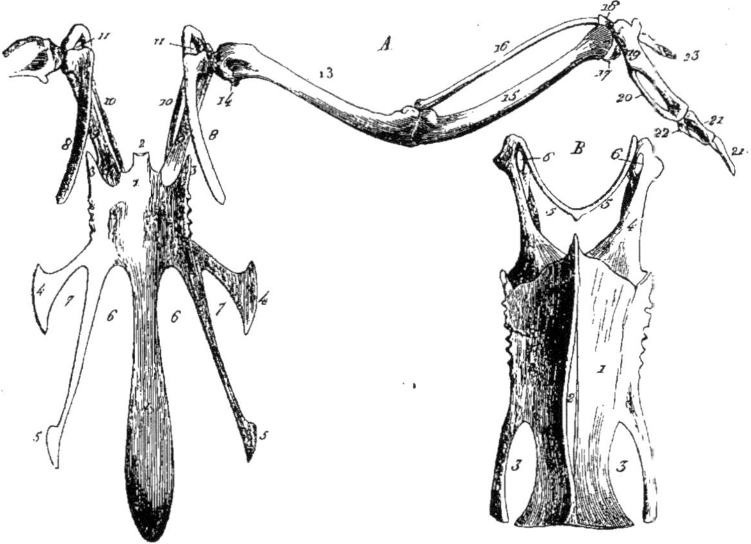

Fig. 148. — Sternum et os de l'aile *.

plus vaste que l'autre, s'étend jusqu'auprès de l'extrémité antérieure de l'os. De cette division des lames latérales du sternum résultent deux apophyses grêles et longues dirigées en arrière. L'externe se termine en s'élargissant et forme une espèce de plaque osseuse qui recouvre les dernières côtes inférieures.

Le sternum des ***Pigeons*** se distingue par l'énorme développement du bréchet. Les deux échancrures qui existent chez le Coq se rencontrent aussi dans ces Oiseaux. Mais l'interne est presque toujours convertie en un trou étroit.

Cette étude comparative du sternum chez nos principaux Oiseaux domestiques nous met à même d'apprécier la justesse des principes qui ont été posés plus haut sur la forme et l'étendue que cet os peut présenter. Ainsi les *Gallinacés* proprement dits, qui volent peu et mal, ont le sternum singulièrement

* A, *sternum et os de l'aile chez le Coq (vus d'en haut)* : 1, corps du sternum ; 2, son apophyse épisternale ; 3, 3, ses apophyses costales ; 4, 4, ses apophyses latérales externes ; 5, 5, ses apophyses latérales internes ; 6, 6, échancrures internes ; 7, 7, échancrures externes ; 8, omoplate ; 9, coracoïdien ; 10, fourchette ; 11, trou pour le passage du releveur de l'aile ; 13, humérus ; 14, trou aérien de cet os ; 15, cubitus ; 16, radius ; 17, os carpien cubital ; 18, os carpien radial ; 19, grand métacarpien ; 20, petit métacarpien ; 21, première phalange du grand doigt ; 21', seconde phalange du même ; 22, petite phalange accolée au premier os du grand doigt et représentant le vestige d'un troisième doigt ; 23, pouce. — B, *sternum et os de l'épaule d'un jeune Canard (vus d'en bas)* : 1, 1, sternum ; 2, bréchet ; 3, 3, échancrures latérales ; 4, 4, coracoïdiens ; 5, 5, fourchette ; 6, trou pour le passage du releveur de l'aile.

affaibli par les échancrures profondes qui évident ses parties latérales. Chez les *Palmipèdes*, le sternum est large et légèrement échancré; aussi l'Oie et le Canard, que nous voyons se traîner si lourdement sur le sol dans nos basses-cours, sont-ils capables de soutenir une course aérienne longue et rapide, comme les individus de leur espèce qui vivent à l'état sauvage. Quant aux *Pigeons*, connus pour la rapidité et la puissance de leur vol, ne doivent-ils pas cet avantage au développement extraordinaire de la carène qui constitue le bréchet?

Côtes (fig. 147, *l*, etc.). — Il existe sept paires de côtes chez le **Coq** et le **Pigeon**; on en compte neuf chez le **Canard**. Articulés supérieurement avec les vertèbres dorsales de la même manière que chez les Mammifères, ces os sont pourvus, vers leur partie moyenne, d'une éminence aplatie, dite *apophyse uncinée*, qui part du bord postérieur et se dirige en arrière et en haut pour aller s'appuyer, par son extrémité libre, sur la face externe de la côte suivante. Ces éminences (fig. 147, 20) font épiphyse dans le jeune âge et manquent ordinairement dans les premières et les dernières côtes. Elles concourent d'une manière efficace à assurer la solidité de la cage thoracique.

Les cartilages costaux des Mammifères se trouvent transformés chez les Oiseaux en véritables côtes inférieures, unies aux côtes supérieures par une articulation diarthrodiale (fig. 147, J, etc.). Ces pièces osseuses sont longues, fortes, et se terminent toutes à leur extrémité inférieure par une double facette qui s'articule avec le bord latéral du sternum; elles manquent presque toujours dans les deux premières côtes. Il n'est pas rare de voir la dernière s'unir à l'avant-dernière, au lieu de gagner directement le sternum; elle se comporte dans ce cas comme les côtes asternales des Mammifères.

TÊTE (fig. 147, F, G, et 149). — La tête de l'Oiseau est petite et de forme conique. L'extrémité antérieure s'allonge en effet et se termine par un bec pointu ou aplati, disposition qui permet à cet animal de fendre l'air avec plus de facilité.

Os du crâne. — Les os qui composent le crâne sont, comme chez les Mammifères : un *occipital*, un *pariétal*, un *frontal*, un *ethmoïde*, un *sphénoïde* et deux *temporaux*. Ces os ne sont isolés les uns des autres que chez les jeunes encore dans la coquille. Le travail d'ossification qui les réunit est si rapide, que le crâne, peu de temps après l'éclosion, se trouve déjà formé d'une seule pièce. Il n'entre pas dans nos vues de donner la description détaillée de chacun de ces os; nous nous bornerons à quelques observations sommaires dont la connaissance peut être de quelque utilité.

Ainsi l'*occipital* ne présente, pour s'articuler avec le rachis, qu'un seul condyle, situé sous le trou occipital et creusé à sa surface d'une légère rainure. Dans les Palmipèdes, cet os est percé, en arrière des crêtes chargées de donner attache aux muscles extenseurs, de deux trous qui pénètrent dans le crâne et représentent deux fontanelles persistantes. — Le *pariétal* est peu développé et formé seulement par deux noyaux primitifs; l'*interpariétal* manque. — Le *frontal* est le plus grand des os du crâne; son apophyse orbitaire (fig. 149, 11), incomplète, est portée par une pièce particulière (*frontal postérieur*), enclavée entre le frontal principal, le pariétal et le sphénoïde postérieur, avec lequel on la confond quelquefois. — La *lame perpendiculaire de l'ethmoïde* est considérable et constitue, entre les deux orbites, une mince cloison verticale (fig. 147, 8). Son bord postérieur est échancré en regard du trou optique et forme ainsi une ouverture qui fait communiquer les deux cavités orbitaires (fig. 147, 9). On remarque de plus qu'elle est creusée, près de son bord supérieur, d'une scissure qui aboutit par ses extrémités à deux orifices, dont l'un pénètre dans le crâne, et l'autre dans les cavités nasales. Cette scissure et ces trous livrent passage au nerf ethmoïdal, qui traverse ainsi l'orbite avant d'arriver à son lieu de destination. — Les *volutes ethmoïdales* sont plutôt membraneuses qu'osseuses. Leur base est attachée sur une lame transverse fort délicate, souvent membraneuse elle-même et non criblée, formant en partie la paroi antérieure de l'orbite. Ces volutes remplacent à la fois les masses latérales de l'ethmoïde et les cornets des animaux mammifères. — Le *sphénoïde* paraît formé d'une pièce unique, et offre sur les côtés de son corps deux facettes diarthrodiales qui répondent aux ptérygoïdiens. Il est percé d'un seul trou pour le passage des nerfs optiques; mais ce trou s'ouvre au dehors en regard de l'échancrure postérieure de la cloison interorbitaire, comme on vient de le voir; et il permet ainsi à chacun des nerfs qui le traversent de gagner l'œil auquel il est destiné. Il est digne de remarque qu'une disposition analogue se rencontre dans le Lapin[1]. — Les *temporaux* présentent à leur base une surface articulaire répondant à l'os carré. Chez les animaux du genre *Coq*, l'apophyse zygomatique (fig. 93, 12, 12') forme une petite languette aplatie, dirigée en avant, tantôt libre, tantôt unie à son bord supérieur avec le sommet de l'apophyse orbitaire. Ces deux éminences sont excessivement courtes dans les *Pigeons*. Chez les *Palmipèdes*, elles se soudent et se confondent d'une manière si intime, qu'il devient impossible de les distinguer l'une de l'autre. De cette union résulte une longue et forte apophyse dirigée en avant à la rencontre d'un prolongement particulier de l'os unguis, en formant avec celui-ci une véritable arcade osseuse qui limite en bas et en dehors la cavité orbitaire.

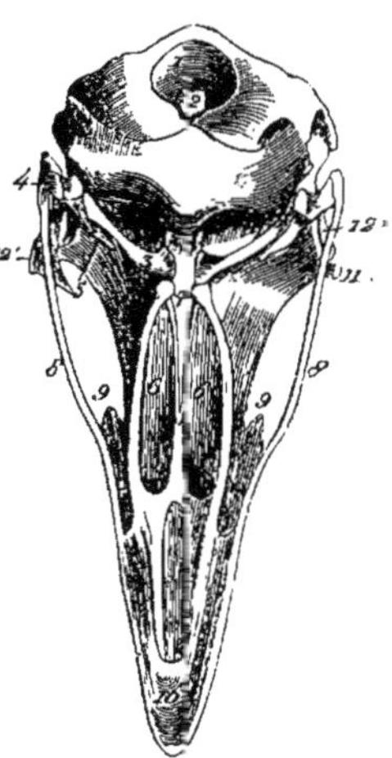

Fig. 149. — Tête de Coq (grandeur naturelle) vue par sa face basilaire *.

Os de la face. — La mâchoire supérieure comprend : un *intermaxillaire*, deux *maxillaires supérieurs*, deux *os nasaux*, deux *lacrymaux*, deux *palatins*, deux *ptérygoïdiens*, deux *zygomatiques* et un *vomer*. La mâchoire inférieure a pour base un *maxillaire*, qui s'articule avec le crâne par l'intermédiaire de deux os supplémentaires nommés *os carrés*.

L'*intermaxillaire* (fig. 93 et 94, 10) est formé, avant l'éclosion, de deux pièces latérales qui représentent les deux intermaxillaires des Mammifères. Cet os est très considérable et forme à lui seul la base du bec supérieur, dont il détermine la forme; aussi est-il pointu et conique chez les *Gallinacés* ; large et aplati de dessus en dessous chez les *Palmipèdes*. Il circonscrit en avant les ouvertures externes du nez et se prolonge supérieurement en deux longues apophyses qui

1. Cette analogie est véritablement frappante et pourrait, suivant nous, servir de base à une nouvelle détermination de la cloison interorbitaire. Nous sommes tentés, en effet, de considérer cette lame osseuse comme le sphénoïde antérieur et la partie moyenne de l'ethmoïde des Oiseaux.

* 1, trou occipital; 2, condyle unique de l'occipital; 3, ptérygoïdien; 4, surface articulaire inférieure de l'os carré; 5, apophyse antérieure du même; 6, 6, double orifice guttural des cavités nasales; 7, extrémité postérieure des palatins; 8, zygomatique; 9, lacrymal; 10, intermaxillaire; 11, apophyse orbitaire; 12, apophyse zygomatique droite; 12', celle du côté opposé réunie à l'apophyse orbitaire.

s'enclavent entre les os nasaux. Deux apophyses inférieures, appartenant aussi à cet os, concourent à la formation de la voûte palatine. — Les *maxillaires supérieurs*, sont deux os rudimentaires, situés sur les côtés et à la base du bec. Ils forment une partie de la voûte palatine et des parois des cavités nasales. — Les *os nasaux* circonscrivent en haut, en dedans et même en dehors, les orifices extérieurs de ces cavités. — Les *palatins* entourent, comme chez les Mammifères, les ouvertures gutturales du nez et constituent une grande partie de la voûte palatine. Leur extrémité postérieure s'appuie contre les ptérygoïdiens. L'antérieure vient rejoindre les maxillaires supérieurs et les apophyses inférieures de l'intermaxillaire. — Les *ptérygoïdiens* s'étendent obliquement du sphénoïde aux os carrés. On remarquera qu'ils s'unissent avec le sphénoïde par articulation diarthrodiale. — Les *zygomatiques* ont la forme de deux stylets très grêles unis à l'os carré par leur extrémité postérieure, et soudés au maxillaire supérieur par leur extrémité antérieure. — Le *vomer* sépare l'une de l'autre les ouvertures gutturales du nez.

Les os de la mâchoire supérieure ne se soudent point entre eux d'une manière aussi rapide que les os du crâne. Les apophyses montantes des intermaxillaires et les os nasaux restent même pendant fort longtemps unis au frontal par une simple articulation synarthrodiale. Cette disposition permet au bec supérieur d'exécuter un certain mouvement d'élévation, mouvement dont nous ferons connaître le mécanisme en parlant des articulations.

Le *maxillaire inférieur* est formé primitivement d'un grand nombre de segments distincts qui se soudent bientôt pour constituer un os unique. — L'*os carré* ou *tympanique* doit être considéré comme une pièce osseuse détachée du temporal. C'est un os prismatique, pourvu sur sa face supérieure, d'une facette diarthrodiale qui l'unit au temporal, et, sur sa face inférieure, d'une autre facette articulée avec la branche du maxillaire. Il se joint en dehors avec le zygomatique, en dedans avec le ptérygoïdien. En arrière, il donne attache à la membrane du tympan. Il présente, en avant, une petite éminence d'insertion que Meckel considère comme une seconde apophyse zygomatique.

Membres antérieurs. — *Os de l'épaule.* — La ceinture scapulaire comprend : une *omoplate*, un os particulier nommé par G. Cuvier *coracoïdien*, et une *clavicule* qui forme, en se soudant avec celle du côté opposé, une pièce impaire appelée *fourchette* ou *os furculaire*. — L'*omoplate* (fig. 147, K ; — 148, A, 8) est étroite, allongée, falciforme, et ne présente aucune trace d'épine. Son extrémité antérieure forme une partie seulement de la cavité glénoïde et s'unit par l'intermédiaire d'un fibro-cartilage, avec la fourchette et l'os coracoïdien. — Celui-ci (fig. 147, L ; — 148, A, 9 ; B, 4), ainsi nommé parce qu'il représente l'apophyse coracoïde des Mammifères, est un os long et prismatique, dirigé obliquement de haut en bas et d'avant en arrière. Son extrémité supérieure, souvent soudée au scapulum, s'unit à angle aigu avec cet os et forme une partie de la cavité articulaire destinée à recevoir la tête de l'humérus. Son extrémité inférieure est aplatie d'avant en arrière et répond, par une articulation diarthrodiale, au bord antérieur du sternum. Le coracoïdien est long chez les Oiseaux qui volent lourdement; il est, au contraire, court, épais et partant très solide chez les fins voiliers. — La *fourchette* ou *furcule* (fig. 147, M ; — 148, B, 5,5) est un os impair, en forme de **V** ou d'**U**, situé à la base des deux ailes, en avant du tronc, dans une direction oblique de haut en bas et d'avant en arrière. Les deux branches qui la constituent représentent, avons-nous dit, les clavicules; elles se rapprochent par leur extrémité inférieure, pour se souder entre elles et former un angle curviligne, plus ou moins ouvert, uni au bréchet à l'aide d'un ligament membraneux; leur extrémité supérieure vient s'appuyer, en dedans, et à l'opposé de la cavité glénoïde, contre le scapulum et le coracoïdien, en formant avec ces deux os un trou remarquable (*foramen triosseum*) dans lequel s'engage le tendon du muscle releveur de l'aile (fig. 148, A, 11; — B, 6). La fourchette joue le rôle d'un ressort élastique, chargé d'empêcher le rapprochement des ailes pendant la contraction des muscles abaisseurs. Aussi la conformation de cet os est-elle, comme celle du sternum, en rapport avec l'étendue et la puissance du vol : c'est ainsi que les deux branches de l'os furculaire sont épaisses, solides, fortement écartées et incurvées en **U** chez les Oiseaux fins voiliers; tandis que chez ceux qui ont le vol lourd et difficile, ces mêmes branches sont minces, faibles et réunies à angle aigu. Cette dernière disposition surtout enlève beaucoup de force à la fourchette, en amoindrissant singulière-la puissance de réaction de l'arc osseux qu'elle représente.

Os du bras. — L'*humérus* (fig. 147, N; — 148, A, 13) offre une tête articulaire de forme ovalaire et un trou aérien placé sous cette éminence. Il est long chez les *Palmipèdes*, de moyenne grandeur chez les *Gallinacés* proprement dits, et très court chez les *Pigeons*.

Os de l'avant-bras (fig. 147, O, *o*; — 148, A, 15 et 16). — Le *radius* est beaucoup moins volumineux que le *cubitus*. Celui-ci n'a qu'un olécrâne extrêmement court. Ces deux os sont écartés l'un de l'autre dans leur partie moyenne et se rapprochent à leurs extrémités, où ils s'unissent au moyen de tissu ligamenteux, de manière à rendre impossibles les mouvements de pronation et de supination. Ce mode de fixité, qui n'empêche cependant pas les deux os de l'avant-bras de glisser légèrement l'un sur l'autre dans le sens de leur longueur, permet à l'aile de frapper l'air à la manière d'une rame, par sa face inférieure; autrement, la résistance des couches aériennes eût fait pivoter les deux rayons osseux de l'avant-bras et l'aile se fût présentée contre l'air de champ ou par son tranchant.

Os du carpe (fig. 147, P, P'; — 148, A, 17, 18). — On en compte deux seulement, distingués sous les noms de *radial* et de *cubital*, parce qu'ils répondent plus particulièrement, l'un au radius, l'autre au cubitus.

Os du métacarpe (fig. 147, Q, Q'; — 148, A, 19, 20). — Ils sont au nombre de trois : deux principaux, écartés l'un de l'autre dans leur partie moyenne et soudés par leurs extrémités, l'autre rudimentaire, confondu avec l'extrémité proximale du deuxième et servant de base au pouce.

Os de la région digitée. — L'aile des Oiseaux comprend trois doigts. — L'un d'eux, qui simule le pouce et forme la charpente osseuse de l'aile bâtarde ou aileron, se compose d'une seule phalange styloïde, articulée à la base d'une petite apophyse particulière que porte l'extrémité supérieure du grand métacarpien et qui représente un métacarpien soudé (fig. 148, A, 23). — Le plus grand doigt est constitué par deux phalanges qui font suite à ce dernier os (fig. 147, R, *r*; — 148, A, 21, 21'). — Le troisième doigt est représenté par une petite phalange rudimentaire (fig. 148, A, 22) qui répond à l'extrémité inférieure du métacarpien (20) et qui s'accole à la première phalange du grand doigt de la manière la plus intime.

Il est bon de remarquer que la main et l'avant-bras sont d'autant plus longs que les Oiseaux sont meilleurs voiliers ; aussi ces deux rayons de l'aile sont-ils très courts chez les *Gallinacés*.

Membres postérieurs (fig. 147). — *Coxal ou os iliaque.* — C'est une pièce volumineuse et très solide, surtout chez les Oiseaux marcheurs, composée, comme dans les Mammifères, d'un *ilium*, d'un *ischium* et d'un *pubis*. L'*ilium* (S), très allongé, se soude avec les deux dernières vertèbres dorsales, les vertèbres lombaires et les vertèbres sacrées ; il est excavé sur sa face externe. — L'*ischium* (S') ferme en partie, par côté, la cavité pelvienne ; entre son bord interne et le bord externe de l'ilium se trouve ménagé un orifice qui remplace la grande échancrure sciatique (21). Son bord inférieur s'unit au *pubis*. — Celui-ci (S''), mince et allongé, suit la direction du bord inférieur de l'ischium et circonscrit avec ce dernier os une *ouverture ovalaire* plus ou moins spacieuse (22). Son extrémité inférieure dépasse l'ischium pour se recourber en dedans vers celle du côté opposé, mais sans la rejoindre et sans s'unir avec elle. Il n'y a donc point, chez les Oiseaux, de symphyse pelvienne, et le bassin est largement ouvert en bas, disposition qui facilite le passage de l'œuf à travers cette cavité et sa sortie du cloaque. On observera enfin que la *cavité cotyloïde* est percée à son fond d'un trou qui traverse l'os d'outre en outre.

Os de la cuisse. — Le *fémur* (T) est articulé inférieurement avec la rotule le tibia et le péroné. Chez tous les Oiseaux marcheurs, comme les Gallinacés, il est long et fort, ainsi que les rayons qui suivent.

Os de la jambe. — La *rotule* (U) est mince et large. — Le *tibia* (V) se termine en bas comme l'extrémité inférieure d'un fémur retournée, c'est-à-dire qu'il présente deux condyles séparés par une gorge qui devient articulaire en arrière. — Le *péroné* (X) s'articule par sa tête avec le condyle externe du fémur. Il se soude au tibia et ne descend jamais jusqu'à l'extrémité inférieure de cet os.

Os du tarse. — Les os du tarse semblent manquer chez les Oiseaux ; en réalité, ils se sont seulement fusionnés avec les os du métatarse ; ils sont distincts chez l'embryon. D'autre part, on remarque, en arrière de l'extrémité inférieure du tibia, un petit noyau osseux, perdu au sein d'une masse fibro-cartilagineuse qui glisse sur la trochlée de cet os ; c'est probablement un vestige de calcanéum (*y*).

Os du métatarse (Y). — Les os du métatarse, confondus avec ceux du tarse, ainsi que nous venons de le dire, et confondus entre eux, ne forment qu'une seule pièce, à laquelle conviendrait le nom de *tarso-métatarse*, mais qui est plus connue sous celui de tarse. Cette pièce, articulée supérieurement avec le tibia, se termine inférieurement par trois poulies qui supportent les trois doigts principaux. Elle présente, chez le Coq, près de son tiers inférieur, une apophyse conique, dirigée en arrière (24), qui sert de base à l'ergot, et, en arrière de son extrémité supérieure, une autre apophyse qu'on peut considérer comme un métatarsien soudé (23).

Os de la région digitée (Z, etc.). — Les Oiseaux domestiques possèdent tous quatre doigts aux membres inférieurs : trois principaux, dirigés en avant, et un rudimentaire, qui se porte en arrière. Les premiers, distingués en interne, médian et externe, s'articulent avec les poulies inférieures du tarso-métatarse. L'interne est formé de trois phalanges, le second en a quatre, et le troisième cinq. Ces phalanges sont conformées à peu près comme celles des Carnivores; la dernière est pointue, conique et enveloppée d'un étui corné. Quant au quatrième doigt, c'est-à-dire le pouce, il comprend trois articles, dont un, le premier, est généralement considéré comme un métatarsien rudimentaire. Cet article est attaché, par du tissu fibro-cartilagineux, en dedans et en arrière de l'extrémité inférieure du tarso-métatarse.

DEUXIÈME SECTION

ARTICULATIONS

CHAPITRE PREMIER

ARTICULATIONS EN GÉNÉRAL

Les différentes pièces qui constituent la charpente solide de l'animal sont unies entre elles par des liens variés, de manière à pouvoir jouer les unes sur les autres. De cette union, résultent les *articulations* ou *jointures articulaires*, que nous allons faire connaître d'une manière générale avant de nous livrer à l'étude particulière de chacune d'elles.

On appelle *arthrologie* (de ἄρθρον, articulation, et λόγος, traité) ou encore *syndesmologie* (de σύνδεσμος, ligament, et λόγος, traité) la partie de l'anatomie qui s'occupe de l'étude des articulations.

Pour former les articulations, les os se correspondent par des points déterminés de leur périphérie, auxquels on a donné le nom de *surfaces articulaires*. Toute articulation est donc essentiellement constituée par deux faces osseuses opposées, simples ou complexes, généralement moulées l'une sur l'autre.

Celles-ci sont tantôt contiguës, indépendantes et plus ou moins mobiles; tantôt continues entre elles, à l'aide d'une substance fibreuse ou cartilagineuse qui les condamne, sinon à l'immobilité, du moins à des mouvements très bornés; tantôt réunies l'une à l'autre par un cartilage dont l'élasticité permet le déplacement des pièces osseuses en contact.

Dans le premier cas, les articulations prennent le nom de *diarthroses* (de διὰ, à travers, et ἄρθρον, articulation) ou d'*articulations mobiles*.

Dans le deuxième cas, elles s'appellent *synarthroses* (de συν, avec, et ἄρθρον, articulation), *sutures*, ou encore *articulations immobiles*.

Dans le troisième cas, ce sont des *amphiarthroses* (ἀμφὶ, de part et d'autre, et ἄρθρον, articulation) ou *articulations mixtes*, participant à la fois des deux autres classes d'articulations : des synarthroses, par la continuité établie entre les surfaces articulaires; des diarthroses, par l'étendue des mouvements qu'elles permettent.

Chacune de ces trois grandes classes d'articulations peut être définie en deux mots, ainsi qu'il suit :

Diarthroses = *articulations à surfaces articulaires discontinues et mobiles.*

Synarthroses = *articulations à surfaces articulaires continues et immobiles*[1].

1. Ce terme immobile ne doit pas être pris dans son sens absolu, car une articulation vraiment immobile n'aurait pas de raison d'être; aussi n'en existe-t-il pas.

AMPHIARTHROSES = *articulations à surfaces articulaires continues et semi-mobiles.*

Nous étudierons successivement les caractères généraux de ces trois types.

Caractères généraux des diarthroses.

On doit considérer dans les diarthroses (fig. 150, C, *b* et *c*) : 1° les *surfaces osseuses* contiguës qui les forment ; 2° la couche cartilagineuse (*cartilages d'encroûtement*) qui recouvre celles-ci ; 3° le tissu fibreux ou fibro-cartilagineux (*fibro-*

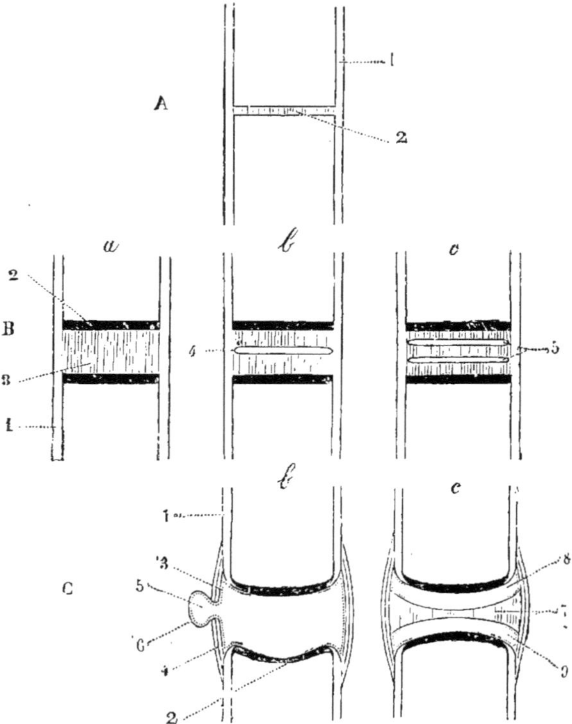

Fig. 150. — Différentes classes d'articulations (figure schématique)*.

cartilages articulaires) qui les complète, quand elles ne sont pas disposées pour s'adapter réciproquement l'une à l'autre ; 4° les *ligaments* qui les assujettissent ; 5° les membranes séreuses (*capsules synoviales*) qui tapissent la face interne de ceux-ci et sécrètent la *synovie*, liquide onctueux qui s'épanche sur les surfaces articulaires et facilite leur glissement à la manière de l'huile dans nos machines

* A, *suture* : 1, périoste ; 2, ligament sutural. — B, *amphiarthrose*, *a*. *premier degré* : 1, périoste ; 2, cartilage articulaire ; 3, ligament interarticulaire ; *b*, *deuxième degré* ; 4, cavité unique dans le ligament interarticulaire ; *c*, *troisième degré* ; 5, cavité double dans le ligament interarticulaire. — C, *diarthrose*, *b*, *diarthrose simple* : 1, périoste ; 2, cartilage articulaire ; 3, couche épithéliale de la synoviale (ligne ponctuée) ; 4, capsule fibreuse ; 5, cul-de-sac de la synoviale ; 6, lame fibreuse de la synoviale ; *c*, *diarthrose double* ; 7, lentille interarticulaire ; 8, 9, cavités des deux synoviales (Beaunis et Bouchard, *Anatomie descriptive*).

artificielles; 6° les *mouvements* dont ces articulations sont le siège; 7° leur *classification méthodique;* 8° leur *nomenclature.*

Surfaces articulaires. — Ces surfaces ont pour caractère commun d'être dépourvues d'aspérités et de pouvoir glisser avec la plus grande facilité sur les surfaces opposées. Elles sont désignées, suivant leurs formes, sous les noms de *facettes, têtes, condyles, cotyles,* de *glènes,* de *poulies,* etc. Nous n'avons pas à revenir ici sur leur description générale, car elles ont été suffisamment étudiées en ostéologie; nous nous bornerons à rappeler qu'on les trouve aux extrémités des os longs, sur les faces des os courts et sur les angles des os larges. Nous dirons encore qu'elles sont souvent creusées d'une ou plusieurs *fossettes synoviales,* ou bien à insertion ligamenteuse. Les premières sont des sortes de réservoirs naturels ou de refuges pour la synovie; les secondes donnent attache aux ligaments interosseux.

Cartilages d'encroutement. — On appelle ainsi des lames de matière cartilagineuse appliquées comme un vernis sur les surfaces articulaires, auxquelles elles adhèrent fortement par leur face profonde; leur face libre se distingue par un brillant et un poli remarquables. En général, ils sont plus épais au centre qu'à la circonférence quand ils revêtent des éminences osseuses, et, au contraire, plus épais à la périphérie qu'au centre lorsqu'ils tapissent des cavités. Mais la cause déterminante de leurs différences d'épaisseur (1 à 4 millimètres) réside dans les pressions qu'ils ont à subir : plus ces pressions sont considérables et plus ils sont épais. Vers les marges articulaires, les cartilages d'encroûtement s'amincissent et se continuent avec le périoste au niveau de l'encoche d'ossification.

Ils sont dépourvus de périchondre et baignés directement dans la synovie. Quoique résistants, ils sont élastiques au point de perdre momentanément la moitié de leur épaisseur sous l'influence d'une forte pression. L'instrument tranchant les entame facilement. Leur couleur est d'un blanc laiteux avec des reflets de nacre plus ou moins prononcés suivant leur épaisseur. Lorsqu'ils sont très minces, ils prennent une nuance rosée due à leur transparence unie à la couleur de l'os sous-jacent. En un mot, ils possèdent tous les caractères physiques du cartilage hyalin qui dans le principe formait l'os tout entier.

L'aspect de leur cassure est fibroïde comme s'ils étaient formés de fibres parallèles, implantées perpendiculairement sur la surface osseuse.

Au microscope, ils se montrent constitués, comme tous les cartilages hyalins, par des chondroplastes disséminés dans une substance fondamentale amorphe. Les chondroplastes, c'est-à-dire les cellules cartilagineuses avec leurs capsules, sont disposés en séries perpendiculaires (groupes isogéniques axiaux) dans la profondeur du cartilage articulaire; tandis qu'ils sont généralement isolés dans la couche superficielle et progressivement aplatis au fur et à mesure qu'on approche de la surface libre, comme s'ils subissaient l'influence des pressions articulaires. — Les cartilages d'encroûtement ne renferment ni vaisseaux, ni nerfs. Ils s'unissent aux os, par l'intermédiaire d'une couche de cartilage calcifié, d'une manière si solide que les décollements sont impossibles. On sait au surplus que ce ne sont pas des parties surajoutées mais bien des débris persistants d'un tissu qui primitivement formait l'os en entier, débris qui n'échappent à l'ossification que grâce à la mise en jeu incessante de leur élasticité, et qui n'échappent aux conséquences de l'usure que par leur incessante prolifération dont témoignent les groupes isogéniques de leur couche profonde. Leur disparition, que l'on constate dans certains cas pathologiques, résulte tantôt d'une usure excessive que n'a pu compenser leur prolifération (alors on constate des rayures, des plaques de décortication[1]) ; tantôt d'une ossification envahissante due au défaut de fonction de la jointure (alors les surfaces articulaires sont plus ou moins complètement éburnées). Chez les sujets âgés, par exemple, les cartilages articulaires sont souvent très diminués d'épaisseur, ou même complètement absents, par suite de leur ossification. Les articulations ne se conservent donc dans leur intégrité anatomique que par une gymnastique continuelle; elles peuvent même présenter des caractères particuliers créés par la fonction.

En résumé, les cartilages d'encroûtement, dans les articulations mobiles, sont de la dernière nécessité. Quand ils sont usés ou ossifiés, les mouvements deviennent difficiles et douloureux : 1° ils favorisent, par leur poli, le glissement et le déplacement des pièces osseuses; 2° ils amortissent, par leur souplesse et leur élasticité, les secousses violentes auxquelles sont exposées les articulations; 3° ils s'opposent à l'usure et à la déformation des surfaces articulaires.

Fibro-cartilages complémentaires. — On trouve deux sortes de fibro-cartilages complémentaires. Les uns représentent des bourrelets circulaires qui matelassent le sourcil de certaines cavités, bouchent les échancrures qui peuvent l'interrompre, augmentent la profondeur de ces excavations et protègent leurs contours contre la violence des chocs (exemple : le bourrelet cotyloïdien de l'articulation coxo-fémorale). Les autres sont interposés aux surfaces articulaires, quand elles ne se correspondent pas. Ainsi, on se rappelle que les tubérosités latérales du tibia présentent, pour répondre aux condyles du fémur, deux surfaces diarthrodiales convexes : la coaptation est rendue parfaite par l'interposition, entre chaque condyle et chaque surface tibiale correspondante, d'un fibro-cartilage en forme de croissant qui a reçu pour cette raison le nom de *ménisque*. Dans d'autres jointures, les fibro-cartilages interarticulaires figurent des disques ou des lentilles biconcaves; il en résulte alors des diarthroses doubles (fig. 150, C, *c*) (exemple : l'articulation temporo-maxillaire). — Ces organes sont formés par un tissu fibro-cartilagineux assez pauvre en vaisseaux, mais pourvus de nerfs, particulièrement nombreux dans les bourrelets marginaux.

Ligaments (de *ligare*, lier). — Ce sont des liens qui unissent les os entre eux. Ces liens sont formés tantôt par du tissu fibreux blanc, tantôt par du tissu fibreux jaune; d'où la division des ligaments en deux grandes classes : les *ligaments blancs* et les *ligaments jaunes*.

a. Les *ligaments blancs* se distinguent par la blancheur nacrée de leur tissu et par leur inextensibilité. Ceux qui existent au pourtour des articulations constituent les *ligaments périphériques*; ceux qu'on trouve à leur intérieur prennent le nom de *ligaments interosseux* ou *interarticulaires*.

Les *ligaments périphériques* sont généralement formés de fibres parallèles qui se rassemblent en faisceaux ou s'étalent en membranes. Dans le premier cas, on les dit *funiculaires* ou *rubanés*; dans le second, ils s'appellent *ligaments membraniformes* ou *capsulaires*. — Les *ligaments funiculaires* constituent des liens en forme de cordes ou de bandelettes; ils sont attachés par leurs extré-

1. On trouve sur la plupart des surfaces articulaires des fossettes synoviales simulant des exulcérations des cartilages d'encroûtement; il ne faudra pas les prendre pour des lésions pathologiques.

mités sur les deux pièces osseuses qu'elles réunissent, tapissées à leur face interne par la capsule synoviale, recouverts en dehors par des tendons, des aponévroses, des muscles, des vaisseaux ou des nerfs. — Les *ligaments capsulaires* sont souvent complets, c'est-à-dire qu'ils entourent l'articulation de toutes parts, à la manière d'un manchon. D'autres fois ils sont incomplets et représentent de simples membranes chargées de relier entre eux les différents ligaments funiculaires d'une même jointure.

Si l'on considère le mode de développement des articulations, on est conduit à admettre, pour toutes, l'existence d'une capsule complète, dont les ligaments funiculaires ne seraient que des épaississements localisés, des parties renforcées. Mais, en maints endroits, cette capsule ligamenteuse échappe à la dissection ou du moins se confond avec la membrane synoviale.

Les *ligaments interosseux*, moins nombreux que les précédents, sont formés souvent de fibres croisées en sautoir. Fixés par l'extrémité de leurs fibres dans des excavations ménagées au centre des surfaces articulaires, ces ligaments n'affectent jamais la disposition membraniforme.

b. Les *ligaments jaunes*, tous *périphériques*, *funiculaires* ou *membraneux*, jouissent d'une élasticité très prononcée qui leur permet de ramener mécaniquement, dans leur position habituelle, les leviers osseux momentanément déplacés. Ces ligaments, véritables auxiliaires des puissances musculaires, sont destinés à faire équilibre, d'une manière permanente, au poids de certaines parties du corps qui tendent sans cesse à tomber vers le sol (exemple : ligament cervical des Solipèdes et des Ruminants).

Les ligaments sont toujours aidés dans leur action par la pression atmosphérique qui s'exerce sur toute la surface du corps, et, souvent, par les tendons et les aponévroses des muscles, et par les muscles eux-mêmes, lorsqu'ils passent ou s'insèrent au voisinage d'une articulation. On voit même, dans plusieurs régions, les ligaments se confondre plus ou moins avec les tendons ou les aponévroses (exemple : extenseur antérieur des phalanges et ligament suspenseur du boulet ; ligaments de l'articulation fémoro-tibiale et tendon du long vaste).

Toutes les articulations ne sont pas aussi étroitement assujetties les unes que les autres ; il y en a de lâches et de serrées, suivant leur genre de mobilité. Par exemple, les articulations de l'épaule et de la hanche sont lâches, tandis que les articulations huméro-radiale et tibio-astragalienne sont extrêmement serrées. Toutes les particularités des ligaments : situation, longueur, volume, ténacité, élasticité, structure, trouvent leur explication ou, pour mieux dire, leur raison d'être, dans les mouvements de la jointure, et elles se modifient corrélativement à ces mouvements.

Les ligaments ne manifestent de la sensibilité qu'à la condition d'être tordus ou distendus, auquel cas ils deviennent le siège de vives douleurs (entorses). Cependant il n'est pas douteux que, même à l'état physiologique, ils doivent jouir d'une sensibilité particulière, grâce à laquelle l'articulation est préservée des mouvements excessifs ; d'ailleurs, ils renferment des nerfs très nombreux et même des corpuscules de Pacini.

Capsules synoviales. — La discontinuité des surfaces articulaires, dans les diarthroses, implique l'existence d'une cavité ; leur mobilité rend nécessaire un liquide lubrifiant, non pas une simple sérosité comme on en observe partout où il y a quelque glissement, mais un liquide onctueux et filant, susceptible d'adoucir les frottements parfois intenses que les surfaces opposées éprouvent l'une contre l'autre. Cette cavité articulaire et ce liquide lubrifiant sont éminemment caractéristiques des diarthroses. Celui-ci a reçu le nom de *synovie* (de σύν, avec; ᾠόν, œuf) parce qu'on l'a comparé à du blanc d'œuf; et la membrane chargée de sa sécrétion, celui de *synoviale*.

D'après Bichat, les synoviales ou séreuses articulaires auraient la forme de sacs sans ouverture, comme les autres séreuses. Mais l'observation attentive, tant à l'œil nu qu'au microscope, a démontré que cette conception est erronée et que les cartilages articulaires sont bien à nu; la membrane synoviale s'arrête à leur pourtour et dès lors n'est qu'un manchon qui va d'une surface articulaire à l'autre; il n'y a pas le moindre revêtement, fût-ce un simple endothélium, à la surface des cartilages d'encroûtement, non plus que sur les faces des ménisques ou disques interarticulaires. Ce manchon, véritable capsule, clôt d'une manière parfaite la cavité articulaire et ne présente jamais la moindre solution de continuité; il tapisse la face interne des ligaments périphériques et souvent forme des culs-de-sac dans leur intervalle, où la synovie trouve un refuge pendant l'accomplissement des mouvements et où elle s'accumule parfois exagérément de manière à constituer des tumeurs, très communes à l'entour des articulations des membres chez le Cheval, désignées sous le nom de *mollettes* ou de *vessigons*. Les culs-de-sac synoviaux accompagnent souvent un tendon ou un ligament pour en faciliter le glissement.

Les membranes synoviales ont la structure générale des séreuses, c'est-à-dire qu'elles sont constituées par une couche profonde de tissu conjonctif, renfermant de fines fibres élastiques, des vaisseaux sanguins, des lymphatiques et des nerfs, et par un endothélium, sous lequel on voit des groupes de grosses cellules conjonctives, simulant un épithélium discontinu. Ces cellules auxquelles on tend à faire jouer un rôle sécrétoire sont surtout abondantes au niveau de petites dépressions décrites par Gosselin sous le nom de *follicules* ou *cryptes synovipares*.

La face extérieure des synoviales, là où elle n'adhère pas aux ligaments, est un lieu de prédilection pour l'accumulation du tissu adipeux, qui, souvent, forme des masses épaisses ou des bourrelets soulevant la face interne de ces membranes.

On remarque, en outre, à la marge des surfaces articulaires, des saillies flottantes lamelleuses ou filiformes, plus ou moins effilochées et groupées en bouquets qu'on appelle *franges* ou *villosités synoviales*, saillies que Clopton Havers considérait comme autant de glandes en saillie chargées de sécréter la synovie. En réalité, ces villosités ne sont que des prolongements de la synoviale refoulée par le tissu adipeux, lesquels servent à remplir les vides qui tendent à se produire entre les surfaces articulaires pendant les mouvements de la jointure. Quelquefois, elles subissent une sorte d'hypertrophie et donnent lieu à ce que Müller a décrit sous le nom de lipôme arborescent des articulations.

La *synovie* est un fluide visqueux, incolore ou légèrement coloré en jaune, ressemblant beaucoup à l'huile par ses caractères physiques, mais n'en possédant pas la composition, car l'analyse chimique n'y démontre que fort peu de corps gras.

Le tableau ci-dessous, emprunté à Frerichs, donne la composition de ce liquide : 1° chez un Bœuf à l'étable (A); 2° chez un Bœuf à l'état de liberté (B).

	A	B
Eau	939,90	948,54
Éléments solides	30,10	51,43
Mucine et épithélium	2,40	5,60
Albumine et substances extractives	15,76	35,12
Graisses	0,62	0,76
Sels	11,32	9,93

Mouvements. — Les mouvements des diarthroses sont :

1° Le *glissement simple*, seul mouvement possible entre deux facettes planes ou ondulées ;

2° La *rotation*, qui fait pivoter l'une des pièces sur l'autre ;

3° La *flexion*, qui les rapproche l'une de l'autre, en fermant de plus en plus leur angle de réunion ;

4° L'*extension*, mouvement inverse pendant lequel les deux rayons se redressent l'un sur l'autre ;

5° L'*adduction* (de *ad*, préposition exprimant le rapprochement et *ducere*, mener), qui rapproche de la ligne médiane l'extrémité distale du rayon mobile ;

6° L'*abduction* (de *ab*, préposition exprimant l'éloignement, et *ducere*, mener), mouvement opposé au précédent ;

7° La *circumduction* (de *circum*, autour, et *ducere*, mener), ou *mouvement en fronde*, qui fait passer successivement un rayon osseux par les quatre dernières positions.

Classification des diarthroses. — On a pris pour base de cette classification soit la configuration des surfaces articulaires, soit la nature des mouvements qu'elles permettent. Et on a ainsi établi six genres d'articulations diarthrodiales :

1° L'*énarthrose* (de ἐν, dans ; ἄρθρον, articulation), caractérisée par la réception d'une tête articulaire dans une cavité de forme appropriée. Cette articulation, dont les surfaces dérivent de la sphère, permet les mouvements les plus étendus et les plus variés : flexion, extension, abduction, adduction, circumduction, rotation (exemple : l'articulation coxo-fémorale).

2° L'*articulation trochléenne* (de *trochlea*, poulie), ou *ginglyme angulaire* (de γίγγλυμος, charnière) ou *charnière parfaite*, dont les surfaces articulaires dérivées du cylindre sont conformées en poulies et en gorges de manière à s'emboîter réciproquement, et dont les mouvements (flexion et extension seulement) s'exécutent dans deux sens opposés avec la précision d'une charnière (exemple : l'articulation tibio-tarsienne).

3° L'*articulation condylienne* ou *charnière imparfaite*, constituée d'une part par une tête allongée appelée condyle, d'autre part par une cavité glénoïde. Elle permet deux mouvements principaux : l'extension et la flexion, et accessoirement des mouvements de latéralité ou de glissement (exemples : l'articulation de l'avant-bras avec la main, celle des mâchoires, celle du genou).

4° L'*articulation pivotante* ou *trochoïde* (de τροχός, roue, et εἶδος, forme) ou *ginglyme latéral*, diarthrose formée par un pivot ou un cylindre plein autour duquel tourne une pièce engainante, de manière à ne permettre qu'un seul mouvement, la rotation (exemple : l'articulation axoïdo-atloïdienne).

5° *L'articulation par emboîtement réciproque* ou *articulation en selle*, dans laquelle une surface articulaire est concave dans un sens et convexe dans le sens opposé ; et l'autre surface inversement conformée de telle manière qu'il y a emboîtement réciproque, comme pour le cavalier et la selle. Cette articulation permet des mouvements d'opposition dans deux sens perpendiculaires, c'est-à-dire d'avant en arrière et d'un côté à l'autre (exemples : les articulations des vertèbres cervicales par leur corps, chez les Oiseaux).

6° L'*arthrodie* ou *diarthrose planiforme*, constituée par des facettes planes ou presque planes, et ne permettant qu'un seul mouvement : le glissement (exemple : l'articulation carpo-métacarpienne).

Nomenclature. — Le nom des articulations rappelle celui des pièces osseuses qui les forment. Ainsi l'articulation *scapulo-humérale* est la jointure qui réunit le scapulum et l'humérus ; les articulations *intervertébrales* joignent entre elles les diverses pièces du rachis. Quand le nom qualificatif d'une articulation est composé de deux éléments, comme dans le premier cas, il est bon de placer en tête le mot qui indique la pièce osseuse la plus habituellement fixe ou du moins la moins mobile.

Caractères généraux des synarthroses.

Les synarthroses (fig. 150, A) sont des articulations généralement temporaires, constituées par des surfaces osseuses réunies par une couche fibreuse ou cartilagineuse. La plupart disparaissent avec l'âge, par suite de l'ossification du tissu interarticulaire ; on dit alors qu'il y a synostose. Ces articulations s'observent principalement à la tête.

Surfaces articulaires. — Les os synarthrosés se correspondent par leurs bords ou leurs angles, qui présentent à cet effet des surfaces de contact généralement très anfractueuses. Tantôt ils sont coupés perpendiculairement et simplement rugueux ; tantôt, ils sont taillés en biseau et s'engrènent au moyen de fines lamelles ou de petites inégalités ; tantôt ils sont découpés en dentelures profondes et sinueuses ; tantôt, enfin, l'un des os s'enfonce dans un sillon creusé dans l'autre. On comprend qu'une pareille conformation des surfaces articulaires doive singulièrement restreindre leurs mouvements et assurer la solidité de leurs rapports.

Moyens d'union. — Au point de vue de la nature du tissu interposé entre les surfaces articulaires, il y a lieu de distinguer les *synarthroses fibreuses* et les *synchondroses*. Les premières, réunies par du tissu fibreux, sont les plus répandues ; on les appelle ordinairement des *sutures* (exemples : toutes les sutures établies entre les os membraneux de la tête). Les secondes, caractérisées par l'interposition d'une couche cartilagineuse, ne peuvent évidemment se former qu'entre des os endochondraux (exemples : l'articulation occipito-sphénoïdale ; l'articulation intersphénoïdale). — Le périoste ou le périchondre, en passant d'un os à l'autre, concourt encore à l'assujettissement des synarthroses.

Mouvements. — Les mouvements sont généralement très obscurs, et sensibles seulement chez le jeune animal par l'élasticité qu'ils communiquent à la région.

Classification. — On distingue, en outre des synchondroses, quatre espèces principales de synarthroses.

1° Quand deux os larges se correspondent au moyen de dentelures engrenées les unes dans les autres, il y a suture *vraie* ou *dentée* (exemple : les articulations qui réunissent les deux pariétaux) ;

2° Si les bords opposés de deux os en contact sont taillés en large biseau, l'un en dedans, l'autre en dehors, il y a *suture écailleuse* ou *squameuse* (exemple : les articulations pariéto-temporales) ;

3° Quand l'union des os a lieu par des surfaces non engrenées, planes ou rugueuses, taillées perpendiculairement sur leurs bords ou leurs angles, on dit qu'il y a *suture harmonique* ou *par juxtaposition* (exemple : les articulations occipito-temporales chez les Solipèdes) ;

4° On appelle *schindylèse*, *mortaise*, ou *articulation en soc de charrue*, la suture qui résulte de la réception d'une lame osseuse dans un sillon plus ou moins profond (exemple : les articulations sphéno-frontales, maxillo-nasales, ethmoïdo-vomérienne).

Caractères généraux des amphiarthroses.

Les amphiarthroses, encore appelées symphyses, sont des articulations dans lesquelles les surfaces articulaires, bien que réunies par interposition de cartilage ou de fibro-cartilage, offrent une certaine mobilité.

Il en est qui ne diffèrent des synchondroses que par l'épaisseur du cartilage interarticulaire ; telle est l'articulation temporo-hyoïdienne. Quant à l'articulation des deux coxaux, elle est plutôt, chez nos Mammifères domestiques, une synchondrose qu'une véritable symphyse.

Le type des amphiarthroses est fourni par les articulations des vertèbres par leur corps. On voit là des surfaces articulaires conformées à peu près sur le même modèle que les diarthrodiales, revêtues comme elles d'un cartilage d'encroûtement ; mais, au lieu d'être lisses et polies, elles sont plus ou moins rugueuses pour donner implantation aux fibres du disque intervertébral qui les réunit. Celui-ci est un fibro-cartilage, très dense à la périphérie, gélatineux au centre, qui permet aux vertèbres opposées une certaine mobilité tout en les maintenant étroitement réunies l'une à l'autre. La matière pulpeuse qui en occupe le centre ne doit pas être prise pour de la synovie ; les diarthroses seules présentent une véritable cavité synoviale.

Les moyens d'union des amphiarthroses ne sont pas seulement représentés par le cartilage ou fibro-cartilage interarticulaire ; il y a aussi, le plus souvent, des ligaments périphériques qui ne diffèrent pas de ceux préposés à l'assujettissement des diarthroses.

CHAPITRE II

ARTICULATIONS EN PARTICULIER

Nous suivrons, pour l'étude spéciale des articulations, le même ordre que pour les os, c'est-à-dire que nous commencerons par les articulations du rachis pour continuer par celles du thorax, de la tête, des membres antérieurs et des membres postérieurs.

Préparation. — La préparation des os qui viennent d'être décrits n'a fait le sujet d'aucune recommandation particulière, parce qu'il suffit, pour étudier ces organes, de les débarrasser des parties molles qui les entourent, soit par la coction, soit par la macération, soit par la rugination. Mais, quand on arrive à l'examen des parties molles, il devient nécessaire, pour en tirer tout le fruit possible, d'apprendre à l'avance les règles qui doivent guider dans la préparation de ces parties. Nous posons ci-après celles qui concernent l'étude des articulations :

1° Pour préparer les articulations, on choisira les sujets jeunes de préférence aux sujets déjà avancés en âge, parce que la densité du tissu conjonctif est moins grande chez les premiers et que ce tissu se prête plus facilement à l'isolement des ligaments. Comme ceux-ci se préparent avec difficulté quand leur surface extérieure est desséchée, on aura grand soin, en attendant le moment de les disséquer, de les tenir à l'abri de l'air en les recouvrant avec des linges humectés ou avec la peau de l'animal.

2° Il conviendra de séparer l'articulation que l'on veut étudier, en sciant les os à une certaine distance des surfaces articulaires. Le maniement de la pièce est alors rendu plus facile, et sa dissection peut se faire dans des conditions plus favorables.

3° Il importe de respecter, autant que possible, les muscles qui entourent les articulations, afin de pouvoir étudier leurs rapports avec les ligaments qui assujettissent celui-ci. S'il est absolument nécessaire de les enlever, on conservera toujours les insertions correspondantes à l'articulation.

4° On étudiera d'abord les ligaments capsulaires, qui seront enlevés ensuite pour mieux mettre en évidence les liens funiculaires. Ceux-ci seront à leur tour sacrifiés pour découvrir, au moyen de différentes coupes, les cordons interosseux, quand ils existent. On séparera enfin d'une manière complète les deux surfaces articulaires, afin de les mettre à nu et de pouvoir examiner leur conformation.

5° Les synoviales avec leurs différents culs-de-sac étant d'une étude très importante, au point de vue du diagnostic et de la thérapeutique des tumeurs articulaires, il conviendra de consacrer une pièce spéciale à l'étude de ces membranes séreuses. Il sera même très utile d'injecter leur cavité intérieure avec du plâtre ou du suif coloré, pour distendre leurs culs-de-sac et favoriser l'étude des rapports qu'ils affectent vis-à-vis des ligaments, des tendons ou des muscles.

6° Lorsqu'une articulation sera complètement disséquée, on pourra, sans inconvénient, la laisser exposée quelque temps à l'air. Un commencement de dessiccation rend les ligaments et les faisceaux qui les constituent plus visibles et plus faciles à étudier.

Quant au mode de préparation propre à chaque articulation, nous croyons pouvoir souvent nous dispenser d'en parler. Un simple coup d'œil jeté sur les figures qui accompagnent la description suffira la plupart du temps pour sortir l'élève d'embarras ; lorsque nous jugerons qu'il aura besoin d'indications particulières, nous les exposerons aussi brièvement que possible.

Article premier. — ARTICULATIONS DE LA COLONNE VERTÉBRALE.

Sous ce titre, nous n'envisagerons que les articulations des vertèbres entre elles.

Articulations intervertébrales.

Préparation. — Pour bien étudier les articulations du rachis, il faut disposer de la colonne vertébrale d'un premier sujet, que l'on débarrasse des muscles qui l'entourent. Cette première partie de l'opération étant achevée, on détache des fragments, composés au moins de deux vertèbres, dans les régions cervicale, dorsale et lombaire. Sur les fragments pris dans la région cervicale, on peut disséquer, avec facilité, les ligaments interlamellaires, interépineux et les capsules propres aux apophyses articulaires. Sur les fragments tirés de la région dorsale, on disséquera les ligaments surépineux dorsal, interépineux, interlamellaires, et vertébral commun inférieur. Enfin, sur les pièces tirées de la région lombaire, on découvrira, à l'aide d'une coupe horizontale passant à travers le canal rachidien, la face inférieure des ligaments interlamellaires et le ligament vertébral commun supérieur. Tant sur ces pièces que sur celles qui proviennent de la région dorsale, on prendra une bonne idée de la disposition du ligament vertébral commun inférieur. Les disques intervertébraux seront étudiés sur des coupes verticales et horizontales du corps des vertèbres, faites dans une région quelconque.

Il est urgent de disposer d'un deuxième sujet que l'on fixera en *deuxième position* (Voy. plus loin la préparation des muscles), et sur lequel on disséquera le ligament surépineux dorso-lombaire et le ligament cervical, en enlevant les muscles qui remplissent les gouttières vertébrales ou qui sont situés au-dessus des vertèbres cervicales (Voy. préparation des régions cervicales).

Les vertèbres se correspondent : 1° par leur corps ; 2° par leur arc. Il est d'autant plus nécessaire d'étudier séparément ces deux sortes d'articulations qu'elles n'appartiennent pas à la même classe : les articulations par le corps sont des amphiarthroses ; celles qui s'établissent par les apophyses articulaires de l'arc sont des diarthroses. Les détails généraux dans lesquels cette étude va nous entraîner s'appliqueront seulement aux articulations qui réunissent les six dernières vertèbres cervicales, toutes les vertèbres dorsales et lombaires et la première vertèbre sacrée.

UNION DES VERTÈBRES PAR LEUR CORPS. — ***Surfaces articulaires.*** — Les corps vertébraux se mettent en rapport par les surfaces qui les terminent en avant et en arrière. Dans la région cervicale, ces surfaces représentent : l'antérieure, une véritable tête ; la postérieure, une cavité cotyloïde qui reçoit la tête de la vertèbre suivante. A partir de la première vertèbre dorsale jusqu'au sacrum, elles tendent à s'effacer et à devenir de plus en plus planes ; elles conservent toujours néanmoins, l'une sa convexité, l'autre sa concavité.

Moyens d'union. — 1° Des fibro-cartilages interposés entre les surfaces articulaires ; 2° un ligament vertébral commun supérieur ; 3° un ligament vertébral commun inférieur.

a. *Fibro-cartilages intervertébraux* (fig. 151, 1, 1). — Ce sont des disques circulaires ou elliptiques, convexes en avant, concaves en arrière, solidement fixés par leurs faces sur les plans articulaires qu'ils séparent. La substance fibro-cartilagineuse qui les forme se décompose en couches concentriques, d'autant plus denses et serrées les unes contre les autres qu'elles sont plus rapprochées de la circonférence. Ces couches disparaissent même vers le centre du disque, où l'on voit la substance fibro-cartilagineuse se convertir en une espèce de pulpe d'autant plus abondante et gélatineuse que l'animal est moins avancé en âge, pulpe dans laquelle le microscope montre les débris de la notocorde ou corde dorsale (Voy. l'embryologie). Chacune de ces couches est constituée par un assemblage de gros filaments parallèles, qui se croisent en X avec ceux des couches voisines et s'attachent à leurs extrémités sur les surfaces articulaires. De cette disposition résulte une adhérence si intime des corps vertébraux et des fibro-cartilages intermédiaires, qu'un effort tenté dans le but de les désunir détermine plutôt la rupture des premiers.

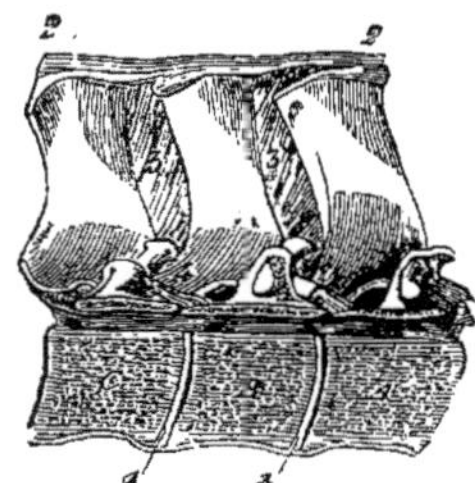

Fig. 151. — Articulations intervertébrales *.

Les fibro-cartilages, plus épais dans les régions cervicale et lombaire que dans la région dorsale, répondent par la circonférence aux deux ligaments communs. Ceux qui séparent les vertèbres du dos concourent à former les cavités intervertébrales destinées à la réception de la tête des côtes et donnent attache aux ligaments interosseux qui réunissent les côtes de chaque paire.

b. *Ligament vertébral commun supérieur* (fig. 156, 1). — Ce ligament, étendu de l'axis au sacrum et logé dans le canal rachidien, représente un long ruban fibreux, découpé sur ses bords en très larges festons. Par sa face inférieure, il s'attache sur les disques intervertébraux et sur les empreintes triangulaires que présentent les vertèbres à la face supérieure de leur corps. Sa face supérieure répond à la dure-mère par l'intermédiaire d'un tissu cellulo-adipeux abondant. Ses bords sont longés par les sinus veineux intrarachidiens.

c. *Ligament vertébral commun inférieur* (fig. 157, 5). — Situé sous le rachis, ce ligament manque dans la région cervicale et dans le tiers antérieur de la région dorsale, c'est-à-dire partout où existe les muscles longs du cou. Il commence vers la sixième ou septième vertèbre de cette dernière région et se prolonge

* A, B, C, corps de trois vertèbres dorsales sciées longitudinalement et verticalement pour montrer : 1, 1, la coupe des disques intervertébraux ; 2, ligament surépineux dorso-lombaire ; 3, ligament interépineux ; 4, faisceau fibreux constituant la capsule propre aux apophyses articulaires dans la région dorsale.

sous forme d'un cordon, d'abord étroit, puis de plus en plus large, jusqu'au sacrum, sur la face inférieure duquel il se termine en s'épanouissant. Chemin faisant, il s'attache sur la crête inférieure du corps des vertèbres et sur les disques intervertébraux. Par sa face inférieure, il répond à l'aorte et au tendon des piliers du diaphragme.

Union des vertèbres par leur arc. — Chaque vertèbre, en s'unissant par sa partie annulaire avec celle qui suit ou celle qui précède, forme une double arthrodie.

Surfaces articulaires. — Ce sont les facettes sculptées sur les apophyses articulaires antérieures ou postérieures, facettes pour l'étude desquelles nous renvoyons à la description des vertèbres elles-mêmes. Ces facettes sont recouvertes d'une mince couche de tissu cartilagineux.

Moyens d'union. — 1° Des capsules ligamenteuses propres aux apophyses articulaires; 2° un ligament commun surépineux ; 3° des ligaments interépineux ; 4° des ligaments interlamellaires.

a. *Capsules propres aux apophyses articulaires* (fig. 153, 5). — Chaque apophyse articulaire antérieure est maintenue par un lien direct contre l'apophyse postérieure correspondante ; c'est une capsule périphérique attachée sur le pourtour des facettes opposées, doublée à l'intérieur par une membrane synoviale qui facilite le glissement de ces facettes, et recouverte en dehors par les insertions de quelques muscles spinaux. Ces capsules, jaunes et élastiques dans la région cervicale, sont formées de tissu fibreux blanc dans la région dorso-lombaire. Très développées au cou à cause de la grosseur des apophyses articulaires qu'elles enveloppent, elles se réduisent, vers le dos, à quelques fibres qui recouvrent en dehors les facettes diarthrodiales en contact.

b. *Ligament commun surépineux.* — Ce ligament dont le nom indique assez la situation, est étendu du sacrum à l'occipital et se divise en deux portions : l'une postérieure, ou *ligament surépineux dorso-lombaire;* l'autre antérieure, ou *ligament surépineux cervical.* Ces deux ligaments, quoique continus l'un à l'autre, diffèrent néanmoins par leur forme et leur structure d'une manière tellement frappante, qu'on a cru devoir les décrire isolément.

1° *Ligament surépineux dorso-lombaire* (fig. 151, 2). — C'est un cordon de tissu fibreux blanc qui commence en arrière sur l'épine sacrée et qui cesse vers le tiers antérieur de la région dorsale, en prenant insensiblement la structure et l'élasticité du ligament cervical, avec lequel il se continue. Il s'attache dans son trajet sur le sommet de toutes les apophyses épineuses lombaires et des dix ou douze dernières dorsales. Sur l'épine sacrée, il se confond avec les ligaments sacro-iliaques supérieurs. Dans la région lombaire, il s'unit, par côté, avec l'aponévrose de la masse commune.

2° *Ligament surépineux cervical ou simplement ligament cervical* (fig. 152, 1, 2). — Ce ligament, entièrement formé par du tissu fibreux jaune, constitue dans le plan médian du corps un appareil élastique fort remarquable, qui sépare les muscles cervicaux supérieurs du côté droit de ceux du côté gauche, et joue le rôle, non pas précisément d'un lien articulaire, mais bien plutôt d'une puissance permanente chargée de faire équilibre au poids de la tête et du cou.

Du reste, ce rôle se déduit aisément d'une bonne étude comparative. En effet, la force du ligament cervical est proportionnelle au poids de la tête, à l'horizontalité et à la longueur de l'encolure. Cet organe est réduit à un simple raphé fibreux, dépourvu d'élasticité chez l'Homme, dont le cou est court et la tête assise sur un rachis vertical, ainsi que chez le Porc, dont le cou est très bref et les muscles extenseurs de la tête extrêmement puissants; tandis qu'il est extrêmement développé chez les Solipèdes, les Bovidés, les Ovidés, les Caméliens.

On distingue, dans le ligament cervical, une *portion funiculaire* et une *portion lamellaire*; l'une et l'autre composées de deux moitiés latérales adossées sur la ligne médiane et réunies par du tissu conjonctif. — La première, distinguée généralement sous le nom de *corde* du ligament cervical, représente un gros

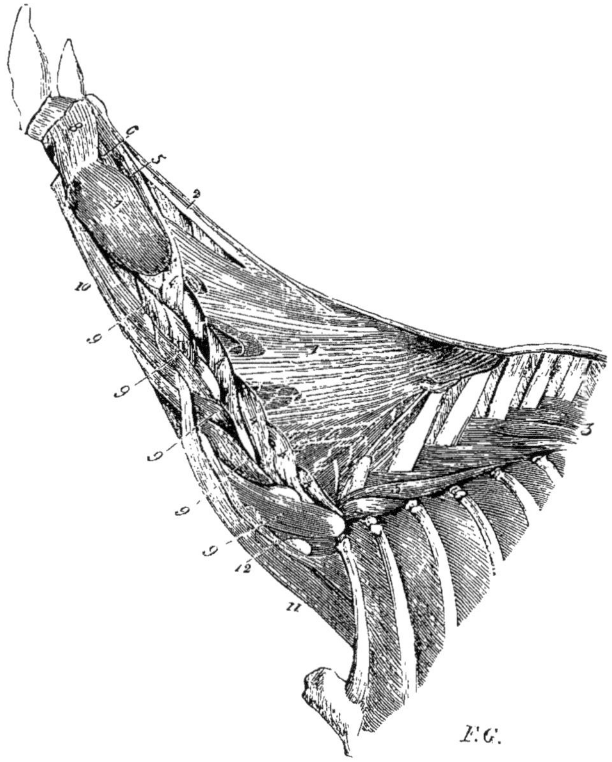

Fig. 152. — Ligament cervical et muscles profonds du cou *.

funicule étendu directement des apophyses épineuses du garrot au sommet de la tête. Divisé en deux parties latérales par un sillon médian, ce cordon se continue en arrière avec le ligament dorso-lombaire, et s'insère en avant sur la crête occipitale ou tubérosité cervicale. Il est recouvert d'une masse de tissu fibro-graisseux, très développée chez certains Chevaux de race commune. A son bord inférieur il donne naissance, dans ses deux tiers postérieurs, à la plupart des fibres qui appartiennent à la portion lamellaire. Par côté, il reçoit l'insertion

* 1, lame du ligament cervical; 2, corde du même ligament; 3, transversaire épineux du dos et des lombes; 4, transversaire épineux du cou; 5, muscle grand droit postérieur de la tête; 6, petit droit postérieur; 7, grand oblique de la tête; 8, petit oblique; 9, 9, 9, intertransversaires du cou; 10, grand droit antérieur de la tête; 11, 12, scalène.

de plusieurs muscles cervicaux. Il glisse sur l'atlas, au moyen d'une bourse muqueuse qui s'enflamme quelquefois. — La *portion lamellaire*, comprise entre la portion funiculaire, l'apophyse épineuse de la deuxième vertèbre dorsale et la tige cervicale, constitue une vaste cloison triangulaire et verticale résultant elle-même de l'adossement de deux lames. Elle est bordée supérieurement par la portion funiculaire et divisée inférieurement en six languettes au moyen desquelles elle prend attache sur les apophyses épineuses des six dernières vertèbres cervicales, en se confondant avec les ligaments interépineux du cou. Les deux dernières languettes sont très faibles et dissociées en un réseau élastique à larges mailles. Les fibres élastiques de la lame du ligament cervical partent, soit de la corde du même ligament, soit de l'apophyse épineuse des deuxième et troisième vertèbres dorsales. Elles se dirigent en avant et en bas. On remarquera que cette lame est en rapport, en dehors, avec les muscles long épineux, transversaire épineux et grand complexus.

c. *Ligaments interépineux* (fig. 151, 3). — Les ligaments interépineux sont formés chacun de deux lamelles appliquées l'une contre l'autre comme les deux moitiés du ligament cervical, dont les fibres sont attachées sur les bords opposés des apophyses épineuses dont elles comblent l'intervalle. Ils se confondent supérieurement avec le ligament surépineux, inférieurement avec les ligaments interlamellaires et sont recouverts en dehors par le muscle transversaire épineux.

Dans la région du cou, les ligaments interépineux sont jaunes et élastiques. Dans la région dorso-lombaire, ils sont constitués par des faisceaux de tissu fibreux blanc, lâchement unis les uns aux autres à leurs extrémités, et de plus très obliquement dirigés d'avant en arrière et de haut en bas, de manière à permettre, malgré leur inextensibilité, l'écartement des apophyses épineuses. Les deux plans qu'ils forment sont séparés par une couche de fibres grisâtres et élastiques qui croisent en **X** la direction des faisceaux précédents. Ces fibres, très abondantes dans la moitié antérieure de la région dorsale, opèrent, par leur élasticité propre, le rapprochement des apophyses épineuses.

d. *Ligaments interlamellaires ou interannulaires.* — Situés, comme leur nom l'indique, entre les lames vertébrales, et divisés en deux moitiés latérales, ces ligaments semblent produits par les deux plans fibreux des ligaments précédents, qui, arrivés à la base des apophyses épineuses, s'écarteraient l'un de l'autre pour se porter en dehors. Leur bord antérieur s'insère au bord postérieur de la lame vertébrale qui est en avant. Leur bord postérieur se fixe au bord antérieur et à la face inférieure de la lame qui est en arrière. Leur face supérieure est en rapport avec quelques muscles spinaux. Leur face inférieure répond à la dure-mère. En dehors, ils se confondent avec les capsules propres aux apophyses articulaires. Jaunes et élastiques dans la région cervicale, ces ligaments sont blancs et très peu étendus dans la région dorso-lombaire.

Caractères propres a quelques articulations intervertébrales. — 1° **Articulations intercoccygiennes et sacro-coccygienne.** — La disposition de ces articulations est adaptée au type rudimendaire des vertèbres qu'elles réunissent. Ainsi, les os coccygiens ne se mettent en rapport entre eux que par leur corps, leur partie spinale étant réduite à l'état de vestiges ou même manquant tout à fait. Les surfaces articulaires antérieure et postérieure de chaque vertèbre sont toutes deux convexes, et les disques fibro-cartilagineux sont biconcaves. Quant aux liens périphériques, ils sont représentés par des trousseaux de fibres longitudinales répandues à la surface des os coccygiens, qu'elles enveloppent comme dans une gaine commune.

2° **Articulations intersacrées.** — Les vertèbres sacrées étant soudées en une pièce unique, il s'ensuit que nous n'avons point à étudier ici de véritables articulations. Nous devons cependant faire remarquer que le ligament surépineux dorso-lombaire se continue sur l'épine sacrée, et qu'il existe, entre les apophyses qui forment cette épine, de véritables ligaments interépineux.

3° **Articulation lombo-sacrée.** — On remarquera, dans cette articulation, la grande épaisseur du fibro-cartilage. On observera, de plus, que la dernière vertèbre lombaire répond au sacrum, non seulement par son corps et ses apophyses articulaires, mais encore par les facettes ovalaires et légèrement concaves qu'elle présente sur le bord postérieur de ses apophyses transverses, et qui s'adaptent aux facettes analogues et légèrement convexes situées sur les côtés de la base du sacrum. Des trousseaux de fibres jetés d'un os à l'autre au pourtour de ces arthrodies *sacro-transversaires* maintiennent en contact les surfaces articulaires et doublent en dehors la membrane synoviale qui facilite leur glissement.

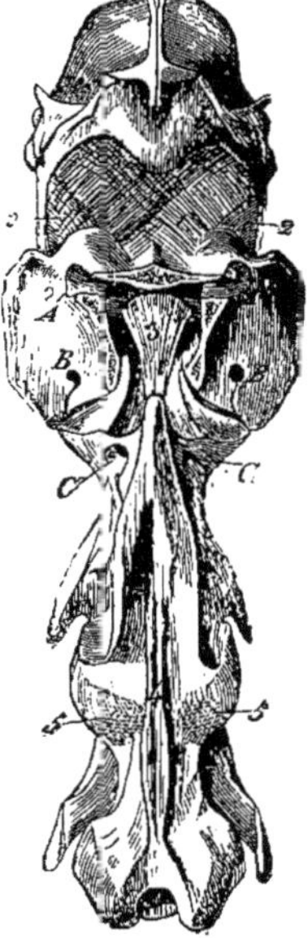

Fig. 153. — Articulations axoïdo-atloïdienne et atloïdo-occipitale (l'arc supérieur de l'atlas a été enlevé pour montrer le ligament odontoïdien) *.

4° **Articulation des deux dernières vertèbres lombaires.** — Elle se distingue par la présence, entre les apophyses transverses, d'une diarthrose planiforme tout à fait semblable à l'articulation sacro-transversaire étudiée ci-dessus. Nous rappellerons que ces deux articulations n'existent que chez les Solipèdes.

5° **Articulation axoïdo-atloïdienne.** — Elle s'éloigne tant, par sa conformation et ses usages tout spéciaux, des autres articulations intervertébrales, qu'on la décrit généralement comme articulation extrinsèque de la tête et du rachis. Elle peut être considérée comme le type des trochoïdes.

Surfaces articulaires. — On voit, d'une part, le pivot odontoïdien de l'axis flanqué d'expansions représentant les apophyses articulaires antérieures ; d'autre part, l'atlas donnant appui à l'odontoïde par la surface diarthodiale concave d'un côté à l'autre, taillée sur son arc ventral, et opposant aux facettes latérales ondulées de l'axis de semblables facettes sculptées en arrière de ses ailes, de chaque côté du trou vertébral.

Moyens d'union. — 1° Un ligament odontoïdo-atloïdien, plus connu sous le nom de ligament odontoïdien ; 2° un ligament axoïdo-atloïdien inférieur ou ventral ; 3° un ligament axoïdo-atloïdien supérieur ou dorsal ; 4° enfin une capsule fibreuse.

a. *Ligament odontoïdien* (fig. 153, 3). — Continu au ligament vertébral commun supérieur qu'il représente à ce niveau, très court et très fort, aplati de

* 1, 1, faisceaux médians de renforcement de la capsule atloïdo-occipitale ; 2, faisceaux latéraux ; 3, ligament odontoïdien ; 4, ligament interépineux unissant les deuxième et troisième vertèbres ; A, trou de conjugaison de l'atlas converti en gouttière par la section qu'on a fait subir à l'os ; B, B, trous transversaires de l'atlas ; C, C, trous remplaçant les échancrures antérieures de l'axis.

dessus en dessous et triangulaire, le ligament odontoïdien se compose de fibres blanches nacrées, fixées en arrière dans la gouttière supérieure de l'odontoïde, et attachées en avant sur la crête transversale qui sépare en deux parties la face intérieure de l'arc ventral de l'atlas, ainsi que sur les empreintes situées en avant de cette crête. Ce ligament, tapissé sur sa face inférieure par la synoviale de l'articulation, répond supérieurement à la dure-mère rachidienne. Il envoie quelques brides sans importance en dedans des condyles de l'occipital.

b. *Ligament axoïdo-alloïdien inférieur.* — C'est une large bandelette, mince et nacrée, qui s'étend de la face inférieure de l'axis au tubercule ventral de l'atlas; elle est recouverte par les muscles longs du cou, revêtue par la membrane synoviale sur sa face profonde et confondue latéralement avec le ligament capsulaire. Ce n'est évidemment qu'une portion du ligament vertébral commun inférieur, la seule qui se soit développée au niveau du cou.

c. *Ligament axoïdo-alloïdien supérieur.* — Il représente exactement les ligaments interépineux des autres articulations cervicales. Jaune, élastique et formé comme eux de deux lames latérales adossées, il se continue par côté avec le ligament capsulaire. Il va de la partie antérieure de l'apophyse épineuse de l'axis à la surface chagrinée qui tient lieu d'apophyse épineuse à l'atlas.

d. *Ligament capsulaire.* — Celui-ci n'est, à vrai dire, que le ligament interlamellaire propre à l'articulation axoïdo-atloïdienne; il comprend en outre les capsules des apophyses articulaires correspondantes. Il part des côtés du ligament précédent et vient se réunir au ligament axoïdo-alloïdien inférieur, après avoir contracté adhérence avec les bords du ligament odontoïdien. Il achève ainsi la clôture de l'articulation et du canal rachidien. En avant et en arrière, il s'attache sur le contour antérieur ou postérieur des os qu'il réunit. Sa face externe est en rapport avec le muscle grand oblique de la tête. Sa face interne répond, dans sa moitié inférieure, à la synoviale articulaire, dans sa moitié supérieure, à la dure-mère rachidienne.

Synoviale. — Elle tapisse l'une des faces du ligament odontoïdien, du ligament axoïdo-alloïdien inférieur et la partie articulaire de la capsule périphérique.

Mouvements. — La *rotation,* seul mouvement possible dans l'articulation axoïdo-atloïdienne, s'effectue de la manière suivante : l'axis reste immobile, et la première vertèbre, tirée de côté, principalement par le muscle grand oblique de la tête, roule autour du pivot odontoïdien, en entraînant la tête avec elle. Les mouvements de rotation de la tête ont donc cette diarthrose pour centre et non l'articulation atloïdo-occipitale.

Il n'est pas sans intérêt de constater que, en dépit d'une mobilité toute différente, d'une fonction toute spéciale, l'articulation des deux premières vertèbres présente les plus grandes analogies syndesmologiques avec les autres articulations intervertébrales.

Des mouvements du rachis en général. — Chaque articulation intervertébrale est le siège de mouvements très obscurs, dont l'étude isolée offrirait nécessairement fort peu d'intérêt. Mais ces mouvements, en s'ajoutant à ceux des autres articulations, finissent par ployer toute la tige rachidienne d'une manière assez marquée, et par produire, soit la *flexion,* soit l'*extension*, soit l'*inclinaison latérale*, soit la *circumduction,* soit enfin la *rotation* de cette colonne flexueuse.

Quand la *flexion* s'opère, le rachis se vousse en contre-haut, le ligament commun inférieur se relâche, les apophyses épineuses s'écartent les unes des autres, et le ligament surépineux, en se tendant fortement, impose bientôt des limites à l'étendue de ce mouvement.

Lorsque les membres sont réunis en faisceau à leur extrémité, comme chez le cheval abattu et entravé, la force de flexion de la région dorso-lombaire se concentre sur les corps vertébraux du milieu (14e à 17e dorsal) au point de pouvoir les écraser.

L'*extension* s'effectue par un mécanisme inverse et produit une ensellure momentanée. Elle se trouve bornée par la tension du ligament commun inférieur et par le rapprochement de la pointe des apophyses épineuses.

L'*inclinaison latérale* a lieu quand la tige rachidienne se ploie de côté. Ce mouvement, très facilement exécuté dans les régions cervicale et coccygienne, est arrêté par les côtes ou les apophyses costiformes dans la région dorso-lombaire.

La *circumduction* ou *mouvement en fronde* est possible aux deux extrémités de la colonne vertébrale (encolure et queue), car elles passent aisément de l'extension à l'inclinaison latérale et de celle-ci à la flexion, etc.

Enfin, grâce à l'élasticité des fibro-cartilages intervertébraux, le rachis se prête à un mouvement restreint de *rotation* ou plutôt de véritable *torsion*.

Pour l'étude spéciale des mouvements de chaque région de la tige rachidienne, nous renvoyons à ce que nous avons dit (p. 52) sur la mobilité de cette tige.

DIFFÉRENCES

Dans le *Bœuf*, les *disques intervertébraux* sont beaucoup plus épais que chez le Cheval.—

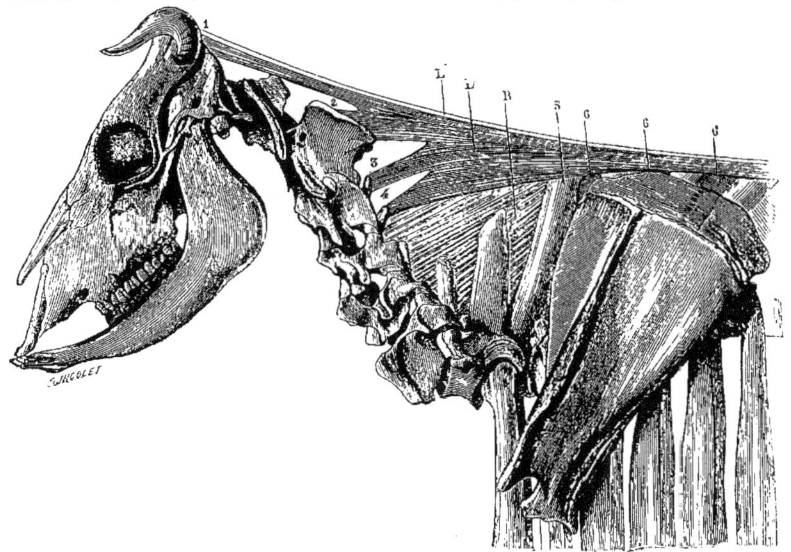

Fig. 151. — Ligament cervical du Bœuf *.

Le ligament *vertébral commun inférieur* possède une grande force dans la région lombaire. — Le ligament *surépineux dorso-lombaire* est formé de tissu jaune élastique. — Le

* L, lame, et L', corde du ligament cervical ; 1, terminaison de la corde du ligament cervical ; 1, 2, 3, 4, les trois dentelures antérieures d'insertion de la lame de ce ligament ; R, lame médiane auxiliaire du ligament cervical ; 5, première vertèbre dorsale ; 6, 6, 6, ligaments interépineux de la région dorsale.

ligament *cervical* est encore plus développé que chez les Solipèdes, vu le poids plus considérable de la tête. En outre, il présente la disposition suivante (fig. 154) : la portion funiculaire, au lieu de recouvrir le sommet des apophyses épineuses du garrot, laisse ces apophyses à découvert dans l'intervalle de ses deux moitiés, qui s'insèrent latéralement et se rabattent comme deux lames sur les muscles longs épineux. La portion lamellaire est plus épaisse mais moins étendue que chez le Cheval ; elle s'insère sur les apophyses épineuses des 2e, 3e et 4e vertèbres. Il existe une autre formation élastique qui lui vient en aide et complète inférieurement la cloison qui sépare les muscles cervicaux supérieurs de l'un et de l'autre côté ;

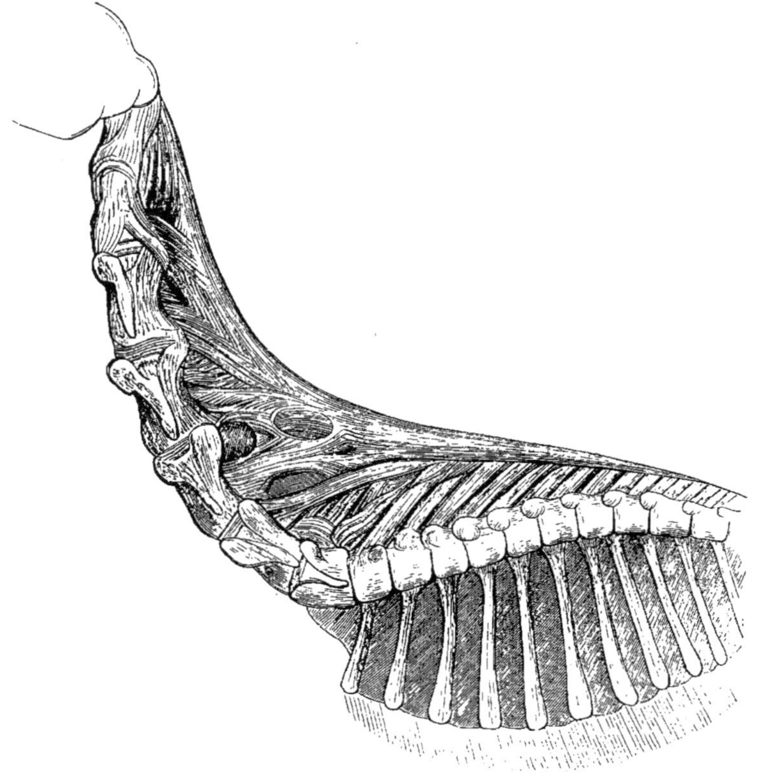

Fig. 155. — Ligament cervical d'un jeune Dromadaire.

c'est une lame médiane, indivise, qui part du bord antérieur de l'apophyse épineuse de la première vertèbre dorsale et s'attache aux apophyses épineuses des 4e, 5e, 6e et 7e cervicales ; son bord antérieur est caché entre les deux plans de la portion lamellaire du ligament cervical proprement dit (fig. 154, R). Cette membrane est représentée dans les Solipèdes par un simple fascia conjonctif où l'on voit quelques rares faisceaux élastiques disséminés.

Le *Mouton* et la *Chèvre* offrent à peu près les mêmes particularités que le Bœuf.

Dans les *Chameaux* (fig. 155), on remarque l'extrême épaisseur des disques intervertébraux du cou, atteignant 3 à 4 centimètres, tandis que ceux du dos et des lombes ne dépassent pas en moyenne un demi-centimètre. Le ligament surépineux est presque entièrement formé de tissu élastique ; en sorte que sa portion dite cervicale s'étend jusqu'aux lombes. Ce ligament cervical est énorme ; il l'emporte de beaucoup en volume sur celui du Cheval et même du Bœuf. Ses deux moitiés latérales, confondues postérieurement en un ligament surépineux lombaire, simple et progressivement inextensible, se séparent au niveau du garrot, comme chez les autres Ruminants, et se rabattent largement sur les muscles longs épineux ; elles s'étendent même à l'état d'une mince lame par-dessus le transversaire du cou, le long dorsal et l'intercostal commun, jusqu'à la superficie des intercostaux externes. Dans la région du cou, elles sont directement adossées et forment : 1° une *corde* de la grosseur du bras, suivant le bord supérieur de l'encolure ; 2° une *lame* terminée par autant de digitations sur les apophyses épineuses des cinq vertèbres qui suivent la première. — Il existe aussi une membrane élastique médiane, très forte, complémentaire du ligament cervical.

Chez le ***Chien***, le ligament cervical est réduit à un simple cordon élastique, complètement enveloppé par les muscles, qui se termine en arrière de l'apophyse épineuse de l'axis, et d'autre part se continue par un ligament surépineux dorso-lombaire, inextensible.

Chez le ***Chat***, le ***Lapin***, le ***Porc***, ainsi que chez l'***Homme***, il n'existe pas de véritable ligament cervical ; un raphé fibreux superficiel en tient lieu, qui s'étend de l'occipital à l'apophyse épineuse de la première vertèbre dorsale.

Dans les espèces où l'apophyse odontoïde est conique et dépourvue de gouttière d'insertion, comme les Porcins, les Carnivores, les Rongeurs, le ligament odontoïdien est relativement peu développé, divisé en deux cordons latéraux venant se terminer en dedans des condyles de l'occipital. Par contre, on remarque un ligament transverse, qui va d'un côté à l'autre de l'anneau de l'atlas, en passant par-dessus l'odontoïde ; celle-ci tourne librement sous cette bride fibreuse grâce à une petite capsule synoviale. L'ensemble du ligament odontoïdien et du ligament transverse de l'odontoïde forme ce qu'on appelle chez l'Homme le *ligament cruciforme*.

Article II. — ARTICULATIONS DU THORAX.

Elles comprennent : 1° les articulations vertébro-costales ; 2° les articulations chondro-costales ou des côtes avec leurs cartilages de prolongement ; 3° les articulations sterno-costales ou des cartilages costaux avec le sternum ; 4° les articulations des cartilages costaux entre eux.

Toutes ces jointures seront d'abord étudiées en particulier, puis envisagées d'une manière générale, sous le rapport de leurs mouvements.

A. — Articulations des côtes avec la colonne vertébrale ou vertébro-costales.

Préparation. — Elle est simple. L'élève n'éprouvera de difficultés que pour découvrir le ligament interarticulaire des articulations costo-vertébrales. Il y parviendra en sciant transversalement une des vertèbres dorsales au voisinage de la jointure intervertébrale postérieure formée par cette vertèbre. Il suffira ensuite de quelques coups de ciseau à bois ou de rogne-pied pour mettre ce ligament à nu dans toute son étendue.

Chaque côte répond à la colonne vertébrale par sa tête et par sa tubérosité. La première est reçue dans l'une des cavités intervertébrales creusées sur les côtés du rachis et répond conséquemment à deux vertèbres ; la seconde s'appuie contre l'apophyse transverse de la vertèbre postérieure. De là, deux articulations, ordinairement indépendantes, qui appartiennent au genre arthrodie et que nous appellerons : *costo-vertébrale* et *costo-transversaire*. — Répétons ici que la première côte correspond à l'intervalle de la septième vertèbre cervicale avec la première dorsale, tandis que la dernière correspond à l'intervalle de la dernière vertèbre dorsale avec l'avant-dernière.

Articulation costo-vertébrale. — ***Surfaces articulaires***. — Du côté de la côte, les deux facettes convexes de sa tête, séparées l'une de l'autre par une rainure d'insertion, et recouvertes d'une légère couche de cartilage. — Du côté des vertèbres, les facettes concaves qui forment par leur réunion la cavité intervertébrale ; ces facettes sont également revêtues de cartilage, et se trouvent séparées l'une de l'autre, dans le fond de la cavité, par le disque intervertébral correspondant.

Moyens d'union. — 1° Un *ligament interosseux* (fig. 156, 2, et 157, 1), implanté d'une part dans la rainure d'insertion de la tête de la côte, attaché d'autre part sur le bord supérieur du disque intervertébral, qu'il contourne pour aller se réunir, sur la ligne médiane, avec le ligament du côté opposé, de manière à réunir entre elles les côtes d'une même paire. — 2° Un *ligament inférieur* (fig. 157, 2, 3, 4), aplati de dessus en dessous, mince et rayonné, formé de trois faisceaux, qui se fixent en commun sur la face inférieure de la tête de la côte

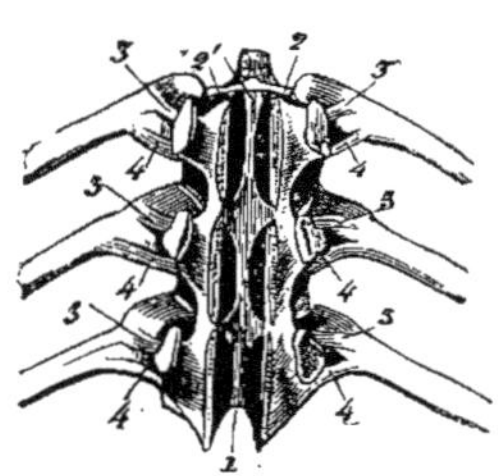

Fig. 156. — Articulations des côtes avec les vertèbres et des vertèbres entre elles (plan supérieur) *.

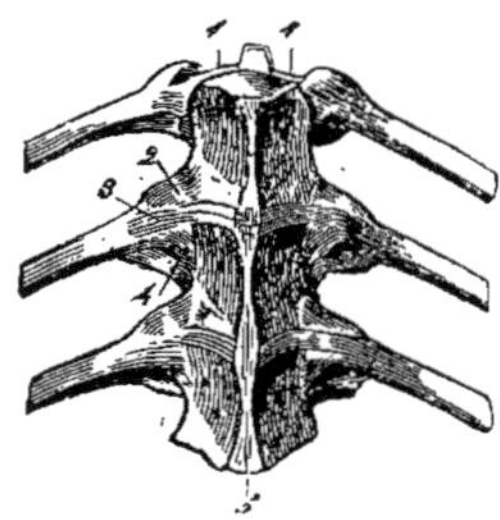

Fig. 157. — Articulations des côtes avec les vertèbres et des vertèbres entre elles (plan inférieur) **.

et se portent, en divergeant, sur le corps des deux vertèbres et sur le disque intervertébral. Tapissé en haut par les membranes synoviales, ce ligament est recouvert en bas par la plèvre.

Synoviales. — On en compte deux, distinguées en antérieure et postérieure, adossées l'une contre l'autre et séparées en partie par le ligament interosseux, qu'elles revêtent. Soutenues en bas par le ligament rayonné, ces membranes se trouvent, en haut, directement en contact avec les petits muscles sus-costaux ainsi qu'avec des vaisseaux et des nerfs.

ARTICULATION COSTO-TRANSVERSAIRE. — ***Surfaces articulaires.*** — Du côté de la côte, la facette diarthrodiale sculptée sur la tubérosité. — Du côté de la vertèbre, la facette analogue que présente en dehors l'apophyse transverse.

Moyens d'union. — Deux ligaments assujettissent cette articulation : 1° le *ligament transverso-costal postérieur* (fig. 156, 4), bandelette fibreuse blanche, attachée, par ses extrémités, en arrière de l'apophyse transverse et de la tubérosité costale; tapissée par la synoviale; recouverte par les insertions transversaires de plusieurs muscles spinaux; 2° le *ligament transverso-costal antérieur ou interosseux* (fig. 156, 3), faisceau de fibres blanches, épais et court, fixé sur la face antérieure de l'apophyse transverse, près de sa base, et dans l'excavation rugueuse qui est creusée sur le col de la côte. Ce ligament, revêtu en arrière par la synoviale, est recouvert en avant par des pelotons de tissu adipeux qui le séparent de l'articulation costo-vertébrale.

Synoviale. — C'est une petite capsule particulière, séparée de la synoviale postérieure de l'articulation costo-vertébrale par le ligament transverso-costal antérieur.

CARACTÈRES PARTICULIERS A QUELQUES ARTICULATIONS VERTÉBRO-COSTALES. — 1° La première articulation costo-vertébrale et quelquefois la seconde manquent de ligament interosseux et ne présentent qu'une seule membrane synoviale.

* 1, canal rachidien ouvert par sa partie supérieure, pour laisser voir le ligament vertébral commun supérieur; 2, ligament interarticulaire vertébro-costal; 3, ligament interosseux transverso-costal; 4, ligament transverso-costal postérieur.

** 1, ligament interarticulaire vertébro-costal; 2, 3, 4, faisceaux du ligament rayonné ou vertébro-costal inférieur; 5, ligament vertébral commun inférieur.

2° Les deux ou trois dernières articulations costo-transversaires sont confondues avec les jointures costo-vertébrales correspondantes et n'ont point de membrane séreuse propre : c'est la synoviale postérieure de celles-ci qui se prolonge autour de leurs surfaces articulaires.

B. — Articulations des côtes avec leurs cartilages ou chondro-costales.

Ce sont des synarthroses à mouvements très obscurs, formées par l'implantation des cartilages dans la cavité rugueuse que les côtes présentent à leur extrémité distale. Il y a là une continuité de substance qui explique la solidité de ces articulations, à laquelle contribue encore la continuité du périoste qui enveloppe la côte, avec le périchondre engainant le cartilage.

C. — Articulations chondro-sternales ou mieux sterno-costales.

Les huit premières côtes, en s'appuyant sur le sternum par l'extrémité inférieure de leurs cartilages, forment huit articulations semblables entre elles, appartenant au genre arthrodie.

Surfaces articulaires. — Chaque cartilage sternal oppose à l'une des cavités latérales du sternum la facette convexe et oblongue qui termine son extrémité inférieure.

Moyens d'union. — La diarthrose en résultant est enveloppée de toutes parts par des trousseaux de fibres blanches, rayonnées, dont l'ensemble constitue une véritable capsule ligamenteuse. La partie supérieure de cette capsule, décrite sous le nom de *ligament rayonné* ou *sterno-costal supérieur*, est recouverte par le muscle triangulaire du sternum ; elle se joint à un long cordon fibreux qui règne sur le côté de la face supérieure du sternum et se confond en avant avec celui du côté opposé. La partie inférieure, appelée *ligament rayonné* ou *sterno-costal inférieur*, est en rapport avec les muscles pectoraux.

Synoviale. -- Il en existe une pour chaque articulation.

Caractères propres à la première articulation sterno-costale. — On remarque que la première articulation sterno-costale n'est point séparée de son analogue du côté opposé. Ces deux jointures n'en forment pour ainsi dire qu'une seule. Les deux cartilages, tout à fait rapprochés l'un de l'autre, se correspondent par une petite facette diarthrodiale continue avec la facette qui répond au sternum. Quant aux facettes du sternum, elles sont tournées en haut et confondues l'une avec l'autre. On ne trouve qu'une seule synoviale pour cette articulation complexe qui réunit les deux premières côtes entre elles et avec le sternum.

D. — Articulations des cartilages costaux entre eux.

Les côtes, attachées les unes aux autres au moyen des muscles intercostaux, ne sont point réunies par des articulations réelles. Leurs cartilages de prolongement se trouvent dans le même cas ; mais les cartilages asternaux sont en outre liés entre eux par un petit ligament jaune, élastique, qui se porte de l'extrémité libre de chacun d'eux au bord postérieur du cartilage précédent. De plus, le bord antérieur du premier cartilage asternal s'unit étroitement au bord postérieur du dernier cartilage sternal, par l'intermédiaire du périchondre et de trousseaux ligamenteux fort courts. Ce même cartilage asternal tient encore à la face inférieure de l'appendice xiphoïde, au moyen d'un petit ligament blanc, dit *chondro-xiphoïdien*, sous lequel s'engage l'artère abdominale antérieure. — Ainsi se consolide le cercle cartilagineux des fausses côtes ou hypochondre.

DIFFÉRENCES

Dans les ***Ruminants*** et les ***Porcins***, les côtes, à l'exception de la première, sont articulées par diarthrose avec leurs cartilages ; c'est-à-dire qu'il y a là une cavité articulaire avec synoviale. Les mouvements de ces jointures sont peu étendus et s'effectuent surtout dans le sens antéro-postérieur. — On remarque, en outre, notamment chez le bœuf, des ligaments intercostaux, réunissant transversalement la partie supérieure des cartilages costaux successifs. Ces ligaments épais, semi-élastiques, couverts par les muscles intercostaux internes, vont du bord postérieur d'un cartilage au bord antérieur du cartilage suivant.

Dans les ***Caméliens***, il n'y a que la première côte qui s'articule par diarthrose avec le sternum ; les autres s'unissent à cet os par synchondrose. Ces animaux se distinguent en outre par l'union intime des cartilages costaux asternaux, donnant à l'hypochondre une très grande solidité.

Chez le ***Bœuf***, le ***Mouton***, la ***Chèvre***, la première sternèbre ne se soude point avec la suivante ; elles s'articulent l'une avec l'autre par une véritable diarthrose, formée en avant par une surface concave, en arrière par une surface convexe; assujettie solidement par des trousseaux de fibres périphériques, et lubrifiée par une capsule synoviale. Les mouvements de cette jointure sont très bornés et s'effectuent dans le sens latéral.

Articulations du Thorax considérées d'une manière générale, sous le rapport du mouvement.

Le thorax augmente ou diminue de diamètre principalement dans le sens antéro-postérieur et dans le sens transversal, et ainsi, se dilate et se resserre alternativement.

Le mouvement de dilatation, qui appelle l'air extérieur dans le poumon, s'appelle *inspiration*; le mouvement de resserrement, qui chasse l'air introduit précédemment dans cet organe, constitue l'*expiration* ; les deux mouvements successifs considérés ensemble forment un *mouvement respiratoire*.

Les variations du diamètre antéro-postérieur de la poitrine, étant surtout le fait des changements de forme du muscle diaphragme, nous n'avons point à nous en occuper ici. Mais les variations du diamètre transversal, étant le résultat du jeu des arcs costaux sur le rachis et le sternum, il importe d'en étudier le mécanisme.

Rappelons d'abord que ces arcs sont inclinés en arrière relativement au plan médian; l'espace qu'ils circonscrivent dans leur concavité est donc loin d'être aussi étendu que s'ils étaient perpendiculaires à ce plan. Rappelons encore qu'ils sont mobiles sur le rachis, grâce à la double arthrodie qui unit à celui-ci leur extrémité supérieure. Rappelons enfin que leur extrémité inférieure prend un point d'appui également mobile, soit direct, soit indirect, sur l'os sternum. — Si donc les côtes sont tirées en avant par leur partie moyenne, elles pivoteront sur leurs extrémités et tendront à se rapprocher de la direction perpendiculaire qui se trouve être la condition la plus favorable à la plus grande étendue de l'espace qu'elles peuvent embrasser. Il y aura agrandissement latéral du thorax, c'est-à-dire dilatation de cette cavité. — Le mouvement inverse amènera, par un mécanisme opposé, le resserrement de la poitrine.

On dit que les côtes *s'élèvent* pendant le mouvement en avant ; qu'elles *s'abais-*

sent pendant le mouvement en arrière. Ces expressions, parfaitement applicables à l'Homme, qui se tient en station verticale, sont assez impropres dans le langage de l'anatomie vétérinaire.

Outre l'agrandissement de la poitrine dans le sens transversal et dans le sens antéro-postérieur, il faut signaler un agrandissement dans le sens vertical, déterminé par un léger déplacement du sternum en avant qui est la conséquence de l'élévation des côtes. Dans ce mouvement, en effet, les arcs costaux se redressent non seulement sur le plan médian, mais encore sur le rachis; leur extrémité inférieure, portée en avant, entraîne le sternum, qui s'éloigne ainsi de la colonne vertébrale, de manière à agrandir un peu le *diamètre* vertébro-sternal de la poitrine. — Chez l'Homme, ce déplacement du sternum est très prononcé.

Article III. — ARTICULATIONS DE LA TÊTE.

Nous étudierons d'abord l'articulation extrinsèque, *occipito-atloïdienne*, qui réunit la tête à la première vertèbre, puis les articulations intrinsèques, c'est-à-dire celles qui unissent les différents os de la tête entre eux, parmi lesquelles l'articulation des mâchoires et les articulations de l'hyoïde tiennent une place à part.

A. — Articulation occipito-atloïdienne ou atloïdo-occipitale.

C'est une double articulation condylienne.

Surfaces articulaires. — Du côté de l'atlas, les deux cavités qui remplacent les apophyses articulaires antérieures et la tête des autres vertèbres ; — du côté de l'occipital, les deux condyles qui flanquent par côté le trou occipital.

Moyen d'union (Voy. fig. 153). — Un seul ligament capsulaire entourant l'articulation tout entière. Ce ligament forme donc un véritable manchon attaché par son bord antérieur au pourtour des condyles de l'occipital, et par son bord postérieur sur le contour antérieur de l'atlas. Mince et légèrement élastique dans sa moitié inférieure, ce ligament présente supérieurement quatre faisceaux de renforcement : deux médians qui s'entre-croisent en **X** (1, 1); et deux latéraux, qui se portent des côtés de l'atlas sur la base des apophyses jugulaires (2, 2). Il est tapissé en dedans par les membranes synoviales et se trouve enveloppé extérieurement par un grand nombre de muscles qui protègent l'articulation et l'affermissent puissamment de toutes parts. Nous citerons particulièrement les droits de la tête, le petit oblique et le grand complexus. Nous citerons encore la corde du ligament cervical.

Synoviales. — Ces membranes sont au nombre de deux, une pour chaque condyle et la cavité atloïdienne correspondante. Soutenues en haut, en bas et en dehors par le ligament capsulaire, elles répondent en dedans à la dure-mère et aux tractus fibreux qui, du ligament odontoïdien, se portent à la face interne des condyles de l'occipital.

Mouvements. — *Extension*, *flexion* et *inclinaison latérale* : tels sont les mouvements possibles dans l'articulation atloïdo-occipitale.

Chez le ***Porc***, le ***Chien*** et le ***Chat***, cette articulation, affermie par le ligament capsulaire et par les ligaments odontoïdo-occipitaux dont nous avons parlé plus haut, ne possède qu'une seule capsule synoviale.

B. — Articulations des os de la tête entre eux.

Si l'on excepte l'articulation qui unit la mâchoire inférieure avec le crâne, c'est-à-dire l'articulation temporo-maxillaire ; si l'on excepte encore les articulations hyoïdiennes, on trouve que tous les os du crâne et de la face se réunissent entre eux par synarthrose, en formant les différents genres de sutures que nous avons étudiés dans les généralités sur les articulations (Voy. p. 270). Nous n'avons donc à revenir ni sur les caractères des surfaces articulaires qui contribuent à la formation de ces sutures, ni sur les liens qui les assujettissent, ni sur leur mécanisme et les modifications qu'elles subissent avec l'âge. Une description particulière de toutes ces articulations serait tout à fait inutile. Il suffit, pour suppléer aux détails que nous nous dispensons de donner ici, d'avoir présente à la mémoire la description topographique des pièces osseuses.

C. — Articulation temporo-maxillaire.

La mâchoire inférieure, en s'unissant avec le crâne, constitue une double articulation condylienne.

Surfaces articulaires. — Du côté du temporal : le condyle, la cavité glénoïde et l'apophyse post-glénoïdale, qui existent à la base de l'apophyse zygomatique. La cavité glénoïde n'est point revêtue de cartilage et semble être simplement tapissée par la membrane synoviale. — Du côté du maxillaire : un condyle oblong, semi-olivaire, situé en avant de l'apophyse coronoïde.

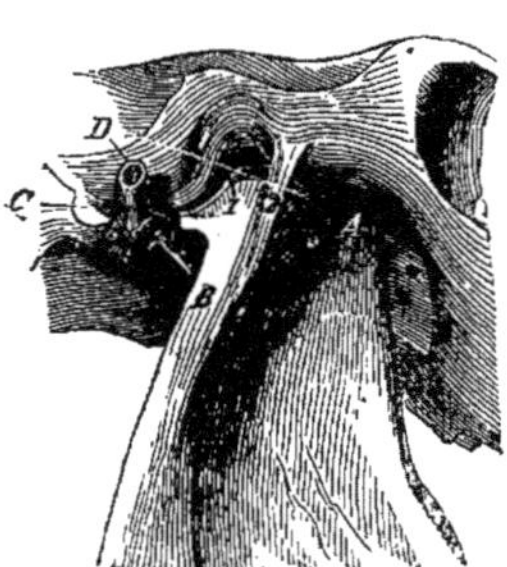

Fig. 158. — Articulation temporo-maxillaire *.

Fibro-cartilage interarticulaire. — Les surfaces que nous venons de citer ne sont pas conformées, loin de là, pour une coaptation parfaite. Celle-ci est obtenue grâce à l'interposition d'un disque fibro-cartilagineux, sorte de plaque irrégulière, aplatie de dessus en dessous, plus épaisse en avant qu'en arrière, moulée sur chacune des surfaces qu'elle sépare. Ainsi, sa face supérieure présente : en avant, une cavité pour recevoir le condyle du temporal ; en arrière, une bosse qui se loge dans la cavité glénoïde. Quant à la face inférieure, elle est creusée d'une fosse dans laquelle s'emboîte le condyle du maxillaire (fig. 158, 1).

Moyen d'union. — Une enveloppe fibreuse, véritable *ligament capsulaire*, entoure l'articulation et s'attache par ses bords sur le pourtour des surfaces articulaires qu'elle réunit. Constitué en dehors par un épais faisceau de fibres blanches verticales (fig. 158, 2), ce ligament devient grisâtre et élastique dans le reste de son étendue, en diminuant beaucoup d'épaisseur, surtout en avant. Sa face interne est tapissée par les capsules synoviales et adhère à la circonférence du fibro-cartilage interarticulaire. Sa face externe répond : en avant, aux muscles temporal et masséter ; en arrière, à la glande parotide ; en dedans, au muscle ptérygoïdien externe ; en dehors, à une expansion fibreuse qui la sépare de la peau.

* 1, disque fibro-cartilagineux interarticulaire ; 2, faisceau externe de la capsule ; A, base de l'apophyse coronoïde du maxillaire inférieur ; B, col du condyle ; C, apophyse mastoïde ; D, tube auditif.

Synoviales. — Il existe, pour cette articulation, deux synoviales superposées, séparées par le disque interarticulaire.

Mouvements. — L'articulation temporo-maxillaire est le centre de tous les mouvements de la mâchoire inférieure. Ceux-ci sont : l'*abaissement*, l'*élévation*, les *mouvements de latéralité* et le *glissement horizontal*.

La mâchoire inférieure *s'abaisse* quand elle s'écarte de la supérieure; elle *s'élève*, au contraire, quand elle s'en rapproche. Ces deux mouvements opposés s'exécutent par un mécanisme d'une si grande simplicité qu'il est inutile de l'exposer ici. — Les *mouvements de latéralité* ou de diduction ont lieu quand l'extrémité inférieure de la mâchoire se porte alternativement à droite et à gauche. Il arrive alors qu'un des condyles maxillaires, tirant avec lui le fibro-cartilage, vient se mettre en rapport avec le condyle du temporal, tandis que l'autre s'enfonce dans la cavité glénoïde du côté opposé. — Quant au *glissement horizontal*, il s'effectue d'arrière en avant (prépulsion) ou d'avant en arrière (rétropulsion). Dans le premier cas, les deux condyles du maxillaire se portent en même temps sous les condyles des temporaux, déplaçant avec eux les fibro-cartilages. Dans le deuxième cas, ils sont retirés dans les cavités glénoïdes et viennent s'appuyer contre l'éminence post-articulaire, qui les empêche d'aller plus loin. — On comprend, d'après ce rapide exposé, que la présence des fibro-cartilages favorise singulièrement les mouvements latéraux et le glissement horizontal de la mâchoire inférieure.

Chez le ***Porc***, l'articulation temporo-maxillaire, conformée sur le même type que celle des Rongeurs, permet des mouvements très étendus en avant et en arrière, grâce au grand diamètre que présente la surface temporale dans le sens antéro-postérieur, grâce encore à l'absence complète d'éminence post-glénoïdale.

Dans le ***Chien*** et le ***Chat***, le condyle du maxillaire est exactement emboîté dans une rainure du temporal, de telle manière que les mouvements de latéralité et de glissement horizontal, sont à peu près impossibles. Aussi le fibro-cartilage interarticulaire est-il extrêmement mince chez ces animaux.

Dans le ***Lapin***, le condyle étroit du maxillaire court d'avant en arrière et d'arrière en avant sur le temporal, dont la surface articulaire est très allongée et dépourvue en arrière de toute éminence faisant cran d'arrêt.

Nous n'insisterons pas, malgré leur importance, sur les différences de l'articulation des mâchoires dans les divers animaux qui nous intéressent, car elles tiennent principalement à la configuration des surfaces articulaires, que nous avons suffisamment fait connaître en ostéologie.

D. — Articulations hyoïdiennes.

Elles sont de deux sortes : les unes *extrinsèques*, les autres *intrinsèques*. Aux premières appartiennent les deux articulations *temporo-hyoïdiennes*. Aux secondes, les jointures qui réunissent entre elles les différentes pièces de l'hyoïde, *articulations interhyoïdiennes*.

Articulations temporo-hyoïdiennes. — Ce sont deux amphiarthroses, pour la formation desquelles chaque grande branche de l'hyoïde ou stylohyal oppose son extrémité supérieure au prolongement hyoïdien logé dans l'étui vaginal du temporal. Un cartilage, qualifié parfois du nom d'arthrohyal, long de 10 à 15 millimètres, réunit les deux os en se fixant solidement sur eux. C'est grâce à sa flexibilité que l'hyoïde peut se mouvoir en entier sur les temporaux.

Articulations interhyoïdiennes. — La grande branche s'articule avec la petite branche par une amphiarthrose analogue à la précédente. Pour former cette articulation, ces deux pièces osseuses se joignent à angle aigu par l'intermédiaire d'un lien cartilagineux plus ou moins épais, au centre duquel on rencontre souvent un petit noyau osseux, dit styloïdien ou pièce cératohyale. Ce cartilage, élastique et flexible, permet l'écartement et la fermeture de l'angle articulaire au sommet duquel il se trouve placé.

Chaque petite branche s'unit au corps de l'hyoïde par une véritable arthrodie. Les surfaces articulaires sont : du côté de l'hypohyal, la petite cavité qui termine son extrémité inférieure ; du côté du basihyal, la facette latérale convexe située à l'origine des cornes thyroïdiennes. Ces surfaces, recouvertes de cartilage, réunies par une capsule ligamenteuse doublée d'une synoviale, peuvent glisser l'une sur l'autre à peu près dans tous les sens.

Pour les différences des articulations hyoïdiennes dans les animaux autres que les Solipèdes, nous renvoyons à l'ostéologie (p. 162).

Article IV. — ARTICULATIONS DU MEMBRE ANTÉRIEUR.

A. — Articulation scapulo-humérale.

Pour constituer cette articulation qui appartient au genre énarthrose, le scapulum s'unit à l'humérus en formant avec lui un angle obtus, ouvert en arrière.

Surfaces articulaires. — Du côté du scapulum, c'est une cavité glénoïde, ovale, peu profonde, allongée dans le sens antéro-postérieur, échancrée en dedans, creusée, au centre ou près de l'échancrure interne, d'une petite fossette synoviale. Une bride ligamenteuse, attachée sur le sourcil de la cavité, bouche cette échancrure et représente le vestige du *bourrelet glénoïdien* de l'Homme. — Du côté de l'humérus, c'est une tête enchâssée entre le trochiter et le trochin, souvent creusée d'une fossette synoviale peu profonde.

Moyens d'union. — Un seul *ligament capsulaire* (fig. 159, 1), sorte de manchon à deux ouvertures : l'une inférieure qui embrasse la tête de l'humérus ; l'autre supérieure, qui s'insère au-dessus du sourcil de la cavité glénoïde. Cette capsule présente, en avant, deux faisceaux de renforcement qui descendent, en divergeant, de l'apophyse coracoïde sur le trochiter et le trochin. L'expansion aponévrotique qui la constitue, très mince et assez lâche pour permettre entre les surfaces articulaires un écartement de 1 à 2 centimètres, est loin d'être suffisante pour fixer convenablement l'un à l'autre les deux rayons osseux qui forment l'articulation. Aussi celle-ci est-elle consolidée par les puissances musculaires qui l'entourent, et parmi lesquelles nous citerons notamment : 1° en avant le muscle biceps, séparé de la capsule fibreuse par un coussinet adipeux ; 2° en arrière, le gros extenseur de l'avant-bras, et le muscle scapulo-huméral grêle, qui semble chargé de soulever cette capsule pendant les mouvements de flexion, pour empêcher qu'elle ne soit pincée entre les surfaces articulaires ; 3° en dehors, le petit rond et le tendon du sous-épineux ; 4° en dedans, le large et fort tendon du sous-scapulaire. Ajoutons à ce puissant appareil d'assujettissement la pression atmosphérique, dont l'action ne laisse pas que d'avoir une certaine importance. On prouve, en effet, qu'elle suffit pour empêcher le relâchement de la capsule fibreuse après la destruction des muscles environnants ; il est alors nécessaire pour obtenir l'écartement des surfaces articulaires, d'ouvrir cette capsule et de faire pénétrer l'air dans l'intérieur de l'articulation.

Synoviale. — Elle est très lâche et entièrement renfermée dans la capsule ligamenteuse, dont elle tapisse la face interne.

Mouvements. — L'articulation scapulo-humérale permet, comme toutes les énarthroses, l'*extension*, la *flexion*, l'*abduction*, l'*adduction*, la *circumduction* et la *rotation*. On remarquera que ces divers mouvements sont loin d'être aussi étendus que chez l'Homme, parce que le bras, chez nos animaux domestiques, n'est point détaché du tronc et se trouve, au contraire, fixé avec l'épaule contre la paroi latérale du thorax. — L'opposition, dans les sens de la *flexion* et de l'*extension* est le mouvement le moins borné et le plus souvent répété. Son exécution entraîne toujours un déplacement des deux rayons osseux, lesquels sont à peu près également mobiles. Dans la *flexion*, l'angle scapulo-huméral se ferme, non pas seulement parce que l'extrémité inférieure de l'humérus est portée en arrière et en haut, mais encore et surtout parce que le scapulum pivote sur ses attaches supérieures, de manière à porter en avant et en haut son angle articulaire. L'*extension* se produit par un mécanisme inverse. — Pendant l'exécution des autres mouvements, le scapulum reste fixe ; l'humérus seul se déplace, entraînant avec lui les rayons inférieurs du membre. S'il est tiré en dehors, il y a *abduction* ; s'il est ramené en dedans, il y a *adduction* ; si le membre passe successivement de la flexion à l'abduction, de celle-ci à l'extension, etc., en décrivant un cercle par son extrémité inférieure, il y a *circumduction* ; s'il pivote de gauche à droite ou de droite à gauche, il y a *rotation*.

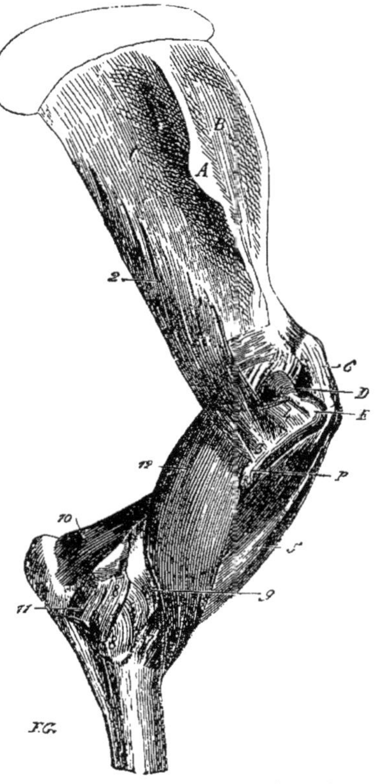

Fig. 159. — Articulations scapulo-humérale et huméro-radiale (face externe) avec les muscles profonds qui les entourent*.

Chez le ***Porc***, le ***Chien***, le ***Chat*** et le ***Lapin***, la membrane synoviale n'est pas exactement renfermée dans la capsule fibreuse. Elle lance, en avant, un cul-de-sac qui descend dans la coulisse bicipitale pour favoriser le glissement du biceps.

L'articulation scapulo-humérale de l'***Homme*** est disposée comme celle des animaux ; de plus, elle est protégée, en haut, par la voûte coraco-acromienne. Pour les raisons signalées ci-dessus, cette articulation permet des mouvements beaucoup moins limités que chez tous les animaux. Comme le dit Cruveilhier, de toutes les articulations du corps humain, l'articulation scapulo-humérale est celle qui possède les mouvements les plus étendus ; c'est ainsi que, dans les mouvements en arrière et en dehors, l'humérus peut devenir horizontal : dans les mouvements de circumduction, il décrit un cône complet, mais en se portant beaucoup plus en avant et en dehors qu'en arrière et en dedans [1].

[1] Pour plus de détails sur l'anatomie comparée de l'épaule, Voy. E. Bugnon, Comptes rendus de l'Association des anatomistes, Lyon, 1901.

* 1, ligament capsulaire de l'articulation scapulo-humérale ; 2, muscle petit rond ; 3, son insertion à l'humérus ; 4, tendon d'insertion du sous-épineux sur la crête du trochiter ; 5, muscle coraco-radial ; 6, son tendon d'origine attaché à la base de l'apophyse coracoïde ; 7, son insertion radiale confondue avec le ligament antérieur de l'articulation du coude ; 8, 8, ligament latéral externe de cette articulation ; 9, ligament antérieur ; 10, muscle petit anconé ; 11, origine du muscle cubital externe ; 12, muscle brachial antérieur ; A, tubérosité de l'épine scapulaire ; B, fosse sus-épineuse ; C, fosse sous-épineuse ; D, convexité du trochiter ; E, sommet du trochiter.

B. — Articulation du coude ou huméro-radiale.

Trois os concourent à former cette articulation, qui présente un exemple remarquable de ginglyme angulaire : l'humérus, par son extrémité inférieure, et les deux os de l'avant-bras, par leur extrémité supérieure.

Surfaces articulaires. — La *surface humérale*, déjà décrite page 174, est allongée transversalement, convexe d'avant en arrière, plus épaisse en dedans qu'en dehors, et formée d'une trochlée à lèvres inégales et d'un condyle. Celui-ci, relativement étroit, occupe le côté externe de ladite surface. La gorge de la trochlée va de la fosse coronoïdienne à la fosse olécranienne; elle est creusée d'une fossette synoviale. — La *surface antibrachiale,* brisée en deux parties, se moule sur la surface humérale ; elle est donc concave d'avant en arrière et se compose : 1° d'une double gorge externe correspondant au condyle et à la lèvre externe de la trochlée de l'humérus; 2° d'une cavité glénoïde interne, qui reçoit la lèvre interne de la trochlée; 3° d'un relief médian répondant à la gorge de celle-ci, se prolongeant sur la grande échancrure sigmoïde du cubitus jusqu'au bec de l'olécrâne et se terminant d'autre part par l'apophyse coronoïde. Ce relief offre une petite fossette synoviale creusée à la fois sur le radius et le cubitus.

Moyens d'union. — Trois ligaments : deux latéraux et un antérieur.

a. Le *ligament latéral externe* (fig. 159, 8) est un funicule gros, court et très fort, qui s'attache, en haut, sur le tubercule terminal de la crête postérieure de la gouttière de torsion de l'humérus et dans la petite cavité placée au côté externe de la surface articulaire du même os ; en bas, sur la tubérosité externe et supérieure du radius. Son bord antérieur, confondu avec le ligament capsulaire, est longé par l'extenseur antérieur des phalanges, qui prend sur lui de nombreux points d'attache. Par son bord postérieur, il répond au cubital externe. Sa face interne est tapissée par la synoviale; l'externe se trouve séparée de la peau par l'aponévrose antibrachiale et quelques-uns des faisceaux d'origine du muscle extenseur latéral des phalanges. Ses fibres superficielles sont verticales et se continuent en arrière avec des trousseaux ligamenteux arciformes qui vont du cubitus au radius. Ses fibres profondes sont légèrement obliques de haut en bas et d'arrière en avant.

b. Le *ligament latéral interne*, également funiculaire, est plus long mais moins fort que le précédent. Il part de la petite tubérosité placée en dedans de la surface articulaire inférieure de l'humérus et descend, en s'élargissant, sur l'os principal de l'avant-bras. Ses fibres médianes, les plus longues, se dirigent verticalement en bas pour gagner les empreintes situées sous la tubérosité bicipitale; ses fibres antérieures, incurvées en avant, se réunissent au tendon du biceps brachial ou se confondent avec le ligament antérieur; les postérieures se contournent en arrière, près de leur extrémité inférieure, pour se joindre aux faisceaux fibreux arciformes qui unissent en dedans le cubitus au radius. Ce ligament recouvre, par ses fibres médianes, l'insertion inférieure du brachial antérieur et, en partie seulement, celle du biceps. Il est recouvert par le nerf médian, l'artère et la veine radiales.

c. Le *ligament antérieur* ou *capsulaire* (fig. 159, 9) est un lien membraniforme, attaché par son bord inférieur au pourtour antérieur de la surface radiale, confondu latéralement avec les ligaments funiculaires. Sa moitié interne est formée de fibres verticales qui, de l'humérus, descendent en rayonnant sur le radius, où elles s'unissent au tendon inférieur du biceps. Dans sa moitié externe, il est extrêmement mince et se compose de fibres entre-croisées qui affectent des directions variées. Tapissé en dedans par la synoviale, ce ligament se trouve en rapport, par sa surface extérieure, avec les vaisseaux et les nerfs du pli de l'articulation, avec les deux fléchisseurs de l'avant-bras, l'extenseur antérieur du métacarpe et l'extenseur antérieur des phalanges. Ces deux derniers muscles s'attachent même sur lui d'une manière très évidente.

L'articulation du coude, affermie en avant et sur les côtés par les trois ligaments que nous venons de décrire, est dépourvue en arrière de liens particuliers. Mais elle est puissamment consolidée de ce côté par l'insertion olécranienne des muscles extenseurs de l'avant-bras, et par les tendons d'origine des cinq muscles fléchisseurs du métacarpe ou des phalanges.

Synoviale. — Cette membrane, très étendue et déployée sur la face interne des ligaments précédemment décrits, forme en arrière trois grands culs-de-sac : un supérieur, qui occupe la fosse olécranienne où il se trouve recouvert par un coussinet adipeux ainsi que par le muscle petit anconé [1] ; deux latéraux, qui descendent de chaque côté du crochet cubital et se distinguent en externe et en interne ; le premier tapisse le tendon du cubital externe ; le second facilite le frottement sur l'extrémité supérieure du radius des quatre muscles fléchisseurs attachés en commun à l'épitrochlée. — Cette synoviale fournit aussi à l'articulation radio-cubitale un diverticulum qui descend entre les os de l'avant-bras jusqu'au-dessous des facettes diarthrodiales adjacentes.

Mouvements. — *Flexion* et *extension*.

Dans la *flexion*, les deux rayons osseux ne se rapprochent pas directement l'un de l'autre ; l'extrémité inférieure du radius se dévie un peu en dehors. Ce résultat est dû à une légère obliquité des gorges articulaires plutôt qu'à la différence de grosseur qui existe entre l'extrémité interne et l'extrémité externe de la surface humérale.

L'*extension* est bornée par la réception du bec de l'olécrâne dans la fosse olécranienne et par la tension des ligaments latéraux, en sorte que les deux rayons osseux ne peuvent jamais se redresser l'un sur l'autre d'une manière complète, c'est-à-dire se placer sur la même ligne.

Chez le ***Chien*** et le ***Chat***, le ligament latéral externe est très épais. Il forme, dans sa moitié inférieure, une calotte fibro-cartilagineuse fixée sur le cubitus et le radius, et réunie en avant au ligament annulaire de la jointure radio-cubitale supérieure. Cette calotte complète, avec ce dernier ligament, l'anneau ostéo-fibreux dans lequel tourne l'extrémité supérieure du radius. — Le ligament latéral interne s'insère, par deux faisceaux très courts, sur le cubitus et le côté interne de la tête radiale. Un troisième faisceau, profond et médian, beaucoup plus développé que les premiers et recouvert par l'insertion inférieure des fléchisseurs de l'avant-bras, descend entre le radius et le cubitus, gagne la face postérieure du premier et s'y insère très près de l'attache inférieure du ligament externe, à la rencontre duquel il semble vouloir aller. Dans l'***Homme***, l'articulation du coude est conformée à peu près sur le même plan que celle du Chien et du Chat. Le radius et le cubitus se meuvent ensemble lorsque l'avant-bras se fléchit et s'étend sur l'humérus.

1. Quelques fibres grisâtres et élastiques, doublant ce cul-de-sac à l'extérieur, ont été décrites à tort comme un ligament membrauiforme postérieur.

C. — Articulations radio-cubitales.

Surfaces articulaires. — Les deux os de l'avant-bras se correspondent par des surfaces diarthrodiales et des surfaces synarthrodiales.

a. Les *surfaces diarthrodiales* consistent en quatre facettes ondulées, allongées transversalement, deux *radiales* et deux *cubitales*. Les premières bordent, en arrière, la grande surface articulaire qui forme la jointure du coude. Les secondes se trouvent situées sous la grande échancrure sigmoïde et représentent à elles deux la petite échancrure sigmoïde.

b. Les *surfaces synarthrodiales*, planes et chagrinées, sont aussi au nombre de deux sur chaque os : l'une, supérieure, s'étend sous la double arthrodie dont il vient d'être question, jusqu'à l'arcade radio-cubitale; l'autre, inférieure, plus grande, occupe sur le cubitus toute la face antérieure, depuis l'arcade précitée; sur le radius, elle forme une empreinte triangulaire très allongée qui se perd vers le quart inférieur de l'os (Voy. p. 178 et 180).

Moyens d'union. — Deux ligaments interosseux et deux ligaments périphériques.

a. Les *ligaments interosseux*, interposés aux surfaces synarthrodiales, sont formés de fibres blanches, extrêmement courtes, qui vont d'un os à l'autre et sont douées d'une force de résistance très remarquable. L'inférieur s'ossifie constamment, longtemps même avant que les animaux soient arrivés à l'âge adulte ; en sorte que les anciens vétérinaires ont pu décrire, avec quelque apparence de raison, le radius et le cubitus comme un os unique. L'ossification du ligament supérieur est très rare.

b. Les *ligaments périphériques* sont des trousseaux de fibres arciformes qui, depuis le bec de l'olécrâne jusqu'à l'arcade radio-cubitale, partent des faces latérales du cubitus pour se porter, les unes en dedans, les autres en dehors, sur la face postérieure du radius. — Les fibres du ligament externe se confondent avec le ligament huméro-radial externe. Les fibres internes s'unissent au ligament huméro-radial interne et au tendon cubital du muscle brachial antérieur. On retrouve des fibres analogues au-dessous de l'arcade radio-cubitale ; mais elles sont beaucoup plus courtes et moins apparentes.

Mouvements. — Très obscurs dans le jeune âge ; presque nuls quand la soudure des deux os est opérée.

Nous avons dit déjà que, chez les ***Ruminants***, l'ossification du ligament interosseux supérieur survient généralement à l'époque de l'âge adulte, en sorte que l'ankylose des deux os est plus complète que dans les Solipèdes.

On sait aussi que, dans le ***Chien*** et le ***Chat***, le radius et le cubitus ne se soudent point entre eux et restent indépendants pendant toute la vie. Ils s'unissent dans leur partie moyenne à l'aide d'un ligament interosseux et se joignent par diarthrose à leurs deux extrémités. Ces animaux présentent donc à étudier : 1° *un ligament interosseux ; 2° une articulation radio-cubitale supérieure ; 3° une articulation radio-cubitale inférieure.*

Ligament interosseux. — Il se compose de fibres blanches très résistantes, attachées par leurs extrémités sur le corps des deux os. Malgré leur peu de longueur, elles sont assez lâches pour se prêter aux mouvements des articulations radio-cubitales.

Articulation radio-cubitale supérieure. — C'est une trochoïde qui permet seulement des mouvements de rotation ou de pivotement. Les surfaces articulaires qui forment cette articulation sont : du côté du cubitus, la petite cavité sigmoïde, surface excavée dans le sens latéral, et semi-circulaire ; du côté du radius, un demi-gond cylindrique reçu dans la cavité précédente.

Comme moyen d'union on observe un *ligament annulaire*, sorte de cravate fibreuse jetée autour de l'extrémité supérieure du radius, fixée en dedans sur le cubitus près de l'extrémité interne de la petite cavité sigmoïde, attachée en dehors sur le ligament latéral externe de l'articulation du coude et confondue supérieurement avec le ligament antérieur de la même articulation. On remarquera que cette cravate fibreuse, en s'unissant à la calotte fibro-cartilagineuse du ligament huméro-radial externe et en rejoignant par son extrémité interne la petite cavité sigmoïde, transforme cette dernière en un anneau complet, revêtu de cartilage dans sa portion osseuse et tapissé par la synoviale de l'articulation du coude dans sa portion ligamenteuse. On remarquera encore que la tête ou l'extrémité supérieure du radius est encroûtée sur tout son contour d'une couche de cartilage et que cette disposition lui permet de glisser, non seulement sur la facette concave formant la petite cavité sigmoïde, mais encore sur la face interne des deux ligaments qui complètent celle-ci.

Articulation radio-cubitale inférieure. — C'est également une trochoïde analogue à la précédente, mais inversement disposée. Ainsi, la surface articulaire concave est creusée sur le radius, en dehors de l'extrémité inférieure; la surface convexe se trouve en dedans du cubitus. Ces deux facettes sont très peu étendues et maintenues en contact par une petite capsule fibreuse périphérique. Un fort ligament interosseux, situé sous les facettes articulaires, consolide encore cette diarthrose et concourt par son bord inférieur à former la surface antibrachiale de l'articulation radio-carpienne. Une petite synoviale est affectée spécialement à cette trochoïde.

Mécanisme des trochoïdes radio-cubitales. — Le jeu de ces deux articulations est simultané et tend au même but, c'est-à-dire à l'exécution du double mouvement rotatoire qui constitue la *supination* et la *pronation*.

Il y a *supination* quand, le cubitus restant immobile, le radius pivote sur ce dernier de manière à porter sa face antérieure en dehors. On constate alors que son extrémité supérieure tourne de dedans en avant et même d'avant en dehors, si le mouvement s'exagère, dans la ceinture articulaire formée par la petite cavité sigmoïde du cubitus et les ligaments qui la complètent. On constate encore que l'extrémité inférieure roule sur la facette du cubitus en décrivant un mouvement analogue, et que la tubérosité interne de cette extrémité se trouve portée en avant.

Dans le mouvement de *pronation*, cette tubérosité est ramenée en dedans et la face antérieure du radius revient en avant par un mécanisme opposé.

La main, étant articulée par charnière avec le radius, suit cet os dans ses mouvements rotatoires, c'est-à-dire que la face antérieure du métacarpe regarde en dehors pendant la supination et qu'elle est ramenée en avant lors de la pronation.

Les articulations radio-cubitales de l'***Homme*** rappellent celles du Chien et du Chat; seulement, les surfaces articulaires sont plus grandes et les mouvements plus étendus. Dans la supination, la face palmaire de la main est tournée en avant et le radius, situé au côté externe du cubitus, est dans la même direction que ce dernier. Dans la pronation, au contraire, la face palmaire de la main regarde en arrière, et le radius, restant en dehors à sa partie supérieure, croise le cubitus en avant de telle manière que son extrémité inférieure se place en dedans de cet os.

D. — Articulations du carpe.

Préparation. — Après avoir enlevé les tendons des muscles extenseurs et fléchisseurs qui entourent le carpe, on étudie les ligaments communs à toutes les articulations carpiennes. On détruit ensuite les ligaments membraneux, antérieur et postérieur; puis on dissèque les ligaments propres à chaque rangée et ceux qui unissent les rangées entre elles et aux régions voisines. Cette dissection est longue, mais n'offre pas de difficulté.

Elles comprennent : 1° les articulations qui unissent entre eux les os carpiens de la première rangée; 2° les articulations analogues de la seconde rangée; 3° l'articulation antébrachio-carpienne; 4° l'articulation des deux rangées entre elles ou médio-carpienne; 5° l'articulation carpo-métacarpienne.

Articulations des os de la première rangée. — Ces os, au nombre de quatre, se joignent par les facettes diarthrodiales qu'ils présentent sur leurs faces latérales, en formant de petites arthrodies[1]. Ils sont maintenus en rapport par cinq ligaments, *trois antérieurs* et *deux interosseux*. — Les *ligaments antérieurs*

1. On sait que la facette qui unit l'os sus-carpien au deuxième os n'est pas située sur une de ses faces, mais bien sur la partie antérieure de sa circonférence.

sont de petites bandelettes aplaties qui se portent du premier os au second, du second au troisième, et de celui-ci au quatrième. Ce dernier, placé en dehors plutôt qu'en avant du carpe, est recouvert par le ligament latéral externe et le tendon inférieur du cubital externe ; les autres adhèrent au ligament capsulaire. — Les *ligaments interosseux* s'implantent dans les rainures d'insertion qui séparent les facettes diarthodiales des trois premiers os et se confondent avec les ligaments antérieurs correspondants.

Articulations des os de la deuxième rangée. — Ce sont des arthrodies tout à fait semblables aux précédentes, mais au nombre de deux seulement. Elles sont assujetties par deux *ligaments antérieurs* et un nombre égal de *ligaments interosseux*. — Un des *ligaments antérieurs* joint l'os crochu au capitatum et adhère fortement au ligament capsulaire ; l'autre entièrement recouvert par le ligament latéral interne, attache l'un à l'autre les deux premiers os. — Des deux *ligaments interosseux*, le premier seul vient se confondre avec le ligament antérieur correspondant. Celui qui est situé entre l'unciforme et le grand os se trouve séparé du ligament antérieur par des facettes diarthrodiales établissant le contact de ces os.

Articulation radio-carpienne ou mieux antébrachio-carpienne. — L'extrémité inférieure du radius, soudée avec l'épiphyse correspondante du cubitus, constitue en s'opposant aux os carpiens de la première rangée une diarthrose qui peut être considérée, par la nature des mouvements qu'elle permet, comme une charnière imparfaite.

Surfaces articulaires. — La surface antibrachiale, allongée transversalement et très irrégulière, présente : en avant, deux petites cavités glénoïdes ; en arrière, deux condyles dont l'externe est beaucoup moins épais que l'interne et en dénivellement sur lui. Le condyle externe est surmonté postérieurement par une excavation non articulaire qui reçoit un prolongement du troisième os dans le mouvement de flexion. La surface carpienne, moulée exactement sur la surface radiale, offre en creux ce que celle-ci présente en relief, et *vice versa*.

Moyens d'union. — L'articulation radio-carpienne est assujettie par deux ligaments qui lui appartiennent en propre, et par quatre forts ligaments qui lui sont communs avec les articulations suivantes. Ceux-ci seront étudiés plus loin, après la description particulière de ces articulations.

Des *deux ligaments propres* à l'articulation radio-carpienne, l'un forme une petite bandelette qui couvre en dehors l'arthrodie pisi-cubitale et s'insère sur les deux pièces de cette articulation ; l'autre est un gros funicule arrondi caché par le ligament commun postérieur, mais sans adhérence avec lui, car il est enveloppé par la synoviale. Il s'insère en haut dans la petite rainure qui marque la ligne de soudure du radius avec le condyle terminal du cubitus, et se porte très obliquement en dedans pour venir se terminer à la partie postérieure du scaphoïde.

Synoviale. — Après avoir tapissé les deux ligaments indiqués ci-dessus et les quatre grands ligaments non encore décrits, elle se prolonge entre les trois premiers os carpiens pour aller revêtir la face supérieure des ligaments interosseux qui unissent ces différents os. Elle descend même le plus souvent dans l'articulation qui joint l'os sus-carpien au pyramidal. Mais il arrive aussi quelquefois que cette arthrodie possède une synoviale particulière.

La synoviale antibrachio-carpienne forme, au-dessus de l'arthrodie pisi-cubibitale, entre le ligament qui couvre cette articulation en dehors et le grand ligament commun postérieur, un cul-de-sac qui, en cas d'hydropisie, se convertit en vessigon.

ARTICULATION MÉDIO-CARPIENNE OU DES DEUX RANGÉES ENTRE ELLES. — C'est, comme la précédente jointure, une charnière imparfaite.

Surfaces articulaires. — Elles sont toutes deux allongées transversalement, fort irrégulières dans leur configuration et brisées en trois pièces. — L'inférieure offre : en arrière, trois petits condyles placés côte à côte ; en avant, deux facettes légèrement concaves. — La supérieure répond à la première par trois cavités glénoïdales et deux facettes convexes.

Moyens d'union. — On compte pour cette articulation, en sus des grands ligaments communs, *trois ligaments particuliers.* — Deux de ces ligaments, fort courts, sont intra-articulaires, situés sous le grand ligament palmaire. On les aperçoit facilement, après avoir détruit le ligament capsulaire, en fléchissant fortement le carpe. « Le plus fort s'étend verticalement de l'os interne de la rangée supérieure au second et au troisième os de la rangée métacarpienne ; l'autre descend obliquement du deuxième os de la rangée antibrachiale sur le second de la rangée inférieure. » (Rigot.) — Le troisième ligament, beaucoup plus fort que les deux autres, se rend de l'os sus-carpien à l'os crochu et à la tête du métacarpien externe. Il se confond en dehors avec le grand ligament latéral externe, en dedans avec le ligament commun postérieur. Son bord postérieur donne attache à l'arcade fibreuse qui complète la gaine carpienne. Ce ligament est formé de deux portions très distinctes : l'une, superficielle, gagnant la tête du métacarpien externe et commune aux deux articulations médio-carpienne et carpo-métacarpienne ; l'autre, profonde, se terminant à l'os crochu.

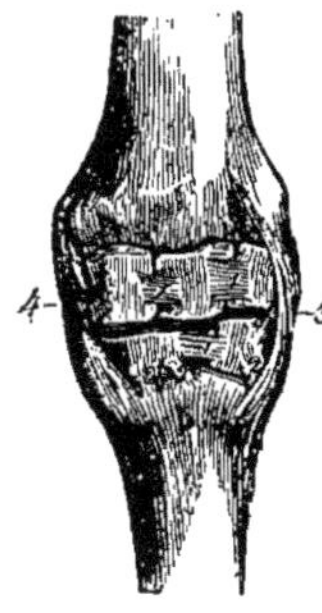

Fig. 160. — Vue antérieure des articulations du carpe*.

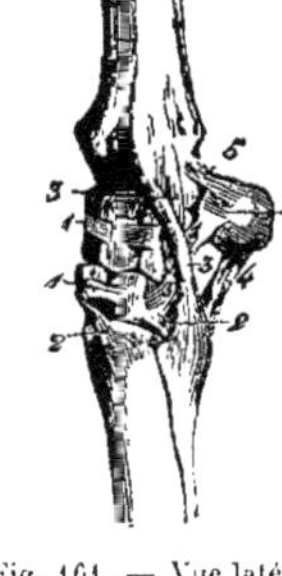

Fig. 161. — Vue latérale des articulations carpiennes**.

Synoviale. — Elle tapisse tous les ligaments et se prolonge en haut et en bas entre les os carpiens pour favoriser le glissement de leurs facettes articulaires. Deux prolongements supérieurs remontent entre les trois premiers os de la rangée antibrachiale pour aller revêtir la face inférieure des ligaments interosseux qui les réunissent. Deux autres prolongements descendent entre les os carpiens de la seconde rangée ; l'externe, après avoir tapissé le ligament interosseux unci-capité, passe entre celui-ci et le ligament antérieur correspondant, et vient communiquer avec la synoviale de l'articulation carpo-métacarpienne. L'interne forme un cul-de-sac qui s'appuie sur le ligament interosseux capitato-trapézoïdien.

* 1, 1, ligaments antérieurs destinés à l'union des os carpiens de chaque rangée ; 2, 2, ligaments antérieurs propres à l'articulation carpo-métacarpienne ; 3, ligament commun externe ; 4, ligament commun interne.

** 1, 1, ligaments antérieurs réunissant entre eux les os carpiens de chaque rangée ; 2, 2, ligaments antérieurs propres à l'articulation carpo-métacarpienne ; 3, ligament commun externe ; 4, l'un des ligaments propres à l'articulation des deux rangées (métacarpo-sus-carpien) ; 5, l'un des ligaments propres à l'articulation antibrachio-carpienne (pisi-cubital). — A, Coulisse de glissement pratiquée sur la face externe de l'os sus-carpien pour le passage du cubital externe.

Articulation carpo-métacarpienne. — Les os carpiens de la seconde rangée s'articulent avec l'extrémité supérieure des métacarpiens en formant une diarthrose planiforme.

Surfaces articulaires. — Ce sont, de part et d'autre, des facettes planes, plus ou moins inclinées les unes sur les autres et continues entre elles. La plus grande, située au milieu, est généralement creusée d'une fossette synoviale fort peu profonde.

Moyens d'union. — Nous citerons encore les quatre grands ligaments communs, plus *quatre ligaments spéciaux*, *deux antérieurs* et *deux interosseux*.

Des *deux ligaments antérieurs*, l'un (fig. 160, 2), dédoublé en deux bandelettes distinctes, unit le grand os au métacarpien principal ; l'autre, caché par le ligament latéral externe, attache l'unciforme à la tête du métacarpien externe.

Les *deux ligaments interosseux* ou intra-articulaires partent des interstices qui séparent le métacarpien principal des métacarpiens rudimentaires et vont se réunir aux ligaments interosseux des os de la seconde rangée. Ils sont gros et courts. Nous avons vu quelquefois manquer l'un ou l'autre.

Synoviale. — Elle communique par la voie indiquée plus haut, c'est-à-dire entre l'os crochu et le capitatum, avec la synoviale de l'articulation précédente. Elle fournit un cul-de-sac supérieur qui va s'appuyer sur le ligament interosseux interposé aux deux premiers os carpiens de la seconde rangée. Deux culs-de-sacs inférieurs descendent dans les arthrodies intermétacarpiennes.

Ligaments communs aux trois articulations précédentes. — Ils sont au nombre de quatre, avons-nous dit : deux latéraux, un antérieur, un postérieur.

a. Le *ligament latéral externe* (fig. 160, 3) est un gros cordon formé de deux ordres de fibres, les unes profondes, les autres superficielles, légèrement croisées en **X**. Il part de la tubérosité externe et inférieure du radius (qui appartient, en réalité, au cubitus), descend verticalement sur le côté du carpe, abandonne un faisceau au pyramidal, un autre à l'unciforme, et vient se terminer sur la tête du métacarpien externe. Traversé obliquement par l'extenseur latéral des phalanges, ce ligament s'unit en avant avec le ligament capsulaire. Près de son extrémité inférieure, il se confond avec le fort ligament qui joint l'os sus-carpien à l'unciforme et à la tête du métacarpien externe.

b. Le *ligament latéral interne* (fig. 160, 4), analogue au précédent et situé du côté opposé, se trouve être plus large et plus épais. Il commence sur la tubérosité interne du radius et se termine sur l'extrémité supérieure du métacarpien médian et du métacarpien interne, après s'être attaché, par deux faisceaux distincts, sur le scaphoïde et sur les deux os internes de la rangée métacarpienne. En rapport, par sa face superficielle, avec le tendon de l'extenseur oblique du métacarpe, ce ligament répond, par sa face profonde, aux membranes synoviales du carpe et aux os sur lesquels il prend des points d'attache. Par son bord antérieur, il s'unit au ligament capsulaire. Son bord opposé se confond intimement avec le ligament postérieur, dont il est impossible de le distinguer.

c. Le *ligament antérieur* ou *capsulaire* est une membrane qui recouvre la face antérieure, c'est-à-dire dorsale, des articulations carpiennes. Son bord supérieur est attaché sur le radius. L'inférieur s'insère sur l'extrémité supérieure du métacarpien principal. Les deux bords droit et gauche s'unissent aux ligaments latéraux. Sa face externe est en rapport avec les tendons des muscles extenseur antérieur du métacarpe et extenseur antérieur des phalanges, auxquels elle forme des coulisses incrustées de cartilage. Sa face interne, tapissée dans certains points par les membranes synoviales, adhère en d'autres points aux os carpiens et aux ligaments antérieurs qui les unissent. — Ce ligament, formé de fibres transversales ou plus ou moins obliques et croisées en sautoir, se prête, par son ampleur, aux mouvements de flexion du genou.

d. Le *ligament postérieur* ou *palmaire* est l'un des plus forts de l'économie; il recouvre la face postérieure du carpe et en nivelle les aspérités. Il s'insère : en haut, sur la crête transversale qui surmonte la surface articulaire du radius; en bas, sur tous les os carpiens. Confondu en dedans avec le ligament latéral interne, il se réfléchit en dehors sur la face interne de l'os sus-carpien et se réunit au ligament piso-métacarpien. A son extrémité inférieure, il se continue avec la bride carpienne qui soutient le tendon perforant, et il adhère fortement, en ce point, à l'origine du ligament suspenseur du boulet. Sa face postérieure, parfaitement lisse, incrustée de cartilage, fait coulisse pour les deux tendons fléchisseurs des phalanges. Au-dessus de la petite arthrodie pisi-cubitale, le ligament palmaire laisse un espace où fait hernie un cul-de-sac de la synoviale radio-carpienne, ainsi qu'il a été dit ci-dessus.

Mouvements des articulations carpiennes. — Le carpe est le centre de deux mouvements opposés très étendus, la *flexion* et l'*extension*, auxquels s'ajoutent trois mouvements accessoires fort bornés, l'*adduction*, l'*abduction* et la *circumduction*. C'est une charnière imparfaite.

Toutes les articulations carpiennes ne prennent point une part égale à l'exécution de ces mouvements. Il est facile de constater qu'ils se passent principalement au niveau des deux interlignes radio-carpien et médio-carpien. Chacune de ces articulations participe aux mouvements du carpe à peu près dans la même proportion, et toutes deux fonctionnent d'une manière identique. Leur mécanisme est des plus simples.

Dans la *flexion*, la première rangée roule d'avant en arrière sur le radius; la rangée inférieure se meut dans le même sens sur la supérieure; le métacarpe est porté en arrière et en haut; le ligament commun postérieur se relâche; le ligament capsulaire se tend, et les deux interlignes précités s'ouvrent du côté antérieur. — Dans l'*extension*, le métacarpe est ramené en bas et en avant par un mécanisme inverse. Ce mouvement s'arrête quand le rayon de l'avant-bras et celui du métacarpe se trouvent situés sur la même ligne. On remarquera que, dans la flexion, ces rayons osseux ne se rapprochent pas directement l'un de l'autre; l'extrémité inférieure du métacarpe se porte toujours en dehors. On remarquera encore que les légers mouvements d'*abduction*, d'*adduction* et de *circumduction* du carpe ne sont possibles que dans l'état de flexion de la main.

Quant aux diarthroses planiformes qui articulent entre eux les os carpiens d'une même rangée ou bien ceux de la seconde rangée avec le métacarpe, elles ne permettent qu'un simple glissement des surfaces en contact. La mobilité restreinte de ces diverses articulations ne peut donc avoir qu'une influence fort secondaire sur les mouvements généraux du carpe; elle les favorise néanmoins en permettant aux os carpiens de changer leurs rapports réciproques et de se prêter par là, pendant le jeu des deux charnières radio-carpienne et médio-carpienne, à une coaptation plus exacte des plans articulaires qui les constituent.

Pour terminer cette étude des articulations carpiennes des Solipèdes, nous en donnerons le résumé syndesmologique ci-dessous :

A. Ligaments intercarpiens de la première rangée.

Deux scapho-lunaires, l'un antérieur, l'autre interosseux.

Deux pyramido-lunaires, l'un antérieur, l'autre interosseux.

Un piso-pyramidal, situé en dehors.

B. Ligaments intercarpiens de la deuxième rangée.

Deux capitato-trapézoïdiens, l'un antérieur complètement couvert par le ligament commun latéral interne, l'autre interosseux.

Deux unci-capités, l'un antérieur, l'autre interosseux.

C. Ligaments de l'articulation antébrachio-carpienne.

Un pisi-cubital, couvrant en dehors l'arthrodie du même nom.

Un scapho-radial, situé obliquement sous le ligament commun palmaire.

D. Ligaments de l'articulation médio-carpienne.

Deux intraarticulaires, que l'on découvre en fléchissant le carpe après avoir enlevé le ligament capsulaire.

Un périphérique, se divisant en deux portions : l'une *piso-métacarpienne*, l'autre *pisi-unciforme*.

E. Ligaments de l'articulation carpo-métacarpienne.

Deux antérieurs : l'un *unci-métacarpien*, l'autre *capitato-métacarpien*.

Deux intra-articulaires.

On pourrait y ajouter le ligament suspenseur du boulet, car il prend attache sur la seconde rangée carpienne et sur le contour postérieur du métacarpien médian ; mais il en sera parlé plus loin,

F. Ligaments communs.

Latéral externe.

Latéral interne.

Antérieur ou *capsulaire*.

Postérieur ou *palmaire*.

Nota. — Nous n'avons mentionné que les ligaments qu'il est facile d'isoler et de bien voir. Ceux qui exigent des artifices de dissection pour être vus, et qui n'ont pas une réelle indépendance ont été passés sous silence.

DIFFÉRENCES

Chez les autres Mammifères, les articulations carpiennes se présentent, dans leur dispositions essentielles, avec les caractères que nous venons d'assigner aux Solipèdes. Cependant nous signalerons les quelques faits suivants : L'articulation est plus lâche que chez ces derniers, plus mobile dans le sens latéral, mais sa flexion est moins étendue. Les ligaments latéraux sont moins forts, surtout l'externe. Par exemple, chez le **Bœuf**, le ligament latéral externe est réduit à un grêle cordon qui longe en avant la coulisse de l'extenseur propre du doigt externe. Le ligament palmaire, purement fibreux, s'arrête sur les os de la première rangée; en sorte qu'il est propre à l'articulation antébrachio-carpienne. On ne découvre pas, en dessous, de ligament scapho-radial; par contre, il y existe un court funicule radio-pyramidal qui manque aux Solipèdes. Sous le ligament membraneux antérieur, existent trois ligaments superposés qui croisent obliquement les trois grands interlignes articulaires : le supérieur allant du radius au pyramidal, le moyen du scaphoïde à l'unciforme, l'inférieur du capitatum à l'os canon. Ces interlignes se trouvent ainsi limités dans leur ouverture, au moment de la flexion; mais il est remarquable que l'interligne carpo-métacarpien ne s'ouvre pas moins que les deux autres à ce moment. Il n'y a pas de ligaments intra-articulaires dans l'articulation médio-carpienne, et l'on n'en trouve qu'un, très fort dans la carpo-métacarpienne ; ce dernier va de la fossette centrale de la surface articulaire supérieure du canon à l'intervalle des deux os de la rangée inférieure. Chez les ***Chameaux***, la laxité des articulations carpiennes et leur mobilité dans le sens latéral sont extrêmes ; néanmoins les ligaments latéraux sont très forts. Le ligament palmaire est mince, non prolongé par une bride de renforcement pour le perforant, et confondu avec le suspenseur du boulet, qui paraît ainsi s'élever jusqu'au radius et à la face interne du pisiforme.

Nous laissons de côté un certain nombre de différences qui nous paraissent sans importance.

E. — Articulations intermétacarpiennes.

Chaque métacarpien latéral s'articule avec le métacarpien médian au moyen de surfaces diarthrodiales et de surfaces synarthrodiales, pour la description desquelles nous renvoyons à la page 189. Un ligament interosseux, composé de faisceaux très courts et très forts, s'interpose aux surfaces synarthrodiales et les fixe solidement l'une à l'autre. Son ossification est un fait fréquent. On a même prétendu que la synostose intermétacarpienne constitue un caractère distinctif entre les Chevaux actuels et les Chevaux des époques préhistoriques ; ceux-ci conservant toujours, affirme-t-on, l'indépendance de leurs métacarpiens ? Les facettes diarthrodiales sont maintenues en contact par le ligament précédent et par les ligaments du carpe qui viennent s'insérer sur la tête des métacarpiens latéraux. — Les articulations intermétacarpiennes ne permettent qu'un mouvement de glissement vertical fort obscur.

Chez le ***Bœuf***, il n'existe habituellement qu'une seule articulation intermétacarpienne, beaucoup plus simple encore que celles du Cheval.

Chez le ***Porc***, les quatre métacarpiens se correspondent, à leur extrémité supérieure, au moyen de petites facettes diarthrodiales qu'ils présentent par côté. Des faisceaux fibreux, dépendances des grands ligaments antérieur et postérieur du carpe, protègent en avant et en arrière ces articulations intermétacarpiennes. D'autres fibres, situées entre les faces adjacentes des métacarpiens, représentent de véritables ligaments interosseux.

Chez le ***Chien*** et le ***Chat***, les quatre grands métacarpiens s'articulent entre eux de la même manière à peu près que ceux du Porc. On doit observer cependant que leur mobilité est plus étendue.

F. — Articulation métacarpo-phalangienne.

Préparation. — Pour étudier l'ensemble de cette articulation, il est bon de disposer d'une extrémité antérieure, à partir du quart inférieur de l'avant-bras. On enlève, sur cette pièce, les tendons des muscles extenseurs et fléchisseurs des phalanges et l'on dissèque le ligament suspenseur du boulet, le ligament capsulaire antérieur, les ligaments latéraux et le ligament sésamoïdien inférieur superficiel. Pour étudier les liens qui assujettissent les pièces osseuses qui forment la surface articulaire inférieure, il faut enlever la première phalange avec les grands sésamoïdes, et disséquer les ligaments intersésamoïdiens, sésamoïdiens latéraux et sésamoïdiens inférieurs moyen et profond. Une injection de la synoviale pourra mettre en relief des dispositions très intéressantes au point de vue chirurgical.

Charnière parfaite formée par l'extrémité inférieure du métacarpien médian, d'une part, et, d'autre part, par l'extrémité supérieure de la première phalange et les grands sésamoïdes.

Surfaces articulaires. — Du côté du métacarpien, deux condyles latéraux légèrement inégaux, et une arête médiane à courbe antéro-postérieure. — Du côté de la première phalange, deux cavités glénoïdales et une gorge intermédiaire, prolongées en arrière sur la face antérieure des grands sésamoïdes. Brisée ainsi en trois pièces, la surface articulaire inférieure se trouve dans d'excellentes conditions de solidité et de souplesse, parce que les pressions transmises à la région digitée sont atténuées et décomposées par l'élasticité naturelle des liens qui unissent ces trois pièces les unes aux autres.

Moyens d'union. — Ils se divisent en deux catégories : 1° ceux qui joignent entre elles les pièces osseuses de la surface inférieure ; 2° ceux qui maintiennent en rapport les deux surfaces articulaires opposées.

A. Les premiers ont reçu le nom générique de *ligaments sésamoïdiens* et sont au nombre de six : un *ligament intersésamoïdien*, qui rassemble les deux os complémentaires de la surface digitale, *trois ligaments sésamoïdiens inférieurs* et *deux latéraux*, chargés d'unir ces os à la première phalange, voire même à la deuxième.

a. Le *ligament intersésamoïdien* est constitué par de la substance fibro-cartilagineuse qui semble être la gangue primitive dans laquelle les deux sésamoïdes se sont développés ; elle se répand, en effet, autour de ces os après s'être fixée solidement sur leur face interne. En arrière, ce ligament forme, en commun avec la face postérieure des sésamoïdes, la coulisse (fig. 162, 1) sur laquelle glissent les tendons fléchisseurs. Il occupe en avant le fond de la gorge articulaire intersésamoïdienne.

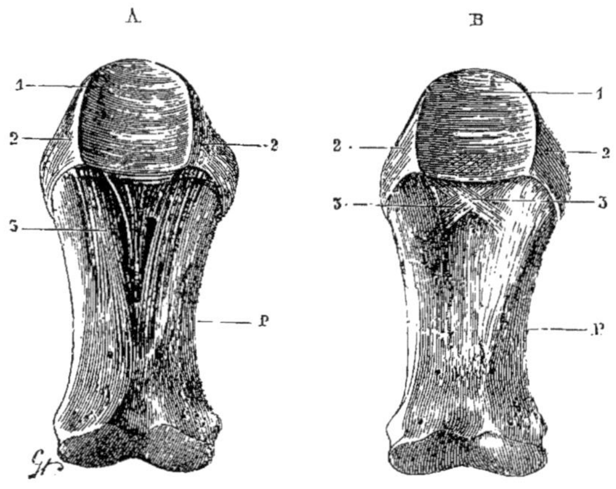

Fig. 162. — Détails de l'articulation métacarpo-phalangienne *.

b. Les *ligaments sésamoïdiens inférieurs*, situés à la face postérieure de la première phalange, se distinguent en superficiel, moyen et profond.

Le *ligament superficiel* (fig. 163, 14), le plus long des trois, est une bandelette étroite, aplatie d'avant en arrière, qui naît du milieu de la masse fibro-cartilagineuse qui complète en arrière la surface articulaire supérieure de la seconde phalange, et s'élève, en s'élargissant légèrement, jusqu'à la base des grands sésamoïdes, sur lesquels il s'insère en se confondant avec le ligament intersésamoïdien. Sa face postérieure, tapissée par la synoviale dite grande sésamoïdienne, est recouverte par les tendons fléchisseurs. Il recouvre en partie le ligament moyen.

Le *ligament moyen*, triangulaire et rayonné, est formé de trois faisceaux (fig. 162, A, 3) : deux latéraux et un médian ; celui-ci a été généralement confondu avec le ligament superficiel, quoiqu'il s'en distingue nettement par son insertion inférieure. Fixés en commun sur la surface triangulaire rugueuse de la face postérieure de la première phalange, ces trois faisceaux montent en divergeant vers la base des sésamoïdes, où ils prennent leur insertion supérieure.

Le *ligament profond* est constitué par deux petites bandelettes cachées sous le ligament moyen. Minces, courtes, aplaties d'avant en arrière et croisées en sautoir (fig. 162, B, 3), ces bandelettes se fixent, d'une part, sur la base des grands sésamoïdes ; d'autre part, sur l'extrémité supérieure de la première pha-

* A : 1, ligament intersésamoïdien formant coulisse pour les tendons fléchisseurs ; 2, 2, ligaments sésamoïdiens latéraux ; 3, ligament sésamoïdien inférieur moyen avec trois faisceaux ; P, première phalange. — B : 1, ligament intersésamoïdien ; 2, 2, ligaments sésamoïdiens latéraux ; 3, ligament sésamoïdien inférieur profond ; P, première phalange.

lange, près du contour postérieur de la surface articulaire. Ce ligament est tapissé antérieurement par la synoviale de l'articulation.

c. Les *ligaments sésamoïdiens latéraux* sont deux minces lamelles, étendues de la face excentrique de chaque grand sésamoïde au tubercule d'insertion que la première phalange présente sur le côté de son extrémité supérieure (fig. 162, 2, 2). Ils sont recouverts par les vaisseaux et les nerfs digités, par la bride fibreuse qui se détache du ligament suspenseur du boulet pour se porter sur le tendon de l'extenseur antérieur des phalanges, et par la portion superficielle du ligament métacarpo-phalangien latéral. A leur face interne, ils sont revêtus par la membrane synoviale.

B. Les ligaments destinés à réunir les deux surfaces articulaires opposées, ligaments métacarpo-phalangiens proprement dits, sont au nombre de quatre : *deux latéraux, un antérieur, un postérieur.*

a. Chaque *ligament latéral* comprend deux faisceaux, l'un superficiel, l'autre profond, solidement unis ensemble par leurs faces adjacentes (fig. 163, 12 et 12'). Le faisceau superficiel commence sous le bouton du métacarpien latéral, en s'attachant sur le métacarpien principal, et descend verticalement pour se terminer à l'extrémité supérieure de la première phalange. Il recouvre l'insertion phalangienne du ligament sésamoïdien latéral

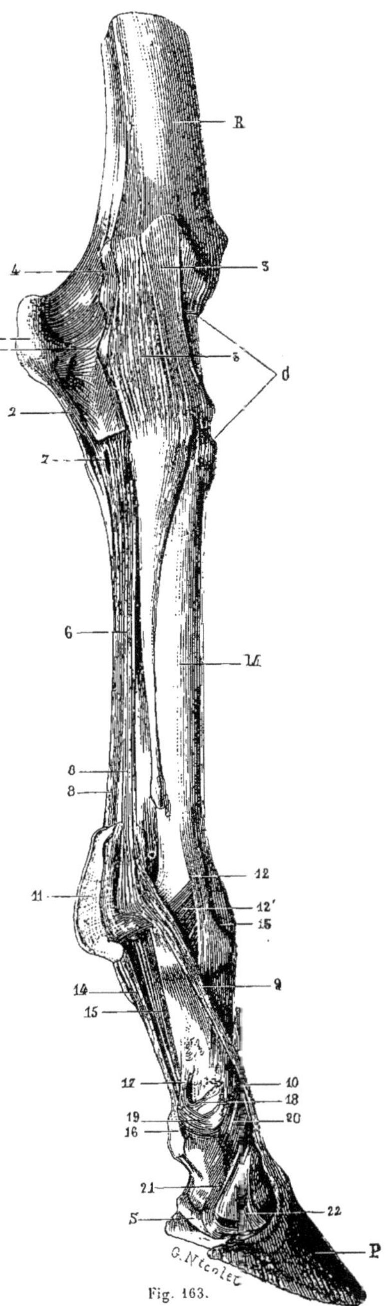

Fig. 163.
Vue interne des articulations carpiennes, métacarpo-phalangiennes et interphalangiennes du Cheval *.

* R, radius ; C. carpe ; M, métacarpe ; P, troisième phalange ; S. petit sésamoïde ; 1. pisiforme ; 2, ligament piso-métacarpien ; 3, ligament commun latéral interne ; 4, coulisse du grand palmaire ; 5, ligament commun postérieur formant coulisse pour les tendons fléchisseurs des phalanges ; 6, ligament suspenseur du boulet ; 7, origine de ce ligament ; 8, 8, ses deux branches terminales ; 9, bride qu'elles envoient au tendon extenseur antérieur des phalanges 10 ; 11, coulisse tendineuse formée par le ligament intersésamoïdien ; 12, ligament latéral de l'articulation métacarpo-phalangienne (faisceau superficiel) ; 12'. ligament latéral (faisceau profond) ; 13, ligament capsulaire antérieur ; 14. ligament sésamoïdien inférieur superficiel ; 15, ligament sésamoïdien inférieur moyen ; 16, fibro-cartilage glénoïdien de la deuxième phalange ; 17, 18, 19, brides supérieure moyenne et inférieure du fibro-cartilage précédent ; 20, ligament latéral de la première articulation interphalangienne ; 21, ligament latéral postérieur de la deuxième articulation interphalangienne ; 22, ligament latéral antérieur de la même.

et le faisceau profond. Celui-ci, attaché supérieurement dans l'excavation latérale de l'extrémité inférieure du métacarpien principal, se dirige, en rayonnant, sur le grand sésamoïde et l'extrémité supérieure de la première phalange, où il se fixe en confondant ses fibres avec celles du ligament sésamoïdien latéral. Il est tapissé à sa face interne par la synoviale articulaire.

b. Le *ligament antérieur* (fig. 163, 13) appartient à la classe des ligaments capsulaires. C'est une expansion membraniforme très résistante qui enveloppe la face antérieure de l'articulation. Attachée par son bord supérieur sur le métacarpien médian, par son bord inférieur sur la première phalange, cette expansion se confond par côté avec les ligaments latéraux. Elle est recouverte par les tendons extenseurs des phalanges, qui glissent à sa surface au moyen de petites bourses séreuses. Sa face interne adhère dans toute son étendue à la capsule synoviale.

c. Le *ligament postérieur*, nommé très heureusement *ligament suspenseur du boulet*, ou encore ligament sésamoïdien supérieur (fig. 163, 6, 7, 8), représente une longue et forte lanière de tissu fibreux blanc, contenant souvent des faisceaux charnus dans son épaisseur[1]. Cette lanière, comprise entre les deux métacarpiens latéraux, en arrière du métacarpien médian, s'élève jusqu'à la deuxième rangée du carpe. Légèrement renflée dans son quart supérieur, elle paraît formée, sur une coupe, de deux portions superposées et très adhérentes (fig. 164). La portion superficielle, la plus mince, commence par trois petites branches qui se fixent sur la partie postérieure de l'unciforme et du capitatum ; la portion profonde, beaucoup plus épaisse, s'attache à la face postérieure du métacarpien principal sur une hauteur de 2 centimètres environ. C'était à tort que l'on avait écrit que le ligament suspenseur du boulet se continue avec le ligament postérieur du carpe, chez les Solipèdes ; il en est bien distinct. La bride carpienne (*aponévrose palmaire profonde de l'Homme*) (fig. 164, 3) est seule en continuité directe avec le ligament commun postérieur du carpe. — Le suspenseur du boulet est bifide à son extrémité inférieure ; et ses deux branches, après s'être fixées sur le sommet des os sésamoïdes, donnent naissance à deux brides fibreuses qui se dirigent en avant et en bas pour se réunir, chacune de son côté, au tendon de l'extenseur antérieur des phalanges (fig. 163). — Il est en rapport, par sa face postérieure, avec le tendon perforant et sa bride carpienne ; par sa face antérieure, avec le métacarpien médian, des artères et des veines ; par ses bords, avec deux petits muscles interosseux, les métacarpiens latéraux, des vaisseaux et des nerfs.

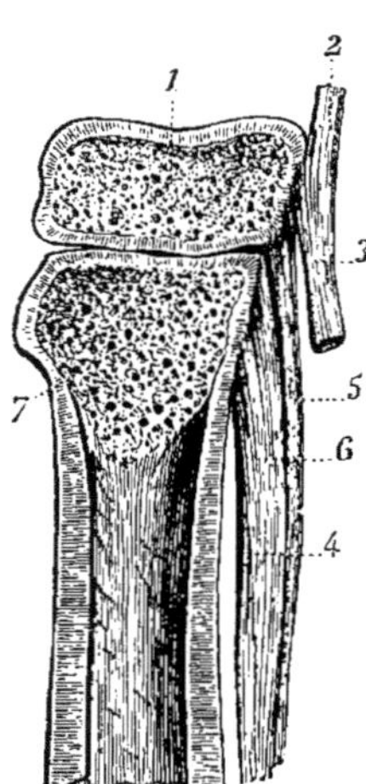

Fig. 164. — Coupe médiane de la rangée inférieure du carpe, du métacarpe et du ligament suspenseur du boulet du Cheval *.

1. Il répond, avec deux muscles qui le longent, aux muscles interosseux métacarpiens des pentadactyles (Voy. *Muscles de la main*). Dans le fœtus, les fibres musculaires sont encore très nombreuses et très faciles à mettre en évidence dans la structure de ce prétendu ligament.

* 1, grand os ; 2, ligament commun postérieur du carpe ; 3, bride de renforcement du perforant ; 4, ligament suspenseur du boulet ; 5, sa couche superficielle ; 6, sa couche profonde ; 7, métacarpien principal.

Synoviale. — Cette membrane se prolonge en cul-de-sac entre les branches terminales du ligament précédent et la face postérieure du métacarpien principal. La distension de ce cul-de-sac produit les mollettes articulaires.

Mouvements. — L'articulation métacarpo-phalangienne permet l'*extension* et la *flexion* des phalanges, et quelques légers mouvements de latéralité quand le rayon osseux mobile est porté aux limites de la flexion. Elle est la base anatomique du *boulet*.

DIFFÉRENCES

Chez le ***Bœuf***, le ***Mouton*** et la ***Chèvre***, l'articulation métacarpo-phalangienne constitue une double charnière qui ressemble assez au ginglyme simple des animaux solipèdes.

On compte *trois ligaments intersésamoïdiens* : deux latéraux, ayant pour destination d'unir l'un avec l'autre les grands sésamoïdes de chaque doigt ; un médian, qui joint entre eux les sésamoïdes concentriques. — L'*appareil ligamenteux sésamoïdien inférieur* est loin d'offrir le même développement que chez le Cheval ; il se réduit, pour chaque doigt, à quatre petites bandelettes qui rappellent assez bien le ligament profond de ce dernier animal, tel qu'il a été décrit par Rigot : deux bandelettes latérales se portent directement des sésamoïdes à l'extrémité supérieure de la première phalange ; les deux autres situées entre les premières, s'entre-croisent en **X** et se confondent avec celle-ci par leurs extrémités. — Un *ligament sésamoïdien latéral* unit chaque première phalange au sésamoïde excentrique.

Il existe, pour chaque doigt, *deux ligaments métacarpo-phalangiens latéraux* analogues à la portion superficielle de ceux des Solipèdes : un excentrique et un concentrique ; ce dernier fixé supérieurement dans le fond de l'échancrure interarticulaire du canon, inférieurement sur la face interne de la première phalange en confondant ses fibres avec celles du *ligament interdigité supérieur*. — Celui-ci, situé entre les deux premières phalanges, est constitué par des fibres courtes et croisées en sautoir, attachées sur les empreintes qui couvrent en partie les faces adjacentes des deux premiers os phalangiens. Chez le ***Mouton***, ce ligament interdigité n'existe qu'à l'état de vestige, et chaque ligament métacarpo-phalangien interne donne naissance, près de son insertion phalangienne, à une bride fibreuse qui se dirige en arrière, sort de l'espace interdigité et se termine à l'osselet de l'ergot, qu'il soutient. — Le *ligament antérieur* ou *capsulaire*, unique comme chez les Solipèdes, réunit les deux ligaments latéraux excentriques. — Quant au *ligament suspenseur du boulet*, il est simple à son extrémité supérieure qui s'élève jusqu'à la première rangée carpienne, et il est accolé intimement à la bride carpienne dans la plus grande partie de sa longueur. Il se divise inférieurement en six branches : quatre, réunies deux à deux, se rendent au sommet des grands sésamoïdes ; celles destinées aux sésamoïdes excentriques se prolongent par une petite bride jusqu'au tendon de l'extenseur propre du doigt correspondant. Les deux dernières, très faibles, accolées l'une à l'autre, descendent dans l'échancrure interarticulaire du canon, passent entre les deux ligaments métacarpo-phalangiens concentriques, puis se séparent l'une de l'autre et se dirigent en bas et en avant sur le côté interne de la première phalange pour se joindre au tendon extenseur propre de chaque doigt.

Le ligament suspenseur des Ruminants représente les deux muscles interosseux correspondant aux métacarpiens de l'os canon ; tandis que le suspenseur des Solipèdes est simple comme l'os canon lui-même. C'est ce qui explique la complication du premier à son extrémité inférieure.

Chez les ***Chameaux***, ce ligament est extrêmement fort et résistant ; il ne présente pas, du moins à l'âge adulte, la moindre trace de fibres musculaires dans sa constitution. Excavé en gouttière sur sa face postérieure, il s'élève jusqu'au radius et au pisiforme tout en prenant attache sur l'extrémité supérieure du canon et sur les os de la deuxième rangée carpienne. Il se divise inférieurement en deux branches qui se confondent avec la gangue fibro-cartilagineuse qui enveloppe chaque paire de Sésamoïdes et fait coulisse aux tendons fléchisseurs. Son volume est au moins trois fois plus considérable que les tendons réunis du perforant et du perforé.

Dans le ***Porc***, le ***Chien*** et le ***Chat***, on trouve, pour chaque articulation métacarpo-phalangienne : une synoviale propre ; un ligament intersésamoïdien ; un ligament sésamoïdien inférieur composé de deux bandelettes croisées ; deux petits ligaments sésamoïdiens latéraux ; deux ligaments métacarpo-phalangiens latéraux, attachés inférieurement sur la première phalange et les sésamoïdes ; un ligament capsulaire antérieur, au centre duquel on rencontre un petit noyau osseux, sorte de sésamoïde antérieur sur lequel glisse l'une des branches du tendon extenseur commun des doigts. Le ligament suspenseur du boulet est remplacé par de véritables muscles interosseux (Voy. *Muscles de la main*). Toutefois on remarque, chez le ***Porc***, en arrière des métacarpiens des grands doigts, trois cordons fibreux résistants qui agissent comme de véritables ligaments suspenseurs pour les articulations métacarpo-phalangiennes correspondantes; le funicule médian descend du ligament commun palmaire du carpe et se place entre les muscles interosseux des grands doigts; le funicule externe descend du côté externe du carpe et notamment de l'os pisiforme; l'interne semble faire suite au ligament latéral interne du carpe et prendre attache sur le trapèze. Tous trois se réunissent inférieurement en formant un bourrelet fibreux qui surmonte les coulisses sésamoïdiennes des doigts médians.

G. — Articulation de la première phalange avec la seconde, ou première articulation interphalangienne.

C'est une charnière imparfaite.

Surfaces articulaires. — Sur l'extrémité inférieure de la première phalange, deux condyles latéraux séparés par une gorge. Sur la face supérieure de la deuxième phalange, deux cavités glénoïdales et un léger relief antéro-postérieur.

Cette dernière surface est complétée en arrière par un *fibro-cartilage*, dit *glénoïdien*, très dense et très épais (fig. 163, 16), faisant aussi l'office de ligament. En effet, il est attaché, d'une part, sur la seconde phalange, entre la surface articulaire supérieure et l'espèce de sésamoïde fixe qui la borde en arrière; d'autre part, sur la première phalange, au moyen de six brides fibreuses (fig. 165, 4, 5, 6) : deux supérieures qui embrassent les ligaments sésamoïdiens inférieurs, moyen et superficiel; deux moyennes et deux inférieures qui gagnent les côtés de l'extrémité distale de la première phalange. — Ce fibro-cartilage, moulé en avant sur la face articulaire de ce dernier os, forme par sa face postérieure une surface de glissement pour le tendon perforant (fig. 163, 16). Il se confond par côté avec les deux branches terminales du perforé et reçoit dans le milieu de son bord supérieur l'insertion du ligament sésamoïdien inférieur superficiel.

Moyens d'union. — Deux *ligaments latéraux* (fig. 165, 7), auxquels s'ajoutent, en arrière, le fibro-cartilage qui vient d'être décrit, et, en avant, le tendon de l'extenseur antérieur des phalanges. Ces ligaments, larges et épais, obliques de haut en bas et d'avant en arrière, s'insèrent supérieurement sur les tubercules latéraux que la première phalange présente à son extrémité inférieure. Ils s'attachent, en bas, sur les côtés de la seconde phalange. Leurs fibres les plus inférieures se prolongent même au delà de cet os pour gagner les extrémités du petit sésamoïde et les angles saillants de la phalangette; nous les décrirons plus loin sous le nom de ligaments latéraux postérieurs de l'articulation du pied.

Synoviale. — Cette membrane tapisse le tendon de l'extenseur antérieur des phalanges, les ligaments latéraux et le fibro-cartilage glénoïdien. Elle forme, en arrière, un cul-de-sac qui remonte entre celui-ci et la face postérieure de la première phalange (fig. 167, 12).

Mouvements. — Cette charnière imparfaite est le siège de deux mouvements principaux : l'*extension* et la *flexion*. Elle permet encore le *pivotement* de la seconde phalange sur la première et quelques *mouvements latéraux*.

L'extension de la deuxième phalange sur la première s'arrête lorsque les deux os sont en ligne; elle est en effet étroitement limitée soit par les ligaments latéraux, soit par les brides d'attache du bourrelet glénoïdien, soit enfin par le ligament sésamoïdien inférieur superficiel, fonctionnant à l'égard de la deuxième phalange comme le ligament suspenseur du boulet à l'égard de la première. Il s'ensuit que, pendant la phase d'appui du membre, la seconde phalange forme avec la première un seul et même levier rigide (levier du pâturon) qui oscille sur la troisième.

DIFFÉRENCES

Chez le ***Bœuf***, le ***Mouton*** et la ***Chèvre***, le fibro-cartilage glénoïdien, confondu avec la terminaison du perforé, n'est attaché sur la première phalange que par deux brides latérales. Le ligament latéral interne comprend deux faisceaux : un très court, qui s'arrête sur la deuxième phalange, et un autre très long, qui descend jusque sur la face interne de la troisième. L'externe est fort mince et se prolonge aussi jusqu'à la dernière phalange ; en sorte que les deux dernières articulations interphalangiennes de chacun des doigts sont assujetties par deux ligaments latéraux communs.

Chez les ***Chameaux***, les deux ligaments latéraux de la première articulation interphalangienne s'élargissent inférieurement et se terminent sur la seconde phalange en se réunissant à l'insertion du perforé. Le fibro-cartilage glénoïdien n'est qu'un nodule pré-terminal du tendon perforé.

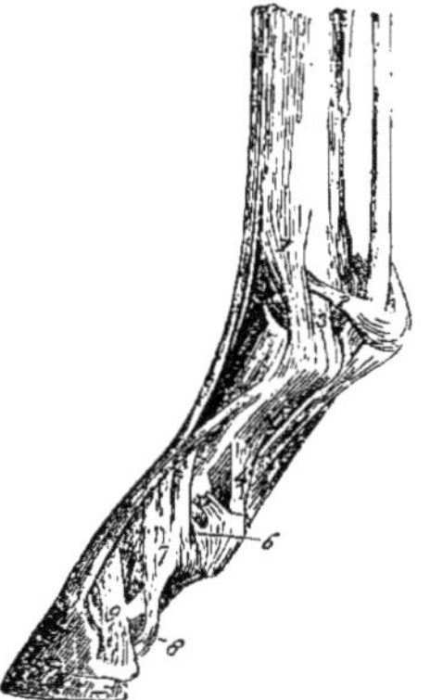

Fig. 165. — Vue latérale des articulations métatarso-phalangienne et interphalangiennes du Cheval *.

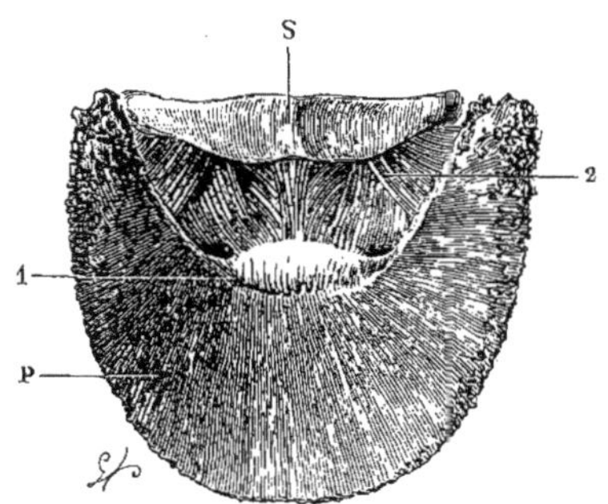

Fig. 166. — Phalangette et son sésamoïde vus par-dessous avec le ligament qui les unit.

Chez le ***Chien*** et le ***Chat***, le cartilage glénoïdien, également confondu avec le perforé, n'adhère à la première phalange que par quelques tractus de tissu conjonctif. Les deux ligaments latéraux se portent, chacun de leur côté, de l'extrémité inférieure de la première phalange à l'extrémité supérieure de la seconde.

Chez le ***Porc***, même disposition à peu près que chez les Carnivores. On remarquera cependant que le ligament latéral externe se comporte à peu près comme chez le Cheval, c'est-à-dire que ses faisceaux les plus inférieurs se prolongent jusqu'à l'extrémité externe du petit sésamoïde.

* Cette figure, quoique prise sur le membre postérieur, représente à peu près exactement la disposition des jointures du doigt dans le membre antérieur. Il y a, en effet, similitude parfaite entre celles-ci et les articulations analogues du membre abdominal : 1, faisceau superficiel du ligament latéral externe de l'articulation métatarso-phalangienne ; 2, branche sésamoïdienne du faisceau profond ; 3, branche phalangienne du même ; 4, bride supérieure du fibro-cartilage glénoïdien ; 5, bride moyenne du même ; 6, bride inférieure du même ; 7, ligament latéral de la première articulation interphalangienne ; 8, ligament latéral postérieur de l'articulation du pied ; 9, ligament latéral antérieur de la même.

** P, face inférieure de la troisième phalange ; S, face inférieure du petit sésamoïde ; 1, crête semi-lunaire ; 2, ligament interosseux.

H. — Articulation de la seconde phalange avec la troisième ou deuxième articulation interphalangienne.

Préparation. — Pour disséquer les ligaments de cette articulation, il faut enlever le sabot, d'après les indications données plus loin pour les muscles de l'avant-bras, puis le coussinet plantaire, les tendons fléchisseurs et l'un des cartilages complémentaires de la troisième phalange. Une coupe analogue à celle qui est représentée figure 167 est excellente pour montrer les rapports de la synoviale de cette articulation avec les synoviales sésamoïdiennes, en arrière de la deuxième phalange.

Cette charnière imparfaite est communément désignée sous le nom d'articulation du pied. Pour la constituer, la deuxième phalange s'oppose à la troisième et au petit sésamoïde.

Surfaces articulaires. — Sur la face inférieure de la deuxième phalange, deux condyles latéraux et une gorge médiane. — Sur la face supérieure de la troisième phalange et du petit sésamoïde, deux cavités glénoïdales séparées par un relief antéro-postérieur. Les deux pièces osseuses qui forment cette dernière surface s'articulent entre elles par arthrodie ; le petit sésamoïde présente, à cet effet, une facette allongée sur son bord antérieur; l'os du pied, une facette analogue, sur le contour postérieur de sa grande surface articulaire.

Moyens d'union. — Cinq ligaments : un impair et interosseux qui joint l'os naviculaire à la phalangette; quatre pairs et latéraux, distingués en antérieurs et postérieurs [1].

a. *Ligament interosseux* (fig. 166, 2). — Il est formé de fibres très courtes qui s'insèrent, en arrière, dans la rainure antérieure du petit sésamoïde; en avant, sur le bord postérieur et la face inférieure de la troisième phalange. Elles forment de petits faisceaux inégalement distribués dans son épaisseur. Le faisceau médian est le plus volumineux : il se porte du petit sésamoïde à la saillie rugueuse située en arrière de la crête semi-lunaire. Ce ligament est tapissé sur sa face supérieure par la synoviale articulaire, sur sa face inférieure par la synoviale petite sésamoïdienne.

b. *Ligaments latéraux antérieurs* (fig. 163, 22; 165, 9). — Ce sont deux larges faisceaux, épais et courts, obliques de haut en bas et d'avant en arrière, attachés par leur extrémité supérieure sur les empreintes latérales de la seconde phalange, et, par leur extrémité inférieure, dans les deux cavités creusées à la base de l'éminence pyramidale de l'os du pied. Chaque ligament est recouvert en partie par le fibro-cartilage complémentaire de ce dernier os, et, avec l'âge, se confond avec lui. Son bord antérieur se continue avec le tendon extenseur. Sa face interne est tapissée par la synoviale, qui lui adhère intimement.

c. *Ligaments latéraux postérieurs* (fig. 163, 21 ; 165, 7). — Ils ont été indiqués. On sait que chacun d'eux est constitué par les fibres les plus inférieures du ligament latéral de la première articulation interphalangienne, lesquelles, après s'être attachées sur la seconde phalange, se réunissent en un cordon fibreux sensiblement élastique. Ce cordon se fixe principalement sur l'extrémité et le bord supérieur du petit sésamoïde, en s'unissant à celui du côté opposé, et en

1. Quelques auteurs rangent parmi ces ligaments une lamelle de tissu élastique qui s'étend de la face antérieure du tendon perforant à la face postérieure de la deuxième phalange, en s'insinuant entre les culs-de-sac des synoviales grande et petite sésamoïdiennes et le cul-de-sac postérieur de l'articulation du pied, dans le point où ils s'adossent les uns aux autres. Nous considérerions plutôt cette lamelle comme une insertion du tendon perforant.

formant ainsi une sorte de bourrelet complémentaire qui agrandit la surface articulaire sésamoïdienne. Il envoie en outre un court faisceau sur l'apophyse rétrossale et une petite bride à la face interne du fibro-cartilage latéral. Caché en partie par celui-ci et par le coussinet plantaire, ce ligament est tapissé en dedans par la synoviale articulaire.

Synoviale. — Cette membrane descend sous les facettes qui unissent le petit sésamoïde à la troisième phalange. Elle présente, en arrière, un vaste cul-de-sac qui remonte à la face postérieure de la seconde phalange et qui s'adosse aux deux synoviales sésamoïdiennes (fig. 167, 13). Elle en forme un autre beaucoup plus petit en se prolongeant entre les deux ligaments latéraux de chaque côté. Celui-ci se dilate fort souvent, et l'on est exposé à l'ouvrir dans l'opération du javart cartilagineux. Cela fait, en tout, quatre culs-de-sac articulaires : un inférieur, un postérieur et deux latéraux.

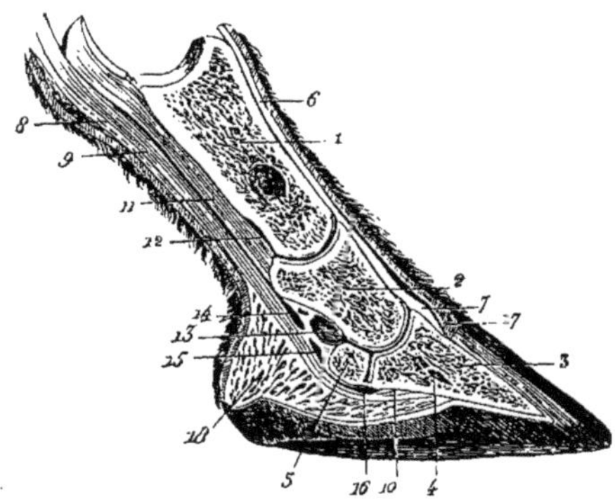

Fig. 167. — Coupe longitudinale et verticale de la région digitée du Cheval, montrant la disposition des synoviales articulaires et tendineuses *.

Mouvements. — Ils répètent exactement ceux de la première articulation interphalangienne.

Pendant l'appui du membre, la surface articulaire du pied (tel qu'on entend celui-ci dans le langage courant) fournit point d'appui au levier constitué par les deux premières phalanges roidies en extension ; ce levier s'abaisse d'abord, se relève ensuite, et joue comme un véritable ressort amortissant et impulsif.

DIFFÉRENCES

Chez le ***Mouton***, on trouve : 1° un ligament interosseux pour unir le petit sésamoïde à la troisième phalange ; 2° deux ligaments latéraux antérieurs commençant, ainsi qu'il a déjà été dit, sur la première phalange et communs aux deux articulations interphalangiennes; 3° deux ligaments latéraux postérieurs, allant de la face postérieure du deuxième phalangien au petit sésamoïde (l'interne est jaune et élastique); 4° un ligament antérieur, impair, élastique, attaché en haut sur l'extrémité supérieure de la deuxième phalange, fixé en bas sur la troisième, entre l'insertion de l'extenseur commun des doigts et celle du ligament latéral antérieur interne; 5° un ligament interdigité inférieur, situé entre les deux phalanges unguéales, dont il borne l'écartement. Ce ligament, formé de fibres parallèles qui s'étendent transversalement d'un petit sésamoïde à l'autre, est tapissé sur sa face inférieure par la peau de l'espace interdigité. Sa face supérieure répond à un coussinet adipeux.

Chez le ***Bœuf***, le ligament latéral antérieur externe, large et rayonné, se trouve presque entièrement recouvert par la longue branche du tendon extenseur propre du doigt, à laquelle il adhère très intimement. Le ligament interdigité se présente avec une disposition beaucoup moins simple que celle indiquée plus haut chez le Mouton. Ce ligament, formé de fibres entre-croisées sur la ligne médiane, se divise à ses extrémités en deux faisceaux : l'un, supérieur, passe sur le tendon du muscle perforant, auquel il sert de bride d'assujettissement, et va se fixer en dehors de l'extrémité inférieure de la première phalange, après avoir

* 1, première phalange ; 2, deuxième phalange ; 3, troisième phalange ; 4, sinus semi-lunaire de cette dernière ; 5, petit sésamoïde; 6, tendon de l'extenseur antérieur des phalanges ; 7, son insertion à la troisième phalange ; 8, tendon du perforé ; 9, *id.* du perforant ; 10, son insertion à la troisième phalange ; 11, ligaments sésamoïdiens inférieurs ; 12, cul-de-sac postérieur de la première synoviale interphalangienne ; 13, *id.* de la deuxième ; 14, cul-de-sac inférieur de la grande gaine sésamoïdienne ; 15, cul-de-sac supérieur de la synoviale petite sésamoïdienne ; 16, cul-de-sac inférieur de la même ; 17, coupe du bourrelet ; 18, *id.* du coussinet plantaire.

contracté des adhérences très intimes avec une forte bride fibreuse qui descend de la région métacarpienne postérieure et dont nous parlerons avec plus de détails en décrivant les muscles; l'autre, inférieur, plus court que le précédent, s'attache sur l'extrémité interne du petit sésamoïde et sur la face interne de la troisième phalange, en se confondant avec le tendon perforant, le coussinet plantaire et le derme de la membrane kératogène.

Chez les **Camélidés**, la première articulation interphalangienne justifierait bien mieux que la seconde le nom d'articulation du pied, attendu que les ongles terminant les doigts ne contribuent point à l'appui du membre et forment des sortes de griffes relevées au-devant de la semelle plantaire. La deuxième articulation interphalangienne ressemble beaucoup à la première; on y voit deux ligaments latéraux insérés d'une part sur la phalangine, d'autre part sur la phalangette, lesquels se réunissent l'un à l'autre en formant une expansion qui coiffe les condyles postéro-latéraux du premier os. Un troisième ligament, de nature élastique, est situé en avant de la jointure et sert à tenir l'ongle redressé. Rappelons qu'il n'y a pas de petit sésamoïde ni de ligament interdigité.

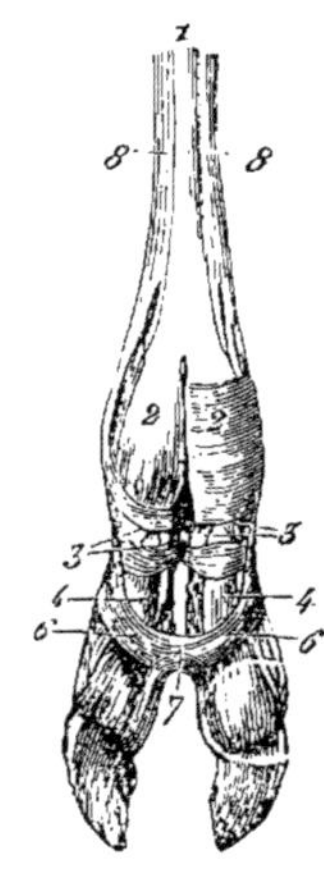

Fig. 168. — Appareil tendineux et ligamenteux de la face postérieure de la région digitée chez le Bœuf*.

Chez le **Porc**, on rencontre, pour l'affermissement de la seconde articulation interphalangienne : 1° deux ligaments latéraux se portant des faces latérales de la deuxième phalange à celles de la troisième ; 2° un troisième ligament, qui représente exactement l'un des ligaments latéraux postérieurs de l'articulation du pied du Cheval ; ce ligament descend, en effet, de l'extrémité inférieure de la première phalange sur l'extrémité externe du petit sésamoïde. Son analogue du côté interne semble manquer tout à fait. De plus, il existe, pour les grands doigts, un ligament antérieur jaune et élastique, en tout semblable à celui des Ruminants.

Les ligaments interdigités du Porc constituent un appareil très remarquable dont le dessin sera donné à propos des muscles de la main. Ces ligaments sont au nombre de six : deux en travers, quatre en long. Les *ligaments interdigités transverses* se distinguent en supérieur et inférieur. Celui-ci rappelle assez bien le ligament interdigité inférieur des Bœufs et des Moutons ; il s'étend, à la manière d'une aponévrose de renforcement, sur la terminaison du perforant des deux grands doigts et se continue supérieurement avec les quatre ligaments interdigités longitudinaux. Le ligament interdigité transverse supérieur va du talon d'un petit doigt au talon de l'autre petit doigt et prend attache chemin faisant en haut de l'interstice des grands doigts, de manière à réunir les petits doigts non seulement entre eux, mais encore avec la base des grands doigts. Quant aux *ligaments interdigités longitudinaux*, il y en a deux concentriques et deux excentriques, tous s'élevant du ligament transverse inférieur. Les premiers, disposés côte à côte derrière l'intervalle des deux grands doigts, traversent le ligament tranverse supérieur, perforé à cet effet, et s'écartent ensuite pour venir se terminer à la base des petits doigts. Les seconds, c'est-à-dire les excentriques, longent le côté correspondant des grands doigts pour venir se terminer au talon des petits doigts, en commun avec le ligament transverse supérieur (Voy. la figure).

Chez le **Chien**, les deux dernières phalanges sont unies entre elles par deux ligaments latéraux d'une disposition très simple. Un troisième ligament, formé de tissu élastique, divisé en deux moitiés latérales, et situé en avant de l'articulation, remplit l'office d'un ressort qui produit mécaniquement la rétraction de l'ongle quand les muscles fléchisseurs cessent de se contracter. Chez le **Chat**, ce ligament jaune est très énergique. On remarque encore dans cet animal une obliquité assez marquée des poulies articulaires par lesquelles les deux phalanges se correspondent, disposition qui permet à l'ongle de venir se loger entre deux doigts quand il se relève, et favorise ainsi sa rétraction.

La seconde articulation interphalangienne du **Chien** et du **Chat** se distingue encore par une autre disposition essentielle. La surface articulaire de la troisième phalange est en effet complétée par un fibro-cartilage glénoïdien analogue à celui de la première articulation, mais beaucoup plus épais. Ce fibro-cartilage, fixé sur la saillie postérieure de la troisième phalange, sert, par sa face inférieure, de poulie de renvoi pour le tendon du perforant et joue, avec la saillie de la phalange précitée, le rôle du petit sésamoïde des autres animaux.

* 1, tendon du perforé ; 2, 2, branches terminales de ce tendon ; 3, 3, leur bifurcation ; 4, 4, perforant ; 6, 6, brides supérieures du ligament interdigité inférieur, s'attachant sur la première phalange ; 7, ligament interdigité inférieur ; 8, 8, ligament suspenseur du boulet.

ARTICLE V. — ARTICULATIONS DU MEMBRE POSTÉRIEUR.

A. — Articulations du bassin.

A. ARTICULATION SACRO-ILIAQUE (fig. 169 et 170). — Cette articulation, formée par le sacrum et le coxal, établit l'union du membre postérieur avec le rachis. Beaucoup d'auteurs, considérant son peu de mobilité et la continuité établie partiellement entre ses surfaces articulaires, la rangent parmi les amphiarthroses. Mais si l'on considère qu'elle est creusée d'une cavité dans son centre et pourvue d'une membrane synoviale, il semble plus légitime de la classer parmi les diarthroses du genre arthrodie.

Surfaces articulaires. — Sur le sacrum, la facette irrégulière dite auriculaire, taillée sur les côtés et près de la base de l'os. — Sur le coxal, la facette analogue située à la face interne de l'ilium. Ces surfaces, à peu près planes chez le Poulain, se hérissent, chez l'adulte, de rugosités plus ou moins prononcées.

Moyens d'union. — Trois ligaments connus sous les noms de *sacro-iliaque inférieur*, *sacro-iliaque supérieur* et *sacro-sciatique*; le premier immédiatement situé à l'entour des surfaces articulaires; les autres, à distance plus ou moins grande.

a. *Ligament sacro-iliaque inférieur* (fig. 170, 1). — C'est un ligament composé de gros faisceaux fibreux enveloppant l'articulation de toutes parts, et attachés solidement par leurs extrémités sur les empreintes dispersées autour des surfaces opposées. La moitié inférieure est recouverte par le muscle iliaque.

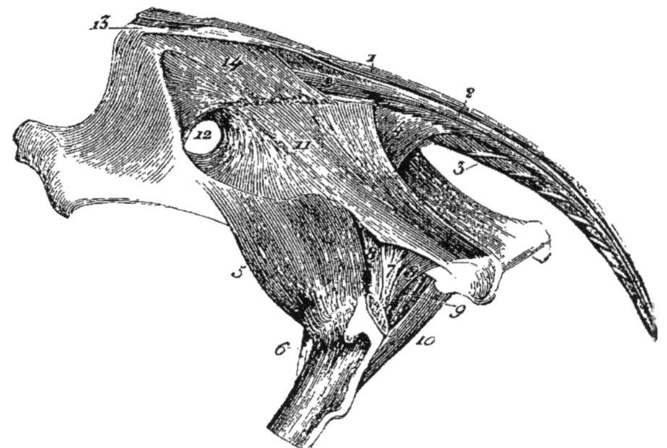

Fig. 169. — Articulations sacro-iliaque et coxo-fémorale avec les muscles qui les entourent (vue latérale) *.

La moitié supérieure, beaucoup plus forte que la précédente, se trouve cachée par l'ilium et donne attache au muscle long dorsal [1].

b. *Ligament sacro-iliaque supérieur.* — Il se divise en une *portion funiculaire*

1. Elle représente le *ligament sacro-iliaque interosseux* de l'Homme.

* 1, sacro-coccygien supérieur ; 2, sacro-coccygien latéral ; 3, sacro-coccygien inférieur ; 4, muscle coccygien ou ischio-coccygien ; 5, scansorius ; 6, ilio-fémoral grêle ; 7, tendon de l'obturateur interne ; 8, 8, jumeaux du bassin ; 9, jumeau surnuméraire ; 10, carré crural ; 11, ligament sacro-sciatique ; 12, grande échancrure sciatique ; 13, portion funiculaire du ligament sacro-iliaque supérieur ; 14, portion membraneuse du même

et une *portion membraneuse* (fig. 169, 13 et 14). La première, très forte, s'étend d'avant en arrière de l'angle interne de l'ilium à l'épine sacrée, où elle se confond avec la terminaison du ligament surépineux dorso-lombaire. La seconde forme une membrane résistante, triangulaire, dont les fibres obliques de haut en bas et d'avant en arrière s'insèrent : d'une part, sur la partie supérieure du bord interne de l'ilium et sur l'angle interne de ce même os en se confondant avec la portion précédente ; d'autre part, sur la lèvre rugueuse qui borde le sacrum latéralement. Elle recouvre l'origine du sacro-coccygien latéral et se continue postérieurement sans démarcation tranchée avec l'aponévrose coccygienne. Sa face externe est en rapport avec les muscles fessiers, superficiel et moyen.

Le ligament sacro-iliaque supérieur a pour fonction de limiter le mouvement de bascule du coxal sur le sacrum et de maintenir son degré d'obliquité. En effet, sous l'influence du poids du corps, le coxal tend à se relever en arrière ; mais ce mouvement impliquerait une oscillation d'arrière en avant de la partie qui proémine au-dessus de l'articulation sacro-iliaque, c'est-à-dire de l'angle interne de l'ilium ; or, cette oscillation est précisément empêchée par le ligament qui nous occupe. En outre, le petit psoas, en liant le bassin à la région lombaire, contribue au même résultat.

c. *Ligament sacro-sciatique* ou *ischiatique* (fig. 169, 11). — C'est une vaste expansion membraneuse, située sur le côté du bassin, entre le sacrum et le coxal, et qui sert plutôt d'appareil de clôture pour la cavité pelvienne que de moyen d'assujettissement pour ces deux os. Sa forme irrégulièrement quadrilatère a permis de diviser sa circonférence en quatre bords : un supérieur, attaché sur la crête rugueuse et latérale du sacrum ; un inférieur, fixé sur la crête sus-cotyloïdienne ainsi que sur la tubérosité ischiatique, et formant par la partie comprise entre ces deux insertions, avec la petite échancrure sciatique, l'ouverture par laquelle le muscle obturateur interne sort du bassin ; un antérieur, mal délimité, circonscrivant avec la grande échancrure sciatique l'ouverture qui livre passage aux vaisseaux fessiers, aux nerfs de même nom et au nerf grand sciatique ; un postérieur, se dédoublant en deux lames qui embrassent le muscle demi-membraneux, et se confondant supérieurement avec l'aponévrose d'enveloppe des muscles coccygiens. La face externe de ce ligament, parcourue par les nerfs sciatiques, est recouverte par le fessier moyen et la portion supérieure du long vaste et du demi-tendineux, qui prennent sur lui de nombreuses insertions. Sa face interne, tapissée en avant par le péritoine, se trouve en rapport en arrière avec le muscle coccygien et l'ischio-anal, auxquels elle donne attache.

Synoviale. — Elle tapisse le ligament sacro-iliaque inférieur et ne fournit qu'une petite quantité de synovie.

Mouvements. — Les deux articulations sacro-iliaques étant le centre vers lequel viennent converger tous les efforts d'impulsion communiqués au tronc par les membres postérieurs, ne pouvaient offrir une grande mobilité qui se fût opposée à la transmission intégrale de la quantité de mouvement. Aussi ne permettent-elles qu'un glissement fort restreint des surfaces articulaires; et la diarthrose plus ou moins imparfaite que l'on trouve ici semble avoir pour destination exclusive de prévenir les fractures auxquelles ces os auraient été sans cesse exposés s'ils avaient été attachés ensemble d'une manière invariable.

B. Articulation des deux coxaux entre eux, ou symphyse ischio-pubienne. — Les deux coxaux sont unis l'un à l'autre par toute l'étendue du bord interne des pubis et des ischiums. Cette articulation représente, dans le jeune âge, une véritable amphiarthrose, assujettie par un cartilage interosseux et des trousseaux de fibres périphériques.

Le cartilage, solidement fixé aux petites rugosités qui hérissent les surfaces osseuses adjacentes, s'ossifie quand l'animal avance en âge. Aussi les deux coxaux sont-ils constamment soudés l'un à l'autre chez les Solipèdes adultes.

Les faisceaux fibreux périphériques s'étendent transversalement, au-dessus et au-dessous de la symphyse. Ceux qui occupent la face inférieure sont incomparablement plus forts et plus abondants que les autres.

Les mouvements de cette articulation sont des plus restreints et dépendent uniquement de l'élasticité du cartilage interosseux; ils s'annulent par le fait de son ossification. Il est certain que, dans nos Mammifères, l'articulation des coxaux est plutôt une synchondrose qu'une véritable symphyse, synchondrose qui se convertit tôt ou tard en synostose.

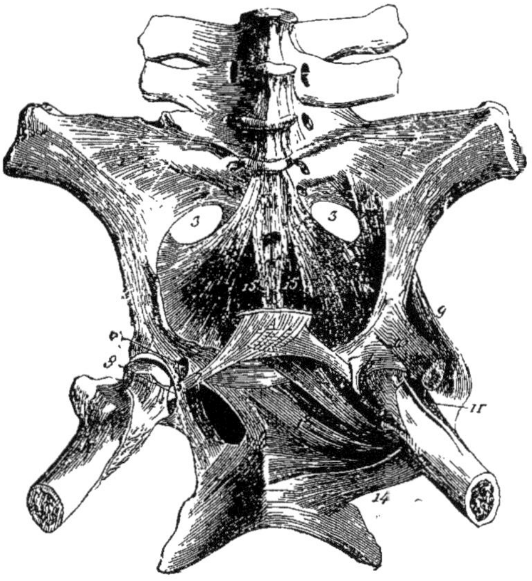

Fig. 170. — Articulations sacro-iliaque et coxo-fémorale, avec les muscles profonds qui enveloppent cette dernière (vue inférieure) *.

Chez les ***Solipèdes*** et les ***Caméliens***, la soudure est relativement précoce, tandis qu'elle est très lente à s'effectuer chez la ***Chatte***, la ***Chienne***, la ***Truie***, la ***Vache***, la ***Brebis*** et la ***Chèvre***.

Dans l'***Homme***, la mobilité de la jointure des coxaux est plus considérable que chez nos animaux, attendu que ces os ne prennent contact que par les pubis et que, d'autre part, ils sont unis par un cartilage épais, résistant à l'ossification et creusé ordinairement d'une cavité centrale. C'est une véritable symphyse pubienne; tandis que c'est une synarthrose ischio-pubienne chez les animaux.

B. — Articulation coxo-fémorale ou de la hanche.

Énarthose formée par la réception de la tête du fémur dans la cavité cotyloïde du coxal.

Surfaces articulaires. — La cavité cotyloïde représente, comme on le sait, un segment de sphéroïde creux, profondément échancré du côté interne et pourvu à son fond d'une large dépression, dont la moitié interne est préposée à l'in-

* 1, ligament sacro-iliaque inférieur; 2, ligament sacro-sciatique; 3, grande échancrure sciatique; 4, partie antérieure du ligament capsulaire de l'articulation coxo-fémorale; 5, bride interne du bourrelet cotyloïdien; 6, ligament rond; 7, son faisceau pubien; 8, son insertion au fémur; 9, muscle scansorius; 10, origine du droit antérieur de la cuisse; 11, muscle capsulaire ou ilio-fémoral grêle; 13, obturateur externe; 14, carré crural; 15, sacro-coccygien inférieur.

sertion d'une branche ligamenteuse, tandis que la moitié externe joue le rôle de fosse synoviale. Cet arrière-fond n'est point revêtu de cartilage et communique par l'échancrure interne avec la gouttière inférieure du pubis. — Le sourcil de la cavité cotyloïde est bordé par un fibro-cartilage complémentaire nommé *bourrelet cotyloïdien*. Ce fibro-cartilage n'est pas interrompu au niveau de l'échancrure précédemment indiquée ; il la franchit en formant une bride remarquable (fig. 170, 5), qui la convertit en un trou par lequel passent la branche pubienne du ligament rond et les vaisseaux de l'articulation. Fixé par son bord adhérent sur le pourtour de la cavité cotyloïde, le bourrelet qui nous occupe se trouve tapissé par la synoviale sur ses faces et son bord libre. Il présente sa plus grande épaisseur en avant et en dedans.

Quant à la tête du fémur, nous rappellerons qu'elle est exactement emboîtée dans la cavité précédente et qu'elle se trouve creusée comme elle d'une fossette rugueuse, occupée tout entière par l'insertion du ligament rond.

Moyens d'union. — Cette jointure est affermie par une capsule périphérique et par un lien interarticulaire, dit ligament rond.

a. *Ligament capsulaire* (fig. 170, 4). — Manchon membraneux tout à fait semblable à celui de l'articulation scapulo-humérale, embrassant la tête du fémur par son ouverture inférieure et s'attachant par son ouverture opposée sur le sourcil de la cavité cotyloïde et son fibro-cartilage complémentaire. Ce ligament, formé de fibres entre-croisées, est renforcé en avant par un faisceau oblique qui descend sur le corps du fémur avec le muscle ilio-fémoral grêle ou capsulaire. Sa face interne est tapissée par la synoviale articulaire. L'externe répond, par l'intermédiaire de pelotons adipeux : en avant, aux muscles capsulaire et droit antérieur de la cuisse; en arrière, aux jumeaux du bassin et à l'obturateur interne ; en dehors et en haut, au scansorius ; en dedans et en bas, à l'obturateur externe.

La capsule de l'articulation de la hanche n'est pas moins lâche que celle de l'épaule; elle permet, lorsque l'articulation est ouverte, c'est-à-dire lorsque la pression atmosphérique ne s'y oppose pas, un écartement de plusieurs centimètres.

b. *Ligament rond*. — Gros funicule, situé entre les surfaces osseuses, qu'il ne saurait maintenir exactement rapprochées l'une contre l'autre, en l'absence des autres liens musculaires ou ligamenteux qui enveloppent l'articulation.

Il se divise, chez les Solipèdes, en deux faisceaux, l'un *cotyloïdien*, l'autre *pubien*.

Le faisceau *cotyloïdien* (fig. 170, 6) est court et entièrement caché dans l'intérieur de l'articulation. Son insertion supérieure occupe la moitié interne de l'arrière-fond de la cavité cotyloïde. Son extrémité inférieure se fixe dans l'échancrure de la tête du fémur. Il est enveloppé par la membrane synoviale.

Le faisceau *pubien* (fig. 170, 7, 8) part, comme le précédent, de la fossette creusée sur la tête du fémur, se dirige en haut et en dedans, s'engage dans l'échancrure interne de la cavité cotyloïde, s'infléchit sur la bride fibreuse qui convertit cette échancrure en trou, se loge ensuite dans la gouttière inférieure du pubis et va se confondre avec le tendon prépubien des muscles abdominaux, vers le bord antérieur du pubis. — Plus long et plus fort que le faisceau cotyloïdien, ce faisceau est compris, dans sa portion pubienne, entre les deux branches du pectiné; sa portion intraarticulaire est tapissée par la synoviale.

Synoviale. — Cette membrane, très étendue, tapisse la face interne du ligament capsulaire avec le bourrelet cotyloïdien et se réfléchit sur les ligaments intra-articulaires pour former autour d'eux un revêtement séreux vaginal. Elle se prolonge même dans la fossette synoviale qui occupe le centre de la cavité cotyloïde.

Mouvements. — L'articulation coxo-fémorale est une des jointures qui jouissent des mouvements les plus variés et les plus étendus. Elle permet, en effet, la *flexion*, l'*extension*, l'*abduction*, l'*adduction*, la *circumduction* et la *rotation* de la cuisse sur le bassin. Le mécanisme de ces divers mouvements est des plus simples et ne donne lieu à aucune considération particulière.

Il faut dire toutefois que, dans nos grands animaux domestiques, cette articulation se spécialise plus ou moins pour les mouvements de flexion et d'extension ; la tête du fémur s'allonge transversalement et tend à la forme cylindrique : d'autre part, si l'on considère les Solipèdes en particulier, on constate que la présence du faisceau pubien du ligament rond restreint singulièrement les mouvements d'abduction.

Chez le ***Bœuf***, le fibro-cartilage complémentaire de la cavité cotyloïde est extrêmement développé, quoique interrompu du côté antéro-interne ; il affecte la forme d'un croissant dont la hauteur atteint jusqu'à 3 centimètres et l'épaisseur 2 centimètres ; il bouche l'échancrure interne de cette cavité et se confond avec l'une des branches tendineuses d'origine du muscle droit antérieur de la cuisse. Le ligament rond est tout entier inclus dans l'articulation ; il manque de faisceau pubien et cela explique la facilité avec laquelle les grands Ruminants donnent les coups de pied de côté désignés sous le nom de *coups de pied en vache*. L'absence du faisceau pubien est d'ailleurs un caractère commun à tous les animaux autres que les Solipèdes. Chez le ***Mouton*** et la ***Chèvre***, on trouve les mêmes particularités que dans le Bœuf; mais le croissant cotyloïdien est proportionnellement moins développé. Chez les ***Chameaux***, l'articulation de la hanche est d'une très grande mobilité.

C. — Articulation fémoro-tibiale [1].

Préparation. — Il faut d'abord étudier la capsule fémoro-rotulienne et le ligament membraneux postérieur fémoro-tibial. Pour cela, il suffit de débarrasser l'articulation des muscles, des aponévroses et des vaisseaux qui l'entourent. Quant aux ligaments funiculaires latéraux ou intra-articulaires, on pourra les voir convenablement sur une pièce dont on aura détruit les liens membraneux et scié le condyle externe suivant un plan oblique commençant au-dessus de l'insertion du ligament latéral externe.

L'articulation fémoro-tibiale, ou articulation du genou chez l'Homme, est la plus compliquée de toute l'économie. Elle est formée par la réunion du fémur avec le tibia et la rotule, et représente une charnière imparfaite.

Surfaces articulaires. — Pour constituer cette articulation, le fémur oppose, d'une part, ses deux condyles au plateau articulaire supérieur du tibia, d'autre part, sa trochlée à la face postérieure de la rotule.

Les *surfaces fémorales* ont été décrites avec détail (p. 226). Nous rappellerons ici que les deux condyles, placés côte à côte, sont allongés dans le sens antéro-postérieur et qu'ils sont séparés par l'échancrure, non articulaire, dite intercondylienne. Nous rappellerons encore que la trochlée fémorale, située en avant des deux condyles, semble continuer l'échancrure précédente, et que son bord interne est beaucoup plus épais et plus élevé que l'externe.

1. Nous comprenons sous ce nom la jointure qui unit le fémur au tibia et celle qui l'articule avec la rotule. A l'exemple des anthropotomistes, nous n'avons point cru devoir décrire une articulation fémoro-rotulienne distincte de l'articulation fémoro-tibiale proprement dite. Cette innovation nous semble justifiée par la communauté des principaux liens articulaires qui assujettissent ces deux jointures et par la dépendance réciproque de leurs mouvements.

Le *plateau du tibia* formé par deux larges facettes convexes et ondulées, sculptées sur les tubérosités latérales de l'extrémité supérieure de cet os, et relevées l'une vers l'autre de manière à constituer l'épine tibiale, engagée dans l'échancrure intercondylienne du fémur, épine divisée à son sommet par une rainure d'insertion antéro-postérieure, et pourvue à sa base, soit en avant, soit en arrière, de fossettes d'insertion. On sait que la facette externe, plus large que l'interne, est affectée en partie au glissement du tendon d'origine du muscle poplité.

La *surface rotulienne*, moulée sur la poulie fémorale, s'y adapte d'une manière assez imparfaite ; aussi est-elle complétée : en dehors, par un petit bourrelet fibro-cartilagineux qui reçoit l'insertion du ligament tibio-rotulien correspondant et du tendon inférieur du long vaste ; en dedans, par une grosse masse fibro-cartilagineuse qui embrasse la lèvre interne de la trochlée du fémur et se confond avec le ligament tibio-rotulien interne.

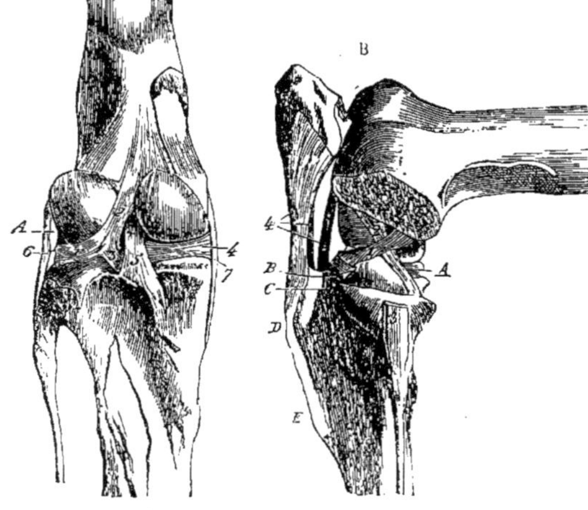

Fig. 171. — Articulation fémoro-tibiale *.

Ménisques interarticulaires (fig. 171 et 172). — On désigne sous ce nom les deux fibro-cartilages interposés aux condyles du fémur et aux facettes tibiales pour en assurer la coaptation. Ces organes, en forme de croissant, comme l'indique leur nom, présentent : un bord interne, concave, mince et tranchant, embrassant la base de l'épine tibiale ; un bord externe, épais et convexe ; une face supérieure, creuse et moulée sur l'un des condyles du fémur ; une face inférieure, presque plane, glissant sur le tibia ; deux extrémités, terminées par de véritables ligaments fixés sur les pièces osseuses opposées. On observera que les surfaces articulaires ne sont pas séparées dans toute leur étendue par ces ménisques complémentaires : l'épine tibiale, en effet, frotte directement contre le côté interne des condyles du fémur. — Le *ménisque interne*, le plus large et le moins épais, s'insère par son extrémité antérieure dans l'une des excavations situées en avant de l'épine, par son extrémité postérieure dans la fossette creusée en arrière de cette même éminence. — Le *ménisque externe* se fixe, en avant, près de l'insertion antérieure de son congénère ; son extrémité postérieure donne naissance à deux cordons desmeux, l'un supérieur, l'autre infé-

* A, *face postérieure (le ligament postérieur a été enlevé)* : 1, ménisque externe ; 2, faisceau fibreux qui le fixe au fémur ; 3, faisceau fibreux qui l'attache sur le contour postérieur de la surface tibiale ; 4, ménisque interne ; 5, insertion tibiale du ligament croisé postérieur ; 6, ligament latéral externe ; 7, ligament latéral interne. — B, *face externe (le condyle externe du fémur a été réséqué avec le ménisque correspondant pour montrer les ligaments croisés)* : 1, ligament croisé antérieur ; 2, *id.* postérieur ; 3, insertion péronéenne du ligament latéral externe ; 4, ligaments tibio-rotuliens ; A, ménisque interne ; B, insertion antérieure du ménisque externe ; C, coulisse pour le passage de la corde fémoro-métatarsienne ; D, tubérosité antérieure et supérieure du tibia ; E, crête tibiale.

rieur (fig. 171, 2 et 3). Le premier, le plus long et le plus fort, se termine dans la fossette située vers l'extrémité postérieure de l'échancrure intercondylienne. Le second, mince et aplati, opère son insertion sur le contour postérieur de la facette tibiale externe. Le bord extérieur de ce ménisque est séparé du ligament latéral externe par le tendon du muscle poplité et joue, à l'égard de ce tendon, le rôle d'une poulie de renvoi.

Moyens d'union. — Les liens qui assujettissent cette articulation compliquée sont nombreux. Nous décrirons : 1° les ligaments rotuliens attachant la rotule soit au tibia, soit au fémur; 2° les ligaments fémoro-tibiaux, unissant l'os de la cuisse au tibia, voire même au péroné.

A. *Ligaments rotuliens.* — La rotule tient au tibia par trois ligaments funiculaires désignés par l'épithète générique de *tibio-rotuliens*, et au fémur par une capsule dite *fémoro-rotulienne.*

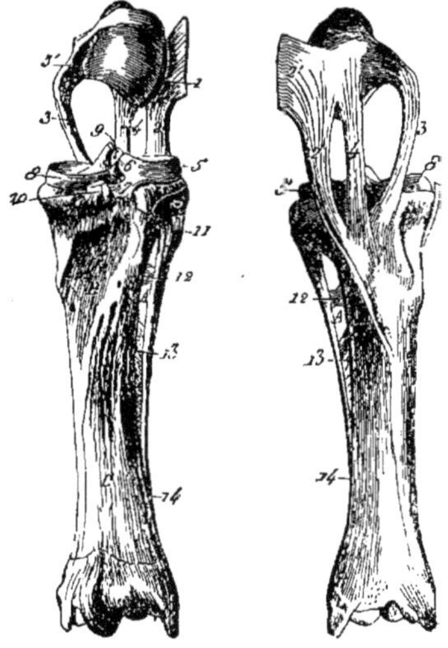

Fig. 172. — Ligaments qui unissent entre eux les trois os de la jambe *.

Les *ligaments tibio-rotuliens*, situés en avant de l'articulation, sont chargés de transmettre à la jambe l'action des muscles attachés sur la rotule. On les distingue, d'après leur position respective, en externe, interne et médian (fig. 172, 2, 3, 4).

a. Le *ligament tibio-rotulien externe*, le plus fort, est une bandelette aplatie, attachée par son extrémité inférieure sur le point culminant de la tubérosité antérieure du tibia; par son extrémité supérieure, sur la face antérieure de la rotule. Il se confond avec l'insertion rotulienne du long vaste et s'unit au ligament interne par une expansion aponévrotique très résistante, dépendant du *fascia lata.*

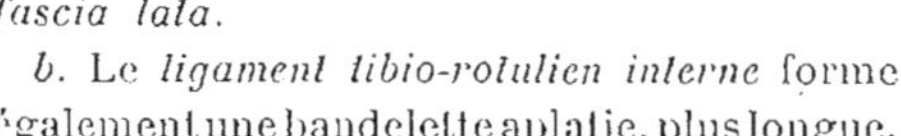

b. Le *ligament tibio-rotulien interne* forme également une bandelette aplatie, plus longue, mais moins large et moins épaisse que la précédente. Son extrémité inférieure est attachée au côté interne de la tubérosité antérieure du tibia. La supérieure s'épaissit beaucoup, devient fibro-cartilagineuse et s'insère à une saillie qui existe en dedans de la rotule. Cette portion fibro-cartilagineuse (fig. 172, 3') a été déjà mentionnée ci-dessus comme organe complémentaire de la surface articulaire rotulienne. — Ce ligament, uni au précédent comme il vient d'être dit, se confond en dedans avec l'aponévrose des muscles adducteurs de la jambe.

c. Le *ligament tibio-rotulien médian* est un cordon arrondi, situé, comme son nom l'indique, entre les deux autres, mais en plan plus profond. Il se trouve caché sous l'aponévrose qui réunit ceux-ci, dans une masse de tissu adipeux.

* No I, *face postérieure.* — No II, *face antérieure* : 1. bourrelet fibro-cartilagineux complémentaire de la surface rotulienne; 2, ligament tibio-rotulien externe; 2', insertion du long vaste sur ce ligament; 3, ligament tibio-rotulien interne; 3', son insertion supérieure transformée en appareil complémentaire de la surface rotulienne; 4, ligament tibio-rotulien médian; 5, ménisque externe du tibia; 6, sa branche d'insertion sur le fémur coupée à son origine; 7, son insertion tibiale postérieure; 8, ménisque interne; 9, insertion du ligament croisé antérieur dans la rainure de l'épine tibiale; 10, insertion tibiale du ligament croisé postérieur; 11, insertion inférieure du ligament fémoro-tibial externe; 12, 13, 14, ligaments tibio-péronéens. — A, arcade péronéo-tibiale. — B, surface d'insertion du poplité. — C, surface d'insertion du fléchisseur externe des phalanges.

Il part de la face antérieure de la rotule et descend verticalement sur le tibia, pour se loger dans la fosse digitale de sa tubérosité antérieure, où une petite bourse synoviale facilite son glissement. Son extrémité inférieure s'insère dans la partie la plus déclive de cette fosse.

d. La *capsule fémoro-rotulienne* est un manchon vaste et lâche, attaché d'une part autour de la trochlée fémorale, d'autre part à la périphérie de la surface articulaire rotulienne. Elle est extrêmement mince dans sa partie supérieure où elle est couverte par la terminaison des muscles rotuliens, ainsi que dans sa partie inférieure étendue sous les ligaments tibio-rotuliens; tandis qu'elle est renforcée latéralement par deux larges faisceaux fibreux qui s'insèrent au côté excentrique des condyles et que l'on décrit à part, chez l'Homme, sous le nom d'*ailerons de la rotule*. En haut et en bas, cette capsule est presque réduite à la membrane synoviale, doublée extérieurement d'une épaisse couche de graisse.

B. *Ligaments fémoro-tibiaux.* — Ils sont au nombre de cinq : deux latéraux, l'un externe, l'autre interne; un postérieur et deux intra-articulaires, distingués, eu égard à leur insertion inférieure, en antérieur et postérieur.

a. Les *ligaments latéraux* sont deux cordons rubanés, situés aux extrémités de l'axe transversal de l'articulation, plus en arrière qu'en avant, de manière à se relâcher pendant la flexion et à se tendre fortement pendant l'extension.

α. L'*externe*, le plus court et le plus fort, procède d'une des facettes creusées sur le condyle externe du fémur et s'insère à la tête du péroné par son extrémité inférieure, après avoir glissé sur la tubérosité externe du tibia, au moyen d'une bourse synoviale particulière. Il est recouvert par l'aponévrose jambière et il recouvre le tendon du poplité, dont il se trouve séparé quelquefois par une synoviale vésiculaire.

β. L'*interne*, attaché supérieurement sur l'éminence d'insertion qui surmonte la face excentrique du condyle interne, descend verticalement sur le tibia et glisse sur le contour de sa surface articulaire, grâce à la présence d'une petite facette enduite de cartilage et d'un prolongement en cul-de-sac de la membrane synoviale correspondante. Il se fixe par son extrémité inférieure aux empreintes dont est parsemée la tubérosité tibiale interne. Ses fibres sont disposées en deux couches croisées légèrement en **X**. Ce ligament, recouvert par l'aponévrose des muscles adducteurs de la jambe, adhère par sa face profonde au ménisque interne.

b. Le *ligament postérieur* appartient à la classe des ligaments membraneux. Il est formé de deux lames aponévrotiques, isolées supérieurement, confondues en bas. La lame superficielle est constituée par de forts faisceaux fibreux entre-croisés laissant entre eux des orifices vasculaires; elle se fixe, en haut, sur la face postérieure du fémur, au-dessous des gastro-cnémiens ou jumeaux de la jambe. La lame profonde enveloppe comme une espèce de calotte les condyles du fémur. Après s'être réunis, ces deux feuillets s'attachent sur la face postérieure du tibia, très près de la surface articulaire supérieure de cet os. — La face externe de ce ligament est en rapport avec les vaisseaux poplités et les jumeaux de la jambe. Sa face interne, tapissée dans presque toute son étendue par les synoviales latérales, embrasse les condyles du fémur et adhère au ligament croisé postérieur, ainsi qu'aux ménisques interarticulaires.

c. Les *ligaments interosseux* sont deux liens funiculaires logés dans l'échancrure intercondylienne. On les appelle encore *ligaments croisés*, parce qu'ils se croisent en **X** par leur partie moyenne (fig. 171, B).

α. L'*antérieur*, oblique de haut en bas et d'arrière en avant, s'attache : d'une part dans le fond de l'échancrure intercondylienne, en dedans du condyle externe ; d'autre part, dans la rainure creusée sur le sommet de l'épine tibiale. Les fibres qui le composent sont légèrement tordues en spirale.

β. Le *postérieur*, plus long que le précédent et oblique en sens opposé, s'insère inférieurement sur la petite éminence située en arrière de la facette tibiale interne, et, d'autre part, au fond de l'échancrure intercondylienne, contre le condyle interne.

Synoviales. — On compte pour cette articulation trois synoviales : une antérieure et deux postérieures. La première, très vaste et soutenue par la capsule fémoro-rotulienne, facilite le glissement de la rotule sur la poulie fémorale ; elle se prolonge en cul-de-sac sous l'insertion des muscles rotuliens. Les deux autres, chargées de lubrifier les surfaces articulaires de la jointure fémoro-tibiale proprement dite, comprennent entre elles les ligaments croisés. Elles tapissent le ligament postérieur, les ligaments latéraux et les faisceaux fibreux destinés à l'attache des ménisques. L'externe revêt en outre le tendon du muscle poplité et fournit un vaste cul-de-sac qui descend dans la coulisse antérieure du tibia pour envelopper le tendon commun à l'extenseur antérieur des phalanges et à la corde fémoro-métatarsienne. Les deux synoviales fémoro-tibiales s'adossent, en avant des condyles et de l'échancrure qui les sépare, contre la synoviale fémoro-rotulienne. Toutes trois se trouvent séparées des ligaments rotuliens par une masse considérable de tissu adipeux, qui se prolonge jusque dans l'échancrure intercondylienne, au fond de laquelle elle semble se fixer. D'après M. Forgeot, la synoviale fémoro-rotulienne communique fréquemment, mais d'une manière fort étroite, avec la fémoro-tibiale interne ; tandis que la synoviale fémoro-tibiale externe est toujours indépendante des deux autres.

Mouvements. — Cette charnière imparfaite peut exécuter deux mouvements opposés principaux, la *flexion* et l'*extension*, et un mouvement accessoire assez borné, la *rotation*. Le mécanisme de ces mouvements étant assez simple pour être compris sans explications préalables, nous ne l'exposerons pas avec détails. Nous nous bornerons à faire quelques remarques particulières sur le déplacement subi par les fibro-cartilages complémentaires quand l'articulation est mise en jeu.

Pendant la *flexion* et l'*extension*, ces organes, fixés sur les facettes tibiales, qu'ils transforment en cavités glénoïdes, se meuvent avec elles sur les condyles du fémur, d'avant en arrière, ou d'arrière en avant, suivant le mouvement qui s'exécute. Mais en même temps, ils glissent en sens inverse d'une manière très appréciable sur l'extrémité supérieure du tibia. Ainsi, lors de la flexion, ils cheminent d'arrière en avant sur cette extrémité ; ils sont ramenés en arrière pendant l'extension.

Quant à la *rotation*, qui peut avoir lieu de dedans en dehors ou de dehors en dedans, elle est produite non seulement par le pivotement des condyles dans leurs cavités glénoïdales, mais encore par un déplacement sensible des ménisques sur les surfaces du tibia.

DIFFÉRENCES

Chez le ***Bœuf***, on remarque l'épaisseur considérable du ménisque externe, sur le contour duquel le tendon du poplité s'imprime fortement. Des deux attaches postérieures de ce ménisque, la fémorale se fait remarquer par sa prépondérance sur la tibiale, qui est au contraire faible. Le ligament tibio-rotulien médian est aplati et le plus long des trois ; il est sur le même plan que les ligaments tibio-rotuliens latéraux, et n'est jamais noyé dans la graisse comme on l'observe chez les Solipèdes. Il n'y a pas de fosse digitale sur le tibia à son insertion inférieure. Le ligament tibio-rotulien interne est relativement faible, et il en est de même du ligament fémoro-tibial interne qui est beaucoup plus petit que le ligament latéral opposé. La communication des deux synoviales antérieure et latérale interne est constante ; la latérale externe est isolée. Pour le reste, les choses sont disposées comme dans les Solipèdes.

Chez le ***Mouton*** et la ***Chèvre***, il n'existe, vu l'étroitesse de la rotule, qu'un seul ligament tibio-rotulien au lieu de trois, et les trois synoviales communiquent largement à la base de la trochlée du fémur, de manière à n'en former qu'une comme chez l'Homme. Les mêmes faits s'observent chez le ***Chien***, le ***Chat*** et le ***Lapin***. Dans ces trois derniers animaux, les ménisques sont unis ensemble, près de leur insertion antérieure, par une bandelette fibreuse transversale, et le ligament fémoro-tibial postérieur présente, dans son épaisseur, deux sésamoïdes juxtaposés aux condyles fémoraux, qui donnent attache aux branches d'origine du gastro-cnémien.

Chez les ***Chameaux***, il n'existe aussi qu'un seul ligament tibio-rotulien. Le ligament fémoro-tibial externe fait défaut; l'interne est petit; il en résulte une mobilité très marquée dans le sens latéral. Le ménisque externe se termine postérieurement par deux cordons ligamenteux dont l'un s'attache au fémur comme d'ordinaire, tandis que l'autre se jette sur le ménisque interne en formant une commissure sous laquelle passe le ligament croisé postérieur.

Chez le ***Porc***, il y a 3 ligaments tibio-rotuliens ; l'interne est très mince mais large; le moyen glisse sur une bourse séreuse vers son insertion au tibia, comme on l'observe chez les Solipèdes.

D. — Articulation péronéo-tibiale.

Cette articulation représente une petite diarthrose planiforme, à mouvements restreints et très obscurs. Elle est formée par l'union de la facette irrégulière qui occupe la face interne de la tête du péroné avec la facette analogue taillée sur la tubérosité externe et supérieure du tibia. Des fibres courtes et fortes, interosseuses ou périphériques, enveloppent ces facettes de tous côtés et les maintiennent solidement en contact.

Le péroné est encore attaché au tibia : 1° en haut, par deux petits faisceaux ligamenteux croisés en **X**, formant la partie supérieure de la grande arcade dans laquelle passent l'artère et la veine tibiales antérieures (fig. 172, 12) ; 2° dans le milieu, par une sorte de membrane aponévrotique, dont la largeur va en diminuant de haut en bas, comme celle de l'intervalle qu'elle remplit (fig. 172, 13) ; 3° en bas, par un cordon ligamenteux (fig. 172, 14), qui continue le péroné jusqu'à la malléole externe, où ce cordon se réunit aux deux ligaments latéraux externes de l'articulation tibio-tarsienne.

DIFFÉRENCES

Chez les ***Ruminants***, le péroné est remplacé, dans la plus grande partie de sa longueur, par un cordon fibreux longeant le bord externe du tibia, contre la face profonde du muscle court péronier ou extenseur propre du doigt externe. Il n'y a donc pas d'articulation péronéo-tibiale supérieure. Par contre, la malléole externe, au lieu de se souder au tibia comme dans les Solipèdes, s'articule avec lui au moyen d'une petite arthrodie puissamment consolidée par des trousseaux de fibres périphériques.

Dans le ***Chien*** et le ***Chat***, les deux os de la jambe s'unissent par leurs extrémités et par leur partie moyenne :

1° Par leur extrémité supérieure, au moyen d'une petite arthrodie, analogue à celle du Cheval et pourvue, comme elle, d'une bourse synoviale particulière ;

2° Par leur extrémité inférieure, à l'aide d'une seconde arthrodie, dont le jeu est facilité par un prolongement de la synoviale tibio-tarsienne ;

3° Par leur partie moyenne, grâce à l'interposition d'un ligament interosseux, large et membraneux dans ses deux tiers supérieurs, formé de fibres extrêmement courtes et fortes dans son tiers inférieur.

Dans le ***Porc***, la disposition est sensiblement la même que dans les Carnivores. On remarquera cependant que la facette de l'extrémité inférieure du péroné s'unit au tibia par un petit ligament interosseux, en sorte que l'articulation qui en résulte peut être considérée comme une amphiarthrose.

E. — Articulations du tarse ou du jarret.

Préparation. — On commencera par disséquer les ligaments membraneux, antérieur et postérieur, en faisant disparaître les tendons qui passent à leur surface. En détruisant ceux-là, on isolera les ligaments latéraux de la diarthrose tibio-tarsienne.

On procédera ensuite comme on l'a fait pour le carpe, c'est-à-dire que l'on disséquera successivement les liens propres à chaque rangée, et ceux qui unissent les deux rangées entre elles, et la rangée inférieure au métatarse.

Elles comprennent : 1° l'articulation tibio-tarsienne ; 2° l'articulation qui rassemble les os tarsiens de la première rangée, c'est-à-dire l'astragale et le calcanéum ; 3° celles qui joignent les os de la rangée inférieure ; 4° l'articulation des deux rangées entre elles ; 5° l'articulation tarso-métatarsienne. — La première est une charnière parfaite et la seule jointure véritablement mobile. Toutes les autres sont des arthrodies dont le jeu est si restreint qu'elles semblent condamnées à une immobilité presque absolue. Cette union intime des pièces tarsiennes et métatarsiennes a évidemment pour but principal d'assurer la précision des mouvements de l'articulation tibio-tarsienne.

Articulation tibio-tarsienne. — Deux os seulement concourent à la formation de ce ginglyme angulaire : ce sont le tibia et l'astragale. L'épiphyse malléolaire du péroné est en effet confondue avec le tibia.

Surfaces articulaires. — Du côté du tibia : deux gorges profondes, obliques en avant et en dehors, séparées par un tenon sur lequel on rencontre fort souvent une petite fossette synoviale. — Du côté de l'astragale : la poulie à lèvres hélicoïdales qui occupe sa face antéro-supérieure (Voy. p. 238).

Moyens d'union. — Ils constituent sept ligaments : deux latéraux externes, trois latéraux internes, un antérieur et un postérieur.

a. *Ligaments latéraux externes.* — Ils sont distingués, eu égard à leur position relative, en superficiel et en profond.

Le *ligament externe superficiel* (fig. 174, 2) est un gros cordon funiculaire qui s'épanouit dans sa moitié inférieure. Il commence en haut sur la malléole externe, derrière la coulisse qui sépare cette tubérosité en deux parties; et de là il descend verticalement en se fixant successivement sur l'astragale, le calcanéum, le cuboïde, le métatarsien médian et le métatarsien externe. Longé en avant et recouvert en partie par le tendon de l'extenseur latéral des phalanges, auquel il fournit une bride d'assujettissement (fig. 174, 2'), ce ligament se confond, en arrière et près de son extrémité inférieure, avec le ligament calcanéo-métatarsien. Il recouvre le ligament externe profond, la courte bandelette qui constitue le ligament astragalo-calcanéen externe, l'insertion de la branche cuboïdienne de la corde fémoro-métatarsienne et le petit ligament cuboïdo-cunéen.

Le *ligament externe profond* (fig. 173 et 174, 1), beaucoup moins long que le précédent, s'attache supérieurement sur la partie antérieure de la malléole externe, et se dirige obliquement en arrière et en bas, pour se fixer par deux faisceaux au côté externe de l'astragale et du calcanéum. Ce ligament, recouvert par le précédent, qu'il croise en X, est tapissé sur sa face interne par la synoviale de l'articulation.

b. *Ligaments latéraux internes.* — Ce sont encore trois liens funiculaires et rubanés, superposés l'un à l'autre ; il y en a donc un superficiel, un moyen et un profond.

Le *ligament interne superficiel* (fig. 173, 6), le plus fort et le plus long des trois, procède de la tubérosité interne et inférieure du tibia (malléole interne). Il descend ensuite, en s'épanouissant, sur le côté interne du tarse et il se fixe, en se confondant avec le ligament astragalo-métatarsien et l'appareil ligamenteux tarso-métatarsien postérieur, sur la tubérosité de l'astragale, sur le scaphoïde, les cunéiformes et l'extrémité supérieure des deux métatarsiens internes.

Le *ligament interne moyen* (fig. 173, 5) se compose de deux cordons funiculaires attachés en commun sous le précédent à la tubérosité tibiale interne, qui rappellent exactement ceux du ligament externe profond. Ils se dirigent en bas et en arrière et se terminent l'un sur l'astragale, l'autre sur le calcanéum.

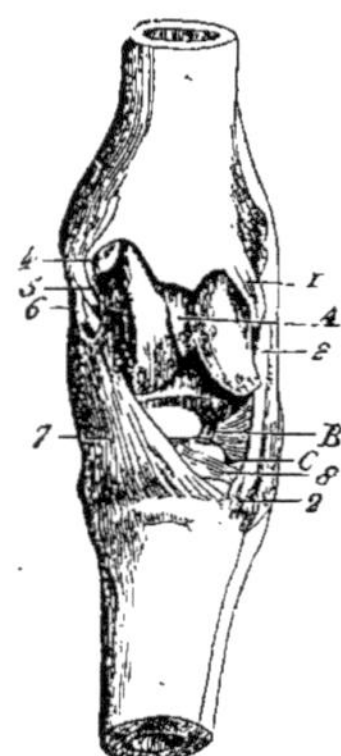

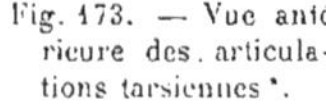
Fig. 173. — Vue antérieure des articulations tarsiennes *.

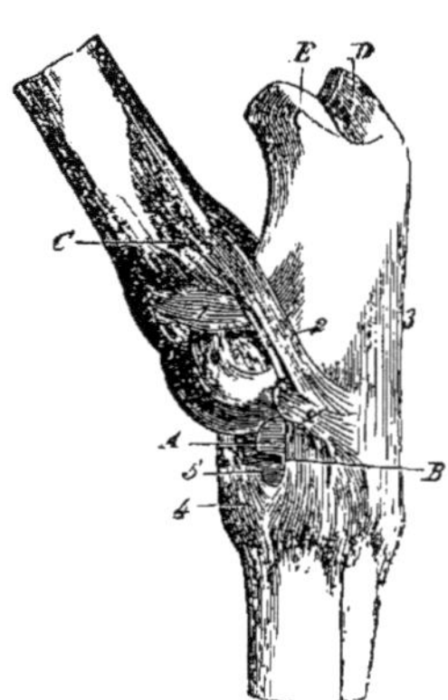

Fig. 174. — Vue latérale des articulations du tarse **.

Le *ligament interne profond* (fig. 173, 4) est un faisceau extrêmement faible, enveloppé par la membrane synoviale, souvent réduit à une mince bandelette lamelleuse, à peine distincte du feuillet séreux qui l'entoure. Il s'attache d'une part, sur le tibia, en dessous du ligament moyen ; d'autre part, sur l'astragale, au même point à peu près que le faisceau supérieur du ligament moyen.

c. *Ligament antérieur.* — C'est une membrane plus épaisse en dehors qu'en dedans, formée de fibres entre-croisées, fixées : en haut, en avant de l'extrémité inférieure du tibia ; en bas, sur l'astragale, le scaphoïde, le grand cunéiforme et le ligament astragalo-métatarsien ; par côté, au bord antérieur des deux ligaments latéraux superficiels. Sa face interne est tapissée par la synoviale articulaire. L'externe est recouverte par le muscle jambier antérieur, l'extenseur antérieur des phalanges, la corde fémoro-métatarsienne, l'artère tibiale antérieure, et plusieurs grosses branches veineuses anastomotiques, de la réunion desquelles résulte la veine tibiale antérieure. Ce ligament se relâche et se plisse transversalement pendant la flexion.

* 1, ligament externe profond de l'articulation tibio-tarsienne ; 2, 2. ligament externe superficiel ; 4, ligament interne profond ; 5, ligament interne moyen ; 6, ligament interne superficiel ; 7, ligament astragalo-métatarsien ; 8, petit ligament cuboïdo-cunéen ; A, poulie astragalienne ; B, insertion cuboïdienne de la corde fémoro-métatarsienne ; C, conduit vasculaire du tarse.

** 1, ligament externe profond ; 2, ligament externe superficiel ; 2', anneau fourni par ce dernier ligament pour le passage de l'extenseur latéral des phalanges ; 3, ligament calcanéo-métatarsien ; 4, ligament astragalo-métatarsien ; 5, petit ligament cuboïdo-cunéen. — A, insertion cuboïdienne de la corde fémoro-métatarsienne. — B, orifice antérieur du conduit vasculaire du tarse. — C. coulisse de la malléole externe destinée à l'extenseur latéral des phalanges. — D, insertion du tendon des jumeaux de la jambe sur le calcanéum. — E, surface de glissement pour ce tendon.

d. *Ligament postérieur*. — Second lien membraniforme ou capsulaire, qui ferme l'articulation en arrière et présente, dans son centre, un épaississement fibro-cartilagineux sur lequel glisse le tendon perforant. Il s'attache : en haut, sur le tibia ; en bas, sur l'astragale et le calcanéum ; par côté, il se confond avec les deux ligaments latéraux superficiels et avec le faisceau astragalien du ligament interne moyen. Sa face profonde est tapissée par la synoviale articulaire ; la superficielle est recouverte et lubrifiée par la séreuse vaginale qui facilite le glissement du tendon perforant dans la gaine tarsienne. Ce ligament, extrêmement relâché dans l'état d'extension de la jointure, s'étend beaucoup pendant la flexion.

Synoviale. — Cette membrane se développe à la face interne des deux ligaments capsulaires, revêt en grande partie les trois ligaments internes et tapisse le ligament externe profond. Elle communique, en avant et en bas, avec la synoviale de l'articulation des deux rangées d'os tarsiens. Quand elle devient le siège d'une hydropisie, elle se distend toujours en avant et en dedans, parce qu'elle n'est soutenue à cet endroit que par le ligament capsulaire antérieur. Mais elle peut aussi soulever le ligament postérieur et faire hernie dans le creux du jarret, en arrière des ligaments latéraux. Il n'est donc pas exact d'attribuer toutes les tumeurs synoviales du creux du jarret à la dilatation de la gaine tendineuse tarsienne ; il peut y avoir là vessigon articulaire et vessigon tendineux.

Mouvements. — Rien de moins compliqué que le mécanisme de l'articulation tibio-tarsienne, cette jointure ne permettant que deux mouvements opposés, la *flexion* et l'*extension*, mouvements dont le jeu est si simple et si précis que nous croyons pouvoir nous dispenser d'exposer la manière dont ils s'exécutent. Nous ferons remarquer cependant que, pour éviter la rencontre de la jambe avec le pied, lors de la flexion, cette dernière fraction du membre se dévie un peu en dehors, grâce à l'obliquité des gorges articulaires.

ARTICULATION DES OS DE LA PREMIÈRE RANGÉE ENTRE EUX OU CALCANÉO-ASTRAGALIENNE. — Arthrodie composée, résultant de la coaptation des trois ou quatre facettes articulaires de la face postérieure de l'astragale avec les facettes analogues du calcanéum.

Cette jointure est assujettie par les ligaments latéraux de l'articulation tibio-tarsienne, et par quatre ligaments *astragalo-calcanéens* : un *supérieur*, un *externe*, un *interne* et un *interosseux*.

Le ligament *astragalo-calcanéen supérieur*, formé de fibres très courtes et parallèles jetées d'un os à l'autre, se trouve situé vers l'extrémité supérieure de la poulie astragalienne et est tapissé supérieurement par la synoviale de l'articulation tibio-tarsienne.

Les ligaments *latéraux*, externe et interne, sont deux très minces faisceaux cachés sous les ligaments qui unissent par côté le tibia aux os du tarse.

Le ligament *interosseux* est très fort et occupe une grande partie de l'excavation rugueuse qui sépare les facettes articulaires.

Cette articulation ne possède point ordinairement de synoviale propre. Deux prolongements émanent de la synoviale inférieure et facilitent le glissement des deux facettes inférieures. Un prolongement analogue, descendant de la synoviale tibio-tarsienne, est affecté aux facettes supérieures. Il n'est pas rare de voir ce dernier former une capsule distincte.

Mouvements presque nuls.

Articulation des os de la seconde rangée entre eux. — Ces os, au nombre de quatre, se mettent en rapport de la manière suivante : le cuboïde répond au scaphoïde par deux facettes, l'une antérieure, l'autre postérieure ; il s'articule avec le grand cunéiforme par deux facettes semblables, dont une, la postérieure, est loin d'être constante. Le scaphoïde s'unit aux deux cunéiformes par la vaste facette convexe qui occupe sa face inférieure presque tout entière. Les deux cunéiformes se joignent entre eux au moyen d'une petite surface articulaire.

Les faisceaux desmeux qui maintiennent ces surfaces diarthrodiales en contact sont assez nombreux. Nous citerons :

1° Le ligament astragalo-métatarsien et l'appareil tarso-métatarsien postérieur, dont il sera parlé plus loin, ces deux liens n'appartenant point en propre aux os de la deuxième rangée ;

2° Deux ligaments antérieurs, nommés *cuboïdo-scaphoïdien* et *cuboïdo-cunéen* (fig. 173, 8 et 174, 5), se portant du cuboïde au scaphoïde ou au grand cunéiforme, l'un au-dessus, l'autre au-dessous de l'arcade vasculaire pratiquée entre ces trois os ;

3° Deux ligaments interosseux, analogues aux précédents, formant les parois supérieure et inférieure de l'arcade précitée ;

4° Un ligament interosseux *scaphoïdo-cunéen*, allant du scaphoïde aux deux cunéiformes ;

5° Un ligament interosseux *intercunéen*, se dirigeant d'un cunéiforme à l'autre, et se confondant avec le ligament précédent.

La disposition des membranes lubrifiantes varie avec celle des facettes articulaires. Voici cependant ce qu'on observe le plus généralement : une synoviale propre est spécialement destinée aux facettes par lesquelles le scaphoïde et le grand cunéiforme se correspondent ; cette synoviale appartient encore aux deux arthrodies cuboïdo-scaphoïdienne et cuboïdo-cunéenne postérieures. La diarthrose cuboïdo-scaphoïdienne antérieure reçoit un prolongement de la synoviale des deux rangées. Quant aux facettes cuboïdo-cunéenne antérieure et intercunéenne, leur jeu est facilité par deux prolongements de la synoviale tarso-métatarsienne.

Mouvements presque nuls.

Articulation des deux rangées entre elles. — Cette arthrodie est formée par l'union du calcanéum et de l'astragale d'une part, avec le scaphoïde et le cuboïde d'autre part. Sa solidité est assurée par six liens principaux.

1° Les deux ligaments latéraux superficiels de l'articulation tibio-tarsienne.

2° Le ligament *calcanéo-métatarsien* (fig. 174, 3), forte soupente fibreuse qui unit le bord postérieur du calcanéum au cuboïde et à la tête du métatarsien externe. Il se confond, en dehors, avec le ligament tibio-tarsien externe et superficiel, en dedans, avec le lien tarso-métatarsien postérieur.

3° Le ligament *astragalo-métatarsien* (fig. 173, 7), large faisceau rayonné, dont les fibres partent de la tubérosité interne de l'astragale pour se porter, en divergeant et en se confondant avec le ligament tibio-tarsien interne et superficiel, sur le scaphoïde, le grand cunéiforme et l'extrémité supérieure du métatarsien principal.

4° Le ligament *tarso-métatarsien postérieur*, vaste appareil fibreux, très fort et très compliqué, qui réunit en arrière tous les os tarsiens, tout en nivelant leur face postérieure, et les fixant aux trois pièces du métatarse. Ce lien, traversé par plusieurs tendons et par l'artère et la veine logées dans le conduit cuboïdo-scaphoïdo-cunéen, est continué en bas par la bride tarsienne du perforant. Il rappelle donc tout à fait le ligament commun palmaire du carpe, avec cette différence toutefois qu'il ne s'étend pas jusqu'au tibia, tandis que ce dernier part du radius. — Le ligament tarso-métatarsien postérieur est tapissé par la synoviale tendineuse affectée au glissement du tendon perforant dans la gaine tarsienne. Il se confond par côté avec le ligament calcanéo-métatarsien et avec le ligament tibio-tarsien interne et superficiel.

5° Un ligament *interosseux*, attaché sur les quatre pièces qui forment cette articulation.

Elle est pourvue d'une synoviale particulière qui communique toujours, en avant, avec la synoviale tibio-tarsienne. Cette séreuse se prolonge en haut entre le calcanéum et l'astragale, pour lubrifier, comme nous l'avons déjà dit, deux des facettes par lesquelles ces os se mettent en rapport. De plus, elle descend entre le cuboïde et le scaphoïde, pour former un autre prolongement destiné à la petite arthrodie cuboïdo-scaphoïdienne antérieure.

Mouvements presque nuls.

Articulation tarso-métatarsienne. — Cette jointure, formée par la rencontre de trois des os du tarse, le cuboïde et les cunéiformes, avec les trois os du métatarse, est fixée par les ligaments latéraux superficiels de l'articulation tibio-tarsienne, les ligaments calcanéo-métatarsien, astragalo-métatarsien, tarso-métatarsien postérieur, et par un fort ligament interosseux qui se dédouble en trois faisceaux.

La synoviale propre à cette jointure remonte dans la petite arthrodie cuboïdo-cunéenne antérieure et dans celle qui unit les deux cunéiformes. Elle descend, à l'opposé, dans les articulations intermétatarsiennes.

Mouvements presque nuls.

Conclusion. — De toutes les articulations du tarse, il n'y en a qu'une qui soit véritablement mobile et présente une réelle importance : c'est l'articulation tibio-astragalienne ; toutes les autres sont pour ainsi dire dépourvues d'intérêt pratique, car le massif tarsien forme avec le métatarse un seul et même rayon de mouvement. Aussi beaucoup de détails que nous avons dû donner pour être complets peuvent être sans inconvénient négligés par l'élève. Voici, pour le guider, une liste des ligaments les plus importants et les plus faciles à voir :

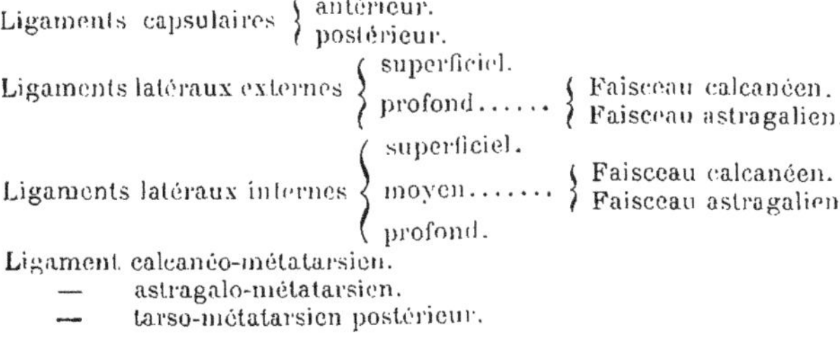

Ligaments capsulaires { antérieur. / postérieur.

Ligaments latéraux externes { superficiel. / profond...... { Faisceau calcanéen. / Faisceau astragalien.

Ligaments latéraux internes { superficiel. / moyen....... { Faisceau calcanéen. / Faisceau astragalien. / profond.

Ligament calcanéo-métatarsien.
— astragalo-métatarsien.
— tarso-métatarsien postérieur.

DIFFÉRENCES

Dans les animaux autres que les Solipèdes, l'immobilité des jointures intertarsiennes et tarso-métatarsiennes est beaucoup moins absolue grâce à la configuration particulière des surfaces articulaires de quelques-unes des pièces composantes. Ainsi, chez les **Ruminants** et les ***Porcins,*** le calcanéum se joint à l'astragale par une véritable articulation trochléenne, et ce dernier os s'articule avec le scaphoïde par une diarthrose du même genre. Chez le ***Chien***, le ***Chat,*** le ***Lapin,*** le même résultat est obtenu par réception de la tête astragalienne dans la cavité supérieure du scaphoïde.

Remarquons encore que chez les ***Ruminants***, le ***Porc***, le ***Lapin,*** il y a une articulation péronéo-calcanéenne qui manque aux Solipèdes et aux Carnivores, articulation qui s'établit entre la malléole externe et un condyle spécial porté par le calcanéum.

Le professeur Lemoigne (de Milan) a dit, à propos du jarret du ***Bœuf,*** que, si la mobilité des articulations tarsiennes enlève au membre postérieur de cet animal la rigidité favorable à la puissance de la détente et à la vélocité de l'allure, la disposition de l'articulation astragalo-calcanéenne fait peut-être compensation, la trochlée de l'astragale agissant comme un excentrique pour écarter le calcanéum et maintenir l'incidence « normale » du tendon d'Achille sur son bras de levier, quel que soit l'état de fermeture ou d'ouverture du jarret. Quoi qu'il en soit, voici en quelques lignes les principaux ligaments du ***Bœuf :***

Un *ligament capsulaire antérieur* et un *ligament capsulaire postérieur.*

Deux *ligaments tibio-tarsiens externes,* dont le superficiel est relativement faible.

Trois *ligaments tibio-tarsiens internes ;* le superficiel se terminant sur le prolongement postéro-supérieur du scaphoïde et au côté interne du sustentaculum tali ; le moyen, gagnant le côté interne du scaphoïde ; le profond, constitué par deux courts faisceaux superposés, insérés sur la face interne de l'astragale.

Un *ligament calcanéo-métatarsien postérieur* très fort, terminé inférieurement par deux branches entre lesquelles passe le tendon perforant ; ces deux branches gagnent le métatarse et se mettent en continuité, principalement l'externe, avec le suspenseur du boulet.

Un *ligament calcanéo-métatarsien antérieur,* prenant naissance en bas de la face externe du calcanéum et croisant en dessous le ligament tibio-tarsien externe superficiel pour venir se terminer en avant de l'extrémité supérieure de l'os canon, sous la capsule antérieure.

Un *ligament tarso-métatarsien postérieur* qui semble prolonger le suspenseur du boulet et se confond aussi avec le ligament calcanéo-métatarsien postérieur pour constituer un anneau au tendon perforant.

Un *ligament astragalo-métatarsien,* dont la plupart des fibres ne dépassent pas en bas l'os centro-cuboïdien, et qui dès lors serait mieux nommé astragalo-scaphoïdien, etc.

Nous nous bornons à l'indication de ces quelques faits, et nous laissons intentionnellement dans l'ombre un certain nombre de particularités offertes par les articulations tarsiennes des Camélidés, du Porc, du Chien, du Chat, etc.

CHAPITRE III

ARTICULATIONS CHEZ LES OISEAUX

L'étude des articulations des Oiseaux nous arrêtera quelques instants à peine ; car nous nous bornerons à faire quelques remarques sur les jointures intervertébrales, atloïdo-occipitale et temporo-maxillaires, les seules qui présentent une conformation tout à fait spéciale et digne d'attirer l'attention.

Articulations intervertébrales. — La grande mobilité du cou de l'Oiseau n'est pas seulement le fait de sa longueur, relativement considérable ; elle est encore due au mode particulier d'articulation des vertèbres qui composent cette portion de la tige rachidienne. Nous savons, en effet, que ces vertèbres ne s'unissent point entre elles, par leur corps, en formant une série continue d'amphiarthroses, comme dans les animaux mammifères. On trouve, dans la région cervicale, à la place de ces articulations mixtes, de véritables diarthroses qu'on peut rapporter au genre créé par Cruveilhier sous le nom d'*articulation par emboîtement réciproque,* chaque vertèbre se mettant en rapport avec les vertèbres adjacentes au moyen de facettes convexes dans un sens et concaves dans le sens perpendiculaire au premier. Ces facettes sont recouvertes d'un cartilage d'encroûtement bien manifeste; et il nous a semblé qu'au lieu de s'appliquer directement contre les facettes opposées, lesquelles présentent une conformation précisément inverse, elles s'en trouvent séparées par un disque fibro-cartilagineux extrêmement mince, rappelant celui de l'articulation temporo-maxillaire des Carnassiers du genre *Chat*. Deux synoviales assez lâches, séparées par cette lamelle inter-articulaire, favorisent le jeu des vertèbres contiguës. Cette disposition, qui, à notre connaissance du moins, n'a été signalée que chez le Cygne, et encore d'une manière incomplète, appartient probablement à la classe tout entière des Oiseaux; car nous l'avons rencontrée jusqu'à présent dans tous les individus qu'il nous a été donné de soumettre à notre examen.

Dans sa portion dorso-lombo-sacrée, le rachis ne forme qu'une seule pièce, par suite de la soudure des vertèbres, et ne présente point à étudier d'articulations proprement dites.

Dans la région coccygienne, la mobilité reparaît. Mais cette mobilité est loin d'être aussi prononcée que dans la région cervicale, attendu que les vertèbres du coccyx s'unissent par amphiarthrose et non par emboîtement réciproque.

Articulation atloïdo-occipitale. — On sait qu'il n'existe sur l'occipital qu'un seul condyle plus ou moins sphéroïdal, et, sur la marge antérieure de l'atlas, qu'une seule cavité articulaire. L'articulation atloïdo-occipitale est donc une véritable énarthrose à mouvements très variés et très étendus : disposition qui rend compte de la facilité avec laquelle les Oiseaux font pivoter leur tête sur l'extrémité supérieure de la tige cervicale.

Articulation temporo-maxillaire. — Le jeu de cette articulation offre ceci de particulier : qu'il provoque, lors de l'écartement des mandibules, non seulement l'abaissement de l'inférieure mais encore l'élévation de la supérieure. Nous avons déjà fait connaître (Voy. p. 260) les conditions qui rendent possibles ce dernier mouvement; mais il ne reste pas moins difficile à comprendre parce qu'il n'existe aucune puissance active, c'est-à-dire aucun muscle propre à l'effectuer directement. Le mécanisme qui préside à son exécution peut être exposé en quelques mots seulement : ainsi, on sait que l'os carré, interposé entre le temporal et le maxillaire inférieur à la manière du ménisque interarticulaire des animaux mammifères, s'unit en dehors avec l'os jugal, en dedans avec le ptérygoïdien. On sait encore que celui-ci s'appuie, au moyen d'une facette diarthrodiale, sur le corps du sphénoïde, et qu'il s'arc-boute contre l'extrémité postérieure du palatin (Voy. fig. 149) ; tandis que le premier, c'est-à-dire le zygomatique, va rejoindre directement le maxillaire supérieur. On sait enfin que la mâchoire supérieure est mobile sur le crâne, en raison de la flexibilité des cartilages ou des lamelles osseuses qui unissent ces deux parties de la tête. Nous ajouterons que l'os carré reçoit sur son apophyse antérieure un ou deux muscles fixés, d'un autre côté, à la base du crâne, et que cet os peut être poussé ou plutôt tiré en avant par la contraction de ces faisceaux musculaires. Or, c'est cette poussée, transmise à la mandibule supérieure par l'intermédiaire de l'os jugal, d'une part, au ptérygoïdien et au palatin, d'autre part, qui produit justement le mouvement d'élévation de cette mandibule. Rien n'est plus facile que d'en avoir la preuve ; il suffit de prendre une tête d'Oiseau débarrassée de toutes les parties molles qui l'entourent, et de presser avec les doigts derrière les deux os carrés, pour remplacer l'action de leurs muscles élévateurs ; on voit alors l'extrémité interne du ptérygoïdien glisser sur la facette du sphénoïde et pousser devant elle l'os palatin, pendant que le zygomatique agit de la même manière sur le maxillaire supérieur ; on voit enfin se produire, par l'effet de cette poussée postéro-antérieure, le mouvement ascensionnel que nous nous étions chargé d'expliquer.

TROISIÈME SECTION

MUSCLES

Après l'étude des leviers osseux et de leurs articulations, vient la description des puissances chargées de les mouvoir, c'est-à-dire celle des *muscles*, organes fibreux jouissant de la propriété de se contracter sous l'action d'un stimulus.

L'étymologie du mot « muscle » est encore discutée : les uns le font dériver du mot grec μύειν, se mouvoir ; les autres, du mot latin *mus*, souris, parce que Pollux comparait, dit-on, le muscle à un rat écorché.

On distingue des *muscles lisses* et des *muscles striés*, d'après les caractères de l'élément anatomique qui les constitue.

Les *muscles lisses* sont soustraits à l'influence de la volonté ; ils appartiennent aux organes de la vie végétative. Aussi, les désigne-t-on encore sous les noms de *muscles intérieurs*, *muscles de la vie organique*, *muscles involontaires*.

Les *muscles striés* diffèrent des premiers en ce que, à peu d'exceptions près, ils se contractent sous l'influence de la volonté. Ils sont surtout en rapport avec l'exécution des fonctions de relation, ce qui les fait appeler *muscles extérieurs*, *muscles de la vie animale*. Ces muscles s'attachent presque tous sur le squelette et représentent les agents actifs du mouvement de la charpente osseuse ; ce seront donc les seuls dont nous nous occuperons dans cette étude de l'appareil locomoteur.

Mais avant d'entamer la description particulière de chacun d'eux, nous exposerons les considérations générales relatives à leur histoire.

CHAPITRE PREMIER

MUSCLES EN GÉNÉRAL

§ I. — Muscles striés en général.

Dans ce premier paragraphe, on envisagera, d'une manière générale, le volume, la situation, la forme, la direction, les attaches et les rapports des muscles de l'appareil locomoteur.

A. Volume. — Rien n'est si variable que le volume des muscles. Quelle différence, en effet, entre le scapulo-huméral grêle et le long dorsal ; et que de dimensions intermédiaires entre ces deux points de comparaison ! Il y a donc des muscles très grands, grands, moyens, petits et très petits.

Quant au poids de la masse totale de ces organes, il varie suivant l'espèce. l'âge, et l'état de santé ; mais, en prenant une moyenne générale, on trouve qu'il représente près de la moitié du poids total du corps.

L'amaigrissement ne consiste pas seulement dans la disparition de la graisse : il s'accompagne en outre d'une diminution et parfois d'une sorte de fonte de la substance musculaire. La masse des muscles est en corrélation avec la masse du sang et en subit les fluctuations. Bordeu avait quelque raison d'appeler celui-ci de la « chair coulante ».

B. Situation. — Nous n'avons pas besoin d'insister beaucoup pour faire comprendre que la connaissance de la situation des muscles est une des premières notions à acquérir sur la disposition de ces organes.

On distingue : des *muscles pairs* et des *muscles impairs ;* des *muscles superficiels* ou *peaussiers* et des *muscles profonds* ou *sous-aponévrotiques*.

La plupart des muscles sont *pairs*, c'est-à-dire répétés symétriquement de chaque côté du plan médian. Il n'en est qu'un très petit nombre d'*impairs*, c'est-à-dire situés sur le plan médian même ; exemples : le diaphragme, les sphincters de l'anus et de la bouche, le transverse du bout du nez.

Les muscles *peaussiers* sont placés immédiatement sous la peau, qu'ils servent à mouvoir ; il s'insèrent sur la face interne de ce tégument au moins par une de leurs extrémités, et quelquefois par toutes les deux. Le pannicule charnu, les muscles de la face, le platysma du cou, sont des peaussiers. Le premier atteint un extrême développement chez certains animaux tels que le Hérisson et le Porc-épic ; tandis qu'il fait complètement défaut chez l'Homme. Les peaussiers donnent à la physionomie ses traits particuliers et sa mobilité ; en outre ils agitent la peau de trémoussements pour la débarrasser des insectes, et parfois redressent et hérissent les piquants de la peau et permettent à certains animaux de se rouler en boule.

Les muscles *sous-aponévrotiques*, situés sous l'aponévrose superficielle dite *fascia superficialis*, sont infiniment plus nombreux que les précédents ; ils agissent sur les pièces du squelette, auxquelles ils se superposent en couches souvent multiples.

C. Forme. — Sous le rapport de leur forme absolue, les muscles se divisent, ainsi que les os, en longs, larges et courts.

Muscles longs. — Ces muscles se rencontrent surtout dans les membres. Pourvus d'un axe principal auquel on peut rapporter l'effet de leur contraction, ils présentent une *partie moyenne*, ordinairement renflée et deux extrémités, d'inégale grosseur : la plus volumineuse, toujours tournée en haut, est désignée métaphoriquement sous le nom de *tête*, l'autre porte celui de *queue*. Ils sont le plus souvent *fusiformes*, quelquefois *coniques*, rarement *cylindriques*, *prismatiques* ou *aplatis* en minces bandelettes. Dans une région donnée, les muscles superficiels sont toujours plus longs que les muscles profonds.

Ainsi que l'a fait remarquer Bichat, depuis longtemps, il y a des muscles qui n'ont d'autre analogie que l'apparence extérieure avec les muscles longs des membres. Ce sont ceux étendus au-dessus ou au-dessous de la colonne vertébrale. Ces organes, longs en apparence, sont constitués par une série de faisceaux confondus à leur origine, distincts à leur terminaison, ou par des faisceaux qui ont chacun leur origine et leur terminaison propres sur les pièces qui composent le rachis.

Un muscle long peut être divisé à l'une ou à l'autre de ses extrémités ; si c'est à l'extrémité supérieure, il est qualifié de *biceps*, *triceps*, *quadriceps*... suivant qu'il présente 2, 3, 4... têtes.

Muscles larges ou *membraneux*. — Les muscles larges, c'est-à-dire ceux qui ont deux axes principaux, s'étalent sous la peau ou autour des grandes cavités du tronc, qu'ils concourent à fermer et à séparer l'une de l'autre. Il en est d'*elliptiques*, de *quadrilatères*, de *triangulaires*, de *trapézoïdes*, etc.

Muscles courts. — On les trouve principalement autour des os courts, ou à la périphérie des articulations qui sont cachées profondément sous d'énormes masses musculaires. Bien que leur nom indique que leurs trois axes offrent à peu près les mêmes dimensions, il s'en trouve presque toujours un et même deux qui prédominent. On peut donc les assimiler, suivant le cas, soit aux muscles longs, soit aux muscles larges.

D. Direction. — Cruveilher fait remarquer avec raison que la direction d'un muscle est un des points les plus importants de son histoire ; car elle permet de déterminer l'angle d'incidence du muscle sur son bras de levier, la puissance de son action et la nature de ses usages.

Il faut observer, au sujet de la direction des muscles : 1° la forme de leur axe principal ; 2° le rapport de cet axe avec le fil à plomb ; 3° sa comparaison avec l'axe des leviers osseux que les muscles entourent ou qu'ils sont chargés de mouvoir.

a. Un muscle est appelé *rectiligne*, quand son axe principal est droit ; il est dit *curviligne*, si cet axe décrit une courbe plus ou moins marquée ; *sphincter* ou *orbiculaire*, s'il décrit un cercle ; il devient *infléchi*, lorsqu'il se porte d'abord dans un sens et qu'il se coude ensuite sur une poulie osseuse ou cartilagineuse pour changer de direction, c'est-à-dire quand son axe principal est brisé en plusieurs lignes. Si c'est un muscle membraneux, il sera *plat* ou *concave*, suivant que ses deux axes sont droits ou curvilignes.

b. Quand on rapporte la direction des muscles à celle du fil à plomb, elle est ou *verticale*, ou *horizontale* ou *oblique*, expressions qui portent en elles-mêmes leur définition.

c. Si l'on compare la direction des muscles à celle des leviers osseux qu'ils entourent ou qu'ils meuvent, on reconnaît qu'ils peuvent être parallèles à ces leviers ou former avec eux des angles plus ou moins ouverts. La direction propre des os étant une fois connue, il suffit d'indiquer celle des muscles pour établir nettement la comparaison. Ainsi, en disant que les muscles de l'épaule sont, pour la plupart, obliques de haut en bas et d'arrière en avant, on enseigne que ces muscles sont parallèles au scapulum et que leur incidence sur l'humérus a lieu à angle droit.

E. Attaches ou insertions. — C'est, sans contredit, la partie la plus importante de l'étude des muscles ; car, avec la connaissance de leurs insertions, on détermine leur étendue, leur direction, leurs rapports mêmes et leurs usages.

On désigne sous le nom d'*attache* ou *insertion fixe*, ou encore d'*origine*, le point du muscle qui reste le plus habituellement fixe pendant que cet organe se raccourcit ; on appelle *attache* ou *insertion mobile* ou encore *terminaison*, celui qui répond au levier déplacé par la contraction musculaire. On rencontre souvent des muscles dont les deux insertions sont alternativement fixes ou mobiles ; on évitera, dans ce cas, de désigner ces insertions par l'une ou l'autre épithète.

L'insertion fixe est souvent confondue avec celle d'autres muscles ; l'insertion mobile est généralement indépendante.

Les muscles s'attachent quelquefois directement sur les os par les extrémités de leurs fibres charnues; mais, le plus souvent, ils se fixent sur ces leviers inertes par l'intermédiaire d'un tendon ou d'une aponévrose, dont le volume est moins considérable que celui des fibres charnues, de telle manière que l'insertion se trouve concentrée sur un plus petit espace. Sans cette dernière disposition, la surface du squelette n'aurait pas été suffisamment étendue pour donner insertion à tous les muscles aux endroits voulus. D'autre part, les tendons et les aponévroses ont l'avantage de transmettre à distance l'action musculaire.

F. Rapports. — L'indication des rapports des muscles complète l'idée de leur situation ; elle est d'une grande importance au point de vue chirurgical. On aura donc soin de les étudier avec toute la précision possible. Un muscle peut changer d'insertions, de forme, de volume, de structure, d'usages même ; il ne change jamais de connexions. — Ces connexions s'établissent avec la peau, avec les os, avec d'autres muscles, avec des vaisseaux et des nerfs.

a. Il n'y a, à proprement parler, que les peaussiers qui soient en contact immédiat avec la peau. Les autres s'en trouvent séparés par des fascias fibreux que nous décrirons plus loin comme annexes du système musculaire.

b. Les muscles sous-aponévrotiques superficiels ne répondent aux os que par leurs extrémités. Ceux qui sont situés profondément sont immédiatement appliqués, par leur corps, contre les pièces du squelette.

c. Les muscles se mettent en rapport entre eux d'une manière plus ou moins intime. Tantôt ils adhèrent fortement les uns aux autres, tantôt ils se trouvent isolés par des interstices qui sont remplis de graisse et de tissu conjonctif et parcourus généralement par des vaisseaux et des nerfs.

d. Les connexions des muscles avec ces derniers organes prennent quelquefois un caractère remarquable : c'est quand l'un d'eux accompagne comme un *satellite* des troncs vasculaires et nerveux cachés sous sa face profonde. Il y a dans cette circonstance un fait important d'anatomie chirurgicale. En effet, si ces muscles font saillie sous la peau, ils peuvent servir de repères dans la recherche des organes qui les avoisinent.

§ II. — Structure des muscles striés.

Il entre dans la structure des muscles : 1° du tissu musculaire proprement dit, dont le conjonctif a reçu le nom spécial de périmysium ; 2° du tissu fibreux, formant les tendons, les aponévroses et les intersections ; 3° des vaisseaux et des nerfs ; 4° enfin, à titre d'annexes, des aponévroses d'enveloppe, des bourses séreuses et des gaines synoviales tendineuses.

A. Tissu musculaire. — Ce tissu se compose de faisceaux qu'il est possible de diviser et de subdiviser en faisceaux de plus en plus petits, jusqu'à ce qu'on soit arrivé à l'unité histique, la *fibre musculaire striée*.

La *fibre musculaire*, encore appelée *faisceau primitif* (fig. 175 à 178), est une sorte de cylindre ou de prisme irrégulier dont les dimensions sont extrêmement variables suivant les espèces et les individus et suivant les muscles. Leur calibre peut aller de 1 centième à 1 dixième de millimètre; il est en moyenne de 4 à 6 centièmes (40 à 60 μ). Leur longeur est plus variable encore. En général elle est considérable, et l'on ne voit que bien rarement dans le champ du miscroscope une fibre en entier. Dans les grands muscles de l'Homme, la moyenne serait, d'après Félix, de 5 à 10 centimètres. Cet auteur a pu suivre des fibres, dans le couturier de l'Homme, sur une longueur de plus de 12 centimètres sans trouver leur fin. Les fibres les plus courtes se rencontrent dans les muscles les plus courts, tels que ceux des osselets de l'ouïe, les intercostaux des petits animaux. Mais il ne faudrait pas croire que les fibres aillent toujours d'une extrémité à l'autre du corps charnu : même en faisant abstraction des muscles juxta-vertébraux, composés, comme nous l'avons dit plus haut, d'une succession de petits muscles chevauchants, on trouve souvent, dans la longueur de muscles simples de constitution, plusieurs fibres ajoutées bout à bout et réunies par de petits tendons microscopiques.

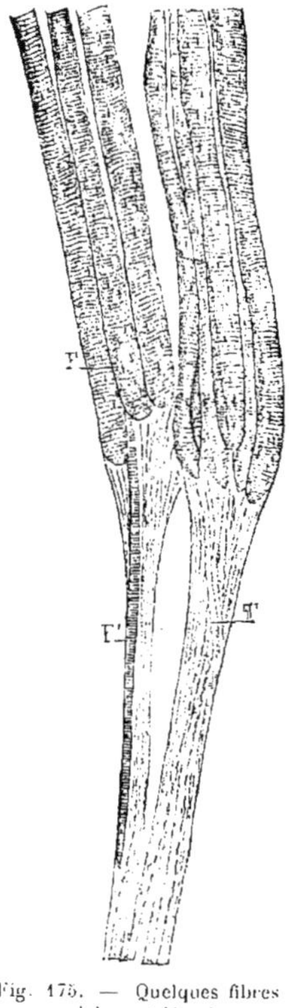

Fig. 175. — Quelques fibres musculaires striées du muscle sterno-hyoïdien de la Grenouille, à leur union avec les fibres tendineuses (d'après Renaut) [1] *.

Les fibres musculaires se terminent à l'une et à l'autre extrémité, soit par un moignon arrondi, soit par une ou même plusieurs pointes effilées.

Chaque fibre représente une cellule unique, pourvue d'une membrane d'enveloppe spéciale, mince et très élastique, qu'on appelle *sarcolemme*, et d'un protoplasma polynucléé qui s'est en grande partie différencié en fibrilles contractiles, connues sous le nom de *cylindres de Leydig* ou colonnettes musculaires. La partie du protoplasma qui a conservé son état primitif et qui sert de ciment et d'enveloppe aux fibrilles contractiles est distinguée sous le nom de *sarcoplasma* ; elle contient les *noyaux*, lesquels sont généralement situés immédiatement en dessous du sarcolemme et en nombre plus ou moins considérable. Les cylindres de Leydig forment un faisceau plus ou moins compact, dont la section transversale donne lieu à un réseau délicat : les *champs* de Cohnheim. Quand ils ne sont pas très serrés, les lignes de sarcoplasme qui les séparent s'accusent par une striation longitudinale plus ou moins marquée, et on peut les voir se dissocier sous l'action de certains réactifs, notamment à l'extrémité rompue d'une fibre. Mais ce qui donne à l'élément son aspect caractéristique, justifiant le nom de fibre striée, c'est une élégante striation transversale, scalariforme, due à la structure particulière des fibrilles constituantes, dont nous allons maintenant dire deux mots. Chacune d'elles est formée d'une série de disques alternativement clairs et obscurs que l'on appelle *bandes claires* et *disques épais*. Les bandes claires sont traversées dans le milieu par un trait obscur auquel on a donné le nom de *disque mince*, et l'espace compris entre deux disques minces successifs constitue un *segment* ou *case musculaire*. Dans son état de plus grande simplicité, un segment musculaire

1. *Traité d'Histologie pratique*.

* F, fibres musculaires ; F', l'une d'elles, terminée en pointe ; T, tendon.

comprend donc : un disque mince, une demi-bande claire, un disque épais, une demi-bande claire et un disque mince Mais la striation est susceptible de se compliquer ; par exemple une strie claire, dite *strie de Hensen*, peut se montrer au milieu du disque épais, celui-ci peut même se diviser en trois parties : un *disque épais principal* et deux *disques épais accessoires* pour deux stries claires.

Les demi-bandes claires peuvent aussi être subdivisées par des *disques minces accessoires*. — Plus la striation est complexe, plus la contraction de la fibre est brusque et énergique, comme si la substance contractile étant plus morcelée, la surface d'échange avec le milieu nutritif était rendue plus grande (Voy. fig. 176 et 178).

Les stries diverses des fibrilles d'une même fibre se correspondent et déterminent la striation transverse de toute la largeur de celle-ci. Autrefois on croyait avec Bowmann que le contenu contractile des fibres

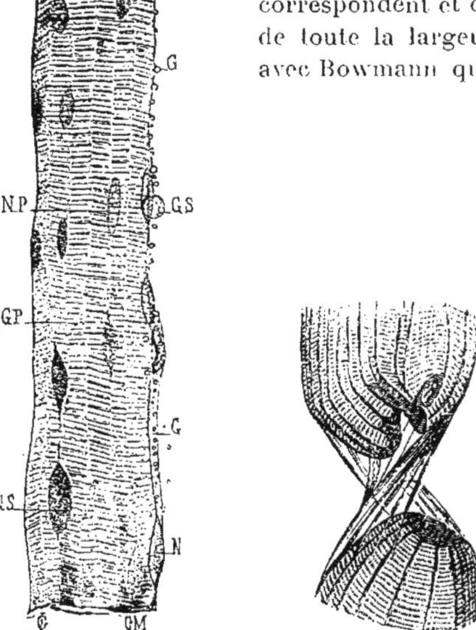

Fig. 176. — Fibre d'un muscle rouge fixé tendu (d'après Renaut) *.

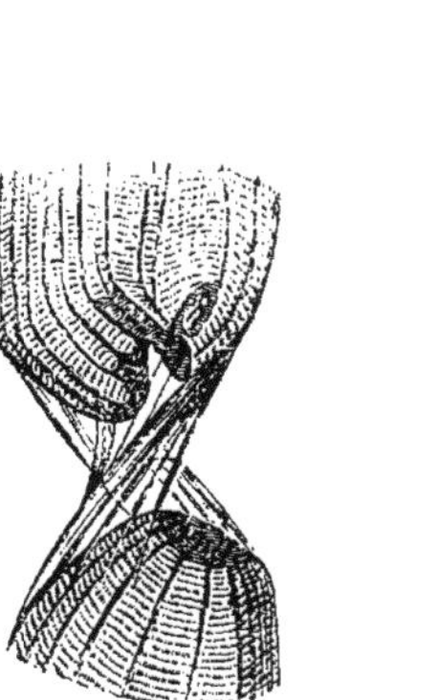

Fig. 177. — Fibre musculaire déchirée ; les deux fragments sont réunis par le sarcolemme.

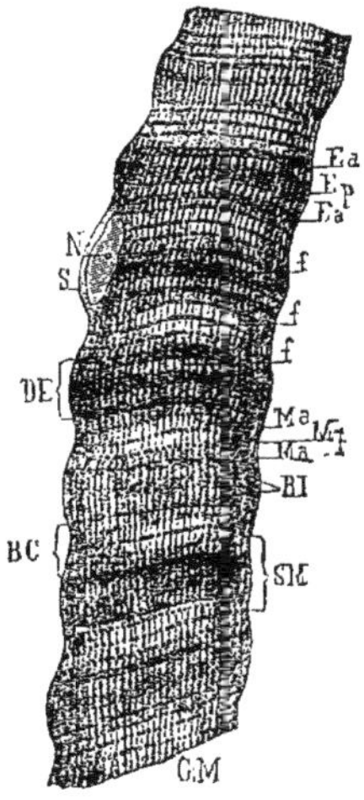

Fig. 178. — Fibre musculaire d'une patte de Lucane-Cerf volant (striation compliquée) (d'après Renaut) **.

musculaires striées était constitué par des disques superposés, comme des piles de monnaie, divisés chacun en disques secondaires appelés *sarcous elements* En réalité, la fibre musculaire n'est, comme nous l'avons exposé, qu'une cellule allongée multinucléée, dans le protoplasma de laquelle s'est différencié un faisceau plus ou moins nombreux et compact de cylindres contractiles striés. Nous renvoyons pour plus de détails sur cet élément aux ouvrages d'histologie.

* Fibre d'un muscle rouge de Lapin fixé tendu palpitant. — NS, noyaux superficiels ; NP, noyaux profonds N, noyau placé sous le sarcolemme et vu de profil ; GS, goutte sarcodique résultant de l'expression du plasma musculaire par suite de la contraction du muscle sous l'influence de l'alcool : G, G, G, granulations protéiques venues du plasma musculaire, exprimées et réunies sous le sarcolemme ou ayant passé par expression en dehors de lui.

** Fibre du muscle moteur des pattes du Lucane-Cerf, fixé tendu, contracté par l'injection interstitielle d'alcool fort. — N, noyau musculaire ; S, sarcolemme ; SM, limites d'un segment contractile ; DE, limites du système du disque épais, renfermant le disque épais principal *Ep*, et les disques épais accessoires *Ea* ; Bl. bandelettes claires intercalaires du disque épais ; BC, limites du système de la bande claire renfermant : *Mp* le disque mince principal et *Ma*, *Ma*, les deux disques minces accessoires : *f*, *f*, *f*, lignes de la striation longitudinale indiquant les limites des faisceaux fibrillaires.

Nous ajouterons seulement que, dans le même animal, les muscles striés n'ont pas tous la même couleur, qu'il en est de pâles et de foncés, et que cette différence extérieure correspond à des différences de structure et de contractilité remarquables qui ont été mises en relief par M. Ranvier, dans la Raie et le Lapin, par MM. Arloing et Lavocat, chez nos animaux domestiques et chez certains Poissons. Par exemple, on sait que, dans les Oiseaux, les muscles des pattes sont rouges, tandis que ceux des ailes sont plus ou moins décolorés; que, dans le Lapin, le demi-tendineux, le crural, etc., se distinguent par leur couleur foncée; que, dans toutes les espèces, on trouve des muscles ou des faisceaux de muscle normalement plus pâles ou plus foncés que leurs voisins. Or, on constate au microscope que les fibres des muscles pâles sont à un stade d'évolution plus avancé que celles des muscles foncés, ce qui se traduit par la moindre abondance de leur sarcoplasme et le moindre nombre de leurs noyaux, et aussi par l'absence de toute striation longitudinale, tandis que la transversale est d'une remarquable netteté. En outre, le mode de contraction n'est pas absolument le même pour les deux sortes de fibres : les foncées ont une contraction moins brusque mais plus soutenue que celle des pâles.

Pour constituer un muscle, les fibres musculaires se réunissent parallèlement en faisceaux primaires, qui s'assemblent eux-mêmes en faisceaux secondaires, lesquels se groupent en faisceaux plus importants pour constituer l'organe tout entier. Les fibres élémentaires et les faisceaux de fibres de divers ordres sont séparés et réunis tout à la fois par un tissu conjonctif lâche qui sert de substratum aux vaisseaux et aux nerfs, et que l'on appelle *périmysium interne*. Ce même tissu conjonctif forme à la superficie du muscle une enveloppe générale, le *périmysium externe*, en continuité avec le tissu cellulaire interstitiel.

Du tissu adipeux, en plus ou moins grande abondance, infiltre le périmysium.

B. Tissu fibreux. — Le tissu fibreux des muscles constitue des tendons, des aponévroses et des intersections.

Les *tendons* sont des cordons d'un blanc nacré, arrondis ou aplatis, fixés aux extrémités des muscles longs. Ils se composent de faisceaux fibreux parallèles, réunis par un tissu conjonctif lâche qui forme en outre une enveloppe générale : texture qui rappelle celle des muscles. Ces faisceaux, vulgairement appelés fibres tendineuses, s'unissent de la manière la plus solide avec les fibres charnues, grâce à une sorte de ciment interposé. On voit le moignon terminal de celles-ci, revêtu du sarcolemme, se loger dans une sorte de cupule formée à l'origine de celles-là, et s'y coller en quelque sorte au moyen d'une très mince couche de substance amorphe qui se dissout dans la potasse à 40 p. 100 (fig. 175).

Les tendons peuvent subir dans leur intimité des modifications importantes; par exemple, dans les points où ils sont exposés à de fortes pressions, comme au niveau des angles articulaires, on les voit souvent se renfler, se durcir, prendre la texture du tissu fibreux hyalin ou du tissu fibro-cartilagineux, et constituer ce que l'on appelle des nodules sésamoïdes. Chez les Oiseaux, ils subissent en grand nombre la transformation osseuse.

Parmi les *aponévroses* faisant partie intégrante des muscles, il faut distinguer les aponévroses d'insertion et les aponévroses de revêtement. Les premières ne sont que des tendons aplatis, destinés à l'insertion de muscles plus ou moins larges et membraneux. Les secondes sont étalées à la surface de certains muscles, auxquels elles communiquent une belle couleur de nacre ; le plus souvent, elles ne sont que l'épanouissement d'origine d'un tendon.

Quant aux *intersections* fibreuses qui donnent aux corps charnus toute leur ténacité, elles sont plus ou moins nombreuses et plus ou moins épaisses suivant l'intensité des tractions auxquelles ces organes sont exposés. Elles résultent de la division, en quelque sorte de la dissociation, des tendons à l'intérieur du corps du muscle.

Cela nous amène à étudier les différents modes d'union de celui-ci avec les tendons.

Les fibres charnues peuvent continuer la direction des fibres tendineuses bout à bout (fig. 179, A), ou bien s'implanter obliquement sur elles de telle sorte qu'une seule fibre tendineuse puisse recevoir un nombre plus ou moins consi-

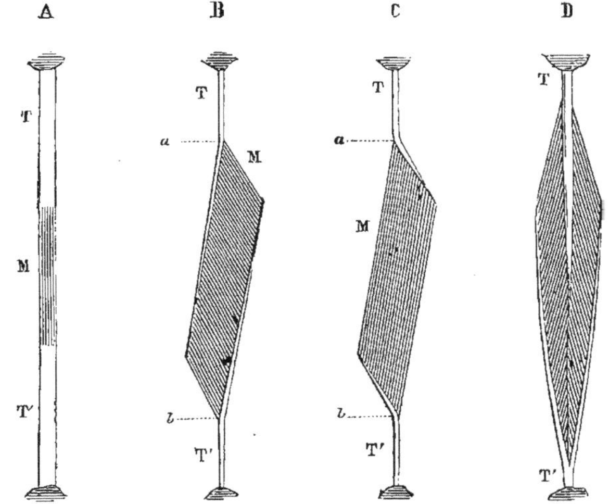

Fig. 179. — Schémas de divers modes d'union des tendons avec les fibres charnues *.

dérable de fibres charnues. Dans le premier cas, les fibres musculo-tendineuses peuvent être parallèles ou plus ou moins rayonnantes ; un muscle est qualifié de *flabelliforme* quand ses fibres divergent comme les rayons d'un éventail. Dans le second cas, qui est de beaucoup le plus commun, plusieurs modes peuvent se rencontrer :

1° Le tendon s'épanouit à la surface du muscle en un cône creux qui reçoit sur sa face interne l'insertion des fibres charnues.

2° Le tendon plonge dans le muscle par une pointe amincie, souvent divisée, sur laquelle les fibres musculaires viennent s'attacher (muscles penniformes ou pennés). Il est digne de remarque qu'un muscle pourvu de deux tendons présente la première disposition à l'une de ses extrémités, et l'autre disposition à l'extrémité opposée; en sorte que toutes les fibres charnues qui le composent offrent à peu près la même longueur, celles qui partent du sommet d'un tendon allant se fixer au fond du cône creux formé par le second tendon, et réciproquement (fig. 179, D).

* M, corps charnu du muscle ; T, T', tendon ; *a*, *b*, longueur du corps charnu musculaire ; A, B, C, D, divers modes d'agencement des fibres musculaires. (Beaunis et Bouchard, *Anatomie descriptive*, p. 211, Paris, 1868.)

3° Le tendon s'atténue en pointe le long d'un bord du muscle, et les fibres charnues s'insèrent unilatéralement (muscle semi-penné). S'il y a deux tendons, ils se comportent de même sur les bords opposés de l'organe et les fibres charnues vont obliquement de l'un à l'autre, comme le montre la figure 179 en B ou en C.

Ces divers arrangements des fibres musculaires sur leurs tendons démontrent la nécessité de ne pas confondre la longueur du corps charnu d'un muscle avec la longueur de ses fibres. Il est certain, par exemple, que l'étendue de contraction du muscle C de la figure 179 serait plus considérable que celle du muscle B de la même figure.

Les tendons ne sont pas nécessairement placés aux extrémités des muscles ; quelquefois ils en interceptent la longueur. On qualifie de *digastriques* ceux qui comprennnent ainsi deux corps charnus successifs, réunis par un tendon.

C. Vaisseaux et nerfs. — Le *tissu musculaire* reçoit beaucoup de sang ; mais il en arrive très peu à l'élément fibreux. Les *artères* sont grosses, nombreuses et accompagnées chacune par deux *veines*. Les vaisseaux capillaires s'anastomosent de manière à former des mailles rectangulaires dans lesquelles se logent les fibres contractiles. M. Ranvier a observé que, dans les muscles foncés du *Lapin*, le réseau vasculaire est garni de varicosités qui retiennent une masse de sang plus considérable à l'intérieur de ces organes.

Les *vaisseaux lymphatiques* des muscles sont mal connus ; on n'en a vu jusqu'à ce jour qu'à la surface, ou bien dans les grosses travées du périmysium interne ou du tissu conjonctif interfasciculaire des tendons.

Les *nerfs* émanent du centre cérébro-spinal et sont formés de fibres à myéline ; les uns sont moteurs, les autres sensitifs. Nous ne ferons que citer les filets destinés aux vaisseaux et accompagnant ceux-ci à l'intérieur du muscle. Les nerfs moteurs se terminent par de petits renflements appelés *plaques motrices*, situés sous le sarcolemme des fibres musculaires, à l'intérieur desquels le cylindraxe de la fibre nerveuse afférente se divise en arborisation. Les nerfs sensitifs ne s'observent pas seulement dans les annexes des muscles, mais encore dans le tissu musculaire lui-même, où on les voit se ramifier sur une grande étendue avant de se terminer par des extrémités libres, non englobées dans des corpuscules spéciaux comme le sont les terminaisons motrices. Dans les tendons, les terminaisons sensitives sont fort nombreuses et aujourd'hui bien connues, grâce aux recherches de Golgi ; il y a des arborisations libres ou *buissons terminaux*, des *corpuscules de Pacini* et des *corpuscules de Golgi*, ceux-ci situés à la jonction du tendon avec le muscle (Voy. les ouvrages d'histologie).

D. Annexes des muscles.—[1° *Aponévroses contentives.* — Les aponévroses d'enveloppe ou fascias sont des membranes fibreuses qui entourent les muscles individuellement ou par groupes, de manière à les maintenir dans leur position et à les soutenir pendant leur contraction. Elles sont formées de fibres entrecroisées, très résistantes, qui prennent sur les os de nombreux points d'attache et recoivent ordinairement l'insertion d'un ou de plusieurs muscles chargés de les tendre. Leur face externe est en général séparée de la peau par un mince feuillet conjonctif que l'on appelle *fascia superficialis*. L'interne envoie entre les muscles des prolongements lamelleux qui souvent leur forment des aponévroses contentives spéciales; tantôt elle adhère fortement aux muscles enveloppés et leur fournit des points d'insertions ; tantôt au contraire, elle leur est lâchement unie. — Ces membranes sont souvent traversées par des vaisseaux et des nerfs, et présentent, pour cela, des orifices circonscrits par des anneaux fibreux.

En résumé, nous avons signalé trois sortes d'aponévroses : les *aponévroses d'insertion*, les *aponévroses de revêtement*, et les *aponévroses de contention*. Les deux premières sortes font partie intégrante des muscles et peuvent être assimilées à des tendons étalés ou membraneux.

2° *Bourses séreuses.* — Les bourses séreuses, encore appelées bourses muqueuses, sont de petites cavités pleines d'un liquide séreux ou filant. On les rencontre dans les points où les muscles glissent sur des surfaces résistantes. Elles sont généralement orbiculaires, arrondies, et leur intérieur est souvent divisé par des brides fibreuses.

Leurs parois sont formées par du tissu conjonctif un peu condensé. Ces parois sont tapissées ou non par un épithélium pavimenteux ; dans ce dernier cas, la bourse séreuse semble produite par la simple dilatation d'une maille du tissu conjonctif.

Les bourses séreuses s'agrandissent beaucoup lorsque les pressions et les frottements deviennent plus intenses dans les points où elles siègent. Elles peuvent même apparaître dans toutes les régions, quand on y rencontre accidentellement les conditions qui président à leur développement physiologique.

3° *Gaines et synoviales tendineuses.* — On appelle *gaines tendineuses* des coulisses de glissement moitié osseuses, moitié fibreuses, quelquefois exclusivement fibreuses, dans lesquelles passent les tendons lorsqu'ils se réfléchissent pour changer de direction ou lorsqu'ils glissent sur des articulations mobiles.

Quant aux *synoviales tendineuses*, ce sont des membranes séreuses qui tapissent les gaines tendineuses et les tendons dans les points où ces deux parties se correspondent. Elles sont chargées de sécréter une humeur synoviale tout à fait semblable à celle des articulations.

Il y a des synoviales tendineuses *vésiculaires* et des synoviales tendineuses *vaginales*. Les premières ne se distinguent pas des bourses séreuses : ce sont de petites outres sous-tendineuses aplaties, facilitant le glissement d'un tendon sur une partie dure, ou bien permettant un contact intermittent des deux organes en se dilatant et s'aplatissant tour à tour. Les secondes enveloppent complètement le tendon et tapissent la face interne de sa gaine, offrant ainsi, comme les grandes séreuses splanchniques, un *feuillet externe* ou *pariétal* appliqué sur la face interne de la gaine, un *feuillet interne* ou *viscéral* revêtant la surface du tendon, et un ou plusieurs *méso-tendons* qui vont de l'un à l'autre en comprenant les vaisseaux et les nerfs du tendon enveloppé. A leurs deux extrémités, les synoviales vaginales forment des culs-de-sac où la synovie peut s'accumuler.

Les synoviales tendineuses ont la structure ordinaire des séreuses, comprenant une couche profonde, conjonctive, et une couche superficielle, endothéliale ; mais le plus souvent le feuillet viscéral est réduit à l'endothélium en sorte que, dans ces points, le tendon montre une surface séreuse plutôt qu'une membrane distincte et isolable.

§ III. — Propriétés physico-chimiques des muscles striés.

Les muscles sont des organes mous, remarquables par leur couleur rouge plus ou moins foncée, variant suivant les espèces, et, dans chaque espèce, suivant la région, l'âge et l'état de santé des animaux. Cette couleur est due à un pigment qui présente toutes les propriétés de l'hémoglobine. Le tissu musculaire est très extensible et élastique pendant la vie, translucide sous une faible épaisseur; mais, après la mort, il devient rigide et opaque, tout en perdant de sa ténacité. La dessiccation le brunit et le raccornit; les lavages répétés le décolorent jusqu'à la nuance jaune-paille.

Au repos, le muscle est alcalin; il devient acide à la suite de contractions répétées qui ont produit l'état de fatigue et engendré à son intérieur des acides lactiques.

La composition chimique du muscle est complexe. Si nous faisons abstraction de sa trame conjonctive ou fibreuse qui se convertit en gélatine par la coction, et de la graisse en plus ou moins grande quantité déposée dans cette trame, nous constatons que le tissu musculaire proprement dit est formé d'environ trois quarts d'eau et un quart de résidu fixe. Celui-ci est formé en grande partie de matières protéiques, puis de matières ternaires, enfin de matières minérales. Parmi les matières protéiques, la plus abondante et aussi la plus importante est la *myosine*, sorte de fibrine musculaire, spontanément coagulable comme la fibrine du sang, insoluble dans l'eau et dans la solution de nitrate ou de carbonate de potasse, soluble dans l'acide chlorhydrique très dilué (1 p. 1 000), ainsi que dans les solutions de sel marin à 5 ou 10 p. 100, peptonisable dans le suc gastrique ou pancréatique. Les autres matières protéiques sont : une albumine dissoute, un peu de caséine et des substances du groupe urique, comme la créatine, la créatinine, l'acide urique, la xanthine, l'hypoxanthine, etc.

Les matières ternaires ou non azotées sont : des acides lactiques, de l'inosite, de la graisse, du glycogène. Ce dernier est particulièrement abondant dans les muscles du fœtus et du nouveau-né; plus tard, il est incessamment détruit par l'activité du muscle, en sorte qu'il ne s'accumule guère au delà de 1 à 2 grammes pour 100. Chauveau et Kaufmann ont trouvé 1gr,774 pour 100 dans le masséter du Cheval au repos, 1gr,396 dans le même muscle en activité. Morat et Dufourt donnent des chiffres de beaucoup inférieurs : 0gr,582 à 0gr,684 pour 100 dans le muscle au repos, 0gr,116 à 0gr,194 dans le muscle excité. La viande des Solipèdes est en effet particulièrement riche en glycogène. Cette substance représente, comme M. Chauveau l'a démontré, le potentiel énergétique du muscle; elle est transformée en sucre, puis brûlée pendant la contraction.

Les matières minérales sont en forte proportion dans le muscle. En incinérant de la viande de Cheval, Bibra a obtenu 4 p. 100 de résidu fixe. Ces matières, qui forment les cendres de la chair musculaire, sont en grande partie solubles dans l'eau. D'après Chevreul, les sels inorganiques constituent le quart des matières dissoutes dans le bouillon de Bœuf et les 81 p. 100 des sels solubles contenus dans la chair musculaire. Les sels solubles sont presque exclusivement à base de potasse; ce sont surtout des phosphates; les chlorures y sont en quantité bien inférieure à celle que l'on trouve dans les autres tissus et dans les diverses humeurs de l'économie. Outre la potasse, on trouve aussi une certaine quantité de soude et de magnésie, et une faible proportion de chaux. Quant aux matières minérales insolubles, elles sont formées principalement de phosphates terreux et d'un peu d'oxyde de fer.

L'analyse suivante, faite par Weber, donne la proportion des différents principes minéraux contenus dans 100 parties de cendres provenant des muscles du Cheval.

Potasse	39,40
Soude	4,86
Chlorure de sodium	1,47
Magnésie	3,88
Chaux	1,80
Peroxyde de fer	1,00
Acide phosphorique	45,74
Acide sulfurique	0,30

Rigidité cadavérique. — Lorsqu'un animal est mort, dans un laps de temps qui varie de quelques minutes à quelques heures, les muscles entrent en rigidité cadavérique et fixent le cadavre dans une attitude immuable. S'il s'agit d'animaux de dissection, il faut veiller à ce qu'ils ne raidissent pas en mauvaise position. Cet état se prolonge un temps plus ou moins long, généralement plusieurs jours. — La rigidité cadavérique résulte de la coagulation de la myosine, qui rappelle tout à fait celle de la fibrine du sang : coagulation du muscle, coagulation du sang sont deux phénomènes semblables, dus à un ferment diastasique qui se produit au moment de la mort. En ce qui concerne les muscles, il est possible que l'accumulation des déchets résultant de l'arrêt de la circulation contribue à leur coagulation, car le muscle roidi est presque toujours acide, et l'on sait que la fatigue accélère beaucoup la rigidité cadavérique; d'autre part, un muscle qui vient d'entrer en rigidité peut reprendre temporairement sa souplesse et sa contractilité si l'on rétablit la circulation à son intérieur par une injection de sang défibriné.

La rigidité cadavérique cesse au moment où le muscle va entrer en putréfaction. La myosine passe alors à l'état de globuline, puis de peptone, sous l'influence d'une diastase, comme si le muscle subissait une autodigestion.

§ IV. — Propriétés physiologiques et action mécanique des muscles striés.

La raison d'être du tissu musculaire réside dans sa *contractilité*, c'est-à-dire dans la propriété qu'il possède de se raccourcir sous l'influence d'un excitant, naturel ou artificiel. La contraction musculaire est le phénomène qui résulte de la mise en jeu de cette propriété.

On estime qu'un muscle peut se contracter d'environ un quart de la longueur de ses fibres charnues. Dans cet état, il est le siège de phénomènes physiques et chimiques. Il se gonfle et se durcit, mais ne change pas sensiblement de volume, car il gagne en diamètre ce qu'il perd en longueur. Les fibres se comportent comme des tubes de caoutchouc, préalablement étirées, que l'on abandonne à eux-mêmes, c'est-à-dire qu'elles augmentent de largeur tout en se raccourcissant et que leurs stries transversales deviennent plus serrées. D'après M. Ranvier, les disques épais seraient les seules parties contractiles de la fibre; les disques minces seraient des pièces de soutènement, des cloisons solides séparant les cases musculaires, et les bandes claires, de la substance élastique; en sorte que la striation transversale serait tout simplement le résultat d'un morcellement extrême de la matière contractile, entraînant la multiplication de la surface et favorisant les échanges nutritifs.

Le muscle en contraction présente une circulation suractivée et dégage par le sang veineux une grande quantité d'acide carbonique provenant de l'oxydation des hydrates de carbone ainsi que divers autres produits de déchet. Le glycogène, amené à l'état de sucre par le sang, qui l'a reçu lui-même du foie, se transforme de nouveau en sucre, s'oxyde et engendre l'énergie mécanique en même temps qu'une certaine quantité de chaleur libre.

Le muscle est donc un grand consommateur d'oxygène et un grand producteur d'acide carbonique. C'est pourquoi tout travail musculaire un peu intense entraîne l'accélération de la respiration et de la circulation. Il ne suffit pas d'avoir bonnes jambes pour bien courir, il faut encore une respiration ample et facile et un cœur puissant; tout le monde en a fait l'expérience.

Ces phénomènes physiques et chimiques de la contraction musculaire, si importants qu'ils soient au point de vue physiologique, ne doivent pas nous arrêter plus longtemps. Il importe surtout ici d'envisager les conséquences de cette contraction, c'est-à-dire l'action mécanique des muscles.

Les deux extrémités d'un muscle qui se contracte se rapprochent, si elles sont libres ; ou bien l'une d'elles se rapproche de l'autre, si cette dernière est fixée à un point immobile ; et, si ces extrémités sont attachées sur deux leviers inégalement mobiles, elles se déplacent toutes deux en proportion de leur mobilité. Les os sont donc entraînés par les muscles auxquels ils donnent insertion et ainsi se produisent les mouvements. L'étendue du raccourcissement d'un muscle varie suivant qu'il est entièrement libre ou qu'il a une résistance à vaincre; on en fixe la limite moyenne au quart environ de la longueur des fibres musculaires. Dès lors on conçoit que le mouvement engendré par la contraction d'un muscle sera d'autant plus grand que ses fibres seront plus lounges. Du reste, dans cette appréciation, il faut tenir compte de la densité et de l'énergie de la fibre, ainsi que de l'intensité des excitations qui provoquent la contraction.

Comme chaque fibre représente une force indépendante dans son action, on peut juger de la puissance d'un muscle par le nombre de ses fibres, autrement dit, par son volume.

En résumé, l'étendue de contraction d'un muscle est proportionnelle à sa longueur; tandis que sa force de contraction est proportionnelle à l'étendue de sa section. Ainsi s'expliquent les formes élancées et sveltes des animaux de vitesse, et les formes amples et trapues des animaux de trait.

Les muscles sont souvent aidés dans leur action par des conditions mécaniques particulières, telles que la disposition des leviers sur lesquels ils agissent, la direction des fibres musculaires sur ces leviers, et, enfin, par la présence de lames ou de cordes élastiques.

Usages des muscles. — Il y a des muscles *fléchisseurs*, *extenseurs*, *abducteurs*, *adducteurs*, *rotateurs*, etc., c'est-à-dire pour tous les mouvements dont les articulations sont le centre.

Pour déterminer le rôle ou les usages des muscles, il suffit de connaître leurs insertions et le mode d'articulation des os sur lesquels il s'attachent.

S'il s'agit, par exemple, d'un muscle situé dans l'angle formé par les deux rayons osseux d'une articulation trochléenne, cet organe est un *fléchisseur*; dans le cas où le muscle est situé derrière le sommet de cet angle, il est *extenseur*; si le muscle est placé sur le côté externe d'une énarthrose, on a affaire à un *abducteur*; quand il est situé sur le côté interne de l'articulation, autrement dit entre l'articulation et le plan médian du corps, il devient un *adducteur*.

Un muscle peut être enroulé obliquement autour de l'articulation qu'il commande, en se portant, par exemple, de la face externe d'un rayon à la face interne d'un autre rayon. Dans ce cas, il peut être *rotateur* si l'articulation le permet.

Enfin les muscles appliqués plus ou moins obliquement sur les os unis par une trochoïde font pivoter l'une des pièces sur l'autre; exemple, le grand oblique de la tête.

Il est inutile de multiplier les exemples. Le principe étant une fois compris, il est facile, dans presque tous les cas, de déterminer les usages d'un muscle lorsqu'on connaît sa situation, le nombre et le genre des articulations comprises entre ses insertions.

Le résultat de la contraction des muscles étant influencé par la direction de leur axe principal, la longueur et la direction des os qu'ils meuvent, il convient d'examiner ces deux points.

1° Les muscles *rectilignes* ont pour effet immédiat de rapprocher les pièces osseuses sur lesquelles ils s'attachent. Ce rapprochement est ordinairement amené par le déplacement d'un seul rayon, celui qui reçoit l'insertion mobile. Quelquefois, cependant, les deux rayons se meuvent en même temps, ou bien encore, ils sont l'un et l'autre alternativement fixes et mobiles.

Le premier résultat produit par la contraction d'un muscle *curviligne* est le redressement de ses fibres composantes ; après quoi, il peut agir sur les leviers osseux, comme les muscles rectilignes, s'il n'a pas épuisé tout son pouvoir contractile. Lorsque le muscle est tout à fait *circulaire*, il n'a d'autre action que de resserrer l'ouverture qu'il circonscrit.

Quant aux muscles *infléchis*, on ne peut calculer leur action qu'à partir de leur point de réflexion; ils fonctionnent comme si ce point représentait leur origine ou insertion fixe.

2° Les puissances musculaires sont soumises aux lois statiques et dynamiques qui régissent les leviers; car les rayons osseux ne sont autre chose que des leviers mus par les muscles.

On retrouve dans l'appareil locomoteur les trois formes de leviers admises en physique. Ainsi, la tête, étendue par le grand complexus, représente un levier *interfixe* ou du premier genre; le pied, étendu par les jumeaux de la jambe, offre un exemple de levier *interrésistant* ou du second genre, quand il reste posé sur le sol; la mâchoire inférieure, élevée vers la supérieure par le muscle masséter, ou encore l'avant-bras, fléchi par le biceps, forment des leviers *interpuissants* ou du troisième genre.

En général, les leviers osseux de l'économie sont disposés pour favoriser la vitesse aux dépens de la force. C'est ainsi que le levier du troisième genre est de beaucoup le plus commun; que celui du premier genre présente toujours une prépondérance du bras de la résistance sur celui de la puissance. D'autre part, les muscles sont rarement perpendiculaires à leur bras de levier, du moins au commencement de leur action, ce qui diminue encore leur force. Le levier du second genre, favorable à la puissance, n'est guère employé que pour l'extension de certains rayons des membres, au moment de l'effort propulsif.

§ V. — Nomenclature des muscles. — Ordre à suivre dans leur description.

a) Avant Sylvius, les muscles n'avaient point reçu de noms particuliers. On les distinguait, depuis Galien, par les épithètes numériques de *premier*, *deuxième*, *troisième*... indiquant leur place et leur ordre de superposition dans les régions auxquelles ils appartenaient. C'est ainsi qu'ils sont désignés dans l'ouvrage italien de Ruini sur l'anatomie du Cheval.

b) Sylvius, le premier, imposa des noms véritables aux muscles, et, son exemple étant suivi par les anthropotomistes qui vinrent après lui, la nomenclature de ces organes fut bientôt complète. Malheureusement aucune vue d'ensemble, aucun sentiment méthodique n'ont guidé Sylvius et ses successeurs dans leur travail; c'est tantôt à leur forme que les muscles empruntent leur nom (trapèze, rhomboïde, carré des lombes, biceps, digastrique); tantôt à leur direction (muscles obliques, droits, transverses); tantôt à leur position (intercostaux, sous-scapulaire, sus-épineux, long dorsal); tantôt à leurs insertions (sterno-mastoïdien, sterno-hyoïdien, stylo-glosse); tantôt à leurs usages (extenseurs, fléchisseurs, abducteurs, adducteurs, etc., etc.).

Bourgelat appliqua cette nomenclature au Cheval en la modifiant en beaucoup de points.

c) Dumas et Chaussier, frappés des imperfections de la nomenclature introduite dans la science par Sylvius, ont cherché à lui en substituer une autre plus méthodique. Chaque muscle reçut un nom composé évoquant ses insertions; celles-ci furent la base unique de la nouvelle nomenclature, que Girard, professeur à Alfort, s'empressa d'importer en anatomie vétérinaire. Par exemple: le muscle sus-épineux devint le *sus-acromio-trochitérien*; le sous-capulaire, le *sous-scapulo-trochinien*; l'extenseur antérieur du métacarpe, l'*épicondylo-prémétacarpien*, etc., etc. Lorsque plusieurs muscles ont les mêmes attaches, on les distingue par des épithètes tirées de leur position ou de leur volume relatifs; ainsi Girard disait *grand scapulo-huméral* pour le deltoïde scapulaire, *petit scapulo-huméral* pour le petit rond, etc. — Cette nomenclature serait très avantageuse si les attaches de chaque muscle étaient invariables, car la connaissance du nom d'un muscle implique celle de ses attaches, et, par les attaches on peut souvent déduire les rapports et les usages; malheureusement les insertions d'un muscle peuvent changer d'une espèce à l'autre, en sorte que la nomenclature de Chaussier, admise par Girard est tout aussi inapplicable à l'anatomie comparée que l'ancienne nomenclature; elle n'a d'ailleurs jamais été accréditée du grand public médical ou vétérinaire. Cependant la terminologie en usage aurait grand besoin d'être réformée; en a été faite pour l'Homme, par des anatomistes de l'Homme qui n'ont eu nul souci de son applicabilité aux animaux. Beaucoup de noms de l'anatomie humaine ne sont plus judicieux quand on les transporte en anatomie vétérinaire : d'autres sont absurdes. Ainsi appelle-t-on chez nos animaux : biceps, demi-tendineux, demi-membraneux, digastrique, etc., des muscles qui ne sont ni biceps, ni demi-tendineux, ni demi-membraneux, ni toujours digastriques; grand fessier, un muscle qui est le plus petit de la région, extenseur cubital du carpe, un muscle qui est au contraire fléchisseur dans le plus grand nombre des animaux, etc., etc.

La pierre de touche d'une bonne nomenclature anatomique, c'est d'être applicable à l'anatomie comparée; or, en ce qui concerne les muscles, il n'y a qu'une chose de fixe ou d'à peu près fixe : c'est la situation et les rapports. La forme, la constitution, le volume, les insertions, les usages même sont sujets à changer : toutes choses d'après lesquelles ont été établis un grand nombre de termes de la nomenclature en usage. Il y a longtemps que l'un de nous[1] a proclamé l'indispensable nécessité d'en créer une qui soit véritablement méthodique et philosophique, basée sur le *principe des connexions* posé par E. Geoffroy Saint-Hilaire dans son immortelle *Philosophie anatomique* :

Nous voudrions, disait-il, que la nomenclature myologique reposât tout entière : en premier lieu, sur les rapports des muscles avec les pièces du squelette ou avec d'autres organes également fixes et très importants; en second lieu, sur les connexions réciproques des muscles. Cette règle n'est pas précisément neuve, car les anciens anatomistes s'en sont inspirés plusieurs fois (à leur insu il est vrai, puisque le principe sur lequel elle est assise leur était parfaitement inconnu); et cette circonstance va nous mettre à même d'en apprécier immédiatement la valeur. Par exemple, quoi de plus heureux que le nom d'intercostaux donné aux muscles situés entre les côtes, et que leur distinction en externes et internes? Voilà bien des noms qui rappellent les rapports des muscles qu'ils désignent *avec les pièces du squelette et les connexions réciproques de ces muscles*. Aussi s'appliquent-ils d'une manière également rigoureuse à toutes les espèces.

Nous citerons encore les sus-costaux, les intertransversaires, les interépineux, le transversaire épineux, le long dorsal, le sous-scapulaire, le sus-épineux, le sous-épineux, le sous-scapulaire, etc., comme se trouvant à un degré plus ou moins marqué dans des conditions identiques[2].

En attendant cette nomenclature vraiment scientifique, nous choisirons, dans la diversité des noms que porte souvent le même organe, celui qui s'y conforme le mieux; les autres appellations, jugées vicieuses, seront données en sous-titre, de manière à préparer leur oubli et leur élimination dans l'avenir. Nous éviterons autant que possible d'introduire des mots nouveaux, exception faite pour les noms latins de la nomenclature internationale votée par les Congrès de Bâle; ces noms (B N A) seront donnés en 3e ligne.

Les muscles étant très nombreux (plusieurs centaines), il y a lieu, avant d'entreprendre leur description particulière, de les classer méthodiquement. — Jusqu'à Vésale, *l'ordre topographique*, inauguré par Galien, fut le seul adopté; les muscles, réunis par région, étaient décrits, dans chaque région, par ordre de superposition.

Vésale, et plus tard Winslow, Cuvier, Meckel, adoptèrent *l'ordre physiologique*, qui groupe les muscles d'après leurs usages, vrais ou supposés. Exemples : muscles moteurs de l'épaule sur le tronc, du bras sur l'épaule, de l'avant-bras sur le bras, etc. — Chacune de ces méthodes a ses avantages et ses inconvénients. Si la première est très favorable à l'étude des formes extérieures et des rapports des organes entre eux, ainsi qu'à l'économie des sujets de dissection, elle a l'inconvénient de ne pas mettre suffisamment en relief les insertions et les usages, et de séparer souvent, dans des régions différentes, des muscles qui, par leur développement et leur fonction, se rattachent évidemment à un même système, comme ceux de la colonne vertébrale. D'un autre côté, la méthode physiologique disperse souvent les muscles d'une même région de telle manière qu'il est difficile à l'élève de les assembler et d'en bien saisir les rapports. En outre, un même muscle étant capable d'intervertir ses attaches, fixe et mobile, il est arbitraire de le considérer comme moteur de tel os plutôt que de tel autre. Aussi, depuis un siècle environ, tous les anatomistes sont-ils revenus au groupement topographique. Nous l'adopterons à notre tour et décrirons successivement :

1° Les muscles de la tête;
2° Les muscles du cou;
3° Les muscles de la région spinale du dos et des lombes;
4° Les muscles de la queue;
5° Les muscles du thorax;
6° Les muscles de l'abdomen;
7° Les muscles de l'épaule;

1. M. Chauveau.
2. Voy. F.-X. Lesbre, *Essai de myologie comparée de l'homme et des mammifères domestiques en vue d'établir une nomenclature unique et rationnelle*. Lyon, 1897.
Arloing et Lesbre, *Projet de réforme de la nomenclature myologique vétérinaire*. Rapport du Congrès international vétérinaire de Baden-Baden, 1899, et *Annales de la Société d'Agriculture de Lyon*, 1898.

8° Les muscles du bras;
9° Les muscles de l'avant-bras;
10° Les muscles de la main;
11° Les muscles du bassin;
12° Les muscles de la cuisse;
13° Les muscles de la jambe;
14° Les muscles du pied.

Nous terminerons par quelques considérations sommaires sur les muscles des Oiseaux.

Il est un certain nombre de muscles striés qui font partie intrinsèque d'appareils autres que l'appareil locomoteur, comme ceux de la langue, du voile du palais, du pharynx, du larynx, de l'œil, des organes reproducteurs, etc.; nous les étudierons avec les appareils organiques dont ils font partie; et nous n'envisagerons pour le moment que les muscles moteurs du squelette ou de la peau.

§ VI. — Préparation des muscles.

Nous nous bornerons à quelques remarques générales sur les points suivants ?

Choix du sujet. — Si l'on dispose d'un certain nombre de sujets parmi lesquels on a la possibilité de faire un choix, on donnera la préférence à ceux qui ont le système musculaire le mieux déve-

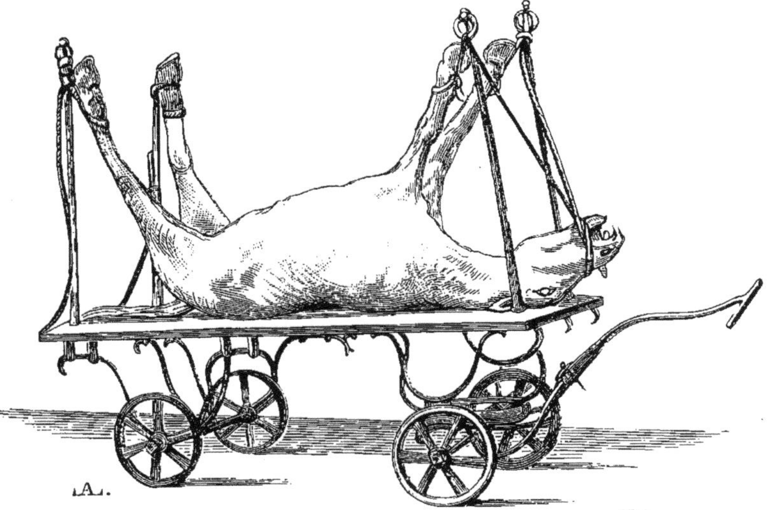

Fig. 180. — Cheval fixé en *première position* sur une des tables-chariots en usage à l'École vétérinaire de Lyon.

loppé; ce qui ne veut pas dire précisément qu'on doive chercher les gros Chevaux mous et lymphatiques, à masses musculaires énormes; ces animaux conviendront toujours moins bien que les bêtes de petite taille ou de taille moyenne qui appartiennent aux races énergiques et distinguées. Les Anes et les Mulets, quand ils sont très maigres, se prêtent assez bien à la préparation des muscles, surtout de ceux des membres.

Position à donner au sujet. — Il importe de donner au sujet, immédiatement après sa mort, une position convenable, pour que la rigidité cadavérique le surprenne dans cette position. Sans cette précaution, les diverses parties du corps de l'animal pourraient prendre une forme ou une direction incommodes, et tous les efforts tentés dans le but de leur rendre la forme ou la direction convenables seraient à peu près impuissants, si du moins on a affaire aux espèces de grande taille.

On peut donner aux sujets trois positions principales :

1° L'animal est placé en *première position* (fig. 180) quand il est renversé sur le dos et maintenu, les quatre membres en l'air, au moyen de longes de corde passées dans le paturon et fixées à l'anneau mobile qui termine l'extrémité des quatre barres de la table-chariot sur laquelle l'animal a été couché. — La tête devra dépasser l'extrémité de la table et reposer sur un tabouret ou bien être maintenue dans une direction convenable, à l'aide des longes qui ont servi à fixer les membres On aura toujours soin d'abattre l'animal de manière que sa tête soit tournée du côté opposé à l'avant-train du chariot, afin qu'elle ne gêne pas les mouvements du timon pendant les déplacements de l'appareil. — Pour que l'encolure ne se torde ni à droite ni à gauche, on devra, en attachant les membres de devant, soulever le sujet de façon que le garrot pose sur la table sans y appuyer fortement. Aussi, suivant le volume du sujet et la longueur des barres, les longes seront passées, soit dans le pâturon, soit au-dessus du boulet, soit même au-dessus du genou.

2° Pour placer l'animal en *deuxième position* (fig. 181), on le tourne sur le ventre, les deux cuisses fléchies, les extrémités allongées hors de la table, et la tête fixée entre deux barres au moyen d'une longe passée sous les arcades zygomatiques.

L'opération qui consiste à insinuer une longe d'une arcade zygomatique sous l'autre, en passant en avant du front, est quelquefois un peu pénible. On la supprime en se servant de deux longes terminées par un crochet métallique. Les crochets sont engagés sous l'arcade osseuse, en plongeant

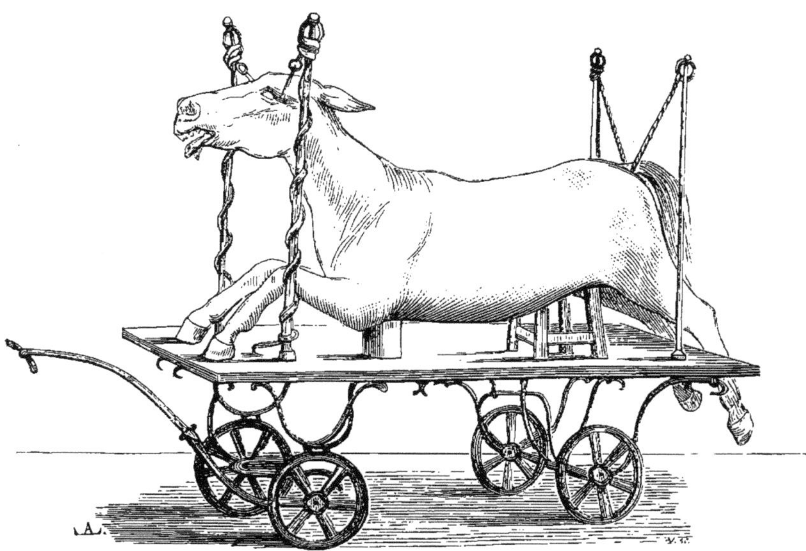

Fig. 181. — Cheval fixé en *deuxième position* sur une table-chariot.

à travers la peau et le muscle masséter. Les longes sont ensuite fixées aussi court que possible à l'extrémité des barres de la table-chariot.

Souvent, on achève de maintenir l'animal en faisant reposer la région sous-lombaire sur un billot de bois ou sur un tabouret, comme on le voit sur la figure ci-jointe.

On suspend le train de derrière par le sacrum ou par la région lombaire suivant la longueur du sujet.

3° Le sujet est dit en *troisième position*, quand il repose sur le côté.

Règles à observer pendant la préparation. — 1° Autant que faire se pourra, on ne dépouillera les régions que l'on veut disséquer qu'au moment même de la préparation. Si la chose est impossible, on prendra la précaution d'envelopper ces régions avec des linges humectés ou avec la peau de l'animal, pour empêcher la dessiccation des aponévroses et des muscles superficiels.

2° Pour disséquer un muscle, il faut enlever les aponévroses ou les autres muscles qui le recouvrent, le tissu conjonctif qui l'entoure, la graisse, les ganglions, les vaisseaux et les nerfs logés dans les interstices voisins. — On enlève les aponévroses par lambeaux, en les tendant fortement avec les pinces, sans les soulever, et en faisant glisser entre le plan fibreux et le plan musculeux la lame d'un scalpel qu'on tient toujours parallèle à ces deux plans. — Les muscles qui en recouvrent d'autres ne doivent pas être entièrement excisés ; on les coupe par le milieu, en travers de leurs fibres, et l'on renverse de côté et d'autre les extrémités coupées : de cette façon il est toujours possible de reconstruire le muscle en rapprochant ses deux lambeaux, et l'étude des rapports est alors beaucoup plus facile. — On se débarrasse du tissu conjonctif en soulevant ce tissu avec les mors d'une paire de pinces et en portant le tranchant du scalpel dans l'angle rentrant formé par le tissu lamelleux et la surface du muscle. Ce procédé peut aussi convenir pour enlever les aponévroses, quand elles adhèrent faiblement aux fibres musculaires. Mais, pour peu qu'elles donnent implantation à celles-ci par leur face profonde, comme on le remarque pour l'aponévrose scapulaire externe, il faut avoir recours au moyen signalé plus haut. — Pour enlever la graisse, les ganglions, nettoyer les interstices, etc., on se servira des ciseaux avec beaucoup d'avantage.

Ordre à suivre pour préparer tous les muscles sur le même sujet et en tirer le meilleur parti possible. — 1° Il faut placer d'abord le sujet en première position, et, après un examen rapide du pannicule charnu, commencer par étudier les muscles de la région abdominale inférieure. Puis on les excise, en respectant l'extrémité postérieure du pectoral ascendant, le tendon prébubien et l'arcade crurale. La cavité abdominale étant vidée des viscères qu'elle contient, on prépare et l'on étudie successivement le diaphragme, la région crurale interne, moins les muscles profonds, la région sous-lombaire, la région rotulienne et la région crurale postérieure, les muscles superficiels de la région cervicale inférieure, de la région pectorale.

2° Après avoir détaché et mis en réserve l'un des membres antérieurs, on retourne l'animal pour le placer en deuxième position et pouvoir disséquer tour à tour les muscles de l'oreille, la région cervicale supérieure, la région de la croupe, la région costale moins le triangulaire, la région spinale du dos et des lombes.

3° Les régions du membre antérieur peuvent être préparées en même temps ou immédiatement après.

4° Ensuite, on sépare les deux membres postérieurs en sciant les fémurs par le milieu, et l'on procède à la dissection des muscles de la jambe et du pied.

5° Au moyen d'un autre trait de scie mené par le milieu des lombes ; on isole complètement le bassin pour faire la préparation des muscles coccygiens et des muscles profonds de la région crurale interne, à peu près comme ils sont représentés dans les figures jointes à leur description.

6° L'animal étant couché sur le côté, on ouvre la cavité pectorale en sciant les côtes près de leurs extrémités, et l'on obtient ainsi deux pièces particulières sur lesquelles on peut étudier, d'une part, le triangulaire du sternum, d'autre part les muscles profonds de la région cervicale inférieure, c'est-à-dire le long du cou, les droits antérieurs et le droit latéral de la tête.

7° Enfin, on désarticule la tête, et l'on prépare en dernier lieu les muscles de cette région.

Le sujet peut ensuite servir à l'étude de presque toutes les articulations.

Conservation des muscles. — On conserve les muscles en les plongeant dans des liquides appropriés et les préparations des muscles en les faisant dessécher.

Un grand nombre de liquides préservent les muscles de la putréfaction. On peut citer l'alcool ; un mélange d'alcool et d'essence de térébenthine ; d'alcool, d'eau et de chloroforme ; d'alcool, de glycérine et d'acide phénique ; de glycérine et d'acide phénique ; de glycérine et de nitrate de potasse ; une solution de sulfate de fer, de bichlorure de mercure ou d'acide arsénieux. Le plus avantageux des liquides conservateurs des muscles est assurément l'acide azotique étendu d'eau, dans les proportions d'une partie d'acide pour trois parties d'eau. L'acide azotique durcit les muscles et ramollit le tissu conjonctif, ce qui permet de débarrasser exactement tous les interstices et même de découvrir des faisceaux musculaires primitivement cachés par la présence des tissus blancs.

La dessiccation, après immersion dans un bain d'acide arsénieux ou de sulfate de fer, donne des préparations dont les muscles sont racornis et déformés. Elle constitue un procédé de conservation durable, mais les préparations qu'on obtient ainsi sont très défectueuses.

CHAPITRE II

MUSCLES EN PARTICULIER

ARTICLE Ier. — MUSCLES DE LA TÊTE

En faisant abstraction des muscles de la langue, du voile du palais, du pharynx, des osselets de l'ouïe et de l'intérieur de l'orbite, qui seront décrits autre part, il nous reste à étudier ici : 1° les peaussiers de la tête qui se divisent en *peaussiers du crâne*, *peaussiers de la face*, *muscles de l'oreille externe* ou *conchiniens* ; 2° les *muscles masticateurs* ; 3° les *muscles de la région hyoïdienne* ; en tout cinq régions.

§ 1. — **Peaussiers du crâne ou muscles épicraniens.**

Il existe, chez l'Homme, deux muscles épicraniens, de chaque côté, réunis par une vaste aponévrose qui recouvre toute la voûte du crâne, entre les fosses temporales ; ce sont : le muscle *frontal* et le muscle *occipital*. Dans les Solipèdes, les fosses temporales se joignant en arrière, le muscle occipital fait défaut.

Quant au *muscle frontal*, dit encore fronto-sourcilier, fronto-palpébral, peaussier du front, c'est un faisceau court et aplati, appliqué sur la base de l'apophyse orbitaire du frontal, et dont les fibres insérées sur cet os se dirigent en avant et en dehors pour venir se confondre avec celles de l'orbiculaire des paupières, au niveau du trou sourcilier qu'elles recouvrent. Le bord interne de ce muscle se continue par un mince fascia épicranien, qui s'étend sur la région du front, entre les crêtes temporales, et donne naissance au releveur commun de l'aile du nez et de la lèvre supérieure.

Le muscle frontal a été considéré à tort comme un releveur de la paupière supérieure ; il se borne à froncer la peau du sourcil en tendant légèrement l'angle nasal de l'œil, rôle qu'il remplit aussi bien si les paupières sont écartées que si elles sont rapprochées.

DIFFÉRENCES

Dans le ***Bœuf***, le muscle occipital manque, ainsi qu'aux Solipèdes ; mais le peaussier du front est beaucoup plus développé que chez ces derniers ; il s'élève jusqu'à la base de la corne et se réunit à son congénère par une aponévrose épicranienne manifeste. Dans le ***Chien***, ce muscle paraît s'être divisé en deux petits faisceaux dont l'externe aborde l'orbiculaire des paupières en regard de leur commissure temporale ; l'aponévrose épicranienne est excessivement mince et se continue en arrière avec un muscle occipital plus ou moins distinct.

§ II. — **Peaussiers de la face.**

Ces muscles sont disposés à l'entour des trois orifices de la face, l'orifice palpébral, la narine et la bouche. Ils donnent à la physionomie ses traits essentiels et sa mobilité. Ce sont :

L'*orbiculaire des paupières*, le *lacrymal*, le *labial*, le *buccinateur*, l'*abaisseur de*

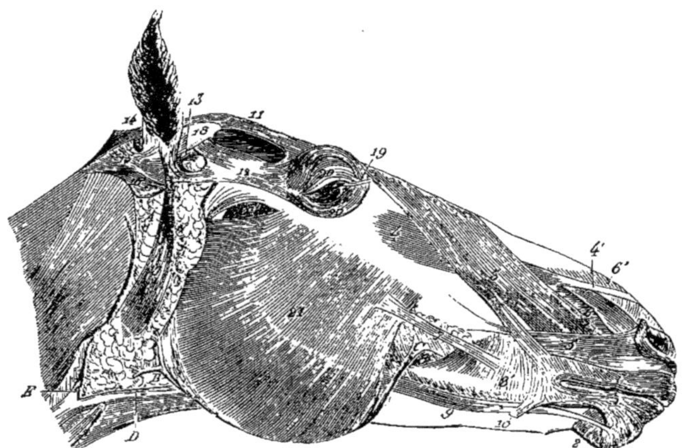

Fig. 182. — Muscles superficiels de la tête du Cheval*.

la lèvre inférieure, le *zygomatique*, le *releveur commun de l'aile du nez et de la lèvre supérieure*, le *releveur propre de la lèvre supérieure*, le *canin*, le *nasal*, le

* 1, 1, orbiculaire des lèvres ; 2, houppe du menton ; 3, releveur commun de l'aile du nez et de la lèvre supérieure ; 4, releveur propre de la lèvre supérieure ; 4', son tendon d'insertion ; 5, canin ; 6, 6', les deux portions du muscle nasal séparées par la fausse narine ; 7, zygomatique ; 8, plan profond du buccinateur ; 8', plan superficiel du même muscle ; 9, abaisseur de la lèvre inférieure ; 10, terminaison du risorius de Santorini ; 11, temporo-auriculaire externe ; 12, zygomato-auriculaire ; 13, scuto-auriculaire externe ; 14, 15, 16, cervico-auriculaire ; 17, parotido-auriculaire ; 18, cartilage scutiforme ; 19, tendon d'insertion du muscle orbiculaire des paupières ; 20, 20, orbiculaire des paupières ; 21, masséter. — A, glande parotide (la pointe postérieure de l'extrémité supérieure a été enlevée, pour montrer le cervico-auriculaire profond). — B, origine du canal de Sténon. — , terminaison de ce conduit. — D, veine maxillaire externe. — E, veine jugulaire.

dilatateur des narines, le *mental*, le *carré du menton*, le *risorius de Santorini*, et enfin les *muscles incisifs* de l'une et de l'autre lèvre.

Nous n'avons cité ni le sourcilier, ni le triangulaire des lèvres, ni le petit zygomatique, car, suivant nous, ces trois muscles de l'Homme n'existent dans aucun de nos animaux. Quant au myrtiforme, il se trouve compris dans le muscle nasal.

1. Orbiculaire des paupières (fig. 182, 20).

(*Orbicularis oculi.*)

C'est un large et mince sphincter, commun aux deux paupières, appliqué sur le feuillet fibreux palpébral et les os formant le pourtour de l'orbite. Sa face externe, recouverte par la peau, adhère à cette membrane de la manière la plus intime. Un petit tendon (fig. 182, 19), qui s'étend du tubercule lacrymal à l'angle interne des paupières, est considéré comme l'origine des fibres de ce muscle, dont la contraction détermine l'occlusion de l'ouverture palpébrale.

2. Lacrymal.

Sous-palpébral. — Palpébral inférieur. — Malaire.

Ce muscle manque chez l'Homme : c'est une mince et pâle expansion, située sous la peau, immédiatement au-dessous de la paupière inférieure, se continuant, en avant, avec le releveur commun de l'aile du nez et de la lèvre supérieure, en bas, avec le peaussier cervico-facial, en haut et en arrière avec l'orbiculaire des paupières. Ses fibres composantes, partie charnues, partie aponévrotiques, partent de la surface externe de l'os lacrymal et du jugal, se dirigent en avant et en bas et se perdent dans un fascia conjonctif qui recouvre le buccinateur. On le regarde comme destiné à faire froncer et trémousser la peau du larmier.

3. Labial ou orbiculaire des lèvres (fig. 182, 1).

(*Orbicularis oris.*)

Préparation. — Enlever avec les ciseaux la peau qui recouvre les deux portions de ce muscle; s rabattre les lèvres pour découvrir sa face interne, en excisant la muqueuse buccale et les andules sous-jacentes à cette membrane.

L'orbiculaire, disposé en sphincter au pourtour de l'ouverture antérieure de la bouche, est regardé comme le muscle intrinsèque des lèvres. Il est formé de deux portions ou faisceaux, l'un pour la lèvre supérieure, l'autre pour l'inférieure, qui se réunissent aux commissures. Ces deux portions se confondent latéralement avec le buccinateur et reçoivent en outre en totalité ou en partie la terminaison des divers muscles extrinsèques qui agissent sur les lèvres.

L'orbiculaire ne prend aucune attache sur les os qui l'avoisinent; ses fibres composantes, affectant la forme circulaire, n'ont ni commencement ni fin.

La face interne du faisceau supérieur répond à une couche de glandules salivaires qui la sépare en partie de la muqueuse buccale. L'externe, recouverte par la peau, y adhère de la manière la plus intime et s'en trouve isolée, sur la ligne médiane, d'abord par l'expansion aponévrotique des releveurs propres de la lèvre supérieure, puis par une couche musculo-fibreuse analogue à celle qui forme la houppe du menton.

Par sa face interne, le faisceau inférieur répond aussi à la muqueuse buccale et à quelques glandules salivaires. Par sa face externe, il affecte avec le tégument cutané des rapports intimes, comme le faisceau supérieur. Il se confond inférieurement avec le muscle de la houppe du menton.

Le labial joue le rôle d'un constricteur de l'ouverture antérieure de la bouche et remplit des usages complexes, soit dans la succion, soit dans la préhension des aliments, soit dans la mastication.

4. Buccinateur (fig. 182, 8. 8').

Alvéolo-labial de Girard. — Molaire externe et molaire interne de Bourgelat. (*Buccinator.*)

Préparation. — Procéder à l'ablation du masséter; disséquer la surface externe du muscle en respectant le risorius de Santorini et le zygomatique, qui se confondent avec lui; puis le fendre sur son milieu, en partant de la commissure des lèvres; rabattre chaque lambeau sur les mâchoires et enlever la muqueuse buccale, pour étudier la face interne du muscle et les attaches du plan superficiel sur les os maxillaires.

Situé sur les côtés de la face, caché en partie par le masséter et appliqué sur la muqueuse des joues, le buccinateur est plat, mince, allongé dans le sens de la tête et formé de deux plans superposés.

Le *plan profond*, le plus long, mais le moins large, plus étroit à ses extrémités que dans son milieu, est formé de faisceaux charnus fortement aponévrotiques qui sont attachés, en arrière : 1° sur la tubérosité alvéolaire ; 2° sur la face externe du maxillaire supérieur, au-dessus des trois dernières molaires; 3° sur le bord supérieur du maxillaire inférieur, derrière la sixième molaire. Arrivés vers la commissure des lèvres, ces faisceaux semblent se continuer par de petits tendons avec les fibres de l'orbiculaire.

Le *plan superficiel* n'existe que sur la moitié antérieure du muscle. Certains auteurs allemands, lui réservent le nom de buccinateur, tandis qu'ils désignent le plan profond sous le nom de muscle molaire. Ses fibres, moins tendineuses que celles de l'autre plan, partent d'un raphé médian antéro-postérieur et se dirigent les unes en haut, les autres en bas, pour se terminer de la manière suivante : les premières s'insèrent sur la face externe du maxillaire supérieur, au-dessus de la première dent molaire et de l'espace interdentaire : les secondes s'attachent sur l'espace interdentaire inférieur.

Rapports. — En dehors, avec le masséter, le muscle zygomatique, le peaussier cervico-facial, le canin, le releveur commun de l'aile du nez et de la lèvre supérieure, le canal parotidien, qui le traverse pour pénétrer dans la bouche, l'artère et la veine faciales; en dedans, avec la muqueuse buccale. Le plan profond est longé et recouvert, à son bord supérieur, par les glandes molaires supérieures ; son bord inférieur est longé lui-même par les glandes molaires inférieures, qu'il recouvre en partie. Le plan superficiel est très nettement séparé du plan profond dans sa partie supérieure, c'est-à-dire celle qui s'attache sur le maxillaire supérieur. En bas, ces deux plans adhèrent plus intimement l'un à l'autre ; mais ils se trouvent néanmoins parfaitement isolés par un interstice que parcourent une ou deux grosses branches veineuses.

Usages. — Le rôle du buccinateur est surtout relatif à la mastication : ce muscle, en effet, repousse sous les dents molaires les parcelles d'aliments qui tombent en dehors des arcades alvéolaires ; mais il ne peut concourir au rapprochement des deux mâchoires. Il peut en outre tirer la commissure des lèvres en arrière. Le nom qu'il porte est tiré du latin : *buccinare*, jouer de la trompette, parce que, chez l'Homme, il intervient pour expulser l'air avec force dans l'embouchure de cet instrument ou de tout autre semblable.

5. Abaisseur de la lèvre inférieure (fig. 182, 9).

Maxillo-labial de Girard.

Dépendance du buccinateur, dont il longe le bord inférieur, ce muscle est un long et étroit faisceau qui s'insère, par son extrémité postérieure, au bord supérieur du maxillaire inférieur, en commun avec le plan profond du buccinateur, et qui se termine, d'autre part, à la peau de la lèvre inférieure, par un tendon épanoui.

Il est en rapport, en dehors, avec le masséter et la portion faciale du peaussier du cou ; en dedans, avec l'os maxillaire inférieur ; en haut avec le buccinateur auquel il est étroitement uni dans ses deux tiers postérieurs.

Il écarte la lèvre inférieure de la supérieure, et il la tire de côté s'il agit seul.

6. Zygomatique (fig 182, 7).

Grand zygomatique des anthropotomistes. — Zygomato-labial de Girard.
(*Zygomaticus.*)

Petit muscle rubané, prenant naissance à la surface du masséter, près de l'épine maxillaire, par une aponévrose confondue avec le peaussier ; se terminant sur le buccinateur, à une petite distance de la commissure des lèvres.

Il est recouvert par la peau, et il recouvre une partie du buccinateur, quelques-unes des glandes molaires supérieures, des vaisseaux et des nerfs.

Lorsqu'il se contracte, il tire en arrière la commissure des lèvres.

Le petit zygomatique de l'Homme (*caput zygomaticum quadrati labii superioris*) manque chez nos animaux.

7. Releveur commun ou superficiel de l'aile du nez et de la lèvre supérieure.

Sus-naso-labial de Girard. — Fronto-labial de divers auteurs (fig. 182, 3).
(*Caput angulare quadrati labii superioris.*)

Situé sur le côté du chanfrein, dans une direction oblique de haut en bas et d'arrière en avant, le releveur superficiel est une large bande, aponévrotique à son extrémité postérieure, divisée antérieurement en deux branches inégales entre lesquelles passe le canin.

Il prend son origine sur les os frontal et nasal en se confondant avec le fascia épicranien et en s'unissant sur la ligne médiane avec son congénère du côté opposé. De ses deux branches terminales, la supérieure, la plus large et la plus épaisse, se rend à l'aile externe du nez et à la lèvre supérieure, où ses fibres se confondent avec celles de l'orbiculaire; l'inférieure se termine à la commissure des lèvres.

Ce muscle est en rapport, en dehors, avec la peau; en dedans, avec le releveur propre de la lèvre supérieure, le muscle nasal, des vaisseaux et des nerfs. Sa branche inférieure recouvre le canin; la supérieure au contraire est couverte par ce muscle.

Il élève l'aile externe du nez, la lèvre supérieure et la commissure des lèvres. Il est probable que l'origine de ce muscle correspond au pyramidal du nez de l'Homme (*procerus*), qui se serait réuni et confondu avec lui.

8. Releveur propre ou profond de la lèvre supérieure (fig. 182, 4, 4').

Sus-maxillo-labial de Girard.
(*Caput infra-orbitale quadrati superioris.*)

Couché horizontalement sur le côté du chanfrein, ce muscle croise en dessous le précédent. Il est formé d'un corps charnu, épais et conique, terminé antérieurement par un tendon. Il prend origine, à petite distance de l'orbite, sur le maxillaire supérieur et le zygomatique. Son tendon passe sur le muscle nasal et le dilatateur des narines s'unit à celui du côté opposé et forme avec lui une expansion aponévrotique impaire qui se prolonge par de petites fibrilles dans le tissu musculo-fibreux sous-cutané de la lèvre supérieure.

Ce muscle, infléchi sur le bout du nez comme sur une poulie du renvoi, relève la lèvre supérieure, soit directement, soit de côté, suivant qu'il agit seul ou de concert avec son congénère du côté opposé.

9. Canin (fig. 182, 5).

Grand sus-maxillo-nasal de Girard.
(*Caninus.*)

Ce muscle est situé dans une direction presque horizontale, entre les deux branches du releveur commun de l'aile du nez et de la lèvre supérieure. Il affecte la forme d'un triangle isocèle, légèrement tendineux à son sommet. Celui-ci s'attache au devant de l'épine du maxillaire supérieur. La base s'épanouit sous la peau de l'aile externe du naseau et de la lèvre supérieure en confondant ses fibres les plus inférieures avec celles de l'orbiculaire des lèvres.

Le canin dilate le naseau en tirant en dehors son aile externe; il peut aussi dévier latéralement la lèvre supérieure.

10. Nasal (fig. 182, 6, 6').

Transverse du nez. — Triangulaire du nez. — Constricteur du nez des anthropotomistes. — Petit sus-maxillo-nasal de Girard.
(*Pars transversa musculi nasalis.*)

Ce muscle est interrompu par la fausse narine qui le sépare en deux parties: l'une inférieure appliquée sur l'intermaxillaire ; l'autre supérieure située sur le dos du nez. La première couvre l'apophyse montante de l'intermaxillaire ainsi que la face labiale du corps de cet os ; de là ses fibres s'élèvent vers le nez pou se terminer à la peau de la fausse narine et à l'appendice du cornet inférieur. La seconde est formée de fibres pâles jetées du prolongement nasal et de l'épanouissement de la cloison médiane du nez qui y fait suite à la peau de la fausse narine et à l'appendice du cornet supérieur.

. Le muscle nasal des Solipèdes agit comme dilatateur de la fausse narine et peut-être aussi comme abaisseur du naseau par la partie qui s'élève du corps de l'intermaxillaire, laquelle représente le myrtiforme ou pinnal radié de l'Homme et a été décrite par Bourgelat sous le nom de mitoyen supérieur.

11. Dilatateur des narines.

Pinnal transverse. — Transversal du nez de Bourgelat.
(*Pars alaris musculi nasalis.*)

C'est un muscle impair, court et quadrilatère, formé de fibres transverses, appliquées sur la partie élargie des cartilages des naseaux, et que l'on aurait pu appeler, à juste titre, *transversal du bout du nez*. Le nom de transversal du nez est employé, en anthropotomie, pour un autre élément musculaire. Le dilatateur des narines se continue avec la partie supérieure du nasal, et, dans la nomenclature de Bâle, il est rattaché à ce muscle comme sa portion alaire.

Il est recouvert par la peau et l'expansion tendineuse des releveurs propres de la lèvre supérieure. En bas, il se réunit à l'orbiculaire des lèvres.

Chargé de rapprocher l'une de l'autre les deux ailes internes des naseaux, ce muscle doit être considéré comme le dilatateur par excellence de ces orifices. Dans aucun animal, il n'est aussi développé que chez les Solipèdes.

12. Mental (fig, 182, 2).

Menton labial de Girard. — Muscle de la houppe du menton.
(*Mentalis.*)

La houppe du menton est un noyau musculo-fibreux formant la base de la protubérance arrondie que l'on observe sous la lèvre inférieure, en avant de la barbe. Ce noyau impair, confondu en avant avec l'orbiculaire des lèvres, prend attache en dessous des incisives, sur le corps du maxillaire inférieur, par deux faisceaux que l'on décrit souvent à part sous le nom de *suspenseurs de la houppe du menton* ou de *mitoyens inférieurs* (Bourgelat).

Ces faisceaux descendent dans le tissu de la lèvre inférieure pour se réunir l'un avec l'autre sur la face supérieure de la houppe du menton, qu'ils semblent ainsi chargés de suspendre. On les découvre en excisant la muqueuse. Ils relèvent assez énergiquement la lèvre inférieure, qu'ils peuvent faire claquer contre la supérieure.

13. Carré du menton.

Carré de la lèvre inférieure.
(*Quadratus labii inferioris.*)

On donne ce nom, chez l'Homme, à un muscle inséré sur le maxillaire inférieur, en avant du trou mentonnier, et don les fibres s'élèvent jusqu'à la lèvre inférieure, qu'il sert à abaisser. Il n'y en pas trace chez les Solipèdes, où comme nous l'avons vu plus haut, un faisceau détaché du buccinateur fonctionne comme abaisseur de la lèvre inférieure.

14. Risorius de Santorini (fig. 182, 10).

C'est un petit faisceau inséré à la commissure des lèvres, que nous décrirons plus loin comme une dépendance du peaussier du cou.

15. Muscles incisifs.

On décrit sous ce nom, chez l'Homme, deux petits muscles situés dans l'épaisseur de l'une et de l'autre lèvre, en dessous de leur muqueuse, prenant attache sur les maxillaires, à petite distance des dents incisives et se perdant en arrière vers les commissures; muscles qui ont pour effet de resserrer la partie latérale des lèvres et de faire proéminer leur partie médiane, tout en tirant les commissures en avant.

Ces muscles existent aussi, plus ou moins distinctement chez les animaux; ils sont même particulièrement visibles chez les Solipèdes, surtout à la lèvre supérieure qui est, comme chacun sait, très protractile. Ils interviennent aussi, lorsque cette lèvre s'est retroussée par l'action de son releveur propre, pour l'abaisser et lui faire reprendre contact avec le bout de la mâchoire.

DIFFÉRENCES

Chez le **Bœuf** (fig. 183), le *lacrymal* est plus développé que dans les Solipèdes; il s'étend longuement sur le buccinateur. L'*orbiculaire des lèvres* est très épais: sa portion supérieure reçoit du pourtour de l'arcade intermaxillaire trois muscles *incisifs* épais, un médian et deux latéraux, qui se réfléchissent de haut en bas, sous la muqueuse et contribuent puissamment à maintenir la lèvre supérieure abaissée en même temps qu'ils tirent les commissures en avant. L'*abaisseur de la lèvre inférieure* n'est pas distinct du buccinateur. Le *zygomatique* est plus fort et plus rouge que dans les Solipèdes: il s'élève par un tendon à la surface du masséter jusqu'à l'arcade zygomatique, sur laquelle il s'attache. Le *releveur commun de l'aile du nez et de la lèvre supérieure*, continu en haut avec le peaussier du front, se termine par deux branches qui laissent passer dans leur intervalle non seulement le canin, mais encore le releveur propre de la lèvre supérieure: d'autre part, au lieu d'être traversé de dedans en dehors, il l'est de dehors en dedans, en sorte que c'est la branche supérieure qui recouvre les muscles précités, tandis que l'inférieure en est couverte.

Le *releveur propre de la lèvre supérieure* s'adjoint au canin et naît avec lui à la base de l'épine maxillaire; il gagne le mufle en contournant le côté interne du naseau. Le *canin* est divisé antérieurement en trois faisceaux plus ou moins anastomotiques: le supérieur se termine à l'aile externe du naseau après s'être insinué sous la branche antérieure du releveur commun; les deux autres plongent dans la lèvre supérieure au moyen de tendons qui s'y dissocient et que l'on peut suivre jusqu'au mufle. Le *nasal* et le *dilatateur des narines* manquent. Il en est de même du *carré du menton*. Le *mental* et ses faisceaux suspenseurs ne présentent rien de particulier.

Chez le **Mouton** et la **Chèvre**, les muscles de la face se comportent comme dans le bœuf, sauf l'absence ou l'extrême atrophie du releveur commun de l'aile du nez et de la lèvre supérieure.

Dans les **Chameaux**, le *lacrymal* est peut être plus développé encore que dans le Bœuf. Le *releveur commun de l'aile du nez et de la lèvre supérieure* forme une vaste expansion qui s'unit au muscle précédent et couvre complètement le canin, sans être perforé par lui. Le *releveur propre de la lèvre supérieure* et le *canin* sont confondus. Le *zygomatique* se perd sur le masséter à son extrémité supérieure, et, d'autre part, sur le buccinateur à une dizaine de centimètres de la commissure des lèvres.

Le *buccinateur* s'étend très peu sous le masséter; il ne fournit pas de muscle abaisseur à la lèvre inférieure; son plan superficiel est particulièrement développé. La *houppe du menton* est peu saillante et ses faisceaux suspenseurs très faibles. En arrière de cette houppe, existe un petit muscle, confondu d'autre part avec le risorius de Santorini, dont les fibres arciformes s'élèvent obliquement de la mandibule à l'orbiculaire oral, muscle abaisseur de la lèvre inférieure qui représente, pensons-nous, le *carré du menton*. Le *nasal* et le *dilatateur des narines* font défaut.

Dans le **Porc**, le *lacrymal* manque comme chez l'Homme. Il en est de même pour le *dilatateur des narines*. Le *nasal* forme au groin une épaisse bordure que certains auteurs ont décrite sous le nom de muscle du groin. Le *releveur commun de l'aile du nez et de la lèvre supérieure* échappe facilement à l'attention, tant il est mince et pâle. L'*orbiculaire des lèvres* participe de leur minceur; mais il a pour adjuvant à la lèvre supérieure, un gros faisceau charnu sous-muqueux qui s'insère postérieurement au-dessus de l'intervalle qui sépare l'incisive latérale de la canine et se dirige en avant pour se perdre à la partie médiane de la lèvre, faisceau qui se rattache certainement au système des muscles incisifs et agit comme abaisseur et rétracteur. La *houppe du menton* fait défaut; mais les faisceaux musculeux,

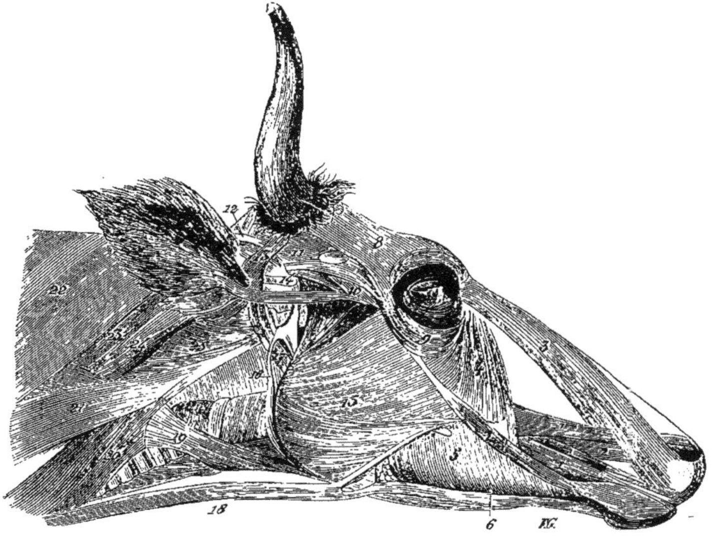

Fig. 183. — Muscles superficiels de la tête (Vache) *.

suspenseurs et releveurs de la lèvre inférieure n'en existent pas moins. La couche superficielle du *buccinateur* se prolonge dans la lèvre supérieure et sert vraisemblablement à relever la partie voisine de la commissure; un faisceau de la couche profonde s'engage dans la lèvre inférieure et s'y termine par des fibres tendineuses; mais ce faisceau abaisseur est confondu avec le restant du muscle : l'*abaisseur de la lèvre inférieure* n'est donc pas distinct. Le *carré du menton* est manifeste; ses fibres couvrent la face inférieure du corps du maxillaire inférieur.

Le *releveur propre de la lèvre supérieure* et le *canin* constituent les *muscles du groin*, volumineux, couchés parallèlement sur le côté du chanfrein. Le premier est formé d'un corps charnu penniforme, inséré dans la fosse larmière, et d'un long et fort tendon qui plonge dans le groin à sa partie supérieure et s'y dissocie; il lance un faisceau de renforcement au muscle nasal. Le second, c'est-à-dire le canin, comprend deux portions dont l'une s'insère dans une gouttière faisant suite au trou sous-orbitaire et se termine au côté externe du groin par une dissociation de fibrilles et faisceaux tendineux, tandis que l'autre s'insère sur l'épine maxillaire et se termine par un tendon long et fort qui longe la lèvre supérieure et

* 1, releveur propre de la lèvre supérieure; 1', 1'', 2. les trois faisceaux du canin; 3, releveur commun de l'aile du nez et de la lèvre supérieure; 4. lacrymal; 5, buccinateur; 6, partie de ce muscle équivalent à l'abaisseur de la lèvre inférieure des Solipèdes; 7. zygomatique; 8, peaussier du front; 9, orbiculaire des paupières; 10, zygomato-auriculaire; 11, temporo-auriculaire externe; 12, cartilage scutiforme; 13, scuto-auriculaire externe; 14, apophyse mastoïde; 15, masséter; 16, stylo-hyoïdien; 17, digastrique; 18. sterno-maxillaire; 19, omo-hyoïdien; 20, sterno-sous-occipital; 21, branche antérieure du mastoïdo-huméral; 22, branche postérieure du même; 23, omo-trachélien; 24, trachélo-atloïdien; 25, grand droit antérieur de la tête.

plonge dans le groin par-dessous pour aller se réunir au tendon du releveur propre de la lèvre supérieure en contournant l'os du groin ; de la sorte l'ouverture extérieure du nez se trouve entourée, du côté interne, par une cravate fibreuse qui, lors de la contraction des deux muscles, porte cette ouverture en dehors. On comprend, du reste, que le releveur propre de la lèvre supérieure, agissant isolément, doive élever le groin ; tandis que le canin l'abaisse et le tire de côté.

Chez le ***Chien***, les muscles intrinsèques des lèvres ressemblent à ceux du Porc; toutefois le muscle incisif de la lèvre supérieure est peu développé. Le buccinateur présente ses deux couches ordinaires, mais il n'y a pas à son bord inférieur d'abaisseur de la lèvre inférieure distinct. Le zygomatique s'étend de la commissure des lèvres au cartilage scutiforme en croisant le masséter et l'arcade zygomatique. Le releveur commun de l'aile du nez et de la lèvre supérieure forme une large expansion indivise qui s'unit en haut au peaussier du front et se termine dans la lèvre supérieure. Le releveur propre de la lèvre supérieure s'unit au canin et s'insère avec lui au-dessus du trou sous-orbitaire ; les deux muscles se terminent à l'aile externe du nez et dans la lèvre supérieure.

Le nasal est à peu près nul et le dilatateur des narines manque tout à fait. La houppe du menton et ses faisceaux suspenseurs sont fort peu apparents. Il existe un carré du menton semblable à celui du Porc.

Dans le ***Chat***, les muscles de la face ne diffèrent pas sensiblement de ceux du Chien.

En résumé, on voit que, dans tous les animaux autres que les Solipèdes : 1° le releveur propre de la lèvre supérieure et le canin s'unissent et tendent à se confondre ; 2° le dilatateur des narines fait défaut.

Si l'on compare les animaux avec l'Homme, on est surpris des analogies. A l'exception du sourcilier, du petit zygomatique et du triangulaire des lèvres, on trouve chez ceux-là tous les muscles faciaux de celui-ci, et, en plus, des muscles nouveaux, tels que le lacrymal et l'abaisseur de la lèvre inférieure. En outre, certains muscles simples chez l'Homme peuvent être divisés chez certains animaux (canin, buccinateur), ou bien des muscles rudimentaires chez l'Homme, comme le dilatateur des narines, offrent tout leur développement chez les Solipèdes. Il n'est donc pas toujours exact de prétendre que les muscles de la face chez les animaux soient toujours moins nombreux et moins bien individualisés que chez l'Homme. Si les traits de la face humaine sont plus accusés et la physionomie infiniment plus expressive que chez les bêtes, cela paraît tenir à deux choses : 1° à ce que les muscles de l'Homme sont plus adhérents à la peau, tandis que chez les animaux, la plupart en sont séparés par une expansion du peaussier du cou ; 2° à la puissance du cerveau qui anime cette face et y reflète ses prééminentes facultés.

§ III. — Peaussiers de l'oreille ou muscles de la conque.

Chargés de mouvoir le pavillon de l'oreille ou *conque*, ces muscles sont beaucoup plus nombreux chez les animaux que chez l'Homme. Les plus volumineux rayonnent en tous sens autour de la base de ce pavillon et viennent prendre point fixe sur les os du crâne, sur la parotide ou sur le ligament cervical. D'autres vont de la conque au *cartilage scutiforme* qui lui est annexé du côté interne, ou bien de ces deux cartilages à l'entour du tube osseux auditif en croisant le *cartilage annulaire* interposé entre ces deux parties. D'autres enfin, les plus petits, se trouvent à la surface de la conque, soit en dedans, soit en dehors. — Ces derniers, véritables *muscles intrinsèques*, ont si peu d'importance que nous nous dispenserons de les décrire. Les autres sont au nombre de dix, chez les Solipèdes ; mais les auteurs ne s'entendent ni sur leur nomenclature ni sur leur dénombrement. Nous adopterons la terminologie de Girard, conforme à celle qui a servi de base pour la nomenclature des muscles de la langue. Et nous décrirons :

En premier plan, le *zygomato-auriculaire*, le *temporo-auriculaire externe*, le *scuto-auriculaire externe*, les trois *cervico-auriculaires*, le *parotido-auriculaire ;*

En second plan, le *temporo-auriculaire interne*, le *scuto-auriculaire interne*, le *tympano-auriculaire*.

Mais avant de faire connaître ces muscles, il est indispensable d'étudier les cartilages de l'oreille externe.

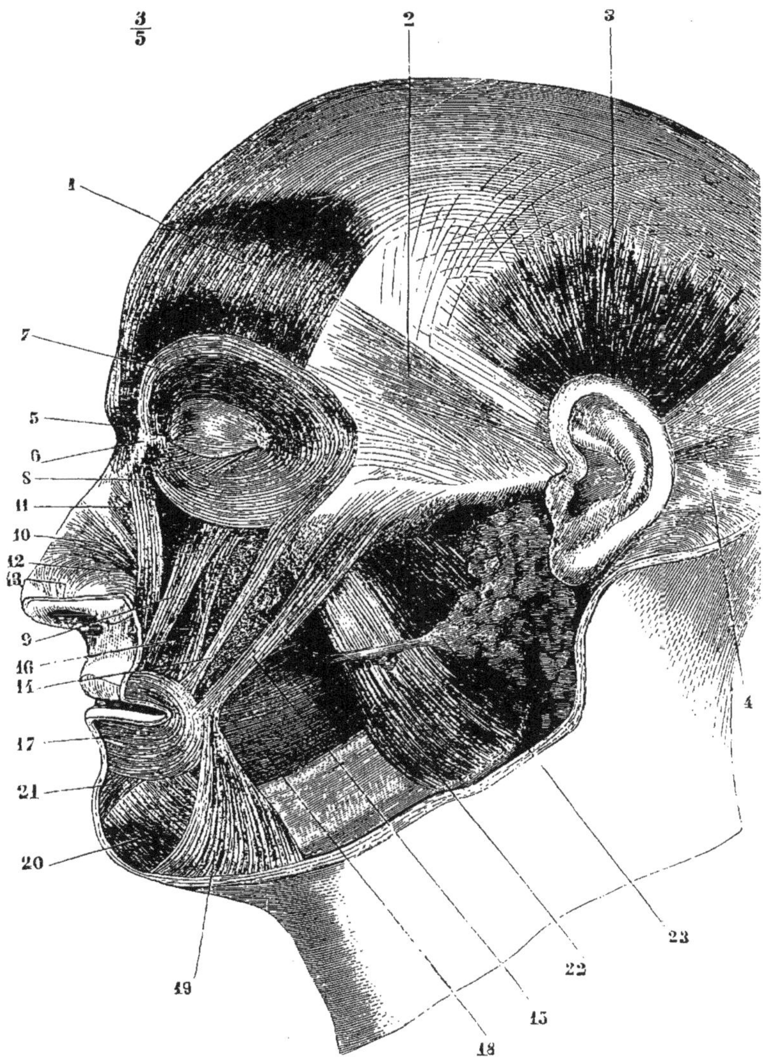

Fig. 184. — Muscles de la tête de l'Homme, couche superficielle *.

Ce sont : 1° le *cartilage conchinien*; 2° le *cartilage annulaire*; 3° le *cartilage scutiforme*.

* 1, frontal; 2, auriculaire antérieur; 3, auriculaire supérieur; 4, auriculaire postérieur; 5, pyramidal; 6, tendon direct de l'orbiculaire; 7, orbiculaire des paupières; 8, releveur superficiel de l'aile du nez et de la lèvre supérieure; 9, releveur profond; 10, 11, muscle nasal; 12, 13, dilatateur des narines; 14, petit zygomatique; 15, grand zygomatique; 16, canin; 17, orbiculaire des lèvres; 18, buccinateur; 19, triangulaire des lèvres; 20, carré du menton; 21, houppe du menton; 22, masséter; 23, parotide et canal de Sténon.

1° Cartilage conchinien. — Pièce principale du pavillon, ce cartilage en détermine la configuration générale. Il présente donc la forme d'un cornet rigide et dressé, très largement ouvert sur le côté. — Son *entrée* est elliptique, allongée de haut en bas, et circonscrite par deux bords minces, réunis en haut sur une pointe qui constitue le sommet de l'organe. — Son *fond*, renflé en cul-de-sac, se termine en avant par un infundibulum rétréci, fixé au pourtour de l'hiatus auditif à l'aide du cartilage annulaire, et, sur la surface de la poche gutturale, par un prolongement pointu qui descend en dehors du cartilage annulaire, sous la glande parotide, et se fixe par plusieurs filaments fibreux.

C'est une lame cartilagineuse roulée sur elle-même de manière à circonscrire entre ses deux bords l'entrée du pavillon et à former, par en bas, le canal infundibuliforme complet dont nous venons de parler.

Le pavillon de l'oreille présente, suivant les espèces et les races et même suivant les individus, de grandes différences de grandeur, d'épaisseur, de direction, d'ouverture, etc., qui seront étudiées à propos de l'appareil auditif.

2° Cartilage annulaire. — On désigne ainsi une toute petite lame roulée en anneau, comme la partie inférieure de la lame conchinienne, et servant d'intermédiaire entre celle-ci et le tube auditif du temporal. La membrane tégumentaire interne, doublée de quelques faisceaux jaunes élastiques, unit le cartilage annulaire aux deux parties entre lesquelles il se trouve placé. Ses rapports avec ces deux pièces sont tels, qu'il reçoit la saillie osseuse circulaire, formant le contour de l'hiatus auditif, et que lui-même peut s'enfoncer dans le canal infundibuliforme du cartilage conchinien : disposition qui rappelle le mode d'articulation des différents tubes d'une lunette d'approche.

3° Cartilage scutiforme ou scutum auriculaire. — On appelle ainsi une petite plaque cartilagineuse située en avant et en dedans de la base de la conque, à la surface du muscle crotaphite ; plaque irrégulièrement triangulaire, rattachée au cartilage conchinien par des faisceaux charnus et transmettant à ce cartilage l'action de quelques autres muscles fixés sur les os du crâne.

Un *coussinet adipeux*, placé à la base de l'oreille, facilite les mouvements qu'exécutent ces cartilages sous l'action des muscles qui vont être décrits.

1. Zygomato-auriculaire (fig. 182, 12).

Ce muscle est formé généralement de deux bandelettes charnues, unies entre elles par un feuillet lamineux, et prenant leur origine sur l'arcade zygomatique, au moyen d'une aponévrose confondue en avant avec le muscle orbiculaire des paupières. De ces deux bandelettes, l'une, inférieure, s'insère en dehors de la base de la conque en confondant ses fibres avec celles du parotido-auriculaire ; l'autre, supérieure, se termine sur le bord externe du cartilage scutiforme.

Placé immédiatement sous la peau, ce muscle couvre en partie l'extrémité supérieure de la glande parotide.

Il tire l'oreille en avant.

2. Temporo-auriculaire externe (fig. 185, 1).

Très mince et très large muscle flabelliforme, couvrant la fosse temporale et le muscle crotaphite ; uni en arrière au cervico-auriculaire supérieur, en avant et en dehors au zygomato-auriculaire. Il prend son origine sur toute l'étendue de la crête temporale, en se confondant, au niveau de la crête sagittale, avec le muscle du côté opposé. Il se termine, d'une part, sur le bord interne du cartilage scutiforme ; d'autre part, au moyen d'un mince faisceau qui couvre partiellement ce cartilage et le muscle scuto-auriculaire externe, sur le côté interne de la conque.

Il remplit le rôle d'un adducteur de la conque, c'est-à-dire qu'il la ramène en dedans. Il la porte aussi en avant et concourt à la faire pivoter sur elle-même de manière à tourner son ouverture en avant.

Les Allemands divisent ce muscle en deux : le *commun des oreilles* ou *interscutellaire*, comprenant sa partie supérieure réunie avec l'homologue du côté opposé ; et le *fronto-auriculaire* ou *fronto-scutellaire*, procédant de la région sus-oculaire.

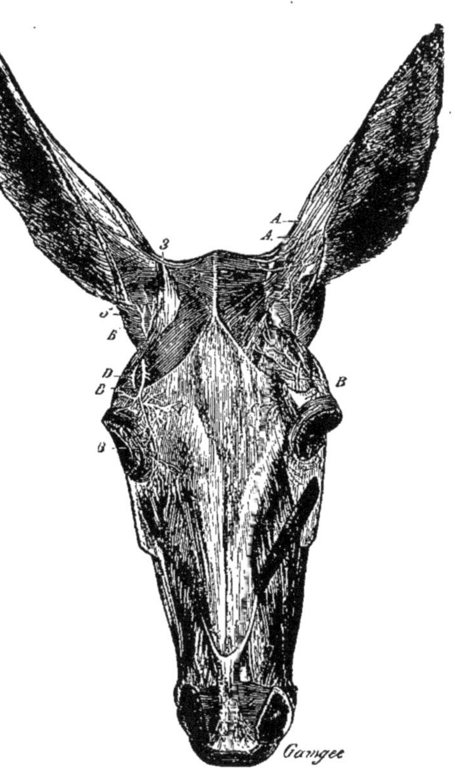

Fig. 185. — Muscles de l'oreille externe d'un Mulet *.

3. Scuto-auriculaire externe (fig. 185, 4).

Ce muscle est, pour ainsi dire, une dépendance du précédent, dont il transmet l'action jusqu'au cartilage conchinien, en la complétant.

Étendu de la face externe du cartilage scutiforme au côté interne de la conque, et généralement composé de deux faisceaux, il est recouvert par la peau et la bandelette conchinienne du temporo-auriculaire externe, et il recouvre en partie le muscle scuto-auriculaire interne.

Quand ce muscle se contracte, il participe principalement à l'exécution du mouvement rotatoire qui porte de dehors en avant l'ouverture de la conque.

4. Cervico-auriculaires ou mieux occipito-auriculaires (fig. 182, 14, 15, 16).

Au nombre de trois, ces muscles, situés derrière l'oreille, représentent de larges et minces bandelettes, étendues de la corde du ligament cervical au cartilage conchinien.

* 1, 1, muscle temporo-auriculaire externe ; 2. muscle temporo-auriculaire interne ; 3, cartilage scutiforme ; 4, muscle scuto-auriculaire externe. — A, branches auriculaires de la première paire nerveuse cervicale. — B, nerf auriculaire antérieur (du facial). — C, rameaux terminaux du nerf sourcilier. — D, branche superficielle ou temporale du nerf lacrymal.

Ils peuvent être distingués, eu égard au mode de superposition qu'ils présentent vers leur origine, en *superficiel*, *moyen* et *profond*. La situation de leur point d'insertion sur la conque permet aussi leur distinction en *supérieur*, *moyen* et *inférieur*.

Le *cervico-auriculaire superficiel* ou *supérieur*, intimement uni au temporo-auriculaire externe et couvert par la peau, recouvre les muscles cervico-auriculaire moyen et temporo-auriculaire interne. Attaché par son extrémité terminale sur le milieu de la face postérieure de la conque, il tire ce cartilage en arrière et en bas.

Le *cervico-auriculaire moyen*, compris à son origine entre les deux autres et intimement uni avec eux, surtout avec le profond, est en rapport avec la peau par la plus grande partie de sa face externe. Son extrémité terminale, très large et très mince, passe sur l'extrémité supérieure de la glande parotide et s'insère en dehors de la base de la conque, après s'être légèrement insinuée sous le muscle parotido-auriculaire. C'est un muscle rotateur qui fait tourner en dehors et en arrière l'ouverture de l'oreille.

Le *cervico-auriculaire profond* ou *inférieur*, caché sous le muscle moyen et sous l'extrémité supérieure de la parotide, à laquelle il adhère assez intimement, s'insère tout à fait à la base du renflement que présente en bas le cartilage conchinien. Il est appliqué sur le coussinet graisseux de l'oreille. Il concourt à l'exécution du mouvement rotatoire imprimé à l'oreille par le muscle moyen.

5. Parotido-auriculaire (fig. 182, 17).

Appliqué sur la face externe de la glande parotide, ce muscle est une longue et mince bandelette rubanée, plus étroite et plus épaisse à l'extrémité supérieure qu'à l'inférieure.

Il prend son origine sur le tissu parotidien et se termine en dehors de la conque, sous la commissure inférieure de son ouverture.

Couvert en dehors par une partie très mince du peaussier cervico-facial, ce muscle joue le rôle d'un abducteur de l'oreille, c'est-à-dire qu'il l'abaisse et l'incline en dehors.

6. Temporo-auriculaire interne (fig. 185, 2).

Situé sous le muscle homonyme superficiel et couvert en partie par le cervico-auriculaire supérieur, le muscle temporo-auriculaire interne est un faisceau triangulaire, très allongé, d'un rouge vif, étendu transversalement à la surface du crotaphite. Il se fixe, d'une part, sur l'éperon médian qui représente l'origine commune des deux crêtes temporales ; d'autre part, au moyen d'un petit tendon, sur le côté interne de la conque, en dedans de l'insertion terminale du cervico-auriculaire supérieur.

Il est adducteur de l'oreille.

7. Scuto-auriculaire interne.

C'est un muscle formé de deux faisceaux croisés en **X**, courts, épais, d'une couleur moins pâle que les autres muscles auriculaires ; ces faisceaux, cachés sous le cartilage scutiforme et le muscle scuto-auriculaire externe, reposent directement sur le coussinet adipeux de l'oreille.

Ils prennent leur origine sur la face interne du scutum et vont se terminer en arrière de la base du cartilage conchinien.

Le muscle scuto-auriculaire interne est antagoniste de son homonyme superficiel, car il fait pivoter le pavillon de l'oreille de manière à tourner son ouverture en dehors et même en arrière.

8. Tympano-auriculaire ou mastoïdo-auriculaire.

C'est un très grêle faisceau appliqué verticalement contre le côté interne du tube cartilagineux qui représente l'entrée du conduit auditif, tube formé par le cartilage annulaire et le canal infundibuliforme du cartilage conchinien. Attaché, d'une part, sur le sourcil de l'hiatus auditif externe, d'autre part sur la base de la conque, ce petit muscle raccourcit, en se contractant, le tube cartilagineux avec lequel il se trouve en rapport.

DIFFÉRENCES

Chez le ***Bœuf*** (Voy. fig. 183), les *temporo-auriculaires externes*, appliqués comme toujours sur les fosses temporales, restent à distance l'un de l'autre comme ces dernières; toutefois le peaussier du front les réunit. Les *cervico-auriculaires* sont énormément développés : le supérieur se termine en grande partie au scutum; le moyen contourne la conque en arrière pour s'insérer en dehors; le profond, appliqué sur un volumineux coussinet adipeux, s'insère au-dessous du précédent. Le *temporo-auriculaire interne* est reporté vers la nuque et uni au cervico-auriculaire moyen; il passe sous le cartilage scutiforme pour gagner le bord postérieur de la conque. Le *zygomato-auriculaire*, le *parotido-auriculaire*, le *scuto-auriculaire externe* et le *scuto-auriculaire interne* n'offrent rien de particulier. Quant au *tympano-auriculaire*, il est remplacé par deux petits muscles dont un va du tube osseux auditif à la face interne du scutum (tympano-scutellaire), tandis que l'autre va de ce dernier à la base de la conque en croisant le cartilage annulaire (scuto-auriculaire profond).

Dans les ***Chameaux***, le *cervico-auriculaire supérieur* procède à la fois du ligament cervical et de la protubérance occipitale externe; le *cervico-auriculaire moyen* prend origine sur la crête sagittale, en arrière du temporo-auriculaire interne, et croise ce dernier muscle en dessous.

Dans le ***Porc***, la portion supérieure du temporo-auriculaire externe dépasse la crête temporale pour se joindre à son homologue et constituer un muscle *commun des oreilles*; tandis que la portion sus-orbitaire, parfaitement distincte, justifie le nom de *fronto-auriculaire* que lui donnent divers auteurs. Le *cervico-auriculaire supérieur* s'insère sur le raphé cervical à quatre travers de doigt au moins de la protubérance occipitale, en sorte que sa direction est fortement oblique d'arrière en avant et de dedans en dehors. Le *cervico-auriculaire moyen* naît sur le côté de la protubérance occipitale et se réfléchit comme d'ordinaire sur le pli d'enroulement de la conque, de manière à se terminer à côté du parotido-auriculaire. Le *cervico-auriculaire inférieur* est très large et procède par deux faisceaux, soit de la protubérance occipitale avec le précédent, soit du raphé de la nuque avec le cervico-auriculaire supérieur. Le *zygomato-auriculaire* ne se distingue pas du fronto-auriculaire. Le *tympano-auriculaire* est relativement fort; il s'étend de l'apophyse sus-auditive du temporal à une excavation située sous un bourrelet de la base de la conque. Il existe en outre, comme chez le Bœuf, un *tympano-scutellaire* qui part du même point que le précédent. Le *parotido-auriculaire* prend origine par trois branches dont une antérieure très longue croise le masséter et le bord recourbé de la branche maxillaire pour venir s'insérer dans l'auge, sur le corps de l'hyoïde, à côté du sterno-hyoïdien.

Chez le ***Chien***, le temporo-auriculaire externe est divisé en un *commun des oreilles* et un *fronto-scutellaire*. Le *cervico-auriculaire supérieur* prend naissance sur le raphé cervical, derrière la protubérance occipitale, se dirige obliquement en avant et en dehors et se termine à la fois sur le scutum et sur la conque. Le *cervico-auriculaire moyen* prend son origine sur le côté de la protubérance occipitale et sur la crête sagittale, et se termine de la manière habituelle. Le *cervico-auriculaire profond* naît en dessous du précédent et ne présente d'autre part rien de particulier. Le *temporo-auriculaire interne* se termine à la fois sur le cartilage scutiforme et sur le cartilage conchinien, par deux branches entre lesquelles passe un faisceau du *tympano-auriculaire* qui se prolonge jusque vers la pointe de la conque. Le *parotido-auriculaire* est une étroite bandelette descendant sur la parotide et la maxillaire jusqu'à la région de la gorge.

Dans le ***Mouton*** et la ***Chèvre***, les choses sont disposées sensiblement comme dans le ***Bœuf***, et dans le ***Chat*** comme dans le Chien.

Dans l'***Homme***, le pavillon de l'oreille, étant à peu près immobile, ne possède que des muscles rudimentaires et au nombre de trois seulement, appelés *auriculaire antérieur*, *auriculaire supérieur* et *auriculaire postérieur* (fig. 184). Le premier paraît équivaloir au fronto-auriculaire et au zygomato-auriculaire des animaux ; le second, aux temporo-auriculaires et aux scuto-auriculaires; le troisième, aux cervico-auriculaires.

Grâce à sa musculature complexe, à sa situation au sommet de la tête, l'oreille de nos animaux, surtout lorsqu'elle est dressée, participe grandement au jeu de la physionomie.

§ IV. — Muscles masticateurs.

Les muscles masticateurs ou moteurs de la mâchoire inférieure sont au nombre de cinq de chaque côté, à savoir : le *masséter*, le *temporal* ou *crotaphite*, le *ptérygoïdien interne*, le *ptérygoïdien externe* et le *digastrique*.

Préparation. — 1° Étudier d'abord le digastrique et son faisceau angulaire, avec le ptérygoïdien interne, sur la préparation des muscles hyoïdiens, telle qu'elle est représentée dans la figure 186 ; 2° mettre à nu le ptérygoïdien externe, en enlevant sur cette même préparation l'hyoïde et ses dépendances, ainsi que les deux muscles précédemment indiqués; 3° pour préparer le crotaphite, exciser le ptérygoïdien externe lui-même, en procédant par son bord inférieur, opération qui permet de découvrir le faisceau orbitaire du crotaphite; puis retourner la pièce, faire sauter l'apophyse orbitaire au moyen de deux traits de scie ou à l'aide du ciseau, et enlever l'œil ainsi que les muscles auriculaires ; 4° disséquer le masséter en débarrassant sa surface externe du peaussier, des vaisseaux et des nerfs qui la recouvrent.

1. Masséter (fig. 182, 21 et 21').

Masséter externe. — Zygomato-maxillaire.

(*Masseter.*)

Appliqué contre la face externe de la branche montante du maxillaire inférieur, le masséter est un muscle large et très épais, quadrilatère, aplati d'un côté à l'autre, formé de deux couches parfaitement distinctes près de l'articulation temporo-maxillaire, par la direction un peu différente de leurs fibres. La couche superficielle présente un nombre considérable d'intersections dans son épaisseur, et une forte lame aponévrotique à sa surface, qui s'amincit graduellement d'avant en arrière et de haut en bas.

Attaches. — Le masséter s'insère d'une part sur toute la longueur de la crête zygomatique, d'autre part sur la branche montante du maxillaire inférieur et son bord recourbé.

Rapports. — Il répond, par sa face externe, à la portion faciale du peaussier du cou, au plexus nerveux zygomatique, à plusieurs vaisseaux artériels et veineux; par sa face interne, au maxillaire inférieur, aux muscles buccinateur et dépresseur de la lèvre inférieure, aux glandes molaires supérieures et à deux grosses veines ; par son bord antérieur, au canal parotidien, à l'artère et à la veine faciales ; par son bord postérieur, à la glande parotide qui le chevauche légèrement et lui adhère beaucoup. Son plan profond (fig. 140, 21') répond en avant à l'articulation temporo-maxillaire et se confond avec le crotaphite d'une manière si intime qu'il est impossible de préciser la limite des deux muscles.

Usages. — Le masséter, élévateur par excellence de la mâchoire inférieure, joue un rôle important dans la mastication. Il agit toujours par un levier du troisième genre, la ligne moyenne qui représente la résultante de toutes ses fibres contractiles passant en arrière de la dernière molaire. Comme la longueur du bras de levier de la résistance correspond à la distance comprise entre l'articulation temporo-maxillaire et le corps à broyer entre les dents, on s'explique que la contraction du masséter soit d'autant plus efficace que ce corps est engagé plus profondément dans la bouche.

2. Temporal.

Crotaphite. Temporo-maxillaire.
(*Temporalis.*)

Situé dans la fosse temporale, qu'il remplit en grande partie et sur laquelle il se moule, ce muscle est aplati de dessus en dessous, entrecoupé de fortes lames fibreuses, et revêtu d'une belle aponévrose nacrée.

Attaches. — Il prend son origine : 1° dans la fosse temporale et sur les crêtes osseuses qui la bordent; 2° par un large faisceau plus pâle que le reste du muscle, mais non autrement distinct, sur des empreintes situées en arrière de la crête qui surmonte l'hiatus orbitaire. — Il se termine sur l'apophyse coronoïde et sur le bord antérieur de la branche maxillaire.

Rapports. — Ce muscle recouvre la fosse temporale et est recouvert par les muscles temporo-auriculaires, le cartilage scutiforme, le scuto-auriculaire interne, le coussinet graisseux de la base de l'oreille. En avant, il est séparé de la gaine oculaire par une autre pelote adipeuse, correspondant au fond de la salière. Son faisceau profond répond, par sa face interne, aux deux ptérygoïdiens, et s'unit, comme nous l'avons dit, au masséter.

Usages. — Le temporal rapproche la mâchoire inférieure de la supérieure en agissant par un levier du premier genre; toutefois sa portion inférieure ou orbitaire tire le maxillaire de côté autant qu'elle l'élève et agit par un levier du troisième genre.

3. Ptérygoïdien interne (fig. 186, 1).

Grand ptérygoïdien. — Masséter interne. — Portion du sphéno-maxillaire de Bourgelat.
(*Pterygoideus internus.*)

Situé en dedans de la branche maxillaire, à l'opposé du masséter, le ptérygoïdien interne, quoique moins fort que ce dernier muscle, le rappelle assez bien par sa forme et sa structure, d'où le nom de *masséter interne* qui lui a été donné par Winslow. Son plan profond déborde le plan superficiel en arrière et se fait remarquer par l'obliquité considérable de ses fibres de haut en bas et d'avant en arrière (fig. 186, 1').

Attaches. — 1° Sur la crête ptérygo-palatine (*insertion fixe*) ; 2° dans l'excavation de la face interne de la branche maxillaire et sur le bord refoulé de cette branche (*insertion mobile*).

Rapports. — En dehors, avec le ptérygoïdien externe, le faisceau orbitaire du temporal, les nerfs maxillaire inférieur, mylo-hyoïdien et lingual, des vaisseaux artériels et veineux, et enfin la face interne de l'os qui reçoit son insertion mobile. En dedans, avec les deux péristaphylins, le conduit guttural, la poche gutturale, l'hyoïde, le stylo-hyoïdien, le digastrique, les nerfs hypoglosse et glosso-pharyngien, l'artère et la veine faciales, les muscles stylo-glosse et basio-glosse, l'appareil laryngo-pharyngien, le canal de Sténon, les ganglions de l'auge.

Usages. — C'est un élévateur de la mâchoire inférieure, à laquelle il imprime un mouvement très prononcé de diduction. Si le muscle gauche agit, il porte en outre à droite l'extrémité du maxillaire ; si c'est le muscle droit, il la pousse à gauche. Ces mouvements de latéralité résultent de l'obliquité des fibres de

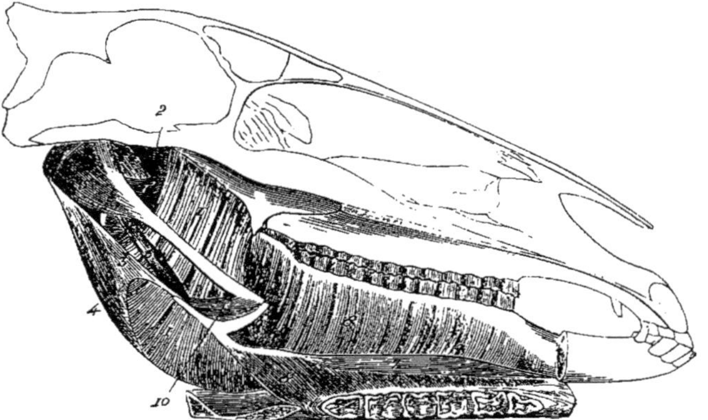

Fig. 186. — Muscles de la région hyoïdienne et de la région massétérine *.

haut en bas et de dedans en dehors, attendu que les deux ptérygoïdiens internes sont beaucoup plus écartés l'un de l'autre à leur attache mobile qu'à leur origine. Il faut y ajouter encore un mouvement de propulsion produit par les fibres obliques d'avant en arrière de la couche profonde.

La position de ce muscle, entre l'articulation des mâchoires et l'arcade dentaire, indique assez qu'il agit par un levier du troisième genre.

4. Ptérygoïdien externe (fig. 186, 2).

Petit ptérygoïdien. — Portion du sphéno-maxillaire de Bourgelat.
(*Pterygoideus externus.*)

Petit muscle court, très épais, situé en dedans et en avant de l'articulation temporo-maxillaire, parallèlement à la base du crâne ; formé de faisceaux peu tendineux, qui partent de la face inférieure du sphénoïde et du revers externe de l'apophyse ptérygoïde (*insertion fixe*), pour se diriger en arrière et en haut et se fixer sur le col du condyle du maxillaire inférieur (*insertion mobile*).

Rapports. — En dehors, avec le faisceau orbitaire du temporal et l'articulation temporo-maxillaire. En dedans, avec le nerf maxillaire inférieur et diverses de ses branches, avec les péristaphylins, la partie supérieure du ptérygoïdien interne, des artères et des veines.

Usages. — Quand les deux ptérygoïdiens externes agissent de concert, la

* 1, 1, ptérygoïdien interne ; 2, ptérygoïdien externe ; 3, ventre supérieur du digastrique ; 4, son faisceau stylo-maxillaire ; 5, occipito-hyoïdien ; 6, stylo-hyoïdien ; 7, génio-hyoïdien ; 8, mylo-hyoïdien ; 9, transversal de l'hyoïde ; 10, kérato-hyoïdien.

mâchoire inférieure est tirée en avant. Si l'un d'eux seulement entre en contraction, la propulsion s'accompagne d'un mouvement latéral pendant lequel l'extrémité du maxillaire inférieur se porte du côté opposé à celui que le muscle occupe.

5. Digastrique (fig. 186, 3 et 4).

Digastrique et stylo-maxillaire de Bourgelat. — Stylo-maxillaire de Girard. — Biventer maxillæ. (*Digastricus.*)

Les anthropotomistes décrivent le digastrique dans la région de l'hyoïde. Au point de vue de l'anatomie comparée, sa place est parmi les muscles moteurs de la mâchoire inférieure, car ses connexions avec l'appareil hyoïdien font souvent défaut.

Composé de deux corps charnus réunis bout à bout par un tendon intermédiaire, ce muscle se trouve situé dans l'espace intramaxillaire et s'étend depuis l'occipital jusqu'au voisinage de l'angle de la symphyse du menton, en décrivant une courbe à concavité supérieure. De son ventre supérieur se détache un gros faisceau qui se jette sur l'angle de la mâchoire (faisceau angulaire)[1].

Attaches. — Il prend son origine sur l'apophyse jugulaire de l'occipital, par son corps charnu supérieur. — Il se termine : 1° sur la portion recourbée de la branche maxillaire, par son faisceau angulaire ; 2° sur la face interne et le bord inférieur de la portion horizontale du même os, par des languettes aponévrotiques qui succèdent aux fibres musculeuses du corps charnu inférieur.

Rapports. — Le ventre supérieur du muscle répond, en dehors, à la parotide et au tendon d'insertion du sterno-maxillaire ; en dedans, à la poche gutturale, à la glande maxillaire, au larynx et au pharynx. Le tendon médian s'engage dans l'anneau du stylo-hyoïdien. Le ventre inférieur se trouve en rapport, en dehors, avec la branche du maxillaire inférieur, bordant la cavité de l'auge ; en dedans, avec le muscle mylo-hyoïdien.

Usages. — Quand ce muscle entre en contraction, il agit à la fois sur l'hyoïde, qu'il élève, en se redressant, et sur le maxillaire, qu'il abaisse et tire en arrière.

DIFFÉRENCES

Chez le **Bœuf**, le **Mouton**, la **Chèvre**, le *masséter* est moins épais que chez le cheval : son bord antérieur, au lieu d'être perpendiculaire au grand axe de la tête, est fortement oblique de haut en bas et d'avant en arrière, et il est manifeste que ce muscle sert à la protraction en même temps qu'au rapprochement de la mandibule.

Le *temporal* est étroit, reporté sur le côté du crâne, comme la fosse qu'il remplit. Le *ptérygoïdien externe* manque. Par contre, le *ptérygoïdien interne* est très épais ; ses deux couches sont moins distinctes que chez les Solipèdes. Ce muscle prend son origine sur la face externe de la lame ptérygo-palatine jusqu'au fond de la fosse ptérygo-maxillaire, ainsi que sur l'empreinte latérale de l'arcade palatine. Son obliquité dans le sens latéral est plus grande que dans les Solipèdes ; aussi les mouvements de diduction qu'il fait exécuter à la mâchoire inférieure sont-ils plus étendus. Le *digastrique* n'a point de faisceau angulaire ; le rétrécissement séparant ses deux ventres est mi-charnu, mi-tendineux, et de plus indépendant du stylo-hyoïdien, au-dessus duquel il se trouve placé ; le ventre antérieur s'insère, directement par ses fibres charnues, en dedans de la ganache. Ce muscle agit exclusivement comme rétracteur de la mâchoire inférieure. Dans le Bœuf, on remarque un petit muscle. formé de fibres transversales, qui réunit les deux digastriques à leur terminaison dans l'auge, en passant sous le mylo-hyoïdien (fig. 191) : c'est le *transverse mandibulaire*, dont le

1. C'est ce faisceau que Bourgelat a décrit comme un muscle distinct sous le nom de *stylo-maxillaire*.

rôle est de soulever l'appareil hyoïdien et de suppléer ainsi à l'absence de relation entre le digastrique et le stylo-hyoïdien.

Chez les **Camélidés**, les muscles masticateurs ne diffèrent pas de ceux des autres Ruminants. Ajoutons seulement que l'étranglement qui divise le digastrique en deux ventres peut, à titre anormal, faire complètement défaut, ainsi que nous l'avons vu chez un Dromadaire.

Chez le **Porc**, le *masséter* est très épais; son bord antérieur est sensiblement perpendiculaire à la branche maxillaire, et les fibres du plan superficiel sont d'autant plus obliques qu'elles sont plus postérieures. Le plan profond ne se montre pas à découvert sous la tempe; mais à la dissection, il se sépare très bien et se fait remarquer par son grand développement. Le *ptérygoïdien interne* est très élargi à son insertion mandibulaire, mais il n'est pas divisé en deux couches. Le *ptérygoïdien externe* est très fort, vu l'étendue des mouvements antéro-postérieurs de la mandibule. Le *digastrique* ne mérite pas son nom, car il ne comprend qu'un seul corps charnu, qui se termine en dedans de la portion horizontale de la branche maxillaire et se continue d'autre part par un tendon inséré à l'extrémité d'une apophyse jugulaire démesurément longue. Ce muscle se trouve ainsi dans une direction presque parallèle à celle de la mâchoire, c'est-à-dire dans les meilleures conditions pour agir comme rétropulseur. Il n'a aucun lien avec l'appareil hyoïdien.

Dans les **Carnivores**, le *masséter* est, d'une manière générale, moins étendu que chez les Herbivores mais beaucoup plus épais, plus bombé. Il est relégué derrière l'arcade dentaire: tandis que chez ceux-ci, il la couvre en partie ainsi que le buccinateur; chez les Solipèdes, par exemple, le masséter couvre les trois dernières molaires. Le *temporal* des Carnivores atteint le summum du développement, comme la fosse où il se trouve logé; c'est le plus puissant des muscles masticateurs. Souvent il se joint à son congénère, sur la voûte du crâne, par l'intermédiaire d'une forte et longue crête sagittale. Il n'existe qu'un seul muscle *ptérygoïdien*, l'externe faisant défaut comme chez les Ruminants. Le *digastrique* est formé d'un seul ventre, volumineux, étendu de l'apophyse jugulaire de l'occipital à l'angle de la mâchoire et à la partie correspondante de la face interne de la branche maxillaire. Il paraît équivaloir au faisceau angulaire du digastrique des Solipèdes.

§ V. — Muscles de la région hyoïdienne.

Les muscles sterno-hyoïdien et omo-hyoïdien étant décrits dans la région du cou, les muscles à insertion hyoïdienne de la langue, du pharynx ou du larynx étant décrits à propos de la structure de ces organes, il ne reste plus à envisager ici que les six organes suivants : *mylo-hyoïdien, génio-hyoïdien, stylo-hyoïdien, kérato-hyoïdien, occipito-hyoïdien* et *transversal hyoïdien*.

Les cinq premiers sont pairs, le dernier impair.

Préparation. — 1° On séparera la tête du tronc, et l'on enlèvera les muscles des joues d'un côté, avec la glande parotide; 2° le maxillaire inférieur étant ainsi mis à découvert, on le sciera en deux endroits : en arrière de la dernière molaire d'abord, puis en avant de la première; 3° après avoir séparé des ptérygoïdiens et du stylo-maxillaire le fragment supérieur, c'est-à-dire celui qui porte le condyle et l'apophyse coronoïde, on l'arrachera en le faisant basculer en arrière; on excisera ensuite les ptérygoïdiens et le digastrique; 4° on rabattra en bas le fragment inférieur de la branche du maxillaire, c'est-à-dire celui qui porte les dents molaires, en isolant le mylo-hyoïdien de la muqueuse buccale; 5° on enlèvera la langue en séparant avec précaution ses muscles extrinsèques du génio-hyoïdien, de l'appendice antérieur du corps de l'hyoïde, du muscle transversal et du kérato-hyoïdien.

On pourra encore, la préparation étant exécutée comme ci-dessus, séparer la grande branche hyoïdienne de la petite, scier la tête longitudinalement, en respectant la symphyse du menton, et abattre la moitié correspondant au côté déjà disséqué, ainsi que la grande branche hyoïdienne, le pharynx, le larynx, et le voile du palais. La préparation se trouve alors exactement disposée comme dans la figure 186, qui montre en même temps la plupart des muscles de la région massétérine.

1. Mylo-hyoïdien (fig. 186, 8).

(*Mylohyoideus.*)

Muscle membraneux, situé dans l'espace intramaxillaire, au-dessus et en dedans du ventre antérieur du disgatrique; constituant, avec celui du côté opposé, le plancher de la bouche. Plus mince et moins large en avant qu'en arrière, il est formé entièrement de fibres charnues qui s'étendent transversalement de son bord supérieur à son bord inférieur.

Attaches. — Il prend origine sur la ligne myléenne. De là ses faisceaux se portent en bas et en dedans vers la ligne médiane et s'insèrent : les postérieurs sur la face inférieure du corps de l'hyoïde et sur son appendice antérieur, les antérieurs sur un raphé fibreux médian qui s'étend de cet os à la symphyse du menton.

Rapports. — Par sa face externe ou inférieure, avec le maxillaire inférieur, le ventre antérieur du digastrique et des ganglions lymphatiques. Par sa face interne ou supérieure, avec la glande sublinguale, le canal de Warthon, les nerfs hypoglosse et lingual, les muscles basio-glosse, génio-glosse, stylo-glosse et génio-hyoïdien. Son bord postérieur répond au ptérygoïdien interne.

Usages. — En s'unissant sur la ligne médiane avec celui du côté opposé, ce muscle forme une espèce de sangle sur laquelle repose la langue. Quand il se contracte, il élève donc cet organe, ou plutôt il l'applique contre la voûte du palais.

2. Génio-hyoïdien (fig. 186, 7).

(*Geniohyoideus.*)

Allongés, fusiformes, tendineux à leurs extrémités, principalement à l'antérieure, les deux génio-hyoïdiens sont accolés l'un à l'autre, au-dessus des mylo-hyoïdiens.

Attaches. — Ils s'insèrent d'une part à la surface génienne, c'est-à-dire au fond de l'angle de rencontre des deux branches maxillaires ; d'autre part, à l'extrémité libre de l'appendice antérieur du corps de l'hyoïde.

Rapports. — En dehors et en bas, avec le mylo-hyoïdien ; en dedans avec l'autre génio-hyoïdien ; en haut, avec le génio-glosse.

Usages. — Il tire l'hyoïde vers la partie inféro-antérieure de l'espace intra-maxillaire.

3. Stylo-hyoïdien (fig. 186, 6).

(*Stylohyoideus.*)

Grêle et fusiforme, ce muscle, plus petit que le précédent et tendineux comme lui à ses deux extrémités, est situé sur le côté de l'appareil laryngo-pharyngien et de la poche gutturale, au-dessous du stylo-hyal, dont il suit la direction.

Attaches. — En haut, à l'angle de l'extrémité supérieure du stylo-hyal (*insertion fixe*) ; en bas, à la base de la corne thyroïdienne ou grande corde de l'hyoïde (*insertion mobile*).

Rapports. — En dehors, avec le ptérygoïdien interne ; en dedans, avec la poche gutturale, le pharynx et le nerf hypoglosse. L'intervalle qu'il forme avec la grande branche de l'hyoïde loge l'artère carotide externe, la glosso-faciale et le nerf glosso-pharyngien. Inférieurement, il est longé par le ventre supérieur du digastrique. Son tendon terminal est percé d'un anneau dans lequel s'engage le tendon intergastrique de ce dernier muscle.

Usages. — Il est antagoniste du muscle précédent, c'est-à-dire qu'il tire le corps de l'hyoïde ou pièce basihyale en arrière et en haut.

4. Kérato-hyoïdien (fig. 186, 10).

Très petit faisceau, absent chez l'Homme, aplati d'un côté à l'autre et triangulaire; fixé : *d'une part*, sur le bord postérieur de l'hypohyal et l'extrémité inférieure du stylo-hya ; *d'autre part*, sur le bord supérieur de la corne thyroïdienne. Il répond, en dehors, au basio-glosse et à l'artère linguale, en dedans, à la muqueuse bu. ale. Il rapproche les cornes de l'hyoïde l'une de l'autre.

5. Occipito-hyoïdien (fig. 186, 5).

L'occipito-hyoïdien ou occipito-styloïdien est un petit muscle aplati et triangulaire, comme le précédent, plus épais cependant et plus étendu, remplissant l'espace compris entre l'apophyse jugulaire de l'occipital et l'extrémité supérieure de la grande branche de l'hyoïde. Ses faisceaux, d'autant plus longs qu'ils sont plus inférieurs, sont assez fortement tendineux et se portent d'une de ces pièces osseuses à l'autre. Il répond, en dehors, à la glande parotide; en dedans, à la poche gutturale, qui le tapisse dans toute son étendue et lui adhère assez fortement ; son bord inférieur est confondu en grande partie avec l'insertion supérieure du digastrique. Quand ce muscle entre en action, il fait basculer l'hyoïde, qui se porte en arrière et en bas par son extrémité inférieure.

Dans l'Homme, ce muscle fait défaut, en raison de la soudure du stylo-hyal avec le temporal.

6. Transversal de l'hyoïde ou transverso-hyoïdien (fig. 186, 9).

Bourgelat a décrit sous ce nom un court faisceau de fibres charnues parallèles, qui réunit les petites branches par leur extrémité supérieure et qui a pour fonction de les rapprocher l'une de l'autre. Cet organe fait également défaut chez l'Homme, vu que l'hypo-hyal est soudé au basi-hyal, à l'état de petite corne.

DIFFÉRENCES

Chez le ***Bœuf***, le *mylo-hyoïdien* présente, à sa partie antérieure, deux plans de fibres, de direction différente; il est en outre croisé, sur sa face inférieure, par le muscle dit *transverse de la mandibule* qui fait commissure entre les deux digastriques (Voy. ci-dessus). Le *génio-hyoïdien* est très fort, en raison de la prétractilité de la langue. Le *stylo-hyoïdien* commence par un tendon long et grêle; mais il en est dépourvu à son autre extrémité qui s'insère directement par ses fibres charnues sur la corne thyroïdienne de l'hyoïde. Il n'y a pas d'anneau pour le passage du digastrique. Le *kérato-hyoïdien* s'insère, en avant, sur les branches moyenne et inférieure de l'hyoïde, en arrière sur la corne laryngée du même os. *L'occipito-hyoïdien* est très épais.

Chez le ***Mouton*** et la ***Chèvre***, les muscles de l'hyoïde ressemblent à ceux du ***Bœuf***.

Chez les ***Chameaux***, le raphé d'union des *mylo-hyoïdiens* est imperceptible. Le *génio-hyoïdien*, très développé s'insère en arrière sur presque toute l'étendue de la corne laryngée, le prolongement lingual de l'hyoïde faisant défaut. Le *stylo-hyoïdien* se termine à l'extrémité de cette même corne en se joignant bout à bout avec le précédent; sa terminaison est charnue comme dans les autres Ruminants. Les autres muscles n'offrent rien de particulier.

Dans le ***Porc***, le *mylo-hyoïdien* comprend deux plans de fibres, plus ou moins distincts, constituant un mylo-hyoïdien proprement dit et un transverse mandibulaire. Le *transversal* *de l'hyoïde* manque; le *kérato-hyoïdien* et l'*occipito-hyoïdien* sont rudimentaires; les autres muscles ressemblent à ceux des Ruminants.

Chez le **Chien** et le **Chat**, le *transverse de l'hyoïde* fait défaut. Le *stylo-hyoïdien* est une étroite bandelette charnue, très mince et très pâle, qui prend son origine sur la bulle tympanique par un petit tendon. L'*occipito-hyoïdien* s'en distingue nettement; aussi n'approuverons-nous pas la manière de voir d'Ellenberger et Baum, qui rattachent ce muscle au *stylo-hyoïdien* comme une portion dorsale.

Article II. — MUSCLES DU COU.

Les muscles du cou, c'est-à-dire groupés autour des vertèbres cervicales, sont fort nombreux et importants, on les décrit en deux régions : une région *cervicale supérieure ou postérieure*, ou *spinale du cou* (région de la nuque chez l'Homme), et une *cervicale inférieure* ou *antérieure*, dite aussi *région trachélienne*.

§ I. — Muscles de la région cervicale supérieure.

La région cervicale supérieure comprend, chez les Solipèdes, *dix-huit muscles* pairs, disposés en quatre couches, de chaque côté du ligament cervical, savoir :

Première couche :

La portion cervicale du trapèze.

Deuxième couche :

Le rhomboïde,
L'angulaire de l'omoplate,
Le splénius.

Troisième couche :

Le grand complexus,
Le petit complexus.
Le transversaire du cou.

Quatrième couche :

Le transversaire épineux du cou,
Les six intertransversaires du cou,
Le grand oblique de la tête,
Le petit oblique de la tête,
Le grand droit postérieur de la tête,
Le petit droit postérieur de la tête.

Ces muscles occupent l'espace triangulaire circonscrit par le bord supérieur du ligament cervical, les apophyses transverses des vertèbres du cou et l'apophyse épineuse de la seconde vertèbre dorsale.

Préparation. — Placer le sujet en deuxième position et disséquer successivement les quatre couches de la région. — Pour étudier la première couche, formée par la portion cervicale du trapèze, on enlèvera la peau, le tissu conjonctif et le fascia fibreux qui recouvrent ce muscle (Voy. fig. 187). — La préparation et l'étude de la seconde couche, composée du rhomboïde, de l'angulaire et du splénius, se fait en deux temps. Dans le premier, on enlève le trapèze et le mastoïdo-huméral, en conservant seulement les insertions cervicales de ce dernier muscle; puis on abat le membre antérieur, après avoir scié l'épaule au-dessous de l'insertion des muscles angulaire et grand dentelé, comme dans la figure 192. Mais on ne peut découvrir ainsi ni les insertions cervicales, ni les insertions dorsales du splénius; il faut alors procéder à la seconde partie de l'opération, c'est-à-dire enlever le rhomboïde, l'angulaire et l'extrémité supérieure de l'épaule. — Pour préparer ensuite la troisième couche, il suffira d'inciser le splénius en suivant la direction de l'encolure, et de renverser en haut et en bas les deux lambeaux du muscle (Voy. fig. 193). — Enfin on mettra à nu la couche profonde, c'est-à-dire le transversaire épineux, les intertransversaires, les obliques et les droits postérieurs, ainsi que le ligament cervical, en enlevant les deux complexus et le transversaire du cou (Voy. fig. 188).

PREMIÈRE COUCHE.

Portion cervicale du trapèze (fig. 187, 3).

Pour la description de ce muscle, voyez la *Région spinale du dos et des lombes.*

DEUXIÈME COUCHE.

1. Rhomboïde (fig. 192, 1 et 2).

Dorso-scapulaire de Chaussier. — Cervico et dorso-sous-scapulaire de Girard.
(*Rhomboideus.*)

Ce muscle, situé à la face interne de la portion cervicale du trapèze et du cartilage de prolongement de l'omoplate, présente la forme d'un triangle très allongé dont la base suit la corde du ligament cervical, depuis le tiers supérieur du cou jusqu'à la partie postérieure du garrot, tandis que le sommet s'engage sous l'épaule, où toutes les fibres viennent converger. Il est composé de gros faisceaux entièrement charnus, les antérieurs obliques de haut en bas et d'avant en arrière, les postérieurs dirigés directement de haut en bas ; les premiers correspondant au petit romboïde de l'Homme, ou *rhomboïde cervical*, les autres au grand rhomboïde ou *rhomboïde thoracique.*

Insertions. — Ce muscle s'insère, d'une part, sur la portion funiculaire du ligament cervical et sur le sommet des apophyses épineuses des quatre ou cinq vertèbres dorsales qui suivent la première (*insertion fixe*); d'autre part, à la face interne du cartilage de prolongement et sur l'angle cervical de l'omoplate, où ses faisceaux antérieurs se confondent avec ceux de l'angulaire.

Rapports. — Recouvert par la portion cervicale du trapèze, le cartilage du scapulum et l'aponévrose du grand dorsal, le rhomboïde recouvre le splénius, qui est excavé, près de son bord supérieur, pour le recevoir; il recouvre encore l'aponévrose du petit dentelé antérieur et y adhère par l'intermédiaire d'une lame jaune, élastique, particulière aux Solipèdes.

Usages. — Le rhomboïde est élévateur de l'épaule ; il la tire en outre en avant par sa portion cervicale. La membrane élastique qui le double sur la face interne contribue passivement à la suspension de cette région.

2. Angulaire de l'épaule (fig. 187, 4 et 192, 3).

Trachélo-sous-scapulaire (Chaussier et Girard). — Portion du grand dentelé de Bourgelat. — Releveur de l'omoplate (Cuvier). — Angulaire ventral de l'omoplate (Ellenberger et Baum).

(*Levator scapulæ.*)

C'est un muscle très fort, situé en avant de l'épaule, triangulaire, aplati d'un côté à l'autre, mince à son bord supérieur, épais en arrière et en bas, et presque entièrement charnu. Il semble n'être, chez les Solipèdes, qu'une extension du grand dentelé dans la région du cou.

Attaches. — Il prend son origine sur les apophyses transverses des cinq dernières vertèbres cervicales, par cinq languettes distinctes, qui se dirigent d'autre part vers l'angle antérieur du scapulum en convergeant les unes vers les autres. Ces languettes se confondent bientôt pour former une seule masse qui va s'insérer sur la surface triangulaire antérieure de la face interne de l'omoplate.

Rapports. — Ce muscle est confondu inférieurement avec le grand dentelé. Il est recouvert par la portion cervicale du trapèze, l'omo-trachélien et le pectoral scapulaire. Il recouvre le splénius, le transversaire du cou et l'intercostal commun. Près du point où il opère sa fusion avec le grand dentelé, l'angulaire, par sa face interne, adhère très intimement aux apophyses transverses des trois premières vertèbres dorsales.

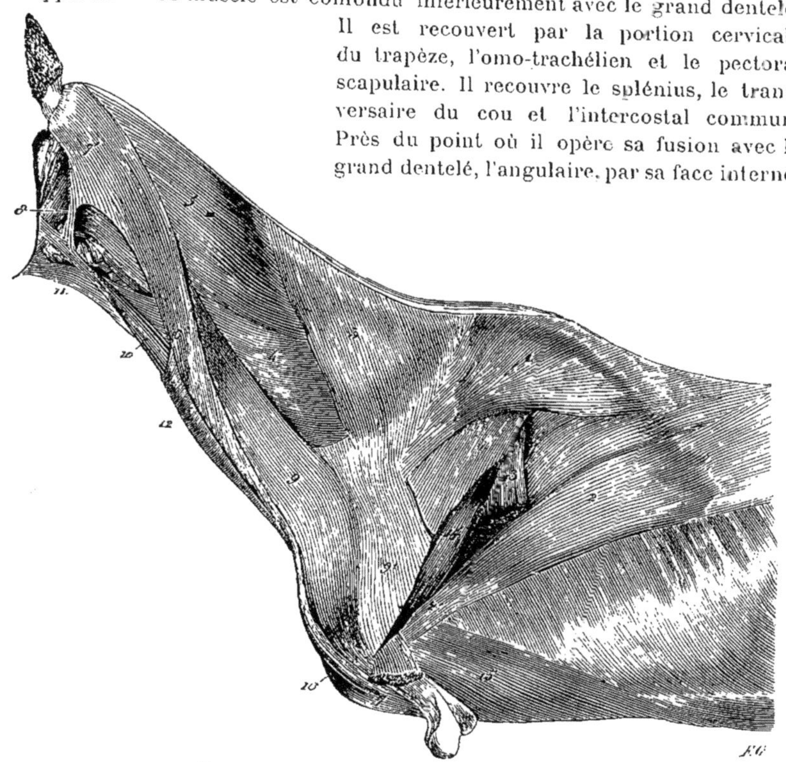

Fig. 187. — Muscles superficiels du cou et de l'épaule *.

Usages. — Il tire en avant l'extrémité supérieure du scapulum, pendant que l'angle huméral se porte en arrière. Si son point fixe est à l'épaule, il peut opérer l'extension et l'inclinaison latérale de l'encolure.

Ce muscle est très développé dans les Quadrupèdes, soit pour soutenir le cou et la tête contre la pesanteur, soit pour empêcher l'omoplate d'être repoussée vers l'épine dorsale.

* 1, portion dorsale du trapèze ; 2, grand dorsal ; portion cervicale du trapèze ; 4, angulaire de l'omoplate ; 5, splénius ; 6, mastoïdo-huméral ; 7, son insertion humérale ; 7', son insertion mastoïdienne ; 8, l'aponévrose très mince qui unit cette insertion au sterno-maxillaire ; 9, omo-trachélien ; 9', son aponévrose inférieure insérée dans l'interstice du deltoïde ; 10, sterno-maxillaire ; 11, omo-hyoïdien ; 12, portion du peaussier du cou ; 13, insertion scapulaire du long anconé ; 14, portion postérieure du deltoïde ; 15, pectoral ascendant.

3. Splénius (fig. 187, 5 ; 192, 4).

Dorso-mastoïdien de Chaussier. — Dorso-mastoïdien et trachélien de Lavocat.
(*Splenius.*)

Le splénius, ainsi nommé parce que, chez l'Homme, on l'a comparé à la rate, est un grand muscle triangulaire, aplati d'un côté à l'autre, qui se trouve compris entre la corde du ligament cervical, le transversaire du cou et les apophyses transverses des quatre premières vertèbres cervicales.

Il est aponévrotique à ses deux extrémités ainsi qu'à son bord postérieur. Ses gros faisceaux charnus se dirigent tous en avant et en haut, c'est-à-dire vers la tête ou les premières vertèbres cervicales.

Attaches. — Il se fixe, par son bord supérieur ou postérieur, sur la lèvre du ligament cervical et sur le sommet des apophyses épineuses des premières vertèbres dorsales, au moyen d'une aponévrose qui se continue en arrière avec celle du petit dentelé antérieur, et qui se confond, par sa face interne, avec celle du grand complexus. Son bord inférieur ou antérieur est découpé en quatre ou cinq languettes qui constituent les insertions mobiles du muscle. — La languette supérieure, la plus large et la plus mince, se termine par une aponévrose (fig. 192, 5) qui s'unit au tendon mastoïdien du petit complexus et qui va à la crête mastoïdienne. — La seconde se rend à un tendon très fort, commun au splénius, au petit complexus et à l'omo-trachélien, lequel tendon s'attache en bas de l'aile de l'atlas (fig. 192, 9). — Les deux ou trois autres s'insèrent directement sur les apophyses transverses des troisième, quatrième et cinquième vertèbres cervicales.

Rapports. — Le splénius répond : en dehors, au rhomboïde, à l'angulaire, à la portion cervicale du trapèze et au mastoïdo-huméral ; en dedans, aux deux complexus et aux deux obliques de la tête ; par son bord inférieur, au bord supérieur du transversaire du cou.

Usages. — Il étend la tête et le cou en les inclinant de côté. Si les deux splénius agissent de concert, l'extension est directe.

TROISIÈME COUCHE.

1. Grand complexus (fig. 193, 6 et 7).

Demi-épineux de la tête. — Trachélo-occipital de Chaussier. — Dorso-occipital de Girard.
(*Semi-spinalis capitis.*)

Muscle puissant, compris entre la face interne du splénius et le ligament cervical, dont il suit la direction oblique en avant et en haut, triangulaire, aplati d'un côté à l'autre, allongé d'avant en arrière, divisé longitudinalement en deux portions inégales : l'une postérieure, l'autre antérieure.

La *portion postérieure* ou *supérieure*, la plus considérable, est souvent décrite à part, chez l'Homme, sous le nom de digastrique du cou (*biventer cervicis*). Elle est aponévrotique à son origine, entrecoupée de quatre ou cinq intersections fibreuses linéaires qui croisent obliquement sa direction, et formée de fibres charnues dirigées en avant et en haut. — La *portion antérieure* ou *inférieure*, entremêlée de quelques faisceaux tendineux, est formée de fibres qui se dirigent en haut et en arrière et semblent s'insérer sur les précédentes. C'est cette différence dans la direction des fibres composantes propres à chacune des deux portions du grand complexus qui permet de les distinguer l'une de l'autre Elles ne sont effectivement séparées par un véritable interstice que vers leur extrémité inférieure.

A son extrémité supérieure, le muscle se rétrécit pour constituer le sommet du triangle allongé qu'il représente, et se termine par un fort tendon.

Insertions fixes. — La *portion postérieure* prend son origine : 1° sur le sommet des apophyses épineuses des premières vertèbres dorsales, par une forte aponévrose confondue avec celles du splénius et du petit dentelé antérieur ; 2° sur les apophyses transverses des quatre ou cinq vertèbres dorsales qui suivent la seconde, par autant de languettes aponévrotiques, réunies par leur bord. — La *portion antérieure* est fixée : 1° sur les apophyses transverses des deux premières vertèbres dorsales, par deux languettes tendineuses analogues à celles de la portion postérieure ; 2° sur les apophyses articulaires des vertèbres cervicales, par l'extrémité inférieure de ses faisceaux charnus successifs.

Insertion mobile. — Le grand complexus opère son insertion mobile, au moyen de son tendon supérieur, sur la face postérieure de la protubérance occipitale externe, à côté de la tubérosité cervicale ou crête occipitale externe.

Rapports. — Il est recouvert par le splénius et le petit complexus. Il recouvre le ligament cervical, le long épineux, le transversaire épineux du cou, les obliques et les droits postérieurs de la tête. Les languettes aponévrotiques qui l'attachent aux apophyses transverses dorsales sont comprises entre le long épineux et le transversaire du cou. L'interstice qui sépare en bas les deux portions du muscle livre passage à l'artère et à la veine cervicales supérieures.

Usages. — Puissant extenseur de la tête, dont l'action est singulièrement favorisée par la saillie de la protubérance occipitale au-dessus de l'articulation occipito-atloïdienne.

2. Petit complexus (fig. 193, 8 et 9).

Mastoïdien latéral de Winslow. — Long dorsal de la tête des Allemands. — Trachélo-mastoïdien de Chaussier. — Dorso-mastoïdien de Girard.
(*Longissimus capitis.*)

Situé à la face interne du splénius, dans une direction parallèle à la tige cervicale, ce muscle longe le bord antérieur du grand complexus et fait suite au transversaire du cou, qu'il semble continuer jusqu'à la tête.

Il est divisé en deux corps charnus, fusiformes et parallèles, l'un antérieur, l'autre postérieur, que l'on pourrait considérer comme deux muscles distincts. Tous deux sont formés de faisceaux successifs d'autant plus longs qu'ils sont superficiels, et se terminent par un tendon à leur extrémité supérieure. Le tendon du muscle postérieur est aplati et s'unit à l'aponévrose mastoïdienne du splénius. Celui du muscle antérieur est funiculaire et reçoit, avant d'opérer son insertion, une digitation du splénius (fig. 193, 10) et une autre de l'omo-trachélien (fig. 193, 11). — Le petit complexus de l'Homme est réduit a la portion postérieure ou mastoïdienne ; il n'a pas de portion atloïdienne.

Attaches fixes. — Les deux corps charnus du petit complexus prennent leur attache fixe, en commun avec la portion antérieure du grand complexus : 1° sur les apophyses transverses des deux premières vertèbres dorsales, par l'intermédiaire des languettes aponévrotiques qui servent d'origine à ce dernier muscle; 2° sur les tubercules articulaires des vertèbres cervicales.

Attaches mobiles. — Le tendon terminal du muscle postérieur se rend à l'apophyse mastoïde du temporal; celui du muscle antérieur va à l'apophyse transverse de l'atlas. C'est pourquoi les noms de *petit complexus de la tête* et *petit complexus de l'atlas* conviendraient parfaitement à ces deux organes si on voulait les décrire indépendamment l'un de l'autre.

Rapports. — En dehors, avec le splénius; en dedans, avec le grand complexus et les obliques de la tête. Le tendon mastoïdien est recouvert par l'aponévrose supérieure du mastoïdo-huméral.

Usages. — Le petit complexus incline de son côté la tête et la partie supérieure de l'encolure. Il agit encore comme extenseur de la tête.

3. Transversaire du cou (fig. 193, 4, 4).

Dorso-trachélien de Chaussier. — Forme, avec l'extrémité antérieure du long dorsal, la branche inférieure de l'ilio-spinal de Girard.

(*Longissimus cervicis.*)

Étendu des apophyses transverses de quelques vertèbres dorsales antérieures aux apophyses transverses de quelques vertèbres cervicales inférieures, ce muscle semble surgir du fond de l'angle résultant de la séparation du long épineux et du long dorsal ; il longe ce dernier en couvrant les insertions inférieures des complexus ; puis s'élève dans la région du cou en se divisant en quatre ou cinq languettes plus ou moins tendineuses à l'extrémité. Il prolonge donc le long dorsal, comme il est lui-même prolongé par le petit complexus; et ainsi se justifient les appellations de *longissimus dorsi* (long dorsal), *longissimus cervicis* (transversaire du cou), *longissimus atlantis* (portion atloïdienne du petit complexus) et *longissimus capitis* (portion mastoïdienne du petit complexus).

Insertions. — Le transversaire du cou s'insère, d'une part, sur les apophyses transverses des huit ou neuf premières vertèbres dorsales, ainsi que sur les languettes aponévrotiques des complexus ; d'autre part, sur les apophyses transverses des quatre dernières cervicales.

Rapports. — En dehors, avec l'angulaire de l'épaule et l'aponévrose du petit dentelé antérieur ; en dedans avec le long épineux, les complexus, et quelques intertransversaires du cou ; en bas avec le long dorsal.

Usages. — Il élève l'encolure, tout en l'inclinant latéralement s'il se contracte d'un seul côté.

QUATRIÈME COUCHE.

1. Transversaire épineux du cou (fig. 188, 4).

Multifide du cou.

(*Multifidus spinæ.*)

Situé entre le grand complexus et le ligament cervical, sur les lames des cinq dernières vertèbres du cou, ce muscle, qui continue, dans la région cervicale, le transversaire épineux du dos et des lombes, est généralement formé de cinq faisceaux successifs et chevauchants, épais et courts, fortement aponévrotiques, dirigés en avant, en haut et en dedans.

Ces faisceaux, attachés, par leur extrémité inférieure (*insertion fixe*), sur les cinq derniers tubercules articulaires de la région cervicale, se fixent, par leur extrémité supérieure (*insertion mobile*), sur les sixième, cinquième, quatrième, troisième et deuxième apophyses épineuses de la même région.

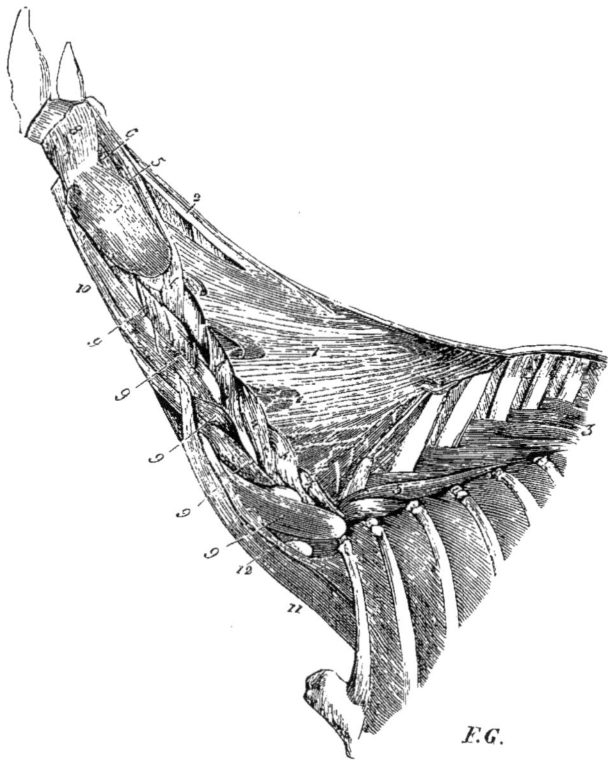

Fig. 188. — Ligament cervical et muscles profonds du cou du Cheval *.

Rapports. — En dehors, avec le grand complexus ; en dedans, avec la terminaison du long épineux et le ligament cervical.

Usages. — Extenseur et inclinateur des vertèbres cervicales, l'une sur l'autre.

2. Intertransversaires du cou (fig. 188, 9).

(*Intertransversarii cervicis.*)

Ce sont six petits muscles courts, fortement tendineux, dédoublés chacun en deux faisceaux, l'un dorsal, l'autre ventral, entre lesquels sort le nerf cervica

* 1, portion lamellaire du ligament cervical ; 2, portion funiculaire du même ; 3, 3, transversaire épineux du dos et des lombes ; 4, 4, transversaire épineux du cou ; 5, grand droit postérieur de la tête ; 6, petit droit postérieur ; 7, grand oblique de la tête ; 8, petit oblique ; 9, 9, intertransversaires du cou ; 10, grand droit antérieur de la tête ; 11, 12, scalène.

correspondant. Ils sont logés dans les excavations latérales comprises entre les apophyses transverses et les apophyses articulaires des vertèbres cervicales, et se portent d'une vertèbre à l'autre (excepté de la première à la deuxième). Recouverts par les attaches cervicales de la plupart des muscles de l'encolure, ils recouvrent les vertèbres sur lesquelles ils s'attachent, ainsi que l'artère et la veine vertébrales et les trous de conjugaison. Ils inclinent les vertèbres l'une sur l'autre et ainsi incurvent latéralement l'encolure.

3. Grand oblique de la tête (fig. 188, 7).

Oblique inférieur de la tête. Axoïdo-altoïdien (Girard).
(*Obliquus capitis inferior.*)

Muscle court, épais, large, jeté obliquement de l'apophyse épineuse de l'axis à l'apophyse transverse de l'atlas.

Attaches. — Ses fibres, presque toutes charnues, parallèles entre elles, et d'autant plus longues qu'elles sont superficielles, s'attachent par leur extrémité postérieure (*insertion fixe*), sur le flanc de l'apophyse épineuse de l'axis, par leur extrémité antérieure (*insertion mobile*), sur la face supérieure de l'aile de l'atlas.

Rapports. — En dehors, avec le splénius, le grand et le petit complexus ; en dedans, avec l'atlas, l'axis et l'articulation axoïdo-atloïdienne ; en haut, avec les droits postérieurs de la tête ; en bas, avec le grand droit antérieur.

Usages. — Il fait pivoter l'atlas sur l'apophyse odontoïde de l'axis. C'est donc le rotateur de la tête par excellence.

4. Petit oblique de la tête (fig. 188, 8).

Oblique supérieur de la tête. — Atloïdo-mastoïdien (Girard).
(*Obliquus capitis superior.*)

Muscle court, épais, quadrilatère et fortement aponévrotique. Ses fibres sont fixées en arrière (*origine*) sur la lèvre qui borde l'apophyse transverse de l'atlas ; elles se portent de là en avant, en haut et en dedans, pour s'attacher (*terminaison*) : 1° sur l'apophyse jugulaire de l'occipital ; 2° sur la face nuchale de cet os, aux empreintes qui bordent en arrière la crête mastoïdienne ; 3° sur la crête mastoïdienne elle-même.

Ce muscle est recouvert par le tendon mastoïdien du petit complexus, par l'aponévrose supérieure du splénius et celle du mastoïdo-huméral. Il recouvre l'articulation atloïdo-occipitale, l'insertion occipitale des droits postérieurs de la tête et l'origine des muscles occipito-hyoïdien et digastrique.

Il incline la tête en l'étendant légèrement.

5. Grand droit postérieur de la tête (fig. 188, 5).

Axoïdo-occipital de Chaussier et Girard.
(*Rectus capitis posterior major.*)

Allongé, prismatique, facilement divisible en deux faisceaux, l'un superficiel, l'autre profond ; entièrement charnu et formé de fibres parallèles, ce muscle est logé, avec le petit droit postérieur, dans un espace triangulaire circonscrit par la corde du ligament cervical et le bord interne des muscles obliques.

Attaches. — Il est attaché, par son extrémité postérieure, sur toute l'étendue de la lèvre raboteuse qui termine l'apophyse épineuse de l'axis (*insertion fixe*). — Son extrémité antérieure s'insinue sous le muscle petit oblique et se fixe sur l'occipital, en arrière de l'insertion supérieure du grand complexus, dont le tendon reçoit quelques-unes des fibres du faisceau superficiel (*insertion mobile*).

Si l'on considère que la protubérance occipitale externe équivaut à l'apophyse épineuse de la vertèbre que représente l'occipital, on peut définir le grand droit postérieur un *interépineux occipito-axoïdien*.

Rapports. — Superficiellement avec le grand complexus; profondément avec le petit droit; en dedans avec la corde du ligament cervical et le muscle analogue du côté opposé; en dehors avec les obliques.

Usages. — Ce muscle, congénère du grand complexus, opère l'extension de la tête.

6. Petit droit postérieur de la tête (188, 6).

Atloïdo-occipital de Chaussier et Girard.
(*Rectus capitis posterior minor.*)

Très petit muscle aplati de dessus en dessous, large et triangulaire, immédiatement appliqué sur la capsule fibreuse de l'articulation atloïdo-occipitale; s'attachant, en arrière, sur la face supérieure de l'atlas (*origine*), en avant, sur la face externe de l'occipital, en dessous du précédent, dont il partage l'action. On peut l'assimiler à un *interépineux occipito-atloïdien*.

DIFFÉRENCES

Dans le **Bœuf**, le *rhomboïde* (fig. 189, 3) ressemble à celui des Solipèdes, mais il s'élève plus haut sur le cou, et de plus ne présente pas de lame élastique à sa face interne. *L'angulaire de l'épaule* (fig. 189, 2) offre un énorme développement; il prend attache non seulement sur les six dernières apophyses transverses cervicales, mais encore sur les cinq premières côtes, tout en restant bien distinct du grand dentelé, lequel chevauche légèrement sur lui. Le *splénius* (fig. 189, 15) est peu développé; ses attaches cervicales sont limitées aux deux premières vertèbres. Le *grand complexus* est indivis, dépourvu d'intersections fibreuses, ou n'en présente qu'une ou deux fort incomplètes: il prolonge ses insertions inférieures jusqu'à la dixième apophyse transverse dorsale, et, d'autre part, il couvre de sa terminaison une vaste surface de l'occipital et de la portion mastoïdienne du rocher. Le *petit complexus* (fig. 189, 16) descend aussi plus bas que dans les Solipèdes; mais il montre la même constitution. Le *transversaire du cou*, le *multifide* et les *intertransversaires du cou* n'offrent rien de particulier, non plus que les *obliques de la tête*; toutefois il convient de remarquer que le grand oblique est beaucoup moins épais que dans les Solipèdes. Le *grand droit postérieur* n'est pas divisé en deux portions superposées comme on l'observe dans les Solipèdes. Le *petit droit postérieur* est relativement épais.

Chez le **Mouton** et la **Chèvre**, comparés au Bœuf, on constate les différences suivantes: l'*angulaire de l'épaule* est réuni au grand dentelé; il ne s'élève pas au-dessus de la troisième ou quatrième vertèbre cervicale. Le *splénius* est très faible, surtout dans le Mouton. Il ne présente qu'une seule attache cervicale qui se fait à l'aile de l'atlas; encore cette attache fait-elle souvent défaut dans le Mouton, en sorte qu'il ne reste plus alors que le splénius de la tête. Le *grand oblique de la tête* est très fort ainsi que le *multifide du cou*.

Dans les **Chameaux**, le *rhomboïde*, appliqué sur la face externe du ligament cervical, se clive en arrière en deux plans qui comprennent entre eux le cartilage du scapulum; le plan superficiel, dont les fibres viennent se terminer sur la face externe de l'omoplate, au voisinage de l'angle dorsal, a été désigné par M. Lesbre sous le nom de *rhomboïde supra-scapulaire*. *L'angulaire de l'épaule* est très épais à son insertion scapulaire; il s'insère par des languettes aponévrotiques sur les deux dernières apophyses transverses cervicales et se confond soit avec le grand dentelé, soit avec le plan profond du rhomboïde. Le *splénius* manque aux Chameaux; il est remplacé par une aponévrose qui couvre les complexus et le transversaire du cou. Le *grand complexus* est bien développé et indivis comme dans les autres Ruminants; toutefois, son bord supérieur forme une sorte de renflement entrecoupé parfois de deux ou trois lames fibreuses, renflement représentant certainement le digastrique du cou

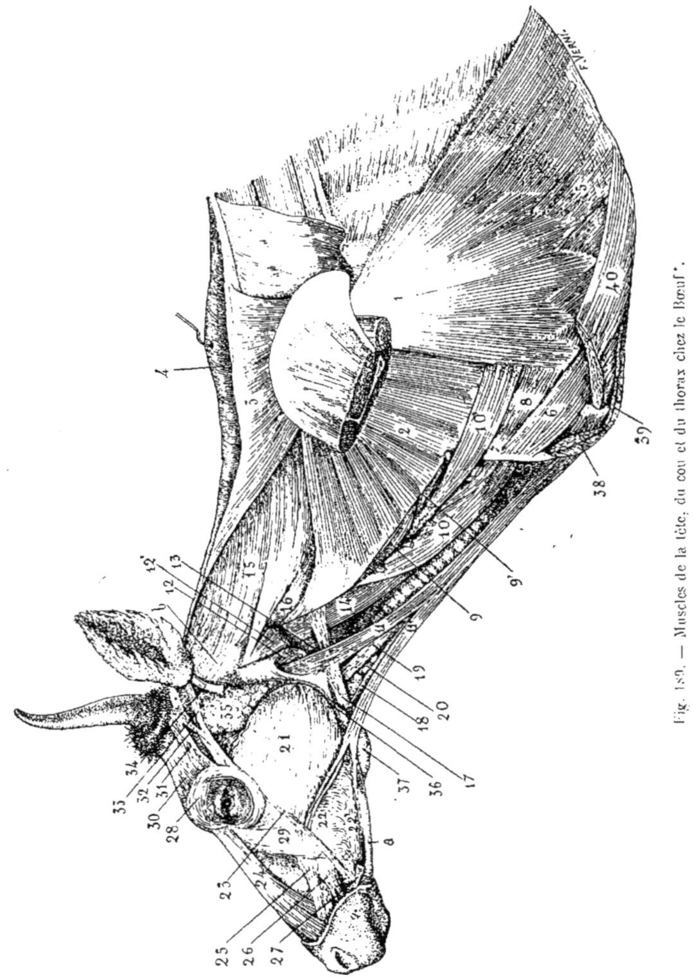

Fig. 189. — Muscles de la tête, du cou et du thorax chez le Bœuf*.

de l'Homme. Ce muscle ne dépasse pas en arrière la quatrième ou cinquième apophyse transverse dorsale. Le *petit complexus*, formé de deux portions, ne s'étend pas au delà de la

* 1, grand dentelé; 2. angulaire de l'épaule; 3, rhomboïde; 4. trapèze renversé sur l'autre face de la préparation; 5, premières dentelures du grand oblique de l'abdomen; 6, transversal des côtes; 7. première côte; 8, deuxième côte; 9, 9', cervical ascendant; 10, scalène de la première côte; 10', scalène supracostal; 11. chef sterno-basilaire du sterno-céphalique; 11'. chef sterno-maxillaire du même; 12. partie supérieure du mastoïdo-huméral; 12', omo-trachélien; 13. grand droit antérieur de la tête; 14. trachélo-atloïdien; 15, splénius; 16, petit complexus atloïdien; 17, omo-hyoïdien; 18. sterno-hyoïdien; 19. sterno-thyroïdien; 20, premiers cerceaux de la trachée; 21, masséter; 22, 22', buccinateur; 23, grand zygomatique; 24, releveur de l'aile du nez et de la lèvre supérieure; 25. releveur propre de la lèvre supérieure; 26. canin; 27, insertion du risorius de Santorini; 28, orbiculaire des paupières; 29, muscle lacrymal; 30, muscle frontal; 31. temporo-auriculaire externe; 32. portion scutellaire du zygomato-auriculaire; 33, portion conchinienne du même; 34, terminaison du parotido-auriculaire; 35, parotide; 36, canal de Sténon; 37, lobe antérieur de la glande maxillaire; 38, origine du pectoral descendant; 39, origine du pectoral transverse; 40, pectoral ascendant; *a*, bord maxillaire; *b*, aponévrose mastoïdienne du splénius.

base du cou, à son extrémité postérieure. Les *intertransversaires du cou* offrent un développement que l'on peut bien qualifier d'insolite, puisque ce sont les plus puissants des muscles de la région ; ce développement est d'ailleurs proportionnel à celui des apophyses dont ils comblent les intervalles. Dans chaque intervalle, on peut distinguer : un *intertransversaire dorsal*, un *intertransversaire ventral*, un *intertransversaire oblique*, sans compter les *longs intertransversaires*, qui sautent une ou plusieurs vertèbres. Le *grand oblique de la tête* participe de l'extrême allongement de l'axis.

Chez le **Porc**, les muscles de la région cervicale supérieure sont généralement très développés. Le rhomboïde est divisé en deux corps charnus, dont l'un, procédant du raphé cervical et des premières apophyses épineuses dorsales,équivaut à la totalité du muscle des Solipèdes et des Ruminants, tandis que l'autre est un organe nouveau qui s'élève jusqu'à la protubérance occipitale. Ce dernier, que nous appellerons, avec Cuvier, *rhomboïde de la tête*, n'est autre que le releveur propre de l'épaule de Bourgelat, l'occipito-scapulaire de Strauss-Durckeim, l'angulaire dorsal de l'omoplate d'Ellenberger et Baum.

L'*angulaire de l'épaule* est énorme ; il s'élève jusqu'à l'atlas et, d'autre part, s'étend jusqu'à la partie supérieure de la cinquième côte, en s'insinuant sous le grand dentelé, sans se confondre avec lui. Le *splénius* se divise, presque dès son origine, en trois corps charnus volumineux qui vont se terminer : l'un à la protubérance occipitale, l'autre à la crête mastoïdienne, le troisième en bas de l'aile de l'atlas. Le *grand complexus* est très développé, formé de deux portions à peu près égales, complètement séparées l'une de l'autre, excepté à leur extrémité supérieure, par l'interstice dans lequel rampe l'artère cervicale supérieure ; ni l'une ni l'autre ne sont métamérisées. L'aponévrose au moyen de laquelle le muscle s'attache sur les apophyses épineuses des premières vertèbres dorsales n'est pas confondue avec celles du splénius et du petit dentelé antérieur. Le *petit complexus* est très faible ; sa portion atloïdienne est peu distincte du transversaire du cou. Le *grand droit postérieur* est formé de deux portions très fortes, divergentes en avant, dont l'interne, la plus longue, se termine à la protubérance occipitale avec le grand complexus, tandis que l'externe se dévie latéralement pour prendre attache, par un tendon, sur la face nuchale de l'occipital, à 2 centimètres de la base de l'apophyse jugulaire. Le *petit droit postérieur* est aussi très fort, étendu de l'arc dorsal de l'atlas à l'occipital.

Chez le **Chien** et le **Chat**, les muscles cervicaux supérieurs sont presque tous volumineux, comme chez le Porc. Le *rhomboïde* présente une branche antérieure qui s'élève jusqu'à l'occipital (rhomboïde de la tête) et que Ellenberger et Baum décrivent à part sous le nom d'angulaire dorsal de l'omoplate. L'*angulaire de l'épaule*, angulaire ventral des auteurs précités, ne forme avec le grand dentelé qu'un seul et même muscle dont les digitations s'étendent de la troisième apophyse transverse cervicale à la septième ou huitième côte, voire même chez le Chat jusqu'à la neuvième. Le *splénius*, très épais et très large, se termine exclusivement à la tête ; il n'a pas de portion cervicale ; quelquefois cependant, il lance une digitation à l'aile de l'atlas. Le *grand complexus*, transversaire épineux du cou et de la tête d'Ellenberger et Baum, se divise très nettement en deux portions, confondues supérieurement : la première est coupée de quatre intersections chez le Chien, de deux seulement chez le Chat. Le *petit complexus* est relativement fort de sa portion mastoïdienne, tandis que sa portion atloïdienne, dite long de l'atlas par Ellenberger et Baum, tend à se confondre avec le transversaire du cou. Le *grand droit postérieur de la tête* est dédoublé dans son épaisseur comme chez les Solipèdes ; sa couche profonde est décrite comme muscle indépendant par Ellenberger et Baum sous le nom de *droit postérieur moyen ou intermédiaire*. Les *obliques de la tête* sont remarquablement épais.

§ II. — Muscles de la région cervicale inférieure ou trachélienne.

Situés en avant et en dessous des vertèbres cervicales, les muscles de cette région sont, pour la plupart, groupés autour de la trachée, qu'ils enveloppent comme dans une sorte d'étui. Ils sont au nombre de 13, savoir :

Le peaussier du cou ;
Le sterno-céphalique ;
Le mastoïdo-huméral ;
L'omo-trachélien ;
Le sterno-hyoïdien ;
Le sterno-thyroïdien ;
L'omo-hyoïdien ;

Le grand droit antérieur de la tête,
Le petit droit antérieur de la tête;
Le petit droit latéral de la tête;
Le scalène;
Le cervical ascendant;
Le long du cou.

Tous ces muscles sont pairs, à l'exception du peaussier.

Préparation. — 1° Placer l'animal en première position; 2° dépouiller la région pour découvrir et étudier le muscle peaussier: 3° enlever ce muscle avec la parotide pour préparer le mastoïdo-huméral[1], le sterno-maxillaire, le sterno-hyoïdien et le sterno-thyroïdien; 4° inciser transversalement le mastoïdo-huméral, près de l'angle de l'épaule, et l'isoler de l'omo-hyoïdien pour mettre ce dernier muscle en évidence; avoir soin de conserver la jugulaire et la carotide, afin d'étudier leurs rapports avec lui; 5° abattre les deux membres antérieurs; ouvrir la cavité thoracique, en sciant les sept ou huit côtes qui suivent la première près de leur extrémité supérieure; enlever les viscères contenus dans cette cavité, ainsi que la trachée, l'œsophage, le pharynx, le larynx et la mâchoire inférieure pour mettre à nu les longs du cou, les scalènes et les droits antérieurs.

1. Peaussier du cou (fig. 187, 12; 190, 1).

Peaussier du cou et de la face. — Sous-cutané du cou. — Platysma myoïdes. (*Platysma.*)

Ce muscle a été décrit par Bourgelat et la plupart des anatomistes vétérinaires qui l'ont suivi, comme deux muscles: le peaussier du cou et le cutané de la face[1].

C'est une expansion membraniforme, partie charnue, partie aponévrotique, qui recouvre les muscles de l'encolure, du fond de l'auge et de la face.

Ses fibres charnues forment, en avant du cou, une mince bandelette qui s'unit, par l'intermédiaire d'un raphé fibreux, à celle du côté opposé. Cette bandelette s'applique sur les muscles sterno-maxillaire, sterno-hyoïdien, omo-hyoïdien, sterno-thyroïdien et sur la veine jugulaire, en enveloppant toutes ces parties comme dans une gouttière. Elle s'amincit graduellement de bas en haut, en sorte qu'elle n'est plus constituée autour de la gorge que par quelques fibres éparses. Dans le fond de l'auge et sur le bord refoulé des branches du maxillaire inférieur, les fibres charnues reparaissent avec une certaine épaisseur, pour se raréfier de nouveau sur la face externe des joues.

Ces fibres charnues partent du prolongement trachélien du sternum[2] et du raphé médian intermédiaire aux deux muscles; elles se dirigent en dehors et en haut et se confondent bientôt avec l'aponévrose. Celle-ci, extrêmement mince, se répand sur le mastoïdo-huméral, les muscles cervicaux supérieurs, la région parotidienne, le masséter, les joues, et se fixe ensuite à la crête zygomatique. Arrivé près de la commissure des lèvres, le peaussier s'unit

1. On peut encore disséquer le mastoïdo-huméral en même temps que le trapèze, le sujet étant placé en deuxième position. Ce procédé permet d'étudier aussi bien que possible les insertions supérieures du muscle.(Voy. fig. 187).

2. On pourra se convaincre, en jetant les yeux sur la figure 187 et sur sa légende, que nous restituons au peaussier du cou la bandelette sternale attribuée jusqu'à présent au mastoïdo-huméral. Voici les considérations qui justifient, selon nous, cette modification: 1° cette bandelette n'est point distincte du peaussier du cou; ce n'est qu'artificiellement qu'on obtient une séparation entre les deux muscles; 2° en disséquant cette bandelette avec un peu de précaution, on peut voir que ses fibres, comme celles du peaussier, ne se confondent point avec le bord antérieur du mastoïdo-huméral, mais qu'elles passent à la surface externe de ce muscle (auquel elles adhèrent intimement, il est vrai, mais dont il est toujours possible de les séparer) et se continuent avec l'aponévrose du peaussier.

au buccinateur, par un faisceau charnu appelé, chez l'Homme, *risorius de Santorini*.

Le peaussier du cou affermit la contraction des muscles qu'il recouvre et tire en arrière la commissure des lèvres. Nous doutons fort qu'il ait, dans la région cervicale du moins, quelque action sur la peau, car il adhère faiblement à la face interne de celle-ci.

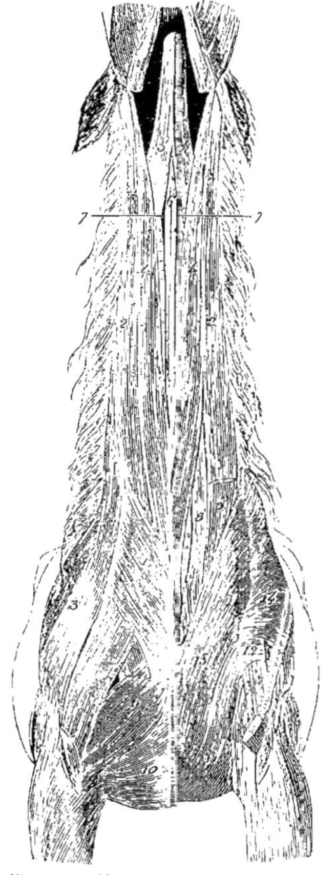

Fig. 190. — Muscles de la région trachélienne et de la région axillaire *.

2. Mastoïdo-huméral (Girard) (fig. 187, 6, et 190, 2).

Huméro-mastoïdien de Cuvier. — Commun au bras, au cou et à la tête (Bourgelat). — Déro-brachial (Arloing et Lesbre).

Le mastoïdo-huméral est un muscle composite, constitué, chez les animaux à clavicule rudimentaire ou nulle, par la jonction, bout à bout, de la portion claviculaire du deltoïde, d'une part, avec le cléido-mastoïdien et la portion claviculaire du trapèze, d'autre part[1]. On trouve à l'endroit de cette jonction un vestige de clavicule, osseux, ostéo-fibreux ou simplement fibreux, suivant les espèces. Ce muscle n'est d'ailleurs pas toujours identique à lui-même : ainsi, dans les Solipèdes, la portion trapézienne manque ; dans les Chameaux, au contraire, c'est la portion cléido-mastoïdienne qui fait défaut. De là, de grandes variétés dans ses insertions supérieures, qui justifieraient la substitution du terme déro-brachial à celui de mastoïdo-huméral (Voy. *Projet de réforme de la nomenclature myologique vétérinaire*, par Arloing et Lesbre. *Annales de la Société d'agriculture de Lyon*, 1898 ; et *Congrès international vétérinaire de Baden-Baden*, 1899).

Le mastoïdo-huméral des Solipèdes est étendu du sommet de la tête à la partie inférieure du bras, appliqué sur l'angle scapulo-huméral et le côté de l'encolure, et très intimement uni à son bord supérieur au muscle omo-trachélien. Il est constitué par la fusion bout à bout du cléido-mastoïdien avec la portion claviculaire du deltoïde. Une intersec-

1. On hésite, au premier abord, à admettre que ce muscle soit formé par les éléments divers et si compliqués que nous avons énumérés. C'est cependant un fait parfaitement acquis à la science, et nous en donnerons une démonstration aussi simple que claire, dont l'idée première appartient à J.-F. Meckel. Que l'on prenne le Chien, par exemple, et que l'on suppose à cet animal une clavicule étendue de l'extrémité antérieure du sternum à l'acromion. Cette clavicule couperait transversalement la portion inférieure du mastoïdo-huméral, laquelle serait ainsi divisée en deux parties : l'une supérieure, l'autre inférieure. Or, la première, s'étendant de la clavicule à l'apophyse mastoïde, d'une part, et d'autre part, à la crête mastoïdienne, ainsi qu'au ligament cervical, où elle se confond avec le trapèze, représenterait exactement la *portion claviculaire* de ce dernier muscle et le *cléido-mastoïdien*. Quant à la portion inférieure, elle rappellerait parfaitement par ses attaches la *portion claviculaire* du deltoïde.

Par contre, que l'on suppose l'Homme privé de clavicule : les trois portions musculaires que nous venons d'indiquer, en se confondant les unes avec les autres, formeraient un véritable mastoïdo-huméral.

* 1, faisceau sternal du peaussier du cou ; 2, mastoïdo-huméral ; 3, partie inférieure de l'omo-trachélien ; 4, sterno-maxillaire ; 5, omo-hyoïdien ; 6, sterno-hyoïdien ; 7, sterno-thyroïdien ; 8, scalène ; 9, pectoral descendant ; 10, pectoral transverse ; 11, pectoral ascendant ; 12, arcade aponévrotique recouvrant le tendon du biceps dans la coulisse bicipitale et recevant la terminaison d'une partie des fibres du pectoral ascendant ; 13, pectoral scapulaire ; 14, partie inférieure du sus-épineux.

tion transverse plus ou moins visible, située au-devant de la pointe de l'épaule, marque la ligne de soudure de ces deux éléments.

Insertions. — Ce muscle figure une longue bande charnue qui semble unie par son bord antérieur au peaussier du cou. Son extrémité supérieure, mince et large, s'attache sur l'apophyse mastoïde et la crête mastoïdienne, à l'aide d'une aponévrose qui s'unit, en avant, au tendon du sterno-maxillaire par un très mince fascia cellulo-aponévrotique. Son extrémité inférieure, plus épaisse que la supérieure, s'insère, au moyen d'une très courte aponévrose, à l'humérus, sur le bord saillant qui descend de la crête deltoïdienne et limite en avant la gouttière de torsion (fig. 187, 7).

Rapports. — Il est recouvert, près de son insertion mastoïdienne, par la glande parotide et les muscles cervico-auriculaires; dans le reste de son étendue, par l'aponévrose du peaussier du cou, dont il est séparé par un mince fascia continu avec celui qui s'étend sur le trapèze. Il recouvre le splénius, le petit complexus, les obliques de la tête, le digastrique, le grand droit antérieur de la tête, l'omo-hyoïdien, auquel il adhère intimement, le scalène, le sterno-pré-scapulaire, le biceps brachial.

Usages. — Quand son point fixe est supérieur, il porte en avant le membre antérieur tout entier. Il joue donc un rôle important dans la locomotion, car il agit chaque fois que le membre antérieur se lève pour lui faire embrasser le terrain. L'oscillation de l'épaule sur le thorax, dont le mastoïdo-huméral est un des principaux agents, donne au pas son amplitude. — Si le point fixe du muscle est au membre, il incline de côté la tête et le cou.

3. Omo-trachélien (Cuvier) (fig. 187, 9, et 190, 3).

Acromio-trachélien (Meckel). — Transverse du scapulum (Strauss-Durckeim). — Omo-atloïdien (Haughton). — Acromio-basilaire (Vicq d'Azyr). — Atlanto-acromial (Sussdorf). — Portion postérieure du mastoïdo-huméral [1].

D'après Cuvier, ce muscle existe chez tous les Mammifères, excepté l'Homme; toutefois celui-ci peut aussi le présenter, à titre d'anomalie réversive.

Chez les Solipèdes, il adhère de la manière la plus intime au mastoïdo-huméral, dont il est généralement considéré comme une branche postérieure.

Insertions. — Il s'attache, d'une part, sur les apophyses transverses des quatre premières vertèbres cervicales, par autant de languettes charnues que recouvre le mastoïdo-huméral; la languette supérieure, destinée à l'atlas, s'unit à un tendon qui lui est commun avec le petit complexus et le splénius. D'autre part, ce muscle s'élargit sur l'angle scapulo-huméral, qu'il enveloppe en s'unissant étroitement au mastoïdo-huméral avec lequel il s'insère sur la crête antérieure de la gouttière de torsion de l'humérus. Une aponévrose, qui se confond avec celle du trapèze et qui envoie une cloison dans l'interstice des deux portions du deltoïde scapulaire, concourt à fixer cette extrémité en s'étalant sur les muscles du bras.

Rapports. — L'omo-trachélien est recouvert par l'aponévrose du peaussier; il recouvre les insertions cervicales du splénius, l'angulaire de l'épaule, le pectoral scapulaire, le sus-épineux, le sous-épineux, une partie du deltoïde. Il s'unit

1. Si l'appellation d'omo ou acromio-trachélien n'était pas accréditée, nous aurions préféré celle de transverse du scapulum qui s'applique avec justesse à tous les animaux.

à son bord supérieur avec le trapèze cervical qui se perd à sa surface ; à son bord inférieur avec le mastoïdo-huméral, suivant une ligne marquée par les points de sortie de nerfs superficiels émanant des troisième, quatrième, cinquième et sixième paires cervicales.

Usages. — L'omo-trachélien a sensiblement les mêmes usages que le mastoïdo-huméral, et agit synergiquement avec lui.

4. Sterno-céphalique (fig. 190, 4).

Sterno-maxillaire des hippotomistes. — Portion sterno-mastoïdienne du sterno-cléido-mastoïdien de l'Homme.
(*Sterno-mastoideus.*)

Muscle étroit, très allongé, cylindroïde, terminé à son extrémité supérieure par un tendon aplati ; situé en avant du cou, sous le peaussier, parallèlement au mastoïdo-huméral, dont il se trouve séparé par un interstice qui loge la veine jugulaire.

Insertions. — Il s'attache inférieurement sur le prolongement trachélien du sternum, en commun avec son congénère de l'autre côté ; supérieurement, il se termine à l'angle de la mâchoire inférieure. Son tendon est uni à l'insertion mastoïdienne du mastoïdo-huméral par une mince aponévrose qui s'étend sous la parotide et sépare cette glande de la sous-maxillaire. Il n'a donc pas complètement abandonné l'apophyse mastoïde, son point de terminaison le plus fréquent en anatomie comparée.

Rapports. — Recouvert par le peaussier du cou et la parotide, il recouvre la trachée, l'omo-hyoïdien, le sterno-hyoïdien, le sterno-thyroïdien, et la glande maxillaire. Son bord externe, parallèle au bord antérieur du mastoïdo-huméral, limite avec lui une dépression longitudinale appelée *gouttière jugulaire*, parce qu'elle loge la veine du même nom. Son bord interne s'unit intimement, dans son tiers inférieur avec celui du muscle opposé.

Usages. — Il fléchit la tête, soit directement s'il agit de concert avec son congénère, soit de côté s'il entre seul en action. — Ce muscle a été considéré à tort par Lafosse et Rigot comme un abaisseur de la mâchoire inférieure. Bourgelat a dit avec raison qu'il ne peut mouvoir cette mâchoire séparément.

A cause de la variété de ses insertions supérieures dans les diverses espèces, le nom de *sterno-céphalique* est certainement celui qui lui convient le mieux.

5. Sterno-hyoïdien (*Sterno-hyoideus*). — 6. Sterno-thyroïdien (*Sterno-thyroideus*).

Petits muscles rubanés, longs et grêles, irrégulièrement digastriques, situés en avant de la trachée (fig. 190, 6 et 7) ; confondus à leur extrémité inférieure, et réunis à ceux du côté opposé de manière à former un faisceau unique qui s'attache sur l'appendice antérieur du sternum (*insertion fixe*) ; isolés les uns des autres au-dessus du tendon qui les rend digastriques ; allant se terminer, par leur extrémité supérieure (*insertion mobile*), le premier, sur la face inférieure du corps de l'hyoïde en commun avec l'omo-hyoïdien ; le second, au bord postérieur du cartilage thyroïde.

Rapports. — Recouverts par les sterno-maxillaires et le peaussier, ils recouvrent très incomplètement la face antérieure de la trachée.

Usages. — Abaisseurs de l'hyoïde et du larynx.

Le sterno-hyoïdien et le sterno-thyroïdien sont d'autant plus grêles, dans une espèce donnée, que le larynx et l'hyoïde sont plus remontés dans l'espace intramaxillaire. C'est ainsi que, chez les Solipèdes, dont le larynx est plus ou moins engagé dans cet espace, ils ne forment à eux quatre qu'un assez faible cordon; tandis que dans les Ruminants, le Porc, les Carnivores, l'Homme, ils sont beaucoup plus larges et plus épais, vu la position plus inférieure et la mobilité plus grande du larynx.

7. Omo-hyoïdien (fig. 187, 11; 190, 5).

Scapulo-hyoïdien. — Sous-scapulo-hyoïdien.

(*Omohyoideus.*)

Ce muscle forme une mince et large bande, presque entièrement charnue, étendue de la pointe de l'épaule au fond de l'auge, en croisant obliquement la gouttière jugulaire et la trachée.

Attaches. — Il prend son insertion fixe à la surface interne du sous-scapulaire par une aponévrose qui se détache de celle qui recouvre ce dernier muscle. Il opère son insertion mobile sur la face inférieure du corps de l'hyoïde, en se confondant avec le sterno-hyoïdien et en s'unissant intimement avec l'omo-hyoïdien du côté opposé.

Rapports. — En dehors, avec le sous-scapulaire, le sus-épineux, le sterno-pré-scapulaire, le mastoïdo-huméral, qui lui adhère de la manière la plus intime, la jugulaire, le sterno-maxillaire et le peaussier; en dedans, avec le scalène, le grand droit antérieur de la tête, la carotide primitive et les nerfs qui l'accompagnent, la trachée, la glande thyroïde et la face inférieure du larynx.

On remarquera que la veine jugulaire se trouve entièrement séparée, par ce muscle, de l'artère carotide, à l'union du tiers supérieur et du tiers moyen du cou. On choisit précisément cet endroit pour pratiquer la phlébotomie afin d'éviter de piquer l'artère.

Usages. — Abaisseur et rétracteur de l'appareil hyoïdien.

8. Grand droit antérieur de la tête (fig. 188, 10).

Long fléchisseur de la tête (Bourgelat). — Trachélo-sous-occipital (Girard). — Long de la tête.

(*Longus capitis.*)

Muscle long, aplati d'un côté à l'autre et fasciculé dans sa moitié inférieure; terminé en cône tendineux à son extrémité opposée; longeant, en avant, les premières vertèbres cervicales, en dehors du long du cou.

Attaches. — En bas, sur les apophyses transverses des troisième, quatrième et cinquième vertèbres cervicales, par autant de languettes charnues qui sont d'autant plus longues qu'elles sont plus inférieures (*insertion fixe*). — En haut, sur les empreintes du corps du sphénoïde et de l'apophyse basilaire, par son tendon terminal (*insertion mobile*).

Rapports. — En dehors, avec le mastoïdo-huméral, l'omo-hyoïdien et le petit droit antérieur. En dedans, avec le long du cou et le muscle du côté opposé. En avant, avec la carotide primitive, les nerfs qui accompagnent cette artère, et la poche gutturale, qui le tapisse près de son insertion mobile. En arrière, avec le grand oblique de la tête et l'articulation atloïdo-occipitale.

Usages. — Il fléchit la tête directement ou en la portant de côté, suivant qu'il agit seul ou de concert avec le muscle opposé.

9. Petit droit antérieur de la tête.

Court fléchisseur de la tête (Bourgelat). — Atloïdo-sous-occipital (Girard).
(*Rectus capitis anterior.*)

Petit faisceau prismatique, entièrement charnu, accolé au côté externe du muscle précédent ; attaché, en arrière, sur l'arc ventral de l'atlas, en avant, sur le corps du sphénoïde et l'apophyse basilaire, à côté du grand droit antérieur ; recouvert par la poche gutturale et recouvrant l'articulation atloïdo-occipitale ; concourant aux mouvements de flexion de la tête.

10. Petit droit latéral.

Droit latéral. — Petit fléchisseur de la tête (Bourgelat). — Atloïdo-styloïdien (Girard). — Atloïdo-sous-occipital latéral (Chaussier).
(*Rectus capitis lateralis.*)

Plus petit encore que le précédent, prismatique et entièrement charnu comme lui, ce muscle, appliqué sur le côté de l'articulation atloïdo-occipitale, s'attache sur l'atlas, en dehors du petit droit antérieur (*insertion fixe*) et sur la face interne de l'apophyse styloïde de l'occipital (*insertion mobile*). Il est congénère des deux autres muscles droits qui viennent d'être décrits.

11. Scalène (fig. 188, 11, 12 ; 193, 14, 15).

Costo-trachélien (Girard).
(*Scaleni.*)

Situé profondément, à la partie inférieure du cou, dans une direction oblique de haut en bas et d'avant en arrière, ce muscle est divisé en deux portions inégales par un intervalle où se trouve logé le plexus brachial.

A. La *portion supérieure* ou *postérieure*, la plus petite, est triangulaire, composée de fibres entièrement charnues qui vont de l'apophyse transverse de la septième vertèbre cervicale à l'extrémité proximale de la première côte. On dirait un « premier sus-costal ».

B. La *portion inférieure* ou *antérieure*, la plus considérable, aplatie d'un côté à l'autre, épaisse et large en bas, mince et étroite en haut, est formée presque en entier de fibres charnues d'autant plus longues qu'elles sont plus antérieures. Elle s'attache : 1° sur les apophyses transverses des trois ou quatre vertèbres cervicales qui précèdent la dernière par des faisceaux courts, peu distincts les uns des autres, dont le premier s'entre-croise avec la dernière languette du grand droit antérieur ; 2° sur le bord antérieur et la face externe de la première côte, où toutes ses fibres viennent aboutir.

Rapports. — Le scalène répond : par sa face externe, à l'omo-hyoïdien, au mastoïdo-huméral et au sterno-pré-scapulaire ; par sa face interne, au long du cou, à la trachée, à la carotide primitive, aux nerfs satellites de ce vaisseau, et (celui du côté gauche seulement) à l'œsophage ; par son bord inférieur, à la veine jugulaire. Les deux portions du scalène sont séparées l'une de l'autre, au-dessus de la première côte, par un interstice que traversent les nerfs du plexus brachial. Quant au tronc trachéal, il passe au-devant du scalène avec la veine homonyme et non pas à travers le muscle comme on l'observe chez l'Homme.

Usages. — Quand le point fixe est à la première côte, ce muscle fléchit l'encolure directement ou en l'inclinant de côté. Lorsqu'il prend son point d'appui sur le cou, il tire en avant la première côte et il la fixe dans cette position pendant la dilatation de la poitrine, pour favoriser l'action inspiratrice des intercostaux externes. Dans les Quadrupèdes, les premières côtes sont très peu mobiles.

Certains auteurs décrivent les deux portions du scalène comme deux muscles distincts, sous les noms de *scalène antérieur* et *scalène postérieur*. Nous n'avons pas adopté cette manière de voir : 1° parce qu'elle préjuge la question si controversée des homologies avec les scalènes de l'Homme; 2° parce que cette division du muscle est subordonnée au point de sortie des nerfs du plexus brachial ; elle fait défaut dans les Carnivores et les Rongeurs, animaux chez lesquels lesdits nerfs sortent en dessous du muscle au lieu de le traverser.

12. Cervical ascendant (Albinus) (fig. 192, 12).

Cervical descendant. — Transversaire grêle du cou (Winslow). — Accessoire du sacro-lombaire (Sténon).

(*Iliocostalis cervicis.*)

Dans les éditions antérieures de ce livre, ce petit muscle avait été rattaché à la portion supérieure du scalène. Il est formé de trois ou quatre faisceaux successifs et chevauchants, appliqués sur les apophyses transverses des dernières vertèbres cervicales, le long de l'insertion de l'angulaire de l'épaule, qui les sépare du transversaire du cou. Le cervical ascendant prolonge dans le cou l'intercostal commun, comme le transversaire du cou prolonge le long dorsal.

Insertions. — Il s'insère sur les quatre ou cinq dernières apophyses transverses cervicales ; chacun de ses faisceaux saute une ou plusieurs vertèbres ; le dernier atteint à peine l'extrémité proximale de la première côte.

Rapports. — Ce muscle, compris entre les insertions cervicales de l'angulaire de l'épaule et de la portion inférieure du scalène, est recouvert par le mastoïdo-huméral et le pectoral scapulaire; il recouvre la portion supérieure du scalène, et les intertransversaires du cou.

Usages. — Il incline l'encolure de côté.

13. Long du cou.

Long fléchisseur du cou (Bourgelat). — Sous-dorso-atloïdien (Girard).

(*Longus colli.*)

Muscle considérable, recouvrant immédiatement la face ventrale du corps de toutes les vertèbres cervicales et des six premières dorsales; réuni sur la ligne médiane à celui du côté opposé et décrit généralement comme impair par les anatomistes vétérinaires.

Chaque long du cou se compose d'une succession de faisceaux fortement tendineux. Le plus postérieur de ces faisceaux s'attache à la face inférieure du corps des six premières vertèbres dorsales, et se dirige en avant et en dehors pour gagner le tubercule inférieur de la sixième apophyse transverse, sur lequel il s'insère par un fort tendon. Les autres faisceaux, moins considérables et confondus en dehors avec les intertransverses du cou, se portent d'une vertèbre cervicale à l'autre, suivant une direction inverse de celle du précédent, c'est-à-dire oblique de bas en haut et de dehors en dedans, de manière à converger vers ceux du côté opposé. Ils s'attachent successivement : en dehors, aux apophyses transverses des six dernières vertèbres cervicales; en dedans, à la crête inférieure du corps des six premières. Le faisceau le plus antérieur se rend donc au tubercule inférieur de l'atlas, sur lequel il opère son insertion par un tendon qui lui est commun avec celui du côté opposé et qui reçoit les fibres les plus superficielles des trois ou quatre faisceaux suivants.

Rapports. — En haut et en arrière, avec les vertèbres qu'il recouvre et leurs disques interarticulaires; en bas et en avant, avec la trachée, l'œsophage, les vaisseaux et les nerfs qui accompagnent ces deux canaux; sur les côtés, avec les muscles grand droit antérieur et scalène; dans la portion intrathoracique, avec les plèvres, des vaisseaux et des nerfs importants.

Usages. — Il fléchit les vertèbres cervicales les unes sur les autres et donne à l'encolure la forme *rouée*.

DIFFÉRENCES

Chez le **Bœuf** (fig. 191), le *peaussier du cou* n'est, dans la plus grande partie de son étendue, qu'un mince fascia aponévrotique; il ne présente des fibres charnues que sur la face où il forme un petit risorius de Santorini qui se perd sur le buccinateur, et dans la cavité de l'auge, où l'on voit deux de ses faisceaux s'entre-croiser. Le *sterno-céphalique* se compose de deux portions ou mieux de deux muscles intimement unis dans le quart inférieur du cou, facilement isolables dans le restant de leur étendue : l'un (fig. 189, 11') figure une longue lanière superficielle terminée par un tendon aplati qui, après avoir gagné le bord antérieur du masséter, se confond avec l'aponévrose de ce muscle et envoie quelques brides fibreuses sur la branche du maxillaire inférieur et sur les muscles de la face (*sterno-massétérin* ou *sterno-maxillaire*); l'autre (fig. 189, 11), plus volumineux, s'unit à une branche du mastoïdo-huméral pour aller s'attacher sur l'apophyse basilaire de l'occipital, avec le grand droit antérieur de la tête (*sterno-sous-occipital* ou *sterno-basilaire*). Le *mastoïdo-huméral* (fig. 191, 26) est nettement séparé de l'omo-trachélien avec lequel il se croise en **X**. Il est entrecoupé au-devant de la pointe de l'épaule d'un raphé claviculaire facile à mettre en évidence (fig. 191, 37), au-dessus duquel il se divise en deux portions équivalant respectivement au cléido-mastoïdien et à la portion claviculaire du trapèze. Ces deux portions, d'abord étroitement unies, se séparent vers le tiers supérieur du cou; la portion postérieure ou trapézienne (fig. 183, 22), très large, s'étale sur la nuque et se termine à l'apophyse mastoïde, à la ligne courbe de l'occipital, ainsi que sur le ligament cervical, en se confondant avec le trapèze proprement dit; la portion antérieure ou cléido-mastoïdienne (fig. 183, 21) se termine par un tendon qui s'unit au sterno-sous-occipital et va s'insérer à l'apophyse basilaire, après avoir reçu les fibres du grand droit antérieur de la tête; toutefois il s'en détache souvent une petite languette qui gagne l'apophyse mastoïde. La partie inférieure du mastoïdo-huméral ou partie deltoïdienne se termine, comme dans les Solipèdes, à la crête humérale. Ce muscle reçoit, à sa face interne, au-devant de l'angle de l'épaule, un petit faisceau funiculaire d'un rouge vif (fig. 191, 32), qui procède de la première articulation sterno-costale, et que nous considérerons, à l'instar de Meckel, comme un sous-clavier (Voy. *Muscles pectoraux*).

L'*omo-trachélien* est beaucoup moins développé que dans les Solipèdes, mais plus distinct; son extrémité supérieure (fig. 183, 23) croise en dessous le mastoïdo-huméral pour venir s'insérer à l'aile de l'atlas par un tendon qui lui est spécial. Il passe dans l'angle de dislocation du trapèze, c'est-à-dire entre ce muscle et la portion trapézienne du mastoïdo-huméral, et s'étale sur l'épaule où il s'insère à l'épine acromienne. Le *sterno-hyoïdien* et le *sterno-thyroïdien* sont plus épais que chez le Cheval et non digastriques. L'*omo-hyoïdien* (fig. 183, 19 et 191, 15) a perdu son attache scapulaire : on dirait qu'il est réduit au ventre supérieur de celui de l'Homme. Si on le suit à partir de l'hyoïde, on le voit croiser en dedans la veine jugulaire et le muscle sterno-sous-occipital, en contractant adhérence avec ce dernier, et venir se perdre sous le mastoïdo-huméral en regard des troisième et quatrième vertèbres cervicales, à la surface d'une aponévrose, sans prendre aucune attache vertébrale. Il n'y a donc pas lieu d'adopter le terme de *trachélo-hyoïdien* qu'on a cherché à substituer à celui d'omo-hyoïdien. Au surplus, chez l'Homme lui-même, on a vu plus d'une fois l'omo-hyoïdien perdre son ventre scapulaire et ressembler de tous points à celui que nous venons de décrire. Le *grand droit antérieur de la tête* (fig. 183, 25 et 189, 13) est relativement faible : car il est suppléé par le sterno-céphalique et le mastoïdo-huméral ; mais il descend jusqu'à la sixième vertèbre cervicale.

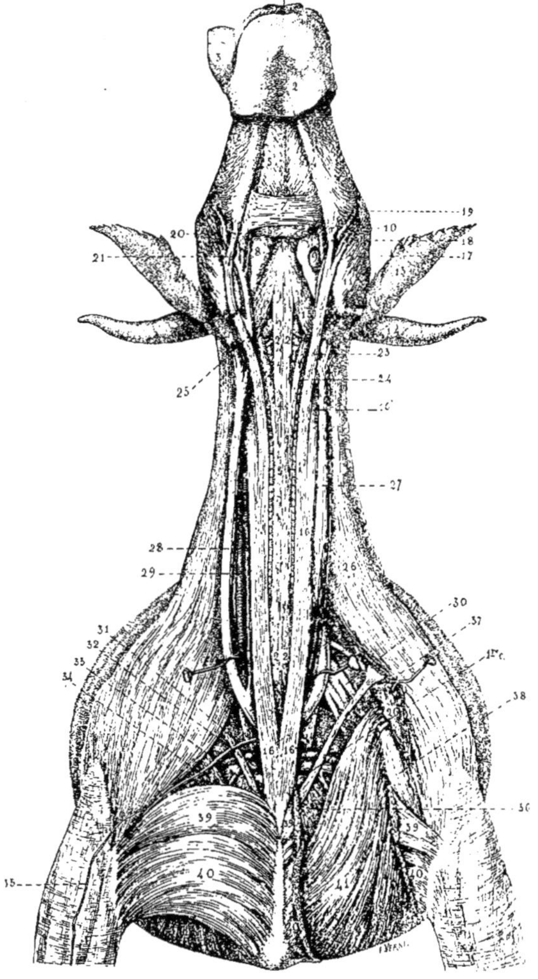

Fig. 191. — Muscles des régions trachélienne et axillaire chez le Bœuf *.

Couché sur les insertions trachéliennes du grand droit antérieur de la tête, on remarque un très fort faisceau musculeux qui manque aux Solipèdes : c'est le *trachélo-atloïdien* de

* 1, bouche ; 2, peau de la lèvre inférieure et de la région de la barbe ; 3. langue ; 4. bord inférieur de la branche maxillaire ; 5, mylo-hyoïdien ; 6, buccinateur ; 7, transverse de la mandibule ; 8, lobe antérieur de la glande maxillaire ; 9, ganglion de l'auge ; 10, artère et veine faciales ; 11. masséter ; 12, parotide ; 13, oreille ; 14, corne ; 15. omo-hyoïdien ; 16, sterno-céphalique ; 16′, portion sterno-basilaire de ce muscle ; 17. 18, les deux branches de terminaison de la portion sterno-maxillaire du même ; 19, terminaison du canal de Sténon ; 20, 21, affluents de la veine faciale ; 22. sterno-hyoïdiens ; 23, sterno-thyroïdien ; 24. trachée ; 25, cartilage thyroïde du larynx ; 26, mastoïdo-huméral ; 28. carotide primitive longée en dedans par la jugulaire profonde ; 29, jugulaire superficielle ; 30, nerfs du plexus brachial ; 31, artère axillaire ; 32, muscle sous-clavier ; 33, veine axillaire ; 34, veine céphalique ; 35, sous-cutanée de l'avant-bras ; 36. transversal des côtes ; 37, intersection claviculaire du mastoïdo-huméral ; 39, pectoral descendant ; 40, pectoral transverse ; 41, pectoral ascendant. (En bas du cou, deux érignes écartent : à gauche l'œsophage, à droite la jugulaire superficielle.)

M. Chauveau. Ce muscle s'insère, d'une part, sur les apophyses transverses des troisième, quatrième, cinquième, et même sixième vertèbres cervicales, par autant de faisceaux successifs; d'autre part, à l'aile de l'atlas, en commun avec la portion antérieure du petit complexus. Il représente donc un long intertransversaire. — Le *petit droit antérieur*, le *petit droit latéral* et le *long du cou* n'offrent rien de particulier. Le *cervical ascendant* ne comprend généralement que deux faisceaux et ne s'élève pas au-dessus de la quatrième vertèbre cervicale. Il existe deux scalènes : 1° un *scalène de la première côte*, équivalant à celui des Solipèdes, mais divisé en cinq faisceaux par le passage dispersé des nerfs du plexus brachial (tandis que, chez ces derniers, ces nerfs sortent par la même fente et le muscle en question ne comprend que deux portions); 2° un *scalène supra-costal*, se prolongeant, en s'épanouissant, sur les quatre premières côtes, et procédant d'autre part, par une pointe tendineuse, des quatrième et cinquième apophyses transverses cervicales.

Dans la **Chèvre**, on observe les mêmes dispositions que chez le **Bœuf**.

Le **Mouton** présente deux particularités fort remarquables : 1° la *portion massétérine du sterno-céphalique fait défaut* : ce muscle est exclusivement sterno-sous-occipital ; 2° le *scalène supra-costal manque*; ce n'est qu'exceptionnellement qu'on le voit apparaître, à l'état rudimentaire, sous forme d'une bandelette pâle, de 2 à 3 millimètres de largeur, qui ne dépasse pas la deuxième côte. L'inspecteur de boucherie pourra facilement distinguer entre la Chèvre et le Mouton d'après ces deux différences [1].

Chez les **Chameaux**, le *peaussier du cou* est très développé. Partant de l'extrémité antérieure du sternum, il fournit deux faisceaux divergents qui montent au-devant des épaules et se perdent à la superficie des mastoïdo-huméraux, et, d'autre part, une épaisse expansion médiane qui réunit les deux sterno-mastoïdiens et vient se perdre dans la région de l'auge. Le muscle réapparaît sur la joue où il forme un risorius de Santorini relativement fort. Les *sterno-hyoïdiens* manquent aux Chameaux ; mais, au premier abord, on est tenté de prendre pour tels la portion médiane du peaussier. Les *sterno-thyroïdiens* sont énormes, accolés l'un à l'autre dans une grande partie de leur longueur et divisés en deux ventres par un tendon médian, de 10 à 15 centimètres de longueur. Les *omo-hyoïdiens* ressemblent à ceux des autres Ruminants; ils sont seulement plus épais et plus larges. Ils sont localisés à la partie supéro-antérieure du cou. Les *sterno-céphaliques* sont deux très longs muscles cylindroïdes, montant avec la trachée dans une gouttière profonde bordée par les prolongements ventraux des apophyses transverses cervicales et les énormes muscles intertransversaires qui les unissent. Ils se terminent chacun par un tendon qui s'épanouit sous la parotide et s'insère soit à l'angle de la mâchoire inférieure, soit à l'apophyse mastoïde; terminaison rappelant celle des Solipèdes. Le *mastoïdo-huméral* se distingue par l'absence complète de portion cléido-mastoïdienne ; il est constitué seulement par la portion claviculaire du trapèze et la portion claviculaire du deltoïde, réunies comme d'ordinaire au moyen d'une intersection fibreuse. Ce muscle s'élève obliquement au-devant de l'épaule, en s'élargissant, se réunit au trapèze scapulaire et vient se perdre sur une aponévrose élastique, à quelque distance du bord supérieur du cou, bien loin de la tête. L'*omo-trachélien* est petit, en forme d'un long triangle qui croise la face interne du muscle précédent; sa pointe tendineuse s'insère sur l'apophyse transverse de la sixième vertèbre cervicale: sa base, sur l'acromion.

Le *grand droit antérieur de la tête* n'est pas très développé; il ne descend pas au-dessous de la quatrième cervicale. Le *trachélo-atloïdien* est volumineux, mais peu descendu. Le *cervical ascendant* fait défaut: tandis qu'on le trouve dans tous les autres Mammifères domestiques. Le *scalène* appartient manifestement au système des muscles intertransversaires du cou ; il s'arrête à la première côte et se trouve divisé en deux portions par une fente qui livre passage aux nerfs du plexus brachial. Il nous est arrivé une fois de rencontrer un scalène supra-costal rudimentaire, étendu de l'apophyse transverse de la septième vertèbre cervicale au bord antérieur de la deuxième côte. Les *longs du cou* sont très épais, réunis l'un à l'autre et prolongés sous les trois ou quatre premières vertèbres dorsales.

Chez le **Porc**, le *peaussier du cou* est formé de deux portions : l'une inférieure qui provient de l'appendice trachélien du sternum: l'autre supérieure, qui part de la région scapulaire externe. Elles se réunissent en avant et se prolongent en commun sur les muscles de la face, en contractant des adhérences avec la face externe du corps et des branches de la mandibule. Même réunies, ces portions sont encore distinctes par la direction différente de leurs fibres ; il en résulte deux plans très manifestes : l'un superficiel, l'autre profond. Le *sterno-mastoïdien* justifie son nom; son tendon se rend directement à l'apophyse mastoïde. Le *mastoïdo-huméral* se divise en deux portions à son extrémité supérieure : l'une cléido-mastoïdienne se rendant à la crête qui tient lieu d'apophyse mastoïde, l'autre trapézienne, gagnant le côté de la protubérance occipitale. Le *sterno-hyoïdien* est relativement fort. Il y a deux *sterno-thyroïdiens* de chaque côté : l'un s'insérant à la manière ordinaire, l'autre se continuant jusqu'à la saillie du corps du thyroïde. L'*omo-hyoïdien* se poursuit inférieure-

1. Voy. Cornevin et Lesbre, *Caractères myologiques et splanchnologiques différentiels du Mouton et de la Chèvre. Comparaison avec le Chabin (Journal de l'École vétérinaire de Lyon*, 1892).

ment, par une mince aponévrose, jusqu'à la face interne de l'épaule. Il se termine sur l'hyoïde, en dehors du sterno-hyoïdien, sans couvrir ce dernier ni se joindre au muscle du côté opposé. En outre, vu la situation très basse du larynx, il n'a aucun rapport avec la trachée. L'*omo-trachélien* ressemble à celui des Bovins et des Ovins; ainsi que les *droits antérieurs de la tête* et le *trachélo-atloïdien*. Le *petit droit latéral* est peu distinct du *petit oblique*. Les deux muscles *longs du cou* sont séparés et laissent à découvert une partie des corps vertébraux, comme chez l'Homme.

Le *cervical ascendant* s'élève jusqu'à l'atlas. Il existe, comme chez le Bœuf, un *scalène primo-costal* subdivisé en plusieurs faisceaux par le passage des nerfs du plexus brachial et un *scalène supra-costal* épanoui sur les trois premières côtes.

Chez le **Chien** et le **Chat**, le *peaussier du cou* se dédouble en deux portions comme dans le Porc : l'une naissant du sternum et disposant ses fibres transversalement sur le devant du cou, l'autre procédant de la face externe de l'épaule et du bord postérieur du cou, s'étendant sur la tête en couvrant en partie la précédente. A elles deux, elles enveloppent le cou d'une manière complète, ainsi que les côtés et le dessous de la tête. Le *sterno-mastoïdien* se termine par un tendon à l'apophyse mastoïde, en s'unissant à la portion cléido-mastoïdienne du mastoïdo-huméral. Celui-ci se comporte sensiblement comme dans le Porc; la portion cléido-mastoïdienne se termine à l'apophyse mastoïde comme il vient d'être dit; la portion trapézienne va à la ligne courbe supérieure de l'occipital et à la partie supérieure du raphé cervical; elle s'unit au moyen d'une aponévrose avec le muscle trapèze. Quant à la portion deltoïdienne ou sous-claviculaire, elle s'insère comme d'habitude sur la crête humérale. L'*omo-trachélien* va de l'atlas à l'épine scapulaire; toutefois, chez le Chat, il présente deux insertions supérieures : l'une à l'atlas, l'autre à l'apophyse basilaire de l'occipital. Le *sterno-hyoïdien* et le *sterno-thyroïdien* sont épais, non digastriques. L'*omo-hyoïdien* manque. Le *grand droit antérieur* de la tête descend jusqu'à la sixième vertèbre cervicale, ainsi que le *trachélo-atloïdien*. Ce dernier a été décrit chez le Chat par Strauss-Durckeim sous le nom de *premier isocèle*. C'est à tort qu'Ellenberger et Baum n'en parlent pas dans leur anatomie du Chien. Le *cervical ascendant* s'élève jusqu'à l'aile de l'atlas, ainsi que chez le porc. La masse scalénique n'est pas traversée par le plexus brachial, lequel passe au-dessous avec l'artère et la veine axillaires. Elle comprend un *scalène de la première côte*, qui est indivis, et un *scalène supra-costal*, prenant origine par une pointe tendineuse sur l'apophyse transverse de la cinquième et quelquefois aussi de la quatrième vertèbre cervicale (chez le Chat cette pointe se prolonge jusqu'à l'axis) et se divisant bientôt en deux branches : la supérieure, la plus faible et la plus pâle, s'arrête en général sur la troisième et la quatrième côte, l'inférieure s'étend jusqu'à la huitième et même la neuvième côte (dans le Chat) par un mince tendon qui lui succède à partir de la sixième. Les deux *longs du cou* tendent à se séparer.

Chez le **Lapin**, les muscles du cou ressemblent beaucoup à ceux des Carnivores. Nous signalerons toutefois la complète indépendance des deux portions trapézienne et cléido-mastoïdienne du *mastoïdo-huméral*, et l'insertion de la portion cléido-mastoïdienne, ainsi que de l'*omo-trachélien*, sur l'apophyse basilaire de l'occipital. Le *cervical ascendant* est réduit à trois pâles faisceaux qui ne s'élèvent pas au-dessus de la troisième ou quatrième vertèbre cervicale.

Article III. — MUSCLES DU TRONC.

§ I. — Muscles de la région spinale du dos et des lombes.

En plan superficiel, nous trouvons : le *trapèze* et *le grand dorsal*, agissant sur le membre thoracique.

En deuxième plan : le *petit dentelé antérieur* et le *petit dentelé postérieur* de la respiration.

En troisième plan : les muscles de la gouttière vertébrale, c'est-à-dire : le *long épineux*, le *long dorsal*, le *long costal* ou intercostal commun.

En quatrième plan : le *transversaire épineux du dos et des lombes*, et les *sus-costaux*.

Préparation. — 1° Placer l'animal en deuxième position ; 2° enlever la peau, avec le peaussier et la masse des muscles olécraniens, pour préparer, dans une première opération, le trapèze et le grand dorsal (Voy. fig. 187); 3° dans une seconde opération, abattre le membre antérieur tout entier, avec le grand dorsal, dont on pourra alors étudier le mode de terminaison; puis, préparer les deux petits dentelés; 4° enlever ces deux muscles, ainsi que l'angulaire de l'omoplate et le splénius, pour mettre à nu l'intercostal commun, le long dorsal et long épineux (Voy. fig. 193). La partie supérieure de celui-ci restant cachée par le grand complexus, exciser ce muscle, en conservant seulement ses insertions sur les apophyses transverses des vertèbres dorsales, pour voir comment elles s'enclavent entre le long épineux et le transversaire du cou; 5° en cinquième lieu, disséquer le transversaire épineux, et les sus-costaux en mettant à bas le long dorsal, le long épineux, et l'angle interne de l'ilium.

PREMIÈRE COUCHE

1. Trapèze (fig. 187, 1 et 3).

Cucullaire de Strauss-Durckeim. — Dorso-sus-acromien de Chaussier. — Cervico et dorso-sus-scapulaire (Girard).
(*Trapezius.*)

Tel qu'on l'entend, en anatomie vétérinaire, ce muscle est réduit à la portion scapulaire du trapèze de l'Homme ; nous avons vu, en effet, que la portion claviculaire entre dans la constitution du mastoïdo-huméral. — C'est un large muscle triangulaire, adossé par sa base à celui du côté opposé de manière à former un trapèze : d'où son nom, qui est particulièrement justifié chez l'Homme, où les deux muscles sont presque sur le même plan, tandis que chez les animaux ils se rabattent sur les côtés de l'encolure et du garrot.

Le trapèze est aponévrotique à son bord supérieur, comme il l'est aussi au centre; cela permet de distinguer, surtout chez les sujets peu vigoureux, deux portions : une portion cervicale et une portion dorsale. Les fibres charnues de la première portion sont obliques de haut en bas et d'avant en arrière; celles de la seconde sont obliques d'arrière en avant. Celle-ci est relativement épaisse et bien limitée; celle-là est très mince et se perd en quelque sorte sur la face latérale de l'encolure sans parvenir jusqu'à la nuque ni jusqu'au mastoïdo-huméral.

Attaches. — Par son aponévrose supérieure, le trapèze se fixe sur la corde du ligament cervical et sur le sommet des apophyses épineuses du garrot, où il adhère à la face externe du grand dorsal. Par son aponévrose moyenne il s'attache sur la tubérosité de l'épine acromienne et sur l'aponévrose scapulaire externe.

Rapports. — Les fibres charnues de ce muscle sont comprises entre deux plans aponévrotiques, dont les fibres croisent les siennes à angle droit et y adhèrent intimement. Il répond : en dedans, au rhomboïde, au splénius, à l'angulaire de l'épaule, au sterno-pré-scapulaire, au sus-épineux, au sous-épineux et au grand dorsal ; en dehors, à la peau.

Usages. — Il élève l'épaule.

2. Grand dorsal (fig. 187, 2).

Large ou très large du dos. — Lombo-huméral de Chaussier. — Dorso-huméral de Girard.
(*Latissimus dorsi.*)

Très large muscle triangulaire, dont la base répond à la colonne vertébrale, tandis que le sommet s'engage sous l'épaule. Il s'étend sur les reins, le dos, le côté du thorax, et est formé d'une aponévrose et d'une portion charnue.

L'aponévrose est attachée sur le sommet des apophyses épineuses de toutes les vertèbres lombaires et des quatorze ou quinze dernières dorsales (*insertion fixe*) en se confondant avec le ligament surépineux.

Les fibres de la portion charnue se détachent du bord antérieur de l'aponévrose, suivant une ligne oblique qui va de la douzième ou treizième côte jusqu'au niveau du cartilage de prolongement du scapulum. Elles se dirigent en avant et en bas et convergent toutes vers un tendon aplati, qui s'insère à la tubérosité que l'on trouve en dedans du corps de l'humérus (*insertion mobile*). Ce tendon présente à sa terminaison une disposition assez remarquable : il se ploie sur le bord inférieur du grand rond de manière à passer de la face externe à la face interne de ce muscle. La terminaison est commune aux deux organes.

Rapports. — Ce muscle est recouvert par la peau, le pannicule charnu, la portion dorsale du trapèze et la masse des muscles olécraniens. Il recouvre : l'angle dorsal de l'épaule, le cartilage de prolongement du scapulum, le sous-épineux, le rhomboïde, le petit dentelé antérieur, le petit dentelé postérieur, dont l'aponévrose s'unit étroitement à la sienne, le long dorsal, le long épineux, le fessier moyen, une partie de la face externe des dernières côtes, auxquelles son aponévrose adhère fortement, les intercostaux externes correspondants et le muscle grand dentelé. Entre la dernière côte et l'angle externe de l'ilium, l'aponévrose s'unit avec le petit oblique et surtout avec le grand oblique de l'abdomen ; elle se prolonge en arrière sur les muscles de la croupe, pour constituer l'aponévrose fessière.

Usages. — Il porte le bras en arrière et en haut s'il prend point fixe sur le tronc. Dans le cas contraire, il agit sur les côtes et contribue à l'inspiration, suivant les uns, à l'expiration, suivant les autres. Chez les animaux grimpeurs, en prenant point fixe à l'humérus, il peut en outre soulever le corps tout entier.

Dans un grand nombre d'espèces, le grand dorsal contracte des connexions intimes avec un muscle de la région brachiale postérieure que nous qualifierons, en raison de ce fait, *d'accessoire du grand dorsal*. Mais, malgré cette appellation, nous ne distrairons pas cet organe de la région dont il fait partie, car nous suivons, avons-nous déjà dit, le groupement topographique.

DEUXIÈME COUCHE

1. Petit dentelé antérieur (fig. 192, 13).

Petit dentelé supérieur de l'Homme ou dentelé postérieur supérieur. — Dorso-costal de Chaussier et Girard.

(*Serratus posterior superior.*)

Les épithètes tirées de la situation par lesquelles on distingue les petits dentelés, soit chez l'Homme, soit chez les animaux, sont défectueuses ; il faudrait dire : *petit dentelé oral* et *petit dentelé aboral*, ou bien *petit dentelé inspirateur* et *petit dentelé expirateur*.

Le petit dentelé antérieur est un muscle aplati, mince et quadrilatère, situé sous le rhomboïde et le grand dorsal, composé d'une aponévrose et d'une portion charnue. — La première, confondue en avant avec l'aponévrose du splénius, s'insinue en arrière, sous celle du petit dentelé postérieur et ne tarde pas à s'unir avec elle. Son bord inférieur donne naissance à la portion charnue un peu au-dessus de l'intervalle qui sépare l'intercostal commun du long dorsal. —

Étroite et allongée dans le sens antéro-postérieur, celle-ci est formée de fibres d'un rouge vif, qui se dirigent obliquement d'avant en arrière et de haut en bas et qui forment au bord inférieur du muscle des festons irréguliers, souvent peu marqués.

Attaches. — Il prend son insertion fixe, par le bord supérieur de son aponévrose, sur le sommet des apophyses épineuses des vertèbres dorsales antérieures (la première exceptée) jusqu'à la treizième inclusivement. L'insertion mobile a lieu sur la face externe et le bord antérieur des neuf côtes qui suivent la quatrième, au moyen des dentelures de la portion charnue. Ce muscle s'attache encore sur la face externe de ces mêmes côtes par une courte lame fibreuse qui se détache de la face interne de l'aponévrose, près de son bord inférieur, et qui pénètre dans l'interstice du long dorsal et de l'intercostal commun.

Rapports. — En dehors, avec le rhomboïde, le grand dentelé, le grand dorsal et le petit dentelé postérieur, qui recouvre ses trois derniers festons ; en

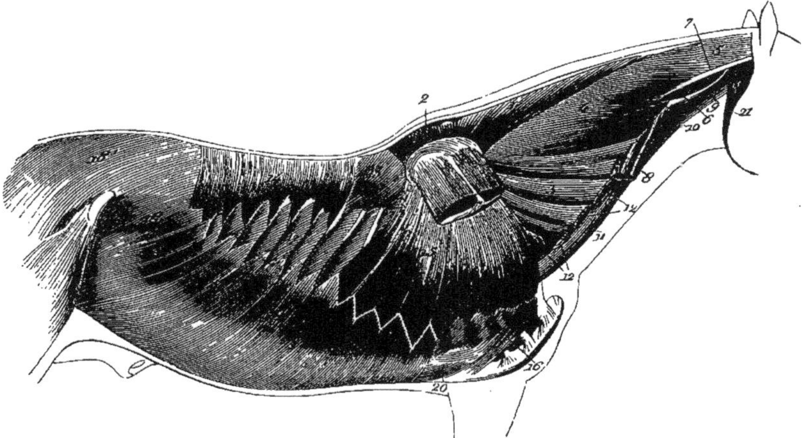

Fig. 192. — Muscles de la région spinale du cou, du dos et des lombes, et de la région costale. Un membre antérieur a été scié en travers de l'épaule, et le trapèze et le grand dorsal ont été enlevés [*].

dedans, avec le long dorsal, le long épineux, l'intercostal commun et les intercostaux externes.

Usages. — Ce muscle est inspirateur ; il agit de plus comme contenteur des muscles de la gouttière vertébrale.

2. Petit dentelé postérieur (fig. 192, 14).

Petit dentelé inférieur de l'Homme ou dentelé postérieur inférieur. — Lombo-costal de Chaussier et Girard.

(*Serratus posterior inferior.*)

Situé à la suite du précédent, présentant la même forme et la même disposition, ce muscle s'en distingue par sa portion charnue, plus épaisse, découpée

[*] 1 et 2, rhomboïde; 3, angulaire de l'omoplate ; 4, splénius ; 5, son aponévrose mastoïdienne ; 6, portion mastoïdienne du petit complexus ; 7, son tendon ; 8, insertions cervicales de l'omo-trachélien ; 9, tendon atloïdien commun à l'omo-trachélien, au splénius et au petit complexus ; 10, grand droit antérieur de la tête ; 11, scalène ; 12, cervical ascendant ; 13. petit dentelé antérieur ; 14, petit dentelé postérieur ; 15, grand dentelé ; 16, transversal des côtes ; 17. l'un des intercostaux externes ; 18, oblique externe de l'abdomen ; 18', masse commune ; 20, insertion antérieur du droit de l'abdomen ; 21, faisceau anguli-maxillaire du digastrique.

en neuf dentelures fort bien marquées[1], et par la direction à peu près verticale de ses fibres.

Attaches. — Son aponévrose, étroitement unie à celle du grand dorsal, qui la recouvre, s'attache sur les apophyses épineuses des dernières vertèbres dorsales, à partir de la dixième, et sur quelques vertèbres lombaires. Ses dentelures charnues se fixent au bord postérieur et à la face externe des neuf dernières côtes.

Rapports. — En dehors, avec le grand dorsal ; en dedans, avec le petit dentelé antérieur, le long dorsal, le long épineux, l'intercostal commun et les intercostaux externes. Quelques-unes de ses dentelures postérieures sont cachées en partie par celles du grand oblique de l'abdomen ; la dernière même est entièrement recouverte par ce muscle. On remarquera que le petit dentelé antérieur ne commence qu'à partir de la cinquième côte et que non seulement les deux petits dentelés se joignent mais encore se chevauchent.

Usages. — Ce muscle est expirateur, c'est-à-dire antagoniste du précédent.

TROISIÈME COUCHE

Les muscles de la troisième couche, long épineux, long dorsal, long costal, ainsi que le transversaire épineux de la quatrième couche, se confondent plus ou moins à leur partie postérieure, en une masse énorme, dite *masse commune* et ont été parfois décrits ensemble sous les noms d'*extenseur commun du dos, erector trunci, opisthoténar, sacro-spinal.* Dans l'Homme, la masse commune procède de l'épine sacrée par la majorité de ses fibres; seul le faisceau externe, correspondant au sacro-lombaire, naît de l'épine iliaque postérieure et supérieure. Dans nos Quadrupèdes, au contraire, l'insertion d'origine de cette masse se fait en plus grande partie sur l'ilium et elle s'étend en dehors sur toute l'étendue de la crête ainsi que sur une partie de la face interne de cet os. C'est que, en effet, les vertèbres dorso-lombaires ne doivent pas seulement être soutenues et roidies les unes sur les autres, comme chez l'Homme, elles doivent encore prendre un solide point d'attache sur le coxal, car elles font le pont d'un bipède à l'autre.

Nous ferons remarquer en outre que le sacro-lombaire, que nous décrirons sous le nom de long costal ou intercostal commun, s'isole complètement de la masse commune dans un grand nombre d'espèces.

1. Long costal (fig. 193, 5).

Long ou très long des côtes. — Intercostal commun. — Sacro-lombaire ou ilio-costal du dos, des lombes et des anthropotomistes.
(*Iliocostalis dorsi et lumborum.*)

Long muscle, étroit et mince, surtout à ses extrémités, accolé au bord externe du long dorsal, avec lequel il est confondu en arrière de la dernière côte ; formé d'une série de faisceaux chevauchants, dirigés obliquement en avant, en bas et en dehors, tendineux à leurs extrémités, surtout à l'antérieure, lesquels faisceaux

1. Il arrive assez souvent qu'on ne trouve que huit dentelures à chaque muscle petit dentelé.

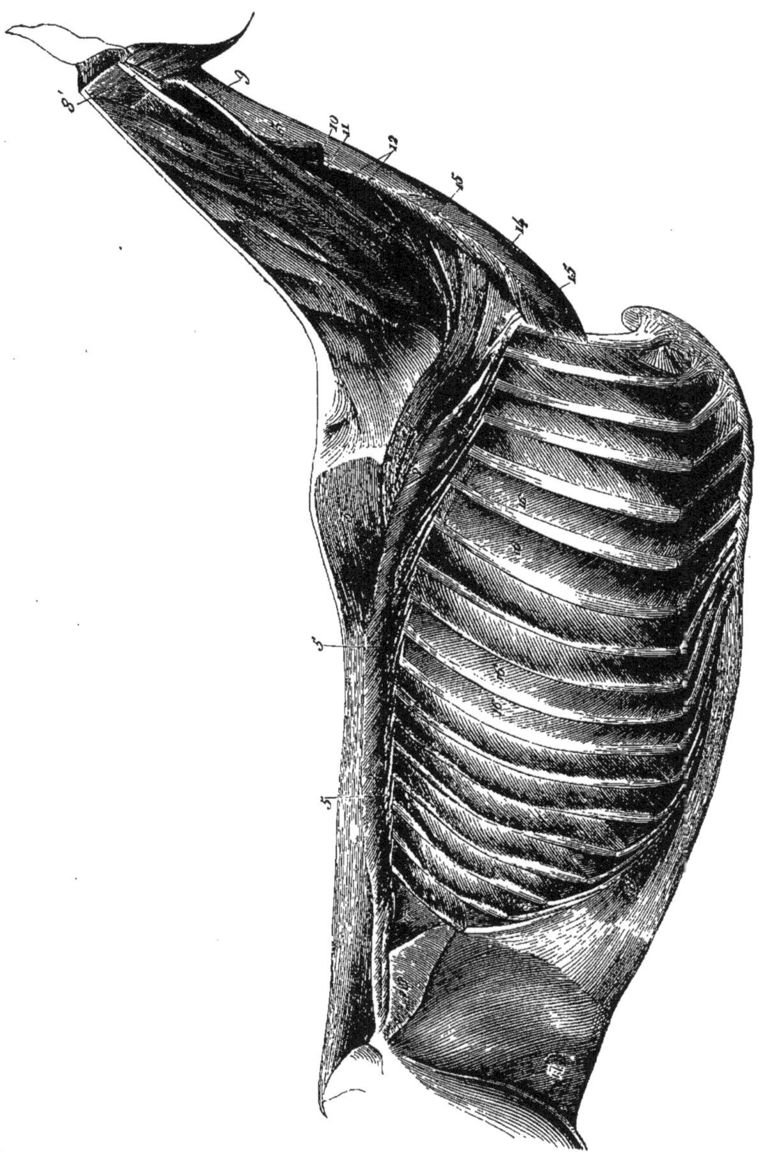

Fig. 193. — Muscles de la gouttière vertébrale et de la région spinale du cou (couche des complexus)*.

* 1, masse commune ; 2, long dorsal ; 3, long épineux ; 4, transversaire du cou ; 5, long costal ; 6, portion postérieure du grand complexus ; 7, portion antérieure du même ; 8, portion mastoïdienne du petit complexus ; 8', son tendon ; 9, portion atloïdienne du petit complexus ; 9', son tendon ; 10, insertion atloïdienne du splénius renversée en avant ; 11, *id.* de l'omo-trachélien ; 12, intertransversaires du cou ; 13, grand droit antérieur de la tête ; 14, portion inférieure du scalène ; 15, portion supérieure du scalène et cervical ascendant 16, intercostaux internes ; 17, rétracteur de la dernière côte (dépendant du petit oblique de l'abdomen) ; 17', petit oblique ; 18, transverse de l'abdomen.

naissent et se terminent successivement sur la face externe des côtes, après en avoir croisé chacun deux ou trois.

Insertions. — Le plus postérieur part du bord externe et de la face inférieure de la masse commune. La languette tendineuse du plus antérieur s'insère à l'apophyse transverse de la dernière vertèbre cervicale.

Rapports. — En dehors, avec le grand et les petits dentelés; en dedans, avec les intercostaux externes.

Usages. — Le long costal abaisse les côtes et contribue à l'extension de la portion dorsale du rachis.

2. Long dorsal (fig. 193, 2).

Long ou très long du dos. — Portion de l'ilio-spinal de Girard.

(*Longissimus dorsi.*)

Le long dorsal est le plus puissant des extenseurs du rachis ; il remplit en grande partie la gouttière vertébrale, c'est-à-dire l'angle dièdre formé, d'une part, par la série des apophyses épineuses dorso-lombaires, d'autre part, par la partie supérieure des côtes et les apophyses costiformes. A sa partie postérieure, c'est-à-dire au niveau de la masse commune, il est extrêmement épais et dense, revêtu d'une forte aponévrose très adhérente. Il s'épuise d'arrière en avant par ses insertions successives et finit en pointe avant d'atteindre la région du cou.

Insertions. — Il prend naissance, avec la masse commune : 1° sur l'épine lombaire ; 2° sur la crête, la face interne et les deux angles supérieurs de l'ilium. Il se termine dans le fond de la gouttière vertébrale, soit sur la série des tubercules mamillaires, lombaires et dorsaux, par des faisceaux internes ; soit sur la série des apophyses costiformes et des côtes, par des faisceaux externes. Sa partie antérieure s'atténue en pointe entre l'intercostal commun et le transversaire du cou et n'arrive pas en général jusqu'à la première côte.

Rapports. — Le long dorsal est recouvert par un prolongement du fessier moyen, qui est reçu dans une excavation particulière de la masse commune ; par l'aponévrose du grand dorsal et des petits dentelés. Il recouvre le transversaire épineux du dos et des lombes, les sus-costaux, la partie supérieure des intercostaux et les intertransversaires des lombes. En dehors, il est longé par l'intercostal commun. En dedans, il se confond avec le long épineux, dont il se sépare vers le milieu du dos, en formant un angle dans lequel se trouvent intercalées les insertions du grand complexus et du transversaire du cou sur les apophyses transverses des premières vertèbres dorsales. Ce dernier muscle semble surgir du fond de cet angle.

Usages. — Extenseur et roidisseur du rachis dorso-lombaire, qu'il incline latéralement s'il n'agit pas de concert avec son congénère. Il peut aussi jouer le rôle d'expirateur.

3. Long épineux (fig. 193, 3).

Épineux du dos. — Épi-épineux du dos. — Branche interne ou supérieure de l'ilio-spinal de Girard.

(*Spinalis dorsi et cervicis.*)

Ce muscle, confondu avec le long dorsal par beaucoup d'anatomistes, s'en distingue cependant très nettement dans la plus grande partie de son étendue.

Il est formé de faisceaux chevauchants, plus ou moins tendineux, qui s'étendent d'une apophyse épineuse à une autre plus ou moins distante, à partir des premières lombaires jusqu'à la quatrième cervicale. Il prend aussi insertion : à son extrémité postérieure, sur les tubercules mamillaires des dernières vertèbres dorsales et des premières lombaires, ainsi que sur l'aponévrose du long dorsal ; à son extrémité antérieure, sur les apophyses articulaires des quatre dernières vertèbres cervicales.

Il est en *rapport* : en dehors, avec le long dorsal dont il se sépare vers la sixième ou septième vertèbre dorsale, le transversaire du cou et le grand complexus ; en dedans, avec le transversaire épineux du dos et des lombes et toute la partie des apophyses épineuses que ce muscle laisse à découvert. Dans la région du cou, il est appliqué contre la lame du ligament cervical et le fascia médian qui la complète.

Usages. — Le long épineux vient en aide au long dorsal pour étendre et roidir la colonne dorso-lombaire. Son extension dans le cou, chez les Quadrupèdes, donne à ces animaux une grande force pour porter ou tirer du bout de la tête.

Beaucoup d'auteurs décrivent à part la portion cervicale sous le nom d'épineux ou long épineux du cou.

QUATRIÈME COUCHE

1. Transversaire épineux du dos et des lombes (fig. 188, 3).

Multifide du dos et des lombes.
(*Multifidus spinæ.*)

C'est un très long muscle, directement appliqué contre l'épine sus-sacrée et l'épine dorso-lombaire ; continué en avant par le transversaire épineux du cou ; formé d'un assemblage de faisceaux courts, aplatis d'un côté à l'autre, tendineux à leurs extrémités, dirigés obliquement d'arrière en avant, de bas et haut et un peu de dehors en dedans, croisant ainsi à angle droit les apophyses épineuses qu'ils recouvrent.

Attaches. — Ces faisceaux sont attachés, en bas, sur la lèvre latérale du sacrum, sur les tubercules mamillaires des vertèbres lombaires et les apophyses transverses des vertèbres dorsales (*origine*). Ils se fixent, en haut, sur les apophyses épineuses des vertèbres sacrées, lombaires, dorsales, et sur celles de la dernière cervicale (*terminaison*). On remarquera qu'ils n'atteignent point le sommet des apophyses épineuses dans la première moitié de la région dorsale.

Rapports. — En dehors, avec le sacro-coccygien latéral, le long épineux et le long dorsal, qui se confondent avec lui près de son extrémité postérieure ; en dedans, avec l'épine du sacrum, des lombes et du dos, et avec les ligaments interépineux de ces trois régions.

Usages. — C'est un extenseur du rachis.

Chez l'Homme, le transversaire épineux est particulièrement développé, en raison de la station bipède, et il se subdivise en : *demi-épineux du dos*, *demi-épineux du cou*, *multifide du rachis* et *rotateurs du dos*. Chez nos Quadrupèdes, le transversaire épineux ne se laisse pas ainsi cliver suivant son épaisseur ; il est simple et réduit, semble-t-il, au multifide du rachis. Les demi-épineux du dos et du cou ont-ils donc disparu ? — Nous ne le pensons pas. Nous croyons, avec Cruveilhier, qu'ils se sont simplement réunis au long épineux, et que les faisceaux de celui-ci qui s'insèrent sur les tubercules mamillaires dorso-lombaires et les apophyses articulaires cervicales leur appartiennent.

2. Sus-costaux.

Surcostaux. — Élévateurs des côtes. — Transverso-costaux de Girard.
(*Levatores costarum.*)

Petits muscles triangulaires, charnus et tendineux, constituant pour ainsi dire la tête des intercostaux externes, dont ils sont peu distincts dans les premiers et les derniers intervalles costaux. Ils partent des apophyses transverses des vertèbres dorsales et ils se dirigent en arrière et en dehors pour se terminer, en s'épanouissant, sur la face externe de la côte ou des deux côtes qui suivent leur insertion fixe. Ils sont recouverts par le long dorsal et ils recouvrent la partie supérieure des intercostaux externes.

Ils tirent les côtes en avant, c'est-à-dire qu'ils sont inspirateurs.

DIFFÉRENCES

Chez le ***Bœuf***, la portion cervicale du *trapèze* est plus développée que chez les Solipèdes: elle se réunit supérieurement avec la portion trapézienne du mastoïdo-huméral, ainsi que nous l'avons exposé à propos de ce dernier muscle. Le *petit dentelé antérieur* est réduit à quatre, trois et même deux digitations, pâles et extrêmement minces, insérées à partir de la cinquième ou sixième côte; il peut même faire défaut. Le *petit dentelé postérieur* se fixe sur les quatre ou cinq dernières côtes. Le *long épineux* est mieux séparé du long dorsal que dans les Solipèdes; sa partie postérieure est ployée sur elle-même et comme rabattue sur ce dernier muscle. En la déployant on voit, à sa face profonde, des faisceaux dissociés, parallèles, fortement tendineux, qui prennent origine successivement sur les apophyses épineuses et les tubercules mamillaires des premières vertèbres lombaires et des dernières dorsales, et se terminent sur les apophyses épineuses précédentes en en sautant chacun quelques-unes. D'autres faisceaux, moins tendineux, prennent naissance aux apophyses épineuses du garrot et constituent la portion cervicale du muscle, terminée comme dans les Solipèdes. Le *long dorsal* se jette par une pointe tendineuse dans le faisceau le plus antérieur du long costal et s'insère avec lui sur la dernière apophyse transverse cervicale. Le *long costal* est notablement plus développé que chez les Solipèdes; certains de ses faisceaux croisent jusqu'à cinq côtes. Notons enfin l'existence de muscles *interépineux* manifestes dans toute la région dorso-lombaire.

Dans le ***Mouton*** et la ***Chèvre***, les muscles de la région spinale du dos et des lombes ressemblent beaucoup à ceux du Bœuf; toutefois, on remarque que le petit dentelé antérieur est extrêmement atrophié et assez souvent absent. L'intercostal commun du Mouton est notablement moins développé que celui de la chèvre, lequel se détache de la masse commune et peut se poursuivre au côté externe de cette masse jusqu'à l'angle externe de l'ilium : tandis que dans le Mouton il se termine comme dans le Bœuf et les Solipèdes, c'est-à-dire, par une pointe effilée, à l'extrémité des deux ou trois premières apophyses transverses lombaires, en s'insinuant sous la masse commune. Le *long dorsal* se prolonge par plusieurs languettes tendineuses, juxtaposées aux faisceaux du transversaire du cou, jusqu'aux apophyses transverses des trois dernières vertèbres cervicales. Il est extrêmement épais chez la Chèvre: sa section transverse est presque circulaire. Le *long épineux* ne dépasse pas, en avant, les deux ou trois dernières apophyses épineuses et articulaires cervicales.

Chez les ***Chameaux***, le *trapèze* se fait remarquer par la grande épaisseur de sa portion dorsale; il est doublé d'une lame élastique sur sa face interne. Le *grand dorsal* présente un extrême développement; il descend bas sur les côtes; son aponévrose passe sous la ou les bosses du dos. Le *petit dentelé antérieur* fait ordinairement défaut. Le *petit dentelé postérieur* s'attache sur les quatre dernières côtes, par des dentelures entrecoupées de lames tendineuses; la première ou même les deux premières sont susceptibles de manquer. Le *long dorsal* est fortement tendineux. Le *long épineux* est très développé; il se divise nettement en une portion dorso-lombaire et une portion cervicale, dont les faisceaux s'entre-croisent de telle manière que l'extrémité postérieure des faisceaux cervicaux passe sous l'extrémité antérieure des faisceaux dorso-lombaires.

L'*intercostal commun* ressemble à celui du Bœuf, mais il n'est pas continué dans le cou par un cervical ascendant. Le *transversaire épineux du dos et des lombes* est relativement peu développé ; il laisse les apophyses épineuses dorsales en grande partie à découvert ; il est revêtu d'une forte aponévrose au niveau des lombes. Il existe des muscles *interépineux* comme dans les Bovidés.

Chez le **Porc**, le *trapèze* est extrêmement vaste ; il s'étend d'une part jusqu'à la nuque, d'autre part jusqu'à la région lombaire. Le *grand dorsal*, volumineux, s'attache à la surface des côtes qu'il recouvre par des digitations de la portion charnue ; il se termine près du trochin, à la lèvre interne de la coulisse bicipitale. Le *petit dentelé antérieur* s'insère sur les côtes, de la troisième à la huitième, à l'état de bande musculaire, à peine festonnée au bord libre : son aponévrose se prolonge jusqu'à la sixième ou cinquième apophyse épineuse cervicale. Le *petit dentelé postérieur* comprend cinq ou six digitations. L'*intercostal commun* commence par une pointe effilée, à la masse commune, vers le milieu des lombes ; il présente son maximum de largeur et d'épaisseur, au niveau des sixième et septième côtes ; ses faisceaux sont d'autant plus tendineux qu'ils sont plus antérieurs ; les plus longs sautent six ou sept côtes. Le *long dorsal* se prolonge par des digitations fortement tendineuses jusqu'aux apophyses transverses des quatre dernières vertèbres cervicales. Le *long épineux* ressemble à celui du Bœuf, c'est-à-dire qu'il est ployé sur lui-même et qu'il s'étend jusqu'à la quatrième vertèbre cervicale. Le *transversaire épineux* est très fort, recouvert d'une aponévrose qui le sépare nettement de la masse commune. Il existe des muscles *interépineux*.

Chez le **Chien** et le **Chat**, le *trapèze* rappelle celui des Ruminants ; la portion antérieure s'insère sur toute la longueur de l'épine scapulaire. Le *grand dorsal* est très vaste, sa portion charnue s'étend jusqu'aux dernières côtes et y prend attache. Le *petit dentelé antérieur* est très épais, très développé ; il s'insère depuis la deuxième ou troisième côte, jusqu'à la neuvième ou dixième par des festons bien prononcés. Le *petit dentelé postérieur*, au contraire, n'a que trois ou quatre minces digitations fixées sur les dernières côtes. Ce rapport de développement des petits dentelés est donc précisément inverse de celui que l'on remarque dans les autres espèces. L'*intercostal commun* ressemble tout à fait au sacro-lombaire de l'Homme, c'est-à-dire qu'il se détache de la masse commune par un épais corps charnu qui s'insère avec elle à l'os iliaque. Le *long dorsal* est très épais, comme dans le Porc ; mais il ne dépasse pas la dernière apophyse transverse cervicale, où il s'insère en commun avec le faisceau le plus antérieur du long costal. Le *long épineux* se prolonge dans le cou jusqu'à l'axis et donne aux animaux envisagés une très grande force pour porter ou tirer du bout de la tête. Le *transversaire épineux* est très fort à la région lombaire et se continue jusque sur les vertèbres coccygiennes. Les *interépineux* sont surtout bien développés dans la région lombaire.

§ II. — Muscles de la queue.

Il y a lieu de distinguer : des *muscles extrinsèques* et des *muscles intrinsèques*. Les premiers prennent origine hors de la colonne vertébrale et se terminent à la naissance de la queue : tels sont les *ischio-coccygiens* ; tels sont aussi les *ischio-tibiaux*, par la pointe qu'ils lancent à la partie terminale du sacrum et à la base du coccyx. Les seconds se rattachent au système des muscles du rachis ; ce sont de chaque côté : un *sacro-coccygien supérieur* ou *dorsal*, un *sacro-coccygien latéral*, et un *sacro-coccygien inférieur* ou *ventral*. Nous ne ferons que mentionner les *muscles interépineux* et *intertransversaires* de la queue, car ils sont plus ou moins confondus avec les précédents.

A. — Muscles extrinsèques.

Nous n'étudierons ici que le coccygien ou ischio-coccygien.

Coccygien (fig. 194, 4).

Ischio-coccygien.

(*Coccygeus.*)

Petit muscle, mince, large et triangulaire, situé contre la paroi latérale du bassin, à la face interne du ligament sacro-sciatique.

Il s'attache, par une aponévrose, sur ce ligament et sur la crête sus-cotyloïdienne, en commun avec l'ischio-anal; puis il se dirige en haut pour se fixer, par ses fibres charnues, sur le côté de la dernière vertèbre sacrée et des deux premières caudales.

En rapport, en dehors, avec le ligament sacro-sciatique, il répond en dedans au rectum. Sa partie postérieure, dépassant le ligament sacro-sciatique, est recouverte par la peau. Son insertion mobile s'épanouit dans l'intervalle du sacro-coccygien latéral et du sacro-coccygien inférieur.

Ce muscle abaisse en masse l'appendice caudal.

B. — Muscles intrinsèques.

Ces muscles, connus sous le nom générique de *sacro-coccygiens*, sont renfermés dans une gaine aponévrotique commune qui se continue avec le ligament sacro-sciatique et la portion membraneuse du ligament sacro-iliaque supérieur. Ils commencent sur le sacrum, se dirigent en arrière, parallèlement au coccyx, en diminuant graduellement d'épaisseur, et se décomposent en plusieurs faisceaux successifs, terminés par de petits tendons qui s'arrêtent sur chacune des vertèbres.

1. Sacro-coccygien supérieur (fig. 194, 1).

Sacro-coccygien postérieur de l'Homme. — Releveur de la queue. — Extenseur de la queue.
(*Sacrococcygeus posterior.*)

Les faisceaux qui forment ce muscle prennent leur insertion fixe, soit sur le sommet et le côté des trois ou quatre dernières apophyses de l'épine sus-sacrée, soit sur les vertèbres coccygiennes elles-mêmes. Les tendons par lesquels ces faisceaux opèrent leur insertion mobile sur ces mêmes vertèbres sont toujours fort courts.

C'est une sorte de long épineux, dont les attaches fixes sont en avant et les attaches mobiles en arrière; tandis que le long épineux proprement dit a, au contraire, ses insertions fixes en arrière, et ses insertions mobiles en avant.

Ce muscle, recouvert par l'aponévrose coccygienne, recouvre les vertèbres qu'il est destiné à mouvoir. Il répond : en dedans, au muscle analogue du côté opposé; en dehors, au sacro-coccygien latéral, et, près de son extrémité antérieure, à un très fort feuillet aponévrotique qui le sépare du transversaire épineux du dos et des lombes.

Il élève la queue en la recourbant directement ou de côté, suivant qu'il agit seul ou de concert avec le muscle du côté opposé.

2. Sacro-coccygien latéral (fig. 194, 2).

Abducteur de la queue.

Ce muscle est constitué par trois systèmes de faisceaux charnus : les uns, obliques de haut en bas et d'avant en arrière, prennent leur origine sur le côté des apophyses épineuses du sacrum et des dernières vertèbres lombaires, et se terminent successivement sur les tubercules mamillaires du sacrum et des premières vertèbres coccygiennes (faisceaux épineux transversaires); les autres, obliques en sens inverse, prennent naissance sur la partie postérieure de la lèvre latérale du sacrum et sur les apophyses transverses des vertèbres coccygiennes, et se terminent sur le flanc des vertèbres successives (faisceaux intertransversaires); les dernières enfin, dirigées suivant l'axe de la queue, figurent une sorte de long intertransversaire; ils procèdent de la lèvre du sacrum, longent le côté de la queue au-dessus des faisceaux précédents et s'épuisent sur les vertèbres successives.

Le sacro-coccygien latéral, ainsi compris, répond : en dehors, à l'extrémité postérieure du long dorsal, au ligament sacro-iliaque supérieur et à l'aponévrose

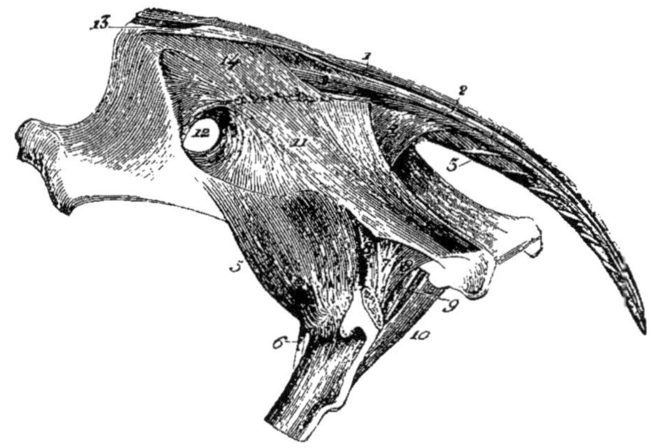

Fig. 194. — Muscles de la queue et muscles profonds entourant l'articulation coxo-fémorale *.

coccygienne ; en dedans, à l'épine sacrée et au côté des vertèbres caudales ; en haut, au sacro-coccygien supérieur ; en bas, au sacro-coccygien inférieur, dont il est séparé, sur une certaine longueur, par l'insertion du coccygien.

Les usages de ce muscle sont complexes : ses fibres obliques descendantes élèvent la queue tout en la tirant de côté ; ses fibres obliques ascendantes l'abaissent et l'incurvent latéralement ; ses fibres directes la portent de côté.

3. Sacro-coccygien inférieur (fig. 194, 3).

Sacro-coccygien antérieur de l'Homme. — Abaisseur ou fléchisseur de la queue.
(*Sacrococcygeus anterior.*)

Ce muscle est plus épais que les précédents. Ses faisceaux constituants prennent leur origine sur la face inférieure du sacrum, à partir de la troisième vertèbre, sur la face interne du ligament sacro-sciatique, et sur les os coccygiens. Il se dédouble assez facilement en deux portions parallèles, placées l'une à côté de l'autre, dont Bourgelat a fait deux muscles particuliers. Les faisceaux de la portion interne (dite parfois court abaisseur de la queue) s'insèrent, par leur extrémité postérieure, sur la face inférieure des six ou sept premières vertèbres

* 1, sacro-coccygien supérieur ; 2, sacro-coccygien latéral ; 3, sacro-coccygien inférieur ; 4, ischio-coccygien ; 5, scansorius ; 6, ilio-fémoral grêle ; 7, obturateur interne ; 8, 8, jumeaux du bassin ; 9, jumeau surnuméraire ; 10, carré crural ; 11, ligament sacro-sciatique ; 12, grande échancrure sciatique ; 13, ligament sacro-iliaque supérieur, portion funiculaire ; 14, ligament sacro-iliaque supérieur, portion membraneuse.

du coccyx. Ceux de la portion externe (long abaisseur de la queue) sont tous pourvus de forts tendons superficiels destinés à presque tous les os de la queue.

Ce muscle répond : en dehors, au ligament ischiatique, au muscle coccygien et à l'aponévrose coccygienne; en dedans, au muscle du côté opposé ; en haut, au sacrum, aux os de la queue et au sacro-coccygien latéral ; en bas, au rectum et à l'aponévrose coccygienne. Les deux sacro-coccygiens inférieurs, avant de se rejoindre, ménagent un intervalle angulaire qui reçoit une pointe de la tunique charnue du rectum. Ils rappellent assez bien les longs du cou, soit par leur situation et leur constitution, soit par leurs fonctions.

Ils abaissent la queue directement ou de côté.

DIFFÉRENCES

Chez le ***Bœuf***, il n'y a pas de sacro-coccygien supérieur comparable à celui des Solipèdes ; ce sont les faisceaux descendants du sacro-coccygien latéral, disposés à la manière d'un transversaire épineux, c'est-à-dire allant des apophyses épineuses aux apophyses mamillaires, qui font office de releveur de la queue. Le sacro-coccygien latéral comprend en outre un système de faisceaux ascendants ou intertransversaires, c'est-à-dire jetés des apophyses transverses aux apophyses mamillaires; mais il n'y a pas de faisceaux directement longitudinaux.

Le ***Mouton***, la ***Chèvre***, les ***Camélidés***, le ***Porc*** n'offrent pas de différences importantes relativement au ***Bœuf***.

Quant aux ***Carnivores***, ils présentent : 1° un petit *sacro-coccygien supérieur*, qu'Ellenberger et Baum décrivent sous le nom de court extenseur ou releveur interne de la queue : 2° un *sacro-coccygien latéral* divisé en deux organes très nets : l'un supérieur, dit long extenseur de la queue par les auteurs précités, l'autre inférieur, qui est abducteur de la queue ; 3° un *sacro-coccygien inférieur* décomposé, comme dans les autres espèces, en un court fléchisseur et un long fléchisseur de la queue.

§ III. — Muscles du thorax.

Les muscles du thorax peuvent se répartir en trois régions : la *région costale*, la *région axillaire* et la *région diaphragmatique*.

A. — Région costale.

Abstraction faite des petits dentelés, du grand dorsal et des sus-costaux qui ont été décrits dans la région spinale du dos et des lombes, on trouve, dans chaque région costale : 1° le *grand dentelé*; 2° les *intercostaux*, au nombre de deux, un externe et un interne, pour chaque espace intercostal ; 3° le *transversal des côtes* ; 4° le *triangulaire du sternum*.

1. Grand dentelé (fig. 192, 15).

Dentelé antérieur, chez l'Homme. — Dentelé de l'épaule. — Costo-sous-scapulaire de Chaussier et Girard.

(*Serratus anterior*.)

Très large muscle disposé en éventail, découpé en dentelures à son bord inférieur; appliqué contre la paroi thoracique; caché en partie par l'épaule.

Il est formé de fibres charnues, rayonnées, qui convergent toutes vers l'extrémité supérieure du scapulum, et qui sont recouvertes par une aponévrose dont l'épaisseur diminue graduellement de haut en bas. Cette aponévrose n'adhère au muscle que dans sa partie inférieure; elle s'en détache supérieurement pour se confondre avec le plan fibreux qui recouvre le sous-scapulaire.

Insertions. — 1° A la face externe des huit premières côtes ou côtes sternales; 2° sur la surface triangulaire antérieure de la face interne du scapulum, en arrière de l'angulaire de l'épaule, avec lequel il se confond; 3° sur toute l'étendue de la surface triangulaire postérieure du même os.

Rapports. — Le grand dentelé répond : en dehors, et par l'intermédiaire d'un tissu conjonctif abondant qui facilite le jeu du membre contre la paroi latérale du thorax, au sous-scapulaire, au sus-épineux, au grand rond, au grand dorsal et au petit dentelé antérieur. Ses quatre dentelures postérieures s'entre-croisent avec les cinq premières du grand oblique de l'abdomen, et sont recouvertes par une membrane élastique adhérente, prolongeant la tunique abdominale. Son bord antérieur est confondu avec le bord postérieur de l'angulaire de l'épaule de telle manière que les deux muscles semblent n'en former qu'un; Bourgelat les décrivait ensemble sous le nom de grand dentelé; il ne distinguait pas l'angulaire de l'épaule.

Usages. — Les deux grands dentelés, envisagés ensemble, forment une sorte de sangle sur laquelle s'appuie le thorax, pendant la station; ils jouent donc, par rapport au tronc, le rôle de ligaments suspenseurs assujettissant celui-ci entre les épaules. L'épaisse aponévrose dont ce muscle est revêtu contribue très heureusement à ce résultat.

Quand il se contracte en prenant point fixe sur le thorax, il tire l'extrémité supérieure de l'épaule en bas et en arrière et fait éprouver à cette région toute entière un mouvement de bascule qui porte son angle huméral en haut et en avant. S'il prend point fixe sur l'épaule, il soulève le thorax et concourt à l'inspiration.

2. Intercostaux (fig. 193).

(*Intercostales.*)

Les intercostaux sont de petits muscles aplatis, parfois fort minces, au nombre de deux dans chaque espace intercostal, qui réunissent les bords opposés des côtes successives. Les *intercostaux externes* s'étendent depuis les articulations costo-vertébrales jusqu'aux cartilages costaux; ils diminuent graduellement d'épaisseur de haut en bas et ne se prolongent donc pas dans l'intervalle de ceux-ci. Les *intercostaux internes*, au contraire, ont leur maximum d'épaisseur entre les cartilages costaux et disparaissent avant d'atteindre la colonne vertébrale. Ceux-ci sont à peu près entièrement charnus; tandis que ceux-là sont entremêlés de nombreuses fibres tendineuses. Enfin la direction des fibres n'est pas la même : celles des intercostaux externes sont obliques de haut en bas et d'avant en arrière; celles des internes sont obliques de haut en bas et d'arrière en avant, de manière à croiser en **X** les précédentes.

Rapports. — Les intercostaux externes sont recouverts par les différents muscles appliqués sur les parois du thorax : grand dentelé, petits dentelés, grand oblique de l'abdomen, grand dorsal, etc. Ils répondent en dedans aux intercostaux internes. Ceux-ci sont revêtus par la plèvre, excepté au niveau du triangulaire du sternum, qui les en sépare.

Usages. — On s'accorde généralement à rattacher le rôle des intercostaux à la fonction respiratoire; mais ce rôle a été et est encore aujourd'hui très discuté. Les uns considèrent les intercostaux externes et internes comme inspirateurs ; les autres, comme expirateurs ; d'autres soutiennent que les intercostaux externes sont expirateurs et les internes inspirateurs ; d'autres prétendent, au contraire, que les intercostaux externes sont inspirateurs et les internes expirateurs ; d'autres, enfin, pensent que les intercostaux externes et internes sont à la fois inspirateurs et expirateurs, suivant les circonstances, etc. L'opinion qui tend à prévaloir aujourd'hui, chez l'Homme, est que ces muscles sont passifs dans les mouvements respiratoires ordinaires ; ils n'entreraient en jeu que pour résister soit à la pression de l'air extérieur, dans le cas de forte inspiration, soit à la pression de l'air intérieur dans le cas d'expiration violente. Il fallait, en effet, entre les côtes, un moyen de clôture qui se prêtât à leurs variations d'écartement, tout en résistant aux changements de pression externe ou interne dont la paroi thoracique est incessamment le siège. Seul le tissu musculaire pouvait remplir cette double indication.

3. Transversal des côtes (fig. 192, 16).

Sterno-costal de Cuvier. — Surcostal antérieur de Broca. — Supra-costal de divers auteurs.

Ce muscle, qui ne manque à aucun de nos Mammifères, tandis qu'il fait défaut chez l'Homme, est un faisceau aplati, appliqué sur la partie inférieure des premières côtes, au-dessous du grand dentelé, dans une direction oblique de haut en bas et d'avant en arrière. Il s'étend de la face externe de la première côte au sternum, en croisant les cartilages de prolongement des deuxième, troisième et quatrième côtes et en s'insérant sur eux. Son extrémité postérieure atteint le sternum par une aponévrose très mince, indépendante de l'extrémité antérieure du grand droit de l'abdomen. Dans les espèces où ce dernier muscle se prolonge sur les côtes, le long du sternum, il passe sous le transversal des côtes, mais ne se joint pas à lui bout à bout ; par exemple, chez le porc-épic, on voit très nettement le droit de l'abdomen se continuer jusqu'à la première côte par une aponévrose qui croise en **X** celle du transversal des côtes. Si l'on considère, d'autre part, que la direction des fibres de celui-ci n'est pas la même que celle des fibres de l'autre muscle, on ne saurait douter qu'il y ait là deux organes indépendants.

Rapports. — Le transversal des côtes est recouvert par les pectoraux ; il recouvre le bord inférieur du grand dentelé, les côtes qu'il croise et les intercostaux correspondants.

Usages. — Auxiliaire des muscles expirateurs.

4. Triangulaire du sternum.

Transverse du thorax.
(*Transversus thoracis.*)

Muscle mince, situé dans la poitrine, contre la partie inférieure des côtes sternales, formé de faisceaux fortement aponévrotiques, dirigés de haut en bas et de dehors en dedans, qui se fixent inférieurement sur le cordon ligamenteux limitant de chaque côté la face supérieure du sternum, et se terminent sur les cartilages des sept côtes qui suivent la première, au moyen des dentelures de son bord supérieur.

Rapports. — Tapissé en dedans par la plèvre, ce muscle recouvre la face interne des cartilages sur lesquels il s'attache, les intercostaux internes, l'artère et la veine thoraciques internes. Il s'unit, en arrière, au transverse de l'abdomen dont il est la continuation dans la paroi thoracique, comme les intercostaux de cette même paroi sont la continuation des obliques externe et interne de l'abdomen.

Usages. — Plus développé dans les mammifères que dans l'Homme, le triangulaire du sternum concourt à l'expiration, c'est-à-dire au resserrement du thorax.

DIFFÉRENCES

Chez le **Bœuf**, le *grand dentelé* ne présente que six dentelures, se fixant de la quatrième à la neuvième côte, sur un niveau inférieur à celui des dentelures costales de l'angulaire de l'épaule. Il est absolument distinct de ce dernier sur lequel il chevauche un peu par son bord antérieur. Il est relativement mince, recouvert d'une très forte aponévrose, et il s'insère par un tendon aplati vers le bord supérieur et l'angle dorsal de l'omoplate (Voy. fig. 139, 1).

Les *intercostaux externes* sont très forts, surtout le premier, qui atteint jusqu'à 2 centimètres d'épaisseur. Ils s'arrêtent nettement au niveau des articulations chondro-costales. Les *intercostaux internes* ne sont pas moins développés et tout aussi aponévrotiques : ils se poursuivent jusqu'en haut des espaces intercostaux. Entre les côtes sternales, ils se divisent chacun en deux segments : l'un intercartilagineux, l'autre interosseux. Le premier n'a pas moins de 2 à 3 centimètres d'épaisseur et semble être une répétition du sus-costal en bas de l'intervalle costal envisagé ; il est formé de faisceaux insérés sur le bord antérieur du cartilage postérieur, qui se portent obliquement en avant et en bas pour s'attacher d'autre part, soit sur le bord postérieur et la face externe du cartilage antérieur, soit sur le côté du sternum. De même que les sus-costaux, ces espèces de sternébro-costaux sont les uns courts, c'est-à-dire cantonnés dans un même espace intercostal, les autres longs, c'est-à-dire communs à plusieurs espaces intercostaux (les postérieurs croisent une ou même deux côtes). Il n'est pas douteux que ces organes tirent en avant les cartilages des sept côtes qui suivent la première. Quant à la partie restante ou interosseuse des intercostaux internes, elle s'amincit rapidement en s'élevant vers la colonne vertébrale ; elle est à la partie que nous venons de décrire ce que l'intercostal externe est au sus-costal. Entre les côtes asternales, les intercostaux internes sont extrêmement étroits et sans importance. — La disposition des intercostaux dans le Bœuf porte à penser qu'ils sont les uns et les autres de puissants inspirateurs ; la direction différente de leurs fibres tient à ce que les uns commencent à la colonne vertébrale (sus-costaux), tandis que les autres commencent au sternum. Dans les deux cas, les fibres procédant de ces points fixes se dirigent d'avant en arrière et doivent nécessairement porter les côtes en avant.

Le *transversal des côtes* semble faire suite au grand droit de l'abdomen ; mais en examinant les choses de près, on peut se convaincre que les deux muscles ne font qu'entre-croiser leurs aponévroses, extrêmement adhérentes l'une à l'autre.

Chez le **Mouton** et la **Chèvre**, les seules différences importantes que l'on observe relativement au **Bœuf** consistent en ce que le grand dentelé est réuni à l'angulaire de l'épaule et descend plus bas vers le sternum, et que les intercostaux sont moins développés.

Chez les **Chameaux**, le *grand dentelé* est extrêmement étendu en surface, mais relativement mince et fortement aponévrotique ; il s'insère sur les huit ou neuf premières côtes et se réunit en avant avec l'angulaire de l'épaule, lequel ne comprend que deux dentelures. Les *intercostaux* sont très développés, surtout les externes, qui couvrent plus ou moins les côtes et tendent à se joindre. Le *transversal des côtes*, étendu du bord postérieur de la première côte au bord antérieur de la quatrième est complètement séparé du grand droit de l'abdomen.

Chez le **Porc**, le grand dentelé, les intercostaux et tous les muscles de la région ressemblent à ceux du **Bœuf**.

Chez le **Chien** et le **Chat**, le grand dentelé ne forme qu'un avec l'angulaire, il est très charnu et s'étend en arrière jusqu'à la septième ou huitième côte. Les *intercostaux* sont relativement peu épais. Le *transversal des côtes* s'étend depuis l'insertion du scalène à la première côte jusqu'au cartilage de la troisième côte, parfois même jusqu'à la cinquième ou sixième côte ; son aponévrose terminale s'unit sans se confondre avec le droit de l'abdomen.

Chez le **Lapin**, les deux muscles grand dentelé et angulaire de l'épaule sont aussi distincts que dans le Bœuf, avec cette différence toutefois que l'angulaire ne donne qu'une seule digitation costale et ne monte pas au delà de la quatrième vertèbre cervicale. Le grand dentelé présente six dentelures dont la première s'insère sur la troisième côte ; sa partie antérieure est très mince et recouvre la terminaison du scalène supracostal.

B. — Muscles de la région axillaire.

Les muscles de la région axillaire, ou *muscles pectoraux*, occupent le devant de la poitrine chez l'Homme, le dessous de la poitrine chez les Quadrupèdes ; ils se portent du sternum au membre thoracique, de chaque côté, en traversant le pli de l'ars (aisselle de l'Homme). Ils comptent parmi les plus difficiles à homologuer dans les diverses espèces.

Dans tous nos animaux domestiques, les pectoraux d'un côté viennent au contact, sous le sternum, de ceux du côté opposé, ou plutôt ne sont séparés que par une mince crête, ou par un simple raphé fibreux. Chez l'Homme, au contraire, ils ne se rejoignent pas et laissent à nu une partie de la face antérieure du sternum.

Dans les Solipèdes, ils sont au nombre de quatre, deux superficiels, deux profonds, que nous allons décrire sous les noms de *pectoral descendant*, *pectoral transverse*, *pectoral ascendant*, *pectoral scapulaire*.

Préparation. — 1° Placer l'animal en première position ; 2° détacher l'un des membres antérieurs et l'abandonner à son propre poids, pour l'écarter de celui du côté opposé ; 3° dépouiller la région avec soin, et disséquer, du côté correspondant au membre non fixé, les deux muscles de la couche superficielle ; 4° préparer les muscles profonds sur le côté opposé. Pour exécuter cette dernière partie de la préparation, on enlèvera le pannicule charnu avec précaution ; on incisera transversalement les deux muscles superficiels, dont on relèvera les lambeaux à droite et à gauche : on incisera également les muscles mastoïdo-huméral et trapèze cervical près de leur insertion sur le membre, et l'on rabattra ces muscles sur l'encolure.

PREMIÈRE COUCHE

1. Pectoral descendant (fig. 190, 9 et 195, 1).

Sterno-huméral de Girard. — Portion antérieure du commun au bras et à l'avant-bras de Bourgelat. — Portion antérieure du pectoral superficiel des vétérinaires allemands. — Portion claviculaire du grand pectoral de l'Homme.

Muscle court, épais, aplati de dessus en dessous, rétréci à sa terminaison et formé de gros faisceaux charnus parallèles.

Insertions. — Il prend origine sur le côté de l'appendice trachélien du sternum et au-dessous de la première articulation sterno-costale, se dirige obliquement en arrière, en bas et en dehors, et vient se terminer sur la crête antérieure de la gouttière de torsion de l'humérus et sur la gaine du biceps brachial, par une courte aponévrose qui lui est commune avec le mastoïdo-huméral et le pectoral transverse.

Rapports. — Il répond, par sa face externe, à la peau, dont il est séparé par une couche de tissu conjonctif, et à l'extrémité inférieure du peaussier du cou. Pour peu que l'animal soit en bon état de chair, la saillie de ce muscle s'accuse nettement de chaque côté du poitrail. Par sa face interne, il répond au pectoral transverse et au pectoral scapulaire. Son bord antérieur forme avec le mastoïdo-huméral un espace triangulaire (espace delto-pectoral) occupé par la veine de l'ars.

Usages. — Il porte le membre antérieur en dedans et en avant.

2. Pectoral transverse (fig. 190, 10 et 195, II).

Sterno-aponévrotique de Girard. — Portion postérieure du commun au bras et à l'avant-bras de Bourgelat. — Portion postérieure du pectoral superficiel de divers anatomistes vétérinaires. — Non représenté chez l'Homme, à l'état normal.

Très large muscle quadrilatère, mince et pâle, formé de faisceaux parallèles, facilement dissociables, qui partent de toute l'étendue de la carène sternale, pour se diriger en dehors d'abord, puis en bas, et qui se terminent de la manière suivante : les antérieurs, à l'aponévrose qui attache le mastoïdo-huméral et le pectoral descendant sur la crête antérieure de l'humérus ; les postérieurs à un fascia très mince, étalé sur l'aponévrose antibrachiale, en dedans du membre.

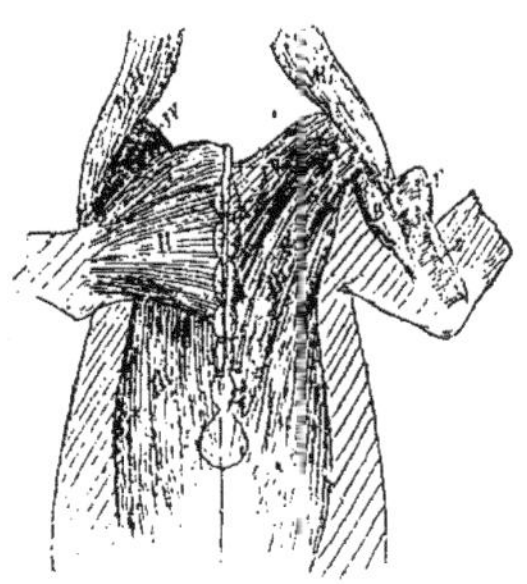

Fig. 195. — Muscles pectoraux des Solipèdes *.

(Le sternum est supposé vu par transparence.)

Par sa face superficielle, il est en rapport avec la peau et avec le pectoral descendant qui chevauche sur son bord antérieur. Par sa face profonde, avec le pectoral ascendant et le pectoral scapulaire, le biceps, l'accessoire du grand dorsal, et enfin l'aponévrose antibrachiale et la veine sous-cutanée médiane de l'avant-bras.

Il est adducteur du membre antérieur et tenseur du fascia qui reçoit son insertion.

Cuvier, Lavocat rattachent ce muscle au peaussier du tronc : mais cette opinion ne nous paraît pas soutenable, attendu qu'il n'est pas sous-cutané dans toute son étendue, puisqu'il s'insinue sous le pectoral descendant. Dans certaines espèces, nous le verrons même déborder ce dernier en avant et se terminer exclusivement sur la crête humérale. Son existence chez les Quadrupèdes est corrélative à l'assujettissement du bras contre le thorax comprimé ; tandis que son absence chez les Primates résulte de la complète indépendance de ce rayon du membre.

DEUXIÈME COUCHE

1. Pectoral ascendant (fig. 190, 11 et 195, III).

Sterno-trochinien de Girard. — Grand pectoral de Bourgelat et Rigot. — Portion postérieure du pectoral profond de divers anatomistes vétérinaires. — Portion inférieure ou sterno-costale du grand pectoral de l'Homme.

Ce muscle, le plus grand des quatre de la région, offre un volume et une étendue considérables ; il se prolonge en arrière sous l'abdomen jusqu'au niveau de la neuvième ou dixième côte, et arrive d'autre part à l'extrémité supérieure du bras en passant entre le membre antérieur et la paroi costale. Mince et comme épanoui dans son tiers postérieur, il s'épaissit progressivement tout en se rétrécissant et passe de la forme aplatie de dessus en dessous à la forme aplatie d'un côté à l'autre, et de celle-ci à la forme prismatique ; sa forme générale peut être comparée à celle d'un triangle irrégulier, allongé d'avant en arrière, lequel aurait un bord postérieur très court, un bord interne ou

* I, pectoral descendant ; II, pectoral transverse ; III, pectoral ascendant ; IV, pectoral scapulaire ; MH, mastoïdo-huméral ; B, biceps ; 1, 2, 3, 4, 5, 6, 7, 8, points du sternum correspondant aux articulations avec les côtes. Du côté droit de la figure, les muscles de la couche superficielle sont enlevés ; on n'a gardé que leurs insertions sur le membre : I', insertion du pectoral descendant ; II', insertion du pectoral transverse.

inférieur plus long, ongeant le sternum, et un bord externe ou supérieur plus étendu que les deux autres.

Il est entièrement formé de gros faisceaux charnus qui partent de son bord postérieur et de son bord interne pour gagner son extrémité antérieure, faisceaux d'autant plus ongs qu'ils se rapprochent davantage du bord externe.

Insertions. — Il prend origine : 1° sur la tunique abdominale par de courtes fibres aponévrotiques ; 2° sur la partie postérieure du sternum à partir de la troisième ou quatrième sternèbre. Il se termine, par son extrémité antérieure, sur le trochin, sur le tendon d'origine du coraco-brachial, et sur l'aponévrose d'enveloppe du tendon supérieur du biceps, par l'intermédiaire de laquelle il tend à gagner le rochiter.

Rapports. - Sa face profonde, qui est successivement supérieure et interne, recouvre l'oblique externe et le droit de l'abdomen, le grand dentelé, le transversal des côtes, le pectoral scapulaire, et diverses branches nerveuses du plexus brachial tous ces rapports sont établis à l'aide d'un tissu conjonctif lâche et abondant. Sa face superficielle, qui regarde alternativement en bas et en dehors, répond : à la peau, au pectoral transverse, aux muscles, aux vaisseaux et aux nerfs de la face interne du bras, par l'intermédiaire de l'aponévrose brachiale du pannicule charnu et d'une masse assez considérable de tissu conjonctif. Son bord externe adhère à ce dernier muscle et se trouve longé par la veine de l'éperon. Les gros troncs vasculaires qui sortent de la poitrine pour gagner le membre antérieur passent au-dessus de son extrémité antérieure, en croisant sa direction.

Usages. — Le pectoral ascendant tire l'angle de l'épaule en arrière et en bas, et, si le membre est à l'appui, redresse les deux rayons de cet angle de manière à concourir puisamment à sa détente; l'action impulsive qu'il exerce alors est comparable à celle des ischio-tibiaux redressant le fémur et le tibia du membre postérieur à l'appui. En outre ce muscle est adducteur du membre thoracique comme tous les pectoraux, et, s'il prend point fixe à son extrémité supéro-antérieure, il peut soulever le thorax et ainsi venir en aide au grand dentelé.

2. Pectoral scapulaire (fig. 190, 13 et 195, IV).

terno-pré-scapulaire de Girard. — Petit pectoral de Bourgelat, Rigot, Lavocat. — Portion antérieure du pectoral profond de divers anatomistes vétérinaires.

Le pectoral scapulaire est très différemment interprété suivant les auteurs. Pour Cuvier, il équivaut au petit pectoral de l'Homme. Pour Galton, Gratiolet, c'est un sous-clavier. Pour Windle, c'est l'équivalent d'un petit muscle qui apparaît quelquefois chez l'Homme, entre le sous-clavier et le petit pectoral, et que Grüber a appelé *pectoralis minimus*, Testut, *sterno-costo-coracoïdien*. Pour Meckel, enfin, le muscle qui nous occupe n'existe pas chez l'Homme[1].

Quoi qu'il en soit, c'est, chez les Solipèdes, un muscle long et prismatique, situé en avant et en dedans du pectoral ascendant, réfléchi sur l'angle scapulo-huméral, de telle sorte que sa portion initiale est oblique de bas en haut et d'arrière en avant ; tandis que sa portion terminale suit le bord antérieur de

1. Voy. F.-X. Lesbre, *Des muscles pectoraux dans la série des Mammifères domestiques* (*Journal de l'École vétérinaire de Lyon*, 1892), ou encore : *Essai de myologie comparée de l'Homme et des Mammifères domestiques* (*Bulletin de la Société d'anthropologie de Lyon*, 1897).

l'épaule jusqu'au voisinage de l'angle cervical, où elle se termine en pointe.

Insertions. — Les gros faisceaux charnus qui le constituent prennent leur origine sur la partie antérieure du sternum jusqu'à la quatrième articulation costale, et sur les cartilages des côtes correspondantes. Il suivent la direction inflexe du muscle et se terminent les uns au-dessus des autres à une aponévrose recouvrant le sus-épineux et se confondant avec l'aponévrose scapulaire externe.

Rapports. — Dans sa portion axillaire, le pectoral scapulaire répond : en dedans, au transversal des côtes, aux premiers cartilages costaux et aux intercostaux correspondants; en dehors, au pectoral ascendant et au pectoral transverse. Dans sa portion pré-scapulaire, il se trouve en rapport, en dehors, avec le mastoïdo-huméral, l'omo-trachélien et le trapèze; en dedans, avec l'omo-hyoïdien, le scalène et l'angulaire de l'omoplate; en arrière, avec le sus-épineux, dont il est séparé par l'aponévrose scapulaire externe.

Usages. — Ce muscle a les mêmes usages que le précédent et il est de plus tenseur de l'aponévrose scapulaire.

DIFFÉRENCES

Chez le ***Bœuf*** (fig. 196), le *pectoral descendant* est peu épais, de couleur foncée, moins distinct du pectoral transverse que dans les Solipèdes. L'insertion sternale des sterno-mastoïdiens s'enclave comme un coin entre les muscles de l'un et de l'autre côté. Le *pectoral transverse* est très pâle et très mince, surtout en arrière; il s'insinue sous le précédent jusqu'au voisinage de son bord antérieur. Le *pectoral ascendant* est très large sous l'épaule. Il s'attache, d'une part : sur toute la longueur du sternum, à partir de la deuxième articulation costale, ainsi que sur la tunique abdominale; d'autre part, sur le sommet du trochiter, l'aponévrose d'enveloppe du tendon supérieur du biceps, le trochin, le tendon du coraco-brachial, et enfin à une arcade fibreuse sous laquelle passent les vaisseaux et les nerfs de la face interne du bras, arcade continue avec le tendon du grand dorsal et avec le fascia qui couvre la région brachiale du côté interne. Le *pectoral scapulaire* est réduit à une petite bandelette partant de l'extrémité antérieure du sternum et de la partie adjacente de la première côte, s'élevant au-devant de l'angle de l'épaule, et se terminant à la face interne du mastoïdo-huméral, au-dessus du raphé claviculaire. Cette bandelette musculeuse a été rattachée par les uns au

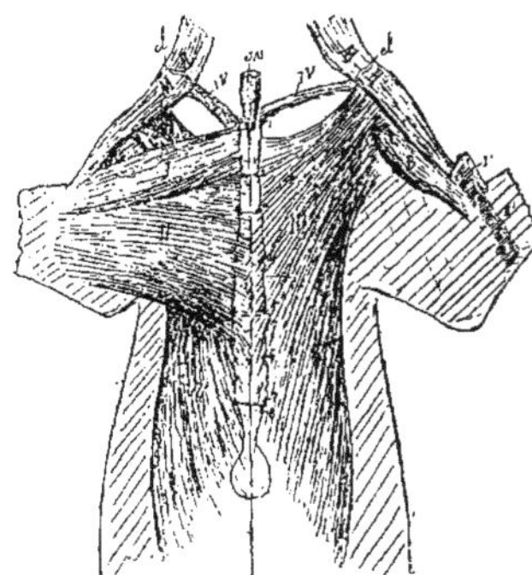

Fig. 196. — Muscles pectoraux du Bœuf *

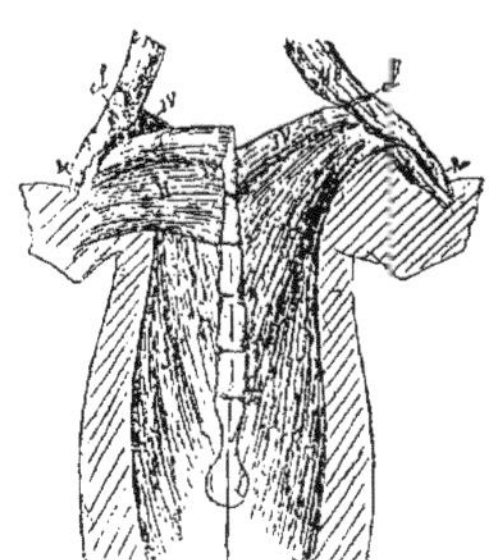

Fig. 197. — Muscles pectoraux du Porc **.

Demi-schématique.

mastoïdo-huméral, par les autres au scalène : nous croyons avec Meckel qu'elle équivaut au sous-clavier de l'Homme.

Chez le ***Mouton*** et la ***Chèvre***, le pectoral transverse se divise en deux portions très dis-

* Le sternum est supposé vu par transparence et l'on a enlevé les muscles superficiels du côté droit des deux figures à l'exception de leurs insertions sur le membre I' et II'.

** I, pectoral descendant ; II, pectoral transverse ; III, pectoral ascendant ; IV, pectoral scapulaire (sous-clavier) ; MH. mastoïdo-huméral ; Cl, intersection claviculaire de ce muscle B, biceps ; SM, insertion sternale des sterno-céphaliques ; 1, 2, 3, 4, 5, 6, 7, 8, points du sternum correspondant aux articulations des côtes.

tinctes : l'une antérieure croisant en X le pectoral descendant pour gagner la crête humérale, l'autre postérieure descendant jusqu'à la face interne de l'avant-bras et se terminant au *fascia superficialis*. Les autres muscles sont disposés comme dans le Bœuf.

Chez le **Porc** (fig. 197), le *pectoral descendant* est peu épais ; il se termine en bas de la crête humérale, en s'insinuant sous le mastoïdo-huméral. Le *pectoral transverse* est divisé en deux parties comme dans le Mouton et la Chèvre : l'une sous-jacente au pectoral descendant, qu'elle déborde en avant, s'insérant sur la crête humérale ; l'autre, mince et pâle, gagnant le fascia interne du bras et de l'avant-bras. Le *pectoral ascendant* est très allongé et il contracte des adhérences intimes avec le peaussier du tronc et le grand dorsal. Il se termine sur le trochiter, le trochin, l'aponévrose d'enveloppe du tendon supérieur du biceps, le tendon du coraco-brachial, etc., en coiffant pour ainsi dire l'articulation de l'épaule. Le *pectoral scapulaire* se comporte à peu près comme dans les Solipèdes, mais il ne dépasse pas la première articulation sterno-costale à son attache inférieure. Il se réfléchit au-devant de l'épaule et se poursuit le long du sus-épineux jusqu'à l'angle cervical du scapulum.

Chez les **Chameaux**, les muscles pectoraux ressemblent beaucoup à ceux des Bovins ; on remarque toutefois : 1° que le pectoral ascendant ne dépasse pas en arrière le niveau de la callosité sternale et ne couvre ni l'oblique externe, ni le droit de l'abdomen ; 2° que le pectoral scapulaire est plus développé que dans les autres Ruminants, sans l'être autant que chez les Porcins et les Solipèdes.

Chez les **Lamas**, la région pectorale présente une particularité très remarquable signalée par M. Lesbre : les deux *pectoraux transverses*, très épais, confondus antérieurement avec les pectoraux descendants, se divisent, vers la ligne médiane, en une huitaine de digitations qui s'entre-croisent une à une d'un muscle à l'autre à la manière des doigts de deux mains qui se pénètrent réciproquement, digitations qui viennent ensuite s'insérer à la partie inférieure des côtes du côté opposé. De la sorte, le sternum ne donne aucune attache à ces muscles ; il repose seulement sur leur ligne d'entre-croisement. Le pectoral ascendant et le pectoral scapulaire ressemblent à ceux des Chameaux. Mais il existe en outre un accessoire du pectoral ascendant.

Chez le **Chien** (fig. 198), le *pectoral descendant* n'offre rien de bien particulier. Le *pectoral transverse* s'insère sur toute la longueur de la crête humérale et paraît réduit à la portion antérieure de celui du Porc, du Mouton et de la Chèvre, car il est dépourvu de portion aponévrotique. Le *pectoral ascendant* est très développé bien qu'il ne s'étende pas au delà du sternum. Une bandelette de 1 à 2 centimètres de largeur, que Leisering considère comme une dépendance du pannicule charnu, est appliquée superficiellement sur sa partie postérieure. Quant au *pectoral scapulaire*, il fait purement et simplement défaut ; le muscle considéré comme tel par Rigot n'est qu'un faisceau du pectoral ascendant, sous-jacent à son bord

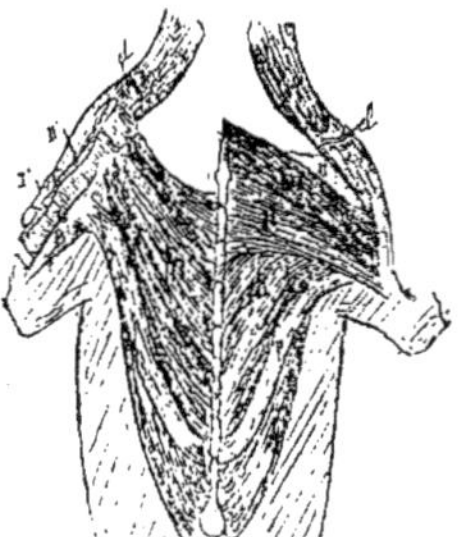

Fig. 198. — Muscles pectoraux du Chien.

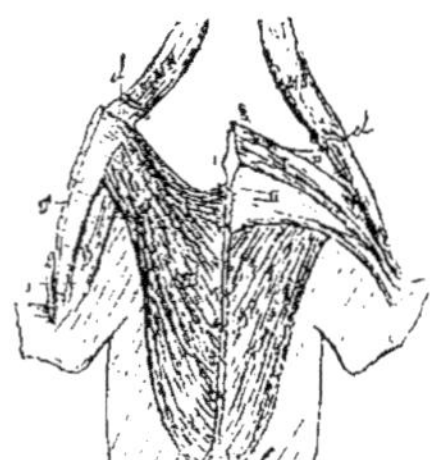

Fig. 199. — Muscles pectoraux du Chat.

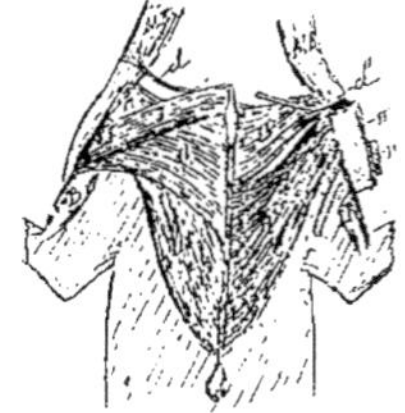

Fig. 200. — Muscles pectoraux du Lapin.

(Figures demi-schématiques ; même légende que celle des figures précédentes.)

antérieur, et plus ou moins distinct suivant les sujets, faisceau terminé au trochiter ; en admettant même son autonomie, on ne saurait l'assimiler au pectoral scapulaire ; car celui-ci s'insère toujours à l'angle du sternum et de la première côte, et, en ce point, il n'y a pas de muscle chez le Chien.

Dans le **Chat** (fig. 199), les pectoraux sont très peu différents de ceux du **Chien** ; on remarque seulement que le *pectoral transverse* (large pectoral de Strauss-Durckeim) lance un grêle et pâle faisceau à l'aponévrose antibrachiale, trace d'une portion postérieure, et que le faisceau sous-jacent au bord antérieur du pectoral ascendant est facilement isolable. Strauss-Durckeim le décrit sous le nom de sterno-trochitérien ; nous préférerions l'appellation d'*accessoire du pectoral ascendant*.

Dans le *Lapin* (fig. 200), les deux muscles de la couche superficielle sont disposés comme chez les Carnivores; le pectoral descendant contraste avec le pectoral transverse par sa couleur foncée. Le *pectoral ascendant* est moins étendu que dans les Carnivores; il ne prend son origine au sternum qu'à partir de la troisième sternèbre; et il se laisse facilement diviser en deux portions, placées l'une au-devant et légèrement au-dessous de l'autre ainsi que cela se produit d'ailleurs chez le Chat. Le *pectoral scapulaire* existe, sous forme d'un muscle mince et triangulaire dont les fibres partent des deux ou trois premiers articles du sternum, convergent en dehors, croisent la clavicule en dessous en y prenant quelques attaches et se terminent, après inflexion sur l'angle de l'épaule, le long du sus-épineux.

En résumé, la région axillaire, considérée au grand complet, chez nos Mammifères domestiques, comprend les muscles suivants : 1° le *pectoral descendant* (portion claviculaire du grand pectoral de l'Homme); 2° le *pectoral transverse* (faisant défaut chez l'Homme) terminé exclusivement sur la crête humérale (Carnivores, Rongeurs) ou à la fois sur cette crête et sur le fascia de la face interne du membre. Dans ce dernier cas, la portion postérieure ou aponévrotique peut s'isoler de la portion antérieure ou humérale, ainsi qu'on le remarque chez le Mouton, la Chèvre, le Porc; 3° le *pectoral ascendant* (portion sterno-costale du grand pectoral de l'Homme); 4° l'*accessoire du pectoral ascendant*; 5° le *pectoral scapulaire* très développé chez les Solipèdes, les Porcins, le Lapin; plus ou moins grêle chez les Ruminants; absent chez les Carnivores.

Ce dernier muscle ne semble pas toujours identique à lui-même; chez les Ruminants il est tout à fait assimilable au sous-clavier de l'Homme; tandis que, dans d'autres espèces, il est volumineux, étendu sous le bord antérieur du pectoral ascendant, et pourrait bien résumer le sous-clavier et l'accessoire du pectoral ascendant, ce dernier équivalant soit au petit pectoral, soit au *pectoralis minimus* de l'Homme?... Il n'est pas d'homologies plus controversées que celles des muscles pectoraux. Pour ne pas préjuger la question, nous avons dû écarter les noms en usage chez l'Homme. D'autre part, la nomenclature de Girard n'est pas soutenable en anatomie comparée; et les termes de *pectoral superficiel*, *pectoral profond* (portion antérieure, portion postérieure) ne valent pas mieux, attendu qu'un pectoral qui est profond dans une espèce peut être superficiel dans une autre espèce, par suite de la disparition du muscle du premier plan, et qu'il est illogique d'appeler « portion postérieure de tel muscle » un organe indivis, ne comportant pas de portion antérieure. Les noms que nous proposons sont judicieusement applicables à toutes les espèces et à l'Homme lui-même.

C. — Région diaphragmatique.

Elle se compose d'un seul muscle, le *diaphragme*.

Diaphragme (fig. 201).

Septum transversum de Vésale.
(*Diaphragma.*)

Préparation. — Placer le sujet en première position : ouvrir l'abdomen et enlever les viscères qu'il contient, ainsi que les troncs vasculaires qui rampent à la région sous-lombaire; détacher le péritoine sur la portion charnue du muscle, pour mieux voir les digitations de celle-ci; avoir soin de ne point faire pénétrer l'air dans la cavité thoracique, afin que le diaphragme reste tendu et qu'il garde sa forme concave.

Le diaphragme est une vaste cloison musculo-aponévrotique qui sépare la cavité thoracique de la cavité abdominale, et qui se trouve placée entre ces deux cavités dans une direction oblique de haut en bas et d'arrière en avant. Il est aplati d'avant en arrière, elliptique, plus large en haut qu'en bas, concave sur sa face postérieure et convexe sur l'antérieure.

Ce muscle comprend : 1° un centre tendineux ou *centre phrénique*; 2° une portion charnue périphérique, et 3° des *piliers*, colonnes charnues descendant de la région sous-lombaire, et plongeant dans le centre tendineux en l'échancrant comme un cœur de carte à jouer et en le divisant ainsi en deux *folioles*, l'une droite, l'autre gauche.

Le *centre phrénique* est constitué par des fibres blanches, nacrées et rayonnantes, qui prennent naissance aux piliers et se portent dans toutes les directions pour rejoindre les fibres charnues de la portion périphérique. Il est percé, dans sa foliole droite, immédiatement en dessous des piliers, d'une large ouverture traversée par la veine cave postérieure (*foramen venæ cavæ*).

Les *piliers* prennent attache en commun sous les lombes par un fort tendon réuni avec le ligament vertébral commun inférieur. Ils sont au nombre de quatre, plus ou moins distincts, suivant les espèces : deux latéraux, courts et triangu-

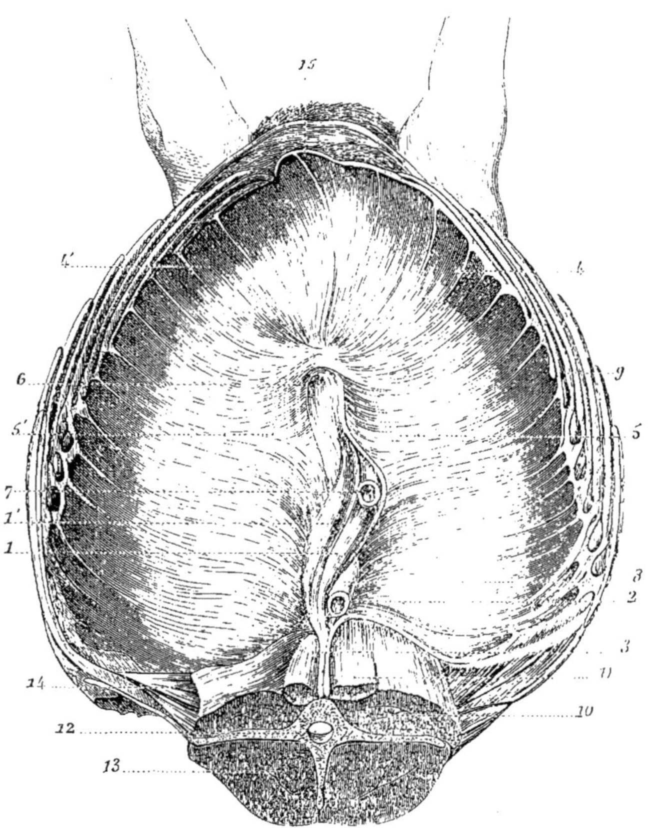

Fig. 201. — Diaphragme du Cheval (face abdominale) *.

laires, qui tendent à la rencontre de la portion charnue périphérique; deux médians ou intermédiaires, accolés l'un à l'autre, qui plongent jusqu'au milieu du centre phrénique. L'aorte, accompagnée du canal thoracique, passe entre les deux piliers gauches, c'est-à-dire entre le latéral gauche et l'intermédiaire gauche, tout contre la colonne vertébrale. L'œsophage passe entre les deux piliers intermédiaires, près de leur extrémité inférieure.

* 1, 1', les deux piliers médians ; 2, coupe de l'aorte ; 3, tendon des piliers ; 4, 4', portion charnue périphérique ; 5, foliole gauche du centre tendineux ; 5', foliole droite du même ; 6, orifice de la veine cave postérieure ; 7, œsophage traversant l'ouverture comprise entre les piliers médians ; 8, aorte postérieure passant entre les deux piliers du côté gauche ; 9, cercle cartilagineux des fausses côtes ; 10 et 11, coupe des muscles psoas ; 12, coupe d'une vertèbre lombaire ; 13, coupe de la masse commune ; 14, muscle rétracteur de la dernière côte ; 15, cartilage xiphoïde du sternum.

La *portion charnue périphérique* se continue par son bord concentrique avec le centre tendineux. Son bord excentrique est divisé en dentelures. En haut et du côté gauche, elle rejoint presque toujours le pilier latéral du même côté. Mais, à droite, elle s'arrête à une certaine distance du pilier correspondant; en sorte que le centre phrénique n'est pas, vers ce point, enveloppé par la portion charnue, et qu'il touche la région sous-lombaire.

Attaches. — 1° Sur le corps des vertèbres lombaires, par le tendon des piliers, tendon qui se confond, avons-nous dit, avec le ligament vertébral commun inférieur; 2° par le contour extérieur de sa portion charnue, sur la face supérieure de l'appendice xiphoïde [1], et sur la face interne des douze dernières côtes, près de leur extrémité inférieure, ou de leur cartilage. Les digitations qui établissent cette dernière insertion ne s'entre-croisent pas, chez les Solipèdes, avec celles du transverse de l'abdomen; elles s'en trouvent séparées par un espace, plus large en arrière qu'en avant.

Rapports. — La face antérieure du diaphragme est tapissée par les plèvres et répond immédiatement à la base du poumon, qui exerce sur elle une sorte d'aspiration. La face postérieure, recouverte par le péritoine, se trouve en rapport avec la plupart des viscères enfermés dans la cavité abdominale : l'estomac, le gros côlon, la rate, le foie; ce dernier est même attaché sur cette face par plusieurs ligaments. De chaque côté des piliers, la circonférence du muscle forme une arcade qui embrasse les muscles psoas.

Usages. — Le diaphragme est un muscle essentiellement inspirateur. En se contractant, il tend à devenir plan et ainsi augmente la capacité de la poitrine. Mais il faut bien remarquer que la veine cave le fixe à son centre d'une manière à peu près invariable, et que, dès lors, sa concavité se resserre plutôt qu'elle diminue de profondeur. On peut, en effet, considérer les faisceaux rayonnants de ce muscle comme ayant chacun deux points fixes : l'un au centre, l'autre à la périphérie; le premier effet de leur contraction est de redresser leur courbure : si cette contraction continue, ils agissent sur les côtes pour les tirer en avant et en dedans, c'est-à-dire vers le centre du muscle; mais comme celles-ci sont articulées avec la colonne vertébrale de manière à ne pouvoir être portées en avant sans l'être aussi en dehors, il s'ensuit que le diamètre transversal de la poitrine se trouve agrandi, et que, ainsi, le diaphragme peut être doublement inspirateur. Il est possible que, dans certains cas, la masse des viscères abdominaux plus ou moins immobilisée contre sa face postérieure, lui fasse poulie de renvoi pour agir sur les côtes, même avant le complet redressement de ses fibres.

Bien qu'appartenant au système des muscles de la vie animale, le diaphragme est une sorte de *muscle viscéral* dont les contractions et décontractions échappent à la volonté et suivent le rythme des mouvements respiratoires.

DIFFÉRENCES

Chez le ***Bœuf***, le diaphragme se fait remarquer par le volume des piliers, surtout des médians qui descendent très bas dans le centre phrénique et entourent la terminaison de l'œsophage comme un puissant sphincter. En outre, les attaches périphériques, au lieu de suivre la dernière côte et l'hypochondre, semblent s'être transférées en avant, surtout à la

1. La portion sternale est parfois nettement limitée avec la portion costale, par deux interstices linéaires au niveau desquels les séreuses de la poitrine et de l'abdomen sont en contact. — Ces interstices peuvent s'agrandir et donner lieu à des hernies.

partie supérieure, de telle sorte que la plus grande partie du dernier espace intercostal et la partie inférieure de l'avant-dernier et même de l'antépénultième, font paroi à l'abdomen et non à la poitrine. Cette disposition, signalée par Tabourin, explique l'innocuité de la ponction de la panse au milieu du dernier espace intercostal : tandis que, dans les Solipèdes, l'instrument enfoncé en ce point pénétrerait dans la poitrine.

Chez le **Mouton** et la **Chèvre**, les attaches costales du muscle ne sont guère plus antérieures que dans les Solipèdes, cependant elles sont un peu en retrait sur la dernière côte. Les piliers sont très développés comme dans tous les Ruminants.

Chez les **Chameaux** et les **Lamas**, ces colonnes charnues nous ont paru plus fortes que jamais. L'attache périphérique ne suit pas exactement la dernière côte et le cercle hypochondral; mais le transfert antérieur de cette insertion est beaucoup moindre que chez le Bœuf. Une autre particularité propre au diaphragme des Camélidés consiste dans la présence d'un osselet dans son centre, contre l'orifice de la veine cave, sorte de sésamoïde précédé par un cartilage chez les jeunes sujets et qui semble destiné à soutenir ledit orifice et à assurer sa béance.

Chez le **Porc**, le diaphragme présente à peu près les mêmes attaches périphériques que chez le Bœuf, et le même développement des piliers, dont le tendon d'origine peut se poursuivre jusqu'à la fin de la région lombaire, quoique réuni au ligament vertébral inférieur à partir du milieu de la région. Le pilier latéral droit est beaucoup plus développé que le gauche.

Chez les **Carnivores**, le centre phrénique n'arrive pas à la région lombaire comme dans les espèces précédentes : il est complètement entouré par la portion charnue périphérique, laquelle s'insère comme dans les Solipèdes, c'est-à-dire près du bord qui circonscrit la base du cône thoracique.

§ IV. — Muscles de l'abdomen.

Nous décrirons sous ce titre les muscles de la région abdominale inférieure, et les muscles de la région abdominale supérieure ou sous-lombaire.

A. — Région abdominale inférieure.

La paroi inféro-latérale de la cavité abdominale, constituant ce qu'on appelle en extérieur le ventre et les flancs, est formée essentiellement par quatre muscles pairs, membraneux, disposés en couches superposées, et réunis d'un côté à l'autre par l'intermédiaire de la *ligne blanche*, raphé médian étendu du sternum au pubis et portant la cicatrice du cordon ombilical. Ces muscles sont, en les comptant de la surface à la profondeur, l'*oblique externe*, l'*oblique interne*, le *droit* et le *transverse* de l'abdomen[1]. Ils soutiennent la masse intestinale et se prêtent, par leur relâchement et leur contraction, aux variations de volume qu'elle peut éprouver. Chez les Quadrupèdes, une membrane élastique, dite *tunique abdominale*, les double extérieurement et leur vient en aide d'une manière passive, c'est-à-dire non sujette à fatigue, pour soutenir le poids des viscères digestifs.

Préparation. — Après avoir placé l'animal en première position, on pratiquera une large ouverture dans la cavité pectorale, par l'ablation d'un certain nombre de côtes, qui seront sciées, en bas, au-dessus des attaches costales du muscle grand oblique. On enlèvera le cœur et les poumons : puis on incisera le diaphragme, pour sortir les viscères digestifs enfermés dans la cavité abdominale et les remplacer par de la paille qui conservera à la paroi sa forme régulièrement convexe. On pourrait à la rigueur se dispenser de vider l'abdomen : mais il faudrait alors avoir soin de faire plusieurs ponctions au trocart dans le gros intestin, pour empêcher l'accumulation des gaz dans le tube digestif et la distension trop considérable des parois abdominales.

Ces précautions préliminaires étant prises, on procédera aux opérations suivantes : 1° on dépouillera la région en laissant le pannicule charnu sur la face interne de la peau, pour étudier la face externe de la tunique abdominale ; 2° on préparera le grand oblique en enlevant cette enveloppe fibreuse jaune sur la portion charnue du muscle, avec le sterno-trochinien ; l'anneau

1. Le pyramidal de l'abdomen (fig. 207, 12) n'a jamais été signalé chez les Mammifères domestiques.

inguinal sera mis à nu par l'ablation du dartos, du fourreau et du pénis, ou des mamelles; 3° sur le côté opposé, on découvrira le petit oblique, en excisant le grand oblique, moins la portion d'aponévrose qui s'intrique avec celle du premier muscle; 4° celui-ci étant étudié, on disséquera du même côté le grand droit, en séparant de la ligne blanche, par une incision longitudinale, l'aponévrose commune aux deux obliques, en divisant cette aponévrose et la portion charnue de l'oblique interne, par une autre incision étendue transversalement de l'ombilic au milieu de la région lombaire, et en rabattant l'un des lambeaux musculo-aponévrotiques sur la cuisse, l'autre sur les côtes; 5° on préparera le transverse du côté où a été faite la dissection de l'oblique externe. Pour mettre le transverse à découvert, il suffira de pratiquer deux incisions semblables aux précédentes, mais qui intéressent à la fois les deux obliques et le grand droit, puis de rabattre les deux lambeaux comme ci-dessus; 6° enfin on ouvrira tout à fait la cavité abdominale, en incisant le transverse de la même manière: et l'on étudiera les digitations musculeuses de ce muscle, l'orifice interne du trajet inguinal et le feuillet réfléchi de l'aponévrose du grand oblique.

1. Tunique abdominale.

On appelle ainsi une vaste expansion de tissu fibreux jaune, élastique, répandue sur les deux muscles obliques externes de l'abdomen (fig. 202, T).

Très épaisse sur le tendon prépubien et aux alentours de la ligne blanche, cette expansion s'amincit graduellement en se rapprochant du sternum; aussi disparaît-elle près de l'insertion abdominale des muscles pectoraux descendants. Elle perd également de son épaisseur en s'éloignant de la ligne médiane; et, quand elle arrive sur la portion charnue du grand oblique, elle se trouve réduite à un feuillet extrêmement mince, dont les faisceaux s'écartent les uns des autres, et se raréfient de plus en plus au point de disparaître complètement. Cependant, on la voit se prolonger jusque sur les digitations postérieures du grand dentelé. Elle fournit, en arrière, quelques trousseaux de fibres qui se détachent de la surface du tendon prépubien, et qui se portent dans l'entre-deux des cuisses, pour s'étaler sur les muscles cruraux internes.

La tunique abdominale est recouverte par la peau et le panicule charnu, dont elle se trouve séparée par un tissu conjonctif abondant. Sa face externe donne attache, chez le mâle, aux ligaments suspenseurs du fourreau et au dartos, chez la femelle, à la capsule élastique qui enveloppe chaque mamelle. Par sa face interne, elle adhère intimement à l'aponévrose du grand oblique; mais on la sépare assez facilement de la portion charnue du même muscle. Elle est traversée par plusieurs trous qui livrent passage aux vaisseaux et aux nerfs sous-cutanés de la région.

La tunique abdominale fait l'office d'une vaste sangle élastique, d'une sorte de suspensoir, pour soutenir la masse gastro-intestinale. Elle est d'autant plus épaisse que les organes digestifs abdominaux sont plus pesants. Très développée dans nos grands Herbivores, Solipèdes, Bœufs, Chameaux, elle est déjà très mince et transparente chez les petits Ruminants, comme les Moutons et les Chèvres; elle se localise, chez le Porc, à la partie postérieure de l'abdomen, en formant une bande, facile à détacher, qui va du pubis à l'ombilic, et se perd rapidement sur les parties latérales; enfin, dans le Chien et le Chat, ce n'est plus qu'une lame cellulo-aponévrotique.

2. Ligne blanche.

La ligne blanche est un cordon fibreux, compris entre le bord interne des deux muscles droits, et regardé comme étant formé par l'entre-croisement, sur la ligne médiane, des aponévroses appartenant aux muscles obliques et transverses. Attaché, en avant sur la face inférieure de l'appendice xiphoïde, ce cordon se confond, en arrière, avec un large tendon que nous avons déjà nommé *tendon prépubien* ou *tendon commun des muscles abdominaux*, et qui se fixe au bord antérieur des deux pubis (fig. 170, A ; — 202, 10). Ce tendon, recouvert par la tunique abdominale, contribue à former la commissure interne de l'anneau inguinal sous-cutané; il donne naissance au faisceau pubien du ligament rond.

Vers l'union de son tiers postérieur avec ses deux tiers antérieurs, la ligne blanche s'élargit pour former un petit espace losangique, au centre duquel on trouve la trace de l'ombilic et du cordon ombilical (fig. 202, O).

De même que le sternum marque la ligne de soudure des deux moitiés latérales de la paroi thoracique; de même la ligne blanche est une sorte de couture des deux moitiés de la paroi ventrale. On sait, en effet, que les lames somatiques de l'embryon, d'abord séparées, se portent l'une vers l'autre et se soudent de manière à fermer le *cœlome*. L'*anneau ombilical*, qui persiste jusqu'à la naissance pour donner passage aux vaisseaux du *cordon ombilical*, est la dernière trace d'une ouverture qui occupait primitivement toute la face inférieure de la poitrine et du ventre. L'oblitération de cet anneau donne lieu à l'*ombilic*, cicatrice purement sous-cutanée chez les animaux.

3. Oblique externe de l'abdomen (fig. 192, 18; 202, 1).

Grand oblique de l'abdomen. — Costo-abdominal de Chaussier et Girard.
(*Obliquus externus abdominis.*)

Ce muscle, le plus grand des quatre et le plus superficiel, se compose d'une portion charnue et d'une aponévrose.

La *portion charnue*, formée de fibres obliquement dirigées en bas et en arrière, représente une large bande musculeuse, plus étroite en avant qu'en arrière, appliquée sur la partie inférieure des treize ou quatorze dernières côtes. Son bord supérieur, concave, s'attache : 1° sur la face externe des côtes précitées, par autant de dentelures légèrement aponévrotiques, dont quatre, les premières, s'entre-croisent avec les dentelures postérieures du grand dentelé; 2° sur l'aponévrose du muscle grand dorsal, depuis la dernière côte jusqu'à l'angle externe de l'ilium. Son bord inférieur, convexe et sinueux, se continue avec l'aponévrose; il suit, en avant, le cercle cartilagineux des fausses côtes, mais le déborde en arrière, et d'autant plus qu'on l'envisage plus près de la région lombaire.

L'*aponévrose*, étroite et mince en avant, large et épaisse en arrière, de forme triangulaire, est formée de fibres dirigées dans le même sens que les fibres de la portion charnue. Elle se continue, par son bord externe, avec le bord inférieur de cette dernière. Son bord interne s'insère à la ligne blanche et au tendon prépubien. Son bord postérieur, étendu de l'angle externe de l'ilium au bord antérieur du pubis, répond au pli de l'aine et embrasse les muscles cruraux correspondants, de manière à établir la délimitation entre le tronc et le membre abdominal.

L'aponévrose du grand oblique, à son bord postérieur, donne naissance à deux feuillets fibreux fort remarquables qui semblent produits par son dédoublement. L'un de ces deux feuillets descend sur les muscles internes de la cuisse et constitue l'*aponévrose fémorale* (fig. 202, 4). L'autre se réfléchit de bas en haut et

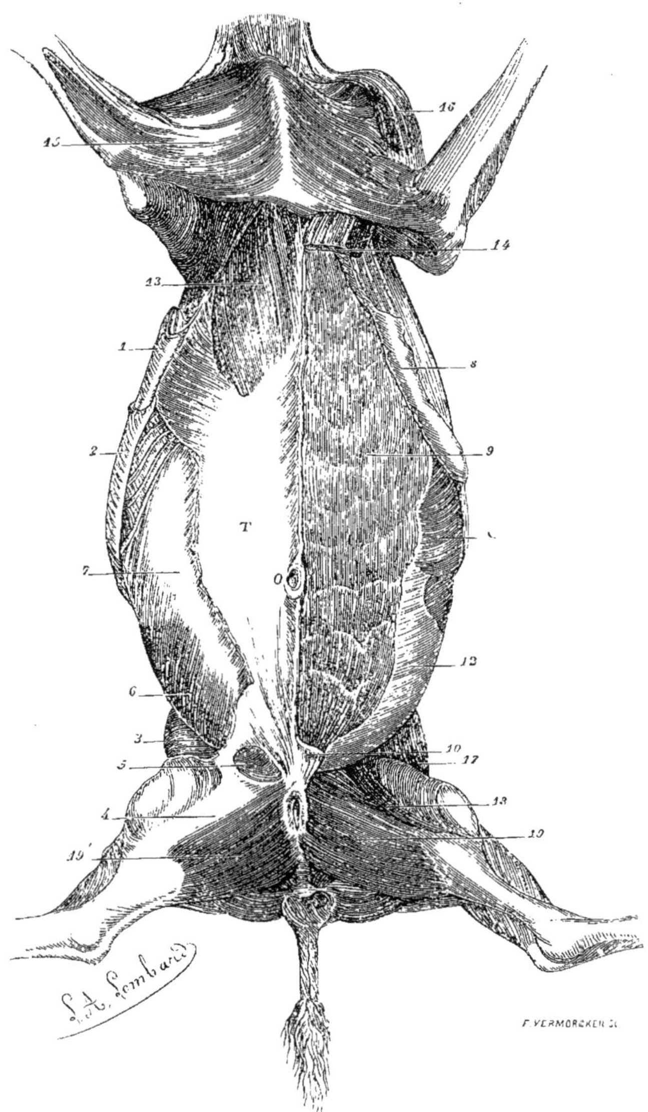

Fig. 202. — Muscle des régions abdominale inférieure, pectorale et crurale interne *.

* T, tunique abdominale. — O. ombilic. — 1, pannicule charnu détaché de la tunique abdominale et rabattu à gauche ; 2, 3, lambeaux du grand oblique rabattus dans le même sens ; 4, aponévrose fémorale ; 5. orifice inférieur du canal inguinal ; 6, portion charnue du petit oblique ; 7. aponévrose du même muscle ; 8, lambeau de la tunique abdominale et des aponévroses du grand et du petit oblique rabattu à droite ; 9. muscle grand droit de l'abdomen ; 10. tendon prépubien ou commun des muscles abdominaux ; 11. portion charnue du transverse de l'abdomen ; 12. aponévrose de ce muscle ; 13, pectoral ascendant gauche ; 14, coupe du pectoral ascendant droit ; 15, pectoral transverse ; 16, extrémité inférieure du mastoïdo-huméral ; 17, muscle du *fascia lata* ; 18, couturier ; 19, 19', droits internes.

d'arrière en avant, pour remonter dans la cavité abdominale ; on lui a donné le nom d'*arcade crurale* (fig. 205, B).

Près du tendon prépubien, immédiatement avant sa division en deux feuillets, l'aponévrose de l'oblique externe est percée d'un large trou elliptique (fig. 202, 5), orifice extérieur d'un canal fort important, appelé *canal inguinal*, qui livre passage au cordon testiculaire chez le mâle et aux vaisseaux mammaires chez la femelle.

La description de l'aponévrose fémorale, de l'arcade crurale et du canal inguinal, complément obligé de celle du muscle grand oblique, sera faite ci-après.

Rapports. — Par sa face superficielle, l'oblique externe répond au pectoral ascendant et à la tunique abdominale, qui le séparent de la peau et du pannicule charnu. Par sa face profonde, il est en rapport avec les côtes sur lesquelles il s'insère, avec leurs cartilages de prolongement, les intercostaux correspondants, l'oblique interne et le droit de l'abdomen. Ce dernier muscle semble même attaché, par la moitié antérieure de son bord externe, à la portion charnue du grand oblique, au moyen d'une lame de tissu jaune élastique qui tapisse, dans une petite étendue, la face profonde des deux muscles.

Usages. — L'oblique externe, en se contractant, comprime les viscères abdominaux, tire les côtes en arrière (muscle expirateur), et peut même fléchir la colonne vertébrale, directement ou de côté, suivant qu'agissent les deux muscles ou un seul.

Aponévrose fémorale ou crurale. — Cette lame fibreuse descend du pli de l'aine sur la rotule et la face interne de la jambe. Elle se confond, en dehors, avec le *fascia lata* ; en dedans, elle dégénère en tissu cellulaire. Elle recouvre le couturier, une partie du droit interne, le vaste interne et les vaisseaux fémoraux, à leur sortie de la cavité abdominale.

Arcade crurale. — C'est, avons-nous dit, le feuillet réfléchi ou ascendant de l'aponévrose du grand oblique. On l'appelle encore *ligament de Fallope* ou *ligament de Poupart*. Ce feuillet représente un large ruban, attaché par ses extrémités sur l'angle externe de l'ilium et sur le bord antérieur du pubis. — Sa face antérieure (fig. 205, B) forme, en dedans, la paroi postérieure du canal inguinal ; elle donne attache, en dehors, aux fibres postérieures du muscle petit oblique. Sa face postérieure, appliquée contre l'extrémité supérieure des muscles rotuliens, le couturier, le pectiné, les vaisseaux et les ganglions du triangle de Scarpa, embrasse toutes ces parties comme dans une vaste arcade (d'où le nom donné à ce feuillet). — Son bord supérieur s'insère, dans sa moitié externe, sur l'aponévrose lombo-iliaque ; dans sa partie moyenne, il s'amincit beaucoup et se prolonge à la surface externe du muscle couturier et du *fascia iliaca*, pour se confondre ensuite avec celui-ci ; en dedans de l'insertion pectinéale du petit psoas, il forme le pourtour antérieur de l'*anneau crural*, orifice triangulaire, circonscrit d'autre part par le bord antérieur du pubis, l'iliaque et le couturier, et dans lequel s'engagent les vaisseaux cruraux pour passer sous l'arcade crurale [1]. — Le bord inférieur se continue avec l'aponévrose fémorale et celle du grand oblique.

1. L'anneau crural est recouvert non seulement par le péritoine, mais encore par une lame aponévrotique fort mince, qui se prolonge, en haut, sur les vaisseaux cruraux, en arrière, dans la cavité pelvienne, et qui semble se continuer, en bas, avec le bord supérieur du ligament de Fallope, lame qui n'est peut-être qu'une dépendance de l'aponévrose sous-péritonéale ; auquel cas, elle représenterait le seul vestige du *fascia transversalis* qu'il nous ait été possible de retrouver chez les

Canal ou trajet inguinal. — C'est un conduit infundibuliforme, aplati, par lequel sortent de la cavité abdominale le cordon testiculaire avec l'artère honteuse externe chez le mâle, les vaisseaux mammaires chez la femelle.

Situé sur le côté de la région prépubienne, dans une direction oblique de haut en bas, d'avant en arrière et de dehors en dedans, mesurant 6 à 8 centimètres de profondeur, ce canal est pratiqué entre l'arcade crurale, qui constitue sa paroi postérieure, et la portion charnue du muscle petit oblique, qui en forme la paroi antérieure.

Son *orifice inférieur* ou *sous-cutané* (fig. 202, 5), encore appelé *anneau inguinal inférieur*, est beaucoup plus large que le supérieur. Percé à travers l'aponévrose du grand oblique, dans l'angle formé par la réunion du bord interne avec le bord postérieur de cette aponévrose, cette ouverture a la forme d'un ovale obliquement dirigé d'avant en arrière et de dehors en dedans, suivant le pli de l'aine. On lui reconnaît : *deux lèvres* ou *piliers* et *deux extrémités* ou *commissures*.

Les *piliers*, distingués en *antérieur* et *postérieur*, sont constitués par des fibres arciformes de l'aponévrose du muscle grand oblique.

Les *commissures*, l'une *interne*, l'autre *externe*, résultent de l'union des deux piliers à leurs extrémités. L'interne est limitée par le tendon prépubien.

L'*orifice supérieur* du canal inguinal, ou *anneau inguinal supérieur*, est situé sur le côté du détroit antérieur du bassin, en avant et directement en regard de l'anneau crural; c'est une simple fente comprise, comme le canal lui-même, entre l'arcade crurale et le muscle oblique interne, fente couverte par le péritoine chez la femelle, et ne justifiant le nom d'orifice que chez le mâle, après la descente du testicule, car alors elle donne passage à la vaginale de cet organe dont elle embrasse le collet. En effet, il ne faut pas confondre l'anneau inguinal supérieur avec l'*anneau vaginal*; celui-ci représente l'orifice d'entrée de la gaine vaginale ; celui-là l'ouverture du trajet inguinal. Chez l'Homme, l'anneau vaginal s'oblitère rapidement après la naissance, en sorte que la hernie inguinale se fait par l'anneau inguinal supérieur, et l'organe hernié se place en dehors de la vaginale. Chez nos animaux, au contraire, l'anneau vaginal ne se ferme pas, et la hernie inguinale n'est le plus souvent autre chose qu'une ectopie d'une anse d'intestin qui a forcé l'entrée de la vaginale, pour venir se loger dans la cavité même du testicule.

4. Oblique interne de l'abdomen (fig. 192, 17; 202, 6).

Petit oblique de l'abdomen. — Ilio-abdominal de Chaussier et Girard.
(*Obliquus internus abdominis.*)

Situé sous le précédent, qui le recouvre complètement, ce muscle se compose, comme lui, d'une portion charnue et d'une aponévrose.

La *portion charnue*, très épaisse, triangulaire et flabelliforme, occupe la région du flanc et le pli de l'aine. Son bord supérieur est uni, par une épaisse production jaune, élastique, à l'aponévrose du grand dorsal et à un petit muscle particulier, appelé par les Allemands *rétracteur de la dernière côte*, que nous considé-

Solipèdes. L'anneau crural n'est donc pas un orifice, mais simplement un lieu de moindre résistance ; il n'est réel que dans le cas de hernie crurale, c'est-à-dire lorsqu'une anse d'intestin s'est herniée sous l'arcade crurale, en refoulant le péritoine ou en le déchirant, ce qui est extrêmement rare chez les Solipèdes.

rons comme une dépendance du petit oblique. — Son bord postérieur se relève légèrement et s'applique contre l'arcade crurale, dont il s'écarte en dedans pour former le trajet inguinal. — Son bord inférieur ou antérieur, convexe, irrégulier et plus mince que les autres parties du muscle, se continue avec l'aponévrose.

Toutes les fibres qui entrent dans la composition de cette portion charnue, étalées comme les rayons d'un éventail, partent de l'angle externe de l'ilium et du quart externe de l'arcade crurale, pour se diriger, les internes en arrière et en dedans, les moyennes en bas et en avant; les antérieures en avant, et pour gagner le bord antéro-inférieur du muscle.

L'*aponévrose*, irrégulièrement triangulaire, formée de fibres nacrées qui sont dirigées dans le même sens que les fibres musculeuses et croisent en **X** les fibres aponévrotiques de l'oblique externe, succède au bord antérieur de la portion charnue. Elle se divise supérieurement en plusieurs languettes qui gagnent la face interne des derniers cartilages asternaux. Par toute l'étendue de son bord interne, elle se fixe à la ligne blanche.

Rapports. — L'oblique interne est recouvert par l'oblique externe. Les aponévroses des deux muscles, simplement superposées en dehors, se confondent en dedans d'une manière si intime qu'on pourrait croire leurs faisceaux respectifs nattés les uns avec les autres. — Le petit oblique recouvre le grand droit et le transverse.

Usages. — Ce muscle, congénère du précédent, comprime les viscères abdominaux, abaisse les dernières côtes et opère la flexion, soit directe, soit latérale, de la colonne vertébrale

Rétracteur de la dernière côte. — Ce petit muscle, aplati d'un côté à l'autre et triangulaire, prend son origine, par des fibres aponévrotiques, à l'extrémité des deux ou trois premières apophyses transverses de la région lombaire. Il se termine sur le bord postérieur de la dernière côte. Recouvert par la dernière languette du petit dentelé postérieur et par le grand oblique, il recouvre le transverse de l'abdomen. En se contractant, il tire la dernière côte en arrière et la fixe dans cette position pour faciliter le mouvement expiratoire des côtes précédentes. Il remplit, dans l'expiration, le rôle initial que joue le scalène dans l'inspiration.

5. Droit de l'abdomen (fig. 192, 20; 202, 9).

Grand droit de l'abdomen. — Sterno-pubien de Chaussier et Girard.
(*Rectus abdominis.*)

Large et puissante bande musculeuse, étendue du pubis au sternum et aux cartilages des dernières côtes sternales; comprise entre l'aponévrose de l'oblique interne et celle du transverse; plus étroite à ses extrémités qu'à sa partie moyenne; traversée par une dizaine d'intersections fibreuses, disposées en zigzag. Ces intersections, très adhérentes à l'aponévrose du muscle petit oblique, mieux marquées et plus rapprochées les unes des autres en avant qu'en arrière, sont produites par de petits tendons placés de distance en distance sur le trajet des faisceaux charnus, qui sont ainsi rendus polygastriques.

Attaches. — En avant : 1° sur la face inférieure de la partie postérieure du sternum et sur les cartilages des dernières côtes sternales et des deux ou trois suivantes, par l'intermédiaire d'une aponévrose. — En dehors, par la moitié antérieure de son bord externe, à la face interne du grand oblique. — En arrière, sur le bord antérieur du pubis, par l'intermédiaire du tendon prépubien, qui est le prolongement direct du grand droit.

Rapports. — Par sa face inférieure et en avant, avec le pectoral ascendant et le grand oblique ; dans le reste de son étendue, avec l'aponévrose du petit oblique. Par sa face supérieure, avec le transverse. Par son bord interne, avec la ligne blanche, qui le sépare du muscle opposé.

Usages. — Il comprime et soulève les viscères abdominaux, tire le thorax en arrière en fléchissant la colonne vertébrale, et, s'il prend point fixe au thorax, ce qui paraît être exceptionnel, il fléchit le bassin.

6. Transverse de l'abdomen (fig. 193, 18 ; 202, 11 et 12)

Lombo-abdominal de Chaussier et Girard.
(*Transversus abdominis.*)

Ce muscle, situé immédiatement en dehors du péritoine, forme la couche profonde des parois abdominales. Il est charnu en dehors et aponévrotique dans le reste de son étendue.

La *portion charnue* représente une bande allongée d'avant en arrière qui s'étend du sternum aux apophyses transverses des dernières vertèbres lombaires, suit la direction du cercle cartilagineux des côtes et se trouve formée de fibres parallèles allant d'un bord à l'autre. — Son bord supérieur, concave, est attaché : 1° sur la face interne des côtes asternales, par des dentelures qui se mettent en regard des digitations du diaphragme, mais qui, pour la plupart, ne s'entre-croisent point avec elles ; 2° sur l'extrémité des apophyses transverses de la région lombaire, par un mince feuillet fibreux. Son bord inférieur est convexe et sinueux ; il se continue avec l'*aponévrose*.

Celle-ci a la forme d'un triangle à base postérieure et ses fibres affectent une direction transversale à la ligne médiane. Très serrées les unes contre les autres en avant, elles s'écartent en arrière et ne forment plus qu'une lame fort mince et incomplète. — Par son bord externe, l'aponévrose se joint au bord inférieur de la portion musculeuse. Son bord interne se fixe au cartilage xiphoïde et à la ligne blanche. Son bord postérieur, mal défini, n'atteint l'arcade crurale que tout à fait en dehors.

Rapports. — En dehors, avec l'extrémité inférieure des côtes asternales et leurs cartilages de prolongement ; avec le grand droit, le petit oblique et le muscle rétracteur de la dernière côte ; en dedans, avec le péritoine, dont il est séparé par l'aponévrose sous-péritonéale, feuillet fibreux extrêmement mince, qui, chez l'Homme et quelques animaux, s'épaissit beaucoup près de l'arcade crurale, avec laquelle il contracte des adhérences. C'est cette partie épaissie qu'on a décrite, en anatomie humaine, sous le nom de *fascia transversalis*.

Usages. — Ce muscle, en se contractant, resserre le ventre transversalement et comprime les viscères abdominaux contre la colonne vertébrale.

DIFFÉRENCES

Chez le ***Bœuf***, l'*oblique externe* de l'abdomen se fait remarquer par l'absence de l'aponévrose fémorale ; son aponévrose se réfléchit donc tout entière dans le pli de l'aine ; toutefois sa continuité avec l'arcade crurale ne s'observe qu'à la partie interne du pli de l'aine ; ces parties se séparent en dehors et laissent à découvert une certaine étendue de l'oblique interne.

En effet, au niveau du flanc, les faisceaux charnus du grand oblique se dirigent horizontalement et aboutissent directement à l'arcade crurale. Celle-ci, étendue du tendon pré-pubien à l'angle de la hanche, prend une attache de trajet sur l'aponévrose du muscle iliaque: elle se rabat sur la portion charnue de l'oblique externe, en avant de l'angle externe de l'ilium. Le canal inguinal est très court; sa paroi antérieure est aponévrotique au lieu d'être charnu; son orifice supérieur, très étroit, est situé dans l'angle des deux branches supérieures du couturier, tout contre l'anneau crural, lequel est beaucoup plus manifeste que dans les Solipèdes; son orifice inférieur est étroit, mais très allongé d'avant en arrière et de dehors en dedans; il ne suit pas exactement la direction du pli de l'aine. Le *petit oblique* occupe, par sa portion charnue, tout l'espace compris entre le bord postérieur de la dernière côte, l'extrémité des apophyses costiformes et l'angle de la hanche, c'est-à-dire toute la région du flanc: le rétracteur de la dernière côte n'en est donc pas distinct. Le *grand droit* est pourvu d'intersections moins nombreuses que dans les Solipèdes, lesquelles sont mieux marquées à la face supérieure du muscle qu'à l'inférieure. Une aponévrose le prolonge le long du sternum jusqu'à la deuxième ou troisième côte et s'unit intimement à celle du transversal des côtes, en la croisant en dedans. L'aponévrose du *transverse* est beaucoup plus épaisse et résistante que chez les Solipèdes.

Quant au *tendon pré-pubien*, il offre une disposition des plus remarquables, que nous retrouverons dans le Mouton et la Chèvre, et dont les figures 203 et 204 donneront une idée.

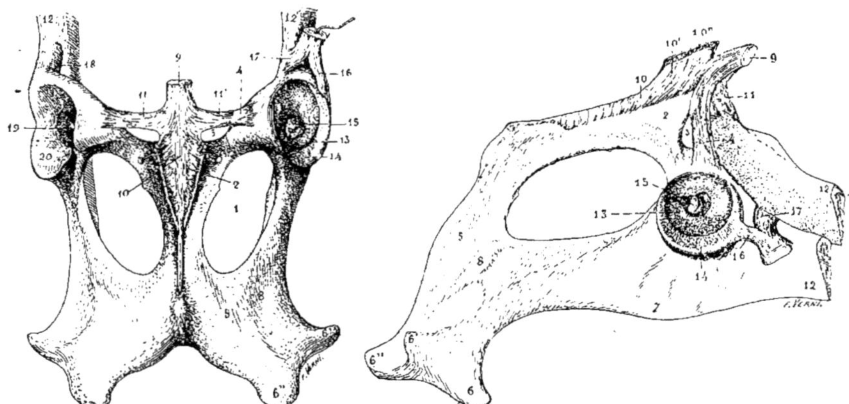

Fig. 203. — Vue extérieure du plancher du bassin du Bœuf, pour montrer le tendon prépubien et l'origine du droit antérieur de la cuisse *.

Fig. 204. — Vue latérale de la partie postérieure du bassin du Bœuf, pour montrer le tendon prépubien et les deux branches d'origine du tendon du droit antérieur de la cuisse **.

Il s'attache sur le bassin par trois racines: deux latérales en forme de gros funicules situés au devant des pubis, et insérés sur les éminences iléo-pectinées; une médiane, qui se détache de la symphyse pelvienne et s'enclave comme une lame épaisse entre les deux muscles droits internes, lame qui se divise elle-même à l'endroit où ces muscles se séparent et se perd à leur surface. Il est évident que les racines latérales rappellent la portion pubienne des ligaments ronds des Solipèdes; elles sont seulement beaucoup plus fortes. L'insertion du tendon pré-pubien sous la symphyse abaisse la portion postérieure de la paroi abdominale qui forme ainsi une dépression en demi-cuvette, relativement au bord antérieur des pubis, dépression beaucoup plus accentuée que chez les Solipèdes.

* 1, trou ovalaire; 2, lame de dédoublement de la racine symphysaire du tendon prépubien; 3, intervalle compris entre la racine transverse de ce tendon et le bord antérieur du pubis; 4, attache de la racine transverse du tendon prépubien sur l'éminence iléo-pectinée; 5, face inférieure de l'ischium; 6, 6, tubérosité ischiale; 8, rugosité où s'insère un tendon du long vaste; 9, tendon prépubien coupé en travers; 10, sa racine symphysaire; 11, 11', ses racines latérales; 12, tige de l'ilium; 13, cavité cotyloïde; 14, bourrelet cotyloïdien; 15, insertion du ligament rond; 16, 17, tendons d'origine du droit antérieur de la cuisse; 18, empreinte où s'attachait le tendon direct du droit antérieur de la cuisse; 19, arrière-fond de la cavité cotyloïde; 20, revers de cette cavité où s'insérait le bourrelet complémentaire.

** 2, face inférieure du pubis; 3, intervalle compris entre le pubis et la racine transverse du tendon prépubien, fermé par le muscle obturateur interne; 4, racine transverse gauche du tendon prépubien; 5, face inférieure de l'ischium; 6, 6', 6", les trois cuspides de la tubérosité ischiale; 7, crête sus-cotyloïdienne; 8, tubercule où s'insère un tendon du long vaste; 9, coupe du tendon prépubien; 10, racine symphysaire de ce tendon; 10' et 10" lames de dédoublement de cette racine qui se jettent sur les droits internes et se continuent avec les arcades crurales; 11, racine transverse droite du tendon prépubien; 12, tige de l'ilium sectionnée en travers; 13, cavité cotyloïde; 14, bourrelet cotyloïdien; 15, insertion du ligament rond; 16, 17, branches d'origine du droit antérieur de la cuisse.

Chez le ***Mouton*** et la ***Chèvre***, les muscles abdominaux sont à peu près semblables à ceux du Bœuf; on remarque cependant que le tendon pré-pubien est proportionnellement moins fort; ses racines latérales en particulier sont très faibles.

Chez les ***Chameaux***, l'oblique externe est très épais et progressivement élargi de la cinquième côte à la hanche. Seule, sa première dentelure, fixée à la cinquième côte, s'engrène avec le grand dentelé. La portion charnue du muscle ne déborde l'hypochondre que tout à fait en arrière; elle s'en éloigne antérieurement pour donner place au grand droit; son bord supérieur se prolonge par une aponévrose qui vient se confondre avec celle du grand dorsal. La tunique abdominale est extrêmement développée; elle s'étend sur la paroi thoracique jusqu'en dessous du grand dorsal, ainsi qu'à la face interne des cuisses. L'oblique interne ne présente rien de particulier relativement aux autres Ruminants. Le droit est extrêmement épais à sa partie antérieure; il est traversé de cinq intersections; son extrémité antérieure ne dépasse pas la dernière sternèbre et les dernières côtes sternales; aussi est-elle largement séparée du transversal des côtes. La portion charnue du transverse est étroite, mais épaisse.

Chez le ***Porc***, le grand oblique se distingue par l'énorme développement de sa portion charnue et l'étroitesse de son aponévrose; celle-ci n'a pas de feuillet fémoral; elle se réfléchit tout entière pour former l'arcade crurale. Le canal inguinal est très oblique dans le sens latéral, et compris entre l'arcade crurale et le péritoine, car le petit oblique ne s'étend pas jusque-là. Ce canal est croisé obliquement en dehors et en arrière par un petit muscle fusiforme, appliqué sur la face antérieure de l'arcade crurale, dans la direction des fibres de cette arcade, à laquelle il s'attache par ses deux extrémités au moyen de tendons filiformes, muscle non encore signalé et qui n'est sans doute qu'une dépendance de l'oblique interne. Celui-ci s'écarte du pli de l'aine à son bord postérieur; sa portion lombaire n'est pas ininterrompue comme dans les Ruminants, elle présente distinctement un et même deux rétracteurs de la dernière côte. Le grand droit présente une dizaine d'intersections; il est large et épais. Le transverse est très développé, bien qu'il n'aille pas jusqu'à l'aine.

Chez les ***Carnivores***, la portion charnue du grand oblique est très vaste, comme dans le porc; l'aponévrose ne se continue pas seulement par l'arcade crurale; elle lance une expansion sur la face interne de la cuisse, ainsi que dans les Solipèdes. Le petit oblique s'étend sans interruption sur toute l'étendue du flanc. Le grand droit offre seulement quatre ou cinq intersections; il se prolonge par une mince aponévrose, longeant le sternum, jusqu'à la première côte. Le transverse est comme dans le Porc.

B. — Région abdominale supérieure.

Encore appelée *lombo-iliaque* ou *sous-lombaire*, cette région, formant plafond à la cavité abdominale, comprend, de chaque côté, les muscles suivants : l'*iliaque ou sous-iliaque*, le *grand psoas*, le *petit psoas*, le *carré des lombes* et les *intertransversaires des lombes*. Ils sont maintenus, dans l'angle lombo-pelvien par une forte aponévrose dite lombo-iliaque ou *fascia iliaca*.

Préparation. — 1° Placer le sujet en première position ; ouvrir la cavité abdominale en abattant complètement ses parois inférieures : vider cette cavité des viscères qu'elle contient et procéder à l'excision du diaphragme, lequel empêcherait de voir l'extrémité antérieure du grand et du petit psoas ; 2° étudier en premier lieu le fascia iliaca, sa forme, ses rapports avec le couturier, ses attaches, sa continuité avec le tendon du petit psoas et le feuillet réfléchi de l'aponévrose du grand oblique de l'abdomen; 3° mettre à découvert les psoas et l'iliaque en enlevant le fascia iliaca, les deux adducteurs de la jambe et les trois adducteurs de la cuisse; enlever les psoas pour préparer le carré lombaire et les intertransversaires.

1. Fascia iliaca ou aponévrose lombo-iliaque (fig. 205, A).

C'est une lame fibreuse, très résistante, qui recouvre le grand psoas et l'iliaque. Attachée, en dedans, sur le tendon du petit psoas, en dehors, sur l'angle et le bord externes de l'ilium, cette aponévrose, en se prolongeant en avant sur le grand psoas, dégénère en tissu conjonctif. En arrière, elle s'amincit également pour accompagner les deux muscles qu'elle recouvre jusqu'auprès de leur insertion au trochantin. Sa face externe ou inférieure reçoit, en arrière, l'insertion de l'arcade crurale et donne attache au couturier; dans le reste de son étendue, elle est tapissée par le péritoine.

Le fascia iliaca n'est pas une simple aponévrose contentive, c'est aussi une bride assujettissant les muscles qu'elle recouvre dans l'angle lombo-iliaque, et maintenant leur courbure.

2. Iliaque (fig. 205, 3 et 4).

Sous-iliaque. — Iliaco-trochantinien (Gir.).

(*Iliacus.*)

Il est d'usage, chez l'Homme, de décrire en commun le grand psoas et l'iliaque sous le nom de *psoas-iliaque* ; mais cette manière de voir ne se justifie pas en anatomie comparée, car les deux muscles en question ne sont souvent unis qu'à leur insertion au trochantin et n'ont pas exactement les mêmes usages.

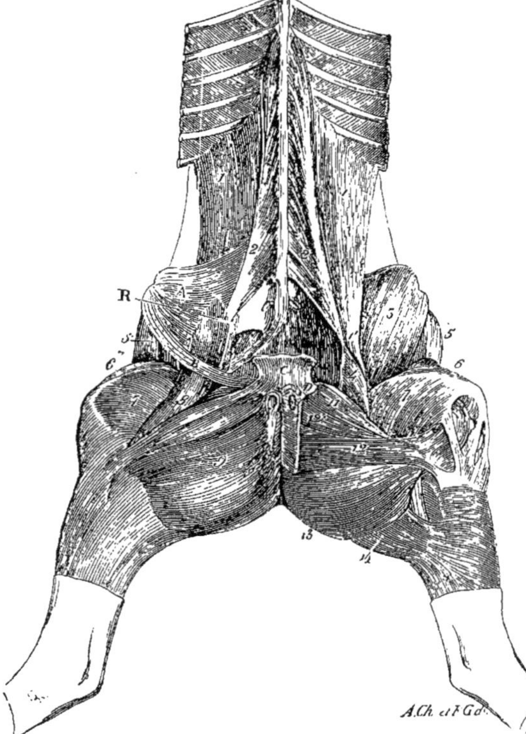

Fig. 205. — Muscles des régions sous-lombaire, rotulienne et crurale interne *.

L'iliaque est un fort muscle, épais et prismatique, creusé d'une gouttière qui reçoit l'extrémité terminale du grand psoas, et incomplètement divisé par cette gouttière en deux portions inégales : l'une externe, considérable ; l'autre interne, peu volumineuse. Ces deux portions musculeuses sont couchées à l'entrée du bassin, sur la partie de la face interne de l'ilium qui remplace la fosse iliaque interne de l'Homme, dans une direction oblique de haut en bas, d'avant en arrière et de dehors en dedans.

L'iliaque est presque entièrement charnu. Les faisceaux qui le forment se rassemblent en arrière, où ils deviennent légèrement fibreux, sur le tendon du grand psoas.

Attaches. — Il prend son insertion fixe sur toute la surface iliaque qu'il couvre, sur l'angle externe de l'ilium, le ligament sacro-iliaque inférieur et la crête iléo-

* 1, grand psoas ; 1', son tendon terminal ; 2, petit psoas ; 3, iliaque, portion externe ; 4, iliaque, portion interne ; 5, muscle du *fascia lata* ; 6, droit antérieur de la cuisse ; 7, vaste interne ; 8, couturier ; 9, droit interne ; 11, pectiné ; 12, grand adducteur de la cuisse ; 12' petit adducteur de la cuisse ; 13, demi-membraneux ; 14, demi-tendineux. — A, Portion du *fascia iliaca.* — B, portion du feuillet réfléchi de l'aponévrose du grand oblique de l'abdomen, formant l'arcade crurale. — C, tendon prépubien des muscles abdominaux. — D, origine du faisceau pubien du ligament rond.

pectinée. — Il opère son insertion mobile au trochantin, en commun avec le grand psoas.

Rapports. — En haut, avec l'ilium; en bas, avec le grand psoas, le fascia iliaca et le couturier; en dehors, avec le muscle du fascia lata et l'origine du droit antérieur de la cuisse, dont il est séparé par un interstice rempli de graisse; en dedans, avec les vaisseaux iliaques et la terminaison du petit psoas. Pour gagner le trochantin, il s'insinue entre le vaste interne et le pectiné.

Usages. — Il est fléchisseur de la cuisse et rotateur en dehors de ce même rayon.

3. Grand psoas (fig. 205, 1).

Sous-lombo-trochantinien (Gir.).
(*Psoas major.*)

Long muscle, appliqué sous les apophyses transverses des vertèbres lombaires, aplati de dessus en dessous à son extrémité antérieure, prismatique dans son milieu, terminé en cône à son extrémité postérieure.

Il est presque entièrement charnu, formé de faisceaux d'une texture fort délicate, dirigés en arrière et d'autant plus longs qu'ils sont plus superficiels et plus internes, faisceaux convergeant sur un tendon qui est enveloppé par le muscle iliaque et qui sert également à l'insertion de ce dernier.

Attaches. — Le grand psoas s'attache : 1° d'une part, sur le corps des deux dernières vertèbres dorsales et de toutes les vertèbres lombaires, moins la dernière, et à la face inférieure des deux dernières côtes et des apophyses costiformes lombaires; 2° d'autre part, au trochantin, en commun avec l'iliaque.

Rapports. — En bas, avec la plèvre, l'arcade supérieure du diaphragme, l'aponévrose lombo-iliaque, qui le sépare du péritoine et des viscères abdominaux sous-lombaires; en haut, avec les deux derniers intercostaux internes, le carré et les intertransversaires des lombes; en dedans, avec le petit psoas qui le recouvre en partie. La partie terminale du grand psoas, logée dans la gouttière de la face inférieure de l'iliaque, est enveloppée par les fibres de ce muscle en dedans, en haut et en dehors.

Usages. — Fléchisseur et rotateur en dehors de la cuisse, quand son point fixe est aux lombes, ce muscle fléchit la région lombaire, quand il prend son appui sur la cuisse. C'est donc une des puissances qui déterminent la voussure des reins et qui agissent dans le cabre exagéré pour ramener l'animal à la station quadrupède.

4. Petit psoas (fig. 205, 2).

Sous-lombo-ilial de Girard.
(*Psoas minor.*)

Appliqué sur le côté interne du grand psoas, très allongé et semi-penné, ce muscle est terminé en arrière par un tendon aplati réuni au fascia iliaca. Il se compose de faisceaux charnus d'autant plus longs qu'ils sont plus externes, se dirigeant en arrière et en dehors pour gagner le tendon.

Attaches. — 1° Sur le corps des trois ou quatre dernières vertèbres dorsales et de toutes les vertèbres lombaires, par l'extrémité antérieure de ses fibres charnues; 2° sur le tubercule de la crête ilio-pectinée et sur l'aponévrose lombo-iliaque, par l'extrémité postérieure de son tendon.

Rapports. — Par sa face inférieure, avec la plèvre, l'arcade du diaphragme, l'aorte ou la veine cave postérieure, et la chaîne sympathique ; par sa face supérieure, avec le grand psoas. Le petit psoas est traversé, près de ses insertions vertébrales, par de nombreuses branches vasculaires et nerveuses.

Usages. — Il fléchit le bassin sur le rachis et tend l'aponévrose lombo-iliaque, quand son point fixe est aux lombes. S'il prend appui sur le bassin, il opère la voussure et l'inclinaison latérale de la région lombaire.

5. Carré des lombes (fig. 206, 1).

Iléo-costal (Chaus.). — Sacro-costal (Gir.).
(*Quadratus lumborum.*)

Ce muscle, compris entre les apophyses transverses de la région lombaire et le grand psoas, est allongé d'avant en arrière, aplati de dessus en dessous et décomposé en plusieurs faisceaux fortement tendineux. Le faisceau principal longe l'extrémité des apophyses costiformes, depuis la crête iliaque et le ligament sacro-iliaque inférieur jusqu'au bord postérieur de la dernière côte. Les autres faisceaux sont d'autant plus longs qu'ils sont plus antérieurs ; ils partent du bord interne du premier et se dirigent obliquement en avant et en dedans, pour se fixer sur les apophyses transverses de la plupart des vertèbres lombaires et sur la face interne des deux ou trois dernières côtes.

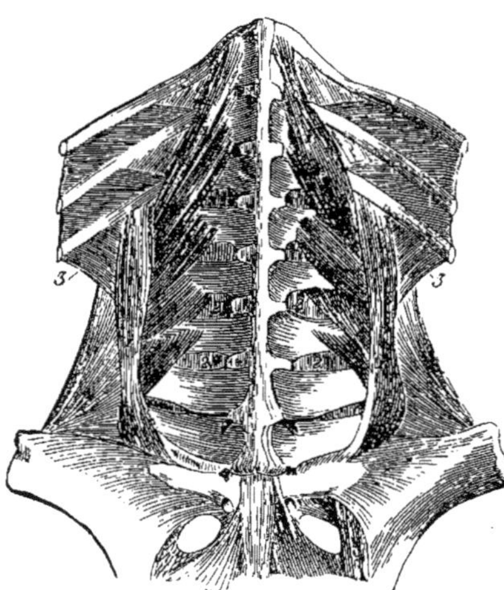

Fig. 206. — Muscles profonds de la région sous-lombaire *.

Par sa face supérieure, le carré des lombes est en rapport avec les intertransversaires, avec le rétracteur de la dernière côte et le fascia fibreux qui unit ce muscle au petit oblique de l'abdomen. Par sa face inférieure, avec le grand psoas, qui le recouvre complètement.

Il tire les côtes en arrière et incline de côté la partie lombaire du rachis.

6. Intertransversaires des lombes (fig. 206, 2).

(*Intertransversarii lumborum.*)

Ce sont de très petits muscles aplatis qui remplissent les intervalles compris entre les apophyses costiformes des vertèbres lombaires. Les fibres charnues qui entrent dans leur composition sont mêlées à des fibres tendineuses et se portent du bord antérieur d'une apophyse transverse au bord postérieur de l'apophyse précédente.

* 1, carré lombaire ; 2, 2, intertransversaires ; 3, rétracteur de la dernière côte (dépendance du petit oblique de l'abdomen).

Ces muscles répondent, par leur face supérieure, au long dorsal; par leur face inférieure, au carré lombaire et au grand psoas. Ils opèrent en se contractant, l'inclinaison latérale de la région des lombes.

DIFFÉRENCES

Chez le ***Bœuf***, le grand psoas est plus épais mais moins étalé sous les lombes que dans les Solipèdes; aussi laisse-t-il le carré lombaire en partie à découvert. Le petit psoas est plus développé que chez ces derniers, de forme cylindroïde, mais il ne dépasse pas en avant l'extrémité du grand psoas; les deux organes s'arrêtent au dernier espace intercostal. Par contre, le carré des lombes s'avance jusqu'au niveau de la dixième vertèbre dorsale en croisant en dessous trois espaces intercostaux; d'autre part, ce muscle s'insère par un tendon à l'extrémité antérieure de la crête qui borde en dehors la surface auriculaire de l'ilium.

Chez le ***Mouton*** et la ***Chèvre***, existent les mêmes particularités différentielles que chez le Bœuf; le petit psoas est encore plus volumineux que celui de ce dernier animal, surtout chez la Chèvre.

Chez les ***Chameaux*** la portion interne du muscle iliaque prolonge son insertion sur le côté du corps des trois dernières vertèbres lombaires. Le grand psoas est moins épais que dans le Bœuf mais plus tendineux; il s'atténue antérieurement, sans dépasser toutefois le dernier espace intercostal. Le petit psoas ne va pas au delà de la dernière vertèbre dorsale. Le carré des lombes est relativement fort, mais il ne se prolonge guère en avant des psoas; il est en grande partie à découvert.

Chez le ***Porc***, on observe la même disposition que chez les Ruminants, à cette différence près que le petit psoas est faible et que le carré des lombes ne s'étend pas dans le thorax.

Chez le ***Chien*** et le ***Chat***, le grand psoas est peu développé; il ne commence qu'au niveau de la troisième ou même de la quatrième lombaire; l'iliaque est aussi très faible, surtout dans sa position externe; il est du reste peu distinct du grand psoas avec lequel il ne forme pour ainsi dire qu'un seul et même muscle (psoas-iliaque), comme chez l'homme. Le petit psoas est relativement plus considérable que le grand; il ne se prolonge pas dans la cavité pectorale et il se confond à son extrémité antérieure avec le carré lombaire.

Celui-ci est plus long et plus fort que dans aucune des espèces précitées, sans atteindre cependant le développement qu'il offre chez le ***Lapin*** et le ***Lièvre***, où il est de beaucoup le plus puissant des muscles sous-lombaires. C'est, en effet, dans les animaux sauteurs, à reins plus ou moins voussés, que le carré lombaire se développe le plus, tandis qu'il est à son minimum chez les Solipèdes. Le grand psoas du ***Lapin*** est mince et pâle; il s'étend jusqu'à la dernière côte en couvrant toute la largeur du carré lombaire, de chaque côté duquel il s'insère : soit sur les corps vertébraux, soit à l'extrémité des apophyses costiformes. Le petit psoas du même animal est également très pâle; il ne dépasse pas en avant les quatre dernières lombaires.

§ V. — Région sous-cutanée du tronc.

Elle ne comprend qu'un seul muscle, le *pannicule charnu.*

Pannicule charnu.

Peaussier du tronc.

Préparation. — Coucher l'animal sur le côté et le dépouiller avec soin, en laissant le peaussier sur les muscles qu'il recouvre. Ce muscle peut encore être facilement préparé sur le sujet placé en première position.

Le peaussier du tronc n'appartient en propre à aucune des régions que nous avons étudiées jusqu'ici; c'est pourquoi nous le décrivons dans un paragraphe spécial, à la suite des muscles du tronc.

C'est une sorte de doublure de la peau qui couvre la paroi latérale du thorax et de l'abdomen, et s'étend jusque sur la face externe de l'épaule : un immense muscle large, irrégulièrement triangulaire, aminci à sa périphérie que l'on peut diviser en trois bords. Le bord supérieur, convexe, monte obliquement de la région rotulienne (grasset) au garrot. L'inférieur se porte horizontalement du grasset au bord postérieur de la masse des muscles olécraniens, en longeant le

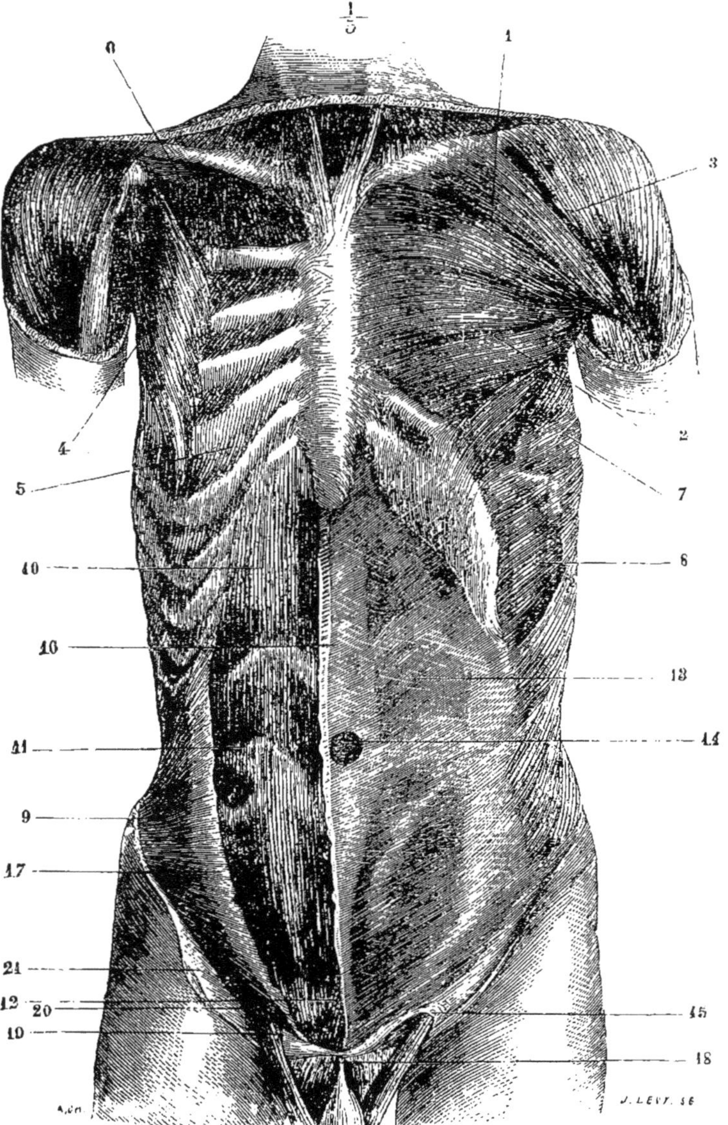

Fig. 207. — Muscles du tronc de l'Homme, face antérieure *.

* 1. 2, grand pectoral; 3. deltoïde; 4. petit pectoral; 5, muscles intercostaux; 6. premier intercostal; 7. grand dentelé; 8, grand oblique de l'abdomen; 9. petit oblique; 10, grand droit de l'abdomen; 11. intersection aponévrotique de ce muscle; 12. pyramidal; 13. aponévrose du grand oblique; 14. ombilic; 15, anneau inguinal externe; 16, ligne blanche; 17, aponévrose du petit oblique; 18, ligament suspenseur du pénis; 19, cordon spermatique; 20, fibres inférieures du petit oblique formant le crémaster (Beaunis et Bouchard).

bord externe du pectoral ascendant, qu'il recouvre et auquel il adhère d'une

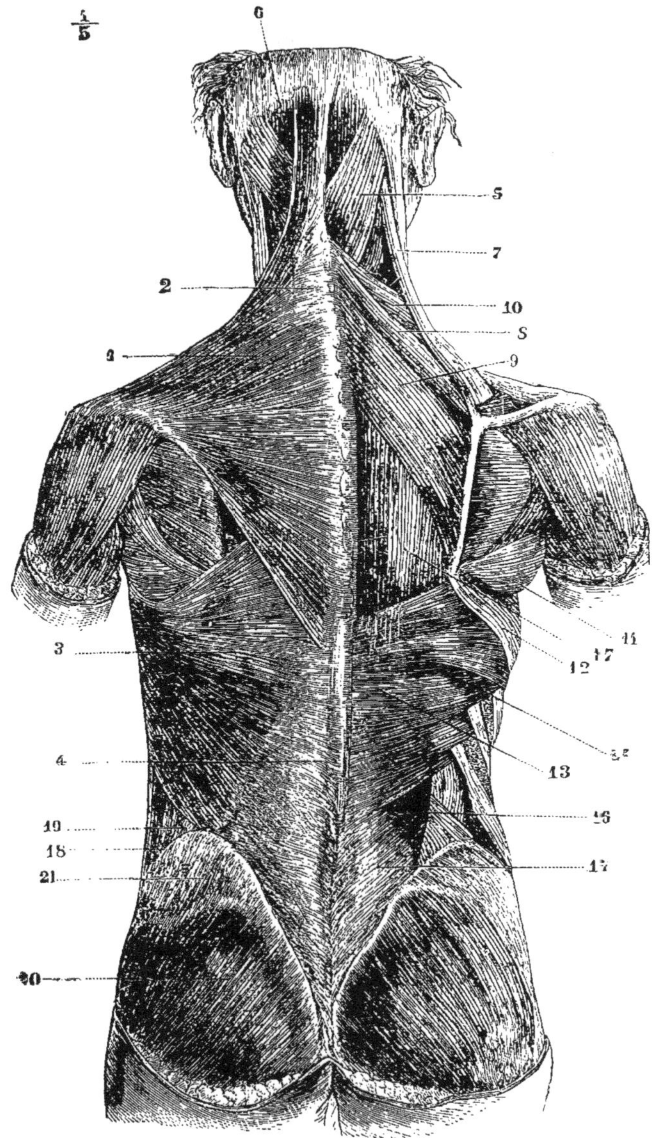

Fig. 208. — Muscles superficiels du dos et de la nuque chez l'Homme *.

* 1, trapèze; 2, son ovale aponévrotique; 3, grand dorsal; 4, son aponévrose; 5, splénius; 6, grand complexus; 7. angulaire de l'omoplate; 8, 9, les deux portions du rhomboïde; 10, petit dentelé supérieur; 11, grand rond; 12, grand dentelé; 13, aponévrose du petit dentelé inférieur; 14, petit dentelé inférieur; 15, aponévrose de la masse commune; 16, 17, long dorsal et long épineux réunis; 18, grand oblique de l'abdomen; 19, espace triangulaire de Petit; 20, grand fessier; 21, aponévrose du moyen fessier (Beaunis et Bouchard).

manière assez intime. L'antérieur descend de l'extrémité supérieure de l'épaule jusqu'à l'avant-bras.

Les fibres de ce muscle se dirigent d'arrière en avant dans les deux tiers postérieurs; mais, en arrivant sur l'épaule, elles se redressent peu à peu pour devenir verticales. Ces fibres sont continuées, à la périphérie de l'organe, par des aponévroses qui s'attachent soit à la face interne de la peau, soit sur les fascias des muscles superficiels. En outre, il existe une insertion, fort remarquable, qui se fait en dedans du bras, et qui se trouve signalée dans les *Leçons d'Anatomie comparée* de G. Cuvier : arrivé au bord postérieur de la masse olécranienne, le pannicule charnu se partage en deux lames : l'une superficielle, qui se poursuit sur les muscles du membre antérieur, l'autre profonde, terminée bientôt par une aponévrose, qui pénètre entre le thorax et les muscles du bras, et vient se fixer au trochin, après s'être unie au pectoral ascendant et au fascia de la face interne du membre.

Rapports. — Par sa face superficielle, avec la peau, qui lui adhère fortement; par sa face profonde, avec le grand dorsal, la portion dorsale du trapèze, la tunique abdominale, l'oblique externe de l'abdomen, le grand dentelé, quelques intercostaux externes, la veine de l'éperon, les muscles superficiels de l'épaule et du bras. Sa pointe postérieure se trouve contenue dans un pli de peau qui réunit la cuisse au flanc et que l'on appelle *pli du grassel.*

Usages. — En contractant le pannicule charnu, l'animal fait trémousser toute la partie correspondante de la peau, et arrive ainsi à se débarrasser des insectes qui menacent de le piquer.

DIFFÉRENCES

On croit généralement que l'Homme est le seul Mammifère qui soit dépourvu du peaussier du tronc. C'est inexact. M. Lesbre a montré que les ***Camélidés*** n'en ont pas davantage. Ces animaux ont la peau très adhérente et ils ne se défendent des insectes que par des mouvements appropriés de la tête ou des membres, ou bien en se frottant contre les corps à leur portée.

Chez le ***Bœuf***, le pannicule charnu diffère peu de celui des Solipèdes. Celui du ***Mouton*** et de la ***Chèvre*** se fait remarquer par sa grande minceur.

Chez le ***Porc***, ce muscle monte sur la région du flanc et envahit un peu la face externe de la cuisse ; d'autre part il se réunit sous le ventre à celui du côté opposé de manière à ne laisser à découvert que la région hypogastrique.

Chez le ***Chien***, le pannicule charnu se prolonge sur les muscles fessiers et s'étend d'autre part jusqu'à l'épine dorso-lombaire où il s'unit à celui du côté opposé; par contre, il ne se prolonge pas sur l'épaule. Celui du ***Chat*** est encore plus développé. Et si l'on considère un Hérisson ou un Porc-Épic, on voit un pannicule charnu énorme, dont les contractions redressent les piquants et roulent l'animal en boule.

Article IV. — MUSCLES DU MEMBRE ANTÉRIEUR.

Ils se divisent, au point de vue topographique, en quatre groupes principaux : les muscles de l'épaule, du bras, de l'avant-bras et de la main.

§ I. — Muscles de l'épaule.

Ces muscles, rassemblés autour de l'omoplate, agissent tous sur le bras, qu'ils étendent, fléchissent et portent dans l'abduction ou l'adduction, etc. Ils forment deux régions : l'une *externe* ou *sus-scapulaire*, l'autre *interne* ou *sous-scapulaire*.

A. — Région scapulaire externe.

Elle comprend quatre muscles : le *sus-épineux*, le *sous-épineux*, le *deltoïde* et le *petit rond*, appliqués sur la face externe du scapulum et recouverts d'un feuillet aponévrotique.

Préparation de la région scapulaire externe. — Séparer le membre du tronc. Enlever les muscles trapèze, mastoïdo-huméral et omo-trachélien, pour découvrir la face externe de l'aponévrose; se débarrasser également du pectoral scapulaire après avoir étudié son mode d'insertion sur cette aponévrose.

Celle-ci une fois connue, on la fera disparaître à son tour, pour mettre à nu les muscles sus-épineux, sous-épineux et deltoïde ; on conservera seulement le lambeau qui attache ce dernier à la tubérosité de l'épine. Il suffira ensuite, pour étudier le petit rond, de couper transversalement le deltoïde avec le sous-épineux, et de rabattre en haut et en bas les segments opposés, opération qui exige toujours certaines précautions, à cause de l'adhérence intime du petit rond avec le sous-épineux.

1. Aponévrose scapulaire externe.

Cette aponévrose, qui a pour tenseur le pectoral pre-scapulaire et le deltoïde, donne naissance, par sa face interne, à plusieurs cloisons qui pénètrent entre les muscles et forment autour de chacun d'eux des gaines contentives plus ou moins complètes; sa face externe est séparée de la peau par le pannicule charnu, le trapèze, le mastoïdo-huméral, l'omo-trachélien, et par le fascia aponévrotique qui réunit ce dernier muscle au trapèze. Elle se continue, en avant, avec la mince expansion fibreuse qui s'étend sur les muscles scapulaires internes; en arrière et en bas, elle se prolonge sur les muscles du bras, et dégénère insensiblement en tissu conjonctif; en haut, elle s'attache sur le prolongement cartilagineux de l'omoplate.

2. Sus-épineux (fig. 209, 2; 210, 10).

Épineux antérieur. — Sus-acromio-trochitérien (Gir.).

(*Supraspinatus.*)

Ce muscle, plus épais en bas qu'en haut, représente une pyramide très allongée qui remplit et déborde même, en avant, la fosse sus-épineuse.

Insertions. — Il s'attache, en haut, sur toute l'étendue de la fosse dont il porte le nom, sur le cartilage de prolongement de l'omoplate, sur le bord antérieur et l'angle cervical de ce même os, ainsi qu'à la face interne de l'aponévrose scapulaire. En bas, il se termine par deux branches courtes et fortes, à peine tendineuses, réunies entre elles par l'aponévrose d'enveloppe du biceps ; la branche externe gagne le sommet du trochiter; l'interne, la partie correspondante du trochin.

Rapports. — En dehors, avec l'aponévrose scapulaire, à laquelle ses fibres adhèrent, comme on vient de le voir, de la manière la plus intime ; en dedans, avec l'omoplate et le muscle sous-scapulaire ; en avant, avec le pectoral scapulaire ; en arrière, avec l'épine acromienne et le sous-épineux. Les deux branches terminales recouvrent le tendon du biceps, qu'elles embrassent, et la capsule de l'articulation scapulo-humerale.

Usages. — Ce muscle est extenseur de l'humérus et tenseur de l'aponévrose d'enveloppe du biceps. Il joue aussi, à l'égard de l'articulation de l'épaule, le rôle d'un énergique ligament actif, rôle qu'il partage, du reste, avec la plupart des autres muscles scapulaires.

3. Sous-épineux (fig. 209, 3, 3').

Épineux postérieur. — Sous-acromio-trochitérien (Gir.).
(*Infraspinatus.*)

Situé, comme son nom l'indique, dans la fosse sous-épineuse, ce muscle est large, mince et aplati d'un côté à l'autre, à son extrémité supérieure; épais et prismatique dans son milieu; conoïde à son extrémité inférieure, qui se termine par deux courtes branches, l'une externe tendineuse, l'autre interne, charnue.

Les fibres charnues qui entrent dans sa composition se dirigent, comme le muscle lui-même, en avant et en bas; elles sont mêlées profondément à de fortes lames aponévrotiques.

Attaches. — D'une part, par l'extrémité supérieure de ses faisceaux ou par les lames tendineuses qui les entrecoupent : 1° dans toute l'étendue de la fosse sous-épineuse; 2° sur l'épine acromienne et sa tubérosité; 3° sur le cartilage de prolongement du scapulum; 4° à la face interne de l'aponévrose scapulaire. — D'autre part, le muscle se termine en dedans de la convexité du trochiter par sa branche interne; en dessous de cette éminence par sa branche externe. Celle-ci est un fort tendon (fig. 3) qui glisse sur la face externe de ladite convexité, au moyen d'une bourse synoviale, avant d'atteindre sa crête d'insertion.

Rapports. — Recouvert par la portion antérieure du deltoïde et par l'aponévrose scapulaire, il recouvre l'omoplate, son cartilage de prolongement, l'insertion fixe du gros extenseur de l'avant-bras, et le petit rond, dont la portion supérieure ou aponévrotique lui adhère de la manière la plus intime. Son bord antérieur répond à l'épine acromienne et au sus-épineux; le postérieur est longé par la portion postérieure du deltoïde. Son extrémité inférieure protège, en dehors, la capsule de l'articulation scapulo-humérale, et se trouve cachée sous le mastoïdo-huméral et l'omo-trachélien.

Usages. — Le sous-épineux agit sur l'humérus comme abducteur et comme rotateur en dehors.

Remarque. — La branche interne de ce muscle, terminée en dedans de la convexité du trochiter, est quelquefois décrite à part sous le nom de *petit sous-épineux*.

4. Deltoïde (fig. 209, 1, 1').

Long abducteur du bras. — Grand scapulo-huméral (Gir.). — Portion scapulaire du deltoïde de l'Homme.
(*Deltoideus.*)

Ce muscle, situé sous l'aponévrose scapulaire, en arrière du sous-épineux, se [illegible]mpose de deux portions placées l'une au-devant de l'autre, convergentes infé[illegible]rement.

[illegible]ortion postérieure, la plus considérable, longe le bord postérieur du sous-[illegible] logée dans une dépression du gros extenseur de l'avant-bras; elle est [illegible]ns son milieu, rétrécie à ses extrémités.

[illegible] antérieure, plus courte que la précédente, croise superficiellement [illegible]x en X, et s'amincit considérablement à son extrémité supérieure, [illegible]mprise entre deux lames fibreuses résultant du dédoublement [illegible]apulaire.

Attaches. — La première portion, généralement plus pâle que la seconde, prend son origine sur l'angle dorsal du scapulum, et sur la partie adjacente du bord postérieur du même os. La portion antérieure se fixe, par l'intermédiaire de l'aponévrose scapulaire, sur la tubérosité de l'épine acromienne.

Ces deux corps musculeux, réunis inférieurement, se terminent ensemble sur la crête deltoïdienne par des fibres tendineuses et des faisceaux charnus.

Rapports. — Le deltoïde répond : en dehors, à l'aponévrose scapulaire, avec laquelle il fait corps, pour ainsi dire ; en dedans, au sous-épineux, au petit rond, au long anconé et à l'anconé externe.

Usages. — Il imprime à l'humérus un mouvement d'abduction très prononcé et de rotation en dehors; il agit, en outre, comme fléchisseur de cet os, quand son action se combine avec celle du grand rond; enfin, il est tenseur énergique de l'aponévrose scapulaire.

Remarque. — Rappelons ici que la portion claviculaire du deltoïde de nos animaux entre dans la constitution du mastoïdo-huméral, ou bien ne se développe pas.

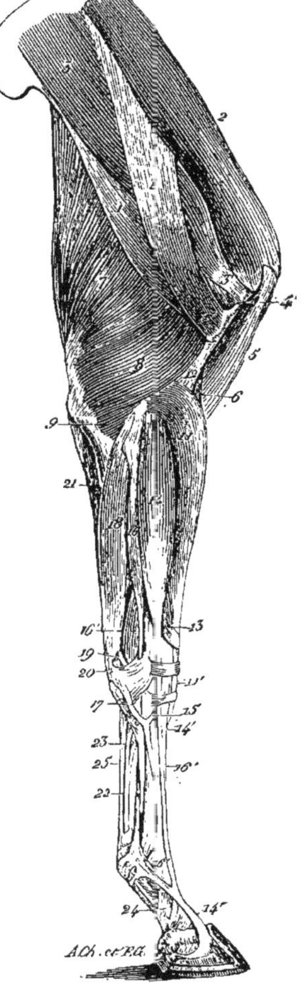

Fig. 209. — Muscles externes du membre antérieur du Cheval *.

5. Petit rond (fig. 159, 2, 3, et 209, 4).

Court abducteur du bras. — Petit scapulo-huméral (Gir.).
(*Teres minor.*)

Petit muscle situé en dessous du précédent et du sous-épineux, le long du bord postérieur de l'omoplate, prismatique dans sa moitié inférieure, où ses faisceaux charnus sont coupés d'intersections fibreuses, aplati et entièrement tendineux dans sa moitié supérieure, qui se divise en languettes d'autant plus longues qu'elles sont plus postérieures.

Attaches. — Il prend son origine : 1° par l'intermédiaire de ses languettes tendineuses, au bord postérieur du scapulum et aux empreintes linéaires du bas de la fosse sous-épineuse ; 2° sur le petit tubercule situé au côté externe du sourcil de la cavité glénoïde, par un court tendon. — Il se termine sur l'humérus, entre le trochiter et la crête deltoïdienne.

* 1, 1, deltoïde scapulaire ; 1', son insertion humérale ; 2, sus-épineux ; 3, sous-épineux ; 3' son tendon d'insertion ; 4, petit rond ; 5, biceps ; 6, brachial antérieur ; 7, long anconé ; 8, anconé externe ; 9, petit ancoré ; 10, extenseur antérieur du métacarpe ; 11', son tendon ; 12, aponévrose qui sépare ce muscle du brachial antérieur ; 13. extenseur oblique du métacarpe ; 14, extenseur antérieur des phalanges ; 14', son tendon principal ; 15, la branche qu'il fournit à l'extenseur latéral ; 16, extenseur latéral des phalanges ; 16', son tendon ; 17, br.de fibreuse qu'il reçoit du carpe ; 18, cubital externe ; 19, son tendon métacarpien ; 20, son tendon sus-carpien ; 21, portion cubitale du perforant ; 22, tendon perforant ; 23, sa bride carpienne ; 24, sa gaine de renforcement phalangienne ; 25, tendon perforé.

Rapports. — En dehors, avec le sous-épineux et le deltoïde; en dedans, avec le long anconé, l'anconé externe et la capsule de l'articulation scapulo-humérale.

Usages. — Ce muscle est, comme le précédent, abducteur et rotateur de l'humérus.

B. — Région scapulaire interne.

Elle se compose de quatre muscles : trois principaux, le *sous-scapulaire*, le *grand rond* et le *coraco-brachial*, sont recouverts d'un très léger fascia fibreux, formé de quelques fibres éparses, parallèles entre elles et transversales à la direction de ces muscles; le dernier, appelé *capsulaire de l'épaule* ou *scapulo-huméral grêle*, est un fort petit faisceau, logé profondément derrière l'articulation de l'épaule.

Préparation. — Retourner le membre qui a servi à la dissection de la région précédente. Enlever le léger fascia qui constitue l'aponévrose scapulaire interne. Avoir soin de conserver la terminaison du grand dorsal pour étudier les rapports et les adhérences de ce muscle avec le grand rond, respecter aussi l'insertion humérale du pectoral ascendant, pour voir son union avec le tendon du coraco-brachial. En un mot, disposer la région comme elle se trouve représentée dans la figure 210. Quant au petit muscle scapulo-huméral grêle, que cette préparation ne met pas à découvert, il devra être disséqué en même temps que le brachial antérieur.

1. Sous-scapulaire (fig. 210, 1).

Sous-scapulo-trochinien (Gir.).
(*Subscapularis.*)

Ce muscle, logé dans la fosse sous-scapulaire, en affecte la forme, et se divise comme elle en trois pointes à son bord supérieur.

Ses fibres se rassemblent inférieurement sur un tendon très fort, large et court; elles sont, en outre, entremêlées de fibres tendineuses, profondes et superficielles, qui augmentent singulièrement la ténacité de l'organe. Ces dernières, c'est-à-dire les superficielles, s'étalent sur sa face interne en lames brillantes et nacrées.

Attaches. — Le sous-scapulaire prend son origine dans toute l'étendue de la fosse dont il porte le nom. — Il opère son insertion mobile sur le trochin, au moyen du tendon précité. Une petite bourse synoviale particulière facilite le glissement de ce tendon sur l'éminence qui reçoit son insertion.

Rapports. — La face externe du muscle est en rapport avec le scapulum. Sa face interne est appliquée contre le grand dentelé, par l'intermédiaire d'une couche épaisse de tissu conjonctif, ainsi que du fascia rudimentaire qui recouvre en commun les trois muscles de la région scapulaire interne. Son bord antérieur, longé par le sus-épineux, adhère intimement à ce muscle dans ses deux tiers supérieurs, et il forme avec lui, dans son tiers inférieur, un espace traversé par les vaisseaux et les nerfs sus-scapulaires. Son bord postérieur répond au grand rond, avec lequel il s'unit également dans la plus grande partie de son étendue, et forme inférieurement un interstice qui loge les vaisseaux et les nerfs sous-scapulaires. Son tendon terminal recouvre la capsule de l'articulation scapulo-humérale, qu'il affermit puissamment; il est recouvert en partie par le tendon d'origine du coraco-brachial, qui glisse à sa surface comme sur une poulie de renvoi, au moyen d'une bourse synoviale.

Usages. — Ce muscle est principalement et peut-être exclusivement adducteur du bras. On admet, cependant, qu'il peut faire éprouver à l'humérus un mouvement de rotation en dedans.

2. Grand rond (fig. 210, 2).

Adducteur du bras. — Anguli-scapulo-huméral de Dumas. — Sous-scapulo-huméral de Girard.

(*Teres major.*)

Muscle long, aplati d'un côté à l'autre, renflé dans son milieu, rétréci à ses extrémités, épais à son bord antérieur, mince, au contraire, au postérieur. Il est situé en arrière du précédent, dans une direction parallèle à celle de la portion postérieure du deltoïde, qu'il semble répéter à la face interne du membre.

Presque entièrement charnu, il présente seulement quelques énervations à sa face interne et à son extrémité supérieure. Son extrémité inférieure se termine par un tendon aplati, qui appartient également au muscle grand dorsal, et dont nous avons déjà fait connaître la disposition (p. 388).

Attaches. — Il se fixe : d'une part, sur l'angle dorsal du scapulum et sur le bord postérieur du muscle sous-scapulaire (*origine*); d'autre part, par son tendon inférieur, à l'empreinte circulaire que l'on trouve sur la face interne du corps de l'humérus (*terminaison*).

Rapports. — En dehors, avec le grand dorsal, qui le sépare du gros extenseur de l'avant-bras; en dedans, avec le grand dentelé, dont il est séparé par les couches fibreuse et celluleuse indiquées dans la description du sous-scapulaire. Son extrémité inférieure recouvre le brachial antérieur et l'anconé interne; elle est recouverte par le coraco-brachial et par les troncs vasculaires et nerveux qui distribuent leurs rameaux au bras, à l'avant-bras et à la main.

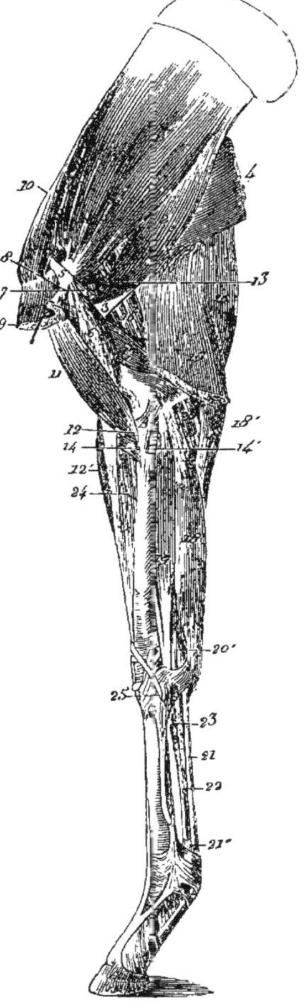

Fig. 210. — Muscles internes du membre antérieur du Cheval *.

Usages. — Ce muscle tire le bras en dedans et en arrière, et lui fait éprouver en outre un mouvement de rotation en dedans. S'il se contracte en même temps que le deltoïde, il fléchit directement l'humérus.

* 1, muscle sous-scapulaire; 2, grand rond; 3, tendon d'insertion qui lui est commun avec le grand dorsal; 4, grand dorsal; 5, tendon d'origine du coraco-brachial; 6, longue branche de ce muscle; 7, sa branche courte; 8, insertion du faisceau qu'il reçoit du pectoral ascendant; 9, insertion de ce dernier muscle au trochin; 10, sus-épineux; 11, coraco-radial; 12, son insertion au radius; 12', bride tendineuse qu'il envoie à la surface de l'extenseur antérieur du métacarpe; 13, origine du brachial antérieur; 14, sa terminaison; 14', tendon qu'il envoie au cubitus; 15, muscle gros extenseur de l'avant-bras ou long anconé; 16, portion antérieure de l'annexe du grand dorsal; 16', portion postérieure du même; 17, anconé interne; 18, cubital interne; 18', sa portion olécranienne; 19, grand palmaire; 20, origine des fléchisseurs des phalanges; 20', les mêmes muscles à leur passage dans la gaine carpienne; 21, tendon du perforé; 21', son anneau sésamoïdien; 22, tendon du perforant; 23, bride qu'il reçoit du carpe; 24, muscle extenseur antérieur du métacarpe; 25, terminaison de l'extenseur oblique du métacarpe.

3. Coraco-brachial (fig. 210, 5, 6 et 7).

Coraco-huméral. — Omo-brachial.
(*Coraco-brachialis.*)

Petit muscle allongé, qui semble appartenir au bras plutôt qu'à l'épaule, car il est situé à la face interne de l'humérus, dont il croise légèrement la direction. Si nous le décrivons dans la région sous-scapulaire, c'est en considération de ses attaches et de ses usages, lesquels sont, en tous points, analogues à ceux des autres muscles de l'épaule.

Insertions. — Il commence sur le bec de l'apophyse coracoïde, par un petit tendon aplati qui est compris d'abord entre le sus-épineux et le sous-scapulaire, et qui sort ensuite de l'interstice formée par ces deux muscles, pour glisser et s'infléchir sur le tendon terminal du dernier. A ce petit tendon succèdent deux branches musculeuses, l'une profonde, l'autre superficielle. La première (fig. 210,7) est une bandelette large, mince et courte, presque entièrement charnue, attachée sur le corps de l'humérus, au-dessus de la tubérosité interne. La seconde (fig. 210, 6) forme un corps charnu d'une certaine épaisseur, aplati d'un côté à l'autre et fortement aponévrotique ; les faisceaux qui la composent sont d'autant plus longs qu'ils sont plus postérieurs ; ils se fixent, par leur extrémité inférieure, sur les empreintes de la face antérieure de l'humérus.

Rapports. — Ce muscle est recouvert par le biceps et par le pectoral ascendant, lequel s'attache en partie sur son tendon. Il recouvre l'insertion trochinienne du sous-scapulaire, l'humérus, le tendon commun au grand rond et au grand dorsal, une petite portion du brachial antérieur et de l'anconé interne. Son bord postérieur est longé par les troncs vasculaires et nerveux de la face interne du bras. Le nerf brachial antérieur ou musculo-cutané passe entre ses deux branches, avec un rameau artériel et un rameau veineux.

Usages. — Il est adducteur du bras, qu'il fait aussi pivoter en dedans. La direction de ce muscle et la disposition de ses attaches ne lui permettent point de produire la rotation en dehors, action qui lui est attribuée par plusieurs auteurs.

4. Capsulaire de l'épaule.

Scapulo-huméral grêle.

Très petit faisceau musculeux, cylindroïde, compris entre le gros extenseur de l'avant-bras et la capsule de l'articulation scapulo-humérale ; prenant son origine au-dessus du sourcil de la cavité glénoïde du scapulum ; et se terminant au-dessous de la tête de l'humérus, par un tendon grêle qui s'insinue entre les fibres du brachial antérieur. Ce muscle, particulier aux Solipèdes et aux Camélidés, a été regardé par Rigot comme un agent chargé de soulever la capsule de l'articulation scapulo-humérale, lors des mouvements de flexion, pour empêcher cette capsule d'être pincée entre les surfaces articulaires.

DIFFÉRENCES

Les muscles de l'épaule, considérés dans les Mammifères domestiques autres que les Solipèdes, ne présentent que peu de différences.

Chez le ***Bœuf***, on remarque que la branche antérieure du *deltoïde* s'insère tout à fait en bas de l'épine scapulaire, sur la pointe acromiale, tandis que la branche postérieure s'élève jusqu'à l'angle dorsal du scapulum, en prenant attache à la face interne de l'aponévrose scapulaire. Le *petit rond*, peu développé, se termine par un tendon sous la convexité du trochiter, en arrière du sous-épineux. Le *sous-scapulaire* se divise facilement en trois parties : une médiane, la plus forte, qui s'étend sur la face interne du cartilage de prolongement du scapulum ; une antérieure et une postérieure, qui enveloppent le tendon terminal de la précédente : disposition rappelant d'une manière frappante celle des muscles grand psoas et iliaque au membre postérieur, la portion médiane figurant le grand psoas, les deux autres le muscle iliaque. On ne peut douter, en présence de cette similitude, de l'équivalence du

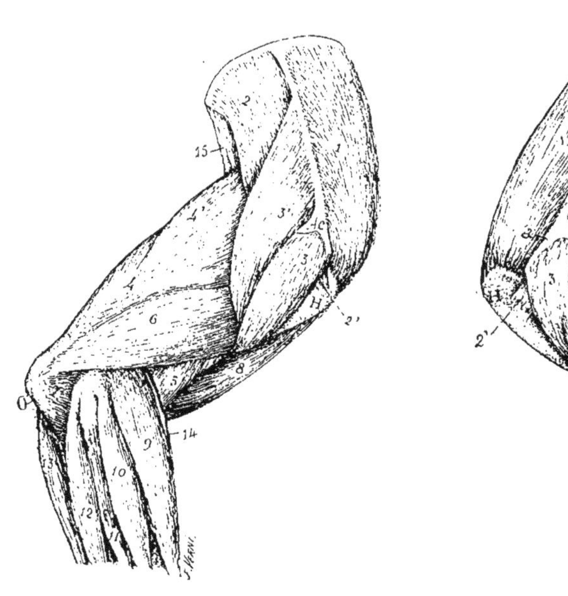

Fig. 211. — Muscles externes de l'épaule et du bras du Chien *.

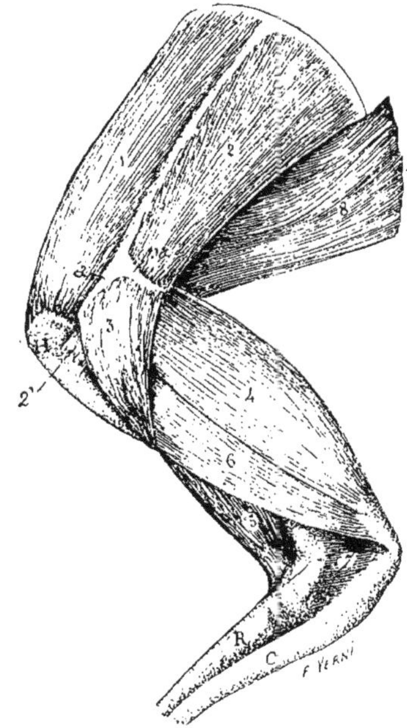

Fig. 212. — Muscles externes de l'épaule et du bras du Lapin **.

sous-scapulaire au psoas-iliaque (tel qu'on l'entend chez l'Homme). Le *capsulaire de l'épaule* fait défaut.

Chez le ***Mouton*** et la ***Chèvre***, il n'y a rien à signaler d'important comparativement au Bœuf.

Chez les ***Camélidés***, il existe un capsulaire de l'épaule beaucoup plus développé que celui des Solipèdes ; en outre le sous-scapulaire n'est pas dissocié. Les autres muscles n'offrent rien de particulier, relativement aux autres Ruminants.

Chez le ***Porc***, le *sus-épineux* est énorme, terminé exclusivement sur le trochiter. La portion antérieure du *deltoïde* croise la partie inférieure de l'épine scapulaire pour venir s'insérer dans la fosse sus-épineuse sur le revers antérieur de ladite épine elle adhère extrêmement à la partie inférieure du sous-épineux. La portion postérieure n offre rien de particulier. Le *petit rond* est relativement fort; il s'élève jusqu'au quart supérieur du scapulum et se termine par un tendon sur un gros tubercule situé entre le trochiter et la crête deltoïdienne. Le *sous-scapulaire* n'est pas dissocié. Le tendon commun du *grand rond* et du grand dorsal s'insère sous la coulisse bicipitale, après avoir croisé l'anconé interne et le coraco-brachial. Celui-ci est indivis, et relativement court : il ne dépasse pas le milieu de

* 1, sus-épineux ; 2, sous-épineux ; 3, delto-acromial ; 3', delto-spinal ; 4, long anconé ; 4', son chef accessoire ; 5, brachial antérieur ; 6, anconé externe ; 7, petit anconé ; 8, biceps brachial ; 9, extenseur antérieur du métacarpe ; 10, extenseur commun des doigts ; 11, extenseur des trois doigts externes ; 12, cubital externe ; 13, muscles épitrochléens ; 14, long supinateur. — H, trochiter. — O, olécrâne.

** H, trochiter ; 2, acromion ; pa, paracromion ; R, radius ; C, cubitus ; 1, sus-épineux ; 2, sous-épineux ; 2', son tendon ; 3, delto-acromial ; 4, long anconé (dépourvu de chef accessoire) ; 5, brachial antérieur ; 6, anconé externe ; 7, petit anconé ; 8, grand dorsal.

l'humérus; il se termine par une aponévrose sur une légère crête de la face interne de cet os. Il existe un *capsulaire de l'épaule* très grêle, dont l'extrémité humérale s'insinue entre deux branches d'origine du brachial antérieur.

Chez le ***Chien*** et le ***Chat*** (fig. 211), le capsulaire de l'épaule manque. Le *sus-épineux* est considérable et se termine par une seule branche qui va au trochiter. Le *sous-épineux* n'est pas divisé à son extrémité inférieure : la branche profonde fait défaut. Le *deltoïde* est très développé ; il possède une portion antérieure provenant directement de l'acromion, et une portion postérieure qui naît de toute l'étendue de l'épine scapulaire par une courte aponévrose. Le *grand rond* se termine en dessous de la lèvre interne de la coulisse bicipitale. Le *coraco-brachial* est très court, composé d'un seul corps charnu qui se termine au-dessus de l'insertion humérale du grand rond. Chez le ***Chat***, il présente souvent un faisceau grêle qui descend jusqu'en bas de l'humérus.

Dans le ***Lapin*** (fig. 212) le *deltoïde* est simple, réduit à la portion acromiale; la portion postérieure ou spinale fait défaut.

§ II. — Muscles du bras.

Ces muscles, groupés autour de l'humérus, se fixent tous sur l'avant-bras par leur extrémité inférieure. Les uns, situés en avant, fléchissent ce rayon osseux; les autres, placés en arrière, sont chargés de l'étendre. Les premiers forment la *région brachiale antérieure*, les seconds la *région brachiale postérieure.*

A. — Région brachiale antérieure.

Cette région se compose de deux muscles seulement : le *biceps* et le *brachial antérieur.*

1. Biceps brachial (fig. 159 et 211).

Long fléchisseur de l'avant-bras. — Scapulo-radial de Vicq d'Azyr. — Coraco-radial de Girard.

(*Biceps brachii.*)

Préparation. — Coucher le membre sur sa face interne ; renverser sur les muscles externes de l'avant-bras l'insertion brachiale du mastoïdo-huméral, du pectoral descendant et du pectoral transverse; fendre dans sa longueur l'extrémité inférieure du sus-épineux, pour mettre à nu le tendon d'origine du biceps. L'insertion inférieure pourra être étudiée en même temps que celle du brachial antérieur.

Ce muscle ne mérite le nom de biceps chez aucun de nos Mammifères domestiques. C'est, chez les Solipèdes, un muscle long et cylindroïde, tendineux à ses deux extrémités, entrecoupé d'un grand nombre de fortes lames fibreuses, dont une, plus considérable que les autres et presque centrale, représente une corde très résistante qui traverse le muscle dans toute sa longueur et s'en détache inférieurement.

Attaches. — Il prend origine sur le tubercule sus-glénoïdien ou base de l'apophyse coracoïde, par son tendon supérieur (fig. 159, 6), tendon arrondi et très gros qui se moule et s'infléchit sur la coulisse bicipitale, en devenant fibro-cartilagineux, et y glisse au moyen d'une synoviale propre. Son tendon inférieur, extrêmement court et fort, se termine sur la tubérosité interne et supérieure du radius (*tubérosité bicipitale*), en s'unissant au ligament capsulaire de l'articulation du coude, et en s'insinuant sous le ligament interne de cette même jointure. Il abandonne tout à fait à sa naissance la bride fibreuse qui fait suite à l'une de ses intersections, bride qui se répand à la surface de l'extenseur antérieur du métacarpe, en se confondant avec l'aponévrose antibrachiale.

Rapports. — Le coraco-radial recouvre la capsule de l'articulation scapulo-humérale dont il est séparé par un coussinet adipeux, la face antérieure de l'humérus, le coraco-brachial et l'articulation du coude. Il est recouvert : 1° par le sus-épineux, entre les deux branches duquel il passe ; 2° par une gaine aponévrotique qui lui est spéciale, et qui a pour tenseur le muscle ci-dessus indiqué, avec le pectoral ascendant (Voy. la figure 209, 12, où cette aponévrose a été conservée en partie). Cette gaine sépare le biceps du mastoïdo-huméral, du pectoral transverse et du brachial antérieur.

Usages. — Ce muscle est fléchisseur de l'avant-bras et tenseur de l'aponévrose antibrachiale. Il agit de plus, grâce aux lames fibreuses qui l'entrecoupent, comme un lien inextensible puissant qui solidarise passivement, pendant l'appui du membre, l'extrémité inférieure du scapulum avec l'extrémité supérieure du radius. Si le membre est immobile, comme dans la station, ledit muscle s'oppose à la flexion de l'angle scapulo-huméral ; il suffit pour cela que l'avant-bras soit maintenu en position fixe ; il s'oppose aussi à la flexion du canon, grâce à la bride qu'il lance sur l'extenseur antérieur du métacarpe. Si le membre à l'appui, oscillant sur le sabot, redresse ses rayons pour communiquer la détente au corps, l'angle huméro-radial ne peut augmenter d'ouverture sans que l'angle scapulo-huméral augmente de la même quantité, car l'extrémité supérieure du biceps doit nécessairement suivre le mouvement éprouvé par son extrémité inférieure du fait de l'extension de l'avant-bras. Ainsi s'établit une synergie des mouvements d'extension du membre, qui est extrêmement favorable à sa puissance de détente. Toute la force développée par les extenseurs de l'avant-bras se répercute sur le sommet de l'angle de l'épaule ; c'est pourquoi le tendon supérieur du biceps est si volumineux, si consistant.

2. Brachial antérieur (fig. 159, 12 et 212, 5).

Court fléchisseur de l'avant-bras. — Brachial. — Brachial interne. — Huméro-radial ou huméro-cubital oblique (Gir.).

(*Brachialis.*)

Préparation. — Coucher le membre sur sa face interne et inciser les abducteurs du bras, le sous-épineux, le long anconé et l'anconé externe, pour mettre à nu la partie moyenne et l'extrémité supérieure du muscle ; retourner le membre sur sa face externe afin de découvrir l'extrémité inférieure. Il sera bon, pour étudier celle-ci dans tous ses détails, de couper le ligament interne de l'articulation du coude et les muscles de l'avant-bras qui s'attachent à l'épitrochlée.

C'est un muscle très épais, presque entièrement charnu, rétréci à sa partie inférieure. Il est logé dans la gouttière de torsion de l'humérus, dont il affecte exactement la direction, c'est-à-dire qu'il se contourne autour de l'os, de manière à recouvrir successivement sa face postérieure, sa face externe, sa face antérieure, puis la capsule de l'articulation du coude.

Attaches. — Les fibres charnues qui le composent prennent leur insertion fixe sur la face postérieure de l'humérus, en dessous de la tête articulaire. Elles se terminent inférieurement sur un tendon aplati qu'elles recouvrent presque entièrement. Ce tendon glisse dans une coulisse transversale située au côté interne du radius, en dessous de la tubérosité bicipitale ; passe sous le ligament interne de l'articulation du coude et se divise alors en deux faisceaux : un qui s'arrête sur le radius, l'autre qui gagne le cubitus en se confondant avec les trousseaux de fibres arciformes chargés d'unir, du côté interne, les deux os de l'avant-bras (fig. 210, 14').

Rapports. — On connaît les parties que ce muscle recouvre. Il est recouvert, tout à fait en dedans, par le grand rond et l'anconé interne; en arrière et en dehors, par le long anconé et l'anconé externe. Son extrémité inférieure, comprise entre l'extenseur antérieur du métacarpe et le biceps, s'engage sous la bride antibrachiale de ce dernier, comme sous un pont. A son passage dans la partie moyenne de la gouttière de torsion, ce muscle est recouvert par une aponévrose fixée aux lèvres de cette gouttière et à laquelle adhèrent les fibres des muscles anconé externe et extenseur antérieur du métacarpe.

Usages. — Il ne joue d'autre rôle que celui de fléchisseur de l'avant-bras.

B. — Région brachiale postérieure.

Les muscles de cette région, souvent désignés en bloc sous le nom de *muscles olécraniens* ou *extenseurs de l'avant-bras*, constituent, chez nos grands Quadrupèdes, une énorme masse qui remplit le sinus de l'angle scapulo-huméral. Leur nombre est variable suivant les espèces, et leurs appellations différentes suivant le pays et suivant les auteurs[1]. Nous adopterons pour tous le terme générique d'*anconé* et nous décrirons chez les Solipèdes : le *long anconé*, l'*anconé externe*, l'*anconé interne*, le *petit anconé* et l'*anconé accessoire du grand dorsal.*

Préparation. — Les muscles de cette région doivent être étudiés avant ceux de la région précédente. Pour préparer le long anconé et l'anconé externe, il faudra coucher le membre sur sa face interne, enlever la légère lame fibreuse qui recouvre ces deux muscles et soulever les abducteurs du bras, qui cachent en grande partie leur origine. On laissera le membre dans la même position pour mettre à nu le petit anconé, opération qui exige un peu de soin, car ce muscle est presque entièrement caché par l'anconé externe et adhère fortement à cet organe. Il suffira ensuite, pour disséquer l'anconé interne, de retourner le membre sur le côté externe et d'enlever les vaisseaux, les nerfs et les ganglions lymphatiques qui recouvrent ce muscle en partie ; il faut aussi l'isoler de l'accessoire du grand dorsal.

1. Long anconé (fig. 209, 7, et 210, 15).

Gros extenseur de l'avant-bras. — Longue portion du triceps brachial de l'Homme. — Long triceps. — Grand scapulo-olécranien (Gir.).
(*Caput longum tricipitis brachii.*)

Muscle énorme, triangulaire, occupant, avec l'anconé externe, l'espace compris entre le bord postérieur de l'omoplate et l'humérus.

Insertions. — Il est formé de très gros faisceaux, au milieu desquels on rencontre quelques bandes aponévrotiques. Ces faisceaux prennent leur origine sur l'angle dorsal et le bord axillaire du scapulum, soit directement, soit par l'intermédiaire de deux fortes lames fibreuses entre lesquelles ils sont d'abord compris. Ils se dirigent ensuite en arrière et en bas, et convergent tous vers un gros tendon qui occupe l'angle postéro-inférieur du triangle que l'organe représente. Ce tendon se termine en s'attachant sur le sommet de l'olécrâne, après avoir reçu un grand nombre des fibres de l'anconé externe et avoir glissé, au moyen d'une capsule synoviale, sur l'éminence qui sert à son insertion.

Rapports. — La face externe du gros extenseur est recouverte par une légère couche fibreuse, mi-blanche, mi-jaune, qui sépare cette face du pannicule charnu ; elle est creusée, près du bord supérieur du muscle, d'une excavation

1. Voy. F.-X. Lesbre, *Considérations générales sur les muscles olécraniens et les muscles rotuliens de l'Homme et des Mammifères* (C. R. de l'Association des anatomistes, 3e session, Lyon, 1901).

dans laquelle est reçue la portion postérieure du deltoïde. Sa face interne répond au grand rond, au grand dorsal et à son muscle accessoire. Le bord postérieur est longé par ce dernier. L'antérieur ou supérieur suit le bord axillaire de l'omoplate et s'y attache pour constituer l'insertion fixe du muscle; l'inférieur répond à l'anconé externe et à l'anconé interne.

Usages. — Extenseur de l'avant-bras. Il peut contribuer aussi, le membre étant à l'appui, au redressement de l'épaule, comme nous l'avons expliqué à propos du biceps, et cette action secondaire est de première importance pour produire la fixité de ses attaches supérieures.

Il y a une remarquable proportionnalité entre le développement de ce muscle et la saillie de l'olécrâne. Celui-ci est véritablement formidable chez les Solipèdes, les Ruminants, le Porc; aussi le long anconé est-il énorme chez tous ces animaux; tandis que chez l'Homme c'est la partie la plus faible du triceps brachial. — « Il semble, dit Cuvier, que cette grande force des extenseurs de l'avant-bras chez les Quadrupèdes tient à leur utilité dans le mouvement progressif; ils remplissent, en effet, pour l'extrémité antérieure, les mêmes fonctions que les extenseurs du talon pour l'extrémité postérieure, en faisant effort pour porter en avant le corps de l'animal quand le pied de devant a pris son point d'appui. »

2. Anconé externe (fig. 209, 8).

Court extenseur de l'avant-bras. — Portion externe du triceps brachial. — Vaste externe. — Triceps interne. — Huméro-olécranien interne (Gir.).
(*Caput laterale tricipitis brachii.*)

Ce muscle, situé entre l'humérus et le bord inférieur du précédent, est obliquement dirigé de haut en bas et d'avant en arrière. Il est épais et prismatique, aplati et aponévrotique à son extrémité supérieure, entièrement formé de gros faisceaux charnus parallèles dans le reste de son étendue.

Attaches. — Il s'attache, d'une part, sur l'humérus, à la ligne courbe qui part de la crête deltoïdienne pour aller rejoindre la base de la tête articulaire, par la courte aponévrose de son extrémité supérieure (*insertion fixe*); — d'autre part, sur l'olécrâne, soit directement, soit par l'intermédiaire du tendon du gros extenseur (*insertion mobile*).

Rapports. — Le prisme formé par ce muscle présente trois faces qui répondent : l'externe, aux deux abducteurs du bras et à une légère couche fibreuse continue avec celle qui recouvre le gros extenseur et avec l'aponevrose antibrachiale; l'interne, au petit anconé, dont il est assez difficile de la séparer, au brachial antérieur et à l'extenseur antérieur du métacarpe; la supérieure, au gros extenseur, qui y adhère d'une manière intime.

Usages. — Extenseur de l'avant-bras.

3. Anconé interne (fig. 210, 17).

Moyen extenseur de l'avant-bras. — Portion interne du triceps brachial. — Vaste interne. — Triceps interne. — Huméro-olécranien interne (Gir.).
(*Caput mediale tricipitis brachii*).

Ce muscle est disposé symétriquement avec le précédent, c'est-à-dire qu'il est situé à la face interne du bras, le long du bord inférieur du long anconé; mais il est beaucoup plus petit que l'anconé externe, et il affecte la forme d'un cône, dont le sommet dirigé en arrière et en bas, se termine par deux petits tendons.

Attaches. — Il prend son origine, par son extrémité supérieure, sur la face interne de l'humérus, en arrière et au-dessous de la tubérosité du corps. — L'un de ses tendons terminaux s'attache au sommet de l'olécrâne ; l'autre glisse sur une petite convexité que présente cette éminence, à son côté interne, et va s'insérer un peu plus bas que le premier.

Rapports. — En haut, avec le bord inférieur du long anconé ; en dehors, avec l'humérus, le brachial antérieur et l'anconé externe ; en dedans, avec l'insertion humérale du grand dorsal et du grand rond, la longue branche du coraco-brachial, les vaisseaux et les nerfs de la face interne du bras, et l'accessoire du grand dorsal.

Usages. — Extenseur de l'avant-bras.

Dans l'Homme, l'anconé interne est à peu près de même volume que l'externe, et tous les deux l'emportent sur la portion médiane du triceps, tandis que, chez nos Quadrupèdes, l'anconé interne est toujours plus petit que l'externe ; la différence est énorme chez les Solipèdes.

4. Petit anconé ou sous-anconé (fig. 159, 40).

Anconé. — Petit extenseur de l'avant-bras. — Épicondylo-cubital. — Petit huméro-olécranien (Gir.).

(*Anconœus.*)

C'est un petit muscle, épais et prismatique, presque entièrement charnu, situé en arrière de l'articulation du coude ; appliqué contre le cul-de-sac synovial qui remonte dans la fosse olécranienne, cul-de-sac auquel il adhère assez fortement, et caché sous l'anconé externe dont il est peu distinct.

Attaches. — Il prend son origine au pourtour de la fosse olécranienne, au-dessus et en dehors principalement. Il se termine sur la partie antérieure et externe de l'olécrâne.

Usages. — Ce petit muscle, auxiliaire des précédents, sert en outre à soulever la capsule articulaire qu'il recouvre, pour éviter qu'elle soit pincée entre les surfaces osseuses.

5. Anconé accessoire du grand dorsal (fig. 210, 16 et 16').

Annexe du grand dorsal. — Long extenseur de l'avant-bras. — Tenseur de l'aponévrose antibrachiale. — Dorso-épitrochléen des anthropotomistes. — Long scapulo-olécranien de Girard.

Muscle large, mince, appliqué contre la face interne du long anconé, auquel il adhère assez intimement ; composé d'une aponévrose attachée au bord postérieur du scapulum (*insertion fixe*) et d'une portion charnue divisée en deux pointes divergentes, l'une antérieure, l'autre postérieure. La pointe antérieure contracte des rapports intimes avec le tendon du grand dorsal par l'intermédiaire d'un feuillet fibreux qui part de ce dernier et se confond inférieurement avec l'aponévrose commune. La pointe postérieure s'élève vers l'angle dorsal du scapulum.

Tous les faisceaux de la portion charnue convergent au côté interne de l'olécrâne et se terminent soit au bord postérieur de cette éminence, soit sur l'aponévrose antibrachiale (*insertion mobile*).

Rapports. — L'accessoire du grand dorsal est appliqué sur le long anconé, l'anconé interne, l'épitrochlée, le chef cubital du perforant, ainsi que sur le nerf cubital, l'artère et la veine cubitales. Il croise en dehors le grand rond et le grand dorsal pour atteindre le scapulum. Son bord antérieur s'unit avec la gaine aponévrotique du biceps par un fascia particulier qui recouvre les vaisseaux et les nerfs de la face interne du bras.

Usages. — Il contribue à l'extension de l'avant-bras et opère la tension de l'aponévrose antibrachiale. Sans doute sert-il aussi à tendre le grand dorsal suivant sa largeur.

DIFFÉRENCES

Chez le **Bœuf**, le *biceps* est moins épais et moins tendineux que chez les Solipèdes; la bride inférieure qu'il lance à l'extenseur antérieur du métacarpe est peu distincte. Le *brachial antérieur* se termine, comme le précédent, exclusivement sur le radius. L'*anconé interne* est sensiblement plus développé que dans les Solipèdes; il s'élève par une pointe jusqu'à la base de la tête humérale après avoir croisé en dehors le tendon du grand rond et du grand dorsal. L'*accessoire du grand dorsal* est réduit à une simple bande charnue, longeant en dedans le bord postérieur du long anconé, et complètement indépendante du grand dorsal.

Le *long anconé*, au lieu de localiser son insertion inférieure sur le sommet de l'olécrâne, l'étend à la face interne de cette éminence de manière à couvrir la terminaison de l'anconé interne; on dirait que la partie antérieure de l'accessoire du grand dorsal des Solipèdes s'est ici soudée et confondue avec le long anconé. Le *petit anconé* est plus développé que dans le Cheval, mais il est presque inséparable de l'anconé externe.

Chez les **Camélidés**, le biceps se décompose en deux corps charnus, situés l'un en avant et en dehors de l'autre, et réunis aux deux extrémités du muscle; l'antérieur est très entrecoupé de lames fibreuses, le postérieur essentiellement charnu. Le tendon inférieur de cet organe est extrêmement fort : il s'insère sur presque toute la largeur du radius.

Le *brachial antérieur* est volumineux; il se termine comme chez le Bœuf au bord interne du radius. L'anconé *accessoire du grand dorsal* manque. Les autres anconés sont très développés; le long et l'externe sont énormes : l'interne étend son insertion fixe sur la plus grande partie de la longueur de l'humérus; le petit déborde, du côté interne, sous le précédent.

Chez la **Chèvre** et le **Mouton**, le tendon supérieur du *biceps* n'est pas nodulaire comme dans les espèces précédentes; il est souple et purement fibreux. Le tendon inférieur se divise en deux branches dont l'une s'insère sur la tubérosité bicipitale du radius, et l'autre contourne cet os en arrière en glissant sur lui au moyen d'une synoviale pour gagner le cubitus. La bride ou expansion inférieure du muscle ne se distingue pas de l'aponévrose antibrachiale.

Le *brachial antérieur* se termine au-dessous du précédent et de la même manière, c'est-à-dire par une branche radiale et une branche cubitale. Le *long anconé*, l'*anconé externe*, l'*anconé interne*, le *petit anconé* et l'*accessoire du grand dorsal* ressemblent à ceux du Bœuf; mais il existe, en outre, un nouvel anconé situé entre l'externe et l'interne, sous le long : c'est l'*anconé profond*, *anconé moyen*, *anconé postérieur*, *vaste intermédiaire*, etc., muscle conoïde qui semble résulter d'un démembrement de l'anconé interne et qui s'insère d'une part, à la base de la tête humérale; d'autre part, en avant du sommet de l'olécrâne.

Chez le **Porc**, *les fléchisseurs de l'avant-bras* ressemblent à ceux du Mouton et de la Chèvre : ils se terminent, chacun, par un tendon bifide, sur le radius et le cubitus, et l'insertion cubitale est la plus forte.

Le *biceps* est relativement faible; il est moins volumineux que le brachial antérieur. Le *long anconé* se décompose en deux portions, situées l'une au-dessus et en dehors de l'autre, qui se confondent inférieurement; il se termine sur la partie postérieure du sommet de l'olécrâne après avoir glissé sur la partie antérieure au moyen d'une bourse synoviale. L'anconé externe est à peine aussi volumineux que l'interne; il s'insère par une aponévrose sur une crête externe de l'olécrâne et glisse aussi sur une petite synoviale. L'anconé interne s'élève jusqu'à la base de la coulisse bicipitale en croisant en dessous le coraco-brachial.

Il existe un anconé profond semblable à celui des petits Ruminants. Le petit anconé est relativement fort; il déborde inférieurement l'anconé interne comme l'externe. Quant à l'accessoire du grand dorsal, il est plus développé que chez les Ruminants, de couleur pâle, et ployé sur le bord postérieur du long anconé.

Chez le **Chien** (fig. 211 et 214), le *biceps* est un volumineux muscle fusiforme qui s'insère comme chez le Porc, le Mouton et la Chèvre; son tendon supérieur est accompagné dans la coulisse bicipitale par un cul-de-sac de la synoviale articulaire, au lieu de présenter une synoviale propre comme on l'observe dans les grands animaux. Le *brachial antérieur* se termine par deux branches tendineuses qui se soudent à celles du biceps et prennent les mêmes insertions, mais un peu plus bas. Le *long anconé* est décomposable en deux chefs comme dans le Porc. L'*anconé externe* est beaucoup plus gros que l'interne, sans présenter toutefois la différence que l'on constate chez les Ruminants et surtout chez les Solipèdes. Il existe un *anconé profond* (fig. 214, 4), n'offrant rien de particulier. Le *petit anconé* est loin d'être complètement couvert par l'anconé externe ; une bonne partie est à découvert sur le côté du coude. L'accessoire du grand dorsal est très mince, mais assez large.

Chez le ***Chat*** (fig. 213), on observe, comparativement au Chien, les différences suivantes : le long anconé est simple, ainsi que dans le Lapin ; le chef supérieur que l'on distingue chez

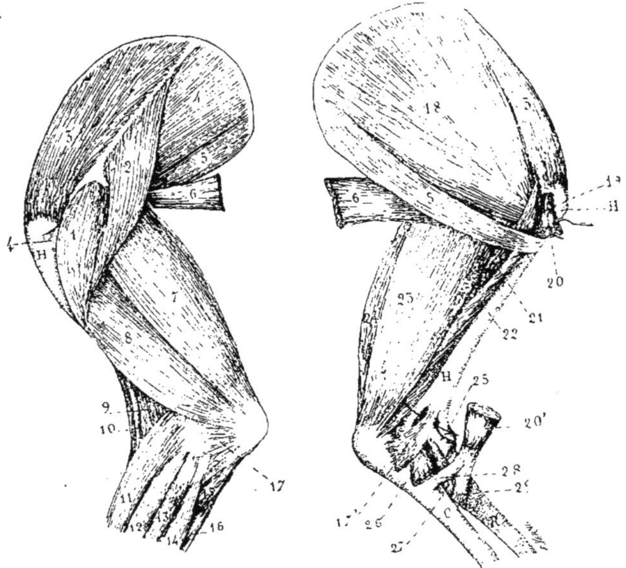

Fig. 213. — Muscles de l'épaule et du bras du Chat ; face externe et face interne*.

le Porc et le Chien fait défaut ; il s'ensuit que l'insertion scapulaire du muscle est cantonnée au voisinage de l'articulation de l'épaule. On remarque en outre un petit muscle qui n'existe dans aucune des espèces précédentes, jeté de l'épitrochlée à l'olécrâne par-dessus le nerf cubital : c'est le *petit anconé interne* ou *épitrochléo-cubital* (fig. 213, 17'). — L'anconé interne s'insère sur presque toute la longueur de l'humérus et tend à égaler en volume l'anconé externe.

En résumé, nous avons mentionné comme extenseurs de l'avant-bras les organes suivants :

1° Le *long anconé*, comprenant un *chef principal* et un *chef accessoire*, confondus dans les Solipèdes et les Ruminants, distincts seulement dans le Porc et le Chien. Le chef accessoire fait défaut dans le Chat et le Lapin ; — 2° l'*anconé externe ;* — 3° l'*anconé interne ;* — 4° l'*anconé profond*, manquant aux grands animaux (Solipèdes, Bovins, Camélidés) ; — 5° le *petit anconé* ou *sous-anconé externe ;* — 6° le *petit anconé* ou *sous-anconé interne*, n'existant que chez le Chat, parmi tous nos Mammifères domestiques ; 7° l'*anconé accessoire du grand dorsal*, manquant aux Camélidés.

* 1, 2, les deux portions du deltoïde ; 3, sus-épineux ; 4, sous-épineux ; 5, grand rond ; 6, grand dorsal ; 7, long anconé, dépourvu de chef accessoire ; 8, anconé externe ; 9, brachial antérieur ; 10, long supinateur ; 11, extenseur antérieur du métacarpe ; 12, extenseur antérieur des phalanges (extenseur commun des doigts) ; 13, extenseur latéral des phalanges (extenseur des trois doigts externes) ; 14, cubital externe ; 15, 16, les 2 chefs du cubital interne ; 17, petit anconé externe ; 17', petit anconé interne ; 18, sous-scapsulaire ; 19, coraco-brachial ; 20, origine du biceps ; 20', terminaison du même ; 21, anconé pro ond ; 22, anconé interne ; 23, anconé accessoire du grand dorsal ; 24, long anconé ; 25, origine du rond pronateur ; 26, insertion commune des muscles épitrochléens : 27, ligament interne de l'articulation du coude ; 28, tendon cubital du biceps ; 29, tendon radial du même. — H, humérus ; R, radius ; C, cubitus. Une flèche traverse le trou épitrochléen.

On le voit, les termes de triceps ou de quadriceps brachial ne sauraient désigner en commun les extenseurs de l'avant-bras dans toutes les espèces, le nombre et l'indépendance relative de ces muscles étant fort variables. Il faut pour chacun une appellation spéciale. A l'instar de beaucoup d'anatomistes étrangers, nous avons adopté le nom générique d'anconé, avec une épithète spécifique évoquant la situation et les connexions.

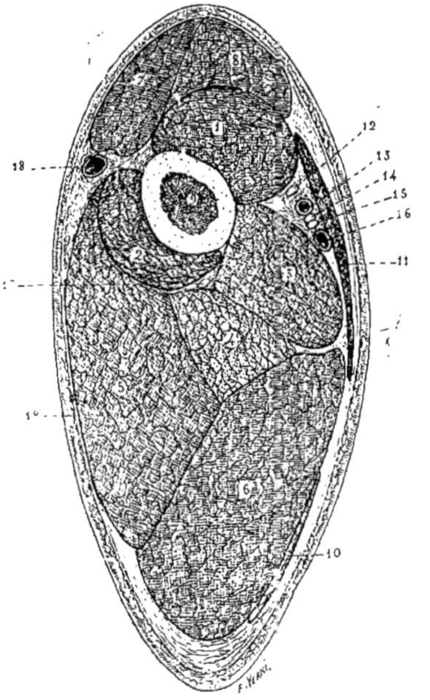

Fig. 214. — Coupe transversale des muscles du bras du Chien, passant par le milieu de l'humérus (d'après Ellenberger et Baum) *.

§ III. — Muscles de l'avant-bras.

Ces muscles, au nombre de neuf, répartis dans deux régions, l'une antérieure ou dorsale, l'autre postérieure ou palmaire, enveloppent les os de l'avant-bras de toutes parts, excepté du côté interne, où le radius est en contact médiat avec la peau. Ils se terminent tous sur les différentes sections de la main, qu'ils sont chargés de fléchir ou d'étendre, et sont contenus dans une gaîne fibreuse commune qui constitue l'*aponévrose antibrachiale*).

Aponévrose antibrachiale.

Elle représente une sorte de manchon très fort et très résistant, fixé solidement autour des muscles antibrachiaux par les insertions qu'il prend sur les os de l'avant-bras ; ce manchon s'attache effectivement sur l'olécrâne, le côté interne du radius et sur l'extrémité inférieure du même os, en dedans et en dehors.

A sa face superficielle rampent des vaisseaux et des nerfs qui se trouvent séparés de la peau par le fascia superficialis, très mince feuillet fibreux, surtout apparent du côté interne, où il double l'aponévrose antibrachiale d'une manière bien évidente et reçoit l'insertion du pectoral transverse. Il ne faut pas confondre ce fascia avec l'aponévrose antibrachiale. La face profonde de celle-ci donne naissance à plusieurs cloisons qui pénètrent dans les interstices des muscles, pour former à quelques-uns des gaines contentives spéciales; elle adhère à plusieurs d'entre eux d'une manière très intime. — A son bord supérieur, cette aponévrose reçoit : en dedans, l'insertion de l'anconé accessoire du grand dorsal ; en avant, la bride de renforcement du biceps; en dehors, elle se continue avec le fascia fibreux qui recouvre la face externe des muscles olécraniens. — Inférieurement, elle se prolonge autour du carpe et se confond avec les gaines tendineuses de cette région.

* 1, biceps; 2, brachial antérieur; 3, anconé interne; 4, anconé profond; 5, anconé externe; 6, long anconé; 7, portion deltoïdienne du mastoïdo-huméral; 8, pectoral descendant; 9, humérus; 10, anconé accessoire du grand dorsal; 11, pectoral transverse; 12, nerf musculo-cutané; 13, artère humérale; 14, nerf médian; 15, nerf cubital; 16, veine humérale; 17, nerf radial; 18, veine céphalique; 19, peau.

L'aponévrose antibrachiale est tendue par la contraction de l'accessoire du grand dorsal et par celle du coraco-radial. Quant au pectoral transverse qu'on a regardé longtemps comme propre à jouer le même rôle, il n'agit que sur le fascia superficialis.

Préparation des muscles de l'avant-bras. — Elle est des plus faciles, car il suffit d'enlever l'aponévrose antibrachiale et le tissu cellulo-graisseux des interstices pour mettre ces muscles à découvert et les isoler les uns des autres. Nous nous abstiendrons donc de toute recommandation spéciale au sujet de cette préparation : un simple coup d'œil jeté sur les figures 209 et 210 suffira pour guider l'élève dans la dissection, et suppléera aux détails que nous ne pourrions donner ici sans nous exposer à tomber dans des puérilités.

Cependant, comme les insertions terminales de quelques-uns de ces muscles sont enfermées dans l'intérieur du sabot, et qu'il est indispensable, pour les mettre à découvert, de pratiquer l'extirpation de cette boîte cornée, nous entrerons dans quelques explications sur la manière de procéder à cette opération, dont on s'abstient trop souvent dans les amphithéâtres, parce qu'elle paraît difficile et fatigante :

1° Les instruments nécessaires pour arracher l'ongle sont : un scalpel, un rogne-pied, un marteau et une paire de tricoises.

2° Le membre sera tenu en situation verticale par un ou deux aides, le pied appuyé sur une table, sur un tabouret ou sur un billot très solide.

3° On fera pénétrer aussi profondément que possible la lame du scalpel entre le bourrelet et la cavité cutigérale ; et on promènera cette lame à droite et à gauche, en lui faisant suivre le contour intérieur de la paroi, pour commencer la désunion de celle-ci avec les tissus vifs.

4° On s'armera du rogne-pied et du marteau, et l'on partagera la muraille en quatre ou cinq fragments par un nombre convenable d'incisions verticales.

5° Quand la paroi sera ainsi divisée en plusieurs segments, il suffira, pour arracher chacun d'eux, d'engager de nouveau dans une des incisions l'extrémité du rogne-pied et de se servir de cet instrument comme d'un levier, en le renversant soit à droite, soit à gauche. Le lambeau du côté opposé est alors soulevé et séparé des tissus sous-jacents. On achève de le détacher en le saisissant avec les tricoises, et en lui faisant subir un mouvement de torsion qui le désunit d'avec la sole. On peut aussi pratiquer l'arrachement de chacun des fragments, à mesure qu'on les isole : ce procédé facilite beaucoup l'opération.

6° Pour se débarrasser de la sole, on fera passer la lame du scalpel entre la face supérieure de cette voûte cornée et la face plantaire de la troisième phalange ; on essaiera ensuite de faire pénétrer dans l'intervalle, vers les mamelles, l'extrémité du rogne-pied, afin de soulever légèrement le bord extérieur de la sole. On pourra alors saisir celle-ci avec les tricoises et l'arracher d'un seul coup, ainsi que la fourchette, en imprimant à l'instrument un vigoureux mouvement de bascule, pendant que les aides maintiennent le membre légèrement soulevé et qu'ils font effort en sens inverse de l'opérateur.

Depuis quelques années, nous avons fait installer à l'école vétérinaire de Lyon un appareil de chauffage au gaz qui rapidement porte à l'ébullition la quantité d'eau nécessaire pour immerger le pied à dessaboter. Un séjour d'un quart d'heure à une demi-heure dans de l'eau bouillante rend très facile l'arrachement de l'ongle intact, sans endommager ni le contenant ni le contenu.

A. — Région antibrachiale antérieure.

Elle comprend, chez les Solipèdes, quatre muscles extenseurs.

Deux agissent sur la main toute entière, ce sont : l'*extenseur antérieur* et l'*extenseur oblique du métacarpe*.

Deux autres, l'*extenseur antérieur* et l'*extenseur latéral des phalanges*, se terminent sur la région digitée.

1. Extenseur antérieur du métacarpe (fig. 209, 11).

Épicondylo-prémétacarpien (Gir.). — Long et court radial externe de l'Homme.
(*Extensor carpi radialis longus* et *extensor carpi radialis brevis*.)

L'extenseur antérieur du métacarpe, situé en avant du radius, dans une direction à peu près verticale, se compose d'un corps charnu et d'un tendon. Le premier présente la forme d'un conoïde renversé ; il est formé de faisceaux musculeux, légèrement arciformes à leur extrémité supérieure, et entrecoupés de quelques lames aponévrotiques. Le second, d'abord arrondi, puis aplati d'avant en arrière, succède à l'extrémité inférieure du corps charnu, au-dessous du tiers moyen du radius.

Attaches. — Ce muscle prend son insertion fixe : 1° sur la crête postérieure de la gouttière de torsion de l'humérus; 2° au-dessus et en avant de la surface articulaire inférieure du même os, au moyen d'une forte lanière fibreuse qui lui est commune avec l'extenseur antérieur des phalanges, et qui s'épanouit à la face profonde de ces deux muscles, en se confondant de la manière la plus intime avec le ligament capsulaire de l'articulation du coude.

Il opère son insertion mobile sur la tubérosité antérieure et supérieure du métacarpien médian, par l'extrémité inférieure de son tendon.

Rapports. — Le corps charnu du muscle est recouvert par l'aponévrose antibrachiale et par l'anconé externe; il recouvre la face antérieure du radius ainsi que l'articulation du coude; en dehors et en arrière, il répond à l'extenseur antérieur des phalanges; en haut et en dedans, il se trouve en rapport avec l'extrémité inférieure du brachial antérieur, dont l'aponévrose adhère assez fortement à la partie arciforme de ses fibres, et semble les attacher à la crête deltoïdienne. Son tendon s'engage dans la coulisse verticale interne creusée en avant de l'extrémité inférieure du radius; passe ensuite sur le ligament capsulaire du carpe, où il se trouve maintenu par une large gaine fibreuse, dans laquelle il glisse au moyen de deux synoviales. Ce tendon est croisé obliquement, au-dessus du carpe, par celui de l'extenseur oblique du métacarpe, qui passe à sa surface.

Usages. — Ce muscle joue précisément le rôle indiqué par son nom, c'est-à-dire qu'il étend le métacarpe sur l'avant-bras. L'effort qu'il développe est considérable pendant l'appui du membre, où il doit s'opposer à la flexion du carpe qui tend à se produire sous l'influence du poids du corps, surtout dans les allures sautées, au moment où l'animal, animé d'une grande quantité de mouvement, retombe sur les membres antérieurs; aussi est-il le plus volumineux des muscles de la région.

2. Extenseur oblique du métacarpe (fig. 209, 13).

Cubito-prémétacarpien, ou mieux radio-prémétacarpien, d'après Girard. — C'est le représentant du long abducteur et du court extenseur du pouce de l'Homme.
(*Abductor pollicis longus* et *extensor pollicis brevis*.)

Petit muscle, couché obliquement sur la face antérieure du radius, et croisant le précédent de haut en bas et de dehors en dedans; composé d'un corps charnu, aplati, fortement aponévrotique, et d'un tendon qui gagne la coulisse oblique creusée du côté interne de l'extrémité inférieure du radius.

Attaches. — Il prend son origine sur le bord externe du radius en suivant l'interligne radio-cubital; — son tendon terminal se fixe sur la tête du métacarpien interne, en confondant ses fibres avec celles du ligament interne du carpe (fig. 210, 25).

Rapports. — Ce muscle est recouvert par l'extenseur antérieur des phalanges et l'aponévrose antibrachiale. Il croise par-dessus le tendon de l'extenseur antérieur du métacarpe et le ligament interne du carpe. Une petite synoviale facilite le glissement de son tendon dans la coulisse interne du radius, coulisse convertie en gaine par l'aponévrose antibrachiale.

Usages. — Il étend le métacarpe et peut le faire pivoter de dedans en avant.

3. Extenseur antérieur ou principal des phalanges (fig. 209, 14).

Épicondylo-préphalangien (Gir.). — Extenseur commun des doigts de l'Homme.
(*Extensor digitorum communis.*)

Muscle long et vertical, situé en dehors et en arrière de l'extenseur antérieur du métacarpe, auquel il ressemble un peu; composé, comme lui, d'un corps charnu et d'un tendon. — Le corps charnu est fusiforme, entrecoupé de lamelles aponévrotiques et bifide à l'extrémité inférieure. — Le tendon lui succède vers le tiers inférieur du radius, et comprend deux branches très inégales, d'abord accolées l'une à l'autre pour passer dans la plus externe des trois coulisses situées en avant de l'extrémité inférieure du radius et du ligament capsulaire du carpe. A la sortie de cette coulisse, où elles étaient maintenues par un appareil annulaire, ces branches tendineuses se séparent; la plus petite, située en dehors, se réunit au tendon de l'extenseur latéral (fig. 209, 15); l'autre continue son trajet sur la face antérieure du métacarpien principal, de l'articulation du boulet, et des deux premières phalanges, pour atteindre l'os du pied, après s'être élargie d'une manière remarquable, et avoir reçu, par côté, au niveau du milieu de la première phalange, une bride de renforcement provenant de l'extrémité inférieure du ligament suspenseur du boulet.

Attaches. — L'extenseur antérieur des phalanges prend son attache fixe, par l'extrémité supérieure de son corps charnu : 1° en bas de la crête postérieure de la gouttière de torsion de l'humérus; 2° en avant de l'extrémité inférieure de cet os; 3° au bord antérieur du ligament externe de l'articulation du coude; 4° à la tubérosité externe et supérieure du radius; 5° au bord externe du même os. — Son tendon principal s'insère à l'éminence pyramidale de la troisième phalange, après s'être attaché successivement sur le ligament capsulaire de l'articulation du boulet et sur la face antérieure des deux premières phalanges.

Rapports. — Le corps charnu, recouvert par l'aponévrose antibrachiale, recouvre l'articulation du coude, la face antérieure du radius et l'extenseur oblique du métacarpe; il répond, en avant, à l'extenseur antérieur du même rayon, auquel il adhère intimement par sa moitié supérieure; en arrière, à l'extenseur latéral des phalanges. — Les tendons recouvrent les différentes parties que nous avons énumérées en décrivant le trajet du muscle, c'est-à-dire la face antérieure du radius, des jointures carpiennes, du métacarpien principal, de l'articulation du boulet et des deux premières phalanges. Une synoviale vaginale les enveloppe au niveau du genou, pour faciliter leur glissement dans la coulisse radiale et sur la face antérieure du ligament capsulaire du carpe. La face interne du tendon principal se trouve tapissée, en avant de l'articulation du boulet, par une petite synoviale vésiculaire, plus bas, par les synoviales des deux articulations interphalangiennes.

Il n'est pas rare de voir la petite branche tendineuse de ce muscle se continuer jusqu'à la première phalange, au lieu de se réunir à l'extenseur latéral. On la décrit quelquefois à part, avec le faisceau charnu dont elle est la suite, sous le nom de *petit extenseur latéral* ou *muscle de Philips*.

Usages. — Ce muscle étend la troisième phalange sur la seconde, celle-ci sur la première et cette dernière sur le métacarpe. Il peut aussi concourir à l'extension de la main toute entière sur l'avant-bras.

4. Extenseur latéral des phalanges (fig. 209, 16).

Cubito-préphalangien ou mieux radio-préphalangien, d'après Girard. — Extenseur propre du petit doigt chez l'Homme.
(*Extensor digiti quinti proprius.*)

Petit muscle vertical, situé au côté externe de l'avant-bras, entre le précédent et le cubital externe, formé d'un corps charnu et d'un tendon. — Le corps charnu, peu considérable et aplati d'avant en arrière, est enveloppé d'une gaine contentive spéciale. Le tendon succède au corps charnu vers le quart inférieur du radius. D'abord arrondi, puis rubané, il gagne la coulisse de glissement qui partage en deux la tubérosité externe et inférieure du radius, passe au côté externe du carpe, en traversant le ligament latéral commun aux articulations de cette région, et arrive sur la face antérieure du métacarpien principal, où il reçoit la petite branche tendineuse qui se détache de l'extenseur antérieur, ainsi qu'une forte bride fibreuse provenant du côté externe du carpe (fig. 209, 17). Il descend ensuite, accolé au bord externe du tendon principal de son congénère et uni à ce tendon par un fascia fibreux, jusque sur l'articulation du boulet, pour se terminer, en s'élargissant, à l'extrémité supérieure de la première phalange.

Attaches. — 1° Par son corps charnu, sur la tubérosité externe du radius, le ligament externe de l'articulation du coude et sur le corps des deux os de l'avant-bras (*origine*) ; — 2° par l'extrémité inférieure de son tendon, sur la capsule de l'articulation métacarpo-phalangienne et en avant de l'extrémité supérieure de la première phalange (*terminaison*).

Rapports. — Le corps charnu répond : en avant, à l'extenseur antérieur des phalanges ; en arrière, au cubital externe et aux deux muscles perforé et perforant ; en dehors, à l'aponévrose antibrachiale. — Le tendon, entouré par une synoviale vaginale dans sa traversée carpienne, recouvre, au delà du genou, la face antérieure du métacarpe et le ligament antérieur de l'articulation métacarpo-phalangienne, sur lequel il glisse au moyen d'une petite synoviale vésiculaire. Il est recouvert par un léger fascia fibreux qui le sépare de la peau, et qui s'étend également sur le tendon de l'extenseur antérieur.

Usages. — Ce muscle, extenseur du doigt, concourt aussi à l'extension de la main toute entière sur l'avant-bras.

Dans l'**Ane**, il est proportionnellement beaucoup plus petit que chez le Cheval.

B. — Région antibrachiale postérieure.

Elle se compose de cinq muscles fléchisseurs, groupés verticalement en arrière des os de l'avant-bras.

Trois, situés en couche superficielle, agissent sur le métacarpe ; ce sont : le *cubital externe*, le *cubital interne* et le *grand palmaire*.

Les deux autres, cachés sous les précédents, se continuent jusqu'à la région digitée ; ce sont : le *fléchisseur superficiel* et le *fléchisseur profond des phalanges*

COUCHE SUPERFICIELLE

1. Cubital externe (Winslow) (fig. 209, 18).

Fléchisseur externe du métacarpe. — Cubital postérieur des anthropotomistes. — Cubital épicondylien. — Extenseur cubital du carpe. — Épicondylo-sus-carpien de Girard. (*Extensor carpi ulnaris.*)

Situé au côté externe de l'avant-bras, entre l'extenseur latéral des phalanges et le cubital interne, ce muscle est allongé de haut en bas, aplati d'un côté à l'autre, renflé dans sa partie moyenne, et entrecoupé de très fortes intersections aponévrotiques. Il commence sur le sommet de l'épicondyle par un tendon très fort et extrêmement court. Il se termine inférieurement par un second tendon plus long que le précédent et divisé en deux branches, l'une antérieure, l'autre postérieure. Celle-ci (fig. 209, 20), large et courte, s'insère sur l'os sus-carpien, en se confondant avec le cubital interne. Celle-là (fig. 209, 19), arrondie et funiculaire, glisse au moyen d'une synoviale dans la coulisse de la face externe de l'os sus-carpien, transformée en conduit par un petit appareil fibreux, et va se fixer ensuite sur la tête du métacarpien externe, en se confondant avec le ligament latéral externe du carpe.

Rapports. — Recouvert par l'aponévrose antibrachiale, ce muscle recouvre les deux fléchisseurs des phalanges. Son bord antérieur répond à l'extenseur latéral des phalanges ; le postérieur au cubital interne. Son tendon supérieur est accolé au bord postérieur du ligament externe de l'articulation du coude, et se trouve tapissé sur la face profonde par le cul-de-sac externe de la synoviale de cette articulation.

Usages. — Il fléchit la main sur l'avant-bras. La saillie du pisiforme en arrière du carpe constitue un bras de levier très favorable à son action. — En outre, il contribue d'une manière passive, grâce à sa texture fibreuse, à limiter l'extension du métacarpe pendant la dernière phase de l'appui du membre.

Chez l'Homme, ce muscle est, au contraire, extenseur de la main ; aussi les anatomistes allemands l'appellent-ils extenseur cubital du carpe.

2. Cubital interne (Winslow) (fig. 210, 18).

Fléchisseur oblique du métacarpe. — Cubital antérieur chez l'Homme. — Cubital épitrochléen — Fléchisseur cubital du carpe. — Épitrochléo-sus-carpien (Gir.). (*Flexor carpi ulnaris.*)

Ce muscle, situé en arrière et en dedans de l'avant-bras, répète assez exactement le précédent par sa forme et sa structure.

Malgré sa direction sensiblement verticale, Bourgelat l'a nommé fléchisseur oblique du métacarpe, parce que son insertion supérieure se fait en dedans du membre, tandis que l'inférieure a lieu en dehors.

Attaches. — Il prend son origine : 1° sur la base de l'épitrochlée, par les fibres tendineuses de son extrémité supérieure (chef huméral) ; 2° sur l'olécrâne, par une petite bandelette charnue (fig. 210, 18'), très mince et très pâle, qui se détache de son bord postérieur (chef cubital). — Son tendon inférieur, indivis, se termine sur l'os sus-carpien, au même point que le fléchisseur externe avec lequel il s'unit intimement.

Rapports. — Par sa face superficielle, avec l'aponévrose antibrachiale, qui adhère fortement à son tendon; par sa face profonde, avec les fléchisseurs des phalanges. Son bord antérieur est recouvert par le grand palmaire; le postérieur répond au cubital externe, en laissant un intervalle au fond duquel existent le chef cubital du perforant avec les vaisseaux et les nerfs cubitaux.

Usages. — Il est congénère du précédent.

3. Grand palmaire (fig. 210, 19).

Radial interne. — Fléchisseur radial du carpe. — Épitrochléo-métacarpien (Gir.).
(*Flexor carpi radialis.*)

Ce muscle, situé en dedans de l'avant-bras, contre la face postérieure du radius, ressemble aux deux muscles précédents, ses congénères, et se comporte à peu près comme eux. Il est cependant moins large, plus épais et moins aponévrotique. Son extrémité supérieure se fixe, par des fibres tendineuses, à la base de l'épitrochlée, au même point que le cubital interne, avec lequel elle se confond (*origine*). Son extrémité inférieure se termine par un long et mince tendon funiculaire, qui s'engage dans une coulisse fibreuse située au côté interne du carpe, et qui va se fixer à la tête du métacarpien interne (*insertion mobile*).

Rapports. — Il est recouvert par l'aponévrose antibrachiale et recouvre le cubital interne, le perforé, le perforant, des vaisseaux et des nerfs importants. Son bord antérieur répond au radius. Une synoviale vaginale enveloppe son tendon terminal et facilite son glissement dans la gaine fibreuse qu'il parcourt.

Usages. — Il est aussi fléchisseur du métacarpe.

COUCHE PROFONDE

1. Fléchisseur superficiel ou sublime des phalanges (fig. 209, 210 et 216).

Fléchisseur perforé. — Perforé. — Fléchisseur commun superficiel des doigts. — Épitrochléo-phalangien (Gir.).
(*Flexor digitorum sublimis.*)

Le fléchisseur superficiel des phalanges est situé, avec son congénère, le perforant, sous les fléchisseurs du métacarpe, lesquels forment autour d'eux une sorte d'enveloppe musculeuse.

Il se compose d'un corps charnu et d'un tendon. — Le premier, long, mince, prismatique et entrecoupé d'un grand nombre de lames aponévrotiques, s'étend depuis l'extrémité inférieure du bras jusqu'auprès du carpe. — Le tendon, succédant au corps charnu, reçoit, à son origine même, une énorme production fibreuse qui provient de la partie inférieure de la face postérieure du radius, et contracte des adhérences intimes avec l'aponévrose antibrachiale, ainsi qu'avec le perforant. Ainsi renforcé, il traverse la gaine carpienne et arrive en arrière du boulet, où il forme un anneau (fig. 210, 21') dans lequel s'engage le tendon du fléchisseur profond : d'où les noms de *perforé* et de *perforant* donnés aux fléchisseurs des phalanges. Puis il s'infléchit en avant sur la coulisse sésamoïdienne, et se termine par deux branches vers le milieu de la région digitée.

Attaches. — Il prend son origine, en commun avec le perforant, au sommet de l'épitrochlée (fig. 210, 20); et il se fixe, par les deux branches de son tendon, aux extrémités du bourrelet glénoïdien qui complète en arrière l'extrémité supérieure de la seconde phalange.

Rapports. — Le corps charnu, recouvert par le cubital externe et le cubital interne, se trouve, pour ainsi dire, incrusté dans le perforant, auquel il adhère de la manière la plus intime. Le tendon recouvre celui de ce dernier muscle, et se trouve recouvert par les deux arcades fibreuses, carpienne et métacarpo-phalangienne, qui ferment en arrière deux gaines qu'il nous reste à faire connaître.

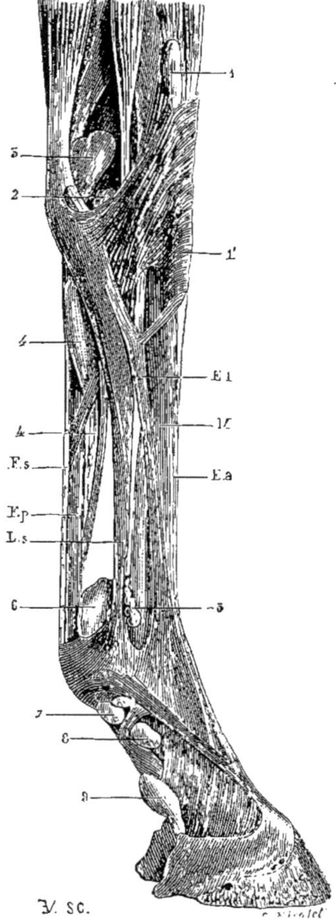

Fig. 215. — Tendons et synoviales de la main du Cheval *.

On appelle *gaine carpienne* un appareil annulaire fort remarquable, formé par la face superficielle du ligament commun postérieur du carpe et par une épaisse expansion de tissu blanc inextensible, véritable arcade fibreuse jetée, comme un pont, de l'os sus-carpien au côté interne du carpe. Cette arcade se continue, en haut, avec l'aponévrose antibrachiale, et se prolonge, en bas, sur la portion métacarpienne des tendons fléchisseurs. Une vaste synoviale vaginale tapisse la face interne de la gaine carpienne, enveloppe le perforé et le perforant à leur passage dans cette gaine, remonte au-dessus du carpe et descend jusqu'au-dessous du tiers inférieur de la région métacarpienne (fig. 215, 4, 4) où elle s'insinue entre le tendon perforant et sa bride de renforcement. Cette synoviale est fortement soutenue, dans sa partie moyenne, par les parois de la gaine carpienne, et, du côté interne de son cul-de-sac supérieur, par l'aponévrose antibrachiale ; aussi, quand elle devient le siège d'une hypersécrétion, cet état s'accuse-t-il seulement par une saillie qui se forme au-dessus et en dehors du carpe, entre la face postérieure des os de l'avant-bras et les muscles fléchisseurs (fig. 215, 3), et par un gonflement de la région des tendons vers le tiers supérieur du métacarpe.

La *gaine métacarpo-phalangienne* est formée, d'une part, par la coulisse sésamoïdienne supérieure, la face postérieure des principaux ligaments sésamoïdiens inférieurs, celle du fibro-cartilage glénoïdien de la première articulation interphalangienne, et par la poulie de renvoi postérieure de la seconde phalange ; d'autre

* M, métacarpe. — E*l*, extenseur latéral des phalanges. — E*a*, extenseur antérieur des phalanges. — F*s*, tendon du fléchisseur superficiel des phalanges. — E*p*, tendon du fléchisseur profond des phalanges. — L*s*, ligament suspenseur du boulet. — 1, gaine vaginale tapissant le tendon de l'extenseur antérieur du métacarpe ; 1', gaine vaginale tapissant le tendon de l'extenseur antérieur des phalanges au-devant du carpe ; 2, cul-de-sac supéro-externe de la synoviale radio-carpienne ; 3, cul-de-sac supérieur de la gaine carpienne ; 4, 4, partie inférieure de la même gaine ; 5, cul-de-sac de la synoviale de l'articulation métacarpo-phalangienne ; 6, 7, 8, culs-de-sac supérieur et latéraux de la gaine grande sésamoïdienne ; 9, cul-de-sac inférieur de la même, mis à nu sur la pièce par l'excision de la gaine de renforcement du tendon perforant.

part, par une large expansion membraneuse, dite arcade sésamoïdienne, appliquée sur les tendons fléchisseurs, très adhérente au perforé sur la ligne médiane du doigt, et fixée, de chaque côté, aux grands sésamoïdes et à la première phalange, par trois brides fibreuses spéciales (fig. 216, 6, 7, 8). Une synoviale vaginale très étendue tapisse les parois intérieures de cette gaine et se replie sur les tendons fléchisseurs ; elle remonte le long de ces tendons jusqu'au niveau de l'extrémité inférieure des métacarpiens latéraux (fig. 215, 6), forme inférieurement un cul-de-sac assez vaste qui enveloppe le tendon perforant (fig. 215, 9), et s'adosse, en arrière de la deuxième phalange, contre le cul-de-sac postérieur de la synoviale articulaire du pied, et le cul-de-sac supérieur de la synoviale petite sésamoïdienne (fig. 217, 14). — La gaine métacarpo-phalangienne est encore appelée *gaine grande sésamoïdienne* ; mais ce nom est plus souvent appliqué à la synoviale de revêtement. Quand cette synoviale est distendue par le liquide qu'elle sécrète, elle fait saillie (mollette) dans les points où elle n'est pas soutenue par les parois fibreuses de la gaine métacarpo-phalangienne ; c'est-à-dire : 1° au-dessus de l'articulation du boulet, sur le côté des tendons fléchisseurs, et entre ces tendons et le ligament suspenseur du boulet ; 2° au-dessous de la même articulation, entre les brides d'attache de l'arcade sésamoïdienne ; 3° derrière la deuxième phalange, entre les deux branches terminales du perforé. — La mollette correspondant au cul-de-sac inférieur (mollette du pli du paturon, apparait difficilement au deh, orsparce que ce cul-de-sac est soutenu par l'aponévrose de renforcement du tendon perforant.

Usages. — Le perforé fléchit la deuxième phalange sur la première, celle-ci sur le métacarpe, et la main toute entière sur l'avant-bras. Son tendon, grâce à la bride fibreuse qui l'attache à la face postérieure du radius, joue, pendant la station, le rôle d'un lien mécanique destiné à soutenir l'angle métacarpo-phalangien.

2. Fléchisseur profond des phalanges (fig. 209, 210 et 216).

Fléchisseur perforant. — Perforant. — Fléchisseur commun profond des doigts. — Cubito-phalangien (ou radio-phalangien, d'après Girard.

(*Flexor digitorum profundus.*)

Ce muscle, situé immédiatement en arrière du radius, se compose de trois portions ou chefs, qui se réunissent au niveau du carpe, pour se continuer jusqu'à la troisième phalange par un long et fort tendon.

A. *Les trois chefs* peuvent être distingués, eu égard à leur point d'origine, en *huméral*, *cubital* et *radial*. — La *portion humérale*, dite aussi *épitrochléenne*, est la plus considérable ; elle représente trois à quatre fois le volume du perforé qui s'y accole en arrière et s'y incruste même profondément ; on peut la diviser aisément en plusieurs faisceaux, fortement tendineux, qui partent du sommet de l'épitrochlée, avec le fléchisseur superficiel. — La *portion cubitale*, située entre le cubital externe et le cubital interne est très courte, conoïde, épaisse à l'extrémité supérieure, atténuée à l'extrémité inférieure, à laquelle succède un long tendon aplati, réuni en bas au tendon principal ; elle prend son origine sur le sommet (côté interne) et sur le bord postérieur de l'olécrâne. — La *portion radiale*, la plus faible, est cachée profondément sous le corps charnu épitrochléen. Les fibres musculaires qui la composent, fixées sur la face postérieure du radius et légèrement rayonnantes, se rassemblent sur un petit tendon particulier, qui se confond avec le tendon commun, après avoir contracté d'intimes adhérences avec la bride radiale du perforé.

Le chef radial du perforant des Mammifères représente le *long fléchisseur propre du pouce*, lequel n'existe, à l'état indépendant, que dans l'espèce humaine.

B. *Le tendon* qui succède aux trois chefs qui viennent d'être décrits s'engage dans la gaine carpienne avec celui du fléchisseur superficiel. Il reçoit, au-dessus du milieu de la région métacarpienne, une forte bride fibreuse fournie par le ligament commun palmaire du carpe; traverse l'anneau sésamoïdien du tendon perforé; passe entre les deux branches terminales de ce tendon, sur la poulie de renvoi de la face postérieure de la deuxième phalange; et s'épanouit ensuite en une large expansion qu'on nomme *aponévrose plantaire*. — Cette aponévrose glisse, par sa face antérieure, sur la face inférieure du petit sésamoïde, à l'aide

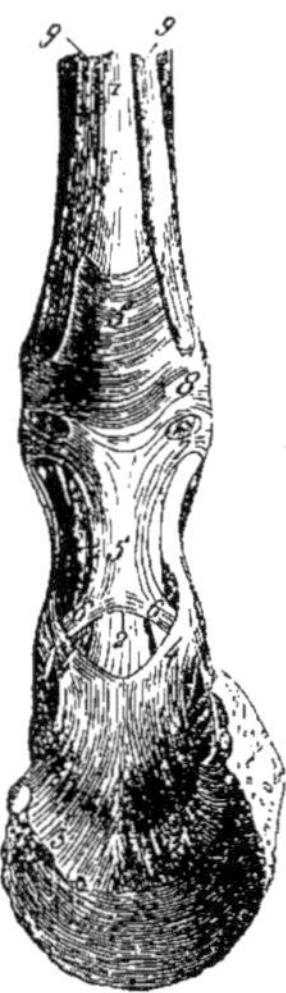

Fig. 216. — Tendons des muscles fléchisseurs des phalanges, dans la région digitée *.

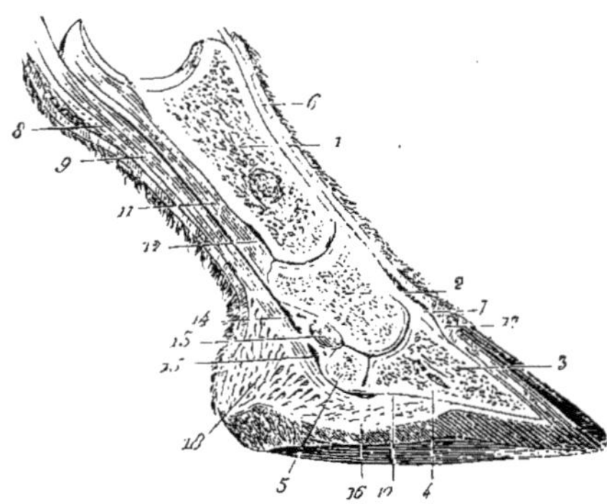

Fig. 217. — Coupe longitudinale et verticale de la région digitée du Cheval. montrant la disposition des synoviales articulaires et tendineuses **.

d'une synoviale particulière, dite *petite sésamoïdienne*. Elle est recouverte, en arrière, par une lame fibreuse signalée pour la première fois, par H. Bouley, sous le nom assez impropre de *gaine de renforcement* du tendon perforant. Elle s'insère enfin à la crête semi-lunaire de l'os du pied et aux empreintes médianes situées derrière cette crête, en se confondant par côté avec les cartilages scutiformes.

La *synoviale petite sésamoïdienne* est souvent appelée, mais à tort, petite gaine sésamoïdienne; c'est une simple bourse vésiculaire, sous-tendineuse, et non une synoviale vaginale. Elle tapisse le petit sésamoïde et le ligament impair de

* 1, tendon perforé; 2, tendon perforant à sa sortie d'entre les deux branches du perforé ; 3. 3. son insertion à la crête semi-lunaire ; 4, 4, les deux brides latérales de sa gaine de renforcement; 5. 5, arcade grande sésamoïdienne; 6, 7, 8, ses brides latérales; 9, 9, ligament suspenseur du boulet.

** 1, première phalange; 2, deuxième phalange; 3, troisième phalange; 4, sinus semi-lunaire de cette dernière; 5, petit sésamoïde; 6, tendon de l'extenseur antérieur des phalanges; 7. son insertion à la troisième phalange; 8, tendon du perforé; 9, *id.* du perforant; 10, son insertion à la troisième phalange; 11, ligaments sésamoïdiens inférieurs; 12, cul-de-sac postérieur de la première synoviale interphalangienne; 13, *id.* de la deuxième; 14, cul-de-sac inférieur de la gaine grande sésamoïdienne; 15, cul-de-sac supérieur de la synoviale petite sésamoïdienne; 16, cul-de-sac inférieur de la même; 17. coupe du bourrelet; 18, *id.* du coussinet plantaire.

l'articulation du pied, et se replie à ses deux extrémités sur la face antérieure du tendon perforant, en formant deux culs-de-sac, l'un supérieur, l'autre inférieur, qu'on aperçoit très bien sur une coupe médiane de la région digitée (fig. 217, 15 et 16). Le premier s'adosse contre le cul-de-sac postérieur de la synoviale articulaire du pied, et se trouve séparé du cul-de-sac inférieur de la grande gaine sésamoïdienne par une lame transverse de tissu fibreux jaune qui attache le tendon perforant à la face postérieure de la deuxième phalange. Le second est situé sous le ligament interosseux qui unit l'os naviculaire à la troisième phalange.

L'*aponévrose de renforcement* du tendon perforant n'engaine pas ce tendon; elle est simplement appliquée sur sa face postérieure. Cette membrane adhère intimement, en bas, à l'expansion tendineuse qu'elle recouvre, et finit par se confondre tout à fait avec elle. Elle se fixe, par côté, à l'extrémité inférieure de la première phalange, au moyen de deux brides latérales (fig 216, 4, 4), et sur la gaine métacarpo-phalangienne au moyen d'une petite bride médiane qui passe sur le cul-de-sac inférieur de la synoviale grande sésamoïdienne et la divise en deux lobes bien visibles lorsqu'il est gonflé par une injection.

Rapports. — Le corps charnu épitrochléen est tapissé, à son origine, par le cul-de-sac interne de l'articulation du coude, lequel revêt également les autres muscles attachés sur l'épitrochlée, c'est-à-dire le grand palmaire et le cubital interne. Il répond : en avant, au radius et à la portion radiale du muscle; en arrière, au perforé; en dehors, au cubital externe; en dedans, au cubital interne et au grand palmaire.

La portion cubitale, recouverte par l'aponévrose antibrachiale, recouvre la portion épitrochléenne; elle est longée par le nerf et les vaisseaux cubitaux.

La portion radiale est comprise entre la portion humérale et la face postérieure du radius.

Le tendon commun aux trois portions est en rapport : en arrière, avec celui du perforé; en avant, avec le ligament commun postérieur du carpe, le suspenseur du boulet et la coulisse grande sésamoïdienne; par côté, avec les vaisseaux et les nerfs du doigt. Son expansion terminale est recouverte par le coussinet plantaire, qui y adhère, en avant, de la manière la plus intime; elle recouvre le petit sésamoïde.

Usages. — Ce muscle fléchit les phalanges les unes sur les autres et sur le métacarpe. Il concourt aussi à la flexion de la main toute entière sur l'avant-bras. La bride qui attache son tendon en arrière du carpe et l'aponévrose qui le renforce à sa terminaison le rendent propre à prévenir mécaniquement, pendant la station, l'affaissement de l'angle métacarpo-phalangien et de la région digitée. Sa contraction, pendant que le membre est à l'appui, redresse le rayon digité et contribue ainsi à la propulsion.

Considérations générales sur l'appareil de soutènement du boulet.

Le ligament suspenseur du boulet et les tendons fléchisseurs des phalanges concourent au même résultat : le soutènement du boulet. Mais chacune des cordes de cet appareil suspenseur a son rôle particulier qu'il ne sera pas inutile de faire connaître ici : l'analyse de la fonction d'un organe fait mieux saisir la valeur de toutes ses particularités anatomiques.

Le ligament suspenseur du boulet est une corde à traction directe, dont la fourche terminale embrasse comme une chape la poulie sésamoïdienne et la suspend par son axe. Il se tend proportionnellement à l'affaissement du pâturon et par conséquent est exposé à la distension nerf-férure) au premier temps de l'appui, pendant la phase d'amortissement. Les deux brides latérales qu'il lance au tendon extenseur se tendent aussi proportionnellement à l'abaissement du boulet, de manière à maintenir les deux premières phalanges dans la plus grande extension possible et à donner au bras de levier qu'elles constituent une rigidité croissante avec l'intensité des efforts qu'elles subissent.

Le perforant agit dans le soutien du boulet comme la corde mobile de la poulie sésamoïdienne, glissant dans un sens ou dans l'autre, toujours bandée pendant l'appui. Au premier temps de l'appui, lorsque le pâturon s'abaisse, en oscillant sur le sabot, il se forme un angle entre la deuxième et la troisième phalange qui implique relâchement du perforant; et ce relâchement compense, dans une certaine mesure, la tension éprouvée derrière le boulet. Ainsi s'explique que la nerf-férure du perforant ne se produit pas d'ordinaire au premier temps de l'appui, sous l'influence de l'extrême flexion du rayon digité, mais bien au deuxième temps, c'est-à-dire pendant la phase d'impulsion, alors que l'effort général de détente du membre tient l'articulation du pied en extrême extension et que le canon très oblique ferme l'angle du boulet sans que le perforant puisse éprouver le moindre glissement sur ses poulies sésamoïdiennes. C'est une nerf-férure d'impulsion, tandis que celle du suspenseur du boulet est une nerf-férure d'amortissement.

Quant au perforé, son mode d'action dans le soutènement du boulet n'est pas encore bien élucidé, non plus que les conditions de sa distension, d'ailleurs assez rare.

On remarquera que, grâce à leurs brides de renforcement, les deux tendons fléchisseurs peuvent à un moment donné dériver sur elles une partie des tractions qu'ils subissent et ainsi préserver les corps charnus auxquels ils font suite de tiraillements et de ruptures. Toutefois ce n'est qu'après un certain allongement de ces corps charnus, que les brides de renforcement se tendent et détournent l'effort sur le squelette; de cette manière, l'appareil suspenseur du boulet bénéficie de l'élasticité du tissu musculaire et de la ténacité du tissu fibreux[1].

Muscles surnuméraires.

Avant de passer aux différences des muscles de l'avant-bras, il est bon de décrire certains petits muscles que l'on trouve anormalement chez les Solipèdes. Bien qu'ils n'aient aucune importance physiologique, ils offrent, comme on va le voir, un réel intérêt. Ce sont, par ordre de fréquence : le *rond pronateur*, l'*extenseur du pouce et de l'index*, et enfin le *long supinateur*.

Rond pronateur.

Épitrochléo-radial de Chaussier.

(*Pronator teres.*)

C'est une mince bandelette musculeuse, incrustée dans le ligament interne de l'articulation du coude, s'insérant avec lui sur l'épitrochlée et sur le radius, en couvrant la terminaison du biceps et du brachial antérieur. Nous l'avons rencontré maintes fois, à des degrés divers de développement, chez le Cheval, l'Ane et le Mulet.

Long supinateur.

Brachio-radial.

(*Brachioradialis.*)

Nous ne l'avons trouvé qu'une seule fois, chez le Cheval, à l'état d'un très grêle faisceau charnu, superposé au bord interne de l'extenseur antérieur du métacarpe, et étendu de la crête postérieure de la gouttière de torsion de l'humérus à la partie inférieure du bord interne du radius. Nous avons eu aussi

1. Pour plus amples détails sur cette importante question, consulter les communications de M. le professeur G. Barrier à la Société centrale vétérinaire. Bulletins des années 1891, 1892 et 1893.

l'occasion de constater sa présence chez un Tapir, animal du même ordre zoologique que les Solipèdes.

Extenseur du pouce et de l'index.

(*Extensor pollicis longus* et *extensor indicis proprius.*)

Les deux muscles de l'Homme : long extenseur du pouce et extenseur propre de l'index, se confondent, dans la plupart des Quadrupèdes, en un extenseur du pouce et de l'index, que l'on trouve distinctement chez tous nos Mammifères domestiques, les Solipèdes exceptés. Il peut même apparaître chez ceux-ci, à titre anormal ; on l'y a décrit sous les noms de *petit extenseur antérieur des phalanges* ou *muscle de Thiernesse*. C'est alors un petit faisceau conoïde, qui prend naissance dans l'arcade radio-cubitale, en s'insinuant sous l'extenseur latéral des phalanges, et qui se jette sur la face profonde de l'extenseur antérieur où bientôt il se perd. A la dissection, on le poursuit jusqu'à l'origine du tendon de ce muscle, où il se termine lui-même par un petit tendon.

L'apparition de muscles comme les trois que nous venons d'indiquer chez des animaux dont les os de l'avant-bras sont soudés et partant incapables du moindre mouvement de l'un sur l'autre, et dont la main ne comprend qu'un seul doigt développé, le troisième, ne peut s'expliquer rationnellement que par la phylogenèse, en admettant que les ancêtres reculés de ces animaux avaient une main polydactyle, douée de pronation et de supination.

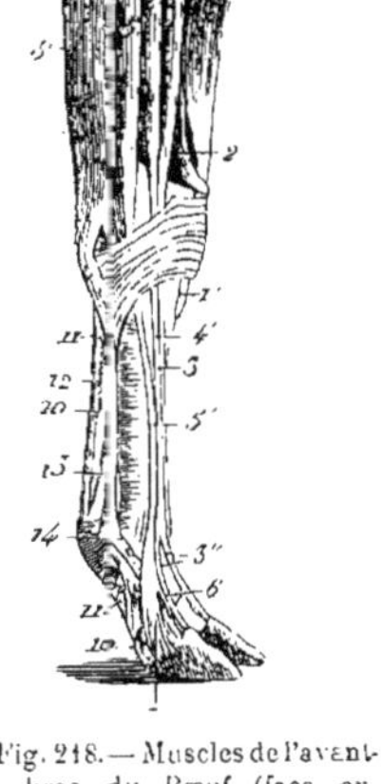

Fig. 218. — Muscles de l'avant-bras du Bœuf (face externe) *.

DIFFÉRENCES

Chez le **Bœuf**, l'*extenseur antérieur* et l'*extenseur oblique du métacarpe* se comportent comme chez les Solipèdes ; ce dernier se termine en dedans de l'extrémité proximale de l'os canon.

L'*extenseur antérieur des phalanges* est divisé dans toute sa longueur en deux portions parallèles : une externe qui forme l'*extenseur commun des doigts*, l'autre interne qui constitue l'*extenseur propre du doigt interne*.

a) Le corps charnu de l'extenseur commun (fig. 218, 3) est un peu plus volumineux que celui de l'extenseur propre ; son tendon commence vers le tiers inférieur du radius, passe sur le carpe, le métacarpe et l'articulation métacarpo-phalangienne. Arrivé à l'origine des doigts, il se bifurque, et chacune de ses branches va s'insérer sur l'éminence pyramidale de la troisième phalange. — Ce muscle, en étendant les doigts, les rapproche l'un de l'autre. Il présente un chef profond procédant de l'arcade radio-cubitale supérieure, qui représente, d'une manière constante, l'extenseur du pouce et de l'index.

b) L'extenseur propre du doigt interne (fig. 218, 4) ressemble beaucoup au précédent. Son tendon passe, avec celui qui termine ce dernier, dans l'une des coulisses inférieures

* 1, extenseur antérieur du métacarpe ; 1', terminaison de son tendon ; 2, extenseur oblique du métacarpe ; 3, extenseur commun des doigts ; 3', son tendon ; 3'', sa bifurcation terminale ; 4, extenseur propre du doigt interne ; 4', son tendon ; 5, extenseur propre du doigt externe ; 5', son tendon ; 6, sa branche d'insertion à la deuxième phalange ; 7, celle qui va à la troisième ; 8, cubital externe ; 9, chef cubital du perforant ; 10, tendon du perforant ; 11, tendon du perforé ; 12, ligament suspenseur du boulet ; 13, bride carpienne ou aponévrose palmaire profonde ; 14, bride lancée par le suspenseur du boulet à l'extenseur propre du doigt externe ; 15, coraco-radial ou biceps ; 16, brachial antérieur ; 17, petit anconé.

du radius et sur le ligament capsulaire du carpe, où les deux cordes se trouvent enveloppées par une synoviale commune. Arrivé au niveau de l'articulation métacarpo-phalangienne, ce tendon se place au côté excentrique du doigt interne, descend, en s'élargissant de plus en plus, jusqu'à l'extrémité de celui-ci et reçoit du ligament suspenseur du boulet, vers le milieu de la première phalange, deux brides d'assujettissement exactement semblables à celles qui, chez les Solipèdes, renforcent l'extenseur antérieur des phalanges. Ce tendon se bifurque inférieurement ; l'une des branches s'attache sur la face antérieure de la deuxième phalange ; l'autre, beaucoup plus large, recouvre le ligament latéral externe commun aux deux articulations interphalangiennes et se termine sur tout le côté excentrique de la troisième phalange.

L'*extenseur latéral des phalanges* est plus épais que celui des Solipèdes et constitue l'*extenseur propre du doigt externe* (fig. 218, 5). Son tendon se comporte absolument comme celui de l'extenseur propre du doigt interne ; on peut se dispenser d'en faire une description spéciale. — Il est à remarquer que ces deux muscles écartent les doigts l'un de l'autre en les étendant, et qu'ils sont jusqu'à un certain point antagonistes de l'extenseur commun.

Le *cubital externe* et le *cubital interne* ressemblent à ceux des Solipèdes ; mais la branche antérieure du tendon terminal du premier (fig. 218, 8) s'insère sur le côté externe de l'extrémité supérieure de l'os canon, et non sur le métacarpien rudimentaire correspondant.

Le *grand palmaire* n'offre à signaler d'autre particularité que son insertion au côté interne de l'os canon.

Le *perforé* se compose de deux portions dont les tendons se réunissent vers le milieu de la région métacarpienne ; mais le tendon unique qui en résulte ne reste pas simple ; il se bifurque au-dessus de l'articulation métacarpo-phalangienne pour donner une branche à chaque doigt, laquelle se comporte comme la partie terminale du tendon perforé des Solipèdes. La portion profonde du muscle franchit le carpe dans la même gaine que le perforant ; tandis que la superficielle traverse un anneau spécial ; il y a donc deux gaines carpiennes, placées l'une au-devant de l'autre. On observe, en outre, que la bride descendant du ligament commun postérieur du carpe (aponévrose palmaire profonde), au lieu de se jeter sur le tendon perforant vers le milieu du canon, se continue jusqu'au boulet en adhérant intimement au ligament suspenseur dans la plus grande partie de sa longueur, et qu'elle se réunit au perforé de manière à former avec lui l'anneau dans lequel s'engage le perforant (fig. 218, 13).

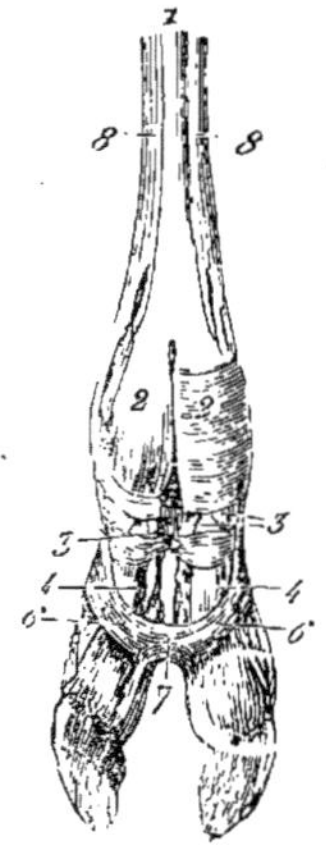

Fig. 219. — Appareil tendineux et ligamenteux de la face postérieure de la région digitée chez le Bœuf (membre postérieur) *.

Celui-ci ne présente rien à signaler dans la disposition de ses trois chefs. Son tendon ne reçoit pas la bride carpienne, ainsi que nous venons de le dire. Arrivé au-dessus du boulet, il se divise en deux branches, comme le perforé, une pour chaque doigt, et ces deux branches, après avoir traversé le perforé, vont se terminer en arrière de la face inférieure des phalangettes. Là, elles se confondent avec le ligament interdigité inférieur et une lanière fibreuse déjà signalée dans la description de ce ligament. Cette lanière provient de l'aponévrose qui recouvre les tendons fléchisseurs dans la région métacarpienne ; elle descend sur les talons, en arrière et en dehors des doigts, reste unie d'un doigt à l'autre par un fascia fibreux, et s'attache sur les brides d'assujettissement des tendons fléchisseurs, ainsi que sur le ligament interdigité supérieur ; elle s'unit inférieurement aux extenseurs propres des doigts, au coussinet plantaire, au ligament interdigité inférieur et au perforant.

L'arcade grande sésamoïdienne est remplacée par trois brides épaisses et résistantes. Le faisceau supérieur du ligament interdigité inférieur tient lieu d'aponévrose de renforcement du perforant.

Remarquons enfin l'existence normale d'un muscle *rond pronateur*, occupant la place du ligament latéral interne du coude et se confondant avec lui, mais descendant assez bas sur le côté interne du radius.

Chez le **Mouton** et la **Chèore**, les muscles de l'avant-bras sont disposés comme chez le Bœuf ; toutefois, on remarque que les tendons qui terminent les extenseurs propres restent simples et s'insèrent chacun à la partie antérieure et supérieure de la deuxième phalange correspondante ; ils ne vont donc pas jusqu'aux phalangettes. Le chef de l'extenseur commun qui représente l'extenseur du pouce et de l'index est bien développé. L'extenseur oblique du métacarpe

* 1, tendon du perforé ; 2, 2, ses branches terminales ; 3, 3, leur bifurcation ; 4, 4, perforant ; 6, 6, brides supérieures du ligament interdigité inférieur, s'attachant sur les premières phalanges ; 7, ligament interdigité inférieur ; 8, 8, ligament suspenseur du boulet.

est atrophié. Le grand palmaire est relativement faible. Chez la ***Chèvre***, le perforé adhère intimement au cubital interne ; le tendon de sa portion postérieure contracte aussi de solides adhérences avec l'arcade carpienne.

Chez les ***Chameaux***, l'aponévrose antibrachiale est revêtue, en dedans du membre, d'une vaste expansion jaune, élastique, qui franchit le pli du carpe et vient se perdre sur les tendons fléchisseurs vers le milieu du métacarpe. Cette membrane se confond en haut et en bas avec l'aponévrose subjacente en s'épanouissant sur elle ; tandis que sa partie moyenne, épaisse comme une lanière, s'en détache très bien à la dissection. Elle vient en aide aux muscles pour la flexion du métacarpe. L'*extenseur antérieur du métacarpe* est énorme. L'*extenseur oblique* est au contraire rudimentaire. L'*extenseur commun des doigts* ne se termine pas seulement à l'éminence pyramidale des phalangettes ; il donne une branche à l'extrémité proximale des phalangines, laquelle reçoit un rameau de renforcement du fond de l'interstice digité ; c'est-à-dire que le tendon de ce muscle se bifurque une première fois comme dans les autres Ruminants, et que ensuite chaque branche se bifurque à son tour. Les *extenseurs propres des doigts* épanouissent leur tendon sur la capsule de l'articulation du boulet et se terminent en partie à l'extrémité proximale de la première phalange correspondante ; le restant du tendon se poursuit jusqu'à la deuxième phalange et reçoit une bride de renforcement du ligament suspenseur du boulet. L'*extenseur du pouce et de l'index* fait ordinairement défaut ; quand il existe, il ne se jette pas sur l'extenseur commun mais se perd au-devant du carpe par deux tendons filiformes.

Le *cubital externe* est extrêmement développé et reporté en arrière ; il se termine, par un gros tendon, occupant presque la moitié de sa longueur, soit sur l'os pisiforme, soit, en s'épanouissant, sur le côté externe du carpe.

Le *cubital interne* est réduit à une mince lanière aponévrotique qui reçoit à son extrémité supérieure deux faibles faisceaux charnus procédant l'un de l'épitrochlée, l'autre de l'olécrâne, et qui se jette d'autre part sur le tendon du cubital externe, à quelques centimètres au-dessus du pisiforme.

Le *fléchisseur superficiel des phalanges* est parfaitement développé, quoi qu'on en ait dit ; son corps charnu lance inférieurement un faisceau de renforcement au perforant, lequel représente la portion profonde du muscle des autres Ruminants ; son tendon se confond avec l'arcade carpienne ou aponévrose palmaire superficielle et prend ainsi des attaches de trajet sur le pisiforme et le côté interne du carpe ; il se continue, dans la région métacarpienne, à la surface du tendon perforant, suivant le mode ordinaire, et se bifurque vers le milieu de cette région ; les deux branches passent, avec les branches correspondantes du perforant, dans les coulisses sésamoïdiennes, se perforent d'un anneau allongé pour admettre ces dernières, puis subissent un épaississement fibro-cartilagineux avant de se terminer en arrière de l'extrémité supérieure de la deuxième phalange. Il est à remarquer que le perforé est simplement aplati sur le perforant ; il ne l'engaine pas, comme on le voit dans les autres Ruminants et dans les Solipèdes.

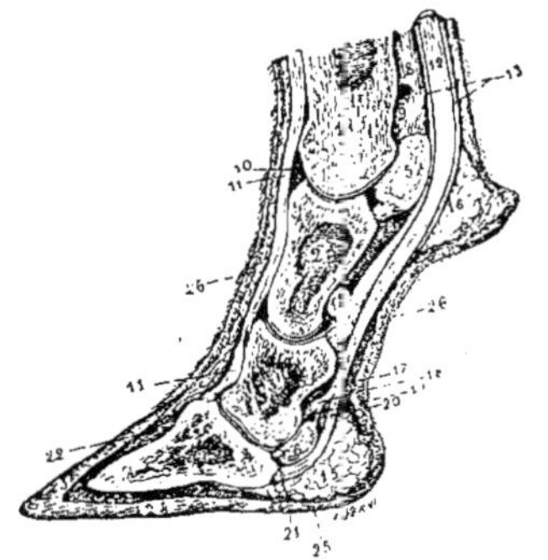

Fig. 220.— Coupe sagittale de l'extrémité digitée du Bœuf passant par le milieu d'un doigt *.

Le *fléchisseur profond des phalanges* se fait remarquer par l'extrême développement de son chef radial, qui l'emporte sur les deux autres chefs et couvre toute la face postérieure du radius. La portion cubitale se détache de presque toute la longueur du radius comme chez les Carnivores. Le tendon commun est très fort ; il occupe tout seul la gaine carpienne, vu que le perforé est à cet endroit confondu avec l'arcade carpienne ; il descend ensuite dans la gouttière du ligament suspenseur du boulet, se bifurque au même niveau que le perforé, et ses deux branches viennent se terminer à la partie postéro-inférieure des phalangettes ; elles présentent sur leur trajet deux gros renflements nodulaires : l'un, de forme olivaire, à l'intérieur de la gaine grande sésamoïdienne ; l'autre, large et aplati, derrière la deuxième phalange, depuis la sortie de l'anneau du perforé jus-

* 1, extrémité inférieure de l'os canon ; 2, première phalange ; 3, deuxième phalange ; 4, troisième phalange ; 5, grand sésamoïde ; 6, petit sésamoïde ; 7, osselet de l'ergot ; 8, suspenseur du boulet ; 9, cul-de-sac de la synoviale articulaire du boulet ; 10, partie antérieure de la même synoviale ; 11, tendon extenseur ; 12, tendon perforant ; 13, tendon perforé au niveau de son anneau ; 14, l'une de ses branches terminales ; 15, coussinet plantaire ; 16, coussinet de l'ergot ; 17, cul-de-sac inférieur de la synoviale grande sésamoïdienne ; 18, bride d'attache du perforant sur la deuxième phalange ; 19, cloison séparant le cul-de-sac postérieur de la deuxième synoviale interphalangienne du cul-de-sac supérieur de la synoviale petite sésamoïdienne ; 20, ce dernier cul-de-sac ; 21, ligament interosseux unissant la troisième phalange au petit sésamoïdien ; 22, membrane kératogène, faisant suite au derme cutané ; 23, paroi ; 24, sole ; 25, corne du talon, tenant lieu de fourchette ; 26, peau.

qu'au voisinage de la terminaison. Rien n'est frappant dans l'extrémité digitée des Camélidés comme ces gros nodules sésamoïdes.

Chez les **Lamas**, il n'y a pas de membrane élastique à la surface de l'aponévrose antibrachiale. L'extenseur commun des doigts s'arrête aux deuxièmes phalanges; il ne donne rien aux phalangettes. Les extenseurs propres s'unissent l'un à l'autre, au-devant du boulet, par une vaste expansion sous laquelle passe les branches de l'extenseur commun; ils se terminent aux deuxièmes phalanges en se joignant à ces dernières. Les phalangettes ne reçoivent donc pas de tendon extenseur; leur ligament élastique suffit à les relever. Les fléchisseurs du métacarpe ressemblent à ceux des Chameaux. Le perforé ne lance pas de branche au perforant; il en reçoit au contraire une de celui-ci. Des trois chefs du perforant, c'est l'huméral qui est de beaucoup le plus fort; néanmoins le chef radial est encore aussi volumineux que le cubital et monte jusqu'au ligament interne du coude, tandis que ce dernier chef s'arrête vers le quart supérieur de l'avant-bras. Le renflement nodulaire sésamoïdien est peu sensible, si ce n'est au toucher; par contre le nodule préterminal offre tout son développement.

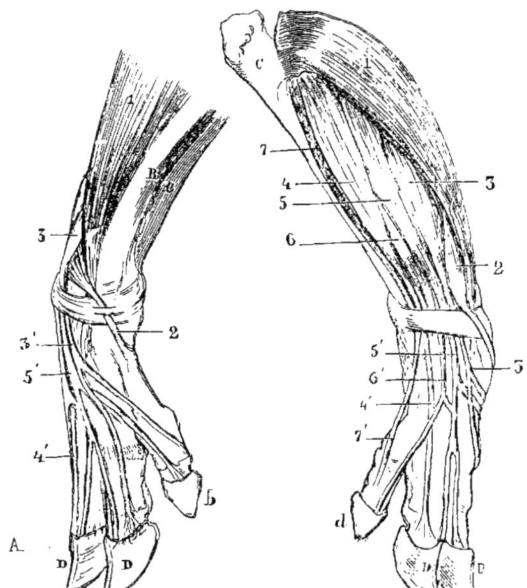

Fig. 221. – Région antibrachiale antérieure du Porc, face interne et face externe *.

Chez le **Porc** (fig. 221 et 222), le tendon de l'extenseur antérieur du métacarpe se rend à l'extrémité supérieure du grand métacarpien interne (IIIe), et celui de l'extenseur oblique au petit métacarpien interne (IIe). L'extenseur du pouce et de l'index s'insère dans l'arcade radio-cubitale, ainsi que sur le cubitus au-dessous de cette arcade; son tendon, gros comme un fil, se jette sur la face profonde de l'extenseur commun des deux doigts internes.

A la place de l'*extenseur antérieur des phalanges*, on trouve quatre muscles : deux latéraux, extenseurs propres de chacun des grands doigts; deux intermédiaires extenseurs communs des deux doigts de chaque côté :

a) Le plus volumineux est l'extenseur propre du grand doigt externe (fig. 221, 4); son tendon s'épanouit sur le côté excentrique de ce doigt sans atteindre la troisième phalange;

b) L'extenseur propre du grand doigt interne (fig. 221, 3) longe l'extenseur antérieur du métacarpe et se comporte comme le précédent, avec cette différence qu'il donne une petite languette tendineuse au petit doigt du même côté, languette dont le mode de terminaison est le même que celui de la branche principale;

c) L'extenseur commun des deux doigts internes (fig. 221, 5) est situé contre le précédent; son tendon se bifurque en haut du métacarpe et donne une branche qui gagne l'éminence pyramidale de la phalangette du doigt interne, et une autre branche, plus importante, qui descend dans l'intervalle des grands métacarpiens et se bifurque à son tour pour se terminer à l'éminence pyramidale de chacun des grands doigts. En sorte que ce muscle est véritablement extenseur des trois doigts internes; mais nous allons voir bientôt que la branche qu'il donne au grand doigt externe est une branche d'emprunt;

d) L'extenseur commun des deux doigts externes (fig. 221, 6) est beaucoup plus petit que le précédent et en grande partie caché sous l'extenseur propre du grand doigt externe. Son grêle tendon descend sur le métacarpien IV et se bifurque bientôt pour donner une branche

* 1, extenseur antérieur du métacarpe; 2, extenseur oblique du métacarpe; 3, extenseur propre du grand doigt interne; 3', son tendon qui émet une mince branche pour le petit doigt interne; 4, extenseur propre du grand doigt externe; 4', son tendon; 5, extenseur commun des deux doigts internes; 5', son tendon avant sa bifurcation; 6, extenseur commun des deux doigts externes; 6', son tendon avant sa bifurcation; 7, extenseur propre du petit doigt externe (extenseur latéral des phalanges); 7', son tendon.

au petit doigt externe, allant jusqu'à l'éminence pyramidale, et une deuxième branche qui se jette sur le tendon principal du muscle précédent, dont elle se détache plus bas pour gagner la phalangette du grand doigt externe.

L'*extenseur latéral des phalanges* ou extenseur propre du petit doigt externe (fig. 221, 7), épanouit son tendon sur la face excentrique de ce doigt.

En résumé, chaque doigt de la main du Porc, comme de la main des Ruminants, reçoit deux tendons extenseurs : l'un, appartenant à un extenseur commun, inséré sur l'éminence pyramidale de la phalangette ; l'autre, extenseur propre, épanoui sur le côté excentrique du doigt.

En ce qui concerne les muscles de la région antibrachiale postérieure, on constate les particularités suivantes :

Le *cubital externe* (fig. 221, 5) est petit, couvert d'une épaisse lanière fibreuse qui prend naissance avec lui sur l'épicondyle et se termine, en s'élargissant, sur le pisiforme et le côté externe du carpe. Le tendon du muscle (5') traverse cette lanière au-dessus du carpe et descend, en position superficielle, jusqu'à l'extrémité supérieure du métacarpien le plus externe.

Le *grand palmaire* est couvert, comme le précédent, par une portion épaissie de l'aponévrose antibrachiale, formant une lanière qui va de l'épitrochlée au côté interne du carpe et à l'extrémité supérieure du métacarpe. Le tendon du muscle se termine au métacarpien du petit doigt interne.

Le *cubital interne* est réduit à un grêle cordon charnu, étendu de l'épitrochlée au pisiforme, n'ayant point d'insertion cubitale (fig. 221, 6).

Le *perforé* est rejeté sur le côté interne de la portion humérale du perforant : il est formé de deux corps charnus, terminés chacun par un tendon ; sa portion profonde (fig. 222, 9) lance un faisceau sur l'origine du tendon perforant et passe dans la même gaine que lui : tandis que la portion superficielle (fig. 221, 8) traverse une gaine carpienne spéciale. Le tendon de la portion superficielle gagne la deuxième phalange du grand doigt externe, celui de la portion profonde se rend au grand droit interne. Les petits doigts ne reçoivent donc rien du perforé.

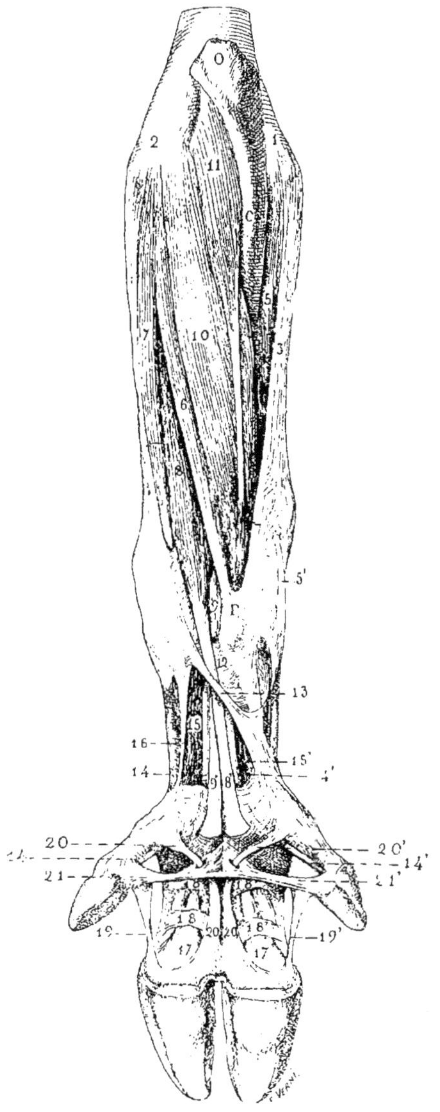

Fig. 222. — Muscles antibrachiaux postérieurs du Porc *.

* 1, épicondyle ; 2, épitrochlée ; 3, épaisse lanière fibreuse recouvrant le cubital externe ; 4, autre lanière fibreuse juxtaposée au grand palmaire ; 5, cubital externe ; 5', son tendon ; 6, cubital interne ; 7, grand palmaire ; 8, portion superficielle du perforé ; 8', son tendon ; 9, portion profonde du perforé ; 9', son tendon ; 10, chef huméral du perforant ; 11, chef cubital du même ; 12, arcade fibreuse séparant les deux gaines carpiennes ; 13, arcade de la gaine carpienne superficielle ; 14, 14', divisions latérales du tendon perforant ; 15, 15', muscles interosseux métacarpiens ; 16, débris de l'aponévrose palmaire profonde ; 17, 17', branches médianes du tendon perforant vers leur terminaison ; 18, 18', brides d'assujetissement des tendons fléchisseurs ; 19, 19', ligaments interdigités latéraux ou excentriques ; 20, 20', ligaments interdigités médians ou concentriques ; 21, 21', ligament interdigité transverse supérieur (l'inférieur résulte de l'anastomose des ligaments interdigités longitudinaux) ; P, saillie du pisiforme ; O, olécrâne ; C, cubitus.

Le *perforant* présente : un chef cubital (fig. 222, 11) semblable à celui des Solipèdes, mais s'insérant tout à fait en dedans de l'olécrâne: un chef radial, très faible, s'élevant le long du bord interne du radius et contractant une intime union avec le rond pronateur; un chef huméral (fig. 212, 10), très fort, divisé en deux faisceaux entre lesquels s'enclave le perforé. Le tendon qui fait suite à ces trois chefs ainsi qu'à la branche émanant du perforé est très large ; il se divise vers le milieu du métacarpe en quatre branches, deux grosses et deux petites, à destination de la phalangette des quatre doigts; les branches des petits doigts passent sous une bride fibreuse oblique qui remplace l'anneau du perforé.

Ni le perforant, ni le perforé ne présentent de nodules tendineux sur leur trajet: on remarque cependant un épaississement du tendon perforant à l'endroit où se détache la bride élastique qui le fixe à la face postérieure de la deuxième phalange.

Le *rond pronateur* est notablement plus développé que dans les Ruminants, bien qu'encore rudimentaire; il descend verticalement de l'épitrochlée au milieu ou même au tiers inférieur du bord interne du radius, en se superposant et se confondant avec le ligament interne de l'articulation du coude.

Il nous est arrivé de rencontrer un *court supinateur* dans le pli de cette même articulation, mais ce muscle n'existe pas normalement dans le Porc.

Chez le **Chien** et le **Chat** (fig. 223), l'*extenseur antérieur du métacarpe* se divise à son extrémité inférieure en deux branches qui rappellent exactement les tendons terminaux des deux muscles radiaux externes de l'Homme : l'une s'insère au métacarpien de l'index, l'autre au métacarpien du médius. Il arrive même fort souvent que, chez le Chat, les deux muscles en question soient complètement distincts. Chez un Chien, nous avons trouvé une fois un extenseur antérieur du métacarpe à trois branches tendineuses, insérées sur les métacarpiens II, III et IV.

L'*extenseur oblique* se rend au métacarpien du pouce ; il fournit de plus une courte branche à l'os phacoïde, représentant du prépollex. Nous l'avons vu plus d'une fois lancer une petite anguette tendineuse jusqu'à la première phalange du pouce.

L'*extenseur antérieur des phalanges* se comporte exactement comme chez l'Homme, c'est-à-dire que son tendon se divise en quatre branches qui gagnent les phalangettes de tous les doigts à l'exception du pouce. Il est plus connu sous le nom d'extenseur commun des doigts.

L'*extenseur latéral des phalanges* est extenseur des trois doigts externes; son tendon se divise en effet en trois branches qui vont aux troisième, quatrième et cinquième doigts en se réunissant avec celles de l'extenseur commun destinées aux mêmes doigts. Chez le **Chat**, il y a une quatrième branche pour l'index; en sorte que ledit muscle extenseur est aussi commun que l'extenseur commun lui-même.

Le *cubital externe* ne saurait être appelé fléchisseur externe du métacarpe, car il produit l'extension, comme chez l'Homme; il est en effet reporté en avant, sur le côté externe du cubitus et du carpe, et il se termine par un fort tendon à l'extrémité proximale du cinquième métacarpien, après avoir envoyé une expansion aponévrotique au pisiforme.

Le *cubital interne* ou fléchisseur oblique du métacarpe est recouvert par le perforé; sa portion cubitale, plus épaisse que dans les autres animaux, ne s'unit au corps charnu principal que tout à fait en bas.

Le *grand palmaire* ou fléchisseur interne du métacarpe est relativement faible ; son tendon, long et grêle, se termine à l'extrémité proximale du métacarpien de l'index.

Le *fléchisseur perforé* présente son large corps charnu en position superficielle; il recouvre en effet le cubital interne, qui le sépare du perforant. Son tendon passe en dehors de l'arcade carpienne et se divise en quatre branches qui vont s'attacher à la seconde phalange des quatre doigts principaux, c'est-à-dire du deuxième au cinquième.

Pour le *perforant*, on constate : 1° que le chef radial, équivalant au long fléchisseur du pouce de l'Homme, commence vers l'extrémité supérieure du radius; 2° que le chef cubital affecte la forme d'un muscle semi-penné procédant de presque toute la longueur du cubitus ; 3° que le chef huméral abandonne, au-dessus du carpe, un petit faisceau particulier, terminé par un grêle tendon dans l'arcade carpienne, faisceau représentant le petit palmaire ou palmaire grêle de l'Homme; 4° que le tendon terminal se divise en cinq branches, une pour chaque doigt, insérées suivant le mode habituel.

L'*extenseur du pouce et de l'index* retrouve son indépendance chez les Carnivores : c'est un très petit muscle dont le corps charnu, situé sous l'extenseur latéral des doigts, prend origine avec l'extenseur oblique du métacarpe, au côté externe du radius et du cubitus, et dont le tendon franchit la face antérieure du carpe sous l'extenseur commun des doigts, dans la même gaine, pour se porter du côté interne, où il se divise en deux branches, l'une allant au pouce, l'autre à l'index.

Enfin, il nous reste à décrire deux muscles supinateurs, et deux muscles pronateurs comme chez l'Homme.

Le *long supinateur* (*brachio-radialis*) est, chez le Chien et le Chat, une bandelette très délicate, située en avant et en dedans de l'extenseur antérieur du métacarpe, prenant origine, avec ce muscle, sur la crête postérieure de la gouttière de torsion de l'humérus, et se terminant en dedans de l'extrémité inférieure du radius (fig. 223, A, 12). Dans le Chien, ce

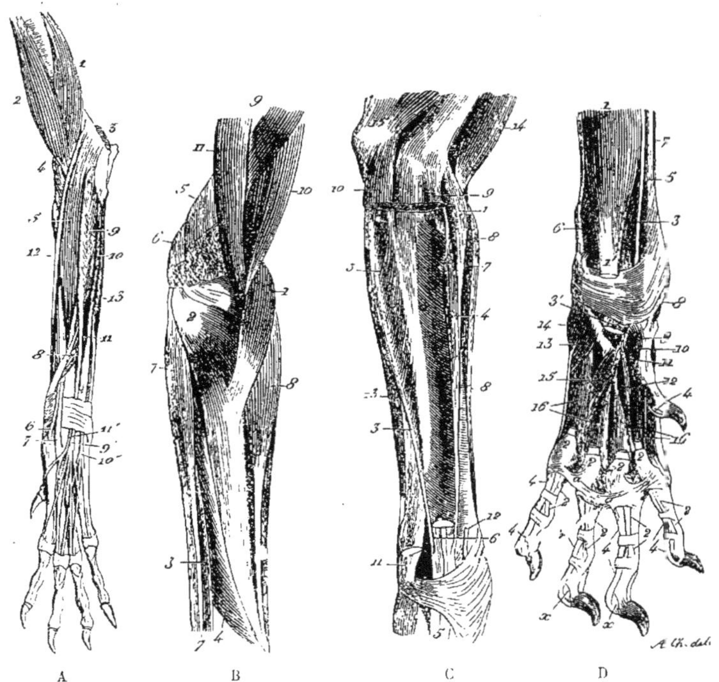

Fig. 223. — Muscles de l'avant-bras et de la main chez le Chien *.

muscle est particulièrement grêle ; Cuvier en a même nié l'existence ; il est en effet susceptible de manquer.

Le *court supinateur* (*supinator*) (fig. 223, B, 2) est un muscle triangulaire, caché sous l'extenseur antérieur du métacarpe et l'extenseur commun des doigts, au-dessous du pli articulaire du coude, dans une position et une direction rappelant celles du muscle poplité

* A, *Région antérieure superficielle* : 1, brachial antérieur ; 2, biceps brachial ; 3, petit anconé ; 4, rond pronateur ; 5, extenseur antérieur du métacarpe (radiaux externes) ; 6, son tendon d'insertion destiné au deuxième métacarpien ; 7, celui qui va au troisième ; 8, extenseur oblique du métacarpe (long abducteur et court extenseur du pouce) ; 9, extenseur commun des doigts ; 9', son tendon terminal au point où il se divise en quatre branches ; 10, extenseur des trois doigts externes, ou extenseur latéral des phalanges ; 10', son tendon terminal à l'origine de sa trifurcation ; 11, extenseur du pouce et de l'index ; 11', son tendon terminal ; 12, 12', long supinateur ; 13, cubital externe.

B, *Région antérieure profonde* : 1, rond pronateur ; 2, court supinateur ; 3, extenseur propre du pouce et de l'index ; 4, extenseur oblique du métacarpe ; 5, insertion supérieure de l'extenseur antérieur du métacarpe ; 6, *id.* de l'extenseur commun des doigts ; 7, extenseur des trois doigts externes ; 8, grand palmaire ; 9, terminaison du mastoïdo-huméral ; 10, biceps ; 11, brachial antérieur.

C, *Région postérieure profonde* : 1, rond pronateur ; 2, carré pronateur ; 3, portion cubitale du perforant ; 4, portion radiale du même (long fléchisseur du pouce) ; 5, tendon terminal du même ; 6, tendon du palmaire grêle (division du perforant) ; 7, extenseur antérieur du métacarpe ; 8, long supinateur ; 9, insertion épitrochléenne des muscles perforé, perforant, cubital interne et grand palmaire ; 10, insertion olécranienne du cubital interne, 11, insertion sus-carpienne du même ; 12, tendon terminal du grand palmaire ; 13, extenseur des trois doigts externes ; 14, coraco-radial ou biceps ; 15, terminaison des extenseurs de l'avant-bras.

D, *Région postérieure superficielle et muscles de la main* : 1, perforé ; 1', son tendon coupé à son passage derrière la gaine carpienne ; 2, ses branches terminales ; 3, perforant ; 3', son tendon coupé après sa sortie de la gaine carpienne ; 4, ses branches terminales ; 5, tendon du grand palmaire ; 6, cubital interne ; 7, extrémité inférieure du long supinateur ; 8, tendon terminal de l'extenseur oblique du métacarpe ; 9, court abducteur du pouce ; 10, opposant du pouce ; 11, court fléchisseur du pouce ; 12, adducteur du pouce transformé, chez le Chien, en adducteur de l'index ; 13, court fléchisseur du petit doigt ; 14, adducteur du petit doigt ; 15, opposant du petit doigt ; 16, 16, muscles interosseux métacarpiens. — *a, a, a,* brides qui maintiennent les tendons fléchisseurs sur les articulations métacarpo-phalangiennes, en bornant l'écartement des doigts.

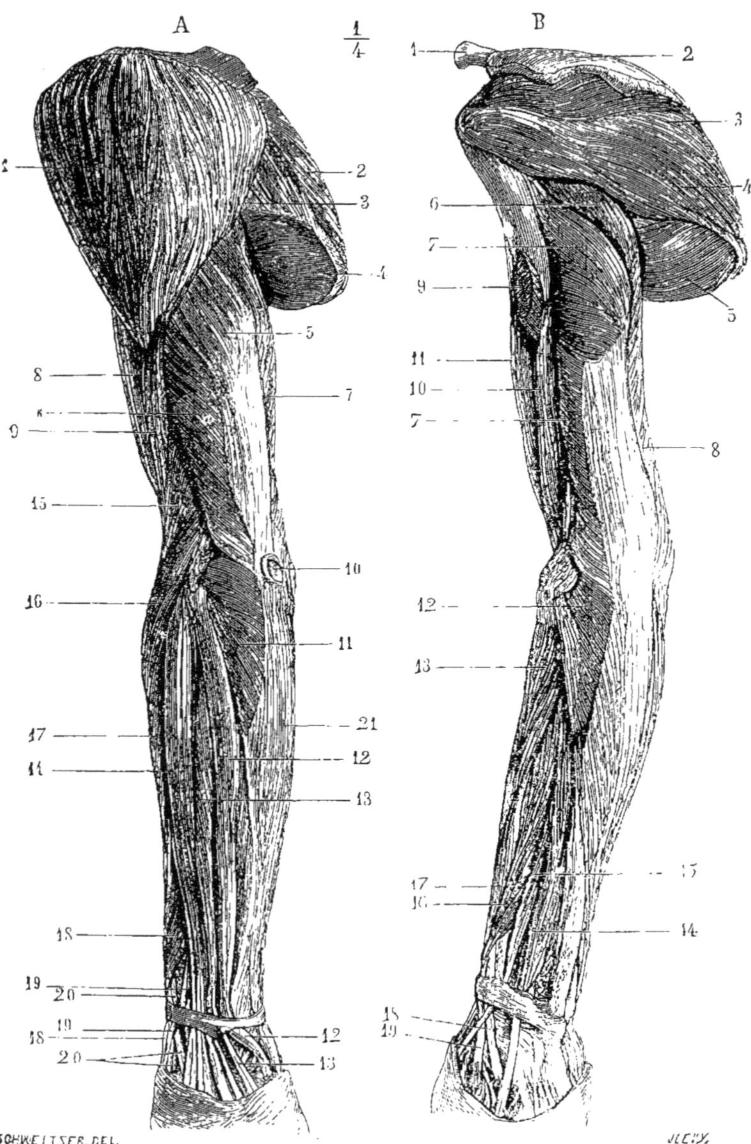

Fig. 224. — Muscles du bras de l'Homme, face postérieure *.

* A, *Couche superficielle :* 1, deltoïde ; 2, sus-épineux ; 3, petit rond ; 4, grand rond ; 5, 6, vaste externe ; 7, vaste interne ; 8, biceps ; 9, brachial antérieur ; 10, bourse séreuse sus-olécranienne ouverte ; 11, petit anconé ; 12, cubital postérieur ; 13, extenseur propre du petit doigt ; 14, extenseur commun des doigts ; 15, long supinateur ; 16, premier radial externe ; 17, deuxième radial externe ; 18, long abducteur et court extenseur du pouce ; 19, long extenseur du pouce ; 20, tendons des radiaux externes ; 21, cubital antérieur recouvert de son aponévrose. — B, *Couche profonde :* 1, clavicule ; 2, acromion et épine de l'omoplate ; 3, sous-épineux ; 4, sa partie inférieure confondue ici avec le petit rond ; 5, grand rond ; 6, longue portion du triceps ; 7, vaste externe ; 8, vaste interne ; 9, insertion du deltoïde ; 10, brachial antérieur ; 11, biceps ; 12, petit anconé ; 13, court supinateur ; 14, extenseur propre de l'index ; 15, long extenseur du pouce ; 16, court extenseur du pouce ; 17, long abducteur du pouce ; 18, deuxième radial externe ; 19, premier radial externe.

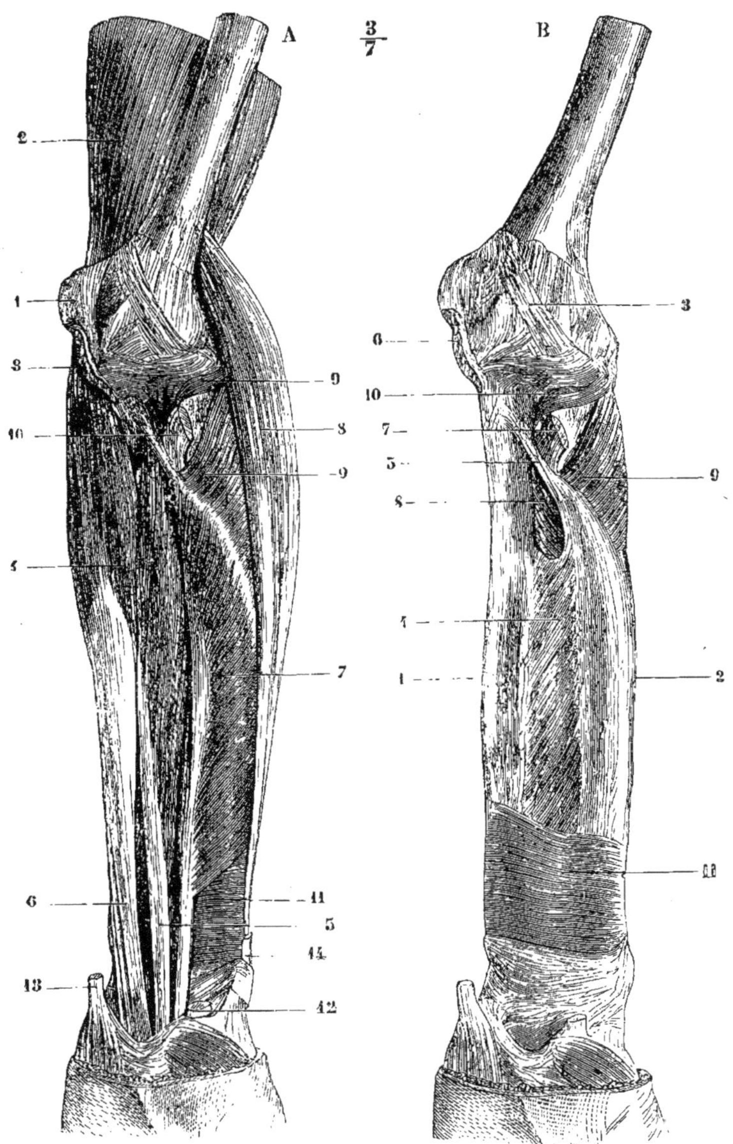

Fig. 225. — Muscles de la région antérieure de l'avant-bras de l'Homme, partie profonde *.

* A, *Première couche* : 1, épitrochlée ; 2, triceps ; 3, insertion coupée du fléchisseur superficiel ; 4, fléchisseur profond ; 5, faisceau de l'indicateur ; 6, faisceau des trois derniers doigts ; 7, fléchisseur propre du pouce ; 8, deuxième radial externe ; 9, court supinateur ; 10, tendon du biceps ; 11, carré pronateur ; 12, tendon du grand palmaire ; 13, tendon du cubital antérieur ; 14, tendon du long abducteur du pouce.

B, *Seconde couche* : 1, cubitus ; 2, radius ; 3, partie antérieure de la capsule articulaire du coude ; 4, membrane interosseuse ; 5, corde de Weitbrecht ; 6, insertion coupée du fléchisseur superficiel ; 7, tendon du biceps ; 8, 9, 10, court supinateur ; 11, carré pronateur.

au membre postérieur. Il prend son origine dans la petite fossette située en dehors de la surface articulaire inférieure de l'humérus, par un tendon aplati, confondu avec le ligament latéral externe de l'articulation du coude. Il se termine en haut de la face antérieure du radius et même sur le côté interne de cet os par l'extrémité inférieure de ses fibres charnues. Ce muscle est, chez les Carnivores, le principal agent du mouvement supinateur : c'est-à-dire qu'il fait pivoter le radius sur le cubitus de manière à tourner en dehors la face antérieure du premier os.

Le *rond pronateur* (*pronator teres*) est situé en dedans et en haut de l'avant-bras, entre le grand palmaire et l'extenseur antérieur du métacarpe ; c'est un muscle épais et court, prenant origine sur la tubérosité de l'épitrochlée et se terminant au côté interne du radius par des fibres aponévrotiques. Il est évidemment antagoniste du précédent (fig. 223, B, 1).

Le *carré pronateur* (*pronator quadratus*) (fig. 223, C, 2) est situé immédiatement en arrière des os de l'avant-bras, sous la masse des muscles antibrachiaux postérieurs : on dirait un muscle interosseux dont les fibres se portent transversalement d'un os à l'autre en remplissant complètement leur intervalle. Chez l'Homme (fig. 225, 11), il n'occupe guère que le quart inférieur de cet espace et il affecte la forme carrée ; tandis que, dans les animaux dont nous parlons, il figure un long rectangle. Les deux pronateurs ramènent en avant la face antérieure du radius et du métacarpe, lorsque cette face a été tournée en dehors par les supinateurs.

Chez le ***Lapin***, la plupart des muscles de l'avant-bras ressemblent à ceux des Carnivores : nous remarquerons seulement : 1° que l'extenseur latéral des phalanges se clive dans toute sa longueur en deux muscles très grêles dont l'un est extenseur propre du cinquième doigt et l'autre extenseur propre du quatrième ; 2° que le cubital externe est très grêle ; 3° que le long supinateur, le court supinateur et le carré pronateur font défaut. Seul le rond pronateur existe, réduit à une très mince bandelette.

Le tableau ci-contre synthétise la constitution musculaire normale de l'avant-bras dans les Mammifères domestiques (Voy. p. 463).

§ IV. — Muscles de la main.

Les muscles de la main, ou muscles courts des doigts, sont situés tout entiers dans ce segment du membre et à leur maximum de développement chez l'Homme. Chez les animaux, ils sont d'autant plus atrophiés et d'autant moins nombreux que la main fonctionne plus exclusivement comme colonne de support. Nous les ferons connaître successivement chez les Carnivores, le Porc, les Solipèdes et les Ruminants.

A. Muscles de la main chez les Carnivores.

Tous les muscles de la main de l'Homme se retrouvent dans la main des Carnassiers, les uns parfaitement développés, les autres plus ou moins rudimentaires. Ces muscles sont : 1° les *lombricaux* ; 2° les *interosseux métacarpiens* ; 3° les muscles correspondant à ceux de l'*éminence thénar* de l'Homme : court abducteur du pouce, opposant du pouce, court fléchisseur du pouce, adducteur de l'index (adducteur du pouce chez l'Homme) ; 4° les muscles correspondant à ceux de l'*éminence hypothénar* de l'Homme : palmaire cutané, abducteur du cinquième doigt, court fléchisseur du cinquième doigt, opposant du cinquième doigt.

Lombricaux.

(*Lumbricales.*)

Ces petits muscles, qui doivent leur nom à leur ressemblance avec des Lombrics ou Vers de terre, sont au nombre de trois seulement chez les Carnassiers. Ils occupent les intervalles situés entre les quatre branches principales du tendon perforant, sur lequel ils prennent leur origine ; puis ils vont se terminer, par une petite languette fibreuse, sur les tendons extenseurs des trois doigts

	HOMME.	CHIEN ET CHAT.	LAPIN.	PORC.	RUMINANTS.	CAMÉLIDÉS.	SOLIPÈDES.
Long supinateur......	Oui.	Oui.	Non.	Non.	Non.	Non.	Non.
Court supinateur......	Oui.	Oui.	Non.	Non.	Non.	Non.	Non.
Rond pronateur......	Oui.	Oui.	Oui.	Oui.	Oui.	Non.	Non.
Carré pronateur.......	Oui.	Oui.	Non.	Non.	Non.	Non.	Non.
Extenseur antérieur du métacarpe..........	Deux radiaux externes.	Oui (bifide).	Oui (bifide).	Oui (simple).	Oui (simple).	Oui (simple).	Oui (simple).
Extenseur oblique du métacarpe..........	Long abducteur du pouce. Court extenseur du pouce.	Oui.	Oui.	Oui.	Oui.	Oui.	Oui.
Extenseur antérieur des phalanges......	Ext. commun des doigts.	Ext. commun des doigts.	Ext. commun des doigts.	Ext. propre du grand doigt externe. Ext. propre du grand doigt interne. Ext. commun des deux doigts internes. Ext. commun des deux doigs externes.	Ext. commun des doigts. Ext. propre du doigt interne.	Ext. commun des doigts. Ext. propre du doigt interne.	Ext. antérieur des phalanges.
Extenseur latéral des phalanges..........	Ext. propre du petit doigt.	Ext. des 3 doigts externes, et même des 4 doigts ext. chez le Chat.	Ext. propre du Ve doigt. Ext. propre du IVe doigt.	Ext. propre du petit doigt externe.	Ext. propre du doigt externe.	Ext. propre du doigt externe.	Ext. latéral des phalanges.
Extenseur du pouce et de l'index............	Long extenseur du pouce. Ext. propre de l'index.	Ext. du pouce et de l'index.	Ext. du pouce et de l'index.	Se jette dans l'extenseur commun des deux doigts internes.	Se jette dans l'extenseur commun des doigts.	Fait ordinairement défaut.	Fait ordinairement défaut.
Cubital externe.......	Cubital postérieur	Cubital externe.	Cubital externe.	Cubital externe.	Cubital externe.	Cubital externe.	Cubital externe.
Cubital interne.......	Cubital antérieur.	Cubital interne.	Cubital interne.	Cubital interne.	Cubital interne.	Cubital interne.	Cubital interne
Grand palmaire......	Oui	Oui.	Oui.	Oui.	Oui.	Oui.	Oui.
Petit palmaire......	Oui.	Trace.	Non.	Non.	Non.	Non.	Non.
Fléchisseur perforé...	Oui.	Oui.	Oui.	Oui.	Oui.	Oui.	Oui.
Fléchisseur perforant.	Oui.	Oui.	Oui.	Oui.	Oui.	Oui.	Oui.
Long fléchisseur propre du pouce.......	Oui.	Chef radial du perforant.	Chef radial du perforant.	Chef radial du perforant.	Chef radial du perforant.	Chef radial du perforant.	Chef radial du perforant.

externes. Il est souvent impossible de les suivre jusque-là ; on les voit alors s'arrêter en dedans et en haut de la première phalange des doigts auxquels ils sont destinés.

Leurs usages sont assez mal déterminés.

Interosseux métacarpiens (fig. 226, 8, 8, 8, 8).

(*Interossei.*)

Chez nos animaux domestiques, les interosseux métacarpiens sont tous situés du côté palmaire. On en compte quatre dans les Carnivores, à l'état de faisceaux musculeux, épais et prismatiques, bifides à leur extrémité inférieure, placés parallèlement les uns à côté des autres, derrière les quatre grands métacarpiens, en avant des tendons fléchisseurs, dont ils sont séparés par une légère couche aponévrotique représentant l'aponévrose palmaire profonde.

Ils prennent leur origine sur la face postérieure et les faces latérales de ces derniers os, ainsi que sur les ligaments carpien postérieur et intermétacarpiens. Chacun d'eux se termine, par les deux branches de son extrémité inférieure, sur les grandes sésamoïdes du doigt auquel il correspond. Puis, ces deux branches se continuent l'une et l'autre par un petit tendon qui va se réunir au principal tendon extenseur du doigt.

Ces muscles s'opposent à l'extension exagérée des doigts pendant la station ; ils les fléchissent sur les métacarpiens, et ils maintiennent les tendons extenseurs sur la face antérieure des phalanges.

Fig. 226. — Muscles de la paume de la main du Chien (d'après Ellenberger et Baum) *.

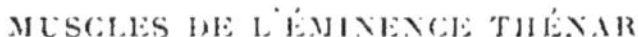

MUSCLES DE L'ÉMINENCE THÉNAR

1. Court abducteur du pouce (fig. 226, 1).

(*Abductor pollicis brevis.*)

C'est un muscle avorté, étendu du côté interne du carpe au côté excentrique de l'extrémité proximale de la première phalange du pouce ; il est formé de fibres charnues très pâles, terminées par quelques fibres tendineuses. Il écarte le pouce des autres doigts.

2. Opposant du pouce (fig. 226, 2).

(*Opponens pollicis.*)

Vestige du muscle épais et court qui porte le même nom chez l'Homme, l'opposant du pouce des Carnivores se trouve placé en dessous et en dedans du précédent, dans une direction légèrement oblique en bas et en dehors. Pâle et

* 1, court abducteur du pouce ; 2, opposant du pouce ; 3, court fléchisseur du pouce ; 4, adducteur de l'index ; 5, opposant du cinquième doigt ; 6, court fléchisseur du cinquième doigt ; 7, abducteur du cinquième doigt ; 8, 8, 8, 8, muscles interosseux ; P, pisiforme ; D, premier doigt ; Mp^2, Mp^3, Mp^4, Mp^5, premières phalanges des deuxième, troisième, quatrième et cinquième doigts, surmontées chacune d'une paire de sésamoïdes ; L, ligament piso-métacarpien.

presque entièrement charnu, il s'attache, d'une part, sur le trapèze et le ligament postérieur du carpe, d'autre part sur métacarpien du pouce. Il est impropre à produire l'opposition du pouce, puisque la conformation de ce doigt ne lui permet pas de se prêter à ce mouvement ; mais il le ramène vers l'axe de la main et en arrière : c'est donc un adducteur et un fléchisseur.

3. Court fléchisseur du pouce (fig. 226, 3).

(*Flexor pollicis brevis.*)

Très petit muscle, plus foncé en couleur que les deux précédents ; situé entre

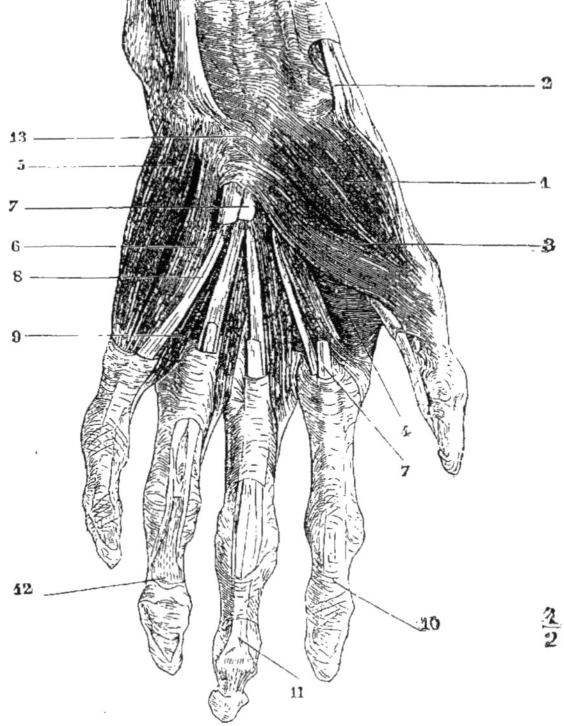

Fig. 227. — Muscles de la main de l'Homme, couche superficielle *.

l'opposant du pouce, l'adducteur de l'index et le premier interosseux ; fixé par son extrémité supérieure dans l'épaisseur du ligament carpien postérieur ; attaché en bas au côté concentrique de l'extrémité supérieure de la première phalange. Il imprime au pouce un mouvement de flexion et d'adduction assez étendu.

* 1, court abducteur du pouce ; 2, tendon du long abducteur du pouce ; 3, court fléchisseur du pouce ; 4, adducteur du pouce ; 5, abducteur du petit doigt ; 6, court fléchisseur du petit doigt ; 7, tendons du fléchisseur superficiel, coupés ; 8, tendons du fléchisseur profond ; 9, lombricaux ; 10, gaine des fléchisseurs ; 11, tendon du fléchisseur profond ; 12, tendon du fléchisseur superficiel ; 13, ligament annulaire antérieur du carpe (Beaunis et Bouchard).

4. Adducteur de l'index (fig. 226, 4).

Adducteur du pouce chez l'Homme.
(*Adductor pollicis.*)

Allongé et déprimé d'un côté à l'autre, compris entre le premier et le deuxième interosseux, ce muscle s'attache supérieurement au ligament carpien postérieur, et se termine, au moyen d'un petit tendon aplati, au côté concentrique de l'extrémité supérieure de la première phalange de l'index. Nous le regardons comme l'adducteur du pouce de l'Homme, transformé en adducteur de l'index, à cause de l'atrophie du premier doigt.

MUSCLES DE L'ÉMINENCE HYPOTHÉNAR

1. Palmaire cutané.

Palmo-cutien. — Chair carrée.
(*Palmaris brevis.*)

Noyau musculo-graisseux épais et hémisphérique, formant la base du tubercule extérieur qu'on observe en arrière du carpe. Il adhère intimement à la peau par sa face superficielle, et semble s'attacher profondément sur l'aponévrose qui recouvre les muscles de la main.

2. Abducteur du cinquième doigt (fig. 226, 7).

(*Abductor digiti quinti.*)

Ce muscle, situé superficiellement, du côté externe du carpe et du métacarpe, se compose d'un corps charnu rose, épais, conoïde, concave sur sa face antérieure, convexe sur la postérieure, et d'un long tendon, mince et aplati, qui succède à l'extrémité inférieure du corps charnu.

Il s'attache, d'une part, sur le pisiforme, d'autre part, en dehors de l'extrémité supérieure de la première phalange du doigt externe.

Il écarte ce doigt de l'axe de la main ; c'est donc un abducteur. Toutefois, certains anthropotomistes, considérant que ce mouvement se fait vers le plan médian du corps, lorsque la main est en supination, désignent ce muscle sous le nom d'adducteur du petit doigt, appellation qu'il y a lieu d'abandonner, ne serait-ce qu'en considération de la main en pronation des Quadrupèdes, dont le cinquième doigt est toujours en dehors.

3. Court fléchisseur du cinquième doigt (fig. 226, 6).

(*Flexor digiti quinti brevis.*)

Longe le précédent du côté de l'axe de la main et affecte une direction oblique de haut en bas et de dedans en dehors. Aplati d'avant en arrière, triangulaire et presque entièrement charnu, il prend son origine sur un ligament qui unit l'os crochu à la région métacarpienne, et se termine sur le tendon de l'abducteur, dont il est congénère. Il peut cependant concourir à la flexion du petit doigt, mais dans des limites fort restreintes.

4. Opposant du cinquième doigt (fig. 226, 5).

(*Opponens digiti quinti.*)

Muscle allongé de haut en bas, aplati d'avant en arrière, situé sous les tendons perforants, en arrière du troisième interosseux, dans une direction oblique en bas et en dehors. Il prend son origine sur le ligament postérieur du carpe, et se termine en dedans de l'extrémité supérieure de la première phalange du doigt externe par un petit tendon. Il joue le rôle d'un adducteur, c'est-à-dire qu'il ramène le petit doigt vers l'axe de la main.

B. — Muscles de la main du Porc.

Il n'y a pas de lombricaux. Les interosseux, au nombre de quatre, sont disposés comme dans le Chien. Ceux des petits doigts sont non seulement divisés à leur extrémité inférieure, mais partagés dans toute leur étendue en deux faisceaux bien distincts : l'un superficiel et externe, l'autre profond et interne. L'aponévrose palmaire profonde, recouvrant les interosseux, s'est considérablement épaissie de manière à former trois fortes lanières, une médiane et deux latérales, fonctionnant, à l'égard des grands doigts, comme des ligaments suspenseurs. Quant aux muscles des éminences thénar et hypothénar, ils sont infimes et difficiles à déterminer ; ils se terminent, les uns sur le petit doigt interne (deuxième), les autres sur le petit doigt externe (cinquième). Il serait excessif d'entrer dans des détails à leur sujet.

C. — Muscles de la main des Solipèdes.

Les Solipèdes n'offrent à décrire, dans cette région, que deux *lombricaux* et deux *interosseux*.

1° Les *lombricaux* prennent leur origine à droite et à gauche du tendon perforant, au-dessus de l'anneau sésamoïdien du perforé. Ils se terminent l'un et l'autre par un tendon grêle qui se perd dans la lame fibreuse enveloppant le coussinet élastique de l'ergot.

2° Les *interosseux* sont situés en dedans des métacarpiens rudimentaires, dans les angles que forment ces os avec le métacarpien médian ; ce sont deux petits muscles formés d'un corps charnu très délicat, noyé dans le tissu fibreux qui entoure la tête des métacarpiens, et d'un long tendon, gros comme un fil, qui descend sur l'articulation métacarpo-phalangienne, pour se confondre avec la bride fournie à l'extenseur antérieur des phalanges par le ligament suspenseur du boulet. Quelquefois ce tendon s'unit directement à l'un des extenseurs des phalanges.

Ces deux muscles représentent les interosseux des métacarpiens latéraux. Quant à celui du métacarpien médian, il est transformé, comme on l'a déjà vu, en une corde fibreuse décrite sous le nom de ligament suspenseur du boulet. — Cela fait donc, en réalité, trois muscles interosseux, autant que de métacarpiens.

D. — Muscles de la main des Ruminants.

Chez le Bœuf, le Mouton, la Chèvre, les Chameaux, on ne trouve aucun muscle proprement dit dans la région de la main. Mais nous avons déjà eu l'occasion de dire que le ligament suspenseur du boulet représente les interosseux réunis des deux métacarpiens soudés en os canon. En cherchant bien, il nous est arrivé de rencontrer des vestiges filiformes de deux autres interosseux correspondant aux métacarpiens rudimentaires.

Quand il y a polydactylie, ce qui est assez fréquent dans les Bovidés et les Ovidés, on constate une sorte de retour du ligament suspenseur du boulet à l'état musculaire; comme si l'hypertrophie d'un métacarpien normalement rudimentaire entraînait un développement parallèle du muscle interosseux correspondant.

Les ***Lamas*** se font remarquer, dans le groupe des Ruminants, par l'existence d'un muscle lombrical, qui prend insertion dans l'angle de bifurcation du tendon perforant, sort entre les branches du perforé, et vient se perdre, au moyen d'un tendon, derrière l'articulation du boulet.

Article V. — MUSCLES DU MEMBRE POSTÉRIEUR.

Ils forment quatre groupes principaux : les muscles du bassin, de la cuisse, de la jambe et du pied.

§ 1er. — Muscles du bassin.

Abstraction faite du muscle iliaque que nous avons décrit dans la région lombo-iliaque de l'abdomen, la région du bassin comprend, chez les Solipèdes, les muscles suivants : le *fessier superficiel*, le *fessier moyen*, le *fessier profond*, le *scansorius*, le *capsulaire*, l'*obturateur externe*, l'*obturateur interne*, les *jumeaux* et le *carré crural*. Il faut ajouter, pour les petites espèces (Chien, Chat, Lapin), le *pyramidal*.

La région extérieure, dite fessière ou région de la croupe chez les animaux, est recouverte d'un épais fascia fibreux, prolongement de l'aponévrose du grand dorsal, lequel fascia se continue lui-même, en arrière, sur les muscles de la région crurale postérieure et se confond avec le feuillet superficiel du *fascia lata*. Cette *aponévrose fessière*, élastique dans quelques points, très adhérente, s'insère sur l'angle externe de l'ilium et sur l'épine sacrée. Elle donne attache par sa face profonde à de nombreux faisceaux des fessiers superficiel et moyen.

Préparation. — 1° Placer l'animal sur le côté ou bien encore en deuxième position ; 2° dépouiller la région pour mettre à nu l'aponévrose fessière dont on étudiera l'étendue, les attaches, les rapports ; 3° enlever ensuite cette aponévrose, pour découvrir la pointe antérieure du fessier moyen et le fessier superficiel ; 4° exciser celui-ci, afin de mettre en évidence, dans toute son étendue, la face externe du fessier moyen ; 5° inciser ce dernier muscle près de son insertion fémorale, respecter cette insertion et enlever la masse entière du muscle en le séparant du fessier profond avec lequel il adhère extrêmement ; le fessier profond et le scansorius apparaissent alors sous les yeux et peuvent être convenablement étudiés.

Pour rendre la dissection de ces muscles et leur étude plus faciles, on peut encore disposer le train postérieur comme on le voit sur la figure 228, mais en ayant soin de fléchir un peu la cuisse afin d'éviter leur relâchement. Un support spécial, dont on devine la construction, s'engage entre les dernières côtes ; un levier horizontal maintient la région lombaire engagée dans une sorte de fourche métallique : grâce à cette disposition, la cuisse et la région fessière sont maintenues dans une bonne direction et les muscles dans leurs rapports normaux.

1. Fessier superficiel (fig. 229, 2).

Grand fessier de l'Homme. — Moyen ilio-trochantérien de Girard. — Petit fessier de Bourgelat. — Moyen fessier de Lafosse, Rigot.
(*Glutæus maximus.*)

Ce muscle, ayant un rôle essentiellement relatif à la station verticale, n'est bien développé que chez l'Homme ; il est plus ou moins atrophié dans tous les Quadrupèdes, singes y compris, et souvent réuni au tenseur du fascia lata, avec lequel il représente une sorte de deltoïde de la hanche. Aussi le nom de grand fessier ne lui convient-il pas ; nous lui avons substitué celui de fessier superficiel.

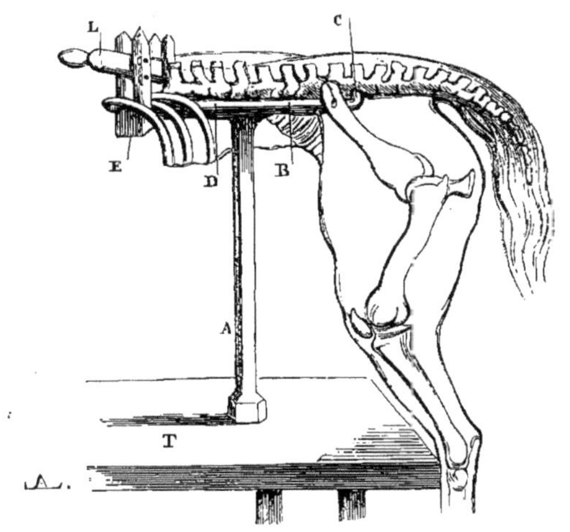

Fig. 228. — Schéma représentant le mode de fixation du train postérieur pour la préparation des muscles externes du bassin et de la cuisse*.

Il est formé, chez les Solipèdes, d'une portion charnue et d'une aponévrose. La première est triangulaire, profondément échancrée à son bord supérieur, qui se trouve ainsi divisé en deux pointes, l'une externe, l'autre interne. Ses faisceaux constituants, très gros, très lâchement unis les uns aux autres, convergent tous sur un tendon aplati occupant son angle inférieur L'aponévrose fait suite au bord postérieur ou interne de la partie charnue et se confond inférieurement avec le tendon précité ; elle s'insinue sous le long vaste et dégénère graduellement en tissu conjonctif.

Insertions. — Ce muscle prend origine : 1° sur la face interne de l'aponévrose fessière, par l'extrémité supérieure de ses faisceaux charnus ; 2° sur l'angle postérieur externe de l'ischium et le ligament ischiatique, par son aponévrose. Il se termine, au moyen de son tendon, sur le troisième trochanter. — Ainsi qu'on le voit, la partie supérieure de ce muscle se perd sous l'aponévrose fessière au lieu de s'attacher solidement, comme chez l'Homme, au sacrum et à la partie adjacente de l'ilium.

Rapports. — En dehors, avec l'aponévrose fessière. En dedans, avec le fessier moyen, qu'il laisse en grande partie à découvert ; avec le trochanter. En avant, avec le muscle du *fascia lata*, auquel il s'unit étroitement. En arrière, avec la partie supérieure du long vaste qui couvre complètement son aponévrose. Son tendon terminal se confond avec le feuillet profond du *fascia lata*.

* T, tube ; A, montant principal d'un support en T ; B, branche horizontale postérieure ; C, pointe mousse terminant de chaque côté cette branche ; D, branche horizontale antérieure, terminée par les branches verticales E que l'on engage entre les dernières paires de côtes ; L, levier à cran qui retient le train postérieur sur le support en T.

Usages. — Ce muscle est essentiellement abducteur de la cuisse. Bourgelat le regardait à tort comme extenseur. Girard et Rigot ont répété cette erreur. Mais Lecoq a prouvé qu'il produit plutôt la flexion que l'extension. Dans tous les cas, il n'a aucune action sur la colonne vertébrale.

2. Fessier moyen (fig. 229, 1).

Grand ilio-trochantérien (Gir.). — Grand fessier (Bourg., Laf., Rig., etc.). — Moyen fessier chez l'Homme.

(*Glutœus medius.*)

Ce muscle n'est moyen que par sa situation ; il l'emporte de beaucoup en volume sur les autres fessiers, chez les Solipèdes.

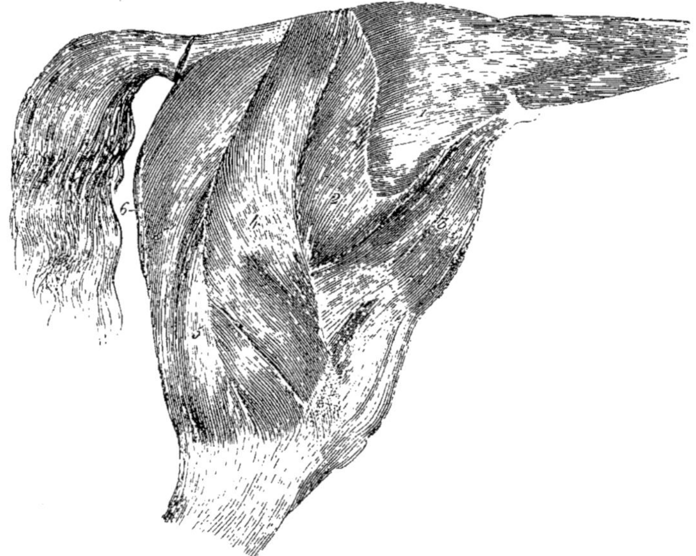

Fig. 229. — Muscles superficiels de la croupe et de la cuisse du Cheval *.

Il est allongé d'avant en arrière, large et très épais dans son milieu, prolongé en avant sur la masse commune par une pointe amincie, terminé en arrière par deux branches: l'une tendineuse, courte et forte, l'autre musculeuse. Les faisceaux charnus qui entrent dans sa composition sont généralement fort gros et plus ou moins longs ; la plupart aboutissent au tendon postérieur.

Attaches. — 1° Par l'extrémité supérieure ou antérieure des faisceaux musculeux, sur la face interne de l'aponévrose fessière, sur l'aponévrose de la masse commune, sur la partie supéro-interne de la fosse iliaque et les deux angles antérieurs de l'ilium, enfin sur les ligaments sacro-iliaque supérieur et sacro-sciatique (*insertion fixe*) ; — 2° sur le sommet du trochanter par son gros et court tendon, et sur la lèvre postérieure qui descend de ce sommet, par sa branche musculeuse (*insertion mobile*) (fig. 230, 15 et 16).

* 1, fessier moyen ; 2, fessier superficiel ; 3, muscle du *fascia lata* ; 4, portion antérieure du long vaste ; 5, portion postérieure du long vaste ; 5', demi-tendineux ; 6, demi-membraneux.

Rapports. — Recouvert par l'aponévrose fessière et par le fessier superficiel, ce muscle recouvre l'excavation de la masse commune, qui reçoit sa pointe antérieure, le fessier profond, le scansorius, les nerfs sciatiques, les vaisseaux fessiers. Près de l'angle externe de l'ilium, il est accolé au muscle du *fascia lata* et à l'iliaque, qui s'unissent étroitement avec lui.

Usages. — Le fessier moyen est un extenseur puissant de la cuisse et à ce titre un agent important de la propulsion. Si le membre est en l'air, l'extension de la cuisse ne demande que peu de force; le levier mis en œuvre est du premier genre et a pour bras de la puissance la saillie du trochanter au-dessus du centre de l'articulation coxo-fémorale. Si le membre est à l'appui, le muscle en question concourt à son redressement, c'est-à-dire à sa détente; il agit alors sur le fémur comme le bras du canotier sur une rame; le levier est à la fois du premier et du deuxième genre : du premier pour redresser la cuisse, du deuxième pour pousser le corps en avant. Il agit aussi très utilement dans le cabrer, soit en concourant au mouvement de bascule du bassin sur la tête des fémurs (levier du troisième genre), soit en empêchant la cuisse de se fléchir sous le poids du corps (levier du deuxième genre) lorsque l'animal est déjà cabré.

3. Fessier profond (fig. 230, 18).

Petit fessier de l'Homme. (*Glutæus minimus.*)

Le fessier profond des Solipèdes est tellement uni au fessier moyen que beaucoup d'anatomistes vétérinaires ne l'en distinguent pas et appellent fessier profond un quatrième fessier manquant à l'Homme, que nous décrirons plus loin sous le nom de *scansorius*.

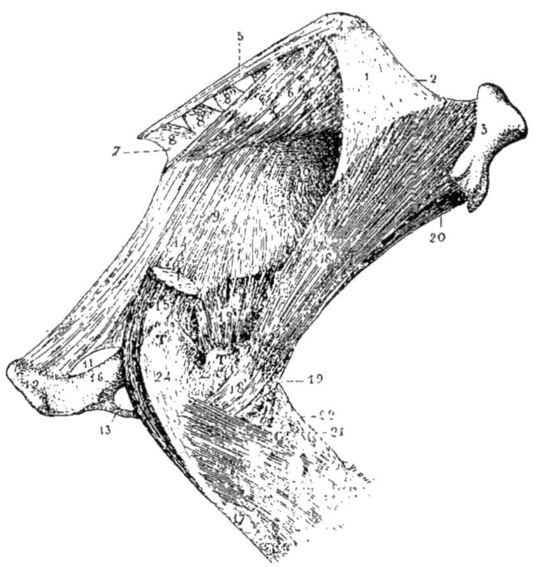

Fig. 230. — Couche profonde de la région fessière du Cheval *.

C'est un muscle occupant la partie inféro-externe de la fosse iliaque, où il prend son *insertion fixe* et où sa limite est plus ou moins nettement indiquée par la ligne demi-circulaire (ligne demi-circulaire antérieure chez l'Homme); il est revêtu d'une aponévrose à sa partie supérieure, et terminé inférieurement par un tendon aplati qui glisse sur le revers externe de la convexité du tro-

* 1, fosse iliaque; 2, crête iliaque; 3, angle de la hanche; 4, angle de la croupe; 5, portion funiculaire du ligament sacro-iliaque supérieur; 6, portion membraneuse du même; 7, sacrum; 8, 8', 8'', etc., apophyses épineuses du sacrum; 9, ligament sacro-sciatique; 10, grande échancrure sciatique; 11, petite échancrure sciatique; 12, tubérosité ischiale; 13, trou ovalaire; 14, terminaison du fessier moyen; 15, son tendon; 16, sa portion charnue post-trochantérienne; 17, troisième trochanter; 18, fessier profond; 18', son tendon, glissant sur la convexité du trochanter, au moyen d'une bourse synoviale; 19, scansorius; 20, profil du muscle iliaque; 21, droit antérieur de la cuisse; 22, capsulaire de la hanche; 23, vaste externe; 24, grand trochanter; T'', sommet; T', convexité.

chanter au moyen d'une bourse synoviale et vient se fixer à une crête située au-dessous (*insertion mobile*).

Rapports. — Recouvert par le fessier moyen, qui tend à l'envelopper, il recouvre en partie le scansorius et la fosse iliaque.

Usages. — Il imprime au fémur un mouvement combiné d'abduction, d'extension et de rotation en dedans.

4. Scansorius (fig. 230, 19, et 231, 5).

Accessoire du fessier profond. — Quatrième fessier. — Petit rond de la cuisse. — Abducteur du trochanter.

Cet organe, généralement absent chez l'Homme, a été pris souvent, chez les Solipèdes, pour le fessier profond, par suite de l'adhérence de ce dernier avec le fessier moyen. C'est un muscle épais, court, aplati de dessus en dessous situé au-dessus de l'articulation coxo-fémorale ; composé de faisceaux volumineux, charnus et tendineux, qui partent du col de l'ilium et de la crête sus-cotyloïdienne (*insertion fixe*), et qui se dirigent en dehors et en arrière pour se terminer en dedans de la convexité du trochanter (*insertion mobile*).

Rapports. — Il est recouvert par le fessier moyen et le fessier profond, et il recouvre l'articulation coxo-fémorale en adhérant assez fortement à sa capsule. En avant, sa face inférieure se trouve séparée de l'ilio-fémoral grêle et de l'origine du droit antérieur de la cuisse par un feuillet fibreux résistant qui s'étend du bord externe de l'ilium à la base du trochanter. En arrière, il est en rapport avec le jumeau antérieur du bassin.

Usages. — C'est l'abducteur de la cuisse par excellence ; il est aussi, accessoirement, rotateur du fémur en dedans.

5. Capsulaire de la hanche (fig. 231, 6).

Ilio-capsulaire. — Petit iliaque de Winslow. — Ilio-fémoral grêle de Girard.

Petit muscle cylindroïde, situé en avant de la capsule articulaire coxo-fémorale et accolé à des faisceaux fibreux renforçant ce ligament ; inséré : d'une part, sur l'ilium, très près et en dehors de la branche externe du droit antérieur de cuisse ; d'autre part, sur la face antérieure du fémur, par des fibres aponévrotiques.

Il est compris, à sa terminaison, entre les deux vastes ; à sa partie supérieure, entre le scansorius et le droit antérieur.

Il semble avoir pour usage, ainsi que son homonyme de l'épaule, auquel il ressemble beaucoup, de soulever la capsule coxo-fémorale lors des mouvements de flexion du fémur.

6. Obturateur externe (fig. 170, 13).

Pelvi-trochantérien externe (Lavocat).
(*Obturator externus.*)

Muscle épais, aplati, facilement dissociable en gros faisceaux ; placé presque horizontalement sous le bassin, de manière à boucher le trou ovalaire ; attaché, d'une part, au pourtour de ce trou, c'est-à-dire sur la face inférieure du pubis et de l'ischium (*insertion fixe*), d'autre part, dans la fosse trochantérienne (*insertion mobile*).

Rapports. — Sa face inférieure est en rapport avec le pectiné, les adducteurs de la cuisse et le carré crural. La supérieure recouvre la capsule de l'articulation coxo-fémorale et répond, au niveau du trou ovalaire à l'obturateur interne.

Usages. — Adducteur de la cuisse et rotateur en dehors de ce même rayon.

7. Obturateur interne (fig. 231, 7).

Pelvi-trochantérien interne (Lavocat).
(*Obturator internus.*)

Muscle mince, situé dans la cavité pelvienne, au-dessus du trou ovalaire, à l'opposé, par conséquent, de l'obturateur externe. Il s'insère sur le plancher de

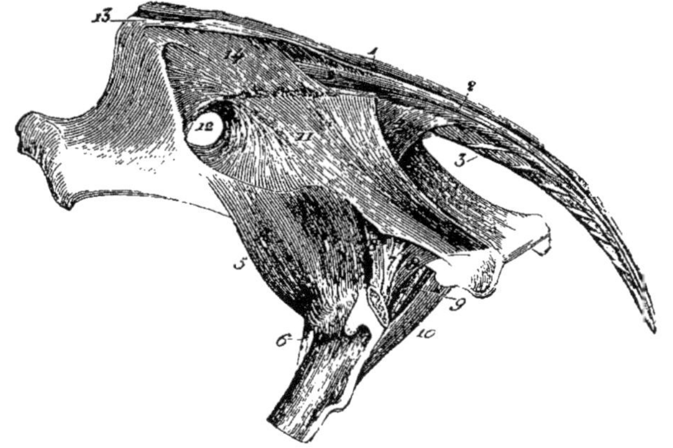

Fig. 231. — Muscles coccygiens et muscles profonds entourant l'articulation coxo-fémorale [1].

cette cavité, au pourtour du trou précité, c'est-à-dire sur la face supérieure du pubis et de l'ischium ; et aussi à la face interne de l'ilium, par une branche bien distincte qui s'élève jusqu'à l'angle du sacrum. De ces divers points, ses fibres convergent vers la petite échancrure sciatique, sur un tendon aplati qui s'infléchit derrière la crête sus-cotyloïdienne comme sur une poulie de renvoi et vient se terminer dans le fond de la fosse trochantérienne.

Rapports. — Dans sa portion intrapelvienne, l'obturateur interne répond au péritoine, à des vaisseaux et des nerfs importants, ainsi qu' à un feuillet fibreux qui le sépare de la vessie. Dans sa portion extrapelvienne, il est en rapport en arrière avec le fessier moyen et les nerfs sciatiques, en avant avec les jumeaux. Une synoviale facilite le glissement du tendon dans sa coulisse d'inflexion.

Usages. — Il est rotateur de la cuisse en dehors et nous le croyons, contrairement à l'opinion de la plupart des auteurs, propre à produire l'abduction plutôt que l'adduction, si tant est que sa position lui permette d'exécuter l'un ou l'autre de ces deux mouvements.

[1] 1, sacro-coccygien supérieur ; 2, sacro-coccygien latéral ; 3, sacro-coccygien inférieur ; 4, coccygien ; 5, scansorius ; 6, capsulaire ; 7, tendon de l'obturateur interne ; 8, 8, jumeaux du bassin ; 9, jumeau surnuméraire ; 10, carré crural ; 11, ligament sacro-sciatique ; 12, grande échancrure sciatique ; 13, ligament sacro-iliaque supérieur, portion funiculaire ; 14, ligament sacro-iliaque supérieur, portion membraneuse.

8. Jumeaux du bassin (fig. 231, 8, 8, 9).

Ischio-trochantériens de Chaussier et Girard.

(*Gemellus superior et gemellus inferior.*)

Ce sont deux petits faisceaux charnus qui accompagnent, l'un au-dessus, l'autre au-dessous, l'obturateur interne à sa sortie de la petite échancrure sciatique. Ils partent du bord externe de l'ischium, suivent la direction du tendon du muscle précité et s'insèrent sur lui. — Il n'est pas rare de trouver un troisième jumeau, large, aplati et parfois volumineux, situé derrière les précédents, contre l'obturateur externe (fig. 231, 9); celui-là s'insère directement dans la fosse trochantérienne.

Les jumeaux répondent : en arrière, aux nerfs sciatiques; en avant, à la capsule de l'articulation coxo-fémorale et à l'obturateur externe, par l'intermédiaire d'un coussinet adipeux.

Ils sont, comme le muscle précédent, rotateurs de la cuisse en dehors et propres peut-être à produire l'abduction de ce rayon.

9. Carré crural (fig. 231, 10).

Ischio-sous-trochantérien (Chaus.). — Ischio-fémoral grêle (Gir.).

(*Quadratus femoris.*)

Situé à la face postérieure du fémur, entre le grand adducteur de la cuisse et l'obturateur externe, le carré crural, au lieu d'être, comme chez l'Homme, sensiblement carré et d'avoir ses fibres dirigées transversalement, est allongé et oblique de haut en bas et de dedans en dehors, de manière à croiser en **X** la direction des fibres des obturateurs. Il figure une bande aplatie d'avant en arrière, formée de fibres charnues parallèles, légèrement tendineuses à leur extrémité inférieure.

Insertions. — En haut, sur la face inférieure de l'ischium, en avant de la tubérosité ischiatique (*origine*) ; en bas, sur l'empreinte linéaire que présente la face postérieure du fémur, un peu au-dessous du niveau du trochantin.

Rapports. — En avant, avec la face postérieure du fémur et l'obturateur externe. En arrière et en dedans, avec le grand adducteur de la cuisse. En dehors, avec les nerfs sciatiques et le jumeau postérieur du bassin.

Usages. — Il est extenseur et adducteur du fémur. Sa direction et son mode d'attache, chez les Solipèdes, ne lui permettent pas, d'après nous, de faire pivoter cet os ni en dedans ni en dehors. Tandis que, chez l'Homme, il produit exclusivement la rotation en dehors.

DIFFÉRENCES

Chez le ***Bœuf***, le ***Mouton***, la ***Chèvre***, le fessier superficiel n'est plus distinct, par suite de son extrême atrophie et de la fusion de ce qui en reste, soit avec le long vaste, soit avec le tenseur du fascia lata (fig. 232). Le fessier moyen est disposé en principe comme dans les Solipèdes, mais il est moins épais, moins prolongé sur la masse commune et facilement isolable du fessier profond. Ce dernier (fig. 235, 1) se termine à la base du trochanter par un fort tendon, qui en contourne la partie antérieure et s'insinue sous l'extrémité supérieure du vaste externe. Sa dissection n'offre aucune difficulté. Le scansorius (fig. 235, 2, 2') est relativement mince, mais très étendu ; il s'élève, en dessous du fessier profond, jusqu'à l'angle de la hanche, et, d'autre part, déborde en dedans la crête sus-cotyloïdienne pour s'épanouir sur la partie inférieure du ligament sacro-sciatique. Ses fibres, disposées en éventail, convergent de toutes parts sur un tendon qui aboutit, sous l'origine du vaste externe, à un tubercule situé à une petite distance de la base du trochanter (fig. 184, B, 9).

Le capsulaire manque. L'obturateur externe ne présente rien de particulier; mais l'interne offre une différence très remarquable ; au lieu de sortir du bassin par la petite échancrure sciatique, il trouve issue par le trou ovalaire lui-même, de telle sorte qu'il se place immédiatement au-dessus de l'obturateur externe, avec lequel il se réunit pour faire insertion commune dans la fosse trochantérienne. En outre, il n'a pas de portion iliale.

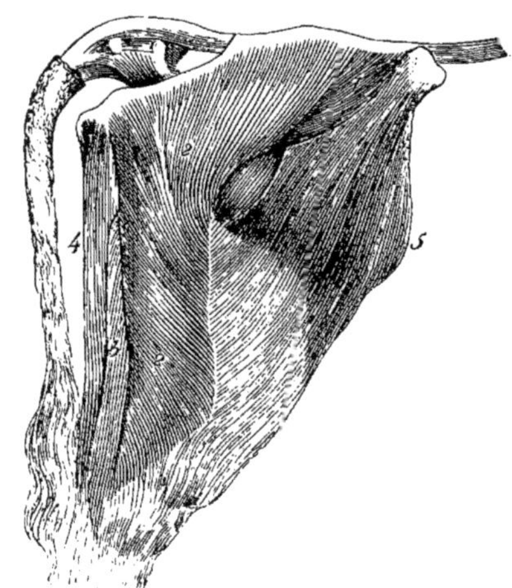

Fig. 232. — Muscles superficiels de la cuisse et de la croupe de la Vache *.

Les jumeaux sont confondus en un seul muscle volumineux, allant du bord externe de l'ischium à la fosse trochantérienne ; un certain nombre de ses fibres s'engagent dans le bassin par la petite échancrure sciatique et s'unissent à l'obturateur interne. Le carré crural ne présente rien de particulier.

Chez les ***Camélidés***, le fessier superficiel est indistinct comme dans les autres Ruminants. Le fessier moyen ne dépasse pas en avant la crête iliaque; il est recouvert d'une aponévrose peu adhérente qui se confond inférieurement avec le feuillet profond du fascia lata. Le fessier profond, très facile à disséquer, s'étale sur la plus grande partie de la fosse iliaque, et se termine comme dans les autres Ruminants. Le scansorius ne présente rien de particulier comparativement à ces derniers.

Il existe un muscle capsulaire, plus développé que celui des Solipèdes. L'obturateur interne, relativement épais, se comporte comme chez ces derniers, c'est-à-dire qu'il sort du bassin par la petite échancrure sciatique en s'infléchissant derrière l'épine sciatique. Deux jumeaux accompagnent son tendon terminal comme chez le Cheval. Le carré crural est volumineux mais relativement court.

Chez le ***Porc***, le fessier superficiel n'est qu'une mince expansion sans importance confondue avec le tenseur du fascia lata. Le fessier moyen est pâle, peu épais; il déborde, du côté interne, la crête iliaque et le sacrum, de manière à se joindre à son congénère du côté opposé. Le fessier profond est très développé, de couleur foncée; il se divise inférieurement en deux branches tendineuses dont l'une s'insère au fond de l'échancrure qui sépare le sommet de la convexité du trochanter, et l'autre à la base de la convexité après s'être insinué sous l'origine du vaste externe. Le scansorius est énorme; il couvre presque complètement la face externe de l'ilium et s'étend sur l'ischium jusqu'à la petite échancrure sciatique, en formant un vaste éventail. Il se termine par son tendon à la base du trochanter, sous l'attache de la branche inférieure du fessier profond. L'obturateur interne est disposé comme dans le Bœuf, mais il est plus développé; il s'étend sur le ligament sacro-sciatique jusqu'au voisinage du sacrum. Il n'y a qu'un jumeau. Le carré crural est très fort et très oblique en avant.

Chez le ***Chien*** et le ***Chat***, le fessier superficiel est encore très faible et laisse le fessier moyen en grande partie à découvert; il se divise en deux portions unies inférieurement sur une aponévrose confondue avec le feuillet profond du fascia lata et fixée sur la branche externe de la bifurcation supérieure de la ligne âpre du fémur. La portion antérieure est unie au muscle tenseur de ce fascia; la portion postérieure, plus forte, procède du sacrum et de l'origine de la queue. Le fessier moyen et le fessier profond sont tellement unis que tous les auteurs jusqu'à ce jour les ont confondus sous le même vocable de fessier moyen, tandis qu'ils décrivent le scansorius comme fessier profond. Cependant les deux muscles en question s'attachent au trochanter par deux tendons distincts et on peut les séparer, au moins en partie, en suivant avec le scalpel l'intervalle de ces tendons; on constate alors qu'une mince aponévrose revêt le fessier profond sur une certaine étendue, à partir de sa terminaison, et que ce muscle est beaucoup plus développé que le fessier moyen et de couleur plus foncée, notamment chez le Chat. Au surplus, l'adhérence de ces deux fessiers

* 1, fessier moyen ; 2, 2, long vaste, portion antérieure; 3, long vaste, portion postérieure; 4, demi-tendineux ; 5, muscle du *fascia lata*.

ne s'observe pas chez tous les Carnivores ; ils se séparent très aisément dans la Hyène.

Le scansorius est parfaitement reconnaissable à la disposition rayonnée de ses fibres ; il monte jusqu'à l'angle de la hanche et occupe la partie externe de la fosse iliaque ainsi que le plan supérieur de l'articulation coxo-fémorale ; il se termine à la base du trochanter, au-dessous de l'attache du fessier profond, en couvrant l'origine du vaste externe (au lieu d'être couvert par elle comme on l'observe dans les Ruminants et le Porc). L'obturateur interne et les jumeaux sont disposés comme dans les Solipèdes et les Camélidés. L'obturateur externe et le carré crural n'offrent non plus rien de particulier.

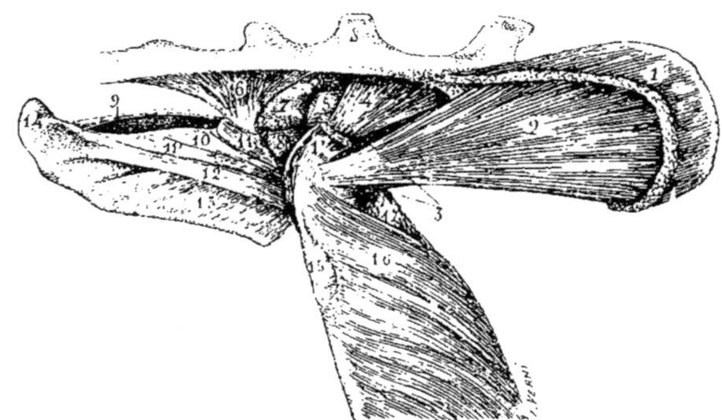

Fig. 233. — Muscles profonds du bassin du Lapin *.

On remarque un muscle capsulaire à l'état de pâle et étroite bandelette. Enfin, il existe un dernier muscle, le *pyramidal du bassin* ou *piriforme* que nous n'avons rencontré chez aucun des animaux précédents (fig. 233, 4). C'est un organe court, mais assez volumineux, situé en arrière du fessier profond et en dessous du fessier moyen, qui prend origine, en dedans du bassin, sur la face inférieure du sacrum, sort par la grande échancrure sciatique, en couvrant le nerf grand sciatique, et vient se terminer par un tendon à la partie supéro-postérieure du trochanter, en dedans de l'attache du fessier moyen. La non-existence du pyramidal du bassin chez les Solipèdes, les Ruminants, le Porc, explique le vaste développement de leur ligament sacro-sciatique, la grande échancrure sciatique ne livrant passage qu'aux vaisseaux fessiers et aux nerfs sciatiques.

Chez le ***Lapin***, les muscles du bassin (fig. 233) ressemblent à ceux du Chien et du Chat : toutefois le fessier moyen s'isole très facilement du fessier profond et s'en distingue en outre par sa minceur et sa pâleur [1].

§ II. — Muscles de la cuisse.

Les muscles de la cuisse forment trois régions secondaires : la région crurale antérieure, la région crurale postérieure et la région crurale interne.

A. — Région crurale antérieure ou rotulienne.

Cette région comprend, chez les Solipèdes, quatre muscles, situés en avant du fémur : le *tenseur du fascia lata*, le *droit antérieur*, le *vaste externe* et le *vaste interne*. Les trois derniers ont reçu le nom générique de muscles rotuliens, et on les décrit généralement en commun sous le nom de *triceps crural ;* mais cette

1 Pour plus de détails sur l'anatomie comparée des muscles fessiers, Voy. F.-X. Lesbre, *Contributions à l'étude des muscles de la région cruro-fessière chez les Mammifères, au double point de vue de leurs homologies et de leur nomenclature* (*Journal de l'anatomie*, Paris 1897, n° 6).

* 1, fessier moyen sectionné près de son origine ; 1', sa terminaison trochantérienne ; 2, fessier profond ; 3, scansorius ; 4, pyramidal ; 5, grand nerf sciatique ; 6, coccygien ; 7, ligament sacro-sciatique ; 8, crête sus-cotyloïdienne ; 9, petite échancrure sciatique ; 10, obturateur interne ; 11 et 11', jumeaux ; 12, carré crural ; 13, obturateur externe ; 14, tubérosité ischiale ; 15, troisième trochanter ; 16, vaste externe ; 17, droit antérieur de la cuisse.

manière de faire ne se justifie pas en anatomie comparée, car le nombre des muscles rotuliens est encore plus variable que celui des muscles olécraniens, leurs homologues du membre antérieur. Les termes de triceps ou même de quadriceps crural ne sont pas plus soutenables que ceux de triceps ou de quadriceps brachial[1].

Préparation. — 1° Placer le sujet en première position ; 2° étudier le *fascia lata* et son muscle tenseur, immédiatement après avoir dépouillé la région ; 3° enlever ce muscle avec le fessier superficiel, le long vaste, le demi-tendineux, le demi-membraneux, les deux adducteurs de la jambe, le pectiné et les deux adducteurs de la cuisse, pour mettre à découvert les trois portions du triceps. Séparer ces trois organes l'un de l'autre en procédant de haut en bas. Disséquer en même temps le capsulaire.

1. Tenseur du *fascia lata* (fig. 229, 3).

Muscle du fascia lata. — Ilio-aponévrotique (Gir.).
(*Tensor fasciæ latæ*).

Les anatomistes ne s'entendent pas relativement au *fascia lata* : les uns désignent sous ce nom une aponévrose qui entourerait toute la cuisse à la manière d'un manchon ; les autres restreignent l'appellation à l'aponévrose de la face externe et distinguent celle de la face interne sous le nom d'*aponévrose fémorale*. Nous adopterons cette dernière manière de voir et nous décrirons le *fascia lata* comme l'aponévrose terminale de son muscle tenseur.

Celui-ci est un muscle plat et triangulaire, situé en avant du fessier superficiel, en dehors du vaste externe. Il comprend : 1° une portion charnue, flabelliforme, revêtue sur ses faces de fibres tendineuses et attachée en haut sur l'angle externe de l'ilium ; 2° le *fascia lata*, aponévrose continue avec le bord inférieur de la portion charnue, et divisée bientôt en deux feuillets superposés, l'un superficiel, l'autre profond. Celui-ci s'insinue sous le long vaste pour aller s'insérer au bord externe du fémur ; il se réunit en haut au tendon du fessier superficiel, en bas au tendon du long vaste. Quant au premier feuillet, qui semble se diviser lui-même en deux lames, il se répand, en dehors, sur le long vaste, où il se confond avec l'aponévrose fessière, en dedans, sur la face interne de la cuisse, où il s'unit à l'aponévrose fémorale ; en bas, il se prolonge sur la rotule, où il prend attache, et jusque sur les ligaments rotuliens pour se continuer avec l'aponévrose jambière.

Rapports. — En dehors, avec la peau ; en dedans, avec le vaste externe, le droit antérieur et l'iliaque ; en arrière, avec les fessiers superficiel et moyen. En avant, ce muscle répond à un paquet de ganglions lymphatiques dits précruraux et reçoit sur son aponévrose l'insertion du pannicule charnu. Chez les animaux en état d'embonpoint, on trouve une grande quantité de tissu adipeux entre la face profonde de ce muscle, le triceps crural et l'iliaque.

Usages. — Il fléchit le fémur en élevant le membre postérieur tout entier et il tend l'aponévrose qui le termine.

1. Voy. F.-X. Lesbre, *Considérations générales sur les muscles olécraniens et les muscles rotuliens de l'Homme et des Mammifères domestiques*, in loc. cit.

2. Droit antérieur de la cuisse (fig. 234, 6).

Grêle antérieur (Winsl.). — Longue portion du triceps crural. — Ilio-rotulien (Chaus. et Gir.).
(*Rectus femoris.*)

Enclavé entre les deux vastes et leur adhérant de la manière la plus intime, ce muscle forme avec eux une masse énorme appliquée contre la face antérieure et les faces latérales du fémur. Il affecte la forme d'un épais cylindre, renflé à sa partie moyenne, terminé supérieurement par un tendon bifide. Ses faisceaux charnus, d'un rouge pâle, sont très serrés les uns contre les autres et entrecoupés de quelques lames fibreuses ; ils se réunissent à l'extrémité inférieure de l'organe dans un vaste cône aponévrotique.

Attaches. — Il prend son origine, par les deux branches de son extrémité supérieure, sur les empreintes qui surmontent en avant et en dehors le sourcil de la cavité cotyloïde. — Il se termine, par son extrémité inférieure, sur la face antérieure de la rotule.

Rapports. — Les deux vastes, en se joignant en dessous du muscle qui nous occupe, l'enveloppent par côté et en arrière. Le *fascia lata* et son muscle le couvrent en avant. L'extrémité supérieure, comprise entre l'iliaque et le *scansorius*, est séparée de la capsule coxo-fémorale par un petit coussinet adipeux qui s'insinue entre ses deux branches ; elle est longée en dehors par l'ilio-fémoral grêle.

Usages. — Extenseur de la jambe et le fléchisseur de la cuisse.

Le droit antérieur atteint son maximum d'épaisseur chez les Quadrupèdes à cuisse courte et oblique, peu détachée du tronc, tels que les Solipèdes et les Ruminants, c'est-à-dire chez les animaux capables de puissants efforts propulsifs des membres postérieurs. Ce muscle intervient, en effet, pendant l'appui du membre, pour opposer une résistance au redressement de la cuisse et de la jambe opéré par les muscles cruraux postérieurs, résistance nécessaire pour bander en quelque sorte l'arc formé par ces deux rayons et permettre la transmission de l'effort à la cavité cotyloïde du coxal. C'est à ce moment qu'il fonctionne avec le plus de force, ainsi que les deux autres portions du triceps, et cela explique pourquoi il y a développement proportionnel des muscles cruraux antérieurs et cruraux postérieurs, et pourquoi, dans les Quadrupèdes, ces muscles acquièrent un volume si considérable, donnant à la cuisse une forme plus ou moins arrondie en avant et en arrière, aplatie sur les côtés.

3. Vaste externe.

Portion externe du triceps crural. — Fémoro-rotulien externe.
(*Vastus lateralis.*)

Masse musculaire épaisse et large, aplatie d'un côté à l'autre, étendue de l'extrémité supérieure du fémur à la rotule, en dehors du droit antérieur. Les faisceaux qui la composent, entremêlés de fortes lames tendineuses, prennent leur origine sur toute la face externe du fémur et sur la moitié externe de la face antérieure ; puis se dirigent en avant et en bas, pour se terminer soit sur le droit antérieur, soit sur la face supérieure et le côté externe de la rotule.

Rapports. — En arrière, avec le fémur et le long vaste ; en dehors, avec le *fascia lata* et le fessier superficiel ; en dedans, avec le droit antérieur et avec le vaste interne, lequel s'unit à l'externe de la manière la plus intime, excepté vers l'extrémité supérieure du fémur, où les deux muscles sont assez bien séparés.

Usages. — Extenseur de la jambe et auxiliaire du précédent.

4. Vaste interne (fig. 234. 7).

Portion interne du triceps crural. — Fémoro-rotulien interne.
(*Vastus medialis.*)

Ce muscle, peu distinct du précédent dans la plus grande partie de son étendue, forme avec lui une large et profonde gouttière dans laquelle est logé le droit antérieur. Il répète du reste le vaste externe, par sa forme, sa structure, son étendue, ses attaches et ses usages ; c'est au point que nous pouvons nous borner à en indiquer les principales particularités.

Les fibres qui entrent dans sa composition partent de la face interne et de la moitié interne de la face antérieure du fémur ; elles vont s'insérer, les unes sur l'enveloppe aponévrotique du droit antérieur, les autres sur le ligament tibio-rotulien interne, le côté correspondant de la rotule et sur la face supérieure du même os, en commun avec le vaste externe.

Il répond : par sa face externe, c'est-à-dire profonde, à ce dernier muscle et au droit antérieur ; par sa face interne, à l'aponévrose fémorale, au couturier, à l'iliaque, au pectiné, à la longue branche du grand adducteur de la cuisse.

B. — Région crurale postérieure.

Cette région est constituée par trois muscles situés en arrière du fémur et désignés souvent en commun sous le nom d'*ischio-tibiaux* ; ce sont : le *long vaste*, le *demi-tendineux* et le *demi-membraneux*.

Préparation. — On placera d'abord le sujet en deuxième position. Ensuite, on abandonnera à lui-même l'un des membres postérieurs, et l'on inclinera le sujet sur le côté correspondant à ce membre. L'autre membre restera fixé à sa barre de soutien, la cuisse légèrement fléchie pour tendre les muscles à préparer.

Ces dispositions préliminaires étant prises, on procédera de la manière suivante : 1° on coupera en travers le droit interne, et l'on renversera les deux lambeaux à droite et à gauche, pour découvrir entièrement le demi-membraneux, qu'on séparera ensuite du demi-tendineux et du grand adducteur de la cuisse ; 2° après avoir enlevé l'aponévrose qui recouvre le long vaste et le demi-tendineux, on disséquera ce dernier muscle en circonscrivant aussi bien que possible ses deux insertions supérieures ; 3° on préparera ensuite le long vaste.

1. Long vaste (Bourgelat) (fig. 229, 4 et 5).

Ischio-tibial externe (Gir.). — Paraméro-biceps (Arl. et Lesb.). — Fléchisseur externe de la jambe (Meck.).

Ce muscle, l'un des plus volumineux de l'économie, résulte de la réunion du paraméral et du biceps fémoral, organes indépendants dans d'autres espèces, telles que le Chat, le Lapin, le Porc, les Camélidés, etc.

Il se compose de deux portions placées l'une au-devant de l'autre et intimement adhérentes.

A. La *portion antérieure* s'étend depuis l'épine sacrée jusqu'au côté externe de la rotule en décrivant une courbe à convexité postérieure ; elle est prismatique, très large à son extrémité supérieure, singulièrement rétrécie à l'extrémité opposée. Une large et forte lanière tendineuse qui dégénère en aponévrose à la partie supérieure du muscle, tapisse sa face profonde dans la moitié inférieure. Les fibres composantes de cette portion prennent origine sur l'épine sacrée, le ligament sacro-sciatique, l'aponévrose d'enveloppe des muscles coccygiens, et à la face interne de l'aponévrose fessière ; elles se dirigent obliquement en avant et en bas, et se terminent sur la lame tendineuse de la face interne, laquelle lame vient se fixer, par son extrémité inférieure, à la face antérieure de la rotule, en se confondant avec le ligament tibio-rotulien externe. Il existe en outre une attache de trajet sur l'empreinte circulaire que présente la face postérieure du fémur au niveau du troisième trochanter, attache qui se fait par une bride fibreuse détachée du tendon profond.

B. La *portion postérieure* s'étend de la tubérosité ischiale au côté externe de l'extrémité supérieure de la jambe. Elle est prismatique triangulaire, étroite à son extrémité supérieure, fort large et amincie inférieurement, traversée de haut en bas par une intersertion fibro-élastique qui lui donne l'apparence pennée. Elle commence en haut sur la crête inféro-externe de la tubérosité ischiatique, où s'insère la lame tendineuse qui rend l'organe penniforme, et se termine par une forte aponévrose qui se répand sur les muscles de la jambe et se continue avec l'aponévrose jambière.

Rapports. — Le long vaste est en rapport : en dehors, avec l'aponévrose fessière et le feuillet superficiel du *fascia lata*, lesquels se confondent et adhèrent beaucoup à la portion postérieure du muscle, tout en devenant semi-élastiques ; en dedans, avec l'aponévrose du fessier superficiel, le fessier moyen, le trochanter, le feuillet profond du *fascia lata*, qui l'isole du vaste externe, les nerfs sciatiques, le grand adducteur de la cuisse, les muscles externes de la jambe. Son bord antérieur adhère étroitement au *fascia lata*, qui l'empêche de glisser derrière la saillie du trochanter. Son bord postérieur est longé par le demi-tendineux, dont il se sépare inférieurement pour admettre dans l'intervalle la partie supérieure du gastro-cnémien ; mais il n'y a pas là de *creux poplité* comme chez l'Homme. Son tendon rotulien glisse sur une bourse synoviale avant d'opérer son insertion.

Usages. — Le long vaste est un des plus puissants agents de la locomotion. S'il prend point fixe sur le bassin, le membre étant au lever, il fléchit la jambe et soulève le membre tout entier en le portant en abduction. Si, prenant encore son point fixe supérieurement, il se contracte pendant que le membre est à l'appui, il tire en arrière le fémur et le tibia, les redresse l'un sur l'autre et contribue ainsi à la propulsion. Si, enfin, le membre étant à l'appui, le long vaste prend point fixe à son extrémité inférieure, il fait basculer le coxal sur les fémurs et concourt à dresser l'avant-main sur l'arrière-main (cabrer). Dans ce dernier cas, il agit par un levier du premier genre dont le bras de la puissance est représenté par l'ischium.

2. Demi-tendineux (fig. 229, 5').

Fléchisseur interne de la jambe (Meck.). — Ischio-tibial moyen ou postérieur (Gir.). (*Semitendinosus*.)

Le demi-tendineux, ainsi nommé à cause de la longueur considérable de son tendon, chez l'Homme, est situé en arrière du long vaste et étendu de l'épine sacrée au côté interne de l'extrémité supérieure de la jambe, suivant le bord postérieur de la cuisse. C'est un long muscle, épais et prismatique, légèrement aplati d'un côté à l'autre, bifide à son extrémité supérieure. Ses fibres charnues, d'un rouge pâle, sont parallèles entre elles et vont d'une extrémité à l'autre de l'organe ; elles se terminent par une aponévrose renforcée d'un tendon aplati.

Attaches. — En haut : par une de ses branches sur l'épine sacrée et le ligament sacro-sciatique, en commun avec le long vaste, avec lequel il échange quelques faisceaux ; par l'autre branche, qui est la plus courte et la plus forte, sur la tubérosité ischiatique. — Son aponévrose inférieure se confond avec l'aponévrose jambière ; le tendon glisse sur la face interne du tibia et gagne la crête de cet os.

Rapports. — Sa branche sacrée est recouverte par l'aponévrose fessière et chevauche sur le long vaste. Dans le reste de son étendue, le muscle répond : en arrière, à cette même aponévrose ; en avant, aux nerfs sciatiques ; en dehors, au long vaste et aux jumeaux de la jambe ; en dedans, au demi-membraneux et au grand adducteur de la cuisse.

Usages. — Fléchisseur de la jambe et tenseur de l'aponévrose jambière quand son point fixe est supérieur, ce muscle devient une des puissances actives du cabrer quand il prend son appui sur la jambe. Il concourt aussi à la propulsion dans les mêmes conditions que le long vaste.

3. Demi-membraneux (fig. 234, 13).

Ischio-tibial interne (Gir.).
(*Semimembranosus.*)

Ainsi appelé de ce que, chez l'Homme, il est constitué, dans son tiers supérieur, par une large membrane ; le demi-membraneux ne justifie son nom chez aucun de nos animaux domestiques. Il est situé en dedans du demi-tendineux, et étendu de l'ischium à l'extrémité inférieure du fémur, dans une direction oblique de haut en bas et d'arrière en avant ; aplati d'un côté à l'autre, prismatique, épais à son bord antérieur, très mince au contraire à son bord postérieur ; volumineux à la partie supérieure, qui présente un petit prolongement dont la pointe s'élève vers la base de la queue ; rétréci et terminé par un court tendon à son extrémité inférieure ; formé enfin de gros faisceaux charnus qui se rassemblent tous, en bas, sur le tendon terminal.

Attaches. — En haut : 1° sur l'aponévrose coccygienne, par le prolongement aminci de l'extrémité supérieure ; 2° sur la tubérosité ischiatique et sur la face inférieure de l'ischium. — En bas, sur l'éminence excentrique du condyle interne du fémur.

Rapports. — En dedans, avec un prolongement fort mince de l'aponévrose fessière ; avec le muscle ischio-caverneux et le droit interne ; en dehors, avec le demi-tendineux, le long vaste et les nerfs sciatiques ; en avant, avec le grand adducteur de la cuisse, qui lui adhère assez fortement pour qu'on éprouve de la difficulté à séparer les fibres d'un muscle de celles de l'autre.

Usages. — Adducteur du membre et extenseur de la cuisse quand son point fixe est supérieur ; il devient auxiliaire des puissances qui agissent dans le cabrer lorsqu'il prend son appui sur le fémur.

C. — Région crurale interne.

Cette région comprend cinq muscles :

Le *couturier* et le *droit interne*, en couche superficielle.

Le *pectiné*, le *petit adducteur de la cuisse* et le *grand adducteur de la cuisse*, en couche profonde.

On décrit, chez l'Homme, trois adducteurs de la cuisse au lieu de deux. Le premier adducteur ou moyen adducteur se confond généralement avec le pectiné, chez les animaux ; nous le passerons sous silence. Le deuxième adducteur ou court adducteur équivaut au petit adducteur des Solipèdes. Le troisième adducteur n'est autre que le grand adducteur. Nous dirons plus loin que le petit et le grand adducteur ont, chez les animaux, la même tendance à se réunir, que le pectiné avec le moyen adducteur, et qu'ainsi les Ruminants, le Porc, les Carnivores, etc. n'ont plus, en outre du pectiné, qu'un seul adducteur de la cuisse.

Préparation. — 1° Placer le sujet en première position ; 2° préparer d'un côté les deux muscles de la couche superficielle en enlevant une légère couche fibreuse qui les recouvre, l'aponévrose fémorale et la paroi inférieure de l'abdomen ; 3° pour mettre à découvert, du côté opposé, les trois muscles de la couche profonde, inciser les deux de la couche superficielle et rabattre leurs lambeaux à droite et à gauche ; de plus, isoler le demi-membraneux du grand adducteur de la cuisse ; il sera même utile, pour bien se rendre compte de la disposition de ce dernier muscle, d'enlever la masse entière des ischio-tibiaux.

PREMIÈRE COUCHE

1. Couturier (fig. 234, 8).

Long adducteur de la jambe. — Sous-lombo-tibial (Gir.).
(*Sartorius.*)

Muscle long, mince et aplati, rétréci à son extrémité inférieure ; situé d'abord dans la cavité abdominale, à l'entrée du bassin, puis en dedans de la cuisse ; affectant une direction oblique de haut en bas, d'arrière en avant et de dedans en dehors.

Il est formé de fibres charnues parallèles qui se terminent inférieurement par une aponévrose réunie à celle du droit interne et confondue avec l'aponévrose jambière.

Attaches. — Par son extrémité supérieure, à la face inférieure du *fascia iliaca*, près du tendon du petit psoas. Par son aponévrose terminale, non pas sur la tubérosité interne et supérieure du tibia, mais sur le ligament tibio-rotulien interne, en commun avec le droit interne.

Rapports. — Ce muscle est recouvert par l'arcade crurale et l'aponévrose fémorale. Il recouvre l'iliaque, le grand psoas, le nerf fémoral et le muscle vaste interne. Son bord postérieur limite supérieurement, avec le pectiné et le bord antérieur du droit interne, le *triangle de Scarpa*, espace occupé par les vaisseaux fémoraux et les ganglions inguinaux profonds. Au-dessous de cet interstice les deux adducteurs de la jambe sont très adhérents l'un à l'autre.

Usages. — Il tire le membre dans l'adduction et fléchit le fémur.

2. Droit interne (fig. 234, 9).

Grêle interne (Winsl.). — Court adducteur de la jambe. — Sous-pubic-tibial (Gir.).
(*Gracilis.*)

Large muscle quadrilatère, aminci sur les bords, situé en dedans de la cuisse, dans une direction oblique de haut en bas et de dedans en dehors, et formant la base de ce qu'on appelle en Extérieur, le *plat de la cuisse*.

Il est formé de fibres charnues parallèles qui s'étendent de son bord supérieur à son bord inférieur et se terminent inférieurement par une large aponévrose. Une couche albuginée très adhérente le recouvre en grande partie.

Attaches. — Il s'insère par toute l'étendue de son bord supérieur, à la symphyse ischio-pubienne, en commun avec le muscle du côté opposé, au moyen d'une lame tendineuse impaire, large et courte, qui se continue avec le bord supérieur des deux muscles et d'autre part fait suite au tendon prépubien. — Son aponévrose terminale, unie avec celle du couturier, se fixe sur le ligament rotulien interne et sur la face interne du tibia (*insertion mobile*) ; elle se confond, en arrière, avec l'aponévrose du demi-tendineux, qu'elle recouvre, et elle se développe avec celle-ci autour des muscles tibiaux pour constituer l'aponévrose jambière.

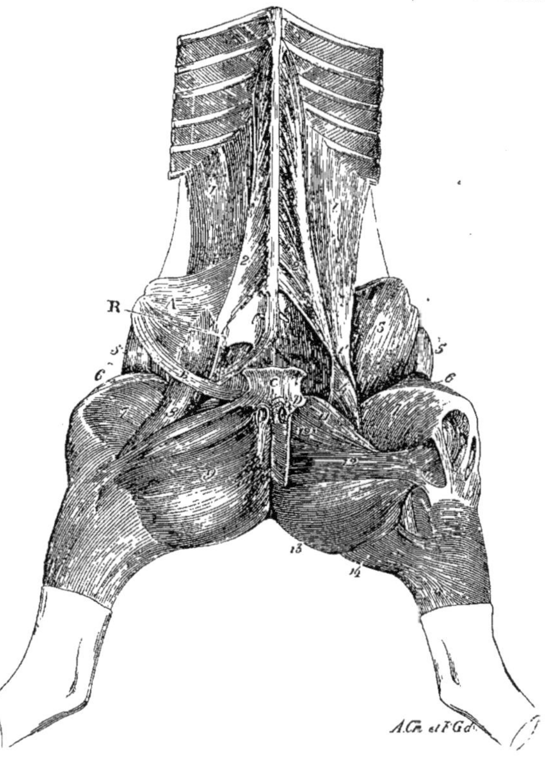

Fig. 234. — Muscles des régions sous-lombaire, rotulienne et crurale interne.

Rapports. — La face superficielle est recouverte par les vaisseaux et le nerf saphènes internes, ainsi que par la peau. La face profonde recouvre le pectiné, les adducteurs de la cuisse, le demi-membraneux, le demi-tendineux et le ligament fémoro-tibial interne. Ce muscle est traversé à son origine et tout à fait en avant par une très grosse branche veineuse.

Usages. — Adducteur du membre et tenseur de l'aponévrose jambière.

* 1, grand psoas ; 1', son tendon terminal ; 2, petit psoas ; 3, portion externe de l'iliaque ; 4, sa portion interne ; 5, muscle du *fascia lata* ; 6, droit antérieur de la cuisse ; 7, vaste interne ; 8, couturier ; 9, droit interne ; 11, pectiné ; 12, grand adducteur de la cuisse ; 12', petit adducteur de la cuisse ; 13, demi-membraneux ; 14, demi-tendineux ; A, fascia iliaca ; B, arcade crurale ; C, tendon prépubien ; D, origine du faisceau pubien du ligament rond.

DEUXIÈME COUCHE

1. Pectiné (fig. 234, 11 ; 241, 3).

Sus-pubio-fémoral de Chaussier et Girard.
(*Pectineus.*)

Ce muscle résume le pectiné et le moyen adducteur de la cuisse de l'Homme. Il est situé au fond du triangle de Scarpa, dans une direction oblique de haut en bas, d'arrière en avant et de dedans en dehors ; renflé et bifide à son extrémité supérieure, rétréci à l'inférieure.

Ses faisceaux constituants partent soit du bord antérieur et de la face inférieure du pubis, soit de la surface du faisceau pubien du ligament rond, qui passe entre ses deux branches (*insertion fixe*). — Ils sont enveloppés, à leur extrémité inférieure, par un cône tendineux fixé au côté interne du fémur, sur des empreintes avoisinant le trou nourricier (*insertion mobile*).

Rapports. — En dedans, avec le droit interne ; en dehors et en avant, avec l'insertion fémorale du grand psoas et de l'iliaque, avec le vaste interne, les vaisseaux fémoraux et le couturier. — En arrière, avec le petit adducteur de la cuisse, et, près de son extrémité supérieure, avec l'obturateur externe du bassin.

Usages. — Ce muscle est adducteur et fléchisseur de la cuisse et, de plus, rotateur en dehors du même rayon.

2. Petit adducteur de la cuisse (fig. 234, 12' ; 241, 5).

Court adducteur. — Deuxième adducteur chez l'Homme. — Portion antérieure du sous-pubio fémoral de Girard.
(*Adductor brevis.*)

Situé sous le droit interne, entre le pectiné et le grand adducteur de la cuisse, dans une direction oblique de haut en bas et de dedans en dehors, ce muscle est aplati d'avant en arrière, épais et rétréci à son extrémité supérieure, mince et large à l'inférieure. Ses fibres, d'un rouge pâle, sont à peu près parallèles entre elles, et quelquefois peu distinctes, en plan superficiel du moins, de celles qui appartiennent au grand adducteur ; elles deviennent aponévrotiques inférieurement.

Attaches. — En haut, sur la face inférieure du pubis (*origine*) ; — en bas, sur la surface âpre du fémur (fig. 143, 3), en commun avec la branche courte du grand adducteur (*terminaison*).

Rapports. — Superficiellement, avec le droit interne ; profondément, avec l'obturateur externe ; en avant, avec le pectiné ; en arrière, avec le grand adducteur.

Usages. — Adducteur, extenseur et rotateur en dehors du rayon fémoral.

3. Grand adducteur de la cuisse (fig. 234, 12 ; 241, 4).

Troisième adducteur chez l'Homme. — Portion postérieure du sous-pubio-fémoral de Girard.
(*Adductor magnus.*)

Situé sous le droit interne, entre le petit adducteur et le demi-membraneux, dans une direction oblique de haut en bas et de dedans en dehors, le grand adducteur est un muscle long, épais, prismatique, déprimé d'avant en arrière, terminé inférieurement par deux branches d'inégale grandeur, et presque entièrement formé de fibres charnues parallèles qui se distinguent généralement de celles du petit adducteur par une couleur plus foncée.

Attaches. — En haut, sur la face inférieure de l'ischium et sur la lame tendineuse impaire qui attache à la symphyse pelvienne les deux muscles du plat des cuisses (*origine*). — En bas : 1° par sa branche externe, la plus grosse et la plus courte, sur la surface âpre du fémur, en dehors du petit adducteur ; 2° par sa branche interne, la plus longue et la plus mince, en dedans et au-dessus du condyle interne du fémur, en commun avec le demi-membraneux et le ligament fémoro-tibial interne (*terminaison*).

Rapports. — En dedans, avec le droit interne ; en arrière, avec le demi-membraneux ; en avant, avec le petit adducteur, l'obturateur externe et l'extrémité inférieure du carré crural. Son bord externe, plus mince que l'interne, recouvre en partie l'extrémité supérieure de ce dernier muscle et se trouve séparé par un feuillet aponévrotique des nerfs sciatiques et du long vaste. Les vaisseaux fémoraux passent entre ses deux branches, dont l'interne répond en avant et près de son insertion, au vaste interne.

Usages. — Ce muscle a les mêmes usages que le précédent.

DIFFÉRENCES

Chez le ***Bœuf***, la ***Chèvre***, le ***Mouton***, le muscle du fascia lata est beaucoup plus large que dans les Solipèdes. Le droit antérieur de la cuisse, non moins volumineux que chez ces derniers, prend naissance par deux branches tendineuses : l'une antérieure s'attachant dans une forte impression qui surmonte la cavité cotyloïde, l'autre postérieure contournant le bord externe de l'ilium pour s'attacher au sourcil acétabulaire et se continuer avec le bourrelet complémentaire de ce sourcil : disposition qui rappelle exactement les deux tendons, direct et réfléchi, du même muscle chez l'Homme (Voy. fig. 203 et 204).

Les deux vastes sont moins épais que dans les Solipèdes, surtout l'interne ; au lieu de se rejoindre sous le droit antérieur, ils restreignent leur insertion au fémur aux deux bords qui limitent la face postérieure de cet os, et l'on découvre dans leur intervalle, appliqué sur les faces antérieure et latérales du fémur, un muscle facile à disséquer qui n'est autre que le *crural antérieur, crural* ou *vaste intermédiaire* (fig. 235, 9 et 9'). Ce muscle, revêtu d'une belle aponévrose nacrée, est formé de deux parties latérales accolées dans la plus grande partie de leur étendue, l'interne plus volumineuse que l'externe, lesquelles se terminent chacune sur la face antérieure de la rotule par un tendon qui se réfléchit préalablement sur le côté de cet os en glissant sur une bourse synoviale. C'est en considération de cet organe que divers auteurs ont substitué à l'appellation ancienne de triceps crural celle de quadriceps crural. Mais nous allons voir que ce n'est pas le dernier terme de la complication de la région ; il existe, chez les Bovidés, les Ovidés et nombre d'autres animaux, un cinquième muscle rotulien facile à mettre en évidence, le *sous-crural* (fig. 235, 28 et 28'). On le découvre sous la terminaison du précédent, formé comme lui de deux faisceaux latéraux qui sont appliqués sur le cul-de-sac synovial sus-rotulien et s'élèvent, en convergeant, sur la partie inférieure de la face antérieure du fémur. Il ne faudrait pas croire que le crural et le sous-crural fissent réellement défaut dans les Solipèdes ; ils existent, mais sont confondus avec les deux vastes.

Le *long vaste* (fig. 232 2 et 3) présente dans sa longueur une intersection fibro-élastique, mais il ne se laisse pas diviser, comme dans les Solipèdes, en deux portions : l'une correspondant au tendon rotulien, l'autre à l'aponévrose jambière. En outre, il ne prend aucune attache sur le fémur. Il s'insère : en haut, sur l'épine sacrée, les ligaments sacro-sciatique et

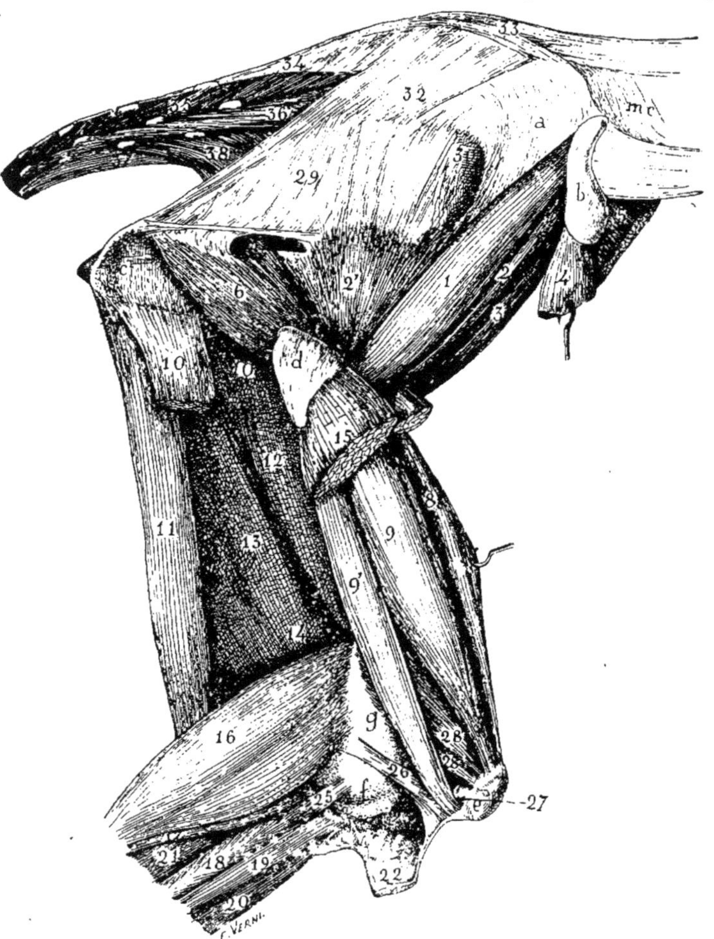

Fig. 235. — Muscles profonds de la croupe et de la cuisse, face externe, chez le Bœuf *.

sacro-iliaque supérieur, la tubérosité et la face inférieure de l'ischium ; en bas, sur la rotule, le ligament tibio-rotulien externe, ainsi qu'à l'aponévrose jambière. Chemin faisant, il glisse

* *a*, fosse iliaque; *b*, angle de la hanche; *c*, tubérosité ischiale; *d*. grand trochanter; *e*, rotule; *f*, condyle externe du fémur; *g*, même os; *mc*, masse commune. — 1, fessier profond ; 2, 2', scansorius ; 3, iliaque ; 4, insertion du muscle du *fascia lata* ; 5, insertion du petit oblique de l'abdomen ; 6, jumeau du bassin ; 7, droit antérieur de la cuisse coupé près de son origine ; 8, vaste interne érigné en dedans ; 9, 9', les deux portions du crural antérieur ; 10, 10, insertions du long vaste sur la tubérosité ischiale et sur la face inférieure de l'ischium ; 11, demi-tendineux ; 12, adducteur de la cuisse ; 13, demi-membraneux ; 14, anneau des vaisseaux fémoraux ; 15, vaste externe sectionné à la partie supérieure ; 16, gastro-cnémien ; 17, solaire ; 18, court péronier ou extenseur propre du doigt externe ; 19, long péronier ; 20, extenseur antérieur des phalanges, se décomposant plus bas en trois muscles ; 21, fléchisseur externe des phalanges ; 22, tendon terminal du long vaste, renversé en bas ; 23, vaste bourse séreuse sous-jacente à ce tendon ; 25, ligament fémoro-tibial externe ; 26, aileron de la rotule ; 27, saillie de la rotule sur laquelle glisse le crural antérieur au moyen d'une synoviale ; 28, 28', les deux faisceaux du sous-crural ; 29, ligament sacro-sciatique ; 30, grande échancrure sciatique ; 31, petite échancrure sciatique ; 32, 33, les deux portions du ligament sacro-iliaque supérieur ; 34, débris de l'aponévrose coccygienne ; 35, sacro-coccygien supérieur ; 36, sacro-coccygien latéral ; 37, sacro-coccygien inférieur ; 38, coccygien.

sur le trochanter et sur le condyle externe du fémur au moyen de deux vastes bourses séreuses qui peuvent devenir le siège d'altérations pathologiques spéciales. Avant de se réunir au ligament tibio-rotulien externe, le tendon (fig. 235, 22) présente un renflement fibro-cartilagineux très épais et reçoit quelques-unes des fibres du vaste externe.

Une dernière disposition, importante à connaître au point de vue chirurgical, consiste dans l'union du bord antérieur du long vaste avec le fascia lata, dont les deux feuillets comprennent ce muscle entre eux en adhérant fortement à chacune de ses faces. Il arrive assez fréquemment, chez les bêtes maigres, que ce fascia se rompe au niveau du trochanter, et que celui-ci passe dans l'ouverture, de telle manière que le long vaste, au lieu de couvrir cette éminence, glisse par derrière : alors le trochanter se trouve bridé d'une manière si énergique qu'on est parfois obligé d'inciser en travers le bord antérieur du muscle pour rétablir les choses en place et rendre au membre postérieur la liberté de ses mouvements.

Le *demi-tendineux* (fig. 232, 4 et 235, 11) n'a pas de prolongement sacré ; il s'arrête en haut à la tubérosité ischiale. Il en est de même pour le *demi-membraneux*. Celui-ci est énorme (fig. 235, 13) et divisé inférieurement en deux branches : l'une très épaisse se termine au fémur, soit sur le tubercule excentrique du condyle interne et la crête sus-condylienne, soit à la base dudit tubercule par un tendon qui s'insinue sous l'insertion supérieure du ligament fémoro-tibial interne ; l'autre, beaucoup plus petite, se continue par un deuxième tendon sous le ligament fémoro-tibial interne pour gagner la tubérosité interne et supérieure du tibia.

Le *couturier* s'engage sous l'arcade crurale, comme dans les Solipèdes, pour venir prendre origine soit au fascia iliaca, soit à la crête iléo-pectinée ; mais il présente ceci de particulier qu'il se divise près de son origine en deux branches entre lesquelles passent les vaisseaux fémoraux. Ceux-ci n'occupent donc pas le triangle du Scarpa.

Le *pectiné* est très développé, simple à son extrémité supérieure qui s'insère sur le pubis et sur les racines du tendon prépubien, divisé en deux branches à son extrémité inférieure. L'une de ces branches, mince et pâle, se prolonge jusqu'auprès du condyle interne du fémur, tandis que la principale s'arrête comme chez le Cheval, sur la face postérieure de cet os. La première représente un premier adducteur de la cuisse.

Le *petit adducteur de la cuisse* n'est pas distinct du *grand adducteur*. Il n'y a par conséquent qu'un seul adducteur de la cuisse (fig. 235, 12), lequel est indivis à son extrémité inférieure, et s'arrête à la face postérieure du fémur sans atteindre le condyle interne de cet os.

Chez les **Chameaux**, le muscle du fascia lata se ploie sur les muscles rotuliens de manière à les envelopper comme dans une gouttière. Le droit antérieur de la cuisse ne possède pas de tendon réfléchi ; il est simple à son insertion supérieure, qui est autant charnue que tendineuse. Le vaste externe est énorme, tandis que l'interne est relativement petit ; l'inégalité de ces deux muscles n'atteint un pareil degré que chez les Carnivores et les Rongeurs. Le crural ressemble à celui des autres Ruminants, ainsi que le sous-crural.

Au lieu du long vaste, on trouve deux muscles bien distincts : le *paraméral* et le *biceps fémoral*. Le premier se compose d'un épais corps charnu, prismatique, triangulaire, couvrant en grande partie le fessier moyen, s'insérant sur l'épine sacrée, l'angle interne de l'ilium, l'aponévrose d'enveloppe des muscles sacro-coccygiens, et les ligaments sacro-sciatique et sacro-iliaque supérieur, — et d'un long tendon aplati qui se place à la face interne du biceps fémoral, auquel il donne insertion, et vient se terminer par deux branches soit au côté externe de la rotule, soit à la tubérosité antérieure de l'extrémité supérieure du tibia, en s'insinuant sous le ligament tibio-rotulien. Le biceps fémoral est très volumineux, dépourvu de chef fémoral, ainsi que dans tous les Quadrupèdes ; il présente, dans la moitié ou les deux tiers supérieurs de sa longueur, une intersection longitudinale fibro-élastique qui lui donne la structure pennée ; ses fibres antérieures, obliquement dirigées en avant et en bas, s'attachent sur le tendon du paraméral ; les postérieures descendent en s'épanouissant pour se continuer par l'aponévrose jambière. Le biceps fémoral s'insère : en haut, à la tubérosité ischiale, ainsi qu'à la partie inférieure du ligament sacro-sciatique en chevauchant au-devant de ladite tubérosité ; en bas, à l'aponévrose jambière qui en est comme le prolongement. Il est revêtu d'une expansion élastique des plus remarquables, rappelant celle que nous avons déjà signalée à la face interne de l'avant-bras et au pli du carpe. Cette membrane a la forme d'un triangle dont le sommet s'insère à la tubérosité ischiale et dont la base s'étale sur l'aponévrose jambière jusqu'à la crête du tibia ; elle lance de sa face interne l'intersection qui donne au muscle l'apparence pennée.

Le demi-tendineux est très fort ; il s'arrête en haut à la tubérosité ischiale.

Le demi-membraneux est énorme, rétréci et aponévrotique dans son milieu, renflé aux deux extrémités, ce qui lui donne l'apparence digastrique. Il s'attache en haut sur la face inférieure de l'ischium et de sa tubérosité, en bas sur le condyle interne du fémur et la crête sus-condylienne ainsi que, par une courte lame fibreuse, sur le ligament fémoro-tibial interne.

Le couturier, le droit interne, le pectiné, l'adducteur de la cuisse se comportent comme dans les autres Ruminants.

Les ***Lamas*** présentent, relativement aux Chameaux, les particularités suivantes : le droit antérieur de la cuisse possède deux tendons d'origine, mais juxtaposés et insérés au même point; il serait peut-être plus exact de dire un seul tendon divisé en deux couches. Le demi-tendineux est continué supérieurement par un petit muscle conoïde qui atteint la base de la queue et fonctionne spécialement comme *agitator caudæ*, muscle dont-il n'existe pas trace chez les Chameaux. Tous les autres muscles de la cuisse ressemblent à ceux de ces derniers animaux.

Chez le ***Porc***, le droit antérieur de la cuisse présente deux tendons d'origine écartés à angle aigu comme dans les Solipèdes, et se mettant à cheval sur le bord de l'ilium au-dessus de la cavité cotyloïde. Le vaste externe est très prépondérant sur l'interne et s'élève jusqu'au sommet de la convexité du trochanter. Le crural est très épais; il se confond par côté avec les vastes : premier terme d'une coalescence qui atteint son apogée chez les Solipèdes. Le sous-crural se fait remarquer par sa couleur pâle.

Le paraméral et le biceps fémoral sont distincts et rappellent assez exactement la disposition que l'on constate chez le lapin (fig. 236). Le paraméral prend origine sur le sacrum, les ligaments sacro-sciatique et sacro-iliaque supérieur, l'aponévrose des muscles sacro-coccygien : descend derrière le fémur en se recourbant en avant; et s'insinue sous le bord antérieur du biceps fémoral, où il se continue jusqu'à la rotule par un tendon qui reçoit l'insertion d'une partie des fibres du muscle précité. Le biceps fémoral s'étale sur les trois quarts supérieurs de la face externe de la jambe ; il présente la texture et le mode d'insertion signalés chez les Camélidés.

Le demi-tendineux offre une pointe supérieure qui remonte vers la base de la queue, trace de la branche supra-ischiatique dont nous avons constaté l'existence chez les Solipèdes.

Le demi-membraneux chevauche également sur la tubérosité ischiale; il se termine sur la crête sus-condylienne en se juxtaposant au jumeau interne de la jambe, ainsi que sur la tubérosité interne du tibia. Le tendon qui effectue cette dernière insertion fait suite à un gros faisceau inclus dans le restant du muscle et très reconnaissable à sa couleur rouge vif.

Le couturier est grêle; le droit interne est mince; mais ils présentent l'un et l'autre la même disposition et les mêmes insertions que dans les Ruminants. Il en est de même du pectiné et de l'unique adducteur de la cuisse.

Chez le ***Chien***, le tenseur du fascia lata est longé antérieurement par une longue et épaisse bandelette charnue, étendue de l'angle externe de l'ilium à la rotule, sur laquelle elle s'insère par une courte aponévrose. Cette bandelette est rattachée par les auteurs, tantôt au muscle du fascia lata, tantôt au couturier. Nous adopterons la dernière interprétation.

Le droit antérieur de la cuisse ne possède qu'une seule branche d'origine. Les deux vastes sont très inégaux. Le crural est plus ou moins confondu avec les vastes. Le sous-crural est très mince, réduit à l'état de tenseur de la capsule fémoro-rotulienne.

Le paraméral fait défaut. Par contre le biceps fémoral est considérable; son aponévrose terminale couvre complètement le jumeau externe de la jambe. Le demi-tendineux se comporte comme chez les Ruminants. Le demi-membraneux se divise inférieurement en deux portions : l'antérieure, la plus forte, se termine à la partie inférieure du fémur; la postérieure s'insinue à l'état tendineux sous le ligament fémoro-tibial interne pour gagner l'extrémité supérieure du tibia.

Le couturier prend naissance à l'angle externe de l'ilium et se divise bientôt en deux portions : une postérieure qui vient se terminer en haut de la face interne du tibia en couvrant l'aponévrose du droit interne ; une antérieure, déjà mentionnée, qui longe le muscle du fascia lata et aboutit à la rotule. Cette dernière portion, que nous appellerons portion rotulienne ou couturier rotulien, n'existe pas dans les animaux que nous avons étudiés précédemment.

Le droit interne est plus mince et moins large que dans ces mêmes animaux, en sorte qu'il est séparé du couturier par un intervalle considérable.

Le pectiné n'offre rien de particulier. Le petit et le grand adducteur de la cuisse sont confondus comme dans le plus grand nombre de nos Mammifères.

Chez le ***Chat***, on constate, comparativement au Chien, les différences suivantes : 1° l'existence d'un petit *paraméral*, prenant naissance à l'origine du coccyx et se continuant par un grêle tendon, sous le biceps fémoral, jusqu'à la rotule ; 2° l'existence d'un muscle lombricoïde partant de l'apophyse transverse de la deuxième vertèbre caudale, croisant le paraméral par-dessous et venant se perdre à la partie inféro-postérieure de la face interne du biceps. Ellenberger et Baum signalent, chez le Chien, sous le nom d'abducteur de la jambe, un petit organe qui nous paraît équivaloir à celui-ci.

Chez le ***Lapin*** (fig. 236), on remarque un paraméral extrêmement développé. Le tendon d'origine du droit antérieur est simple comme dans les Carnivores. La différence de volume entre les deux vastes est énorme. Le crural s'isole facilement. Le biceps fémoral, très élargi inférieurement, prend insertion sur le tendon du paraméral par ses faisceaux antérieurs. Le demi-tendineux n'offre rien de particulier. Par contre, le demi-membraneux renferme dans son épaisseur un gros faisceau rouge foncé, conoïde, facile à isoler, auquel appartient un long tendon qui va s'insérer à l'angle postérieur de la tubérosité interne du tibia.

Le couturier ordinaire manque, d'où il résulte que le vaste interne est complètement à découvert. En compensation, le couturier rotulien est très développé. Le droit interne est transparent, tant il est mince; il est dépourvu de connexion avec le couturier, lequel est rotulien au lieu d'être tibial, ainsi que nous venons de le dire. Le pectiné présente distinctement une couche superficielle, figurant un premier adducteur de la cuisse. Le petit et le grand adducteur de la cuisse sont confondus.

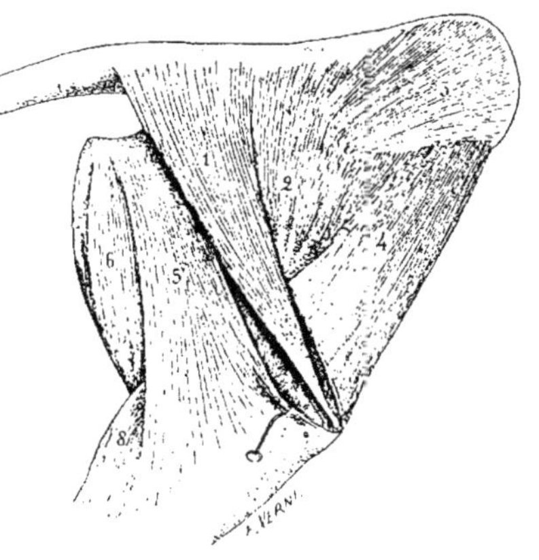

Fig. 236. — Muscles externes de la région cruro-fessière du Lapin *.

Coup d'oeil général. — Les muscles de la cuisse, considérés dans la série, nous offrent les grands traits différentiels suivants :

1° Le crural et le sous-crural sont confondus avec les vastes et partant plus ou moins indistincts chez les Solipèdes et les Carnivores; tandis qu'ils sont faciles à isoler chez les Ruminants, le Porc et les Rongeurs.

2° Le droit antérieur de la cuisse prend origine par un unique tendon chez les Carnivores, les Rongeurs, les Camélidés; par deux tendons écartés à angle aigu et insérés au même niveau chez les Solipèdes et le Porc ; par deux tendons : l'un direct, inséré au-dessus de la cavité cotyloïde, l'autre réfléchi attaché sur le sourcil de cette cavité et sur son bourrelet complémentaire, chez les Ruminants, à l'exception des Camélidés.

3° La plupart des Quadrupèdes ont, en compensation de l'atrophie de leur fessier superficiel, un muscle qui fait défaut chez l'Homme, le *paraméral*. D'abord simple agitateur de la queue, il avance ses insertions sur le sacrum et devient un des plus puissants agents du membre postérieur. Le paraméral manque chez le Chien ; il existe distinctement chez le Chat, le Lapin, le Porc, les Camélidés ; il se soude avec le biceps fémoral chez le Bœuf, le Mouton, la Chèvre, les Solipèdes, et cette soudure donne lieu au muscle *long vaste* de Bourgelat.

4° Que le biceps soit indépendant ou soudé au paraméral, il ne présente jamais de chef fémoral, comme chez l'Homme ; il ne justifie donc pas mieux son nom que son homonyme du membre antérieur.

5° Le couturier procède de l'épine iliaque antérieure et supérieure, chez le Chien, le Chat, le Lapin ; tandis qu'il provient de l'aponévrose sous-lombaire et même de la crête ilio-pectinée chez le Porc, les Ruminants et les Solipèdes. Il se divise en deux portions : l'une rotulienne, l'autre tibiale chez le Chien et le Chat. Il est simple dans les autres espèces, et analogue à la portion tibiale des espèces précitées; excepté chez le Lapin où il est exclusivement rotulien.

* 1, paraméral ; 2, fessier superficiel ; 3, fessier moyen ; 4, tenseur du *fascia lata* ; 5, biceps fémoral, son bord antérieur est érigné pour découvrir la terminaison du paraméral ; 6, demi-tendineux ; 7, demi-membraneux ; 8, jumeaux de la jambe.

6° Le droit interne s'élargit dans les Quadrupèdes, comme la cuisse elle-

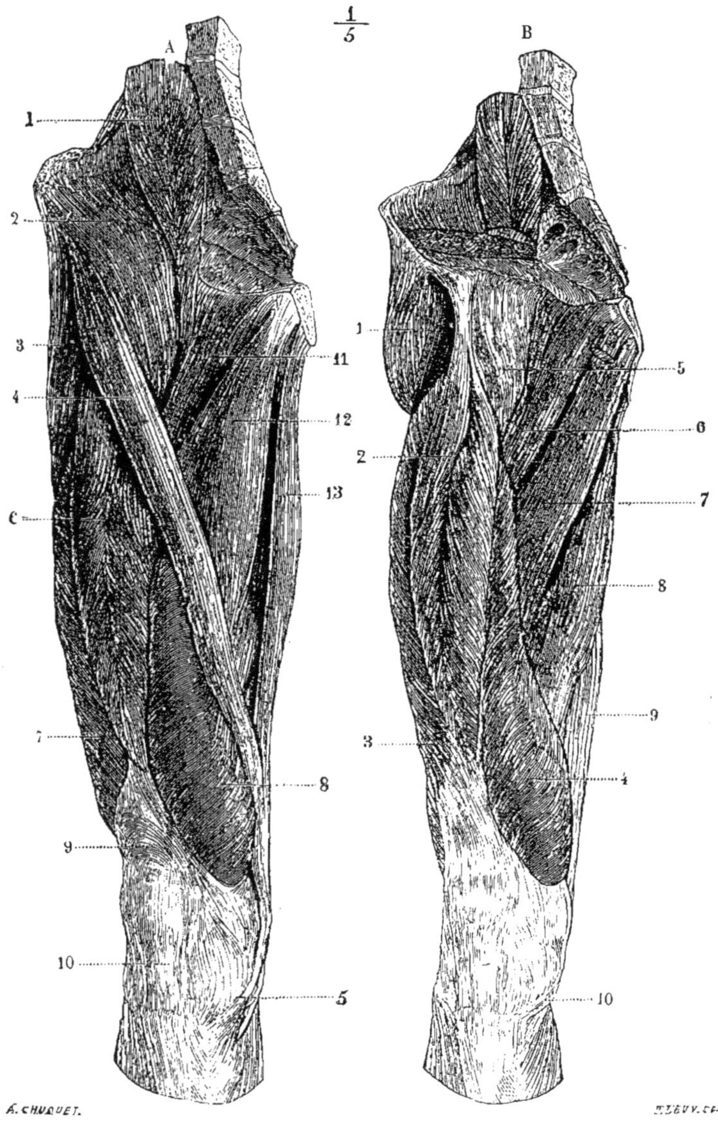

Fig. 237. — Muscles antérieurs de la cuisse de l'Homme *.

* A, *Couche superficielle* : 1, psoas ; 2, iliaque ; 3, tenseur du *fascia lata* ; 4, couturier ; 5, son tendon ; 6, droit antérieur ; 7, vaste externe ; 8, vaste interne ; 9, tendon du triceps ; 10, tendon rotulien ; 11, pectiné ; 12, moyen adducteur ; 13, droit interne.

B, *Couche profonde* : 1, moyen fessier ; 2, droit antérieur ; 3, vaste externe ; 4, vaste interne ; 5, capsule articulaire coxo-fémorale ; 6, pectiné ; 7, petit adducteur ; 8, grand adducteur ; 9, demi-membraneux ; 10, tendon du demi-tendineux.

même, au point que, chez les Solipèdes et les Ruminants, sa largeur atteint presque sa hauteur.

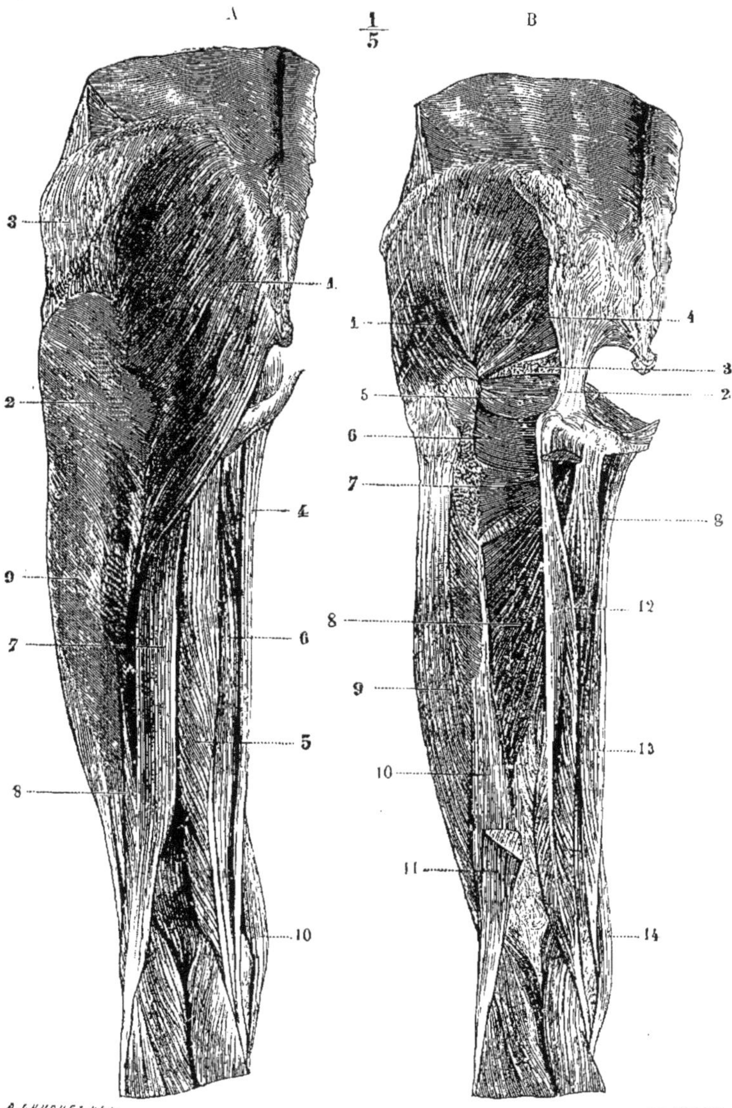

Fig. 238. — Muscles postérieurs de la cuisse de l'Homme *.

* A, *Couche superficielle* : 1, grand fessier; 2. son aponévrose d'insertion ; 3, aponévrose du moyen fessier ; 4, droit interne ; 5, demi-tendineux ; 6, demi-membraneux ; 7, longue portion du biceps ; 8, courte portion du biceps ; 9, aponévrose du vaste externe ; 10, couturier.

B, *Couche profonde* : 1, moyen fessier ; 2. grand ligament sacro-sciatique ; 3, petit ligament sacro-sciatique et épine sciatique ; 4, pyramidal ; 5, obturateur interne et jumeaux ; 6, carré crural ; 7, partie supérieure du grand adducteur ; 8, grand adducteur ; 9, vaste externe ; 10, courte portion du biceps ; 11, longue portion du biceps, coupée ; 12, tendon du demi-membraneux ; 13, droit interne ; 14, couturier.

7° Aucun de nos Mammifères n'offre bien distinctement un moyen adducteur de la cuisse ; ce muscle est confondu plus ou moins complètement avec le pectiné.

8° De même, le petit et le grand adducteur ne sont distincts l'un de l'autre que chez les Solipèdes ; ils sont soudés en un unique adducteur chez les Ruminants, le Porc, les Carnivores, les Rongeurs.

§ III. — **Muscles de la jambe.**

Ces muscles, au nombre de neuf, chez les Solipèdes, sont groupés autour des deux os de la jambe, de manière à les recouvrir à peu près complètement, en laissant à nu seulement la face interne du tibia. Ils forment, comme ceux de l'avant-bras, deux régions particulières, l'une *antérieure*, l'autre *postérieure ;* et ils sont enveloppés en commun par l'*aponévrose jambière*, manchon fibreux très solide qui répond de tous points à l'aponévrose antibrachiale.

Aponévrose jambière.

Cette aponévrose, formée de plusieurs feuillets superposés et intimement unis, reçoit en haut l'insertion du long vaste, du demi-tendineux et du droit interne, qui peuvent en être considérés comme les muscles tenseurs. Elle se continue en bas sur le tarse et la région métatarsienne, en s'amincissant singulièrement et en recouvrant les brides d'assujettissement qui maintiennent dans le pli du jarret les muscles de la région jambière antérieure. Sa face externe est séparée de la peau par un très mince fascia superficiel ; l'interne fournit autour de la plupart des muscles enveloppés des gaines spéciales fort solides.

L'aponévrose jambière se fixe sur la face interne de la crête du tibia, ainsi que sur le sommet du calcanéum. Cette dernière attache a lieu par l'intermédiaire d'une épaisse lanière fibreuse, dont la disposition singulière et compliquée mérite d'être décrite avec quelques détails.

Cette *lanière* est située en avant de la *corde du jarret*, c'est-à-dire entre cette corde et la couche profonde des muscles de la région jambière postérieure. Sur ses bords, elle se continue avec l'aponévrose jambière. Supérieurement, elle adhère de la manière la plus intime au tendon perforé, près du point où ce tendon prend naissance ; puis elle abandonne un gros faisceau descendant au tendon des jumeaux de la jambe. En bas, elle semble se diviser en deux branches, l'une externe, l'autre interne, qui s'unissent à la calotte calcanéenne du perforé, en s'attachant sur les côtés du calcanéum ; en sorte que, près de sa terminaison, le tendon des jumeaux se trouve enveloppé par une gaine fibreuse complète, formée, d'une part, par le tendon du perforé, d'autre part, par la lanière que nous décrivons. Cette lanière constitue donc un appareil de renforcement de la corde du jarret, appareil aperçu déjà par Girard, qui en faisait une branche d'insertion du demi-tendineux, non sans raison peut-être, puisque cet appareil dépend de l'aponévrose jambière, et que celle-ci provient elle-même, en partie du moins, du muscle demi-tendineux.

Préparation des muscles de la jambe. — Séparer le membre du tronc en sciant le fémur par son milieu. Disséquer les insertions du long vaste, du couturier, du droit interne, et du demi-tendineux, pour voir la continuité de ces muscles avec l'aponévrose jambière; étudier les insertions de cette aponévrose, surtout celles qu'elle prend au sommet du calcanéum. — Pour mettre les muscles à découvert, enlever leur enveloppe aponévrotique, en respectant la lanière qu'elle forme en avant de la corde du jarret, ainsi que les brides d'assujettissement des tendons dans le pli du tarse. Extirper le sabot d'après le procédé indiqué pour le membre antérieur. Enfin, isoler les muscles les uns des autres, opération dont le manuel est très simple et ne comporte aucune recommandation particulière.

A. — Région jambière antérieure.

Elle se compose de trois muscles : le *tibial antérieur*, l'*extenseur antérieur des phalanges* et l'*extenseur latéral des phalanges*, ainsi que d'une corde fibreuse dite fémoro-métatarsienne qui mérite d'être décrite à part.

1. Extenseur antérieur ou principal des phalanges (fig. 239, 4).

Long extenseur commun des doigts. — Fémoro-pré-phalangien de Girard. — Cnémo-dactyleus.

(*Extensor digitorum longus.*)

Situé en avant de la jambe et du pied, ce muscle suit la direction de ces deux rayons, dont il mesure toute l'étendue. Il est formé d'un corps charnu et d'un tendon. — Le premier est fusiforme, déprimé d'avant en arrière, aponévrotique à sa superficie dans sa moitié supérieure, et tendineux intérieurement dans sa moitié inférieure. — Le tendon, arrondi d'abord, puis aplati, commence un peu au-dessus du quart inférieur du tibia, et arrive sur la face antérieure du métatarsien principal, où il reçoit le muscle pédieux, le tendon de l'extenseur latéral et un prolongement funiculaire de l'aponévrose jambière. Il descend ensuite sur le boulet et la région phalangienne, où il se comporte absolument comme le muscle homonyme du membre antérieur (Voy. p. 444.)

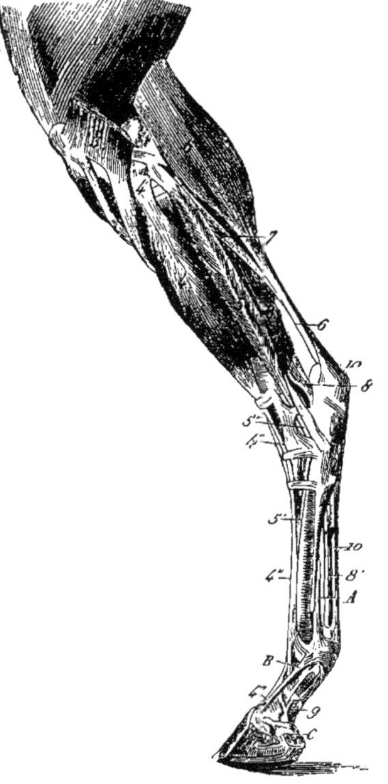

Fig. 239. — Muscles externes de la jambe *.

Attaches. — En haut, dans la fosse digitale placée entre la trochlée et le condyle externe du fémur, par l'intermédiaire de la corde fémoro-métatarsienne (*insertion fixe*) (fig. 240, 9). — En bas, sur le ligament capsulaire de l'articulation métatarso-phalangienne, la face antérieure des deux premières phalanges et l'éminence pyramidale de la phalangette.

Rapports. — Le corps charnu répond : en dehors, à l'aponévrose jambière ; en dedans, à la corde fémoro-métatarsienne et au tibial antérieur ; en arrière,

* 1, vaste externe; 2, droit antérieur de la cuisse; 3, insertion du long vaste sur le ligament tibio-rotulien externe; 4, extenseur antérieur des phalanges; 4', son tendon d'origine, qui lui est commun avec la corde fémoro-métatarsienne; 4", son tendon terminal; 5, extenseur latéral des phalanges; 5', son tendon; 6, jumeaux de la jambe; 6', leur tendon; 7, soléaire; 8, fléchisseur externe des phalanges; 8', tendon perforant; 9 sa gaine de renforcement phalangienne; 10, perforé. — A, ligament suspenseur du boulet. — B, la bride que ce ligament envoie au tendon de l'extenseur antérieur des phalanges. — C, cartilage complémentaire de l'os du pied.

à l'extenseur latéral des phalanges. — Le tendon est recouvert par l'aponévrose jambière et par trois brides fibreuses annulaires, chargées de le maintenir dans le pli du jarret. De ces trois brides, une, la supérieure, est fixée par ses extrémités sur le tibia, un peu au-dessus de l'articulation tibio-tarsienne; elle est commune au muscle que nous décrivons, au tibial antérieur et à la corde fémoro-métatarsienne. La bride moyenne, attachée sur la branche cuboïdienne de cette dernière et sur l'extrémité inférieure du calcanéum, est destinée exclusivement à l'extenseur antérieur des phalanges. L'inférieure maintient les deux tendons extenseurs contre l'extrémité supérieure du métatarsien principal.

Usages. — Ce muscle étend le doigt et fléchit le pied.

2. Extenseur latéral des phalanges (fig. 239, 5).

Péronéo-préphalangien (Gir.). — Représente très vraisemblablement le court péronier de l'Homme.

(*Peronœus brevis?*)

Ce muscle, l'unique péronier des Solipèdes, est situé au côté externe de la jambe, entre le précédent et le fléchisseur perforant. Il se compose d'un corps charnu et d'un tendon. — Le premier, allongé, prismatique et légèrement penniforme, s'étend d'une extrémité à l'autre de la jambe, en couvrant le péroné. — Le tendon s'engage dans la coulisse de la malléole externe, passe au côté externe du tarse, où il se trouve renfermé dans une gaine très solide, et s'infléchit en avant pour aller s'unir au tendon de l'extenseur antérieur, vers le milieu de la région métatarsienne[1].

Attaches. — L'extenseur latéral s'attache sur le ligament fémoro-tibial externe, sur toute l'étendue du péroné, et sur une cloison fibreuse qui le sépare du perforant (*origine*). — Il se termine, comme on vient de le dire, en se réunissant à l'extenseur antérieur.

Rapports. — Son corps charnu est enveloppé d'une aponévrose contentive spéciale qui le sépare, en avant, de l'extenseur antérieur, en arrière, du perforant. — Le tendon longe le ligament externe surperficiel des articulations tarsiennes, qui lui fournit un anneau au point où il se réfléchit. Une synoviale vaginale facilite son glissement à l'intérieur de cette gaine.

Usages. — Il ne peut qu'être auxiliaire du précédent.

3. Tibial antérieur (fig. 240, 5, 6, 7, 8).

Jambier antérieur. — Fléchisseur du métatarse. — Tibio-prémétatarsien (Gir.).

(*Tibialis anterior.*)

Ce muscle, couvert par la corde fémoro-métatarsienne et par l'extenseur antérieur des phalanges, est appliqué contre la face externe du tibia, très large à son extrémité supérieure, rétréci à l'inférieure qui se termine par un tendon bifide.

Insertions. — Il prend son origine, par l'extrémité supérieure de ses fibres musculeuses, sur le tibia, en dessous et sur les côtés de la coulisse livrant passage à la corde fémoro-métatarsienne; ses fibres les plus externes s'attachent

1. Il nous est arrivé de voir ce tendon se continuer indépendant jusqu'au boulet et se terminer comme le tendon du muscle homonyme du membre antérieur.

sur la gaine aponévrotique qui enveloppe l'extenseur latéral. — Son tendon s'engage dans l'anneau que la corde fémoro-métatarsienne offre à l'extrémité inférieure ; puis il se bifurque et s'insère : par l'une de ses branches, en avant de l'extrémité supérieure du métatarsien principal; par l'autre branche, sur le petit cunéiforme. Cette dernière contourne obliquement la face interne du tarse et glisse, avant de s'insérer, sur une petite synoviale vésiculaire.

Rapports. — En avant, avec la corde fémoro-métatarsienne à laquelle le tibial antérieur adhère extrêmement, et avec l'extenseur antérieur des phalanges. En arrière, avec la face antéro-externe du tibia. — Le tendon, après avoir traversé l'anneau de la corde précitée, récouvre sa branche métatarsienne et se trouve recouvert par l'extenseur antérieur des phalanges.

Usages. — Fléchisseur du métatarse, c'est-à-dire du pied sur la jambe. Ce muscle est très faible chez les Solipèdes, attendu que la flexion du canon de derrière se fait chez eux d'une manière passive, ainsi que nous allons le voir.

4. Corde fémoro-métatarsienne (fig. 240, 1, 2, 3, 4).

Portion tendineuse du fléchisseur du métatarse.

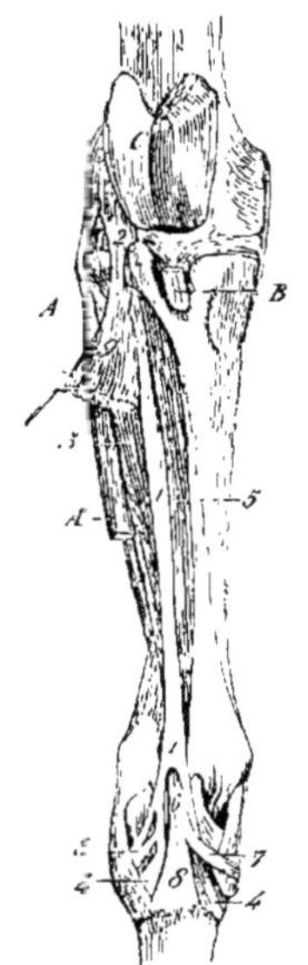

Fig. 240. — Muscle tibial antérieur et corde fémoro-métatarsienne *.

C'est une forte lanière fibreuse, d'un blanc nacré, comprise entre le tibial antérieur et l'extenseur antérieur des phalanges. Elle commence à l'extrémité inférieure du fémur, dans la fossette creusée entre la trochlée et le condyle externe; passe ensuite dans la coulisse supérieure du tibia, où elle est enveloppée par un prolongement d'une des synoviales de l'articulation fémoro-tibiale ; donne naissance, au-dessous de cette coulisse, aux fibres charnues de l'extenseur antérieur des phalanges, et s'unit plus bas au tibial antérieur de la façon la plus intime. Elle s'engage avec lui et avec l'extenseur antérieur sous la bride supérieure du pli du jarret, et arrive au niveau de la poulie astragalienne, où elle se perfore pour former un anneau dans lequel passe le tendon terminal du jambier antérieur. Elle se termine enfin par deux branches : l'une fort large, qui s'insère en avant de l'extrémité supérieure du métatarsien principal (fig. 240, 4) ; l'autre plus étroite, qui se dévie en dehors pour gagner la face antérieure du cuboïde (fig. 240, 3).

Rapports. — En avant, avec l'extenseur antérieur des phalanges ; en arrière, avec le tibial antérieur et le ligament capsulaire du tarse.

Usages. — Ce tendon jouit de la curieuse propriété de plier le jarret par une action toute mécanique, lors de la flexion des rayons supérieurs du membre. C'est une corde résistante qui relie le métatarse au fémur et les solidarise dans la flexion ; en effet, à chaque fois que l'articulation fémoro-tibiale se fléchit, il se fait une rotation du fémur sur le tibia, qui élève l'insertion supérieure de la lanière qui nous occupe ; comme elle est inextensible, l'insertion inférieure est obligée de suivre, et cela implique flexion du canon.

* 1, corde fémoro-métatarsienne ; 2, son insertion au fémur ; 3, sa branche cuboïdienne ; 4, sa branche métatarsienne ; 5, tibial antérieur ; 6, le tendon qui lui succède, à son passage dans l'anneau de la corde ; 7, branche cunéenne de ce tendon ; 8, branche métatarsienne du même ; 9, extenseur antérieur des phalanges érigné en dehors. — A, extenseur latéral. — B, insertion tibiale du ligament tibio-rotulien médian. — C, trochlée fémorale.

Il est possible, en outre, qu'elle s'oppose passivement à la flexion du fémur et du tibia, pendant la station, et vienne en aide aux forces musculaires qui font équilibre au poids du corps ; mais ce n'est pas, à coup sûr, le seul facteur de cette immobilisation passive, car la section expérimentale de la corde fémoro-métatarsienne ne paraît pas incompatible avec l'appui normal du membre. L'effet de cette section ne se manifeste que pendant l'allure : on voit alors, à chaque lever du membre, l'angle du jarret s'ouvrir démesurément, le tendon d'Achille se relâcher, le canon ballotter en quelque sorte à la suite de la jambe, et le pied traîner sur le sol par la pince. La même claudication se produit quand il y a eu rupture accidentelle, ce qui n'est pas extrêmement rare[1].

B. — Région jambière postérieure.

Cette région comprend six muscles disposés en deux couches superposées derrière le tibia. La couche superficielle est formée par le *gastro-cnémien*, le *soléaire* et le *fléchisseur superficiel des phalanges*. La couche profonde se compose du *poplité*, du *fléchisseur externe* et du *fléchisseur interne des phalanges*.

COUCHE SUPERFICIELLE

1. Gastro-cnémien (fig. 239, 6 ; 241, 11).

Jumeaux de la jambe. — Bifémoro-calcanéen (Gir.).
(*Gastrocnemius.*)

Les jumeaux de la jambe constituent deux ventres charnus, volumineux, aplatis, correspondant, chez l'Homme, au mollet ou gras de la jambe, mollet dissimulé sous l'attache inférieure des muscles ischio-tibiaux, dans la plupart des Quadrupèdes. Ces ventres, distingués en jumeau interne et jumeau externe, sont renflés dans leur partie moyenne, rétrécis à leurs extrémités, traversés de fortes intersections fibreuses, et réunis inférieurement sur un tendon commun qui s'étend jusqu'à la pointe du calcanéum. Ils forment, en se joignant côte à côte, une large gouttière ouverte en avant qui embrasse l'articulation fémoro-tibiale et les muscles de la couche profonde.

Le tendon, d'abord fasciculé, puis simple et funiculaire, reçoit celui du soléaire et se trouve renforcé par un faisceau de la lanière fibreuse annexée en avant à la corde du jarret (Voy. la *description de l'aponévrose jambière*, p. 492). Une lame aponévrotique, qui recouvre le jumeau externe, se continue en bas, partie avec cette lanière, partie avec le tendon du muscle lui-même.

Attaches. — Le jumeau externe prend son origine sur le fémur, à la lèvre rugueuse qui borde en avant la fosse sus-condylienne ; l'interne, à la réunion de tubercules constituant la crête du même nom. — Le tendon terminal se

1. J.-F. Meckel considère avec raison la corde fémoro-métatarsienne des Solipèdes, non pas comme une portion du tibial antérieur, mais comme une dépendance de l'extenseur antérieur des phalanges, une sorte de prolongement du tendon d'origine de ce muscle. — D'ailleurs, chez les Ruminants et le Porc, elle est remplacée par un muscle véritable, le fléchisseur du pied, qui n'est qu'une division de l'extenseur antérieur des phalanges et ne contracte aucune adhérence avec le tibial antérieur.

Il ne semble pas qu'elle soit représentée dans l'espèce humaine, bien qu'on ait tour à tour admis comme tel le péronier antérieur et le long extenseur du gros orteil. Il y a plus de raisons d'admettre que ces deux muscles manquent purement et simplement à nos Solipèdes.

fixe sur le sommet du calcanéum, non pas à la partie antérieure, mais à la moyenne, la première étant lubrifiée par une synoviale vésiculaire, et formant une surface de glissement sur laquelle vient s'appuyer ce tendon pendant la flexion exagérée du pied.

Rapports. — Les jumeaux répondent : par leur face superficielle, aux trois muscles ischio-tibiaux et à l'aponévrose jambière ; par leur face profonde, au perforé, qui contracte des adhérences intimes avec le ventre externe, au ligament fémoro-tibial postérieur, aux muscles et aux vaisseaux poplités, aux nerfs fémoro-poplités, aux deux fléchisseurs profonds des phalanges. — Le tendon est accolé à celui du perforé, qui s'enroule autour de lui, et l'enveloppe complètement à son extrémité inférieure, en commun avec la lanière fibreuse de l'aponévrose jambière. L'ensemble de ces deux tendons forme ce que l'on nomme ordinairement la *corde du jarret* ou *tendon d'Achille*.

Usages. — Les jumeaux de la jambe sont extenseurs du pied. Ils agissent sur un levier du premier genre quand le membre est soulevé de terre, et sur un levier du second genre ou interrésistant lorsque le sabot pose sur le sol. En outre, ces muscles soutiennent l'angle tibio-tarsien, dans la station, et impriment au jarret, pendant la marche, la détente qui pousse le corps en avant.

Il convient de remarquer que le tendon d'Achille est en équilibre de tension avec la corde fémoro-métatarsienne et que, ainsi, le jarret est dans un état de fermeté très favorable à la station ainsi qu'à la précision de sa détente.

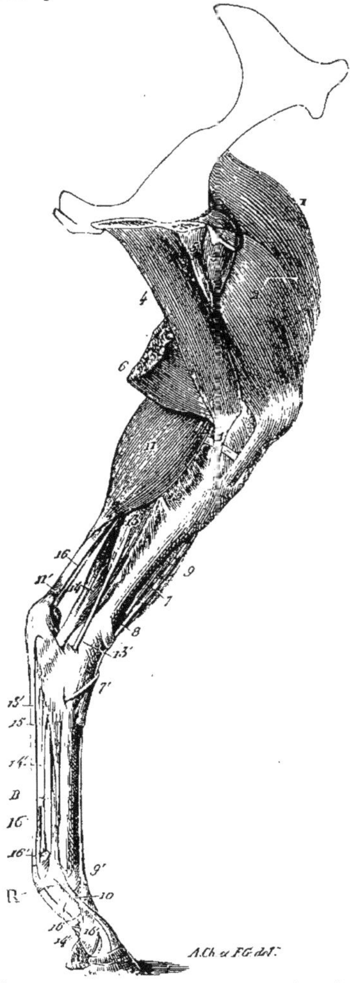

Fig. 241. — Muscles du membre postérieur (face interne) *.

* 1, droit antérieur de la cuisse ; 2, vaste interne ; 3, pectiné ; 4, grand adducteur de la cuisse ; 5, petit adducteur ; 6, demi-membraneux ; 7, tibial antérieur ; 7', son tendon d'insertion au petit cunéiforme ; 8, corde fémoro-métatarsienne ; 9, extenseur antérieur des phalanges ; 9', son tendon ; 10, bride qu'il reçoit du ligament suspenseur du boulet ; 11, jumeau interne ; 11', tendon terminal des jumeaux ; 12, poplité ; 13, fléchisseur interne des phalanges ; 13', son tendon ; 14, fléchisseur externe des phalanges ; 14', tendon perforant ; 15, point de réunion des tendons des deux fléchisseurs externe et interne des phalanges ; 16, tendon perforé ; 16', gaine de renforcement du tendon perforant ; A, ligament fémoro-tibial interne ; B, ligament suspenseur du boulet.

2. Soléaire (fig. 239, 7).

Péronéo-calcanéen de Girard.
(*Soleus.*)

Muscle grêle et rudimentaire, long et rubané ; situé au côté externe de la jambe, entre l'aponévrose jambière et le fléchisseur externe des phalanges ; fixé par son extrémité supérieure en arrière de la tubérosité externe et supérieure du tibia ; terminé en bas par un petit tendon qui s'unit à celui des jumeaux de la jambe. C'est un auxiliaire bien peu actif de ces derniers muscles. Le soléaire atteint son maximum de développement chez l'homme, où on le décrit souvent, en commun avec les jumeaux, sous le nom de *triceps sural*.

3. Fléchisseur superficiel des phalanges (fig. 239, 10, et 241, 16).

Fléchisseur perforé. — Perforé. — Fémoro-phalangien (Gir.). — Planto-perforé.
(*Plantaris* et *flexor digitorum brevis.*)

Dans tous les Mammifères qui nous intéressent ici, le fléchisseur superficiel des phalanges résulte de la soudure, bout à bout, du plantaire grêle avec le court fléchisseur des doigts : deux muscles indépendants chez l'Homme.

Le perforé du membre postérieur n'est en réalité, chez les Solipèdes, qu'une longue corde tendineuse, présentant à son cinquième supérieur un léger renflement musculeux, fusiforme, qui forme le corps du muscle.

Origine. Trajet et rapports. Terminaison. — Il prend son origine, par son extrémité supérieure, dans le fond de la fosse sus-condylienne ; puis il descend entre les jumeaux, intimement accolé à l'externe, sur la face postérieure de l'articulation fémoro-tibiale et sur les trois muscles de la couche profonde. Arrivé vers l'extrémité inférieure des ventres du bi-fémoro-calcanéen, il devient exclusivement tendineux et s'unit étroitement à la lanière fibreuse qui renforce la corde du jarret. Il se dégage ensuite de dessous les jumeaux, se place au côté interne de leur tendon, puis à sa face postérieure, et gagne ainsi le sommet du calcanéum. Là, il s'élargit de manière à former une calotte fibreuse tapissée par une vaste synoviale vésiculaire, et moulée sur la partie postérieure de cette éminence osseuse, qu'elle enveloppe complètement, pour se fixer sur ses parties latérales et se réunir à la bride calcanéenne de l'aponévrose jambière. De ce point, le tendon du perforé se prolonge derrière celui du perforant jusqu'à la face postérieure de la deuxième phalange, où il se termine, en se comportant exactement comme le muscle homonyme du membre antérieur.

Usages. — Ce muscle fléchit la deuxième phalange sur la première, et celle-ci sur le métatarse. Il concourt aussi à l'extension du pied. Mais son rôle principal est celui d'un lien mécanique qui, pendant la station, fait équilibre au poids du corps en s'opposant à la fermeture des angles du jarret et du boulet, et, pendant la phase d'impulsion de l'appui, solidarise l'extension du métatarse avec celle de la cuisse et de la jambe. De la sorte tous les rayons du membre se redressent et se bandent à la fois ; et cette synergie, dans l'extension comme dans la flexion, est une des particularités les plus remarquables de la fonction locomotrice des membres des Solipèdes.

COUCHE PROFONDE

1. Poplité (fig. 241, 12).

Fémoro-tibial oblique (Gir.).
(*Popliteus.*)

Situé derrière le tibia, en dessous de l'articulation fémoro-tibiale, ce muscle est oblique de haut en bas et de dehors en dedans, court, épais et triangulaire, tendineux à son angle supéro-externe, et formé, dans le reste de son étendue, de faisceaux charnus rayonnés, d'autant plus longs qu'ils sont inférieurs.

Attaches. — 1° Dans la plus inférieure des deux fossettes creusées en dehors du condyle externe du fémur, par son tendon (*origine*) ; 2° sur la surface triangulaire supérieure de la face postérieure du tibia, par l'extrémité inférieure de ses faisceaux charnus (*terminaison*).

Rapports. — En arrière, avec les jumeaux et le perforé. En avant, avec le ligament postérieur de l'articulation fémoro-tibiale et les vaisseaux poplités. En dehors, avec les deux fléchisseurs profonds des phalanges. En dedans, avec le demi-tendineux et l'aponévrose jambière. Le tendon, caché à son origine sous le ligament fémoro-tibial externe, glisse, par sa face profonde, sur le contour du ménisque externe et sur la partie postérieure de la facette articulaire externe du tibia.

Usages. — Il fléchit la jambe en lui imprimant un léger mouvement de rotation en dedans.

2. Fléchisseur externe ou péronéal des phalanges (fig. 239, 8, et 241, 14).

Fléchisseur perforant des anatomistes vétérinaires. — Long fléchisseur du gros orteil de l'Homme, réuni au tibial postérieur. — Tibio-péronéo-phalangien.
(*Flexor hallucis longus* et *tibialis posterior.*)

Étendu de l'extrémité supérieure de la jambe à la troisième phalange, derrière le tibia et le pied, dont il suit la direction, ce muscle se compose d'un corps charnu et d'un tendon.

Le corps charnu, épais et prismatique, est incomplètement divisé en deux portions : l'une interne et superficielle, représentant le tibial postérieur ; l'autre externe et profonde, beaucoup plus volumineuse, correspondant au long fléchisseur du gros orteil. Il est fixé : 1° à la face postérieure du tibia sur les empreintes linéaires qui occupent sa surface triangulaire inférieure ; 2° à la tubérosité externe et supérieure du même os ; 3° au péroné ; 4° au ligament interosseux qui unit ces deux os.

Le tendon commence au-dessus de l'extrémité inférieure du tibia et est double lui-même à son origine, le plus ordinairement, chaque portion charnue étant suivie d'une portion tendineuse, dont le volume est proportionné au sien propre. La corde unique résultant de la réunion de ces deux tendons primitifs, s'engage dans la coulisse du calcanéum et s'y trouve maintenue par une arcade fibreuse qui transforme cette coulisse en une gaine complète, dite *gaine tarsienne.* Elle descend ensuite verticalement, derrière le ligament suspenseur du boulet ; reçoit du ligament tarso-métatarsien postérieur une bride de renforcement analogue à la bride carpienne du membre de devant, mais rudimentaire ; traverse l'anneau du perforé ; s'infléchit avec ce muscle, derrière la coulisse grande sésamoïdienne ; glisse sur la poulie de renvoi de la deuxième phalange et sur le petit sésamoïde ; s'épanouit en une *aponévrose plantaire* soutenue par une arcade fibreuse ; et se termine enfin à la crête semi-lunaire de l'os du pied. A partir du tarse, le tendon perforant du membre postérieur se comporte donc exactement comme celui du membre antérieur.

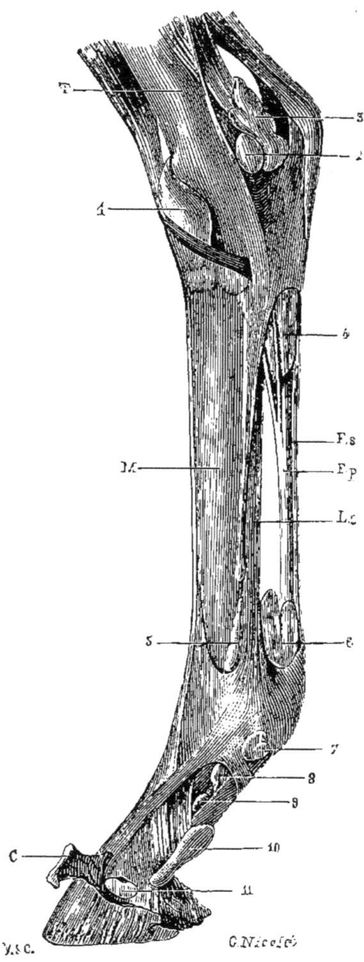

Fig. 242. — Synoviales articulaires et tendineuses du membre postérieur du Cheval après injection *.

Rapports. — En dehors, avec l'extenseur latéral des phalanges, le soléaire et l'aponévrose jambière. En dedans, avec cette même aponévrose et le fléchisseur interne des phalanges. En arrière, avec les jumeaux, le perforé et la bride de renforcement de la corde du jarret.

Le tendon glisse à l'intérieur de la gaine tarsienne, au moyen d'une synoviale vaginale très étendue, qui remonte sur le ligament postérieur de l'articulation tibio-tarsienne, en arrière de laquelle elle apparaît sous la forme d'une tumeur molle (*vessigon tendineux*) quand elle est distendue par la synovie (fig. 242, 3) ; cette synoviale se prolonge inférieurement jusqu'au-dessus du tiers moyen de la région métatarsienne (fig. 242, 4).

Usages. — Ce muscle fléchit les phalanges les unes sur les autres et sur le métatarse, lorsque le membre est en l'air. Il redresse au contraire le rayon digité quand le membre est à l'appui. Il peut aussi étendre le pied en pressant, lors de sa contraction, derrière l'articulation tibio-tarsienne. De plus, son tendon agit, dans la station, comme corde de soutènement à l'égard des phalanges et de l'angle articulaire du boulet.

Chez l'***Ane*** et le ***Mulet***, le tendon du perforant ne reçoit pas de bride de renforcement tarsienne. Cette bride est absente.

* 1, synoviale de l'articulation tibio-tarsienne, cul-de-sac antérieur ; 2, même synoviale, cul-de-sac postérieur ; 3, cul-de-sac supérieur de la gaine tarsienne ; 4, cul-de-sac inférieur de la même gaine ; 5, cul-de-sac de la synoviale articulaire métatarso-phalangienne ; 6, 7, 8, culs-de-sac supérieur et latéraux de la synoviale grande sésamoïdienne ; 9, cul-de-sac postérieur de la synoviale de la première articulation interphalangienne ; 10, cul-de-sac inférieur de la gaine grande sésamoïdienne, mis complètement à nu par l'excision de la membrane de renforcement du tendon perforant ; 11, cul-de-sac latéral de la deuxième articulation interphalangienne ou articulation du pied. — T, tibia. — M, métatarse. — C, cartilage complémentaire de la troisième phalange renversé en dehors et en avant. — *Fs*, tendon perforé. — *Fp*, tendon perforant. — *Ls*, ligament suspenseur du boulet.

3. Fléchisseur interne ou tibial des phalanges (fig. 241, 13).

Fléchisseur oblique des phalanges des anatomistes vétérinaires. — Long fléchisseur commun des orteils ou fléchisseur perforant de l'Homme [1]. — Tibio-phalangien.

(*Flexor digitorum longus.*)

Situé en arrière du tibia, entre le muscle précédent et le poplité, ce muscle est légèrement oblique de haut en bas et de dehors en dedans.

Il se compose d'un corps charnu fusiforme, entrecoupé de quelques intersections fibreuses, et d'un tendon funiculaire, succédant à l'extrémité inférieure du corps charnu.

Attaches. — L'extrémité supérieure de celui-ci se fixe en arrière de la tubérosité externe du tibia (*origine*). — Le tendon se réunit à celui du fléchisseur externe, vers le tiers supérieur de la région métatarsienne (*terminaison*).

Rapports. — Le corps charnu répond : en avant, au fléchisseur externe, au poplité et à l'artère tibiale postérieure ; en arrière, aux jumeaux et au perforé. — Le tendon, logé d'abord dans une gouttière musculeuse qui lui est fournie par le perforant, et recouvert par l'aponévrose jambière, s'engage ensuite dans une gaine fibreuse, flexueuse, située au côté interne du tarse, et dont l'origine est formée par la coulisse qui contourne en arrière la malléole interne.

Usages. — C'est un congénère du muscle précédent.

DIFFÉRENCES

Chez le **Bœuf**, le **Mouton**, la **Chèvre**, les muscles de la jambe présentent d'importantes différences comparativement aux Solipèdes. Dans la région jambière antérieure, on voit :

1° Un muscle complexe, équivalant à l'extenseur antérieur des phalanges et à la corde fémoro-métatarsienne de ces derniers. Simple à son extrémité supérieure qui commence par un tendon dans la fossette digitale située entre la trochlée et le condyle externe du fémur (fig. 243, 1), ce muscle se divise en trois corps charnus, prolongés inférieurement par des tendons.

L'un de ces corps charnus, situé en avant et en dedans des deux autres, gagne, par son tendon, l'extrémité supérieure du métatarsien principal et s'insère aussi sur les cunéiformes : c'est le *fléchisseur du pied*, remplaçant la corde fémoro-métatarsienne des animaux solipèdes (fig. 243, 2).

Le deuxième, placé en dehors du précédent, constitue un *extenseur commun des doigts*, dont le tendon se comporte absolument comme au membre antérieur (fig. 243, 5, 5', 6).

Le troisième, caché par les deux autres, forme l'*extenseur propre du doigt interne*, qui rappelle exactement, par sa disposition, son homonyme du membre de devant.

2° Un muscle *tibial antérieur* ou jambier antérieur, constitué par un corps charnu, très mince, triangulaire, logé dans la fosse antéro-externe du tibia, à la partie supérieure de laquelle il s'insère, et par un tendon qui commence vers le milieu du tibia, passe dans un anneau dont est percé le tendon du fléchisseur du pied, puis se dévie en dedans pour venir se fixer sur les cunéiformes et l'extrémité supérieure du métatarsien principal (fig. 243, 4).

3° Un *extenseur propre du doigt externe*, équivalant à l'extenseur latéral des phalanges des Solipèdes ou au court péronier de l'Homme. Le corps charnu de ce muscle est tout à fait semblable à celui du muscle analogue du Cheval, et se termine par un long tendon qui répète en dehors du pied celui de l'extenseur propre du doigt interne (fig. 243, 7, 8, 9, 10).

4° Un muscle représentant le *long péronier* de l'Homme, qui, chez les Solipèdes, n'existe même pas à l'état de vestige. Il commence par un corps charnu court et conoïde en avant de la tubérosité supérieure et externe du tibia ; et il se termine par un long tendon

1. On remarquera que l'appellation « perforant » est appliquée à deux organes différents, en anatomie humaine et en anatomie vétérinaire. C'est pourquoi nous avons adopté les termes « fléchisseur externe et fléchisseur interne des phalanges » qui conviennent à toutes les espèces. Si l'on tenait absolument à conserver dans la nomenclature un muscle perforant au membre postérieur, par raison d'homonymie avec le membre antérieur, il faudrait comprendre sous ce nom les deux muscles que nous venons de décrire et les considérer simplement comme deux chefs de ce perforant.

affectant la disposition ci-après : ce tendon, compris d'abord, comme le corps charnu lui-même, entre l'extenseur propre du doigt externe et le triple muscle décrit en premier lieu, arrive en dehors du tarse, s'engage dans la coulisse fibreuse de l'extenseur propre, où il se trouve enveloppé par une synoviale particulière, passe par-dessus ce dernier, en croisant légèrement sa direction, et s'infléchit en arrière d'abord, puis en dedans, en s'insinuant sous les ligaments tibio-tarsien externe, calcanéo-métatarsien et tarso-métatarsien postérieur, qui le maintiennent dans une gouttière pratiquée à la face inférieure de la pièce cuboïdo-scaphoïdienne. Il s'insère enfin sur la face profonde du petit cunéiforme, et sur le côté externe de l'extrémité supérieure du canon par une petite branche spéciale. Cette traversée de la face plantaire du tarse, du dehors vers le dedans est éminemment caractéristique de ce muscle chez tous les animaux qui en sont pourvus (fig. 243, 3).

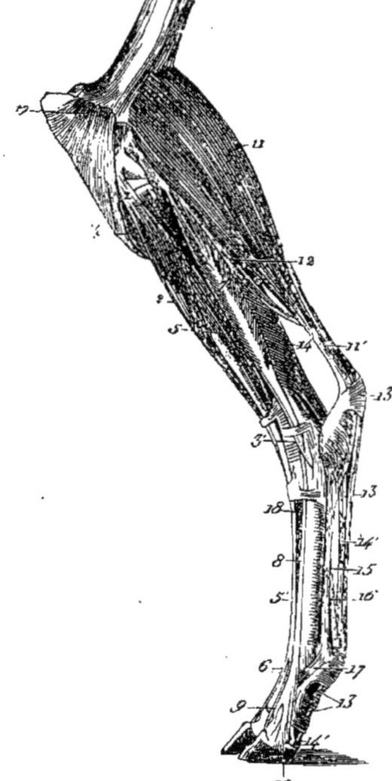

Fig. 243. — Muscles externes de la jambe du Bœuf *.

Dans la région jambière postérieure, on constate que : le corps charnu du *perforé* est plus épais que dans les Solipèdes ; le tendon se comporte comme au membre de devant. La portion du fléchisseur externe des phalanges représentant le *jambier postérieur* est mieux isolée que dans les Solipèdes, et se trouve logée dans une dépression de la portion principale ; on la suit très bien jusqu'à la tubérosité externe et supérieure du tibia, où elle prend son origine. Le tendon terminal ne diffère point du tendon perforant du membre antérieur ; mais les brides qui, de la région métatarsienne, descendent derrière les talons, pour se confondre avec les deux branches terminales de ce tendon, sont beaucoup moins fortes que les brides semblables de la région métacarpienne. Les autres muscles ressemblent à ceux du Cheval.

Chez les ***Chameaux***, les muscles de la *région jambière antérieure* sont disposés en principe comme dans les autres Ruminants ; on observe seulement que les extenseurs des doigts (extenseur commun et extenseurs propres) présentent les mêmes particularités qu'au membre thoracique ; et, d'autre part, que le fléchisseur du pied est doublé sur sa face profonde d'une forte lame fibreuse qui fait suite au tendon supérieur du muscle triple dont il a été parlé plus haut : transition très remarquable à la corde fémoro-métatarsienne des Solipèdes.

Les *jumeaux de la jambe* sont très forts et allongent beaucoup leur insertion sur le fémur, de manière à monter sur cet os plus haut que dans les autres espèces. Le *planto-perforé* atteint le dernier terme de la transformation fibreuse ; ce n'est plus qu'un long et fort tendon, présentant un léger renflement à sa partie supérieure, où l'œil non armé du microscope ne distingue pas le moindre faisceau charnu. Il se termine comme au membre antérieur. — Le *poplité* n'offre rien de particulier, si ce n'est que son tendon est à découvert, par suite de l'absence du ligament fémoro-tibial externe. Le *fléchisseur interne des phalanges* est remarquable par son énorme volume qui l'emporte de beaucoup sur celui du fléchisseur externe. Au lieu d'être l'accessoire du fléchisseur externe, comme dans les autres animaux, c'est lui qui constitue le principal chef du tendon perforant. Le *fléchisseur externe* se trouve rejeté vers le bord externe du tibia ; il ne présente aucune division rappelant un tibial postérieur ; son tendon traverse une toute petite gaine tarsienne et se réunit en bas du tarse à celui du muscle précédent.

Chez les ***Lamas***, comparés aux Chameaux, on remarque : 1° que le tendon supérieur du muscle triple présente un renflement nodulaire à son passage dans la coulisse tibiale ; 2° que le fléchisseur du pied est moins tendineux que chez ces derniers ; 3° que l'extenseur

* 1, tendon d'origine du muscle représentant l'extenseur antérieur des phalanges du Cheval et la corde fémoro-métatarsienne ; 2, fléchisseur du pied ; 5, extenseur commun des doigts ; 5', son tendon ; 6, bifurcation terminale de ce tendon ; 3, long péronier latéral ; 3', son tendon ; 4, origine du jambier antérieur ; 7, extenseur propre du doigt externe (court péronier latéral) ; 8, son tendon ; 9, son insertion à la deuxième phalange ; 10, son insertion à la troisième phalange ; 11, ventre externe des jumeaux ; 11', leur tendon ; 12, soléaire ; 13, tendon du perforé ; 14, fléchisseur externe des phalanges ; 14', tendon perforant ; 15, ligament suspenseur du boulet ; 16, bride carpienne allant au tendon perforé ; 17, bride lancée par le suspenseur du boulet à l'extenseur propre du doigt externe ; 18, pédieux ; 19, insertion long vaste sur la rotule et le ligament tibio-rotulien externe.

commun des doigts se prolonge jusqu'aux troisièmes phalanges, après avoir pris une insertion sur les secondes; tandis qu'aux membres antérieurs il se termine tout entier sur celles-ci; 4° que le soléaire fait défaut; 5° que le planto-perforé, au lieu d'être complètement fibreux, présente un corps charnu aussi développé proportionnellement que dans le Bœuf; 6° que le jumeau externe de la jambe est beaucoup plus gros que l'interne, et que les deux se joignent de part et d'autre du planto-perforé de manière à l'envelopper complètement; 7° que le fléchisseur externe des phalanges, au lieu d'être inférieur en développement au fléchisseur interne, lui est au contraire notablement supérieur. Le tibial postérieur, tout en étant réuni avec lui, s'en distingue toutefois à la partie inférieure; 8° que le tendon perforant reçoit à son origine un petit muscle accessoire qui se détache de la base du calcanéum; 9° que le fuseau nodulaire des branches de ce tendon est beaucoup plus prononcé qu'au membre de devant.

Chez le **Porc** (fig. 244), les muscles de la jambe ressemblent beaucoup à ceux des Ruminants, tout en présentant les particularités suivantes :

Le muscle prenant origine entre la trochlée et le condyle externe du fémur se divise en deux corps charnus au lieu de trois : l'un, *fléchisseur du pied*, se termine par un gros tendon bifide sur le scaphoïde et le cunéiforme interne; l'autre, *extenseur des doigts*, se continue par un tendon qui ne tarde pas à se diviser en trois branches (fig. 244, 10, 11, 12) : une *interne* terminée sur le côté excentrique du grand doigt interne (IIIe) à la manière d'un extenseur propre, une *moyenne*, se bifurquant en haut de l'intervalle des deux grands doigts et se comportant comme leur extenseur commun, une *externe*, dont la terminaison est assez variable; en général, elle fait office d'extenseur commun, des deux petits doigts (IIe et V[e]), c'est-à-dire qu'elle donne à chacun d'eux une languette gagnant l'émi-

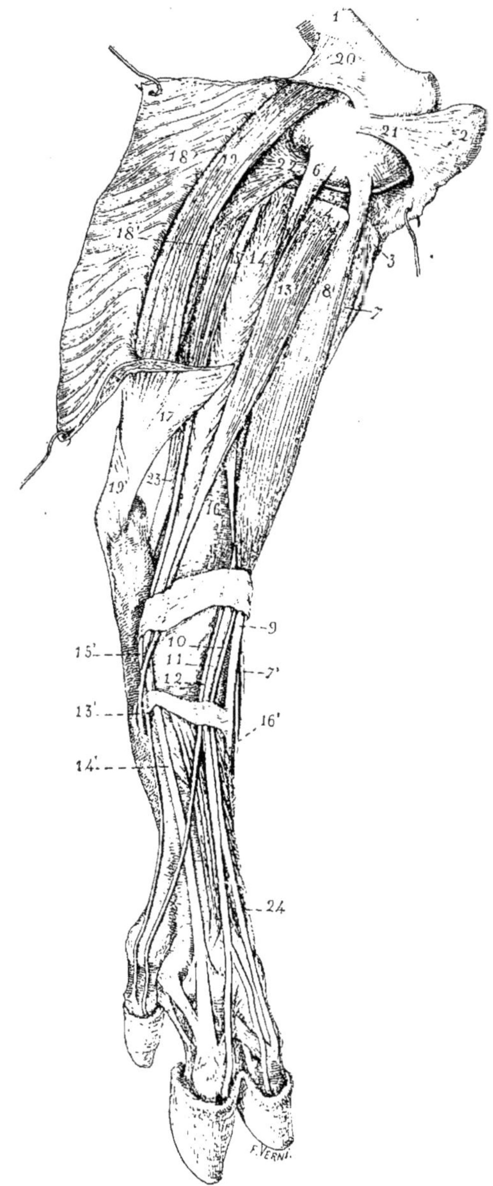

Fig. 244. — Muscles de la jambe et du pied du Porc (vue antéro-externe) *

* 1, fémur; 2, rotule; 3, tubérosité antérieure de l'extrémité supérieure du tibia; 4, tubérosité externe du même; 5. ménisque externe de l'articulation fémoro-tibiale; 6, ligament fémoro-tibial externe; 7, tibial antérieur; 7', son tendon; 8, extenseur antérieur des phalanges divisé inférieurement en : 9, fléchisseur du pied, son tendon; 10, 11, 12, extenseur des doigts, ses trois branches tendineuses; 13, long péronier; 14, court péronier; 14', son tendon; 15, péronier du cinquième orteil, ou extenseur propre du petit doigt externe; 16, extenseur propre du gros orteil; 16', son tendon; 17, partie du jumeau externe représentant peut-être le soléaire; 18, jumeau externe incisé

nence pyramidale de leur phalangette; parfois elle se termine par deux digitations sur l'extrémité proximale des premières phalanges des deux grands doigts, sans rien donner aux petits; parfois enfin, et c'est peut-être le cas le plus ordinaire, elle donne simultanément aux petits doigts et à l'extrémité proximale des grands.

Le *tibial antérieur* est plus épais mais moins large que celui du Bœuf; son tendon ne traverse pas d'anneau fourni par le fléchisseur du pied; il se termine sur le cunéiforme interne après avoir croisé par-dessus le ligament interne du tarse, tandis que le tendon cunéen du fléchisseur du pied le croise par-dessous.

Le *long péronier* s'insère par son tendon à l'extrémité proximale du petit métatarsien interne (IIe).

Le *court péronier* ou extenseur propre du grand doigt externe est volumineux; il occupe la gouttière externe du péroné et se poursuit au moyen d'un fort tendon jusqu'à la deuxième phalange du grand doigt externe (IVe). Il existe en outre un troisième péronier (fig. 244, 15), situé derrière le précédent, qui est *extenseur propre du petit doigt externe* (V[e]); son tendon se prolonge en effet jusqu'à la deuxième phalange de ce doigt; parfois même il envoie une petite languette au doigt voisin. Signalons enfin, dans cette même région jambière antérieure, un petit muscle équivalant à l'*extenseur propre du gros orteil* de l'Homme, organe rudimentaire, procédant de l'arcade péronéo-tibiale, se continuant par un grêle tendon qui traverse un anneau situé du côté interne du tendon fléchisseur du pied, et aboutit à la deuxième phalange du petit doigt interne (IIe) (fig. 244, 16). Quelquefois il se perd dans le tendon du fléchisseur du pied.

Les *jumeaux de la jambe* sont adhérents au planto-perforé; l'externe est relativement mince; il s'insère, par un tendon en éventail, depuis la lèvre antérieure de la fossette sus-condylienne jusqu'au côté externe du condyle; de telle manière que les fibres inférieures de ce tendon se tendent pendant la flexion, tandis que les fibres supérieures se tendent pendant l'extension. — Le *soléaire* fait défaut; toutefois il se pourrait qu'il fût simplement soudé et confondu avec le jumeau externe.

Le *planto-perforé* présente un corps charnu bien développé; son tendon adhère, en bas du tarse, à l'arcade fibreuse sous laquelle passe le perforant. Il se bifurque à la partie inférieure du métatarse et donne exclusivement aux grands doigts. Le *fléchisseur péronéal* des phalanges est environ quatre fois plus volumieux que le *fléchisseur tibial*. Le tendon perforant qui fait suite à ces deux organes est très épais mais moins large qu'au membre antérieur; il se termine par quatre branches, deux grosses et deux petites, qui vont aux quatre doigts.

Chez le **Chien** et le **Chat**, on décrit dans la région jambière antérieure : un tibial antérieur, un extenseur commun des doigts, un extenseur propre du pouce, et trois muscles péroniers.

Le *tibial antérieur* est plus volumineux que l'extenseur commun des doigts, dont il recouvre l'extrémité supérieure. Son tendon se termine sur le métatarsien du pouce; il est fixé dans le pli du jarret par une bride fibreuse d'une disposition assez singulière pour être rapportée ici : attachée en avant de l'extrémité inférieure du tibia, cette bride donne naissance, par son extrémité interne, à un fort cordon ligamenteux qui passe sous le tendon du tibial antérieur pour gagner la face antérieure du tarse, où il contracte d'intimes adhérences avec le ligament capsulaire de cette région, et qui se termine à l'extrémité proximale du métatarsien médian. Ce cordon relie donc l'extrémité inférieure du tibia au métatarse et prévient l'extension outrée de l'articulation tibio-tarsienne.

L'*extenseur commun* ou *long extenseur des doigts* se compose d'un corps charnu fusiforme et d'un tendon quadrifurqué. Le corps charnu, situé sous l'aponévrose jambière, entre le tibial antérieur et les muscles péroniers, recouvre la face externe du tibia et le petit faisceau extenseur propre du pouce; il prend son origine, par un court et fort tendon, sur l'extrémité inférieure du fémur, entre le condyle externe et la trochlée. Le tendon terminal, continu avec l'extrémité inférieure du corps charnu, passe sous la bride tibiale du jambier antérieur, s'engage dans un autre anneau fibreux situé au niveau du cuboïde et va s'insérer par quatre branches sur les phalanges des grands doigts, en se comportant comme le tendon analogue du membre antérieur.

L'*extenseur propre du pouce*, long extenseur du gros orteil de l'Homme, existe malgré l'absence ordinaire de ce doigt; c'est un très grêle faisceau qui se détache du péroné au niveau de l'arcade péronéo-tibiale, longe le tibial antérieur et se perd « soit en s'élargissant et formant une expansion aponévrotique sur la limite distale de l'articulation tarsienne, soit en allant jusqu'à l'extrémité distale du deuxième métatarsien, où il se prolonge encore parfois pour aller s'insérer à la première phalange » (Ellenberger et Baum, *Anatomie du chien*). Si le gros orteil est développé, ce muscle se continue jusqu'à lui par un tendon filiforme.

Les péroniers sont au nombre de trois, comme dans le Porc. Le *long péronier* est constitué

et renversé en arrière; 18', fléchisseur externe des phalanges; 19, perforé; 20, insertion en éventail du jumeau externe sur le fémur; 21, aileron de la rotule; 22, poplité; 23, tendon du fléchisseur externe des phalanges avant son entrée dans la gaine tarsienne; 24, muscle pédieux.

par un corps charnu conique et très court auquel succède un long tendon. Le corps charnu prend origine en avant de la tubérosité externe et supérieure du tibia, ainsi que sur l'extré-

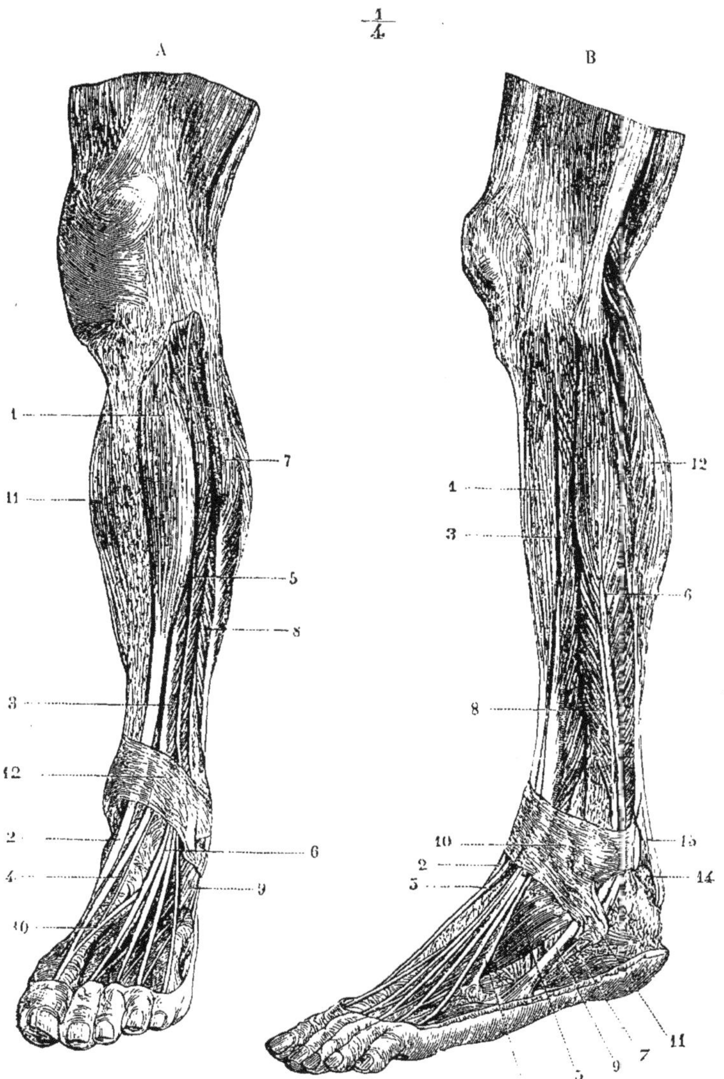

Fig. 245. — Muscles de la jambe et du pied de l'Homme *.

* A, *région antérieure* : 1, jambier antérieur ; 2, son tendon ; 3, extenseur propre du gros orteil ; 4, son tendon ; 5, extenseur commun des orteils ; 6, ses tendons ; 7, long péronier ; 8, court péronier ; 9, pédieux ; 10, tendon du pédieux se réunissant à celui de l'extenseur du gros orteil ; 11, triceps sural ; 12, ligament annulaire antérieur du tarse. — B, *région externe* : 1, jambier antérieur ; 2, son tendon ; 3, extenseur commun des orteils ; 4, tendon du péronier antérieur ; 5, tendon de l'extenseur propre du gros orteil ; 6, long péronier ; 7, son tendon ; 8, court péronier ; 9, son tendon ; 10, ligament annulaire antérieur du tarse ; 11, gaines des péroniers ; 12, triceps sural ; 13, tendon d'Achille ; 14, bourse séreuse du tendon d'Achille ; 15, pédieux (Beaunis et Bouchard).

mité proximale du péroné. Le tendon descend parallèlement au péroné jusqu'à l'extrémité inférieure de cet os, sur laquelle il glisse et s'infléchit, puis il s'engage dans la coulisse du cuboïde, abandonne une branche courte mais bien isolée à l'extrémité supérieure du cinquième métatarsien, croise ensuite transversalement la direction du tarse, en passant derrière les os de la rangée inférieure, et va se terminer au métatarsien du pouce.

Le *court péronier* est un petit muscle penniforme, situé en arrière du précédent et immédiatement appliqué contre le péroné, dont il n'atteint pas l'extrémité supérieure. Il se termine par un tendon qui traverse la coulisse postérieure de la malléole externe et vient s'attacher à l'extrémité proximale du métatarsien externe, en dehors de la branche que le long péronier fournit à ce même métatarsien.

Le troisième et dernier péronier est un *extenseur propre du Ve doigt*; c'est un faisceau charnu très faible, situé en arrière du court péronier, qu'il recouvre en partie; il s'attache à la partie supérieure du péroné et se continue par un long et grêle tendon qui passe dans la même coulisse malléolaire que ce dernier, puis croise par-dessous le tendon du long péronier et se poursuit jusqu'aux phalanges du doigt externe, où il se joint à l'une des branches de l'extenseur commun.

Dans la région jambière postérieure, on remarque les particularités suivantes : le *soléaire* manque chez le Chien, mais il existe chez le Chat. L'insertion supérieure des *jumeaux* se localise en bas du fémur et présente deux os sésamoïdes juxtaposés aux condyles de cet os et incrustés dans l'épaisseur du ligament fémoro-tibial postérieur. Le *planto-perforé* offre un corps charnu prismatique, volumineux, confondu en partie avec le jumeau externe, dont il partage l'origine; et un tendon quadrifurqué comme au membre antérieur. Ce tendon présente à sa surface, un peu avant sa division, plusieurs minces bandelettes musculeuses, traces de la portion charnue du court fléchisseur commun des orteils de l'Homme. Plusieurs de ces bandelettes viennent du tendon perforant; toutes se portent sur les quatre branches terminales du muscle. Quand, par exception, le pouce existe, il ne reçoit rien du perforé; tandis que le *perforant* lui donne une branche. Ce dernier possède donc, suivant le cas, quatre ou cinq branches, une pour chaque doigt. Les deux chefs qui le constituent (fléchisseur externe et fléchisseur interne des phalanges) n'offrent rien de particulier. Le *tibial postérieur* au lieu de se réunir au fléchisseur externe garde toute son indépendance; c'est un petit muscle situé entre le fléchisseur externe et le fléchisseur interne des phalanges, composé d'un corps charnu très faible et d'un tendon long et grêle. Il prend origine par l'extrémité supérieure du premier, en haut du péroné et de la face postérieure du tibia. Son tendon s'accole à celui du fléchisseur interne et s'engage avec lui dans une coulisse de glissement que présente en arrière et en dedans l'extrémité inférieure du tibia. Enveloppé d'une synoviale vaginale propre, à son passage dans cette coulisse, il se dégage bientôt pour se perdre à la surface du ligament tarso-métatarsien postérieur, vers le milieu de la hauteur du tarse.

Cette description s'applique spécialement au Chien; le tibial postérieur du Chat est beaucoup moins rudimentaire.

Chez le **Lapin**, les muscles de la jambe ressemblent beaucoup à ceux du Chien et du Chat. On remarque cependant que le tibial antérieur se termine au métatarsien de l'index, le métatarsien du pouce faisant défaut. En outre il existe, indépendamment du péronier du V^o orteil, disposé comme dans les Carnivores, un *péronier du IVe orteil*, petit muscle situé derrière le précédent, prenant naissance sur la moitié inférieure du bord postérieur du péroné et se continuant par un tendon qui, après avoir glissé dans la même coulisse malléolaire que le péronier du Ve orteil et le court péronier, croise en dessous les tendons de ces muscles et gagne la première phalange du doigt IV. Cela fait donc en tout quatre muscles péroniers, dont deux servent d'extenseurs propres aux doigts V et IV. Le *soléaire* attire aussi l'attention par son développement relativement considérable et par sa couleur foncée; il est en grande partie couvert par le jumeau externe, et il prend origine, au moyen d'un tendon, sur un tubercule spécial de l'extrémité supérieure du péroné.

Le *planto-perforé* possède un corps charnu plus développé encore que celui du Chien ou du Chat; il glisse en arrière du sommet du calcanéum dans une véritable trochlée; mais il ne montre pas trace d'incrustation musculaire sur son tendon. Le fléchisseur interne des phalanges est manifestement atrophié et reporté sur le bord interne du tibia : il prend origine sur le tiers supérieur de ce bord ainsi qu'à la tubérosité interne et supérieure du même os, et se continue par un long tendon qui glisse dans une petite coulisse de la malléole interne et se poursuit sur le côté du métatarsien interne (IIe) jusqu'à la première phalange suivante. Cuvier considère cet organe comme un tibial postérieur et dénie au Lapin l'existence du fléchisseur interne des phalanges. Nous pensons, au contraire, que cet animal manque de tibial postérieur mais qu'il possède un fléchisseur interne.

Le tableau suivant (p. 507) résume les différences que nous venons d'étudier en détails.

Nota. — Pour certains auteurs, l'appellation de péronier n'implique pas seulement des rapports spéciaux avec le péroné, mais encore une terminaison à la partie proximale du pied. Un muscle juxtaposé au péroné se prolongeant jusqu'aux phalanges n'est pas, suivant eux, un péronier; par

Tableau synoptique des muscles de la jambe dans l'Homme et les Mammifères domestiques.

	HOMME.	CHIEN.	CHAT.	LAPIN.	PORC.	RUMINANTS.	SOLIPÈDES.
RÉGION JAMBIÈRE ANTÉRIEURE.	Tibia antérieur	Oui.	Oui.	Oui.	Oui.	Oui.	Oui.
	Extenseur commun des doigts.	Oui.	Oui.	Oui.	Extenseur des doigts. Fléchisseur du pied.	Extenseur commun des doigts. Extenseur propre du doigt interne. Fléchisseur du pied.	Extenseur antérieur des phalanges. Corde fémoro-métatarsienne.
	Extenseur propre du gros orteil.	Oui.	Oui.	Non.	Oui.	Non.	Non.
	Péronier antérieur...........	Non.	Non.	Non.	Non.	Non.	Non.
	Long péronier..............	Oui.	Oui.	Oui.	Oui.	Oui.	Non.
	Court péronier	Oui.	Oui.	Oui.	Extenseur propre du grand doigt externe.	Extenseur propre du doigt externe.	Extenseur latéral des phalanges.
	Non....	Extenseur propre du Ve doigt.	Extenseur propre du Ve doigt.	Extenseur propre du Ve doigt.	Extenseur propre du petit doigt externe.	Non.	Non.
	Non........................	Non.	Non	Extenseur propre du IVe doigt.	Non.	Non.	Non.
RÉGION JAMBIÈRE POSTÉRIEURE.	Gastrocnémien....	Oui.	Oui.	Oui.	Oui.	Oui.	Oui.
	Soléaire....................	Non.	Oui.	Oui.	Non.	Oui.	Oui.
	Plantaire grêle.............	Soudé bout à bout au court fléchisseur commun des orteils et constituant avec lui le planto-perforé.					
	Poplité......................	Oui.	Oui.	Oui.	Oui.	Oui.	Oui.
	Fléchisseur tibial des orteils..	Oui.	Oui.	Oui.	Oui.	Oui.	Oui.
	Fléchisseur péronéal des orteils.	Oui.	Oui.	Oui.	Oui.	Oui.	Oui.
	Tibial postérieur............	Oui.	Oui.	Non.	Réuni au fléchisseur péronéal des doigts.		

exemple ils refusent ce qualificatif à l'extenseur latéral des phalanges des Solipèdes, à l'extenseur propre du doigt externe des Ruminants ou du grand doigt externe du Porc. Cette interprétation ne nous paraît pas judicieuse. Un muscle est péronier par le fait de ses connexions, quel que soit d'ailleurs son mode de terminaison qui varie d'une espèce à l'autre. Nous adoptons donc comme parfaitement légitimes les appellations de : péronier du Ve doigt, du IVe doigt, et nous n'avons pas le moindre doute sur l'équivalence de l'extenseur latéral des phalanges des Solipèdes ou de l'extenseur propre du doigt externe des Ruminants avec le court péronier des pentadactyles et de l'Homme.

§ IV. — Muscles du pied.

On trouve, chez les animaux solipèdes : 1° deux *lombricaux* et deux *interosseux*, qui répètent ceux des membres de devant ; 2° un *pédieux*.

Pédieux (fig. 239).

Court extenseur commun des orteils. — Tarso-préphalangien (Gir.).
(*Extensor digitorum brevis.*)

Petit faisceau rubané, situé en avant du métatarsien principal, sous les extenseurs des phalanges et dans leur angle de réunion ; attaché, par son extrémité inférieure, à la face interne du tendon commun à ces deux muscles ; d'autre part, à l'extrémité inférieure du calcanéum ; concourant à l'extension du doigt.

DIFFÉRENCES

Bœuf, Mouton, Chèvre, Chameaux. — Le *pédieux* est le seul muscle de la région du pied que l'on rencontre chez ces animaux. Il s'attache en bas sur le tendon de l'extenseur commun des doigts et sur celui de l'extenseur propre du doigt interne (fig. 243, 18).

Dans les ***Lamas***, on trouve, en outre, un petit muscle *accessoire du tendon perforant* que nous avons déjà signalé, organe se détachant de la base du calcanéum, en arrière, et se jetant sur l'origine du tendon précité, — et aussi un *lombrical*, dans l'angle de bifurcation des tendons perforé et perforant.

Porc. — Cet animal possède : 1° un muscle *pédieux* qui s'étend jusqu'en bas du métatarse où il se termine par deux tendons sur les deux branches de l'extenseur commun destinées aux grands doigts, et souvent aussi sur les phalanges du petit doigt interne par un troisième tendon ; 2° quatre *interosseux métatarsiens*, qui ne semblent point différer, dans leur disposition générale, des interosseux métacarpiens ; 3° enfin quelques vestiges infimes des muscles courts du gros orteil et du petit orteil de l'Homme.

Carnivores. — Chez le *Chien* et le *Chat*, il existe dans la région du pied :

1° Un muscle *pédieux*, formé de trois faisceaux qui prennent leur origine, soit à l'extrémité inférieure du calcanéum, soit sur les gaines tendineuses du pli du jarret, et qui se terminent sur les deuxième, troisième et quatrième doigts, par de petits tendons réunis aux branches de l'extenseur commun ;

2° Des languettes musculeuses annexées au tendon du perforé, traces de la portion charnue du *court fléchisseur commun des orteils* de l'Homme ;

3° Un *accessoire du perforant* ou *chair carrée de Sylvius*, muscle petit et avorté qui commence en dehors du tarse et se termine par une aponévrose fort délicate sur la face postérieure du tendon perforant ;

4° Deux ou trois bandelettes pâles et rudimentaires, situées en dedans du tarse et près du pouce, vestiges des *muscles courts du gros orteil* de l'Homme ;

5° Un *abducteur de l'orteil externe*, muscle mince et allongé, se portant obliquement du ligament tarso-métatarsien postérieur au côté interne de la première phalange de ce doigt ;

6° Quatre *interosseux métatarsiens*, ressemblant aux muscles analogues de la région métacarpienne ;

7° Des *lombricaux* semblables à ceux du membre antérieur.

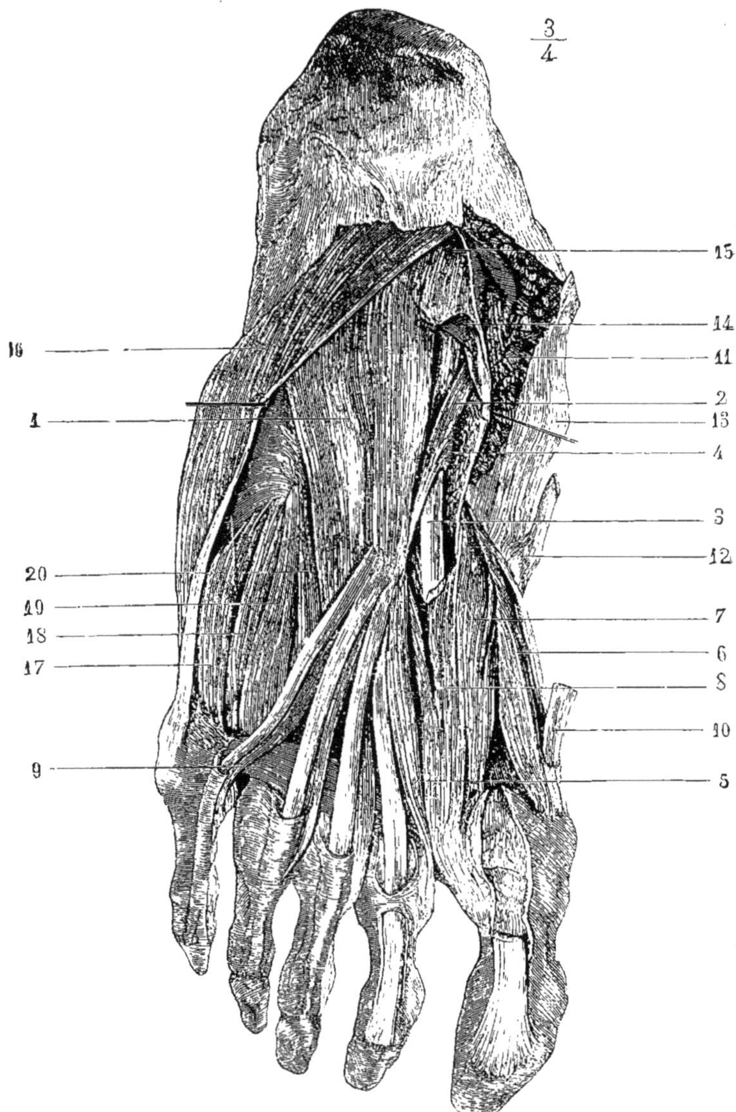

Fig. 246. — Muscles de la région plantaire de l'Homme, couche moyenne *.

* 1, accessoire du long fléchisseur commun des orteils ; 2, tendon du long fléchisseur commun des orteils ; 3, tendon du fléchisseur propre du gros orteil ; 4, expansion fibreuse qui réunit les deux tendons ; 5, premier lombrical ; 6, faisceau interne du court fléchisseur du gros orteil ; 7, faisceau externe du court fléchisseur du gros orteil ; 8, adducteur oblique du gros orteil ; 9, adducteur transverse ; 10, tendon du court abducteur du gros orteil ; 11, partie postérieure de ce muscle, coupée ; 12, insertion du tendon du jambier antérieur ; 13, insertion du tendon du jambier postérieur ; 14, aponévrose plantaire incisée et rejetée en dedans ; 15, ligament annulaire du tarse ; 16, court abducteur du petit orteil ; 17, court fléchisseur du petit orteil ; 18, troisième interosseux plantaire ; 19, quatrième interosseux plantaire ; 20, deuxième interosseux plantaire (Beaunis et Bouchard).

CHAPITRE III

MUSCLES CHEZ LES OISEAUX

On retrouve, chez les Oiseaux, la plupart des muscles que nous venons de décrire. Seulement ils sont appropriés, par leur forme, leur volume, leur complication, etc., à la conformation particulière du squelette de ces animaux.

Entreprendre dans cet ouvrage essentiellement pratique la description spéciale de tous ces organes, serait manquer le but que nous nous sommes proposé. Aussi, nous bornerons-nous à traiter les points suivants, les seuls qui présentent de l'intérêt au point de vue de la mécanique animale :

1° *Des tendons.* — Les tendons des Oiseaux présentent, dans le membre inférieur et à l'extrémité de l'aile, des ossifications plus ou moins étendues sur leur trajet. Et cette transformation du tissu fibreux des muscles n'est point un effet sénile, car on la remarque déjà chez les animaux fort jeunes. En enlevant aux cordes tendineuses la plus grande partie de leur souplesse, elle leur donne sans doute une plus grande ténacité et leur permet de transmettre d'une manière plus intégrale aux leviers osseux l'action des puissances musculaires.

On observera du reste que l'ossification partielle des tendons ne survient pas exclusivement dans les membres : il n'est pas rare de la rencontrer dans d'autres régions encore ; et nous citerons en première ligne le cou des Échassiers. On conserve, au cabinet des collections de l'École de Lyon, le squelette d'un Héron qui présente au plus haut degré cette particularité : les vertèbres cervicales de cet animal sont hérissées d'une multitude de stylets osseux filiformes, tous dirigés en bas, lesquels stylets proviennent de l'ossification des fibres tendineuses annexées aux muscles de la région cervicale.

2° *Des muscles pectoraux.* — Les deux mouvements alternatifs qui produisent le vol, c'est-à-dire l'abaissement et l'élévation des ailes, étant dus à l'action des pectoraux, ces muscles méritent une mention toute spéciale.

Le *pectoral superficiel* ou *grand pectoral*, « qui à lui seul pèse plus que tous les autres muscles de l'Oiseau pris ensemble, s'attache à la fourchette, à la grande crête du sternum et aux dernières côtes ; il se termine à la ligne âpre, très saillante, de l'humérus. C'est par son moyen que les Oiseaux donnent les violents coups d'ailes nécessaires pour le vol. »

Le *pectoral profond* ou *petit pectoral* est « placé dans l'angle que fait le corps du sternum avec sa crête et dans l'intervalle de la fourchette et de l'os coracoïde. Son tendon passe dans le trou formé par l'union de la fourchette, de l'os coracoïde et de l'omoplate, comme sur une poulie, et s'attache au-dessus de la tête de l'humérus, qu'il relève. C'est au moyen de cette disposition de poulie que la nature a pu placer ainsi un releveur à la face inférieure du tronc et abaisser d'autant le centre de gravité, sans quoi l'Oiseau aurait été exposé à culbuter en l'air. » (Cuvier, *Leçons d'anatomie comparée.*)

Cuvier, suivant la nomenclature de Vicq-d'Azyr, appelle ce dernier muscle *vectoral moyen*, et il donne le nom de *petit pectoral* à un faisceau triangulaire qui part de l'angle latéral du sternum et de la base de l'os coracoïde, pour se porter sous la tête de l'humérus. Ce muscle n'appartient pas, selon nous, à la région pectorale, mais à celle de l'épaule, et nous le considérons, avec J.-F. Meckel, comme le coraco-brachial, qui a suivi l'apophyse coracoïde dans son développement [1].

3° *Du diaphragme.* — « Dans les Oiseaux, le diaphragme affecte une disposition si différente de celle qu'on observe dans les Vertébrés supérieurs, que son existence, tour à tour contestée et méconnue, admise et réfutée, est encore problématique aujourd'hui pour un grand nombre d'anatomistes ; cependant ce muscle existe et son développement est en parfaite harmonie avec l'importance de ses fonctions. Deux plans le composent ; confondus à leur point de départ, ces plans s'isolent bientôt pour suivre, l'un une direction transversale, l'autre une direction oblique : le plan transversal, de forme triangulaire, se porte horizontalement des côtes droites aux côtes gauches en s'appliquant sur la face inférieure des poumons ; le plan oblique, saillant en avant, concave en arrière, s'étend de la face dorsale du rachis au sternum et divise la cavité du tronc en deux cavités secondaires, le thorax et l'abdomen.

« Dans les Oiseaux, comme dans les Mammifères, le diaphragme est donc appelé à remplir deux usages principaux ; seulement, pour réaliser cette double destination, dans les premiers, il a été en quelque sorte dédoublé. Loin d'être privés de ce muscle inspirateur ou de le posséder à un degré rudimentaire, les Oiseaux sont donc réellement pourvus de deux diaphragmes :

« 1° D'un *diaphragme pulmonaire* qui préside à la dilatation des poumons ;

« 2° D'un *diaphragme thoraco-abdominal* qui cloisonne la grande cavité du tronc et concourt à l'aspiration de l'air atmosphérique en dilatant de vastes réservoirs aériens adossés à sa face antérieure.

« De ces deux plans musculaires, le premier a pour analogue, dans l'Homme et les Mammifères, toute la partie du diaphragme qui s'insère au sternum et aux côtes, le second représente manifestement les piliers du diaphragme. »

Cette description, empruntée à un travail de Sappey, donne une idée parfaitement exacte de la disposition du muscle auquel elle s'applique.

CHAPITRE IV

TABLEAU GÉNÉRAL DES INSERTIONS MUSCULAIRES CHEZ LES SOLIPÈDES

I. — COLONNE VERTÉBRALE

A. — Vertèbres cervicales.

1. Atlas

L'Atlas donne insertion à dix paires de muscles :

1. E. Geoffroy Saint-Hilaire (Mémoire sur les os du sternum, in *Philosophie anatomique*. t. 1, p. 89), comparant les muscles pectoraux des Poissons à ceux des Oiseaux, emploie également la nomenclature de Vicq d'Azyr et reconnaît aussi trois pectoraux. Nous ne croyons pas cependant être en contradiction flagrante avec le grand maître qui a posé les règles à suivre pour les déterminations d'organes ; car il a borné sa comparaison aux deux classes de Vertébrés qu'il avait principalement en vue. S'il l'eût étendue aux Mammifères, s'il eût recherché, chez ces animaux, l'analogue de ce *petit pectoral*, dont la détermination est litigieuse, il l'eût, comme nous, trouvé dans la région de l'épaule, et non pas dans la région sternale.

a. *Par la surface qui représente l'apophyse épineuse :*

Aux petits droits postérieurs de la tête.

b. *Par les apophyses transverses :*

1° Aux splénius ;
2° A la portion atloïdienne des petits complexus ;
3° Aux omo-trachéliens ;
4° Aux grands obliques de la tête ;
5° Aux petits obliques de la tête ;
6° A la première paire des intertransversaires du cou.

c. *Par l'arc inférieur :*

1° Aux petits droits antérieurs de la tête ;
2° Aux petits droits latéraux ;
3° Aux longs du cou.

2. Axis

L'Axis donne insertion à six paires de muscles :

a. *Par l'apophyse épineuse :*

1° Aux transversaires épineux du cou ;
2° Aux grands obliques de la tête ;
3° Aux grands droits postérieurs de la tête.

b. *Par les apophyses transverses :*

1° Aux intertransversaires du cou ;
2° Aux omo-trachéliens.

c. *Et par la face inférieure du corps :*

Aux longs du cou.

3. Troisième, quatrième, cinquième, sixième et septième vertèbres cervicales

Ces vertèbres donnent insertion aux muscles suivants :

a. *Par leur apophyse épineuse :*

1° Aux transversaires épineux du cou ;
2° Aux longs épineux (4e à 7e).

b. *Par leurs apophyses articulaires :*

1° Aux longs épineux (4e à 7e) ;
2° Aux grands complexus ;
3° Aux petits complexus ;
4° Aux transversaires épineux du cou ;
5° Aux intertransversaires du cou.

c. *Par leurs apophyses transverses :*

1° Aux angulaires de l'omoplate ;
2° Aux splénius (3e et 4e) ;
3° Aux omo-trachéliens (3e et 4e) ;
4° Aux intercostaux communs (7e) ;
5° Aux intertransversaires du cou ;
6° Aux transversaires du cou (4e à 7e) ;
7° Aux cervicaux ascendants ou transversaires grêles du cou ;
8° Aux scalènes (4e à 7e).
9° Aux longs du cou ;
10° Aux grands droits antérieurs de la tête (3e à 5e).

d. *Et par la face inférieure du corps :*

Aux longs du cou.

B. — Vertèbres dorsales.

Les vertèbres dorsales donnent insertion :

a. *Par leur apophyse épineuse :*

1° Aux splénius (1re à 5e ou 6e) ;
2° Aux grands complexus (3e à 6e ou 7e) ;
3° Aux trapèzes ;
4° Aux grands dorsaux (4e à 18e) ;
5° Aux rhomboïdes (2e à 7e) ;
6° Aux petits dentelés ;
7° Aux longs épineux ;
8° Aux transversaires épineux du dos et des lombes.

b. Par leurs apophyses transverses :

1° Aux grands complexus ;
2° Aux petits complexus (1re et 2e) ;
3° Aux longs dorsaux ;
4° Aux transversaires épineux du dos et des lombes ;
5° Aux sus-costaux ;
6° Aux transversaires du cou (8 à 9 premières) ;
7° Aux longs épineux (3 ou 4 dernières).

c. Par leur corps :

1° Aux longs du cou (1re à 6e) ;
2° Aux grands psoas (17e et 18e) ;
3° Aux petits psoas (3 ou 4 dernières).

C. — Vertèbres lombaires.

Les vertèbres lombaires donnent insertion :

a. Par leur apophyse épineuse :

1° Aux grands dorsaux ;
2° Aux petits dentelés postérieurs (1re à 3e) ;
3° Aux longs dorsaux (3 ou 4 dernières) ;
4° Aux longs épineux (2 ou 3 premières) ;
5° Aux transversaires épineux du dos et des lombes.

b. Par leurs apophyses mamillaires :

1° Aux longs dorsaux ;
2° Aux transversaires épineux du dos et des lombes ;
3° Aux longs épineux (2 ou 3 premières).

c. Par leurs apophyses costiformes :

1° Aux grands psoas ;
2° Aux carrés des lombes ;
3° Aux intertransversaires des lombes ;
4° Aux transverses de l'abdomen ;
5° Aux longs dorsaux ;
6° Aux rétracteurs de la dernière côte.

d. Par leur corps :

1° Aux grands psoas ;
2° Aux petits psoas ;
3° Aux piliers du diaphragme.

D. — Sacrum.

Le sacrum donne insertion :

1° Aux longs dorsaux ;
2° Aux transversaires épineux du dos et des lombes ;
3° Aux sacro-coccygiens supérieurs ;
4° Aux sacro-coccygiens latéraux ;
5° Aux sacro-coccygiens inférieurs ;
6° Aux ischio-coccygiens ;
7° Aux fessiers superficiels ;
8° Aux longs vastes ;
9° Aux demi-tendineux.

E. — Coccyx.

Le coccyx donne insertion :

1° Aux sacro-coccygiens supérieurs ;
2° Aux sacro-coccygiens inférieurs ;
3° Aux sacro-coccygiens latéraux ;
4° Aux ischio-coccygiens (1re et 2e vertèbres coccygiennes).

II. — TÊTE

A. — Os du crâne.

1. Occipital

L'occipital donne insertion :

1° Aux grands complexus ;
2° Aux petits obliques de la tête ;
3° Aux grands droits postérieurs de la tête ;
4° Aux petits droits postérieurs de la tête ;
5° Aux grands droits antérieurs de la tête ;
6° Aux petits droits antérieurs de la tête ;
7° Aux petits droits latéraux de la tête ;
8° Aux digastriques ;
9° Aux occipito-hyoïdiens ;
10° Aux temporo-auriculaires internes.

2. Pariétal

Le pariétal donne attache à un muscle principal :

Le crotaphite ou temporal, ainsi qu'aux temporo-auriculaires externes.

3. Frontal

Le frontal donne insertion :

Au crotaphite ;
Au muscle frontal ;
Aux orbiculaires des paupières ;
Au releveur commun de l'aile du nez et de la lèvre supérieure ;
A la partie antérieure du temporo-auriculaire externe (fronto-auriculaire).

4. Sphénoïde

Le sphénoïde donne attache à quatre muscles :

1° Aux grands droits antérieurs de la tête ;
2° Aux petits droits antérieurs de la tête ;
3° Aux ptérygoïdiens internes :
4° Aux ptérygoïdiens externes.

5. Temporal

Le temporal donne insertion :

1° Au splénius ;
2° A la portion postérieure du petit complexus ;
3° Au petit oblique de la tête ;
4° Au mastoïdo-huméral ;
5° Au crotaphite ou temporal ;
6° Au masséter ;
7° Au zygomato-auriculaire ;
8° Au tympano-auriculaire.

B. — Os de la face.

1. Maxillaire supérieur

Le maxillaire supérieur donne insertion :

1° Au buccinateur ;
2° Au releveur propre de la lèvre supérieure ;
3° Au canin ;
4° Au masséter.

2. Os intermaxillaire

L'os intermaxillaire donne insertion :

Au muscle nasal.

3. Palatin

Le palatin donne insertion :

Au ptérygoïdien interne.

4. Zygomatique

Le zygomatique donne insertion :

Au releveur propre de la lèvre supérieure ;
Au masséter.

5. Lacrymal

Le lacrymal donne insertion :

Au muscle lacrymal ;
Au tendon de l'orbiculaire des paupières.

6. Os nasal

L'os nasal donne insertion :

Au muscle de même nom ;
Au releveur commun de l'aile du nez et de la lèvre supérieure.

7. Maxillaire inférieur

Le maxillaire inférieur donne insertion :

1° Aux sterno-maxillaires;
2° Aux buccinateurs;
3° Aux abaisseurs de la lèvre inférieure;
4° Aux suspenseurs de la houpe du menton;
5° Aux masséters;
6° Aux crotaphites;
7° Aux ptérygoïdiens internes
8° Aux ptérygoïdiens externes
9° Aux digastriques;
10° Aux mylo-hyoïdiens;
11° Aux génio-hyoïdiens.

C. — Hyoïde.

L'hyoïde donne insertion :

a. *Par son corps (cornes thyroïdiennes et appendice lingual)*

1° Aux sterno-hyoïdiens;
2° Aux omo-hyoïdiens;
3° Aux mylo-hyoïdiens;
4° Aux génio-hyoïdiens;
5° Aux stylo-hyoïdiens;
6° Aux kérato-hyoïdiens.

b. *Par ses branches :*

1° Aux stylo-hyoïdiens;
2° Aux kérato-hyoïdiens;
3° Aux occipito-hyoïdiens;
4° Au transversal de l'hyoïde

III. — OS DU THORAX

A. — Côtes et cartilages costaux.

Les côtes et les cartilages costaux donnent insertion :

1° Au scalène (1re);
2° Au petit dentelé antérieur de la respiration (5e à 13e);
3° Au petit dentelé postérieur (10e à 18e);
4° Au long dorsal (3e à 18e);
5° A l'intercostal commun ou long costal;
6° Au grand psoas (17e et 18e);
7° Au carré des lombes (16e à 18e);
8° Au grand dentelé (1re à 8e);
9° Aux intercostaux externes;
10° Aux intercostaux internes;
11° Aux sus-costaux;
12° Au triangulaire du sternum (2e à 8e);
13° Au grand oblique de l'abdomen (5e à 18e);
14° Au petit oblique de l'abdomen (cartilages asternaux);
15° Au droit de l'abdomen;
16° Au transverse de l'abdomen;
17° Au diaphragme (7e à 18e);
18° Au transversal des côtes (1re à 4e);
19° Au pectoral scapulaire (1e à 4e cartilage).

B. — Sternum.

Le sternum donne insertion :

1° Au peaussier du cou;
2° Aux sterno-maxillaires;
3° Aux sterno-thyroïdiens;
4° Aux sterno-hyoïdiens;
5° Aux pectoraux descendants;
6° Aux pectoraux transverses;
7° Aux pectoraux scapulaires;
8° Aux pectoraux ascendants;
9° Aux triangulaires du sternum;
10° Aux droits de l'abdomen;
11° Aux transverses de l'abdomen;
12° Au diaphragme;
13° Au transversal des côtes.

IV. — MEMBRE THORACIQUE

A. — Os de l'épaule.

OMOPLATE

L'omoplate donne insertion :

a. *Par sa face externe :*

1° Au sus-épineux;
2° Au sous-épineux;
3° Au petit rond;
4° Au deltoïde;
5° Au trapèze;
6° A l'omo-trachélien.

b. *Par sa face interne :*

1° Au rhomboïde ;
2° A l'angulaire de l'épaule ;
3° Au grand dentelé ;
4° Au sous-scapulaire ;
5° Au capsulaire ou scapulo-huméral grêle.

c. *Par son bord antérieur, y compris l'angle cervical et l'apophyse coracoïde :*

1° Au pectoral scapulaire ;
2° Au biceps brachial ;
3° Au coraco-brachial ;
4° Au sus-épineux.

d. *Par son bord postérieur, y compris l'angle dorsal et la portion corresponaante de l'angle huméral :*

1° A l'anconé accessoire du grand dorsal ;
2° Au long anconé ;
3° Au grand rond ;
4° Au deltoïde :
5° Au petit rond.

B. — Os du bras.

HUMÉRUS

L'humérus donne insertion :

a. *Par son extrémité supérieure :*

1° Au sus-épineux ;
2° Au sous-épineux :
3° Au sous-scapulaire ;
4° Au capsulaire ;
5° Au pectoral ascendant ;
6° Au pannicule charnu.

b. *Par son corps :*

1° Au deltoïde ;
2° Au petit rond ;
3° Au coraco-brachial (en deux points) ;
4° Au grand rond ;
5° Au brachial antérieur ;
6° A l'anconé externe ;
7° A l'anconé interne ;
8° Au petit anconé ;
9° A l'extenseur antérieur du métacarpe :
10° A l'extenseur antérieur des phalanges ;
11° Au grand dorsal ;
12° Au mastoïdo-huméral :
13° Au pectoral descendant.

c. *Par son extrémité inférieure :*

1° A l'extenseur antérieur des phalanges ;
2° Au cubital externe ;
3° Au cubital interne ;
4° Au grand palmaire ;
5° Au fléchisseur superficiel des phalanges ou perforé ;
6° A l'un des 3 chefs du fléchisseur profond des phalanges ou perforant.

C. — Os de l'avant-bras.

1. Radius

Le radius donne insertion :

a. *Par son extrémité supérieure :*

1° Au biceps brachial ;
2° Au brachial antérieur ;
3° A l'extenseur antérieur des phalanges :
4° A l'extenseur latéral des phalanges.

b. *Par son corps :*

1° A l'extenseur oblique du métacarpe ;
2° A l'extenseur antérieur des phalanges ;
3° A l'extenseur latéral des phalanges :
4° Au chef radial du fléchisseur perforant.

2. Cubitus

Le cubitus donne insertion :

a. *Par son extrémité supérieure (olécrâne) :*

1° A l'anconé accessoire du grand dorsal;
2° Au long anconé ;
3° A l'anconé externe ;
4° A l'anconé interne ;
5° Au petit anconé ;
6° A l'un des deux chefs du cubital interne ;
7° A l'un des trois chefs du fléchisseur perforant.

b. *Par son corps :*

1° Au brachial antérieur ;
2° A l'extenseur latéral des phalanges.

D. — Os du carpe.

OS SUS-CARPIEN OU PISIFORME

L'os sus-carpien, le seul os du carpe qui possède des attaches musculaires, donne insertion :

1° Au cubital externe ;
2° Au cubital interne.

E. — Os du métacarpe.

1. MÉTACARPIEN PRINCIPAL OU MÉDIAN

Le métacarpien médian donne insertion :

Par son extrémité supérieure :

A l'extenseur antérieur du métacarpe.
Au ligament suspenseur du boulet (muscle interosseux médian).

2. MÉTACARPIEN RUDIMENTAIRE EXTERNE

Il donne insertion à deux muscles :

Au cubital externe.
A l'interosseux correspondant (organe tout à fait rudimentaire).

3. MÉTACARPIEN RUDIMENTAIRE INTERNE

Il donne insertion à trois muscles :

1° A l'extenseur oblique du métacarpe ;
2° Au grand palmaire ;
3° A l'interosseux correspondant (rudimentaire).

F. — Os de la région digitée.

1. PREMIÈRE PHALANGE

Elle donne insertion à deux muscles :

1° A l'extenseur antérieur des phalanges (insertion de trajet) ;
2° A l'extenseur latéral des phalanges (insertion terminale).

2. DEUXIÈME PHALANGE

Elle donne insertion à deux muscles :

1° A l'extenseur antérieur des phalanges (insertion de trajet ;
2° Au fléchisseur perforé (insertion terminale).

3. TROISIÈME PHALANGE

La troisième phalange ou os du pied donne insertion à deux muscles :

1° A l'extenseur antérieur des phalanges ;
2° Au fléchisseur profond des phalanges.

V. — MEMBRE ABDOMINAL

A. — Os de la hanche.

COXAL

Le coxal donne insertion :

a. *Par l'ilium :*

1° Au long dorsal ;
2° A l'iliaque ;
3° Au petit psoas ;
4° Au carré des lombes ;
5° Au coccygien ;
6° Au grand oblique de l'abdomen ;
7° Au petit oblique de l'abdomen ;
8° Au transverse de l'abdomen (par l'intermédiaire de l'arcade crurale) ;
9° Aux trois fessiers : superficiel, moyen et profond ;
10° Au scansorius ;
11° Au muscle du *fascia lata* ;
12° Au droit antérieur de la cuisse ;
13° Au capsulaire de la hanche ou ilio-fémoral grêle ;
14° A l'obturateur interne.

b. *Par le pubis :*

1° Au grand oblique de l'abdomen ;
2° Au grand droit de l'abdomen ;
3° Au transverse de l'abdomen (par l'intermédiaire de l'arcade crurale) ;
4° Au droit interne ;
5° Au pectiné ;
6° Au petit adducteur de la cuisse ;
7° A l'obturateur externe ;
8° A l'obturateur interne.

c. *Par l'ischium :*

1° Au long vaste ou paraméro-biceps ;
2° Au demi-tendineux ;
3° Au demi-membraneux ;
4° Au droit interne ;
5° Au grand adducteur de la cuisse ;
6° Au carré crural ;
7° A l'obturateur externe ;
8° A l'obturateur interne ;
9° Aux jumeaux du bassin.

B. — Os de la cuisse.

FÉMUR

Le fémur donne insertion :

a. *Par son extrémité supérieure :*

1° Au grand psoas ;
2° A l'iliaque ;
3° Au fessier moyen ;
4° Au fessier profond ;
5° Au scansorius ;
6° A l'obturateur externe ;
7° A l'obturateur interne ;
8° Aux jumeaux du bassin.

b. *Par son corps :*

1° Au fessier superficiel (3e trochanter) ;
2° Au tenseur du *fascia lata* ;
3° Au vaste externe ;
4° Au vaste interne ;
5° Au capsulaire de la hanche ;
6° Au pectiné ;
7° Au petit adducteur de la cuisse ;
8° Au grand adducteur de la cuisse ;
9° Au carré crural ;
10° Aux jumeaux de la jambe ;
11° Au fléchisseur superficiel des phalanges ou planto-perforé ;
12° Au long vaste (insertion de trajet).

c. *Par son extrémité inférieure :*

1° Au demi-membraneux ;
2° Au grand adducteur de la cuisse ;
3° A l'extenseur antérieur des phalanges (par l'intermédiaire de la corde fémoro-métatarsienne) ;
4° Au poplité.

C. — Os de la jambe.

1. Tibia

Le tibia donne insertion :

a. Par son extrémité supérieure :

1° Au tibial antérieur;
2° Au soléaire;
3° Au fléchisseur externe et au fléchisseur interne des phalanges (les deux chefs du perforant);
4° Au couturier (par l'intermédiaire du ligament rotulien interne).

b. Par son corps :

1° Au long vaste;
2° Au demi-tendineux;
3° Au droit interne;
4° Au poplité;
5° Aux deux chefs du perforant.

2. Péroné

Le péroné donne insertion à deux muscles :

1° A l'extenseur latéral des phalanges (court péronier);
2° Au fléchisseur externe des phalanges (chef péronéal du perforant).

3. Rotule

La rotule donne insertion à cinq muscles :

1° Au tenseur du *fascia lata*;
2° Au droit antérieur de la cuisse;
3° Au vaste externe;
4° Au vaste interne;
5° Au long vaste.

D. — Os du tarse.

Calcanéum

Le calcanéum donne insertion :

Aux jumeaux de la jambe ou gastro-cnémiens.

Cuboïde

Le cuboïde donne insertion :

A l'une des branches terminales de la corde fémoro-métatarsienne.

Petit cunéiforme

Il donne attache :

A l'une des branches tendineuses du tibial antérieur.

E. — Os du métatarse.

Métatarsien médian.

Le métatarsien principal donne insertion à son extrémité supérieure :

A une branche du tibial antérieur;
A une branche de la corde fémoro-métatarsienne;
Au suspenseur du boulet (interosseux médian).

F. — Os du doigt.

1. Première phalange

La première phalange donne insertion à un muscle :

L'extenseur antérieur des phalanges.

2. Deuxième phalange

La deuxième phalange donne insertion à deux muscles :

1° A l'extenseur antérieur des phalanges ;	2° Au fléchisseur superficiel des phalanges ou perforé.

3. Troisième phalange

La troisième phalange donne insertion à deux muscles :

1° A l'extenseur antérieur des phalanges ;	2° Au fléchisseur profond des phalanges ou perforant.

Nota. — Nous jugeons inutile de donner un tableau d'insertions musculaires pour chaque mammifère domestique, laissant à l'élève le soin de l'établir lui-même, ce qui est un excellent exercice. On remarquera que, dans le tableau ci-dessus, il n'est question que des muscles déjà décrits à propos de l'appareil locomoteur.

LIVRE DEUXIÈME

APPAREIL DE LA DIGESTION

CHAPITRE PREMIER

CONSIDÉRATIONS GÉNÉRALES SUR L'APPAREIL DE LA DIGESTION

Nous venons de considérer l'animal comme une machine locomotrice. Or, cette machine s'use, comme toute autre, en fonctionnant. Elle ne se maintient dans les conditions normales que par l'apport incessant de nouveaux matériaux empruntés au monde extérieur, qu'on appelle *aliments*. Mais ces matériaux ne peuvent être utilisés tels quels et distribués directement aux divers organes par l'appareil circulatoire ; ils ont besoin, pour être absorbés et assimilés, de subir une préparation préalable qu'on appelle *digestion*. Et l'appareil dans lequel s'opère ce travail de préparation et d'absorption est l'*appareil digestif*, l'un des plus importants parmi ceux que nous verrons successivement venir compliquer et perfectionner la machine animale.

L'appareil digestif ne constitue pas, à proprement parler, un caractère essentiellement distinct de l'animalité, puisqu'il y a des animaux sans cavité digestive ; mais il est à coup sûr l'un de ses attributs les plus saillants, car les exceptions dont nous parlons sont relativement peu nombreuses. Considéré chez les Vertébrés, il représente un long tube, le plus souvent replié maintes fois sur lui-même, renflé de distance en distance et pourvu sur son trajet de plusieurs organes appendiculaires qui sont, pour la plupart, de nature glanduleuse. Ce tube parcourt le corps de l'animal dans toute sa longueur et s'ouvre à l'extérieur par deux orifices, l'un initial servant à l'introduction des aliments, l'autre terminal destiné à l'expulsion des excréments ou résidus de la digestion. Suivant les Vertébrés que l'on envisage, il présente des variétés fort nombreuses, en rapport avec les habitudes et le genre de vie ; aussi son étude est-elle doublement intéressante : au point de vue de la zoologie pure, et au point de vue de l'hygiène vétérinaire, qui en tire de précieuses indications pour le régime des animaux domestiques.

Mais cette diversité de caractères ne suffit pas pour établir des limites bien tranchées entre les conformations qu'elle distingue. Il n'y a effectivement qu'une forme-type pour l'appareil digestif, et c'est le même principe qui a présidé à sa formation dans la série tout entière. Ainsi, quel que soit le Vertébré que l'on considère, son tube alimentaire sera composé d'une suite de cavités, renflées ou tubuleuses, qui se succèdent d'avant en arrière dans l'ordre suivant : la *bouche*, l'*arrière-bouche*, l'*œsophage*, l'*estomac* et l'*intestin*.

Ce système de cavités se divise physiologiquement en deux sections principales : une première section, dite *ingestive*, servant à conduire les aliments du milieu extérieur dans l'estomac, tout en leur faisant subir diverses modifications qui préparent la digestion ; une deuxième section, qualifiée de *digestive*, où se passent les phénomènes essentiels de la digestion et où se fait le départ entre la partie utilisable et la partie résiduelle des aliments, celle-ci étant évacuée au dehors à l'état de fèces ou matières fécales, celle-là étant absorbée pour réparer les pertes incessantes des liquides nutritifs. On pourrait même distinguer à part, comme une section *éjective*, la partie terminale de l'intestin (gros intestin), qui est spécialement préposée à recevoir les résidus de la digestion et à les conduire au dehors, tout en les épuisant de ce qu'ils pouvaient encore renfermer d'absorbable.

La première section ou section sus-diaphragmatique (pré-diaphragmatique chez les Quadrupèdes) est formée de la bouche, de l'arrière-bouche et de l'œsophage, que l'on désigne en commun sous le terme d'*organes préparateurs de l'appareil digestif*. Tandis qu'on appelle *organes essentiels* de ce même appareil ceux de la section sous- ou post-diaphragmatique, c'est-à-dire l'estomac et l'intestin.

Chacune de ces deux grandes parties présente des *organes annexes* ; ce sont : les *glandes salivaires* pour la première, le *foie*, le *pancréas* et la *rate* pour la seconde.

D'une manière générale, la paroi du tube digestif se compose de deux tuniques concentriques, une muqueuse et une musculeuse, auxquelles s'ajoute une tunique séreuse sur les parties du tube contenues dans la poitrine ou l'abdomen. Quant aux organes annexes, ils sont, à l'exception de la rate, de nature franchement glandulaire et pourvus de canaux excréteurs qui les font communiquer avec le canal alimentaire.

CHAPITRE II

APPAREIL DIGESTIF DES MAMMIFÈRES

Nous étudierons successivement, d'abord dans les Solipèdes, ensuite dans les autres espèces : 1° les *organes préparateurs*, c'est-à-dire la *bouche* avec les *dents* et les *glandes salivaires*, le *pharynx* ou *arrière-bouche* et l'*œsophage* ; 2° les *organes essentiels*, c'est-à-dire l'*estomac*, l'*intestin* et leurs *annexes* (*foie*, *pancréas*, *rate*), avec la *cavité abdominale* qui contient et protège ces organes.

Article Ier. — ORGANES PRÉPARATEURS.

§ 1. — Bouche.

La bouche, le premier vestibule des voies digestives, est une cavité située entre les deux mâchoires, allongée suivant le grand axe de la tête et percée de deux ouvertures : l'une antérieure, pour l'introduction des aliments, l'autre postérieure, par laquelle ils passent pour s'engager dans le pharynx.

On doit étudier dans la bouche six régions principales : 1° les *lèvres*, qui circonscrivent son ouverture antérieure ; 2° les *joues*, qui forment ses parois latérales ; 3° le *palais* ou *voûte palatine*, qui en constitue la paroi supérieure ou plafond ; 4° la *langue*, appendice musculeux qui occupe la paroi inférieure ; 5° le *voile du palais*, cloison membraneuse faisant suite au palais, au fond de la cavité buccale, qu'elle sépare du pharynx, et concourant à former l'*isthme du gosier*, qui fait communiquer ces deux cavités ; 6° les *dents* disposées en arcades sur les bords opposés des deux mâchoires.

Nous considérerons chacune de ces régions en particulier, avant de passer à l'examen de la *bouche en général*.

Préparation. — L'ensemble de la bouche devra être examiné sur une coupe sagittale de la tête (Voy. la description du voile du palais).

1. Lèvres (fig. 182).

Ce sont deux replis musculo-membraneux, situés l'un au-dessus, l'autre au dessous de l'ouverture extérieure de la bouche, qu'ils circonscrivent. Il y a, par conséquent, une *lèvre supérieure* et une *lèvre inférieure*, réunies de chaque côté par une *commissure*.

Conformation. — Chaque lèvre offre à étudier : une face externe, une face interne, un bord libre et un bord adhérent.

La *face externe* est convexe et présente : à la lèvre supérieure une légère dépression médiane, comprise en deux lobes latéraux, trace du sillon sous-nasal de l'Homme ; à la lèvre inférieure et tout à fait en arrière, la protubérance charnue qu'on appelle *houppe du menton*. Cette face, formée par la peau, est garnie de poils fins et courts, parmi lesquels on remarque de longs crins, épais et rudes, dont les follicules, implantés perpendiculairement, dépassent le tégument et plongent dans le tissu musculeux sous-jacent. Ces crins sont des poils tactiles à sinus sanguins (Voy. plus loin la description des organes du tact), fonctionnant comme de véritables tentacules.

La *face interne*, constituée par la muqueuse buccale, est moulée sur le bout des mâchoires et les dents incisives ; elle est concave, lisse, constamment humectée par la salive, de couleur rose, parfois marbrée de noir. On y remarque, à la lèvre supérieure surtout, de nombreux orifices percés sur de tout petits mamelons : ce sont les ouvertures des canaux excréteurs des glandules labiales.

Le *bord libre*, mince et tranchant, porte la ligne très nette de démarcation qui sépare les deux téguments : peau et muqueuse.

Le *bord adhérent* est indiqué à l'intérieur de la bouche par un sillon que forme la muqueuse en se réfléchissant de la face interne des lèvres sur les gencives (sillon gingivo-labial, supérieur ou inférieur). Hors de la bouche, rien n'indique la limite périphérique des lèvres, la peau se continuant insensiblement sur les régions voisines.

Les *commissures* sont arrondies et disposées symétriquement par rapport à la ligne médiane ; elles correspondent sensiblement au milieu de la longueur des barres.

En se réunissant l'une à l'autre, les deux lèvres circonscrivent entre elles l'*orifice buccal*, qui peut être hermétiquement fermé ou plus ou moins ouvert, suivant le jeu des mâchoires et l'état de contraction des muscles des lèvres.

STRUCTURE. — Chaque lèvre se compose de deux couches tégumentaires, l'une *cutanée*, l'autre *muqueuse*, entre lesquelles on trouve du *tissu musculaire* et des *glandules*. A ces différentes parties s'ajoutent les éléments généraux de toute organisation, c'est-à-dire des *vaisseaux* et des *nerfs*.

1° *Téguments*. — La *peau* est très résistante et d'autant plus adhérente qu'on approche davantage du bord libre ; elle reçoit sur sa face profonde l'insertion des faisceaux charnus sous-jacents. La *muqueuse* participe des caractères généraux de la muqueuse buccale ; c'est-à-dire qu'elle est revêtue d'un épithélium stratifié pavimenteux ; son chorion est épais et dense, hérissé de papilles coniques simples qui sont noyées dans l'épithélium et par conséquent non apparentes à la superficie de la muqueuse (papilles adélomorphes).

2° *Muscles*. — Nous ne ferons que rappeler ici : le *labial*, disposé en sphincter autour de l'orifice buccal et partant commun aux deux lèvres ; — dans la lèvre supérieure, l'expansion aponévrotique terminale des *deux releveurs propres* de cette lèvre, le tissu musculo-fibreux qui sépare cette expansion de la peau, enfin la terminaison du *canin* et d'une branche du *releveur commun de l'aile du nez et de la lèvre supérieure* ; — dans la lèvre inférieure, *le muscle de la houppe du menton* et ses suspenseurs, la terminaison de l'*abaisseur* de cette lèvre, celle du *risorius de Santorini* ; — enfin les *muscles incisifs*. Tous ces muscles ayant été étudiés avec détails en myologie (Voy. p. 345 et suivantes), nous ne reviendrons pas sur leur description.

3° *Glandules labiales*. — Elles forment une couche presque continue située entre la face profonde de la muqueuse et le muscle labial. Ce sont de petites glandes en grappe, tout à fait semblables, par leur structure et leurs usages, aux glandes salivaires. Nous en reparlerons à propos de celles-ci.

4° *Vaisseaux et nerfs*. — Le sang est apporté dans les lèvres par les *artères palato-labiales*, *labiales supérieures* et *labiales inférieures*. Il fait retour par les *veines* satellites de ces deux derniers vaisseaux ; ces veines sont étroitement logées entre les faisceaux musculaires et fibreux. — Les *lymphatiques* sont très nombreux et gagnent les ganglions de l'auge. — Les *nerfs* sont de deux sortes : les uns, moteurs, provenant du facial et s'épuisant dans le tissu musculaire, dont ils animent la contractilité ; les autres, sensitifs, fournis par les branches maxillaires du trijumeau ; ces derniers se distinguent par leur nombre et leur volume considérables ; ils se terminent pour la plupart dans la peau, à laquelle ils communiquent une exquise sensibilité.

FONCTIONS. — Les lèvres servent à la préhension des aliments solides et liquides ; elles retiennent ces aliments dans la bouche après leur introduction et empêchent l'écoulement de la salive au dehors. On doit encore les regarder, la supérieure surtout, comme des organes de tact fort délicats.

2. Joues (fig. 182).

CONFORMATION. — En Extérieur, les joues correspondent aux faces latérales de la tête et comprennent une région massétérine ou *plat de la joue* et une région buccinatrice ou *poche de la joue*. En Anatomie, on donne ce nom aux deux parois membraneuses qui ferment la bouche par côté, s'étendant d'une part, de la commissure des lèvres aux piliers antérieurs du voile du palais, d'autre part, d'une mâchoire à l'autre. Les joues sont nettement limitées, en haut et en bas, par les sillons que forme leur muqueuse en se réfléchissant de leur face interne sur les bords alvéolaires du maxillaire supérieur et du maxillaire inférieur (Voy. fig. 248) — sillons jugo-gingivaux faisant suite aux sillons labio-gingivaux dont il a été parlé plus haut.

Le plus grand diamètre des joues est antéro-postérieur, comme celui de la cavité qu'elles closent. Leur diamètre vertical est très étroit en arrière ; mais en avant, grâce à une certaine flaccidité, il est susceptible de prendre quelque amplitude lors de l'écartement des mâchoires.

Structure. — Les joues sont formées par la *muqueuse buccale* et la *peau*, entre lesquelles s'interposent du *tissu musculaire*, des *glandes*, des *vaisseaux* et des *nerfs*.

1° *Muqueuse*. — Sa face externe est unie d'une manière intime au muscle buccinateur et aux glandes molaires inférieures. Sa face libre présente, au niveau de la troisième dent molaire supérieure, l'embouchure du canal parotidien, percée au sommet d'un tubercule plus ou moins gros. On y remarquera encore, en face de chaque arcade dentaire, une série linéaire de petits points saillants, analogues dans leur constitution au gros tubercule parotidien : ce sont les orifices d'excrétion des glandes molaires. — La structure de la muqueuse des joues est la même que celle de la muqueuse des lèvres.

2° *Peau*. — La peau n'offre rien de particulier à signaler.

3° *Tissu musculaire*. — Ce tissu constitue principalement le buccinateur et l'abaisseur de la lèvre inférieure, muscles dont la face externe est recouverte par le masséter, les glandes molaires supérieures et la peau ; tandis que l'interne répond à la muqueuse et aux glandes molaires inférieures.

4° *Glandes*. — Elles constituent deux amas de lobules désignés sous le nom de *glandes molaires*. On les décrira avec les glandes salivaires.

5° *Vaisseaux et nerfs*. — L'*artère faciale*, les deux *coronaires* et la *buccale* apportent le sang dans les joues. Les *veines* sont satellites de ces canaux artériels. Les *lymphatiques* se rendent aux ganglions de l'auge. Les *nerfs* sont de même nature et proviennent des mêmes sources que ceux des lèvres, c'est-à-dire du facial pour la couche musculeuse, du trijumeau pour les téguments.

Fonctions. — Les joues servent dans la mastication d'une manière très active, en repoussant constamment, par l'action du buccinateur, les aliments sous les meules dentaires.

3. Palais (fig. 247).

Préparation. — On séparera la tête du tronc ; puis on sciera les branches du maxillaire en arrière de l'angle de la mâchoire et de la dernière dent molaire, de manière à passer entre le voile du palais d'une part, la base de la langue d'autre part, et à laisser ce dernier organe adhérent à la mâchoire inférieure. On achèvera ensuite d'isoler celle-ci de la supérieure en incisant les muscles masséter et buccinateur, et l'on mettra de cette sorte à découvert le palais et le voile du palais, sur lesquels il sera possible d'exécuter aisément les dissections spéciales que nécessite leur étude. Pour le palais, ces dissections se réduisent à détacher d'avant en arrière la muqueuse, puis la couche fibro-vasculaire et à mettre à nu l'artère et les nerfs palatins.

Conformation. — Le *palais* ou *voûte palatine*, *paroi supérieure* de la bouche, est circonscrit en avant et sur les côtés par l'arcade dentaire supérieure, et continué en arrière par le voile du palais au niveau de l'arcade palatine. C'est donc une surface qui représente exactement dans sa configuration la voûte palatine osseuse (Voy. fig. 247).

On remarque sur cette surface un léger sillon médian ou raphé qui la partage en deux moitiés égales, et qui commence tout à fait en avant à la base d'un petit tubercule. Des sillons courbes transversaux, au nombre d'une vingtaine, divisent chaque moitié en un nombre égal d'arcs saillants ou crêtes à concavité tournée en arrière, d'autant moins marqués qu'ils sont plus postérieurs. Ces crêtes résultent chacune de la rencontre de deux plans inclinés dont le postérieur est beaucoup plus abrupt que l'antérieur, ce qui peut favoriser l'acheminement des matières alimentaires vers l'isthme du gosier, ou du moins apporter obstacle à leur retour.

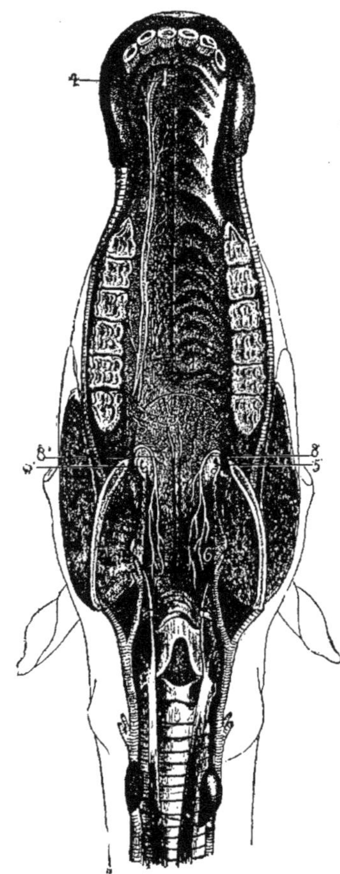

Fig. 247. — Palais et voile du palais du Cheval (on a enlevé la muqueuse du palais, du côté droit, ainsi que la muqueuse et la couche glanduleuse du voile du palais) *.

Structure. — Le palais est appuyé sur la voûte osseuse formée par les os palatins, les maxillaires supérieurs et les intermaxillaires (Voy. fig. 38). Il comprend dans son organisation :

1° Une *membrane fibreuse*, appliquée sur les os précités, laquelle membrane soutient un lacis veineux remarquablement développé, sorte de tissu érectile qui donne au palais plus ou moins d'épaisseur suivant son état de turgescence (fig. 247, 2);

2° Une *muqueuse*, extrêmement adhérente, par sa face profonde, à la couche précédente Elle est d'une couleur blanchâtre chez le Cheval, très épaisse au niveau des crêtes, mince au fond des sillons. Son chorion, formé d'un tissu conjonctif dense, présente des papilles coniques nombreuses, surtout au niveau des arcs saillants, mais toutes noyées dans l'épithélium et par conséquent non visibles à l'extérieur. Celui-ci est remarquable par sa grande épaisseur. — A la partie postérieure du palais, la muqueuse devient plus mince et plus délicate et présente en outre quelques glandules salivaires qui déversent leur produit à sa surface ; mais il n'y a pas là une véritable couche glanduleuse, comme on en observe chez l'Homme.

3° Deux *artères* volumineuses, les *palatines* ou *palato-labiales*, logées dans les sillons de la voûte osseuse. Ces artères marchent parallèlement l'une à l'autre et se réunissent en arcade pour former un tronc unique qui s'engage dans le

* 1, sillons et crêtes de la muqueuse palatine; 2, réseau veineux de la couche profonde, entamé du côté externe pour montrer l'artère palatine; 3, artère palatine, accompagnée par les filets du nerf palatin ; 4, languette cartilagineuse sur laquelle passe et s'infléchit l'artère palatine; 5, aponévrose staphyline; 5', extrémité terminale du tendon du péristaphylin externe, formant par son expansion l'aponévrose staphyline ; 6, m. pharyngo-staphylin ; 7, m. palato-staphylin ; 8, nerfs staphylins.

trou incisif. Leur arcade d'inosculation, assujettie par deux petites languettes cartilagineuses (fig. 247, 4), correspond au deuxième sillon du palais : rapport important à connaître au point de vue chirurgical, car on doit bien se garder de blesser ces vaisseaux quand on pratique la saignée au palais. Le sang charrié par les artères palatines arrive dans la couche érectile et se dégorge en définitive dans deux troncs veineux fort courts qui ne passent pas avec les artères palato-labiales dans le conduit palatin, mais bien dans la scissure staphyline, pour aller se jeter dans les veines alvéolaires. — Les *lymphatiques* se dirigent en arrière pour se rendre aux ganglions de l'auge.

4° Des *nerfs* sensitifs, satellites des artères et fournis par la branche maxillaire supérieure de la cinquième paire encéphalique et par le ganglion sphéno-palatin.

Fonctions. — Le palais joue dans la mastication et la déglutition un rôle passif important, en donnant à la langue un point d'appui solide dans les mouvements qu'elle exécute pour repousser les aliments sous les dents molaires et pour chasser le bol alimentaire au fond de la bouche.

4. Canal lingual et langue.

Préparation. — 1° Faire, au moyen d'une forte scie sans dos, une coupe antéro-postérieure et verticale de la tête, pour étudier la disposition générale de la langue. 2° Enlever sur une autre tête la mâchoire inférieure en laissant la langue dans l'espace intramaxillaire, pour l'examen de la conformation extérieure de l'organe (Voy. la préparation du palais). 3° Sur une troisième pièce destinée à l'étude des muscles, mettre ces organes à nu en procédant de l'une des manières suivantes : on excisera entièrement le masséter, la joue sera détachée de la mâchoire inférieure et renversée sur la supérieure; on sciera la branche du maxillaire transversalement, en arrière d'abord, puis en avant de la ligne des dents molaires; le lambeau supérieur de l'os sera complètement arraché en luxant en arrière l'articulation temporo-maxillaire, après avoir détruit le ligament capsulaire et les insertions des muscles ptérygoïdiens et temporal; quant au lambeau inférieur, on le renversera de manière à mettre la ligne des dents molaires en bas et le bord inférieur de l'os en haut, dans le fond de l'espace intramaxillaire (Voy. fig. 186); il suffira, pour exécuter cette dernière opération, de séparer la muqueuse buccale du muscle mylo-hyoïdien en procédant de haut en bas. La pièce ainsi préparée convient non seulement pour l'étude des muscles de la langue, mais encore pour celle des glandes salivaires profondes, du pharynx, du larynx, des poches gutturales, des nerfs et des artères de la tête, etc. On peut encore étudier, sur une préparation de ce genre, la glande parotide; mais, pour cela, il faut modifier le manuel: au lieu d'exciser le masséter entièrement, on le laisse adhérer à la face externe du maxillaire inférieur; on conserve le ventre supérieur du digastrique pour rattacher le lambeau supérieur du maxillaire au crâne; ce muscle fait office de charnière pour ce lambeau et permet de le renverser ou de le rabattre sans détruire les rapports de la parotide. Nous recommandons ce procédé pour toutes les préparations qui ont pour but de montrer les parties profondes de la tête. Il sera toujours bon, pour faciliter son application, de maintenir les mâchoires écartées, en mettant un morceau de bois ou d'os entre les dents incisives, aussitôt après la mort de l'animal.

A. **Canal lingual.** — La paroi inférieure ou plancher de la bouche, circonscrite par l'arcade dentaire inférieure, forme une cavité allongée qui contient la langue et que l'on appelle *canal lingual* ou mieux *région sublinguale*. Cette région occupe dans son tiers antérieur la face supérieure du corps du maxillaire. Dans le reste de son étendue, elle est constituée par un double sillon qui se dirige au fond de la bouche, sur les côtés de la langue. On y remarque les *crêtes sublinguales* et les *barbillons*, dont nous parlerons quand nous ferons la description des glandes sublinguales et maxillaires.

B. **Langue.** — Situation. — La langue occupe toute l'étendue du canal lingual et remplit complètement la bouche, dans l'état de fermeture des mâchoires. Elle s'étend depuis l'épiglotte jusqu'aux incisives et repose sur l'espèce de sangle que forment les deux muscles mylo-hyoïdiens en se réunissant (fig. 248).

Conformation extérieure. — C'est un organe charnu, très mobile, enveloppé presque entièrement par la muqueuse buccale, fixé à l'hyoïde et au maxillaire inférieur, ainsi qu'au larynx et au voile du palais, soit par les muscles qui forment la base de son tissu, soit par la membrane tégumentaire qui le revêt et se réfléchit sur les parties voisines. Nous le diviserons pour l'étude en un *corps*, une *base* et une *partie libre* (fig. 249).

a) Le *corps* de la langue figure une pyramide triangulaire, aplatie d'un côté à l'autre, à laquelle on distingue trois faces et trois bords. — La *face supérieure*

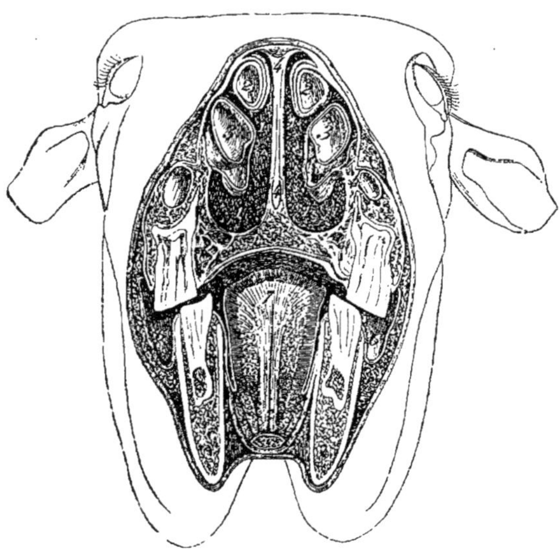

Fig. 248. — Coupe segmentale de la tête du Cheval, montrant la position de la langue à l'intérieur de la bouche *.

ou dorsale, plus étroite en avant qu'en arrière, est bombée et hérissée d'une infinité de papilles qui lui donnent un aspect tomenteux. Deux de ces papilles, situées près de la base de l'organe, sont remarquables par leur énorme volume, leur apparence lobulée et la rainure qui les entoure ; on les connaît sous le nom de *lacunes* ou *trous borgnes de Morgagni*. Cette face répond à la voûte palatine quand les mâchoires sont rapprochées. Elle présente une muqueuse épaisse et dure. — Les *faces latérales* sont appliquées contre la face interne des arcades molaires et des branches du maxillaire inférieur ; leur muqueuse est mince et lisse dans la partie opposée à la branche maxillaire ; on n'y voit que quelques papilles fongiformes et les orifices d'un certain nombre de glandules linguales ; elle s'épaissit et prend un aspect finement tomenteux en regard des arcades dentaires — le champ papillaire de la face supérieure se réfléchissant un peu sur les côtés. — Les *bords latéraux* établissent l'union entre la face dorsale et les faces latérales ; ils ne présentent rien de particulier. — Le *bord inférieur* n'existe pour ainsi dire que fictivement, car c'est par lui que pénètrent dans la langue les muscles qui constituent la masse de celle-ci, et c'est par lui qu'elle se trouve fixée au fond du canal.

* 1, fosse nasale ; 2, cornet supérieur ; 3, cornet inférieur ; 4, cloison médiane du nez ; 5, espace central de la bouche (plus spacieux qu'il n'est en réalité dans l'état de rapprochement des mâchoires) ; 6, vestibule de la bouche ; 7, coupe de la langue (celle-ci remplit le canal lingual et repose sur les mylo-hyoïdiens).

b) La *base* de la langue s'oppose au voile du palais, avec lequel elle circonscrit l'isthme du gosier ; c'est un plan incliné de haut en bas et d'avant en arrière qui fait suite à la face supérieure du corps et aboutit à un sillon contournant la base de l'épiglotte ; sa muqueuse, ridée, très folliculeuse et dépourvue de papilles, présente trois replis : un gros repli médian qui se jette sur la face antérieure de l'épiglotte, et deux autres, plus antérieurs, qui réunissent la base de la langue avec le voile du palais en limitant l'isthme du gosier par côté ; le premier est appelé *repli glosso-épiglottique* ; les seconds sont connus sous les noms de *piliers postérieurs de la langue* ou *piliers antérieurs du voile du palais*. Au-devant de ces derniers, à la partie tout à fait postérieure de chacun des bords latéraux de la langue, on remarque, quand l'attention est prévenue, une petite saillie ovoïde de $1^{cm},5$ à 2 centimètres de long, découpé en lamelles par cinq ou six incisures transverses, c'est l'*organe folié*, *organe de Mayer*, ou *organe latéral du goût* (fig. 249, 4). Les lames ou feuillets en lesquels cette saillie est divisée sont des *papilles foliées* ou *foliacées*. En arrière des piliers postérieurs de la langue, de chaque côté de l'isthme du gosier, existe une excavation triangulaire, comprise entre la base de la langue et le voile : c'est la *fosse amygdalienne*, où l'on voit une traînée allongée de nombreux orifices donnant accès dans des cryptes qui représentent l'amygdale, mais une amygdale dépourvue de relief. Des cryptes semblables, plus petits, s'observent aussi sur la base de la langue, percés sur de petits mamelons.

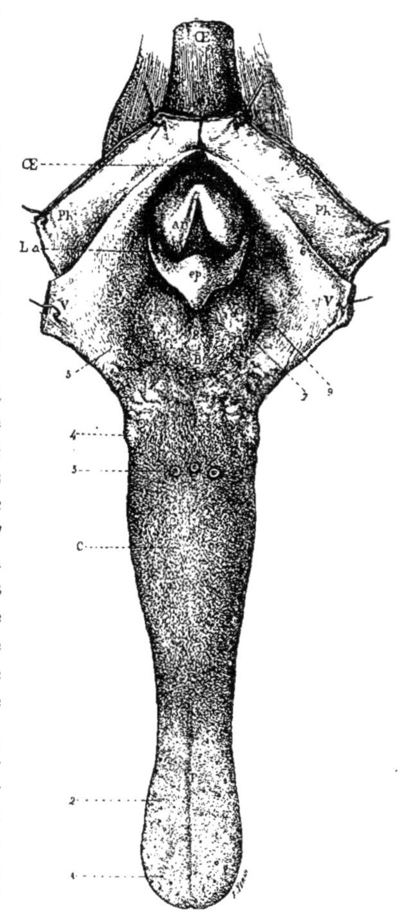

Fig. 249. — Langue d'un Ane, vue par sa face dorsale, avec l'entrée du larynx et l'entrée de l'œsophage, le voile du palais ayant été coupé par le milieu et ses deux moitiés déjetées latéralement *.

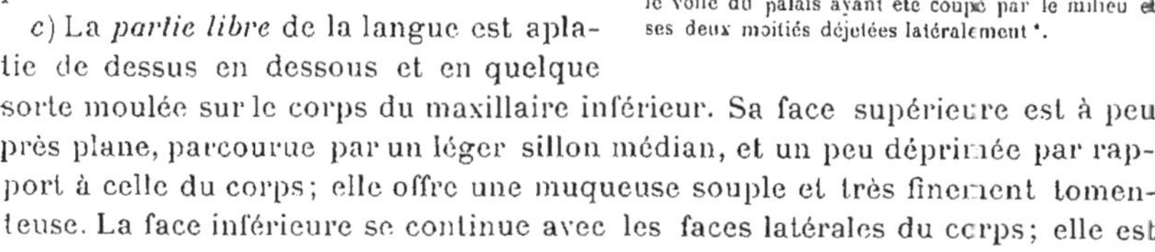

c) La *partie libre* de la langue est aplatie de dessus en dessous et en quelque sorte moulée sur le corps du maxillaire inférieur. Sa face supérieure est à peu près plane, parcourue par un léger sillon médian, et un peu déprimée par rapport à celle du corps ; elle offre une muqueuse souple et très finement tomenteuse. La face inférieure se continue avec les faces latérales du corps ; elle est

* B, base de la langue ; C, corps ; P, partie libre ou pointe ; V, voile du palais ; *Ph*, paroi pharyngienne ; Œ, œsophage ; *ep*, épiglotte ; *ar*, aryténoïdes ; *La*, entrée du larynx ; 1, papilles fongiformes ; 2, papilles filiformes ; 3, trous borgnes de Morgagni qui, par une exception fréquente chez l'Ane, sont au nombre de trois au lieu de deux ; 4, organe folié ; 5, pilier antérieur du voile ; 6, pilier postérieur ; 7, cryptes amygdaloïdes de la base de la langue ; 8, repli glosso-épiglottique ; 9, fosse amygdalienne.

parfaitement lisse, légèrement convexe, et présente en arrière l'insertion du *frein* ou *pilier antérieur* de la langue, repli muqueux médian assez ample qui se détache, d'autre part, du canal lingual. Les bords de cette partie libre se réunissent en avant en décrivant une courbe parabolique qui se met en rapport avec les arcades incisives, courbe légèrement échancrée sur la ligne médiane.

Structure. — La langue présente à étudier dans sa structure : 1° la *membrane muqueuse* qui la revêt, avec ses papilles et ses glandules ; 2° le *tissu musculeux* qui en forme la masse ; 3° des *vaisseaux* et des *nerfs*.

1° *Membrane muqueuse*. — Cette membrane, dépendance de la muqueuse de la bouche, enveloppe la langue comme un étui en se réfléchissant du fond du canal sur les faces latérales, pour recouvrir ensuite la face supérieure et revêtir la partie libre tout entière ; elle se réunit avec la muqueuse de la face antérieure du voile par les piliers postérieurs et se continue en arrière avec les muqueuses du larynx et du pharynx.

La muqueuse linguale n'a pas partout la même épaisseur ni la même résistance ; elle est incomparablement plus mince et plus délicate sur les faces latérales de la partie fixe et sur le plan inférieur de la partie libre que sur la face dorsale. A la partie moyenne de celle-ci, l'instrument tranchant l'entame difficilement, tant elle est épaisse et consistante. Sa couleur est presque toujours rosée ou blanchâtre, rarement pigmentée.

Sa face profonde est extrêmement adhérente, au niveau du dos, là où elle reçoit l'insertion des fibres du corps charnu ; l'adhérence est moindre sur les faces latérales et inférieure, ainsi que dans les points où il y a abondance de glandules, comme dans la région de l'isthme du gosier.

Sa face superficielle, considérée sur le dos et les bords latéraux de l'organe, est loin d'être lisse : elle est mamelonnée, ridée, criblée de petits cryptes, dans la région de l'isthme du gosier ; hérissée d'un nombre prodigieux de papilles dans le restant de son étendue. Ces papilles sont de petites élevures procédant du derme de la muqueuse, que l'on distingue en : *papilles filiformes*, *papilles fongiformes*, *papilles caliciformes*, et *papilles foliées*.

Les *papilles filiformes* sont les plus nombreuses ; elles sont très fines et donnent à la muqueuse un aspect tomenteux. Elles présentent leur plus grand dévelop-

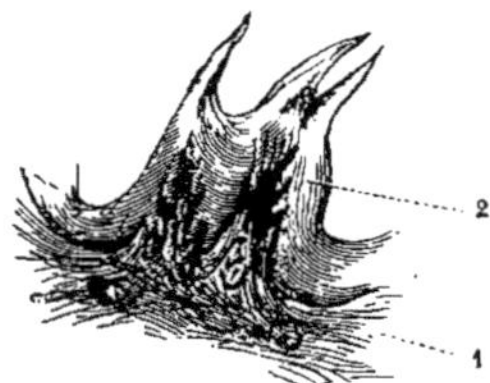

Fig. 250. — Papille filiforme composée de la langue d'un Chien.

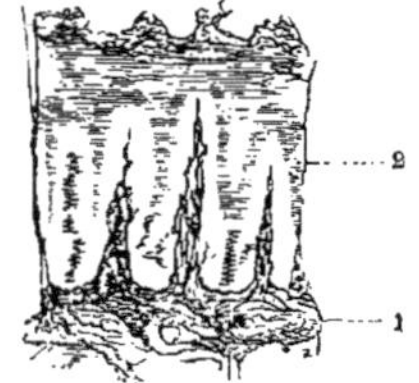

Fig. 251. — Papilles filiformes adélomorphes de la pointe de la langue du Cheval *.

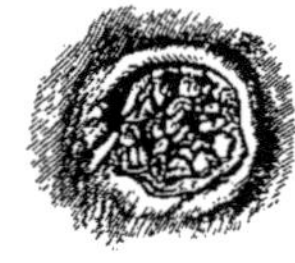
Fig. 252. — Un trou borgne de Morgagni de la langue du Cheval, vu par sa face supérieure.

pement sur le corps de l'organe où elles figurent un gazon touffu ; elles soulèvent à peine l'épithélium sur la partie libre, et beaucoup même sont complètement enfouies dans son épaisseur, c'est-à-dire adélomorphes (fig. 251). Les papilles

* 1, chorion de la muqueuse ; 2, épithélium.

filiformes sont formées d'un prolongement délié du derme de la muqueuse et d'un étui épithélial qui en augmente parfois beaucoup la saillie (fig. 250).

Les *papilles fongiformes* ressemblent à de petits champignons (fungus) qui seraient fixés à la surface de la muqueuse par un court pédicule. Elles sont répandues çà et là au milieu des papilles filiformes de la partie libre (fig. 249, 1), surtout sur les bords de l'organe ; on en voit aussi un certain nombre sur les faces latérales du corps. Elles sont en général beaucoup moins manifestes que chez le Bœuf.

Les *papilles caliciformes* sont assimilables à des papilles fongiformes, simples ou composées, qui, au lieu d'être au-dessus de la surface libre de la muqueuse, seraient invaginées, c'est-à-dire logées dans une dépression en calice de celle-ci. Elles sont donc bordées d'un anneau légèrement saillant, en

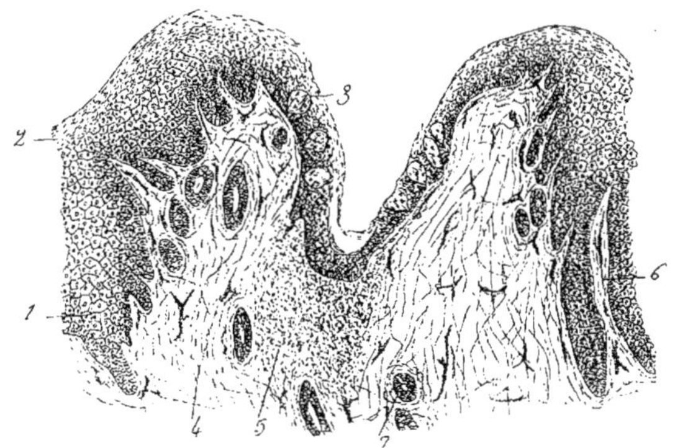

Fig. 253. — Coupe transversale de deux papilles foliées du Cheval (d'après une préparation de M. Forgeot) *.

dedans duquel existe une étroite rainure qui circonscrit leur pédicule. Ces papilles sont ordinairement volumineuses et subdivisées en papilles secondaires (fig. 252) ; tels sont les deux *trous borgnes de Morgagni* que nous avons déjà signalés vers la base de la langue. Il n'est pas rare de trouver un troisième et même un quatrième trou borgne dans l'intervalle des précédents, mais plus petits ; chez l'Ane même, l'existence de trois trous borgnes est peut-être le cas le plus ordinaire (fig. 249).

Quant aux *papilles foliées*, nous avons dit déjà qu'elles sont localisées à la partie postérieure des bords latéraux de la langue, immédiatement en avant des piliers postérieurs, et qu'elles forment dans leur ensemble une petite saillie ovoïde, coupée de cinq ou six incisures transversales, et connue sous les noms d'*organe folié*, *organe latéral du goût*, *organe de Mayer*.

Les papilles caliciformes et les papilles foliées sont préposées à la gustation ; on y trouve au microscope un grand nombre de *bourgeons gustatifs* (fig. 253, 3).

Les papilles filiformes servent à retenir les substances alimentaires et sapides à la surface de la langue. Les papilles fongiformes paraissent servir à la fois au tact et à la gustation.

A la muqueuse linguale se trouvent annexées de nombreuses glandules salivaires, ainsi que des cryptes amygdaloïdes.

* 1, épithélium (couche profonde) ; 2, épithélium (couche superficielle) ; 3, bourgeons gustatifs ; 4, chorion ; 5, infiltration adénoïde du chorion ; 6, papille filiforme adélomorphe ; 7, coupes de canaux glandulaires.

Les *cryptes amygdaloïdes* sont situés à la base de la langue et figurent de petites cavités tubuleuses, en tout comparables à celles qui criblent la surface des amygdales, mais plus petites, qui viennent s'ouvrir sur des mamelons de la muqueuse (fig. 254). L'épithélium s'invagine dans ces cryptes ; le chorion prend une structure réticulée ; et de nombreux follicules clos s'alignent dans son épaisseur comme le montre la figure ci-contre. Il n'est pas rare de voir s'engager dans ces dépressions des particules fourragères qui peuvent devenir le noyau de calculs qui les obstruent et les dilatent [1]. Lorsque les amygdales existent en tant qu'organes distincts, saillants sur le côté de l'isthme du gosier, comme chez l'Homme, le Chien, le Chat, le Lapin, ce n'est qu'un conglomérat de cryptes folliculaires semblables à ceux que nous venons de décrire (fig. 255).

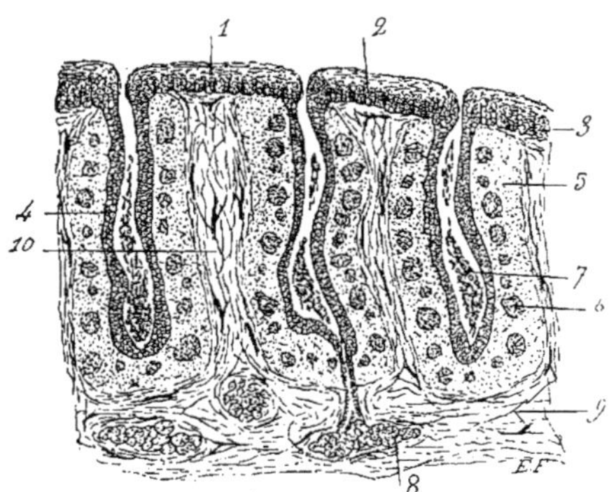

Fig. 254. — Coupe passant à travers trois cryptes amygdaloïdes de la base de la langue du Cheval *.

Les *glandules salivaires* sont accumulées à la base de la langue et dans les piliers postérieurs ; elles forment avec celles du voile du palais, une véritable ceinture glandulaire à l'isthme du gosier. Elles sont généralement situées au-dessous de la couche des cryptes amygdaloïdes, et la plupart débouchent à leur intérieur (fig. 254 et 255). On en trouve aussi sous la muqueuse des faces latérales ; mais la glande de Nühn que l'on trouve chez l'Homme à la face inférieure de la partie libre n'existe pas.

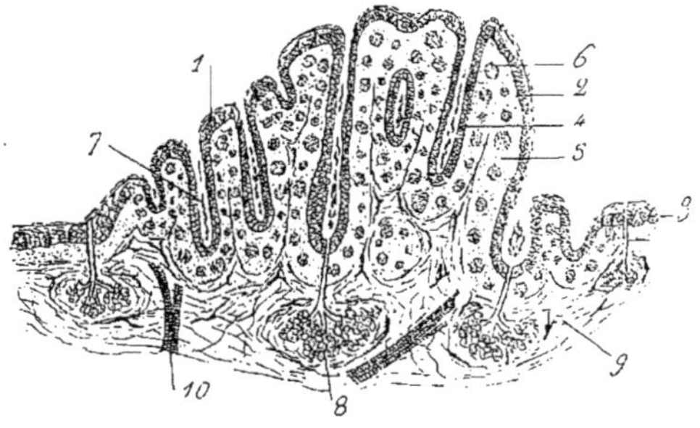

Fig. 255. — Coupe à travers une amygdale de l'Homme.

Même légende que pour la figure précédente, plus des fibres musculaires (10).

2° *Muscles*. — Sous la muqueuse de la face supérieure du corps de la langue, existe un *cordon fibro-squelettique (septum linguæ)* qui atteint parfois le volume d'une très grosse plume à écrire. Ce cordon, placé dans le plan médian, mesure 5 à 8 centimètres de longueur ; on le considère comme une sorte de charpente fibreuse destinée à soutenir le tissu musculaire. Tantôt il adhère directement à la face profonde du tégument ; tantôt il ne tient à cette membrane que par un très court prolon-

1. Voy. L. Blanc, Calculs amygdaliens chez l'Ane (*Journal de médecine vétérinaire et de zootechnie*, année 1894).

* 1. épithélium (couche superficielle) ; 2, épithélium (couche profonde) ; 3, papilles filiformes adélomorphes ; 4, épithélium invaginé dans les cryptes ; 5, chorion adénoïde faisant paroi à ces cryptes ; 6, follicules clos alignés dans ce chorion ; 7, détritus épithéliaux contenus dans les cryptes ; 8, glandules salivaires dont le canal excréteur s'ouvre au fond des cryptes ; 9, tissu conjonctif sous-muqueux ; 10, tissu conjonctif interfolliculaire.

gement lamelleux et s'enfonce alors un peu plus dans le corps charnu. — Un cordon semblable, mais plus faible et moins distinct de la muqueuse, se rencontre parfois à la face inférieure de la partie libre.

Muscles intrinsèques. — En étudiant sur deux coupes, l'une sagittale, l'autre segmentale, le tissu charnu de la langue, on voit, sous la muqueuse de la face dorsale, une couche de fibres intriquées, très adhérentes à cette muqueuse, très serrées les unes contre les autres, dont les unes affectent la direction longitudinale, la plupart, une direction verticale ou transversale : c'est la couche des muscles intrinsèques. On y décrit, chez l'Homme : un muscle *lingual longitudinal supérieur*, un *lingual transverse*, un *lingual vertical*, et même un *lingual longitudinal inférieur* (celui-ci régnant sur la face inférieure de la partie libre de l'organe). Mais une pareille division serait bien artificielle chez nos animaux; il nous semble que la plupart des fibres de la couche intrinsèque se continuent avec les autres, c'est-à-dire avec celles qui, venues d'un point situé hors de la langue, forment les muscles qualifiés d'*extrinsèques*, et qu'elles n'en sont que le prolongement, la terminaison intriquée. La distinction en deux ordres des faisceaux musculeux de la langue n'a donc pas pour nous l'importance qu'on lui accorde généralement.

Muscles extrinsèques. — Si les fibres charnues de la langue semblent réunies en une seule masse dans la couche supérieure dont nous venons de parler, il n'en est plus de même quand on les suit au delà de cette couche ; on les voit alors s'écarter les unes des autres, admettre même entre elles, du moins dans la partie fixe, une certaine quantité de tissu adipeux, que l'on trouve surtout abondamment vers la base, où ce tissu forme un amas appelé *noyau graisseux de Baur*, puis se rassembler en muscles parfaitement distincts qui sont, chez les Solipèdes, au nombre de quatre paires : 1° le *stylo-glosse* ou *kérato-glosse* ; 2° le *basio-glosse* ou *grand hyo-glosse* ; 3° le *génio-glosse* ; 4° le *petit hyo-glosse* ou *lingual longitudinal supérieur*.

Stylo-glosse (fig. 256, 1). — C'est une très longue bandelette rubanée, formée de fibres parallèles d'une couleur rouge vif, s'étendant de la grande branche de l'hyoïde à l'extrémité libre de la langue, sur le côté de celle-ci. Il prend origine en bas de la face externe du stylo-hyal, au moyen d'une lame aponévrotique fort mince, et se termine vers la pointe de la langue, en s'épanouissant sur la face inférieure et en confondant ses fibres avec celles du muscle opposé.

Considéré dans la partie fixe de la langue, il répond : en dehors, au mylo-hyoïdien, à la glande sublinguale, au nerf lingual et au canal de Wharton ; en dedans, au basio-glosse et au génio-glosse. Dans la partie libre, il est recouvert par la muqueuse.

En se contractant, les stylo-glosses tirent la langue au fond de la bouche ; ils l'inclinent d'un côté ou de l'autre quand ils agissent isolément.

Basio-glosse ou grand hyo-glosse (fig. 256, 2). — Muscle large, aplati d'un côté à l'autre, plus épais que le précédent, formé de fibres obliques en avant et en haut, d'autant plus longues qu'elles sont plus antérieures.

Son insertion fixe occupe le côté du corps de l'hyoïde, depuis l'extrémité de la corne laryngée jusqu'au bout de l'entoglosse. Ses fibres passent sous le muscle précédent, rampent sous la muqueuse de la face latérale de la langue, et se réfléchissent en dedans pour la plupart, pour former les faisceaux transverses de la couche intrinsèque.

Il est en rapport : en dehors, avec le mylo-hyoïdien, le stylo-glosse, le nerf grand hypoglosse, le canal de Wharton et la muqueuse linguale; en dedans, avec le muscle stylo-hyoïdien, la petite branche de l'hyoïde ou hypo-hyal, le génio-glosse, l'artère linguale et les divisions terminales des nerfs glosso-pharyngien, grand et petit hypo-glosses.

Les basio-glosses tirent la langue au fond de la bouche et en abaissent la

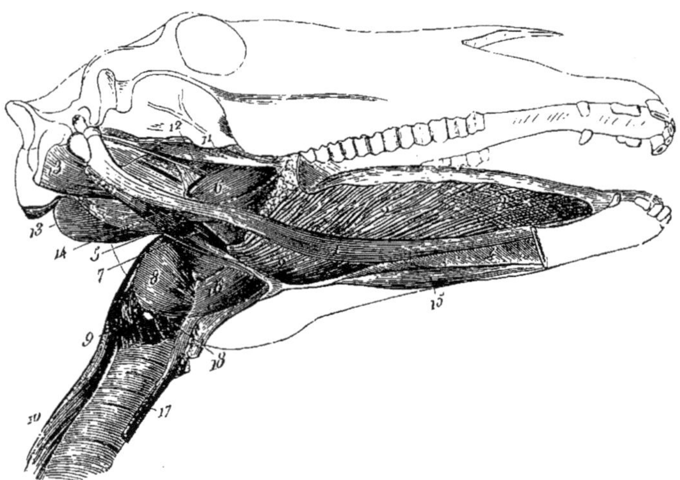

Fig. 256. — Muscles de la langue, du voile du palais et du pharynx du Cheval *.

base, soit directement, soit de côté, suivant qu'ils agissent simultanément ou isolément.

Génio-glosse (fig. 256, 4). — C'est un fort beau muscle flabelliforme, adossé dans le plan médian de la langue à son congénère de l'autre côté.

Il prend origine à la surface génienne par un petit tendon parallèle à celui du génio-hyoïdien, et de là ses fibres rayonnent en éventail : les unes se courbent en avant pour atteindre la pointe de la langue ; les autres se dirigent en haut ou en arrière; la plupart viennent se terminer à la face dorsale de la langue en se continuant avec les fibres verticales de la couche intrinsèque ; les plus postérieures s'insèrent sur l'hyoïde, à l'angle de ses deux branches.

Les deux génio-glosses sont directement accolés l'un à l'autre dans le plan médian de la langue, excepté vers leur origine où l'on trouve constamment du tissu adipeux interposé. Leur bord inférieur longe les génio-hyoïdiens. Leurs fibres les plus antérieures sont comprises entre les deux feuillets muqueux du rein de la langue. Ils sont en rapport, par leur face externe, avec le basio-glosse, le stylo-glosse, la glande sublinguale, l'artère linguale et les branches de terminaison des trois nerfs de la langue.

L'action de ces muscles est complexe : suivant les fibres qui agissent, la

* 1, stylo-glosse ; 2, basio-glosse ; 3, le même, couvert par les fibres épanouies du petit hyo-glosse ; 4, génio-glosse ; 5, stylo-pharyngien ; 6, ptérygo-pharyngien ; 7, hyo-pharyngien ; 8, thyro-pharyngien ; 9, crico-pharyngien ; 10, œsophage ; 11, péristaphylin externe ; 12, péristaphylin interne ; 13, occipito-hyoïdien ; 14, stylo-hyoïdien ; 15, génio-hyoïdien ; 16, hyo-thyroïdien ; 17, sterno-thyroïdien ; 18, crico-thyroïdien.

langue est portée en avant, retirée dans la cavité buccale, ou appliquée au fond du canal.

Petit hyo-glosse ou lingual longitudinal supérieur. — C'est une mince bandelette, formée de fibres parallèles, qu'on découvre immédiatement quand on enlève la muqueuse de la base de la langue avec les glandules sous-jacentes. Cette bandelette prend origine sur le côté interne de l'articulation du corps et de la petite branche de l'hyoïde; elle passe ensuite au-dessus du transverse hyoïdien, qu'elle croise perpendiculairement, noyée à cet endroit dans une grande masse de tissu adipeux; ses fibres s'épanouisent alors soit sur la face supérieure de la langue, soit sur la face latérale, où on les voit descendre obliquement en croisant la direction des faisceaux du basio-glosse, pour aller s'unir au bord supérieur du stylo-glosse (fig. 256, 3).

3° *Vaisseaux et nerfs*. — La langue reçoit le sang de deux artères, de chaque côté : la *linguale* et la *sublinguale*. — Ce sang sort de l'organe par trois troncs veineux très gros, parmi lesquels deux se dégorgent ensemble dans la veine *maxillaire externe* et la troisième dans la *maxillaire interne*. — Les *lymphatiques* constituent un fort beau réseau superficiel dont les branches émergentes vont rejoindre les ganglions de l'auge. — Les *nerfs* sont : le *lingual*, le *glosso-pharyngien* et le *grand hypoglosse*; celui-ci moteur, destiné par conséquent à animer le corps charnu ; les autres sensitifs, s'épuisant dans la membrane muqueuse et ses annexes. On a signalé de petits ganglions microscopiques sur le trajet des ramifications du lingual et du glosso-pharyngien. (Pour plus de détails, Voy. les organes de la gustation.)

Fonctions. — La langue n'est pas seulement l'organe du goût : elle sert encore à la préhension des liquides, chez tous les animaux, et à la préhension des aliments solides chez le Bœuf. Elle concourt à la mastication, ainsi que les joues, en repoussant sous les dents molaires les substances soumises au broiement, et elle remplit en outre un rôle de premier ordre dans la déglutition. Les mouvements qu'elle peut exécuter sont des plus variés et méritent de retenir un instant l'attention.

On en distingue de deux sortes : les uns influant seulement sur la forme de l'organe ; les autres lui faisant subir divers déplacements. Les premiers ont pour résultat soit de resserrer la langue de dessus en dessous ou d'un côté à l'autre, soit de l'incurver longitudinalement ou même transversalement ; ils sont dus principalement, mais non exclusivement, aux fibres intrinsèques ; et sont parfaitement indépendants des mouvements d'ensemble ou de déplacement total. Ceux-ci peuvent entraîner la langue au-dehors de la bouche, la ramener dans l'intérieur de cette cavité, l'incliner de côté, la faire appuyer sur la voûtr palatine, l'abaisser dans le fond de l'espace intramaxillaire, la porter enfin ves l'arrière-bouche. Il est digne de remarque que ces mouvements ne résultent point seulement de l'action des muscles propres décrits plus haut ; ceux de l'appareil hyoïdien, auquel la langue est attachée comme un appendice, concourent aussi à les produire. Or cet organe n'est pas le seul qui soit fixé à l'hyoïde : le larynx et le pharynx se trouvent exactement dans le même cas et sont obligés, eux aussi, de suivre les mouvements de la charpente osseuse qui les supporte. Il s'ensuit, entre ces trois organes, une solidarité d'action remarquable qui s'explique aisément par la part qu'ils prennent tous à un acte commun : la déglutition.

5. Voile du palais (fig. 247 et 257).

Préparation. — On étudiera le voile du palais : 1° sur la coupe antéro-postérieure et verticale de la tête (fig. 257) : 2° sur la pièce destinée à montrer l'intérieur du pharynx (Voy. la préparation de l'arrière-bouche); 3° sur la pièce représentée (fig. 247), dont le mode de préparation a été indiqué (p. 525); en enlevant sur cette pièce les couches muqueuse et glanduleuse, on met à nu la membrane fibreuse et les deux muscles intrinsèques; les muscles extrinsèques seront étudiés avec ceux du pharynx.

SITUATION. — FORME. — Le voile du palais prolonge en arrière la voûte palatine, ce qui lui a valu le nom de *palais mou* qu'on lui donnait autrefois (*palatum molle*). Il est suspendu à l'arcade palatine comme une cloison mobile, oblique de haut en bas et d'avant en arrière, qui sépare la bouche du pharynx, tout en ménageant entre son bord inférieur et la base de la langue, l'ouverture qui fait communiquer ces deux cavités.

Il est, chez les Solipèdes, beaucoup plus long que large et offre à étudier *deux faces* et *quatre bords*.

La *face antérieure* ou *inférieure*, encore appelée *face buccale*, porte des plis longitudinaux et des rides transversales, et présente les orifices plus ou moins

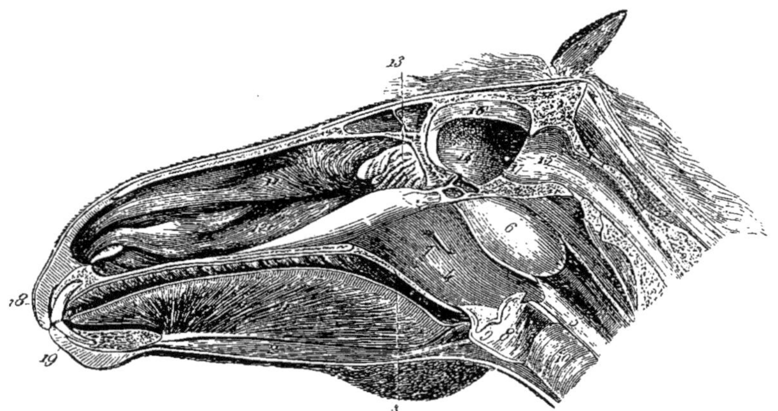

Fig. 257. — Coupe sagittale de la tête du Cheval, pratiquée un peu en dehors de la ligne médiane, montrant dans leur ensemble la bouche, l'arrière-bouche, le larynx, les fosses nasales, etc. *.

visibles d'une infinité de glandules sous-muqueuses. Elle s'unit par côté avec la base de la langue, au moyen de deux gros replis muqueux que nous avons déjà mentionnés sous le nom de piliers postérieurs de la langue. — La *face postérieure* ou *supérieure*, dite aussi *face pharyngienne*, constitue la paroi antérieure de l'arrière-bouche et fait suite au plancher des fosses nasales ; elle offre seulement de très légères rides longitudinales.

Les deux *bords latéraux* s'insèrent sur les parois des deux cavités que le voile du palais sépare. — Le *bord supérieur* ou *antérieur* se continue directement

* 1, génio-glosse; 2, génio-hyoïdien; 3, coupe du voile du palais; 4, cavité pharyngienne; 5, œsophage; 6, poche gutturale; 7, ouverture pharyngienne de la trompe d'Eustache; 8, cavité du larynx; 9, entrée du ventricule sus-glottique; 10, trachée; 11, cornet ethmoïdal; 12, cornet maxillaire; 13, volutes ethmoïdales; 14, compartiment cérébral de la cavité crânienne; 15, compartiment cérébelleux; 16, faulx du cerveau; 17, tente du cervelet; 18, coupe de la lèvre supérieure; 19, coupe de la lèvre inférieure.

avec la voûte palatine, au niveau de l'arcade palatine. — Le *bord inférieur* ou *postérieur*, le seul libre, affecte la forme concave et ne présente aucun prolongement médian qui rappelle une luette ; il embrasse étroitement la base de l'épiglotte, que l'on trouve d'ordinaire appliquée sur la face postérieure du voile. Ce bord est continué à ses extrémités par deux replis muqueux amincis qui se poursuivent sur les parois latérales du pharynx jusqu'à l'orifice œsophagien, au-dessus duquel on les voit se réunir en arcade ; on les appelle *piliers postérieurs du voile du palais*, par opposition aux deux replis muqueux jetés sur la base de la langue, qui constituent, par rapport au voile, de véritables *piliers antérieurs* (fig. 249).

Le bord inférieur de la cloison staphyline concourt à circonscrire ce que l'on appelle l'*isthme du gosier*, isthme bouché par l'épiglotte, ainsi que nous l'avons dit plus haut, et qui ne s'ouvre qu'au moment de la déglutition pour livrer passage aux substances alimentaires. Alors, l'isthme du gosier n'est pas une simple ouverture, mais un conduit qui a pour paroi inférieure la base de la langue jusqu'à l'épiglotte, pour paroi supérieure la face antérieure du voile du palais, et pour parois latérales l'espace compris entre les piliers antérieurs et les piliers postérieurs de ce dernier, espace déprimé, connu sous le nom de *fosse amygdalienne*, bien qu'il n'y ait pas d'amygdale à proprement parler.

Structure. — Pour avoir l'idée la plus simple de la structure du voile du palais, qu'on se figure la muqueuse de la voûte palatine et celle du plancher des cavités nasales se prolongeant en arrière de l'arcade palatine, parallèlement l'une à l'autre, pour venir se joindre et se confondre au bord libre du voile ; qu'on se représente de plus, dans l'espace compris entre ces deux muqueuses, une membrane fibreuse, des muscles, une couche glanduleuse, des vaisseaux et des nerfs : il n'y a point d'autres éléments dans la constitution anatomique de la cloison staphyline.

Nous allons étudier ceux-là dans l'ordre suivant : 1° *membrane fibreuse ;* 2° *muscles ;* 3° *membranes muqueuses ;* 4° *vaisseaux et nerfs.*

1° *Membrane fibreuse* (fig. 247, 5). — Cette membrane, remarquable par sa tension et sa force de résistance, forme une véritable charpente pour le voile du palais ; mais elle en occupe à peine la moitié supérieure. Attachée en haut à l'arcade palatine, elle est continuée inférieurement par les muscles pharyngo-staphylins et confondue latéralement avec l'aponévrose terminale des péristaphylins externes.

2° *Muscles.* — Parmi ces muscles, qui sont pairs, les uns constituent une couche charnue dans l'épaisseur même du voile du palais et représentent ainsi des muscles intrinsèques ; ce sont : le *pharyngo-staphylin* et le *palato-staphylin*. Les autres, qualifiés d'extrinsèques, ne s'insèrent sur le voile que par leur extrémité terminale ; ce sont : le *péristaphylin externe* et le *péristaphylin interne*.

Pharyngo-staphylin (fig. 247, 6). — En enlevant les couches muqueuse et glanduleuse qui recouvrent la face antérieure du voile, on découvre une mince membrane charnue faisant suite à la membrane fibreuse et occupant la moitié inférieure de l'organe : ce sont les deux pharyngo-staphylins réunis l'un avec l'autre sur la ligne médiane. Leurs fibres se dirigent en arrière et en dehors, les plus inférieures en suivant la courbe du bord du voile. Arrivées vers le bord latéral, elles se réfléchissent en arrière, passent entre la muqueuse pharyngienne et le muscle constricteur supérieur du pharynx, avec lequel elles semblent se confondre ; mais on peut les suivre, avec un peu d'attention, jusqu'au bord supérieur du cartilage thyroïde, sur lequel elles s'insèrent, après avoir parcouru un assez long trajet sous la muqueuse de l'arrière-bouche.

Les pharyngo-staphylins élèvent le pharynx et le larynx s'ils prennent point fixe en haut. Ils tendent le voile du palais et rapprochent son bord libre de l'infundibulum œsophagien s'ils prennent point fixe en bas. Les fibres qui contournent le bord libre du voile peuvent en outre resserrer l'ouverture bucco-pharyngienne.

Palato-staphylin. — Petit muscle allongé, cylindrique, d'un rouge vif, accolé sur la ligne médiane à celui du côté opposé, s'étendant, sur la surface antérieure du précédent, de l'arcade palatine au bord libre du voile, qu'il tire en avant et en haut de manière à le raccourcir et à dilater l'isthme du gosier. Il prend son origine par un petit tendon nacré, non pas au palatin, mais à l'aponévrose staphyline (fig. 247, 7). Le faisceau que forment les deux palato-staphylins est en partie recouvert par les fibres des péristaphylins internes, qui se réunissent en écharpe au-devant de lui.

Quelquefois, surtout dans l'**Ane** et le **Mulet**, les fibres charnues de ce muscle s'attachent directement sur l'arcade palatine, en s'insinuant plus ou moins dans l'épaisseur de la couche glanduleuse.

Péristaphylin externe. — C'est un petit muscle allongé, déprimé d'un côté à l'autre, renflé dans son milieu, aminci et tendineux à ses extrémités, étendu obliquement en avant et en bas, depuis l'apophyse subuliforme du temporal, où il prend son origine, jusqu'au crochet du ptérygoïdien, sur lequel son tendon terminal glisse et se réfléchit comme sur une poulie, pour s'élargir ensuite et se confondre avec la membrane fibreuse du voile, laquelle représente ainsi une sorte d'épanouissement des tendons réunis des deux péristaphylins externes.

Ce muscle est en rapport : en dehors, avec le ptérygoïdien interne vers son origine ; en dedans, avec le péristaphylin interne, qui le sépare de la trompe d'Eustache.

Il tend l'aponévrose staphyline et abaisse le voile vers la base de la langue. On le considère aussi comme dilatateur de la trompe.

Péristaphylin interne. — Il est formé par une bandelette mince qui prend son origine avec le péristaphylin externe, descend entre la trompe d'Eustache et ce dernier muscle, qu'il abandonne bientôt pour passer en dedans du ptérygo-pharyngien, se place alors sous la muqueuse de l'arrière-bouche et gagne le voile du palais où il s'épanouit soit sur la face postérieure du pharyngo-staphylin, soit sur la face antérieure du palato-staphylin, en confondant ses fibres, sur la ligne médiane, avec celles de son congénère du côté opposé.

Ce muscle relève le voile du palais en le tirant en haut et en arrière. On le dit en outre constricteur de la trompe.

3° *Couche glanduleuse.* — Cette couche, comprise entre la membrane fibreuse et la muqueuse antérieure du voile, se prolonge, en s'amincissant, sur les muscles intrinsèques, mais sans atteindre le bord libre de celui-ci. Elle présente sa plus grande épaisseur de chaque côté du plan médian, où elle forme deux lobes, qui se dessinent sur la face antérieure de l'organe en saillies oblongues, beaucoup plus prononcées chez l'**Ane** que chez le Cheval.

Il est digne de remarque que les lobules glandulaires qui composent cette couche versent toutes leur produit dans la bouche, c'est-à-dire sur la face antérieure du voile. Il ne faudrait pas croire cependant qu'il n'y ait aucune glande sous la muqueuse de la face postérieure ; il y en a, mais elles sont très petites et dispersées de telle sorte qu'elles échappent facilement à l'observation macroscopique.

4° *Membranes muqueuses.* — Le voile du palais est revêtu sur ses faces de deux feuillets muqueux, l'un antérieur, l'autre postérieur, réunis, comme on l'a dit, à son bord libre. L'antérieur se continue en haut avec la muqueuse palatine, sur les côtés avec celle de la langue. Il présente les caractères de la muqueuse buccale, c'est-à-dire que son épithélium est stratifié pavimenteux. Le feuillet postérieur n'est qu'une extension de la pituitaire et présente comme elle un épithélium cylindrique à cils vibratiles. Ce feuillet sera décrit plus longuement à propos du pharynx.

5° *Vaisseaux et nerfs.* — Le sang est apporté au voile palatin par l'artère *pharyngienne* et la *staphyline*. — Les filets nerveux que reçoit cette cloison émanent de la cinquième paire encéphalique (branche maxillaire supérieure) et du ganglion de Meckel ; ils constituent le *nerf staphylin* ou *palatin postérieur*. Le nerf maxillaire supérieur est exclusivement sensitif, et pourtant le nerf staphylin qui en procède est destiné à des parties tégumentaires ou glandulaires et à des organes contractiles. Il peut remplir cette double destination grâce à des filets moteurs qu'il reçoit du ganglion de Meckel, lequel les tient lui-même du facial.

Fonctions. — Pendant l'acte de la déglutition, le voile du palais s'élève pour agrandir l'isthme du gosier et laisser passer les aliments ou les boisons. La description que nous avons donnée de ce septum permet de comprendre qu'il remplit le rôle d'une véritable soupape, se soulevant pendant que le bol alimentaire ou la gorgée de liquide passe de la bouche dans l'œsophage, à travers le vestibule pharyngien, mais ne laissant point revenir les substances ingérées, du canal œsophagien dans la cavité buccale, à moins qu'il ne soit relevé. Aussi, lorsqu'un obstacle quelconque s'oppose à ce que les aliments descendent dans l'œsophage après avoir franchi l'isthme du gosier, ou bien quand l'animal vomit, les matières arrêtées dans leur trajet ou expulsées de l'estomac sont-elles rejetées au dehors, par les cavités nasales, après avoir avoir glissé sur la face postérieure du voile du palais.

A l'état de repos, l'isthme du gosier est hermétiquement obturé par l'épiglotte et la respiration ne peut se faire que par le nez ; tandis que, dans l'homme et la plupart des animaux, l'isthme du gosier toujours ouvert permet la respiration par les deux voies buccale et nasale.

6. Dents.

L'étude des dents a une telle importance que nous en ferons l'objet d'un article spécial. Il ne nous reste donc plus qu'à considérer la bouche en général et à faire connaître les différences qu'elle présente dans les animaux autres que les Solipèdes.

7. Bouche en général.

Nous considérerons successivement sa *disposition générale* et sa *membrane muqueuse*.

Disposition générale. — La bouche, étant allongée dans le sens de la tête, offre un grand diamètre antéro-postérieur et deux petits diamètres, l'un vertical et l'autre transversal. Le premier s'étend de la base de l'épiglotte à l'orifice buccal ; le second, du palais au fond du canal lingual ; le troisième, d'une joue à l'autre. Quand les mâchoires sont rapprochées, l'espace compris entre ces limites se trouve partagé en deux régions, l'une centrale, l'autre périphérique. La première est circonscrite par les arcades dentaires ; la seconde est comprise entre ces mêmes arcades d'une part, les joues et les lèvres d'autre part (fig. 248).

La région périphérique, connue sous le nom de *vestibule de la bouche,* communique avec la région centrale : 1° au niveau des espaces interdentaires ; 2° en arrière des molaires, où existe un espace dit rétro-dentaire qui s'ouvre de chaque côté à l'entrée de l'isthme du gosier. Le liquide qu'on verse dans la poche de la joue trouve facilement passage par cette dernière voie, alors même que les mâchoires seraient en état de constriction permanente, comme dans le tétanos.

Lorsque les deux mâchoires sont rapprochées et qu'aucun aliment ou corps étranger n'a été introduit dans la bouche, cette cavité est pour ainsi dire virtuelle, car les joues et les lèvres sont appliquées immédiatement sur les arcades dentaires, et, d'autre part, la langue touche le palais par sa face supérieure et remplit exactement l'espace central. Pour que la cavité devienne réelle, il faut que la mâchoire inférieure s'abaisse, ou que les joues s'écartent, ou encore que les lèvres se projettent en avant.

On ne perdra point de vue que l'écartement des mâchoires se faisant angulairement, l'ouverture produite par ce mouvement est plus grande en avant qu'en arrière.

Membrane muqueuse. — Les parois de la cavité buccale sont tapissées par une membrane tégumentaire que nous n'avons examinée jusqu'à présent que par parcelles, sur les différentes régions qu'elle recouvre. Il importe de noter que ces parcelles ne forment qu'un seul tout, une seule membrane continue, la *muqueuse de la bouche.* — Cette muqueuse se continue avec la peau au bord libre des lèvres. Suivie à partir de ce point, on la voit s'étaler à la face interne des lèvres et des joues et se réfléchir sur le côté excentrique des deux arcades dentaires pour former les gencives, parties embrassant la base des dents. Après avoir ainsi tapissé le vestibule de la bouche, la muqueuse se continue dans le centre de la cavité par les espaces interdentaires ou rétro-dentaires. Là, elle s'étend sur la voûte palatine et le voile du palais, se projette en deux gros replis sur la base de la langue, enveloppe cet appendice comme dans un étui et se réfléchit sur le canal en donnant lieu au frein de la langue. Enfin, elle se continue au fond de la bouche avec la muqueuse laryngienne sur les bords de l'épiglotte, avec la muqueuse pharyngienne au bord libre du voile du palais.

L'organisation de la muqueuse de la bouche est parfaitement en rapport avec les actes digestifs qui s'accomplissent dans cette cavité. C'est là que s'opère le broiement des substances alimentaires, quelquefois très dures, très résistantes, hérissées d'aspérités. Aussi la muqueuse buccale, pour échapper à d'inévitables meurtrissures, est-elle recouverte d'un épithélium très épais, dans les points qui sont plus spécialement exposés au contact de ces substances, comme la face supérieure du corps de la langue, la voûte palatine, les joues ; son chorion lui-même présente en ces points une plus grande épaisseur. Les parties soustraites au contact direct des aliments, comme les faces latérales et inférieure de la langue, sont revêtues d'une muqueuse plus mince et plus délicate quoique toujours à épithélium stratifié pavimenteux.

Ajoutons que cette membrane présente, dans sa partie linguale, les petits organules préposés à la gustation des saveurs, dont l'appréciation est un des actes préparateurs les plus importants de la fonction digestive, puisque la sensation qui en résulte constitue un excitant du désir de prendre des aliments, et qu'elle avertit l'animal des propriétés bonnes ou mauvaises des substances introduites dans la bouche.

DIFFÉRENCES

Les diverses régions de la bouche de nos Mammifères domestiques présentent des différences importantes, en rapport avec leur genre de vie et leur régime. Nous allons les étudier dans chacun d'eux.

Bœuf.

1° ***Lèvres***. — Les lèvres du Bœuf offrent une épaisseur et une rigidité très remarquables : aussi sont-elles peu mobiles, malgré le grand développement des muscles qu'elles renferment, et ne concourent-elles qu'indirectement à la préhension des aliments, la langue les suppléant dans cette importante fonction. La lèvre supérieure offre à l'extérieur, sur son milieu, une large surface dépourvue de poils, diversement colorée suivant les sujets, toujours humide quand l'animal est en bonne santé, couverte de mamelons déprimés et criblée de petits pertuis qui amènent au dehors le produit de nombreuses glandules jaunâtres, sous-cutanées, du type sudoripare ; cette surface, prolongée entre les naseaux, constitue le *mufle*.

2° ***Joues***. — Les joues présentent sur leur face interne une multitude d'*odontoïdes*, c'est-à-dire de grosses et longues papilles coniques, dirigées en arrière, simples pour la plupart, quelques-unes composées (fig. 258). Ces papilles s'observent depuis la commissure des lèvres jusqu'en regard de la première dent molaire. Plus loin, on ne rencontre que de petits mamelons arrondis et une rangée de papilles semblables aux précédentes, alignées dans le sillon jugo-gingival supérieur. D'autres odontoïdes, plus petites et peu nombreuses, s'alignent dans le canal sur le côté de la langue. — Chez les Vaches laitières, on aime à trouver très développées les odontoïdes des joues.

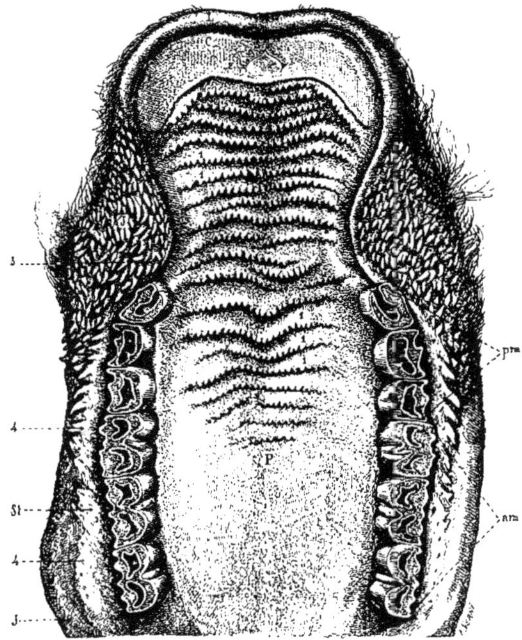

Fig. 258. — Palais du Bœuf*.

3° ***Palais*** (fig. 258). — Les crêtes du palais n'existent que sur les deux tiers antérieurs de la région ; la partie postérieure est tout à fait lisse. Ces crêtes sont à peine courbées en arc ; elles sont découpées en dentelures ou crénelures qui s'inclinent fortement en arrière. Les trois ou quatre dernières s'effacent graduellement et perdent leurs dentelures. Les incisives

* L, lèvre supérieure ; P, palais ; C, bourrelet incisif ; 1, 1, 1... crêtes dentelées du palais ; 2, orifice du canal nabo-palatin ou de Stenson ; 3, odontoïdes des joues ; 4, 4, orifices excréteurs des glandes molaires supérieures ; J, partie postérieure de la joue ; St, embouchure du canal de Sténon ; *pm*, prémolaires ; *am*, arrière-molaires.

sont remplacées, à la partie antérieure du palais, par un bourrelet muqueux résistant, en forme de croissant, qui fournit appui aux incisives de la mâchoire inférieure, bourrelet présentant deux petites fentes, en forme de **T** ou d'**Y**, réunies sur la ligne médiane, qui ne sont autre chose que les orifices buccaux des *canaux de Stenson* faisant communiquer la bouche avec les fosses nasales (Voy. plus loin la description de l'appareil de Jacobson).

4° ***Langue*** (fig. 259). — La langue du Bœuf est très épaisse et très charnue. Son corps forme en arrière une sorte de protubérance, garnie de grosses papilles dont nous parlerons plus loin. Sa partie libre est atténuée en pointe à l'extrémité, dépourvue de sillon médian et souvent pigmentée. Sa base est peu étendue, couverte d'une muqueuse ridée, dépourvue de papilles; on y voit de nombreux cryptes plus ou moins bien alignés transversalement. Les différences les plus intéressantes sont offertes par le champ papillaire, lequel occupe la face supérieure et les bords latéraux de l'organe. Les papilles filiformes sont très développées, surtout sur la partie libre, inclinées en arrière et revêtues d'un épithélium corné ; elles donnent au dos de la langue un toucher rude et même râpeux dans la région de la pointe. Sur la protubérance du corps, ces papilles changent de caractères : elles deviennent très volumineuses et plus ou moins aplaties de manière à ressembler aux dents d'une râpe à bois, sans être aussi rudes cependant que celles de la pointe de l'organe. Les papilles fongiformes sont très visibles et particulièrement nombreuses sur les bords de la partie libre. Les papilles caliciformes sont disposées de chaque côté, en double rangée longitudinale, en arrière de la protubérance dorsale ; on en compte en tout une vingtaine, plus ou moins volumineuses ; leur multiplicité paraît en corrélation avec l'absence d'organe folié.

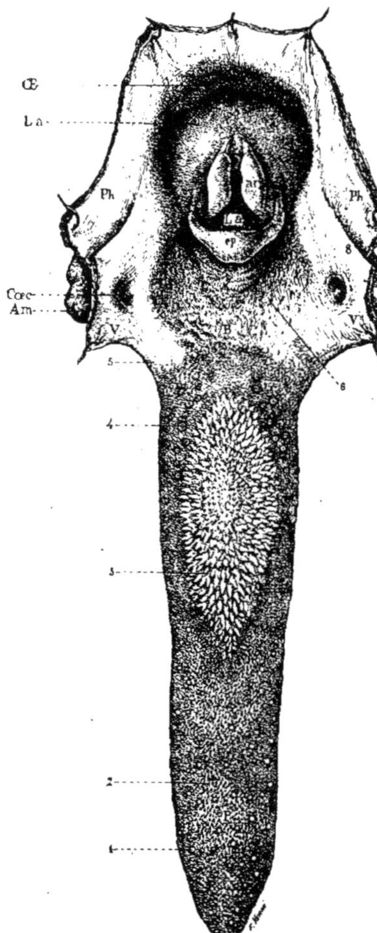

Fig. 259. — Langue du Bœuf avec l'entrée du larynx et l'origine de l'œsophage. (Le voile du palais a été coupé par le milieu et ses moitiés rejetées latéralement) *.

Parmi les différences des muscles nous mentionnerons seulement une attache qui prend la partie postérieure du basio-glosse sur les parties adjacentes du stylo-hyal et du cérato-hyal ; le faisceau qui prend cette insertion est très distinct et pourrait être décrit comme un deuxième stylo-glosse.

La langue du bœuf est extrêmement protractile ; elle sert à la préhension des fourrages, et elle peut être portée facilement jusqu'à l'intérieur des naseaux.

5° ***Voile du palais***. — Le voile du palais et l'isthme du gosier sont moins allongés que chez les Solipèdes ; mais celui-ci est encore complètement fermé par l'épiglotte. Quand l'animal respire par la bouche, il faut donc que le voile soit passé derrière l'épiglotte, ce qui paraît être très facile. En arrière des piliers antérieurs, la muqueuse forme de chaque côté un cul-de-sac, dédoublé à son fond, où l'on peut engager le bout d'un doigt ; c'est le *cæcum amygdalien*, dont le fond est criblé d'orifices (cryptes amygdaliens) correspondant à une grosse amygdale bilobée, logée par côté dans l'épaisseur du voile, qui n'a pas moins de 3 à 4 centimètres de longueur (fig. 259). Au lieu de faire saillie sur

* B, base de la langue ; C, corps ; P, pointe ; V, voile du palais ; Cæc, cæcum amygdalien ; Am, amygdale ; Ph, paroi pharyngienne ; La, larynx ; *ar*, aryténoïdes ; *ép*, épiglotte ; Œ, entrée de l'œsophage ; 1, papilles fongiformes ; 2, papilles filiformes, très développées et très rigides à cet endroit ; 3, grosses papilles coniques ou plus ou moins aplaties de la protubérance dorsale de la langue ; 4, papilles caliciformes, multiples ; 5, piliers antérieurs du voile ; 6, cryptes de la base de la langue ; 7, gros pli glosso-épiglottique ; 8, piliers postérieurs du voile du palais.

le côté de l'isthme du gosier, cette amygdale paraît donc s'être invaginée. Les piliers postérieurs du voile s'effacent avant d'atteindre l'entrée de l'œsophage ou plutôt se continuent par une simple crête très fine. Comme différences de structure nous signalerons la brièveté de l'aponévrose staphyline, le développement considérable des palato-staphylins, et la disjonction des péristaphylins, qui s'écartent à partir de leur commune origine au lieu de rester juxtaposés.

Mouton et Chèvre.

Les *lèvres* du Mouton et de la Chèvre sont minces et très mobiles; elles jouent un rôle actif dans la préhension des fourrages, et, grâce à elles, ces animaux peuvent saisir les herbes les plus fines et trouver leur vie là où une bête bovine périrait de faim. La lèvre supérieure n'offre point de mufle; elle est au contraire très poilue, sauf au niveau d'un sillon médian qui la divise. Le bord libre des deux lèvres est légèrement crénelé. La Chèvre porte à la lèvre inférieure un bouquet de longs poils qui forment la *barbe* ou *barbiche*. — La face interne des *joues* est hérissée d'odontoïdes comme dans le Bœuf. De semblables papilles, mais plus petites, se trouvent aussi dans le canal de chaque côté de la langue. — Le *palais* est creusé en gouttière et complètement lisse à partir de la troisième prémolaire; ses crêtes, au nombre d'une quinzaine de chaque côté, sont à peine crénelées à leur bord libre, qui est renversé en arrière. Le bourrelet incisif présente postérieurement une petite saillie triangulaire sur les côtés de laquelle s'ouvrent les orifices de Stenson. — La *langue* est beaucoup moins charnue que celle du Bœuf; sa protubérance dorsale est peu marquée; son extrémité est arrondie, parcourue par un sillon du côté supérieur. Le dos de cet organe est à peine rude au toucher et sa pointe ne fait pas râpe comme celle de la langue du Bœuf; les papilles filiformes y sont même moins développées qu'ailleurs. Les grosses papilles de la protubérance occupent une surface moins étendue que chez ce dernier animal. Les papilles fongiformes sont nombreuses et très visibles, surtout dans les points où la muqueuse est pigmentée. Les papilles caliciformes sont disposées comme dans le Bœuf. Il n'y a pas non plus d'organe folié. Le champ papillaire s'étend beaucoup sur les faces latérales et forme une sorte de revers sous la pointe. Enfin la base de l'organe se fait remarquer par sa muqueuse lisse, dépourvue de rides et de papilles. Le *voile du palais* ressemble à celui du Bœuf; mais il présente, de chaque côté de l'isthme du gosier, en regard des amygdales, deux ouvertures au lieu d'une.

La muqueuse de la bouche est souvent pigmentée chez le Mouton et la Chèvre, particulièrement au palais, au voile du palais, sur le dos de la langue, et même aux joues et aux lèvres.

Chameaux et Lamas.

La bouche est largement fendue à son entrée; les *lèvres* extrêmement mobiles, l'inférieure mince et pointue, la supérieure beaucoup plus charnue, fendue en deux moitiés susceptibles de se mouvoir isolément. Il n'y a point de mufle.

Les *joues* sont hérissées sur leur face interne d'odontoïdes dirigées en arrière qui peuvent atteindre et même dépasser 2 centimètres de longueur; la plupart sont divisées à l'extrémité. Chez les Lamas ces odontoïdes sont moins drues que chez les Chameaux et indivises.

Le *palais* est très étroit au-devant des arcades molaires, où il présente de chaque côté d'un raphé médian, une huitaine de crêtes, fortement crénelées chez les Chameaux; il est lisse dans le restant de son étendue. Le bourrelet semi-lunaire de son extrémité est dépourvu d'orifices de Stenson chez les Chameaux, tandis que ces orifices existent dans les Lamas. La couche érectile est très épaisse, comme dans tous les Ruminants.

La *langue* est moins forte mais plus allongée que celle du Bœuf; sa face supérieure, quoique moins douce au toucher que celle du Cheval, n'est pas rude et râpeuse comme celle du Bœuf. On remarque sur sa moitié antérieure une infinité de papilles filiformes récurrentes, entremêlées de papilles fongiformes, les unes et les autres s'étendant en une sorte de revers sur la face inférieure de la pointe. Sur le corps de l'organe on voit en outre de grosses papilles aplaties, en dents de râpe. Enfin, à l'endroit ordinaire, existent deux séries latérales de cinq ou six papilles caliciformes dont les plus grosses atteignent la dimension d'une pièce d'argent de 20 centimes. Les faces latérales montrent, à la partie inférieure une dizaine de longues papilles filiformes régulièrement alignées. La base de l'organe est fortement déprimée, revêtue par une muqueuse ridée et comme chiffonnée, offrant un grand nombre d'orifices folliculaires ainsi que quelques longues papilles en massue; on y voit saillir le muscle hyo-épiglottique sur la ligne médiane, l'angle des branches de l'hyoïde sur les parties latérales. La partie libre reçoit l'attache de deux freins au lieu d'un.

Le *voile du palais* est très ample et le détroit qui fait communiquer la bouche avec le pharynx est très allongé; on y voit, en arrière des piliers antérieurs, des fosses amygdaliennes où l'on pourrait loger le poing, et dont la muqueuse est criblée de cryptes amygdaliens percés sur de petits mamelons hémisphériques : sorte d'amygdale étalée comme dans les

Solipèdes. L'échancrure terminale du voile est très vaste, et, pour peu que celui-ci se soulève, le larynx se trouve au-devant, de manière à permettre la respiration par la bouche. Au moment du rut, chez les Dromadaires mâles, il se forme, sur la face antérieure du voile, un vaste pli muqueux transverse qui flotte à l'intérieur de l'isthme et peut facilement être refoulé par soufflement jusqu'à la commissure des lèvres, de manière à se montrer à l'entrée de la bouche comme une sorte de poche de la grosseur d'une vessie de cochon.

La muqueuse buccale est ordinairement pigmentée sur les lèvres, les joues, le palais, le voile du palais, et même la langue.

Porc.

Les *lèvres* sont largement fendues, ce qui vaut à la bouche du Cochon comme à celle des Carnivores le nom de *gueule*. La lèvre inférieure est pointue, peu développée ; la supérieure la déborde et se confond avec le *groin*, dont il sera parlé à propos des naseaux.

Les *joues* sont peu étendues, minces et à muqueuse lisse.

Le *palais* est étroit et allongé, ogival à l'extrémité antérieure; son maximum de largeur s'observe au niveau des canines. Il présente, sans compter le bourrelet incisif de son extrémité (lequel est percé par les canaux de Stenson), vingt à vingt-deux crêtes de chaque côté d'un raphé médian, dont aucune n'est dentelée, mais dont plusieurs se bifurquent du côté interne ou se fragmentent irrégulièrement; les premières sont à peu près rectilignes, les autres de plus en plus arquées mais de moins en moins saillantes ; beaucoup s'impriment sur la voûte osseuse.

La *langue* ressemble à celle des petits Ruminants ; mais elle est plus douce au toucher, plus atténuée à l'extrémité, relevée, sur le dos, d'une sorte de côte médiane, et dépourvue de revers papillaire sous sa partie libre. D'autre part, elle ne présente que deux trous borgnes de Morgagni, comme celle des Solipèdes, tandis que la langue des Ruminants en présente deux séries latérales; enfin elle possède des papilles foliées qui rappellent de tous points celles des Solipèdes. En arrière des trous borgnes de Morgagni, au commencement de l'isthme du gosier, on remarque de nombreuses papilles coniques, inclinées en arrière, qui disparaissent à quelque distance de l'épiglotte. Là existent deux profondes dépressions séparées par un repli glosso-épiglottique très prononcé. Le frein de la langue est court, étendu transversalement d'une branche maxillaire à l'autre de manière à cloisonner le canal. — Le stylo-glosse est très fort, il s'élève jusqu'à la partie supérieure du stylo-hyal, où il s'insère sans l'intermédiaire d'une aponévrose.

Le *voile du palais* est très développé et son échancrure inférieure complètement fermée par l'épiglotte; quand l'animal respire par la bouche, ce ne peut être que par suite du soulèvement du voile qui laisse le larynx par devant, ouvert au fond de l'isthme du gosier. La muqueuse de la face antérieure présente, de chaque côté d'un sillon médian, une surface elliptique légèrement soulevée, criblée de cryptes, qui correspond à une amygdale sous-jacente, aplatie comme un disque contre la couche charnue du voile ; cette amygdale staphyline se prolonge en pointe inférieurement dans un pilier muqueux qui se jette sur le côté de la base de l'épiglotte. A l'entour de ces disques amygdaliens, la muqueuse est semée de papilles coniques ou en massue.

Chien.

Le Chien, pas plus que le Porc, ne se sert de ses *lèvres* pour la préhension ; néanmoins celles-ci sont minces et mobiles. La bouche est largement fendue (gueule). La lèvre supérieure, beaucoup plus ample que l'inférieure, présente, sur la ligne médiane, un étroit sillon qui, dans certaines races, dites à deux nez, s'approfondit et se prolonge entre les naseaux; sa partie moyenne forme avec le bout du nez une sorte de petit mufle, c'est-à-dire une surface glabre et humide qui est ordinairement pigmentée en noir. La lèvre inférieure est courte à la partie moyenne, plus ample latéralement et dentelée à son bord libre, principalement vers les commissures. La peau des lèvres est garnie de poiles tactiles, particulièrement nombreux à la lèvre supérieure. La muqueuse est en général pigmentée ; elle forme des replis plus ou moins marqués (freins des lèvres) qui traversent les sillons labio-gingivaux, notamment à la partie moyenne de la lèvre supérieure et sur les parties latérales de l'inférieure.

Les *joues* sont peu étendues, très lâches ; leur muqueuse est lisse, plus ou moins pigmentée.

Le *palais* présente, jusqu'au voisinage du voile du palais, huit ou neuf crêtes non dentelées qui se réunissent d'un côté à l'autre en formant des espèces d'accolades et qui sont d'autant plus arquées et rapprochées qu'elles sont plus postérieures. Il n'est pas rare de trouver dans leurs intervalles des crêtes secondaires. Au-devant de la première crête, existe un bourrelet incisif semi-lunaire, portant un petit mamelon médian à la partie antérieure duquel sont percés les canaux naso-palatins ou de Stenson. La muqueuse palatine est ordinairement pigmentée, au moins sur ses crêtes.

La *langue*, au contraire, est toujours dépourvue de pigment, de coloration rouge vif; elle est large, mince et très mobile, parcourue d'un sillon médian sur sa face dorsale, pourvue d'un cordon fibro-squelettique qui forme une arête médiane rigide sur le plan inférieur de sa partie libre. Les papilles ne dépassent pas les limites de la face supérieure. Les filiformes envahissent jusqu'à la base de la langue et même la face antérieure de l'épiglotte ; elles sont, dans cette région, longues, molles, couchées sur la muqueuse et simples, tandis que, sur le corps et la pointe de l'organe, elles sont plus fines, plus drues, plus hérissées, un peu rudes au toucher, et divisées à l'extrémité en plusieurs filaments (fig. 250); leur développement diminue d'arrière en avant. Les papilles fongiformes sont disséminées comme des grains brillants au milieu des précédentes ; mais il n'y en a pas sur la base de l'organe. Les papilles caliciformes, au nombre de deux ou trois de chaque côté et d'un rouge vif, sont disposées sur deux lignes convergentes en arrière, de manière à former un **V** tronqué. Enfin, il existe aussi, aux endroits accoutumés, six à huit papilles foliées, de chaque côté, formant une saillie peu distincte.

Le *voile du palais* est moins long que dans les espèces précédentes, mais il l'est encore suffisamment pour atteindre l'épiglotte. — La face antérieure du voile est ordinairement marbrée de pigment; elle présente, entre le pilier antérieur et le pilier postérieur, de chaque côté, une sorte de poche ou de niche où l'on voit saillir l'amygdale, sous forme d'un corps rougeâtre, allongé, piqueté de cryptes. C'est la première fois que nous signalons l'existence d'amygdales véritables ou tonsilles, saillantes dans la bouche ; il faut une dissection pour les découvrir chez le Porc, les Ovidés et les Bovidés ; et, dans les Solipèdes et les Camélidés, elles n'existent même pas en tant qu'organes ; leurs cryptes sont disséminés sur la muqueuse.

Chat.

Comparativement au Chien, la bouche du Chat offre les différences suivantes :

La lèvre inférieure est à peine festonnée à son bord ; la supérieure est garnie de deux pinceaux latéraux de longs et volumineux poils tactiles, constituant les *moustaches*. — Le palais est parcouru de six ou sept crêtes, divisées chacune en trois rangées de crénelures, et à peu près régulièrement arquées d'un côté à l'autre, car le raphé médian est presque imperceptible. Les crêtes postérieures sont plus écartées et plus accentuées que les antérieures. La première tient lieu du bourrelet incisif. La langue offre des particularités fort remarquables : c'est d'abord, sur sa pointe, un développement exubérant de papilles filiformes cornées et courbées en arrière qui forment une véritable râpe. Cette râpe n'occupe pas toute la face supérieure de la partie libre de l'organe : il reste, sur les côtés et à l'extrémité, une marge où la muqueuse est douce au toucher et presque lisse, recouverte seulement de très fines papilles filiformes, entremêlées de papilles fongiformes. L'organe folié figure une crête dentelée de 1 à 2 centimètres de longueur, située sur le prolongement des piliers postérieurs. Enfin, il n'y a pas, sous la pointe de la langue, le cordon fibro-squelettique que l'on sent si bien au toucher chez le Chien.

Lapin.

Les poils tactiles abondent sur les lèvres du Lapin, principalement sur la supérieure, qui est fendue dans son milieu. Le palais est long, étroit, traversé par vingt-trois ou vingt-quatre crêtes en forme d'accolades ou d'accents circonflexes, dont la dernière marque la limite du voile du palais. Derrière les incisives, on voit les orifices de Stenson percés sur un bourrelet muqueux qui précède la première crête.

A la partie antérieure du canal lingual, de chaque côté, existe un plissement pectiné très remarquable de la muqueuse : un premier pli part de la première molaire, se dirige en avant en décrivant une courbe à concavité interne et vient se terminer du même côté par une sorte de lobe arrondi ; une demi-douzaine d'autres plis, plus petits, se branchent obliquement sur le côté interne du précédent; tous sont ineffaçables à la distension.

La langue ressemble, au volume près, à celle des Solipèdes ; elle est douce au toucher, blanchâtre sur la saillie dorsale de son corps, très finement tomenteuse, pourvue de deux grosses papilles caliciformes et de deux organes foliés très manifestes, ceux-ci accusés par deux surfaces elliptiques à peine saillantes, longues de 6 à 7 millimètres, striées en travers par de fines incisures. — Deux amygdales s'observent à l'endroit ordinaire, enchâtonnées dans un repli de la muqueuse, comme chez les carnivores.

§ 2. — Dents (1).

Les dents sont des organes durs, en saillie dans la bouche, implantés dans les os

(1) La matière de ce paragraphe a été extraite en grande partie du *Traité de l'âge* de Ch. Cornevin et Lesbre.

maxillaires et servant à la mastication, à la préhension, à l'attaque et même à l'exercice du tact.

Elles tiennent des os par leur structure, des poils par leur mode de développement. De même que l'on a comparé certaines grosses papilles à des dents en les appelant odontoïdes, de même pourrait-on assimiler les dents à d'énormes papilles buccales invaginées, en état d'ossification, qui seraient revêtues d'émail en guise d'épithélium. De Blainville les classait avec es poils et les productions cornées, dans son groupe des *phanères*.

L'étude des dents, au point de vue de l'anatomie comparée, est d'une haute importance, car la forme et la disposition de ces organes dépendent du mode d'alimentation de l'espèce envisagée, et le régime à son tour domine les instincts et marque son empreinte sur l'organisme tout entier, en vertu de cette loi de corrélation et d'harmonie qui faisait dire à G. Cuvier dans un élan d'enthousiasme entraînant quelque exagération : « *Donnez-moi la dent d'un animal et je vous dirai ses mœurs et sa structure !* »

A. — Caractères généraux des dents.

Disposition générale. — Les dents sont fixées dans les mâchoires et rangées les unes à côté des autres de manière à former deux arcades paraboliques, ouvertes en arrière, tantôt indiscontinues, tantôt interrompues de chaque côté par un espace interdentaire ou diastème. Les dents de l'arcade supérieure sont en général plus volumineuses que leurs opposées de l'arcade inférieure et les débordent périphériquement.

La plupart des Mammifères, et en particulier tous les domestiques, sont *hétérodontes*, c'est-à-dire qu'ils possèdent des dents différenciées qui se rapportent à trois sortes : *incisives*, *canines*, *molaires*.

Les incisives (de *incidere*, couper) sont des dents préhensiles et coupantes, placées à l'entrée de la bouche, derrière les lèvres et implantées dans les intermaxillaires ou, à l'opposé, dans le corps du maxillaire inférieur. Elles font défaut à la mâchoire supérieure dans le plus grand nombre des Ruminants.

Les canines (de *canis*, Chien), encore appelées crocs, crochets, dents œillères, dents laniaires, sont des dents pointues et lacérantes, au nombre de deux à chaque mâchoire, situées en arrière des incisives et implantées soit dans le maxillaire supérieur, contre la suture de l'intermaxillaire, soit à l'opposite dans le maxillaire inférieur. Les canines inférieures sont toujours plus rapprochées des incisives que les supérieures, de manière à chevaucher avec celles-ci en passant au-devant. Suivant les espèces, ces dents font complètement défaut (Rongeurs, un grand nombre de Ruminants), ou bien n'existent que chez les mâles (Équidés) ; quand on les observe dans les deux sexes (Porcins, Carnivores), souvent elles sont plus développées chez les mâles que chez les femelles (ex. : Porcins), et, en cas de castration des premiers, elles subissent une certaine atrophie. Les canines sont susceptibles d'un grand développement qui les fait sortir de la bouche comme des armes redoutables ; on les appellle alors des *défenses* (Sanglier, Verrat âgés). Ce même nom s'applique d'ailleurs à toute dent sortant de la bouche, par exemple aux incisives des Éléphants.

Les molaires (de *mola*, meule), encore appelées mâchelières, sont des dents généralement volumineuses, situées en arrière des canines et occupant le fond de la bouche ; elles servent surtout à la mastication et subissent plus que les autres l'empreinte du régime alimentaire. Les molaires d'adulte se divisent en arrière-molaires ou molaires permanentes, et prémolaires ou molaires remplaçantes.

Formules dentaires. — D'après R. Owen, la dentition type du Mammifère adulte hétérodonte comprendrait à chaque mâchoire et de chaque côté : trois incisives, une canine, quatre prémolaires et trois arrière-molaires, comme l'indique la formule suivante :

$$\text{inc.}\ \frac{3-3}{3-3},\quad \text{can.}\ \frac{1-1}{1-1},\quad \text{pm.}\ \frac{4-4}{4-4},\quad \text{am.}\ \frac{3-3}{3-3} = 44.$$

Les dents se répétant symétriquement des deux côtés, on restreint ordinairement la formule dentaire à celles d'un côté comme il suit :

$$\text{inc.}\ \frac{3}{3},\quad \text{can.}\ \frac{1}{1},\quad \text{pm.}\ \frac{4}{4},\quad \text{am.}\ \frac{3}{3}.$$

Il n'est pas toujours suffisant de donner la formule de la dentition d'adulte, attendu qu'une dent de première dentition peut ne pas être remplacée et que, *vice versa*, une dent d'adulte peut n'avoir pas été précédée d'une dent de lait. Par exemple, la dentition du Poulain est :

$$\text{inc.}\ \frac{3}{3},\quad \text{can.}\ \frac{0}{0},\quad \text{m.}\ \frac{4}{3};$$

celle du Cheval adulte :

$$\text{inc.}\frac{3}{3},\quad \text{can.}\frac{1}{1},\quad \text{pm.}\frac{3}{3},\quad \text{am.}\frac{3}{3}.$$

Il suffit de comparer ces deux formules pour voir qu'il n'existe pas de canine dans la première dentition, tandis qu'il y en a dans la seconde, et qu'il n'y a pas parité entre les molaires de lait et les prémolaires à la mâchoire supérieure ; c'est que, en effet, la première molaire de lait de cette mâchoire est une dent en voie d'atrophie qui n'est jamais remplacée et qui est peut-être appelée à disparaître un jour, comme a déjà disparu son opposée de l'autre mâchoire. Si donc on numérotait d'avant en arrière les dents de chaque sorte, en les rapportant à l'archétype ci-dessus, on aurait pour le Poulain :

$$\text{inc.}\frac{1^{re},\ 2^{e},\ 3^{e}}{1^{re},\ 2^{e},\ 3^{e}},\quad \text{can.}\frac{0}{0},\quad \text{m.}\frac{1^{re},\ 2^{e},\ 3^{e},\ 4^{e}}{0,\ 2^{e},\ 3^{e},\ 4^{e}},$$

et pour le Cheval adulte :

$$\text{inc.}\frac{1^{re},\ 2^{e},\ 3^{e}}{1^{re},\ 2^{e},\ 3^{e}},\quad \text{can.}\frac{1}{1},\quad \text{pm.}\frac{0,\ 2^{e},\ 3^{e},\ 4^{e}}{0,\ 2^{e},\ 3^{e},\ 4^{e}},\quad \text{am.}\frac{1^{re},\ 2^{e},\ 3^{e}}{1^{re},\ 2^{e},\ 3^{e}}\ ;$$

formules qui ont l'avantage de montrer d'un seul coup d'œil quelles sont les dents qui manquent d'une dentition par rapport à l'autre, ou par rapport à la formule archétype.

Mais il y a plus, des dents de lait non remplacées peuvent persister dans l'âge adulte, comme cela arrive souvent pour la première molaire supérieure des Solipèdes ; alors on formulera suivant la méthode de Ritsche, consistant à employer des chiffres arabes pour les dents de lait anormalement persistantes, et des chiffres romains pour les autres ; on écrira alors dans l'exemple précité :

$$\text{inc.}\frac{I^{re},\ II^{e},\ III^{e}}{I^{re},\ II^{e},\ III^{e}},\quad \text{can.}\frac{I}{I},\quad \text{pm.}\frac{1^{re},\ II^{e},\ III^{e},\ IV^{e}}{0,\ II^{e},\ III^{e},\ IV^{e}},\quad \text{am.}\frac{I^{re},\ II^{e},\ III^{e}}{I^{re},\ II^{e},\ III^{e}}.$$

Les Allemands — considérant que la réduction numérique des prémolaires se fait toujours d'avant en arrière, c'est-à-dire que les postérieures sont les dernières à disparaître — numérotent ces dents à partir de la dernière qui devient ainsi, pour eux, la première ; en sorte que, si l'une d'elles est absente, c'est la quatrième ; s'il en manque deux, ce sont la quatrième et la troisième, et s'il n'en reste qu'une c'est la première. Ils évitent ainsi d'appeler deuxième prémolaire une dent qui peut être la première de l'arcade ; mais cette manière de voir n'a pas été adoptée en France.

Configuration. — Toute dent, quelle qu'elle soit, est enfoncée dans une cavité des maxillaires appelée *alvéole*, cavité primitivement close à l'intérieur de laquelle elle s'est formée. Elle est creusée intérieurement d'une cavité ouverte à son extrémité enchâssée, logeant une papille (pulpe ou bulbe dentaire) qui s'élève du fond de l'alvéole et qui représente en quelque sorte le moule sur lequel la dent s'est formée. Lorsque la dent envisagée est à croissance permanente, sa cavité interne reste toujours béante, ainsi qu'on le voit dans les défenses, dans les incisives des Rongeurs, etc. Lorsque la dent est à croissance limitée, comme c'est le cas ordinaire, elle se termine par une ou plusieurs pointes qu'on appelle *racines*, à l'extrémité desquelles la cavité de la pulpe finit par se fermer ; la partie qui surmonte la ou les racines a reçu le nom de *couronne*, et l'on appelle *collet* un étranglement circulaire plus ou moins accentué situé entre ces deux parties. — Il existe donc des dents sans racines et des dents radiculées, uniradiculées comme les incisives et les canines, ou pluriradiculées comme les molaires. L'éruption d'une dent n'est achevée que lorsque la couronne est sortie tout entière de l'alvéole et que le collet est à la gencive ; si la hauteur de la couronne dépasse la saillie qu'elle doit faire dans la bouche, l'éruption de la dent continue plus ou moins longtemps après qu'elle a rencontré son opposée de l'autre mâchoire ; elle peut même durer toute la vie, de manière à compenser l'usure éprouvée par la partie libre et à maintenir constante la longueur de celle-ci. Les animaux dont les dents sont ainsi très longues de couronne et à éruption prolongée reçoivent l'appellation d'*hypsélodontes* (ex. : Solipèdes) ; tandis qu'on qualifie de *brachyodontes* ceux qui ont les dents courtes, à éruption rapide (ex. : Carnivores).

Il est à remarquer que, dans tous les cas, la hauteur de la couronne dentaire est en quelque sorte calculée d'après le taux de l'usure pour durer autant que la vie. On peut déterminer approximativement la longévité d'une espèce animale en établissant le rapport de la longueur coronaire des dents d'adulte avec la quotité de l'usure annuelle de ces dents.

La configuration des dents est des plus variables suivant les espèces ; tout ce que l'on peut dire, d'une manière générale, c'est que les incisives sont aplaties à l'extrémité libre et plus ou moins tranchantes; les canines sont coniques, pointues et plus ou moins recourbées; quant aux molaires, elles sont découpées en pointes aiguës, engrenées d'une mâchoire à l'autre chez les animaux insectivores et piscivores ; tranchantes et découpées en dents de scie, chevauchant avec les opposées comme les lames d'une paire de ciseaux, chez les Carnivores; volumineuses, prismatiques, terminées par des denticules épais que l'usure rase de bonne heure de manière à produire une *table* de trituration, chez les Herbivores; enfin couvertes de mamelons ou de tubercules arrondis, mousses et très durs, disposés pour broyer plutôt que pour triturer, chez les Omnivores.

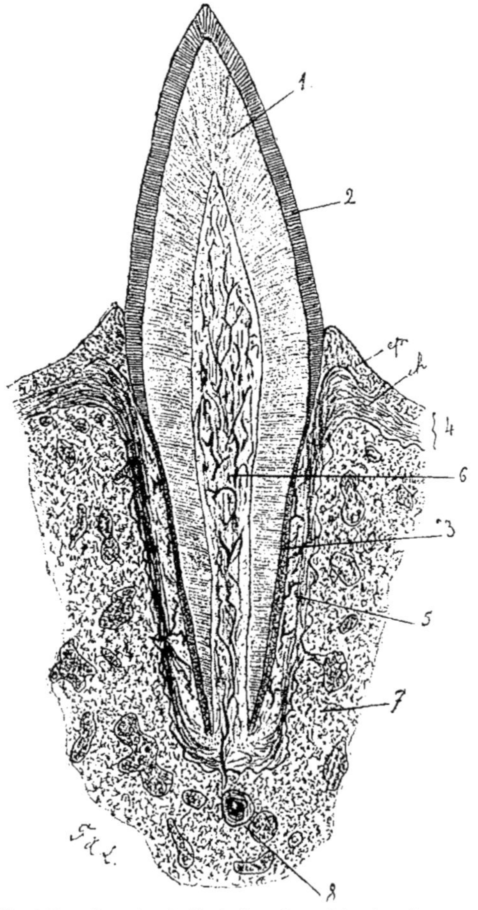

Les incisives et les canines n'ont jamais qu'une racine ; les molaires en ont généralement plusieurs.

Structure (fig. 260). — Toute dent comprend, dans sa structure, des parties dures et des parties molles. Les premières, qui, pour beaucoup de personnes, forment toute la dent, ne sont cependant que le produit des secondes.

Les parties dures sont : l'*ivoire*, l'*émail* et le *cément*.

Les parties molles sont : la *papille*, *pulpe* ou *bulbe dentaire*, le *périoste alvéolo-dentaire* et la *gencive*.

Fig. 260. — Coupe longitudinale d'une dent schématique dans son alvéole (d'après Cornevin et Lesbre)*.

L'*ivoire* ou *dentine* est la partie essentielle des dents ; il en est sans émail, presque sans cément, jamais sans ivoire. C'est une substance très dure, d'un blanc tirant un peu sur le jaune avec des reflets nacrés, substance disposée en couche plus ou moins épaisse autour de la cavité de la pulpe. Examiné au microscope, l'ivoire se montre parcouru dans son épaisseur par un grand nombre de canalicules qui s'ouvrent au contact de la pulpe, se ramifient, s'anastomosent et se terminent, vers la face externe, en culs-de-sac ou bien dans un réseau de lacunes appelées *espaces interglobulaires de Czermak*. Les canalicules éburnés ont de 4 à 5 μ de diamètre au voisinage de la pulpe ; ils diminuent de calibre en se divisant, et leurs dernières ramifications sont si ténues qu'elles sont difficilement perceptibles, même aux forts grossissements. Ces tubes ont une mince paroi propre, très visible sur les sections transversales ; ils contiennent des fibres protoplasmiques qui les parcourent dans la plus grande partie de leur longueur et proviennent d'une couche de cellules dites odontoblastes appliquées en revêtement sur la pulpe ; lesdites fibres s'appellent *fibres de Tomes*, du nom de l'auteur qui les découvrit en 1853.

La substance fondamentale de l'ivoire diffère de celle des os en ce qu'elle est plus minéralisée, moins riche en matière organique et en carbonate de chaux, comme le démontre l'analyse suivante de Bibra :

* 1, ivoire ; 2, émail ; 3, cément ; 4, muqueuse gingivale ; *ch*, chorion, *ép*. épithélium ; 5, périoste alvéolo-dentaire ; 6, papille dentaire ; 7, tissu osseux de la mâchoire creusé d'aréoles médullaires ; 8, vaisseaux et nerfs contenus dans le canal dentaire.

Phosphate de chaux avec trace de fluorure de calcium.....	67,54
Carbonate de chaux..	7,97
Phosphate de magnésie.....................................	2,49
Sels solubles...	1,00
Gélatine..	20,42
Graisse...	0,58
	100,00

L'*émail* s'étend en une couche vitreuse, plus ou moins mince, à la surface de l'ivoire, sur la couronne de la dent, mais jamais sur les racines. C'est une substance extrêmement dure, cassante, translucide, donnant aux dents, là où elle est à nue, une belle couleur blanc mat, tirant parfois sur le bleuâtre. En général, elle est plus épaisse sur la face excentrique et sur les saillies des dents que sur la face concentrique ou dans les excavations ; parfois, comme sur les défenses, elle manque partiellement ou même en totalité. Après l'action prolongée de l'acide chlorhydrique étendu, on détache de la surface de l'émail une mince couche amorphe qu'on appelle *cuticule de l'émail*. Sur les cassures, l'émail se montre très nettement strié suivant son épaisseur. Au microscope, on constate qu'il est constitué par des prismes juxtaposés, légèrement onduleux, implantés perpendiculairement sur l'ivoire ; ces prismes sont intimement soudés ; lorsqu'ils laissent des vides, c'est le résultat d'un développement anormal ; vus en coupe transversale, ils figurent de petits hexagones aplatis réunis en une mosaïque très régulière, rappelant celle que l'on observe sur la coupe des fibres cristalliniennes. La composition chimique de l'émail décèle une proportion considérable de sels calciques, avec une quantité très faible de matière organique. Elle est la suivante, d'après Bibra :

Phosphate de chaux avec trace de fluorure de calcium.....	89,82
Carbonate de chaux..	4,37
Phosphate de magnésie.....................................	1,34
Sels solubles...	0,88
Substance organique.......................................	3,39
Graisse...	0,20
	100,00

Le *cément*, ou *cortical osseux*, forme une légère couche incrustante à la surface des racines, dans toutes les dents ; il est absent ou à peu près sur la couronne des dents des Carnivores et des Omnivores, qui ont ainsi leur émail à nu ; tandis qu'il revêt plus ou moins la couronne des dents des Herbivores en s'amoncelant dans les excavations ; il est si abondant sur les molaires des Solipèdes et des Éléphants qu'il égale ou même dépasse le volume de l'ivoire. C'est une substance grisâtre ou jaunâtre dont les caractères physiques et histologiques sont ceux du tissu osseux compact ; le nom de cortical osseux donné par Ténon lui convient éminemment. En couche mince, le cément ne présente point de canaux de Havers ni de vaisseaux sanguins ; ceux-ci apparaissent quand il prend quelque épaisseur ; on voit alors, au microscope, des stratifications de lamelles osseuses formant des systèmes de Havers, des systèmes intermédiaires et un système superficiel. Le cément fait corps avec l'ivoire sur les racines, tandis qu'il n'adhère pas toujours très solidement à l'émail, sur la couronne ; il s'en détache parfois en plaques exfoliantes.

Il paraît certain que cette écorce osseuse perd toute vitalité en se séparant de sa matrice, le périoste alvéolo-dentaire, du fait de l'éruption de la dent.

Il ne faut pas confondre le cément avec le *tartre*, sorte de concrétions plus ou moins dures, jaunes, grises ou noirâtres, qui se déposent à l'émergence des dents ou dans leurs intervalles. Le tartre dentaire, analysé chez l'Homme, s'est montré composé de :

Phosphates terreux..	79
Substance animale soluble dans l'acide chlorhydrique......	7,50
Mucus...	12,50
Ptyaline..	1
	100,00

Le tartre prend souvent une couleur noire sur les dents des Ruminants, par suite de l'imprégnation de sulfure métallique.

La *pulpe* ou *bulbe dentaire* est une sorte de papille surgissant du fond de l'alvéole et remplissant la cavité intérieure de la dent ; c'est le moule sur lequel celle-ci s'est développée ; elle en présente tout d'abord exactement la forme et la configuration. Son volume diminue graduellement avec l'âge au fur et à mesure que de nouvelles couches d'ivoire se déposent, et, vers la fin de la vie, elle est réduite à un mince filet ou même a disparu complètement ;

alors la dent, privée de sa moelle nourricière et sensible, n'est plus qu'un corps étranger, un chicot plus ou moins branlant qui finit par tomber : caducité fatale marquant le terme de l'existence. La pulpe est formée d'un tissu conjonctif mou, rosé, imprégné d'un liquide fortement alcalin, contenant en dissolution une matière albuminoïde particulière. On y voit, au microscope (fig. 261 et 262), une trame fibrillaire infiltrée de cellules, parcourue par de nombreux capillaires sanguins qui aboutissent à un fin réseau superficiel et par de nombreuses fibres nerveuses dont le mode de terminaison est encore discuté. A la surface, se trouve la couche des *odontoblastes*, cellules ovoïdes ou piriformes, implantées perpendiculairement et communiquant à leur base avec un substratum de cellules étoilées et anastomosées. Ces odontoblastes fournissent chacun une fibre de Tomes qui s'engage dans l'ivoire; ils forment avec leur substratum une couche périphérique condensée qui a été décrite à part sous le nom de *membrane préformative*.

Par les fibres de Tomes, la pulpe pénètre l'ivoire dans toute son épaisseur et lui communique la vitalité. L'ivoire, en effet, n'est pas un simple produit de sécrétion inerte comme l'émail, c'est un véritable tissu, comme l'os, doué d'une sensibilité propre que les uns attribuent à des fibrilles nerveuses terminales accompagnant les fibres de Tomes dans leurs canalicules, les autres aux fibres de Tomes elles-mêmes, dont les cellules d'origine recevraient la terminaison des fibres nerveuses, directement ou par l'intermédiaire des cellules du substratum. Nous ne pensons pas que les fibres de Tomes puissent agir ainsi comme fibres sensitives, car les odontoblastes n'ont rien des cellules sensorielles, ce sont des éléments mésenchymateux, assimilables aux cellules osseuses. Il y a toutes raisons de croire à l'existence de fibrilles nerveuses terminales, satellites mais indépendantes des fibres de Tomes. On a cru longtemps que la sensibilité de l'ivoire était une sensibilité d'emprunt qui aurait eu son siège réel dans la pulpe ou dans la paroi alvéolaire; de même que la sensibilité des poils, des ongles, etc., réside dans le derme sous-jacent. Ainsi, on expliquait le phénomène des *dents agacées*, non pas par une action directe et immédiate d'un acide sur l'ivoire dépouillé d'émail, mais par le transport de cet acide dans les canalicules éburnés jusqu'au contact de la pulpe. Il est possible, dans ce cas particulier, que l'irritation de la pulpe s'ajoute à l'irritation directe.

Le *périoste alvéolo-dentaire* est une membrane fibreuse plus adhérente à la surface de la dent qu'à la paroi de l'alvéole et qui s'arrache d'ordinaire avec celle-là; il fait suite au périoste superficiel, lui-même continu avec le chorion de la gencive. Le périoste alvéolo-dentaire est en continuité de substance avec la pulpe, qui n'en est qu'un processus; il est dépourvu de fibres élastiques, mais en revanche très riche en vaisseaux sanguins et en nerfs, surtout au contact de la dent. Il fonctionne comme périoste à l'égard de cette dernière, qu'il est chargé de cémenter; aussi sa couche ostéogène est-elle d'autant plus épaisse que le cément doit être plus abondant; Magitot l'a décrite à part sous le nom de *germe* ou *organe du cément*.

La *gencive* n'est autre chose qu'une partie de la muqueuse buccale qui se relève contre la dent, l'embrasse et contribue à la sceller dans son alvéole. La muqueuse gingivale est épaisse et en quelque sorte scléreuse, complètement dépourvue de glandes; les prétendues *glandes tartariques* décrites par Serres n'existent pas. Lorsque la gencive quitte la surface de la dent, on dit que celle-ci se déchausse : signe de maladie ou de caducité prochaine.

Vaisseaux et nerfs des dents. — Jusqu'à ce jour, on n'a point trouvé de lymphatiques dans la structure des dents.

Les vaisseaux sanguins que nous avons vus se distribuer à la pulpe ou à la paroi alvéolaire s'élèvent du fond des alvéoles et proviennent des artères dentaires, logées, comme on sait, dans les canaux dentaires. Les branches destinées aux dents antérieures, incisives et canines, rampent dans les maxillaires au delà du trou sous-orbitaire ou du trou mentonnier pour parvenir à destination. En général, un seul rameau suffit à alimenter le réseau capillaire de la pulpe et de la membrane alvéolaire de chacune des dents. Les veines sont satellites des artères.

D'après Serres, les rameaux des dents de lait et ceux des dents d'adulte émanent de deux branches distinctes résultant d'une bifurcation des artères dentaires à leur partie supérieure. Au moment où se développent les dents remplaçantes, l'artère qui leur est destinée s'accroît beaucoup pendant que l'autre s'oblitère peu à peu ; bientôt la nutrition des dents de lait s'arrête par défaut d'aliment ; ce ne sont plus alors que des corps étrangers que les tissus vivants résorbent peu à peu, et cette résorption de leurs racines est considérablement activée par la pression des dents sous-jacentes.

Les nerfs donnent aux dents la propriété de véritables papilles tactiles ; ils proviennent du maxillaire supérieur et du maxillaire inférieur, branches de la cinquième paire crânienne. Leur trajet et leur distribution correspondent à peu près à ceux des vaisseaux sanguins ; toutefois on n'observe pas de branches différentes pour la première et la deuxième dentition. Lorsqu'une dent tombe naturellement ou est arrachée, les rameaux nerveux qu'elle recevait dégénèrent et disparaissent.

Développement. — Avant d'apparaître dans la bouche, les dents se développent au sein des os maxillaires, dans des cavités closes appelées *sacs* ou *follicules dentaires*. Il y a lieu d'étudier : 1° la genèse du follicule; 2° la formation de la dent.

A. Genèse du follicule dentaire (fig. 261). — Longtemps on admit la théorie de Goodsir,

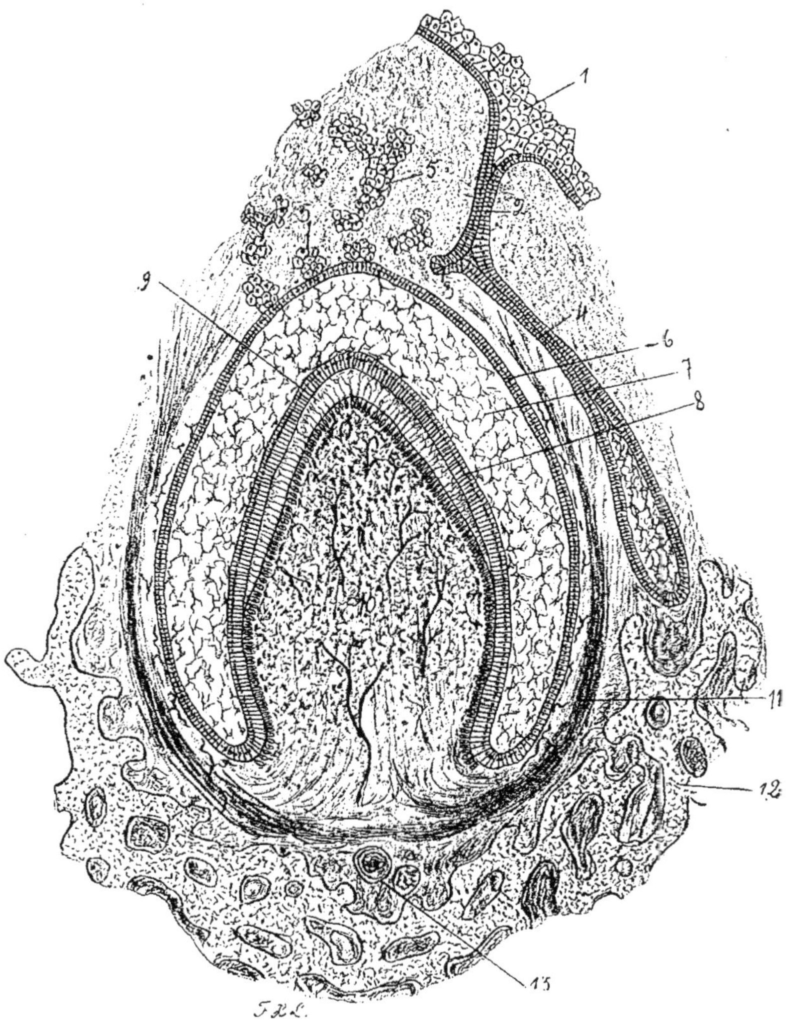

Fig. 261. — Coupe transversale schématique d'un follicule dentaire très grossi (d'après Cornevin et Lesbre)*.

suivant laquelle les follicules se formeraient par invagination de la muqueuse sur les bords maxillaires; celle-ci se déprimerait d'abord en gouttière et c'est au fond de cette gouttière

* 1. épithélium buccal; 2, lame dentaire; 3, pédicule rompu de l'organe adamantin; 4, début de l'organe adamantin de la dent de deuxième génération; 5, débris épithéliaux paradentaires; 6, épithélium externe de l'organe adamantin; 7, couche centrale gélatiniforme de cet organe; 8, épithélium adamantin proprement dit; 9, premier chapeau de dentine élaboré par la couche d'odontoblastes sous-jacents; 10, papille dentaire; 11, paroi folliculaire dont la couche interne très vasculaire constitue le germe du cément; 12, tissu osseux; 13, vaisseaux et nerfs du canal dentaire.

que les dents apparaîtraient comme autant de papilles qui, plus tard, s'enfermeraient chacune dans une cavité distincte par suite d'un cloisonnement transverse.

Les recherches de Ch. Robin et Magitot (1860) démontrèrent l'erreur de cette théorie. Mais c'est à Kölliker que revient le mérite d'avoir découvert que le follicule dentaire débute par un bourgeon épithélial, à la manière d'un poil ou d'une glande, et que, ainsi, le germe de l'émail précède le germe de l'ivoire. Cette découverte fut confirmée par les recherches de Waldeyer, Kollmann, Wendzel, Tomes, Hertwig, Legros et Magitot, Pouchet et Chabry, etc. ; si bien qu'aujourd'hui l'on peut dire qu'il est peu d'organes dont le développement soit aussi bien connu que celui des dents.

De bonne heure, on voit se former sur les bords maxillaires de l'embryon un amoncellement épithélial qu'on appelle le *bourrelet gingival*. Puis il se fait une involution de l'épithélium tout le long des bords maxillaires, constituant la *lame dentaire*. Cette lame est ininterrompue, même dans les endroits où les dents feront défaut comme au niveau des barres : mais, en ces points, le développement s'arrête là : on ne voit pas s'ébaucher de follicules dentaires, comme Darwin et Hœckel l'ont prétendu pour la région intermaxillaire des Bovidés et des Ovidés. — Bientôt, la lame dentaire émet, de distance en distance, des bourgeons profonds, origine des futures dents, qu'on appelle *organes adamantins*. Ces bourgeons s'épanouissent dans le tissu embryonnaire des mâchoires, s'excavent à leur extrémité et prennent la forme de capuchons ou de clochettes rattachées à la lame dentaire par un pédicule plus ou moins long qui finit par se rompre.

Le tissu mésenchymateux embrassé par l'organe adamantin se différencie en une papille spéciale, très vasculaire, qui n'est autre chose que le *germe* ou *organe de l'ivoire*. Et c'est de l'activité de ces deux germes accouplés que la dent va naître. Une couche fibreuse se différencie autour d'eux pour individualiser le follicule. Celui-ci, une fois constitué, comprend donc : l'organe adamantin, l'organe de l'ivoire et la paroi folliculaire, laquelle formera le germe du cément.

L'organe adamantin ne tarde pas à subir dans son centre une curieuse dégénérescence : ses cellules deviennent petites, étoilées, noyées dans une substance gélatineuse abondante : on croirait avoir sous les yeux du tissu conjonctif muqueux. Seules, les cellules périphériques conservent le caractère épithélial; elles s'allongent même extrêmement au contact de l'organe de l'ivoire, constituant un épithélium bacillaire très régulier, connu sous le nom d'épithélium adamantin, dont les éléments justifient, comme nous allons le voir, le nom d'*adamantoblastes*. Lorsque l'organe adamantin s'est séparé de la lame dentaire par rupture de son pédicule, on voit souvent celui-ci bourgeonner irrégulièrement et semer le tissu des mâchoires d'amas épithéliaux (débris paradentaires) qui généralement disparaissent dans la suite, mais peuvent être le point de départ de diverses tumeurs et peut-être de dents surnuméraires. Ledit pédicule marque le chemin (*iter dentis*) que suivra la dent au moment de son éruption, ce qui lui a valu l'appellation de *gubernaculum dentis*.

L'*organe de l'ivoire* ou papille dentaire présente exactement la forme de la couronne de la dent future, qui se déposera à sa surface comme sur un moule. Il est formé d'un tissu conjonctif embryonnaire, très riche en cellules et en substance amorphe ainsi qu'en vaisseaux sanguins. A sa surface, on voit déjà la couche des *odontoblastes* de Waldeyer, avec son substratum de cellules étoilées.

La *membrane folliculaire* part de la base de la papille dentaire et se relève à son pourtour de manière à fermer le follicule par en haut, au moment où se rompt le pédicule adamantin. Si l'on envisage le sac d'une dent à couronne cémentée, la paroi folliculaire fibreuse est doublée en dedans d'une couche épaisse d'un tissu conjonctif, mou, grisâtre, riche en cellules et en vaisseaux sanguins, qui n'est autre chose que l'*organe du cément*.

Les premiers follicules qui se développent sont ceux des dents de lait; ils occupent toute l'étendue des bords maxillaires; mais, à mesure que ceux-ci s'allongent en arrière, la lame dentaire participe à cet allongement et émet successivement les organes adamantins de la première, de la deuxième et de la troisième arrière-molaire. Ceux-ci ne procèdent pas l'un de l'autre, comme l'avaient cru Legros et Magitot, mais directement de la lame dentaire, ainsi que l'ont montré Pouchet et Chabry.

Quant aux follicules des dents remplaçantes, ils se forment en dessous et en dedans des dents caduques, par le même procédé. Les organes adamantins qui en sont les points de départ sont très longuement pédiculés, vu leur situation profonde, et leurs pédicules sont ordinairement spiralés. D'après Legros et Magitot, ces organes adamantins de deuxième génération bourgeonneraient du pédicule de ceux de première génération. Suivant Pouchet et Chabry, ils proviendraient directement de la lame dentaire, qui, pour chaque dent diphysaire, bourgeonnerait en double : un bourgeon pour la dent caduque, un autre pour la dent remplaçante. Quoi qu'il en soit, le follicule de cette dernière se constitue très lentement et reste longtemps avant d'entrer en activité.

Lorsque la lame dentaire a émis tous les bourgeons adamantins de la première série (dents de lait et arrière-molaires) et de la deuxième série (dents remplaçantes), elle se désagrège et disparaît; c'est en arrière qu'elle persiste le plus longtemps, attendant pour ainsi dire que la croissance des maxillaires lui permette d'émettre l'organe adamantin de la dernière molaire, dent très longue à apparaître.

B. Formation de la dent (fig. 262). — Le follicule grandit peu à peu concurremment avec les maxillaires, jusqu'à ce que le bulbe ait acquis la forme et les dimensions de la couronne de la future dent. A ce moment, l'organe adamantin s'est plus ou moins aminci par réduction de son centre muqueux; son épithélium interne est au contraire plus développé que jamais; l'organe de l'ivoire est chargé de grains phosphatiques à sa périphérie. C'est alors qu'apparaissent les premières couches d'ivoire et d'émail.

L'ivoire se dépose tout d'abord sur la ou les parties culminantes du bulbe, qu'il coiffe de petits chapeaux qui s'agrandissent et s'épaississent peu à peu jusqu'à enveloppement complet. Les parties en creux sont toujours les dernières recouvertes. Cette formation est l'œuvre des odontoblastes, qui agissent comme les ostéoblastes dans le phénomène de l'ossification, sécrétant pour ainsi dire la dentine comme ceux-ci sécrètent l'os; mais, au lieu de se laisser enfermer par elle, ils reculent au fur et à mesure que de nouvelles couches s'ajoutent aux premières formées, et les prolongements qu'ils émettent dans cette formation (fibres de Tomes) atteignent ainsi une extrême longueur.

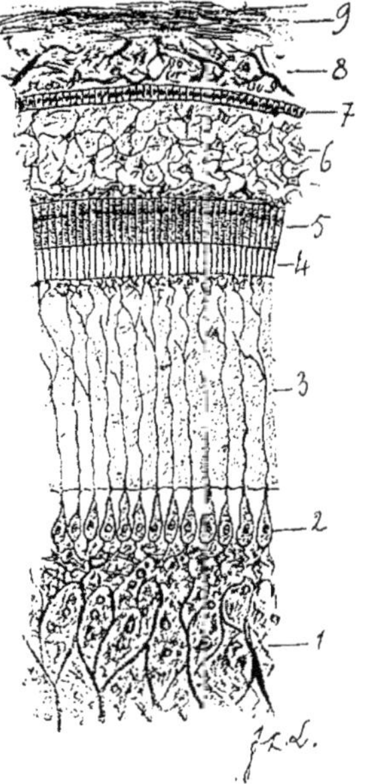

Fig. 262. — Fragment d'une coupe transversale d'une dent dans son follicule (d'après Cornevin et Lesbre)*.

Aussitôt les premières couches d'ivoire déposées, l'épithélium adamantin se charge de les émailler, chacune de ses cellules exsudant en quelque sorte un prisme d'émail à travers son plateau. Ces prismes s'élèvent perpendiculairement à l'ivoire, et, s'ils ont une certaine longueur, ils présentent souvent des ondulations sur leur trajet. Lorsqu'ils sont achevés, les cellules qui les ont sécrétées disparaissent sans laisser d'autre trace que leur plateau, lequel fait cuticule à l'émail. L'épithélium adamantin s'en va ainsi de haut en bas; il en reste un anneau à la base du follicule tant que la couronne de la dent n'a pas acquis toute sa hauteur, et, dans les dents à croissance continue comme les incisives des rongeurs, cet anneau adamantin est persistant.

Le cément ne commence à se déposer que lorsque l'organe adamantin a disparu. Si cet organe persiste jusqu'au moment de l'éruption, la dent sort à travers, non cémentée; c'est ce qui se passe dans l'Homme, le Porc, les Carnivores. Lorsque ledit organe disparaît avant l'éruption, comme dans la généralité des Herbivores, la dent est plus ou moins cémentée sur la couronne. Cette cémentation est, avons-nous dit, un phénomène d'ossification qui a pour siège la couche interne de la paroi folliculaire. Elle n'est active et abondante qu'à la partie supérieure du sac dentaire; aussi, à l'état physiologique, le cément ne se forme-t-il en couche notable que sur la partie libre de la couronne; il est extrêmement rare sur la partie enchâssée, de même que sur les racines. Il s'ensuit que, dans les dents à pousse constante, la couronne se cémente au fur et à mesure qu'elle sort de l'alvéole; on voit à l'orifice de celui-ci une couche ostéogène épaisse et persistante, sorte de germe du cément annulaire.

Éruption et croissance. — La dent continuant à croître par la base s'enfonce dans le maxillaire en même temps qu'elle pousse vers la gencive; l'os se résorbe au-devant d'elle et se perfore d'un *iter dentis* qui s'agrandit de plus en plus. Les tissus mous se résorbent à leur tour, et la dent apparaît enfin dans la bouche. Le mouvement d'éruption est dû moins à la croissance de la dent qu'à un travail du maxillaire tendant à l'oblitération de l'alvéole et à l'expulsion de la dent. D'ailleurs, au moment où celle-ci traverse la gencive, la couronne est généralement achevée et souvent la ou les racines sont commencées. Il semble qu'il y ait réaction réciproque entre l'os et la dent; d'une part, la dent creuse l'os en s'accroissant; d'autre part, l'os réagit et tend à rejeter la dent au dehors. Ces phénomènes sont manifestes dans les dents à croissance permanente, qui s'enfoncent dans les maxillaires en même temps qu'elles s'allongent au dehors; on voit ainsi les incisives des Rongeurs, les défenses des Porcins, etc., plonger très profondément, jusque sous les molaires, et pousser également par

* 1, périphérie de la pulpe; 2, couche d'odontoblastes en relation avec des cellules étoilées sous-jacentes; 3, dentine et ses canalicules logeant les fibres de Tomes; 4, couche d'émail formée de prismes juxtaposés; 5, épithélium adamantin; 6, couche gélatineuse du germe de l'émail; 7, épithélium externe de ce germe; 8, germe du cément; 9, paroi folliculaire.

leurs deux extrémités. L'éruption des dents n'est donc pas une effraction, c'est un épisode du développement normal; il n'y a rien de violent dans les phénomènes physiologiques.

Le follicule ouvert par l'éruption de la dent devient alvéole; sa paroi constitue le périoste alvéolo-dentaire, continu avec le chorion de la gencive; l'organe de l'ivoire persiste sous forme de pulpe; seul l'organe de l'émail disparaît; encore en reste-t-il parfois un vestige.

Certaines dents telles que les incisives n'ont point dans leurs follicules la position et les rapports qu'on leur observe une fois hors de la bouche : par suite du défaut d'espace, elles peuvent être placées de travers ou chevaucher sur leurs voisines; alors, on les voit tourner sur leur axe ou se déplacer latéralement pendant qu'elles font éruption.

Une fois dans la bouche, les dents continuent à s'accroître par formation concentrique de nouvelles couches d'ivoire aux dépens de la pulpe, couches se distinguant de l'ivoire primitif par une couleur ordinairement plus foncée, et se débordant les unes les autres de manière à allonger la dent tout en oblitérant sa cavité. Tant que l'orifice de l'extrémité enchâssée reste ouvert, la dent continue à s'allonger; les dents à croissance permanente ont toujours cet orifice largement béant et conséquemment n'ont ni collet ni racines. Le plus souvent la croissance est limitée et se fait en deux temps, un pour la couronne, un pour la ou les racines. Lorsque la couronne est achevée, le bulbe s'étrangle plus ou moins et s'atténue en une ou plusieurs pointes, de manière à former collet et racines. L'émail ne s'étend jamais sur les racines; il s'arrête au collet. L'éruption a pour terme l'émergence de celui-ci ; si la couronne est très haute, comme dans les animaux hypsélodontes, l'éruption se poursuit fort longtemps, voire même toute la vie, de manière à compenser l'usure et à maintenir constante la saillie de la dent dans la bouche; alors la pousse n'est pas corrélative à la croissance, c'est une expulsion pure et simple de l'alvéole, qui s'oblitère peu à peu de la profondeur à l'orifice. Par exemple, la couronne des dents d'adulte des Solipèdes est achevée en général quand elles arrivent au niveau de la table ; la seule croissance qu'elles éprouvent à partir de ce moment est une croissance descendante, par formation de racines; leur éruption subséquente n'est donc qu'une sorte d'évulsion. — Si la hauteur de la couronne correspond juste à la saillie que la dent doit faire dans la bouche, il est clair que l'éruption s'achèvera rapidement, dès que les dents des deux mâchoires auront pris le contact normal (ex. : Carnivores).

Dentitions successives. — On distingue, avons-nous déjà dit, des dents temporaires et des dents permanentes, celles-ci ne poussant qu'une fois (monophysaires), celles-là tombant et cédant la place à d'autres dents plus ou moins semblables et définitives (diphysaires). En principe, les arrière-molaires sont monophysaires, tandis que toutes les autres dents sont diphysaires ; mais il y a des exceptions à cette règle. L'ensemble des dents caduques ou dents de lait constitue la première dentition. L'ensemble des dents remplaçantes et des dents permanentes forme la deuxième dentition ou dentition de l'adulte. Les deux dentitions successives sont nécessitées par l'accroissement général du jeune sujet et par l'évolution particulière de ses mâchoires; les petites mâchoires du jeune ne peuvent en effet donner place qu'à des dents petites et peu nombreuses qui ne tardent pas à devenir insuffisantes ; aussi des dents nouvelles se développent-elles, soit en dessous des dents de lait qu'elles finissent par remplacer, soit à leur suite au fur et à mesure que les maxillaires s'allongent.

L'ensemble des dents de première dentition représente en raccourci l'ensemble des dents de deuxième dentition. Comme les molaires ne sont pas en nombre égal dans les deux dentitions elles ne peuvent être comparées une à une. Il est incontestable que les molaires de lait n'équivalent pas seulement aux prémolaires de l'adulte mais à la série toute entière des prémolaires et des arrière-molaires; il n'est donc pas rigoureusement exact de dire qu'une molaire de lait s'est renouvelée.

Les arrière-molaires ne doivent pas être considérées comme le prolongement de la première dentition; elles sont inséparables des prémolaires, avec lesquelles elles forment un seul tout; et elles appartiennent incontestablement à la deuxième dentition.

On a beaucoup discuté à savoir laquelle des deux dentitions est la primitive, au point de vue phylogénétique. On accorde généralement une importance prépondérante à la première, qui serait, suivant l'expression de Carl Vogt, le *trésor héréditaire* ; tandis que la deuxième ne serait qu'une acquisition ultérieure. Il est certain que la première dentition est beaucoup plus fixe, moins sujette aux anomalies que la seconde; mais ce n'est pas un motif suffisant pour en faire la dentition primordiale et exclusive ; il y a de sérieuses raisons de croire que les premiers Mammifères ou Protomammifères étaient *diphyodontes* (à deux dentitions) et que, si certains Mammifères actuels sont *monophyodontes* (à une seule dentition) comme les Cétacés et un grand nombre d'Insectivores, de Rongeurs et de Marsupiaux, ils le sont devenus par suite de l'atrophie des dents de première génération. Nous pourrions montrer toutes les étapes de cette régression des dents de lait ; bornons-nous à signaler : 1° le cas des phoques, dont les dents de lait très petites tombent avant la naissance ; 2° le cas de certains Marsupiaux qui n'ont plus qu'une seule dent de lait très fruste, précocement caduque, surmontant la quatrième prémolaire ; 3° le cas des Lapins et des Lièvres, dont les dents de lait tombent peu de jours après la naissance ou même avortent dans l'os pendant la vie embryonnaire.

Cependant il ne faudrait pas croire que toutes les fois qu'une dent diphysaire en principe est devenue monophysaire, ce soit le fait de l'atrophie de la dent de lait, et que la dent en question appartienne toujours à la deuxième dentition. Il peut arriver au contraire que ce soit la dent de deuxième génération qui ne se développe pas et que la dent de lait devienne dès lors plus ou moins permanente. Par exemple, la dent comptée comme première prémolaire (pm^1) chez les Solipèdes, le Chien, le Porc, n'est qu'une dent de lait qui a perdu sa remplaçante. Par contre, la prémolaire caniniforme des Camélidés, la canine des Solipèdes, sont de véritables dents d'adulte dont les correspondantes de lait ont disparu, ou du moins se sont atrophiées. — Une dent d'essence diphysaire, dont la remplaçante ne se développe pas, marche vers la disparition totale ; tandis qu'une dent devenue monophysaire par perte de la dent de lait n'a fait que s'adapter à quelque condition physiologique nouvelle.

La chute des dents de première dentition est déterminée par le développement des remplaçantes, qui oblitèrent leurs vaisseaux sanguins, rongent leurs racines et finalement les expulsent. Longtemps avant de tomber, les dents de lait sont devenues inertes comme des corps étrangers ; dès lors leurs racines sont assaillies et corrodées par les ostéoclastes, et cette sorte de phagocytose est considérablement activée par la pression des dents sous-jacentes. Les dents ainsi minées sont ensuite expulsées sans effort.

Le remplacement des dents de lait se fait à une époque très variable de l'existence : avant la naissance, peu après la naissance, dans la première jeunesse, dans la deuxième jeunesse et jusque dans l'âge adulte ; cela dépend des espèces. Dire qu'un animal a remplacé ses dents temporaires, qu'*il a la bouche faite*, ne signifie donc pas toujours qu'il est adulte. Il n'y a aucune corrélation nécessaire entre le développement du squelette et le développement des dents.

Il ne faudrait pas croire que les arrière-molaires ne fassent que s'ajouter aux dents précédentes sans rien changer à leurs rapports avec l'os ; la croissance des maxillaires en arrière ne suffirait pas le plus souvent à leur faire place ; il y a, en outre, un véritable déplacement d'arrière en avant, témoignant d'une très grande plasticité de ces os. On voit les arrière-molaires partir successivement de la protubérance maxillaire ou de la base de l'apophyse coronoïde, s'arc-bouter contre les dents précédentes et les pousser peu à peu en avant, sans confondre cependant leurs alvéoles. On peut dire en somme que les mâchoires se développent en fonction des dents, comme les dents en fonction des mâchoires.

Anomalies. — Les anomalies des dents sont nombreuses et particulièrement fréquentes dans la deuxième dentition. Il peut y avoir : *anomalies numériques* par augmentation ou diminution, *anomalies de situation*, *anomalies de direction*, *anomalies de forme*, *anomalies de volume*, *anomalies de structure*, *anomalies de développement*, *anomalies de dureté* entraînant excès d'usure ou défaut d'usure, *anomalies de correspondance* des dents opposées, etc.

Nous renvoyons au traité de l'âge de Cornevin et Lesbre pour l'étude particulière de ces diverses anomalies dans chaque espèce.

B. — Dents du Cheval.

La *formule de la première dentition* est :

$$\text{inc. } \frac{3}{3}, \text{ can. } \frac{0}{0}, \text{ m } \frac{4}{3} = 26 \text{ dent}$$

La *formule de la deuxième dentition* est :

$$\text{inc. } \frac{3}{3}, \text{ can. } \frac{1}{1} \text{ ou } \frac{0}{0}, \text{ pm. } \frac{3}{3}, \text{ am. } \frac{3}{3} = \begin{cases} 40 \text{ dents chez les mâles.} \\ 36 \text{ dents chez les femelles.} \end{cases}$$

La première molaire supérieure de lait est une dent rudimentaire qui n'est jamais remplacée mais persiste souvent dans la dentition de l'adulte, ce qui porte le nombre des dents à 42 chez le cheval, à 38 chez la jument. D'autre part, il n'est pas rare de rencontrer des juments qui ont des canines, plus ou moins atrophiées.

Incisives.

Au nombre de six à chaque mâchoire, elles sont disposées en arcade et distinguées en *pinces* (les deux centrales), *mitoyennes* (celles qui touchent aux pinces), et *coins* (les deux extrêmes).

Nous allons d'abord étudier une incisive remplaçante quelconque ; puis nous ferons connaître les différences entre incisives de même arcade, entre incisives supérieures et inférieures, enfin entre incisives caduques et incisives remplaçantes.

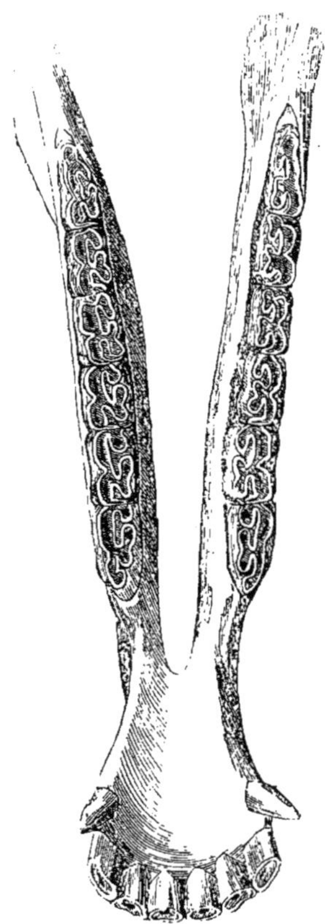

Fig. 263. — Ensemble des dents de la mâchoire inférieure du Cheval, vues par leur face de frottement.

Forme (fig. 264). — Une incisive d'adulte, extraite de son alvéole, a la forme d'une pyramide incurvée en arrière, aplatie d'un côté à l'autre à son sommet, d'avant en arrière à sa base, et offrant dans sa partie moyenne une transition insensible entre ces deux modes d'aplatissement. Si l'on suppose une série de sections transversales échelonnées de haut en bas, faites sur une dent idéale qui aurait atteint toute sa longueur sans avoir usé, on obtient des figures qui, sans être régulières et géométriques, sont qualifiées d'*elliptiques, ovales, arrondies, triangulaires, biangulaires* (fig. 264, *1*). Ces sections sont de plus en plus étroites et, au contraire, de plus en plus épaisses; leur bord postérieur, d'abord rectiligne ou presque rectiligne, devient convexe, fortement convexe, puis anguleux, et l'angle formé de plus en plus aigu; en sorte que les dernières ont la forme de triangles allongés, ce qui leur a valu l'épithète, très expressive quoique exagérée, de biangulaire. Par les progrès de l'usure la table des incisives, c'est-à-dire leur surface de frottement, réalise précisément les sections que nous venons de décrire, et les changements de forme qu'elle éprouve fournissent des signes de grande valeur pour la connaissance de l'âge.

Lorsque l'incisive vient de traverser la gencive, elle est réduite à la couronne et, conséquemment, émaillée jusqu'à l'orifice de la pulpe, qui est largement ouvert. La racine se forme ensuite; elle pousse en s'atténuant, jusqu'à oblitération de cet orifice, pendant que la couronne se raccourcit par usure. De la sorte la dent n'est jamais complète : vierge à l'extrémité libre, il lui manque la racine; pourvue de celle-ci, il lui manque une partie de la couronne (fig. 265).

La longueur de la couronne, mesurée avant l'usure, en suivant sa convexité extérieure, est de 6 à 7 centimètres en moyenne; elle est toujours moindre de plus d'un centimètre dans les coins. La longueur moyenne de la racine achevée est de 2^{cm},5 à 3 centimètres. Cette dernière est marquée à son origine par la fin de l'émail plutôt que par un collet bien évident ; elle continue presque insensiblement la couronne et se termine par une pointe obtuse ; toutefois il n'est pas rare, surtout sur les incisives supérieures, de constater l'existence d'un collet manifeste ; ce n'est pas parce qu'il reste enchâssé jusqu'à la fin de la vie qu'il faut en nier l'existence. La couronne, en effet, n'achève son éruption que sur le tard ; sa partie libre conserve sensiblement la même longueur et souvent même s'allonge en dépit de l'usure qu'elle éprouve ; c'est sa partie enchâssée qui diminue peu à peu jusqu'à ce que le collet émerge. Cette pousse permanente, bien connue depuis Ténon, est, comme nous l'avons déjà dit, une véritable expulsion par oblitération progressive de l'alvéole.

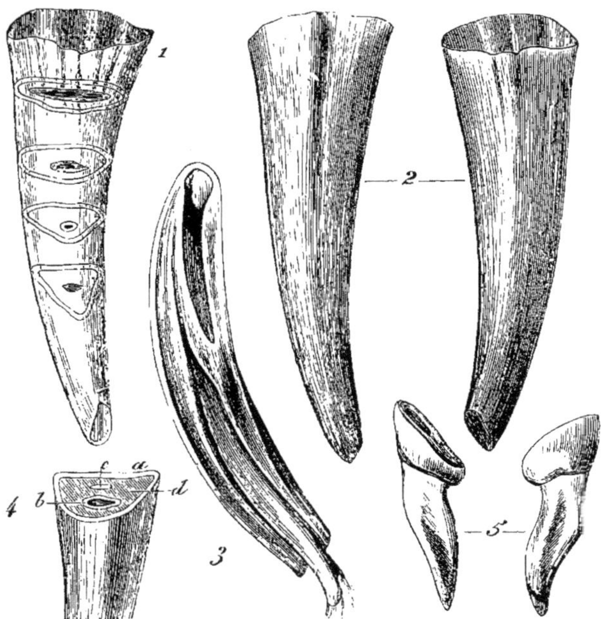

Fig. 264. — Incisives du Cheval. Détails de forme et d'organisation *.

La couronne présente à étudier : une face antérieure, une face postérieure, un bord interne, un bord externe, une extrémité libre et une extrémité radiculaire.

La face antérieure est à peu près plane transversalement, convexe dans sa longueur, et parcourue par une cannelure, nettement marquée sur les pinces et les mitoyennes, plus ou moins effacée sur les coins ; cette cannelure est quelquefois double sur les incisives supérieures.

La face postérieure, concave dans sa longueur, est convexe d'un côté à l'autre,

* 1, dent de deuxième dentition sur laquelle se trouvent indiquées les formes particulières que prend successivement la table par suite de l'usure et de la pousse continuelles de l'organe ; 2, dent vierge, faces antérieure et postérieure ; 3, coupe longitudinale d'une dent vierge, destinée à montrer la conformation intérieure et la structure. Pour ne pas embrouiller la figure, on s'est abstenu de représenter le cément extérieur et celui qui est amassé dans le cul-de-sac externe ; 4, coupe transversale ayant la même destination : *a*, émail d'encadrement ; *b*, émail central ; *c*, étoile dentaire ; *d*, ivoire ; 5, dent caduque.

et cette convexité progressivement croissante devient anguleuse vers le collet. Des deux bords, l'interne est toujours plus épais que l'externe ; c'est par eux que les dents sont tangentes; le bord externe des coins est évidemment libre. Lorsque la couronne passe à la forme aplatie d'un côté à l'autre, ces bords deviennent de véritables faces.

L'extrémité libre, par laquelle les incisives s'opposent d'une mâchoire à l'autre, montre, dans la dent vierge, l'entrée de la *cavité dentaire externe*, circonscrite par deux bords tranchants, dont l'antérieur proémine de plusieurs millimètres sur le postérieur. Cette cavité, plus ou moins comblée de cément, résulte d'une invagination d'émail, en forme de cornet aplati dont le fond est beaucoup plus proche de la face postérieure de la dent que de sa face antérieure. L'usure émousse peu à peu ses bords, les met de niveau et finit par emporter toute trace de cavité (rasement) et même de cornet émailleux (nivellement).

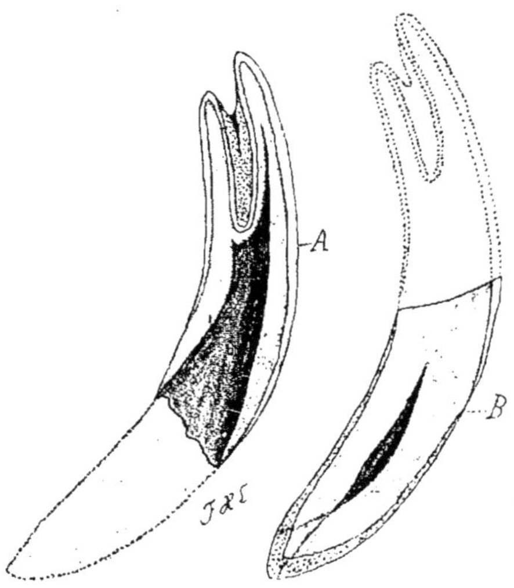

Fig. 265. — Coupe schématique d'une incisive remplaçante *.

L'extrémité enchâssée de la couronne se continue d'une manière plus ou moins insensible avec la racine. La ligne d'arrêt de l'émail coupe obliquement l'axe de la dent et décrit deux angles rentrants sur les côtés; c'est sur la face antérieure que cette couche descend le plus bas.

STRUCTURE. — Les figures 264 à 266 rendent parfaitement compte de la structure. Nous nous bornerons à signaler les particularités les plus importantes. L'émail se distingue en émail central et émail périphérique, qui se séparent l'un de l'autre lorsque l'usure a entamé les bords de la cavité dentaire externe, ainsi qu'on le voit sur la table représentée figure 264, *4*. L'émail périphérique ou émail d'encadrement est plus épais sur la face antérieure de la dent que sur la postérieure ; il est très mince au niveau de l'invagination qui donne naissance au cornet dentaire et, ainsi que M. le professeur Barrier l'a fait remarquer, il ne subit aucun épaississement au fond de ce cornet; la prétendue cheville émailleuse conique qu'on y a décrite n'existe pas. — La cavité de la pulpe se comble peu à peu d'ivoire de nouvelle formation, reconnaissable à sa couleur plus foncée; cet ivoire, mis à nu sur la table par les progrès de la détrition, y dessine une tache connue sous le nom d'*étoile dentaire*. — Le cément n'est en quantité notable que dans la cannelure de la face antérieure et à l'intérieur du cornet; encore son épaisseur est-elle très variable dans celui-ci, qui en est parfois presque obstrué et d'autres fois n'en renferme pas du tout. On conçoit que la plus ou moins grande abondance du cément dans le cornet émail-

* A, avant l'usure ; B, après achèvement de la croissance. La partie pointillée représente, dans le premier cas, la quantité dont la dent s'accroîtra, dans le deuxième cas, celle dont elle a usé.

leux de la dent ne soit pas sans influence sur l'époque de son rasement.

Dans l'extrême vieillesse, lorsque la dent, réduite à un chicot, est mal assujettie dans son alvéole, on voit se produire, comme conséquence de l'irritation du périoste alvéolo-dentaire, une abondante cémentation de la racine, qu'il y a lieu de considérer comme de nature pathologique, ainsi que celle qui envahit parfois la cavité dentaire interne. A l'état normal, celle-ci se comble exclusivement avec de l'ivoire.

Différences entre incisives d'une même arcade. — L'épaisseur plus grande des incisives en dedans suffit à déterminer le côté auquel elles appartiennent. On leur assignera leur place exacte, de chaque côté, en considérant : 1° que le bord externe de la couronne diminue d'épaisseur de la pince au coin ; il donne à ce dernier une angularité particulière et caractéristique ; 2° que la table est coupée à peu près perpendiculairement à l'axe de la dent sur la pince, tandis qu'elle est coupée obliquement de dedans en dehors sur la mitoyenne et le coin ce qui entraîne une inégalité de longueur des deux côtés de la dent, qui s'accentue de la mitoyenne au coin. Celui-ci se fait en outre remarquer par sa moindre longueur, par le peu de profondeur de son cornet d'émail, dont l'entrée est circonscrite par deux bords très différents de niveau et dont la paroi postérieure est souvent fissurée, et par le peu d'abondance ou même l'absence complète de cément dans l'intérieur dudit cornet ; 3° enfin que le degré d'usure va en décroissant de la pince au coin.

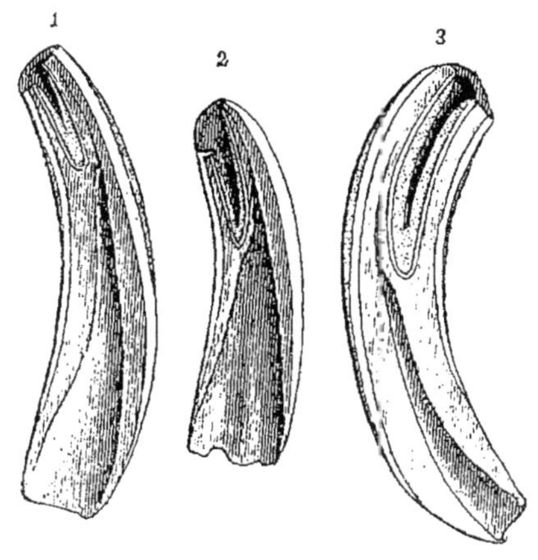

Fig. 266. — Coupe longitudinale antéro-postérieure : 1, d'une pince inférieure d'un Cheval de cinq ans ; 2, d'un coin inférieur du même ; 3, d'une pince supérieure du même (d'après Cornevin et Lesbre).

Différences entre incisives supérieures et inférieures. — Les incisives supérieures sont plus volumineuses et surtout plus larges que les inférieures, ce qui fait qu'elles débordent sur elles périphériquement. Leur cornet d'émail est plus profond, et son fond est moins rapproché de la face postérieure de la dent que dans les incisives opposées. Le rasement et le nivellement sont donc plus tardifs que dans ces dernières. Voici la profondeur moyenne du cornet émailleux mesurée sur la coupe longitudinale de dents vierges (fig. 266) :

	Pinces.	Mitoyennes.	Coins.
Incisives supérieures........	28 millim.	26 millim.	18 millim.
Incisives inférieures.........	18 —	16 —	12 —

Différences entre incisives remplaçantes et caduques (fig. 264, 5). — Il est très important, pour la diagnose de l'âge de l'animal, de savoir distinguer ces deux générations de dents.

1° Les incisives caduques sont plus petites et fortement colletées, et, comme leur couronne n'est pas très haute, leur collet se montre assez vite à la gencive ;

elles ne sont donc pas sujettes à la pousse constante et leur partie libre se raccourcit par l'usure. — 2° Leur face antérieure ne présente pas de cannelure. — 3° Leur couronne est uniformément aplatie d'avant en arrière, en sorte que la table n'éprouve pas les changements de forme qu'elle présente sur les incisives remplaçantes. — 4° Leur racine a la forme d'une pyramide cannelée sur chacune de ses trois faces. A un certain moment les dents de deuxième génération la rongent en arrière et la réduisent à l'état lamellaire. — 5° Les coins sont particulièrement petits, bien inférieurs en volume aux autres dents de lait.

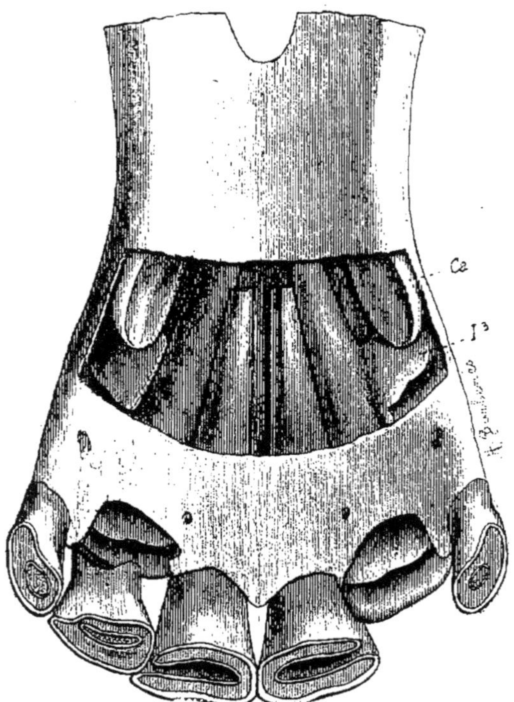

Fig. 267. — Bout de la mâchoire inférieure d'un Cheval de trois ans et demi, sculpté pour montrer les dents remplaçantes * (d'après Cornevin et Lesbre).

Toutes ces différences produisent un contraste frappant entre les deux sortes de dents, quand elles coexistent dans une même arcade.

Mode de remplacement des incisives. — Quelque temps avant de tomber, les incisives de lait se déchaussent et deviennent branlantes. Au moment de leur chute, on voit déjà le bord antérieur des remplaçantes. Celles-ci ne se développent pas immédiatement en dessous, mais un peu en arrière ; elles s'arc-boutent contre la face postérieure des dents de lait, en rongent la racine et finalement les expulsent en en prenant la place. Elles éprouvent au cours de leur éruption un léger mouvement de rotation qui a pour effet de redresser la position oblique qu'elles avaient dû prendre dans l'os pour y trouver place.

Canines.

Les canines, vulgairement appelées crochets, n'existent que dans la deuxième dentition et chez les mâles seulement ; toutefois, il est fréquent d'en rencontrer chez la Jument de plus ou moins rudimentaires. On n'a pas constaté que la castration des mâles influât sur le développement de leurs canines.

Les canines de lait n'ont pas aussi complètement disparu qu'on le croit généralement ; en cherchant bien, on en trouve la trace sur presque tous les

* I3, coin de deuxième génération ; *Ca*, canine.

jeunes sujets, mâles ou femelles : soit un grêle stylet éburné couché sur la gencive et facile à arracher, soit un follicule atrophié. Rigot et Forthomme disent même en avoir rencontré de complètement développées.

La canine d'adulte est une dent conique, incurvée en arrière et en dedans, située à environ un centimètre du coin à la mâchoire inférieure, à deux à trois centimètres de cette incisive à la mâchoire supérieure, de telle sorte qu'il n'y a pas correspondance entre les canines opposées. Ces dents ont une croissance limitée ; elles se terminent par une racine obtuse qui fait suite à la couronne sans démarcation tranchée. Leur partie libre est aplatie d'un côté à l'autre et offre à l'étude deux faces et une extrémité. La *face externe* (fig. 268, *a*) est convexe. L'*interne* (fig. 268, *b*) est encadrée d'un bord tranchant, dessinant une ogive ; elle présente une éminence conique, comprise entre deux cannelures. L'*extrémité* forme une pointe arrondie et aplatie où se termine le sommet de l'éminence interne ; elle s'émousse à la longue, du fait des mouvements de la langue et des lèvres, ou bien par des frottements accidentels contre le mors, le billot, etc. Passé six ou sept ans, les crochets ne sortent plus guère de leurs alvéoles ; il est rare qu'ils émergent de la gencive de plus de 20 à 25 millimètres.

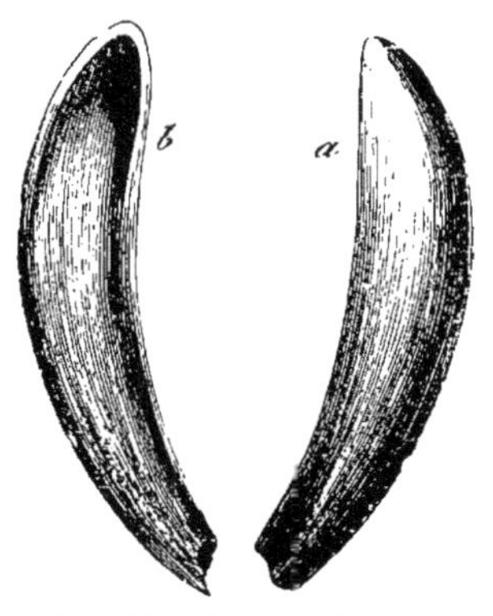

Fig. 268. — Canine de Cheval *.

Leur structure n'offre à signaler que l'absence de l'émail sur la face interne ; cette couche s'arrête au bord saillant qui encadre ladite face. Le cément est en quantité presque négligeable.

Les canines des deux mâchoires sont très semblables, toutefois les supérieures sont un peu moins longues et moins pointues que les inférieures.

Molaires.

Nous décrirons d'abord les molaires de deuxième dentition, au nombre de six, de chaque côté de chaque mâchoire. Nous indiquerons ensuite les différences offertes par les molaires de première dentition.

Molaires de deuxième dentition. — Les *arcades molaires* ont une longueur moyenne de 18 à 20 centimètres ; les supérieures sont légèrement convexes en dehors et convergentes à leurs deux extrémités, surtout à l'antérieure ; les inférieures sont sensiblement rectilignes et divergentes en arrière comme les branches de la mandibule. Les premières sont notablement plus écartées que les secondes de manière à les déborder en dehors.

Les *tables* par lesquelles les molaires s'opposent ne sont pas horizontales mais inclinées de telle sorte que leur bord externe proémine sur l'interne dans les molaires supérieures, tandis qu'au contraire le bord interne est plus élevé que l'externe sur les molaires inférieures (Voy. fig. 248) : disposition grâce à laquelle les dents d'un côté sont soustraites au contact et par conséquent à l'usure, pendant que s'opère la mastication sur l'autre côté.

* *a*, face externe ; *b*, face interne.

La longueur de la *barre*, c'est-à-dire la distance du coin à la première molaire est de 8 à 10 centimètres en moyenne; la barre inférieure est généralement moins longue que la supérieure.

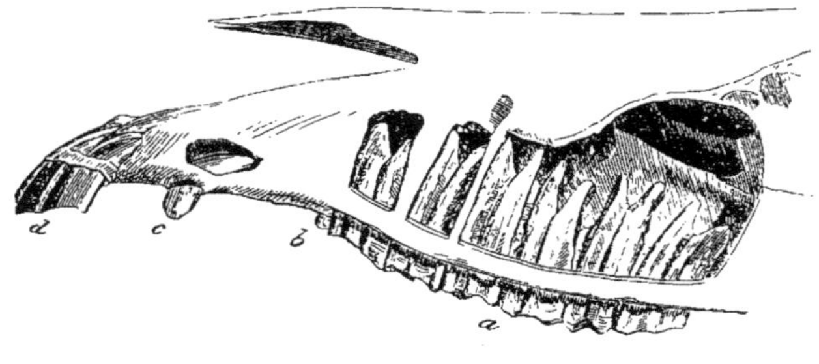

Fig. 269. — Profil des dents supérieures du Cheval, destiné surtout à montrer les molaires (les racines ont été mises à découvert) *.

A l'instar des incisives, le molaires sont d'abord dépourvues de racines, réduites à un fût de 7 à 9 centimètres de hauteur. Celles-ci ne commencent à se former que vers l'époque où la dent atteint le niveau de la table; elles sont multiples et se détachent au niveau d'un collet manifeste; elles poussent, en divergeant, jusqu'à ce que les orifices de la pulpe soient fermés, et elles atteignent 2 à 3 centimètres de longueur. En même temps, le fût de la dent ou couronne est expulsé peu à peu de l'alvéole de manière à compenser son usure et à maintenir à peu près constante sa saillie dans la bouche, qui est d'un centimètre à un centimètre et demi.

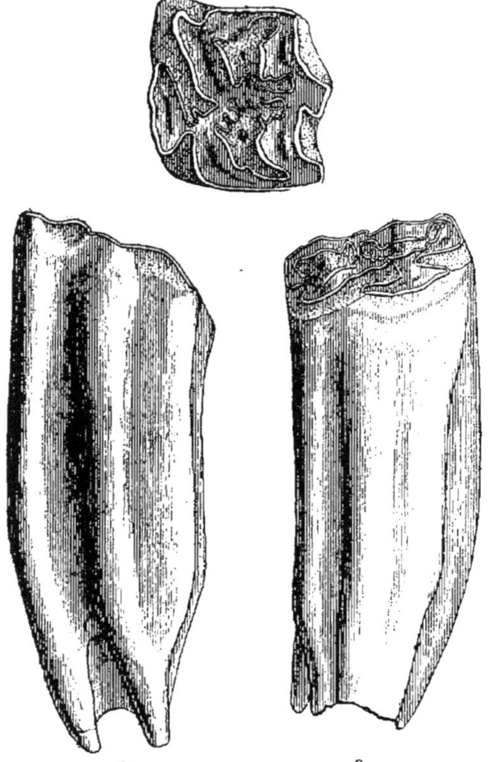

Fig. 270. — Une molaire supérieure vue par sa table (1), par sa face externe (2) et par sa face interne (3). La dent est usée d'une certaine longueur (d'après Cornevin et Lesbre).

Molaires supérieures. — Prenons une molaire supérieure quelconque, qui ne soit pas terminale, d'un cheval adulte (fig. 270). Elle a la forme

* *a*, limite des prémolaires et des arrière-molaires ; *b*, molaire rudimentaire ; *c*, canine ; *d*, incisives.

d'un parallélipipède profondément enchâssé, auquel s'ajoutent quatre racines, deux externes et deux internes; sa section est à peu près carrée et on lui distingue : une face antérieure, une face postérieure, une face externe, une face interne et une extrémité libre formant la table. — La *face antérieure* et la *face postérieure* sont des faces planes, adjacentes aux molaires voisines et s'usant à leur contact vers la table. — La *face externe* est parcourue par deux cannelures longitudinales et trois reliefs ; le relief médian et le relief antérieur figurent des espèces de côtes, en forme de colonnettes; le relief postérieur est un simple bord saillant, plus ou moins apparent. — La *face interne* est presque plane ; on y voit cependant deux sillons plus ou moins superficiels qui délimitent une sorte de pilier aplati, marqué sur la table par un appendice d'émail. — L'*extrémité*, envisagée dans la dent vierge (fig. 274, 3), offre quatre denticules, en forme de croissants à convexité interne, qui circonscrivent deux cavités et figurent une sorte de **B** majuscule portant un appendice à sa boucle antérieure, appendice correspondant au pilastre de la face interne et qui sera désigné désormais sous le nom de *denticule annexe*.

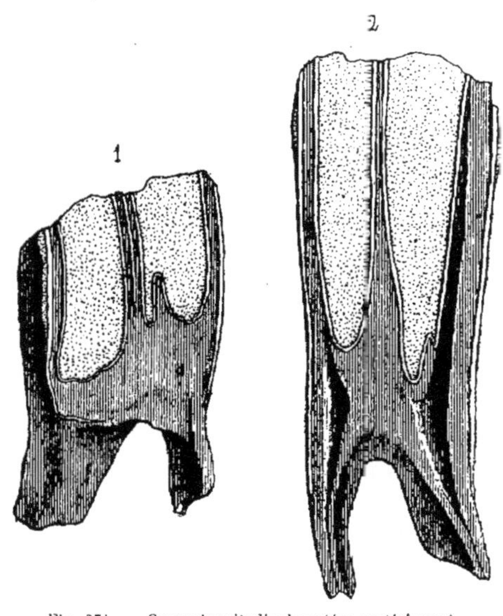

Fig. 271. — Coupe longitudinale antéro-postérieure *.

On fera une bonne étude de la *structure*, par l'examen d'une coupe longitudinale antéro-postérieure (fig. 271) et d'une coupe transversale (fig. 272), cette dernière étant réalisée par la table dentaire. Sur la coupe longitudinale, on voit deux cornets d'émail placés l'un au-devant de l'autre, s'enfonçant jusqu'à une petite distance du collet et comblés en grande partie par du cément. L'ivoire et la cavité de la pulpe se modèlent sur le fond de ces cornets et affectent ainsi une disposition très diverticulaire. L'orifice de la pulpe, d'abord simple et très large, se divise en plusieurs orifices secondaires qui deviennent les points de départ des racines. — Sur la table, on voit : 1° un émail extérieur circonscrivant le **B** dont nous avons déjà parlé, avec l'appendice de sa boucle antérieure; 2° deux cercles sinueux d'émail central correspondant aux cornets dentaires et formant le contour interne des boucles du **B** ; 3° l'ivoire occupant les intervalles compris entre

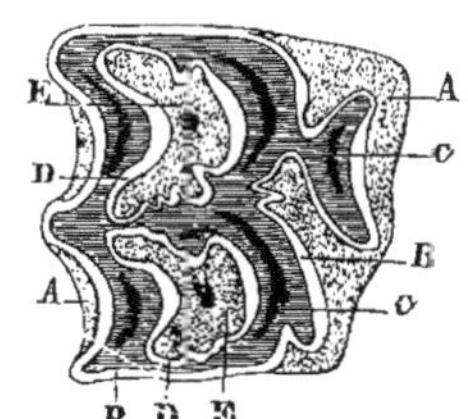

Fig. 272. — Coupe transversale d'une molaire supérieure du Cheval (le côté antérieur est en haut de la figure, le côté interne, à droite) **.

* 1, d'une molaire supérieure très usée ; 2, d'une molaire inférieure beaucoup moins usée. [Les cornets émailleux sont pleins de cément (d'après Cornevin et Lesbre).]

** A, cément extérieur ; B, émail extérieur ; C, ivoire ; D, émail intérieur ; E, cément intérieur.

les émaux centraux et l'émail périphérique, marqué de taches jaune brunâtre qui sont autant d'étoiles dentaires; 4° enfin, le cément, en quantité considérable, soit à l'intérieur des deux cercles d'émail central, soit sur le côté interne, soit dans les cannelures externes. Cette substance est en très petite quantité sur la partie enchâssée; elle ne se dépose abondamment qu'à la sortie de l'alvéole.

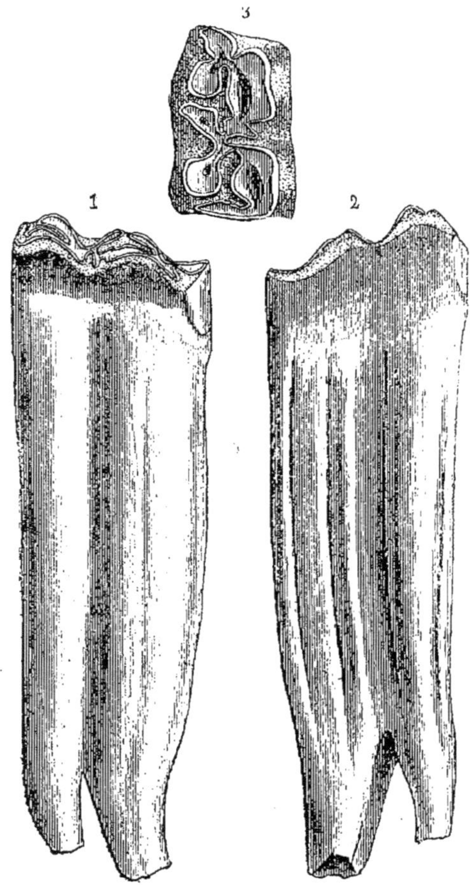

Fig. 273. — Une molaire inférieure de Cheval, vue par sa face externe (1), par sa face interne (2) et par sa table (3) (d'après Cornevin et Lesbre).

Le rasement des molaires s'effectue très vite, attendu que leurs cornets d'émail sont en grande partie comblés de cément; par contre, leur nivellement, c'est-à-dire la disparition des émaux centraux, ne se produit que sur les dents usées jusqu'au voisinage des racines.

Caractères individuels. — Contrairement à ce que l'on observe dans beaucoup d'espèces, les arrière-molaires tiennent moins de place dans l'arcade que les prémolaires; le rapport de longueur, mesuré sur la table, entre les trois arrière-molaires et les trois avant-molaires, est d'environ 5 : 6. La largeur de la table diminue aussi de la première à la dernière dent, ainsi que celle des côtes de la face externe. La première molaire présente un bord anguleux qui tient lieu de face antérieure et un denticule annexe arrondi sur la table. La dernière est non moins remarquable par le bord épais, indemne d'usure, qui remplace sa face postérieure. L'une et l'autre n'ont que trois racines, tandis que les molaires intermédiaires en ont quatre.

Molaires inférieures (fig. 273). — Les molaires inférieures sont moins volumineuses que les supérieures, à cause de leur aplatissement latéral. Leurs deux faces latérales sont plus ou moins planes; l'externe est parcourue par un sillon médian; l'interne est à peine ondulée longitudinalement sur la partie libre, tandis qu'elle est fortement sillonnée sur la partie enchâssée, là où elle n'est pas nivelée par le cortical osseux. L'extrémité libre, envisagée dans la dent vierge (fig. 275, 3), présente six denticules : deux externes, trois internes, un postérieur, entre lesquels existent des vallées plus ou moins profondes. Les deux denticules externes ont la forme de croissants convexes en dehors; les trois denticules internes (numérotés d'avant en arrière 1, 2, 3) figurent des cônes très surbaissés; le denticule postérieur s'aplatit et s'infléchit contre la dent suivante; il ne prend tout son développement que dans la dernière molaire, qui lui doit son apparence trilobée.

La table des molaires inférieures se forme rapidement et montre un dessin d'émail figurant aussi un **B**, mais étroit et à boucles tournées en dehors; de plus, l'intérieur de ces boucles s'ouvre sur le côté interne, en sorte que le cément qui les remplit est en communication avec le cément extérieur et que les émaux centraux restent continus avec l'émail périphérique. C'est ce que montre parfaitement la figure 273,3, où l'on voit : 1° les deux croissants externes séparés par un sillon marqué d'un pli d'émail; 2° les trois denticules internes, plus ou moins arrondis, les deux premiers continus l'un à l'autre, formant une sorte de **8** pédiculé; 3° le denticule postérieur plus ou moins usé contre la dent suivante, sauf sur la dernière dent, où il se redresse et se développe avec l'âge; 4° dans la concavité des croissants externes, les espaces étroits circonscrits par les émaux centraux et communiquant avec le cément de la face interne.

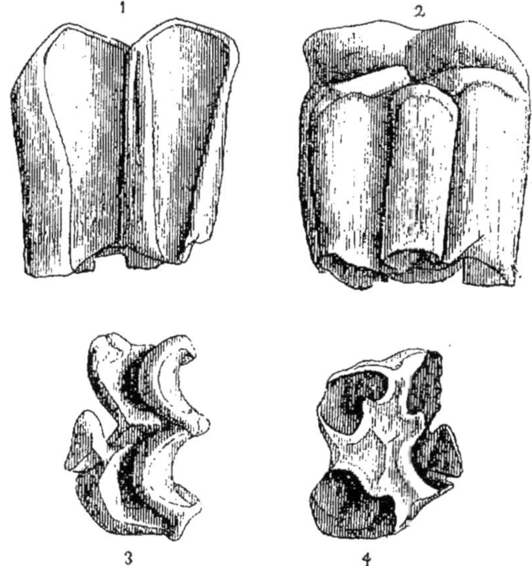

Fig. 274. — Une molaire supérieure d'un poulain nouveau-né, vue par sa face externe (1); par sa face interne (2); par son extrémité libre (3); par son extrémité enchâssée (4). [Celle-ci montre trois orifices de la pulpe d'où partiront autant de racines (d'après Cornevin et Lesbre).]

L'ivoire est marqué d'une étoile dentaire au centre de chaque denticule. Le cément est en couche épaisse sur les deux faces latérales de la partie libre.

Les molaires inférieures n'ont que deux racines, une antérieure, l'autre postérieure, excepté la première et la dernière qui en ont souvent trois.

Caractères individuels. — La longueur des trois arrière-molaires, mesurée sur la table, est d'environ les neuf dixièmes de celle des avant-molaires. La largeur de la table diminue d'avant en arrière, surtout à partir des arrière-molaires. Les denticules internes 1 et 2 sont d'autant moins développés et d'autant plus courbés l'un vers l'autre que la dent envisagée est plus postérieure. Les espaces circonscrits par les émaux centraux diminuent d'avant en arrière. La première molaire se distingue à un bord anguleux tenant lieu de face antérieure. La dernière présente aussi un bord pour terminer l'arcade molaire; en outre, le développement de son denticule postérieur est tout à fait caractéristique.

Molaires de première dentition. — On a cru longtemps, sans doute à cause de leur uniformité, que toutes les molaires du Cheval étaient des dents persistantes. Bien que Francini, en 1607, et Ruini, en 1626, eussent affirmé l'existence de molaires caduques, Bourgelat n'y croyait pas encore à l'époque où il fonda les écoles vétérinaires ; il fallut que Ténon lui démontrât, pièces en main, que les trois premières molaires de chaque arcade, chez l'adulte, succèdent à des dents de lait.

Les molaires de lait sont, avons-nous déjà dit, au nombre de quatre, de chaque côté, à la mâchoire supérieure, de trois seulement à l'inférieure.

La *première supérieure* (fig. 269, *b*) est une dent rudimentaire que les vétérinaires considèrent à tort comme une surdent; elle fait partie de la formule dentaire normale et elle était bien développée dans certains Équidés fossiles, précurseurs des Solipèdes actuels, tels que les Palæotherium et les Anchitherium. Elle est très variable de forme et de volume, tantôt creusée d'une cavité comme une prémolaire supérieure de Ruminant, tantôt terminée en pointe mousse comme une tuberculeuse de Carnivore, tantôt réduite à l'état styloïde, toujours uniradiculée. On la voit parfois s'isoler sur la barre et se placer à plusieurs centimètres en avant des autres. Elle pousse ordinairement vers l'âge de cinq à six mois et tombe avec la dent suivante vers deux ans et demi pour n'être jamais remplacée ; il n'est pas rare toutefois de la voir persister pendant l'âge adulte et même jusque dans la vieillesse. Il ne faut pas douter qu'elle marche vers la disparition : sort qu'a déjà subi sa correspondante de l'autre mâchoire, que l'on voit d'ailleurs réapparaître chez quelques rares individus, à l'état d'un grêle stylet. Au point de vue phylétique, ce sont là des dents primordialement diphysaires, comme les autres prémolaires, qui sont devenues monophysaires par disparition du germe de deuxième génération. Autrement dit, ce sont des dents de lait qui ont perdu leurs remplaçantes et qui sont elles-mêmes en état de régression.

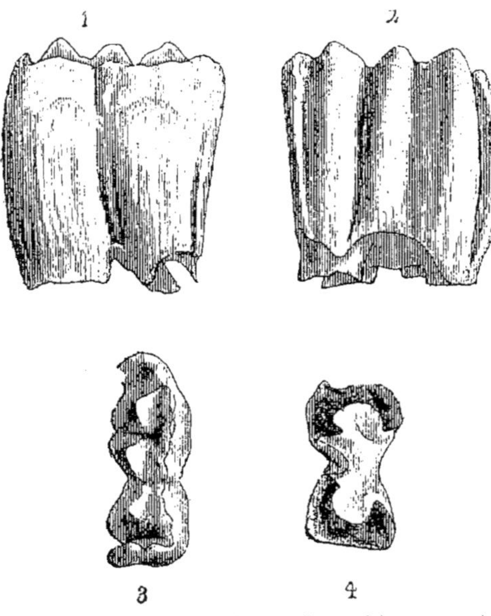

Fig. 275. — Une molaire inférieure d'un poulain nouveau-né (d'après Cornevin et Lesbre)[1].

Les *autres molaires de lait*, seules importantes pour l'individu, se distinguent des molaires d'adulte à leur faible hauteur et à leur moindre largeur ; leur fût ne dépasse pas 3 à 4 centimètres, tandis qu'il atteint 7 à 10 centimètres dans ces dernières : différence en rapport avec la durée relative de leurs usages. En outre, les molaires caduques supérieures (fig. 274) se reconnaissent à leur denticule annexe plus court, à leurs côtes externes moins fortes et à leurs émaux

1, face externe ; 2, face interne ; 3, extrémité libre ; 4, extrémité enchâssée avec deux racines naissantes.

centraux plus sinueux ; les molaires caduques inférieures (fig. 275) à leurs denticules internes 1 et 2 plus étroits et moins courbés l'un vers l'autre, à leurs émaux centraux très rétrécis. Quant à la distinction des molaires caduques entre elles, elle repose sur des caractères semblables à ceux que nous avons déjà indiqués pour les molaires de l'adulte.

Évolution des molaires. — Les molaires remplaçantes ou prémolaires poussent directement en dessous des caduques de manière à en ronger les racines et à les expulser en faisant éruption (fig. 276). Au moment de leur chute, celles-ci sont réduites à une plaque d'environ un centimètre d'épaisseur. Quand celles-là atteignent le niveau de la table, elles ont toute leur hauteur ; leurs racines ne tardent pas à se montrer et, seules, continuent à croître jusqu'à ce qu'elles aient

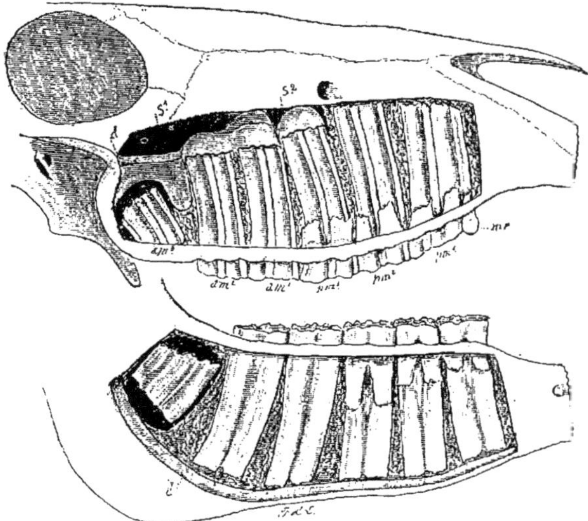

Fig. 276. — État des molaires chez un Cheval de deux ans *.

atteint $2^{cm},5$ à 3 centimètres. Ces dents proéminant dans la bouche d'environ 15 millimètres, du côté le plus saillant, et 10 millimètres, du côté le moins saillant, il s'ensuit qu'elles sont d'abord très profondément implantées dans les maxillaires : à la mâchoire inférieure, elles occupent presque toute la hauteur des branches maxillaires ; à la mâchoire supérieure, elles s'enfoncent jusqu'au niveau du canal dentaire et remplissent à peu près complètement les sinus maxillaires. Au fur et à mesure qu'elles poussent au dehors, leurs alvéoles se rétractent, s'oblitèrent ; le fond s'élevant vers l'orifice cède la place aux sinus ou bien au tissu osseux spongieux ; les lames compactes des maxillaires se rapprochent et, à la longue, le chanfrein s'évide sur le côté, la ganache devient tranchante. Le collet n'arrive à la gencive qu'à un âge très avancé ; dès lors la saillie de la dent dans la bouche diminue peu à peu et l'usure arrive au ras de la gencive (fig. 277). De nombreuses mensurations ont établi que, à partir du

* *mr*, molaire rudimentaire de la mâchoire supérieure ; pm^1, pm^2, pm^3, autres molaires de première dentition, sous lesquelles poussent les remplaçantes ; am^1, am^2, am^3, arrière-molaires ; *d*, *d*, conduits dentaires, supérieur et inférieur ; S^1, sinus maxillaire postérieur ; S^2, sinus maxillaire antérieur.

moment où leur table est complète, c'est-à-dire de cinq ans, les molaires de deuxième dentition usent, ainsi que les incisives, d'environ 3 millimètres par an; or, à cinq ans, la couronne de ces dents est longue de 6 à 7 centimètres; il suffit donc de vingt et quelques années pour l'user à fond, ce qui, avec les cinq années antérieures, fait une longévité moyenne d'une trentaine d'années. L'usure se ralentissant un peu dans la vieillesse, mettons que les dents puissent suffire à leur tâche jusqu'à trente-cinq ou quarante ans, c'est un terme extrême que bien peu de chevaux atteignent.

Les molaires n'éprouvent pas seulement un mouvement de sortie hors de

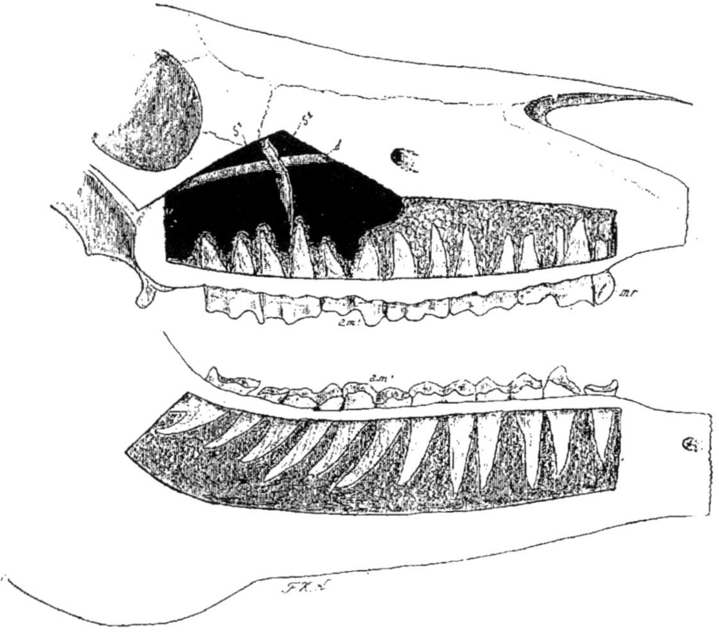

Fig. 277. — État des molaires à un âge très avancé *.

l'alvéole; elles subissent encore un véritable déplacement dans le sens antéro-postérieur. Dans le principe, les molaires de lait ne laissent aucune place libre en arrière d'elles; elles s'étendent jusqu'à la base de l'apophyse coronoïde, d'une part, jusqu'à la protubérance maxillaire, d'autre part. Les arrière-molaires qui apparaissent ensuite successivement doivent, pour se faire place, pousser en avant les dents précédentes, qui s'éloignent de plus en plus de leur point de départ. Et ce transfert n'est pas seulement apparent, corrélatif à l'accroissement des maxillaires; il est réel, effectif : c'est ainsi, par exemple, que, avec l'âge, on voit certaines molaires supérieures passer du sinus maxillaire postérieur dans l'antérieur ou de celui-ci dans le diploë [1]. Ce mouvement

1. Pour plus de détails, Voy. F.-X. Lesbre, *Observations sur les dents et les mâchoires des Solipèdes.*

* *mr*, molaire rudimentaire ; *am*¹, première arrière-molaire ; 1, canal dentaire supérieur traversant les deux sinus maxillaires S¹ et S².

d'arrière en avant paraît avoir pour cause une poussée exercée par les arrière-molaires, lesquelles sont obliquement enchâssées et comme arc-boutées contre les autres (fig. 269), poussée dont témoigne l'usure des faces adjacentes. Il est évident que l'os se prête à ce mouvement, grâce à un remaniement incessant de sa substance, à une sorte de plasticité modelante qui maintient l'indépendance de chaque alvéole.

C. — Époques d'éruption des diverses sortes de dents.

Le tableau suivant expose synoptiquement les dates d'apparition dans la bouche, c'est-à-dire le moment où les dents traversent la gencive. Il faut ensuite un certain temps pour qu'elles atteignent le niveau de la table ; cela demande six mois pour les incisives de deuxième génération. Les époques d'éruption des dents remplaçantes coïncident avec les époques de chute des dents caduques correspondantes.

Tableau chronologique de l'éruption dentaire chez le Cheval et les autres Solipèdes.

PREMIÈRE DENTITION.

Incisives.	Pinces.......	6 à 12 jours.
	Mitoyennes..	30 à 40 —
	Coins........	6 à 7 mois.
Canines..	Non développées.	
Molaires.	1re supérieure.	5 à 6 mois.
	Les autres..	A la naissance et dans les 2 ou 3 semaines qui suivent.

DEUXIÈME DENTITION.

Incisives.	Pinces.......	2 ans 1/2.	
	Mitoyennes..	3 ans 1/2.	
	Coins........	4 ans 1/2.	
Canines..	....	De 4 à 4 ans 1/2.	
		Supérieures.	Inférieures.
Prémolaires.....	Première.	28 à 34 mois.	26 à 32 mois
	Deuxième.	38 à 42 —	30 à 34 —
	Troisième.	45 à 50 —	40 à 44 —
		Aux deux mâchoires.	
Arrière-molaires.	Première.......	10 à 12 mois.	
	Deuxième......	20 à 26 —	
	Troisième......	40 à 50 —	

DIFFÉRENCES

Ane.

La dentition est remarquablement uniforme dans tous les Solipèdes ; cependant, chez l'Ane, les incisives se font remarquer par une certaine étroitesse transversale, en vertu de laquelle leurs tables prennent la forme arrondie plus tôt que chez le Cheval, et par une dureté plus grande, qui met toujours en retard leur rasement et leur nivellement. Les canines n'offrent rien de particulier. Les molaires supérieures, qu'elles soient de première ou de deuxième dentition, se reconnaissent : 1° à l'absence d'un petit pli d'émail situé entre les deux boucles du **B** de la table et que M. Lesbre a fait connaître sous le nom de *pli caballin* 2° à la brièveté du denticule annexe ; 3° à la moindre largeur des côtes externes, qui ne sont jamais dédoublées comme on peut le voir chez le Cheval ; 4° à la forme moins sinueuse des émaux centraux. — Les molaires inférieures se distinguent à l'étroitesse de leurs tables, à un allongement particulier du denticule interne n° 1, et à l'alignement antéro-postérieur de ce denticule avec le suivant.

Signalons enfin que les dents de l'Ane sont généralement plus dures que celles du Cheval et usent moins vite.

Mulet.

Par sa dentition, le Mulet tient beaucoup plus de son père, l'Ane, que de sa mère, la Jument.

Bœuf.

La formule de la première dentition du Bœuf est :

$$\text{inc. } \frac{0}{4}, \quad \text{can. } \frac{0}{0}, \quad \text{m. } \frac{3}{3} = 20 \text{ dents.}$$

Celle de la deuxième dentition est :

$$\text{inc. } \frac{0}{4}, \quad \text{can. } \frac{0}{0}, \quad \text{pm. } \frac{3}{3}, \quad \text{am. } \frac{3}{3} = 32 \text{ dents.}$$

On le voit, le Bœuf ne possède pas d'incisives supérieures ni de canines aux deux mâchoires. On a prétendu qu'il existe, chez l'embryon, des rudiments d'incisives supérieures et de canines qui avorteraient dans les maxillaires : mais il n'en est rien ; les recherches spéciales de Pietkewitz, Legros et Magitot, Pouchet et Chabry, ont établi que, au niveau de la région intermaxillaire, comme au niveau des barres, la lame dentaire n'émet pas d'organes adamantins et qu'elle est elle-même atrophiée. Ajoutons toutefois que les incisives latérales de la mâchoire inférieure paraissent être des canines transformées ; en effet, on les a vues plus d'une fois prendre la forme conoïde, comme par un effet de retour à l'état primitif ; d'autre part il n'existe jamais plus de six incisives à une mâchoire lorsqu'il y a simultanément des canines. (Voy plus loin la dentition des Camélidés.)

Incisives. — Les incisives, au nombre de huit, sont disposées en clavier arciforme à l'extrémité du maxillaire inférieur et distinguées en *pinces*, *premières mitoyennes*, *deuxièmes mitoyennes* et *coins* (fig. 280). Elles ne sont jamais solidement fixées dans l'alvéole, mais au contraire quelque peu mobiles, sans doute pour ne pas entamer le bourrelet muqueux qui les remplace à la mâchoire supérieure. Cette mobilité tient à ce qu'elles sont enchâssées en partie dans la gencive ; la faible profondeur des alvéoles ne permet pas à leur racine de s'y loger toute entière.

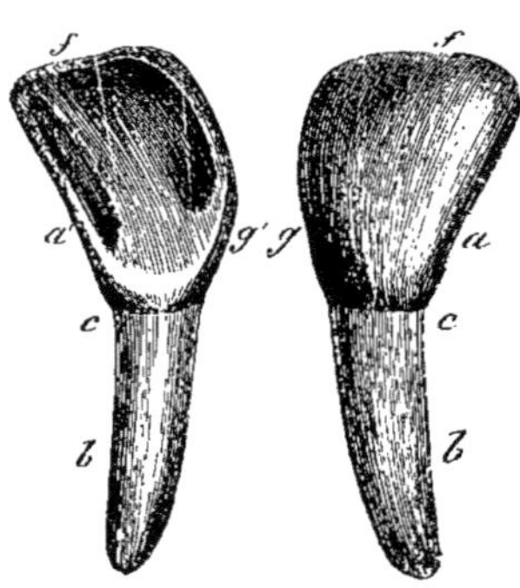

Fig. 278. — Une incisive de Bœuf. vue par la face buccale et par la face labiale *.

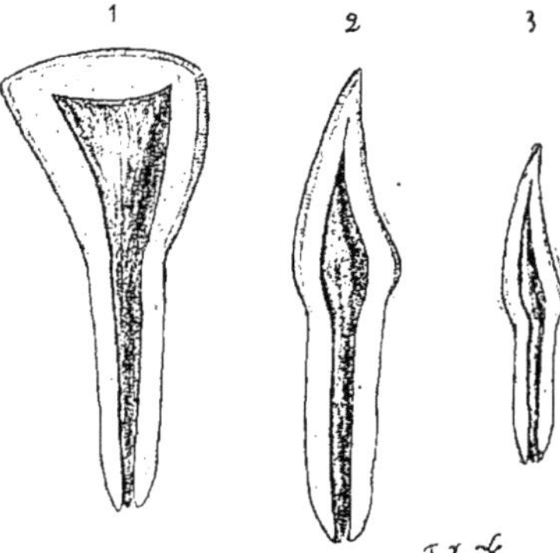

Fig. 279. — 1, coupe frontale d'une incisive remplaçante ; 2. coupe sagittale d'une incisive remplaçante ; 3. coupe sagittale d'une incisive de lait.

Une incisive quelconque, isolée (fig, 278), affecte la forme d'une pelle dont le manche serait représenté par la racine. Couronne et racine sont donc très distinctes et séparées à la gencive par un collet très prononcé.

La couronne est triangulaire, plus ou moins incurvée et relevée contre la mâchoire supérieure ; elle offre à étudier : une face externe, inférieure, antérieure, ou mieux labiale, — une face interne, supérieure, postérieure, ou linguale, — un bord antérieur ou supérieur et deux bords latéraux.

La face labiale, légèrement convexe en tous sens, est irrégulièrement striée dans le sens longitudinal, mais elle se polit à la longue par le frottement de la lèvre. — La face linguale est taillée en un biseau un peu concave sur lequel se détache une légère éminence conique plus ou moins marquée, dont le sommet vient se perdre vers le bord antérieur de la dent, non loin de son angle externe. Cette face a reçu de Girard le nom d'*avale*. — Le bord antérieur est convexe et tranchant dans la dent vierge ; c'est par lui que commencent l'éruption et plus tard l'usure. — Quant aux bords latéraux, l'interne est convexe, l'externe légèrement concave, la dent étant, dans son ensemble, un peu déjetée en dehors.

La racine est cylindroïde, comprimée d'un côté à l'autre, atténuée à l'extrémité ; elle atteint une longueur moyenne de deux centimètres. L'orifice de la pulpe se ferme de bonne heure et ne laisse plus que le passage des vaisseaux et des nerfs.

* *a*, partie libre ; *b*, racine ; *c*, collet ; *f*, bord antérieur ; *g*, bord interne (empruntée au *Traité de l'extérieur du Cheval* de Lecoq).

La structure (fig. 279) n'offre rien de particulier, si ce n'est l'extrême minceur de l'émail sur la face inguale de la couronne et le peu d'abondance du cément, qui vaut à celle-ci la belle couleur blanche qu'elle revêt aussitôt qu'elle s'est polie par le frottement. La cavité de la pulpe persiste longtemps après que l'orifice radiculaire s'est fermé : elle se comble d'un ivoire de nouvelle formation qui fait étoile dentaire sur la surface d'usure lorsqu'il est mis à nu. Celle-ci s'étend d'avant en arrière sur l'avale de manière à effacer à la longue toute trace

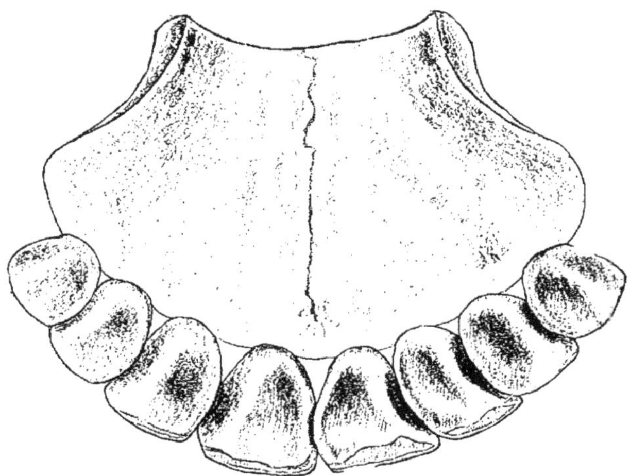

Fig. 280. — Arcade incisive de deuxième dentition (d'après Cornevin et Lesbre).

de son éminence ; on dit alors que la dent est nivelée ; elle finit par prendre l'empreinte du bourrelet de la mâchoire supérieure et par devenir concave d'avant en arrière. Comme les incisives du Bœuf ne sont pas soumises à la pousse constante, leur partie libre diminue dans la proportion de son usure, et arrive à s'user jusqu'au ras de la gencive. Comme, d'autre part, ces dents ne se touchent jamais que par leur partie évasée, elles paraissent s'écarter, à un moment donné, lorsque celle-ci a été emportée par détrition.

Dans une arcade incisive donnée, de première ou de deuxième dentition, les dents décroissent considérablement, mais graduellement, en volume et surtout en hauteur, des pinces aux coins ; les deux courbes, inscrite et circonscrite, de l'arcade forment une sorte de croissant allongé.

Les incisives caduques se reconnaissent surtout à leur petit volume ; la différence est telle que, s'il existe, dans une même arcade, des dents des deux générations, il y a un contraste frappant. En outre les dents de lait sont ordinairement plus courbées en dehors et plus déprimées sur l'avale.

Avant leur éruption, les incisives de première et de deuxième dentition sont placées de champ dans l'os comme le montre la figure 281 ; elles doivent tourner sur elles-mêmes d'un quart de tour. Au moment où elles traversent la gencive, elles sont encore de travers, et, s'il s'agit de dents remplaçantes, elles sont en outre situées en arrière de la place qu'elles sont appelées à prendre.

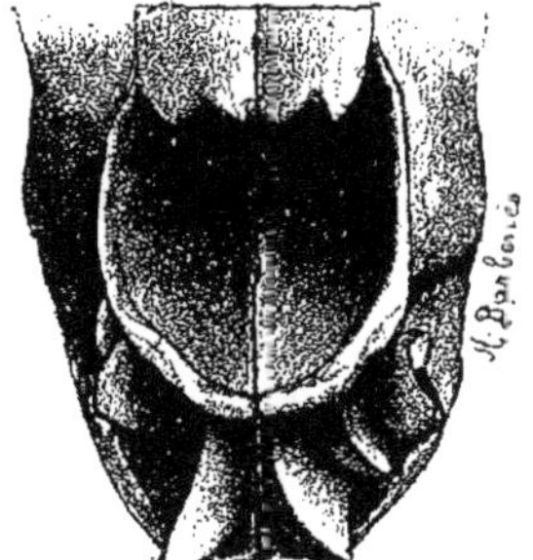

Fig. 281. — Bout des mâchoires d'un fœtus pour montrer la position des incisives (d'après Cornevin et Lesbre).

MOLAIRES (fig. 282 et 283). — Les molaires viennent après une barre de 10 à 12 centimètres. On en compte, chez l'adulte, 6 de chaque côté de chaque mâchoire, dont 3 prémolaires et 3 arrière-molaires. Celles-ci sont beaucoup plus volumineuses que celles-là, et, dans chaque groupe, le volume va croissant d'avant en arrière. Les arcades molaires de chaque mâchoire sont notablement plus distantes que dans les Solipèdes ; les inférieures sont presque parallèles car elles croisent légèrement la direction des branches maxillaires. Le plan de correspondance des tables est comme dans les Solipèdes.

Les *arrière-molaires supérieures* ont quelque ressemblance avec celles du Cheval ; l'émail dessine sur leur table un **B** à boucles tournées en dedans : la différence principale consiste en ce que le denticule annexe, au lieu de former appendice à la boucle antérieure, est à l'état de colonnette entre les deux boucles. La table est en outre plus accidentée transversalement que chez les Solipèdes et ses crêtes émailleuses plus vives. Chacune de ces dents, considérée en

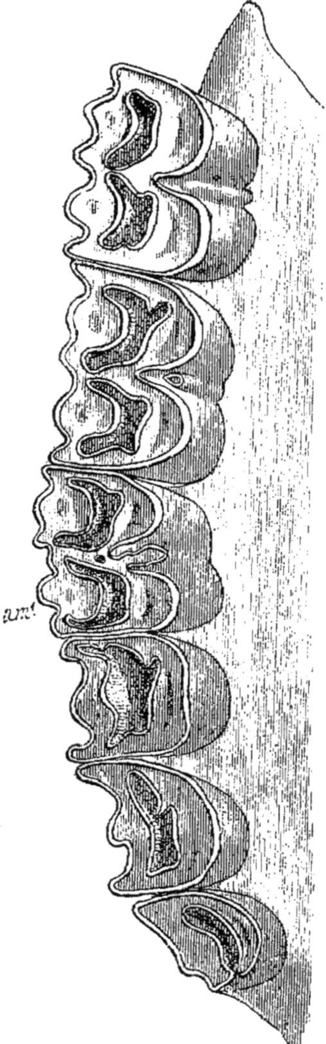

Fig. 282. — Arcade molaire supérieure d'adulte, vue par la table *.

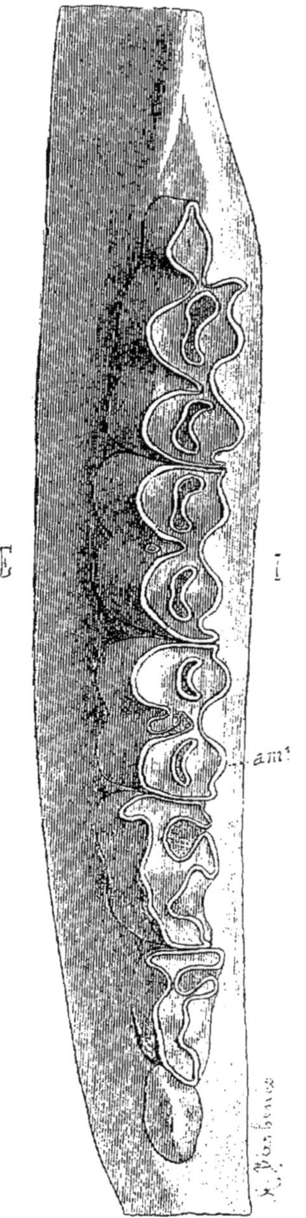

Fig. 283. — Arcade molaire inférieure d'adulte, vue par la table **.

* *am*¹, première arrière-molaire (d'après Cornevin et Lesbre).
** *ma*¹, première arrière-molaire ; I, côté interne, E, côté externe (d'après Cornevin et Lesbre).

détail, se compose d'une couronne et de trois racines divergentes. Celles-ci son disposées deux en dehors, une en dedans ; l'interne est très large et parcourue par un sillon médian. La couronne est un fût d'environ 4 centimètres de hauteur, dont 15 à 18 millimètres sortent de la gencive. Elle est aplatie d'un côté à l'autre et offre à étudier quatre faces et une extrémité libre.

La face externe présente cinq reliefs ou plis saillants d'émail, plus ou moins nivelés par le cortical osseux ; l'antérieur, le médian et le postérieur rappellent les côtes des molaires supérieures des Solipèdes, mais ils sont beaucoup plus étroits; les autres sont intermédiaires aux précédents et correspondent aux deux cannelures des Solipèdes. Ces plis s'atténuent et disparaissent vers le collet.

La face interne est légèrement arrondie ; elle est parcourue d'un sillon médian qui divise la dent en deux lobes et loge un petit pilier cylindrique connu sous le nom de *colonnette interlobaire.*

Les deux faces, antérieure et postérieure, s'élargissent notablement vers le collet ; elles sont plus ou moins planes et usées au contact des dents adjacentes. La face postérieure de la dernière arrière-molaire termine l'arcade et tend à se convertir en un bord épais.

L'extrémité libre présente, à l'état vierge, quatre denticules, deux externes et deux internes, circonscrivant deux cavités et dessinant un **B**, plus la colonnette interlobaire. Lorsque la table est formée, on voit parfaitement la section de ces denticules ; les externes figurent des ellipses à grand axe transverse, les internes des croissants presque réguliers, la colonnette un petit cercle d'émail indépendant qui, plus tard, se pédiculise, se joint au croissant antérieur et finit par disparaître.

On se rendra un compte suffisant de la structure par un simple coup d'œil jeté sur les figures 282 et 283 ; nous nous bornerons à faire remarquer que le cément est beaucoup moins abondant que chez les Solipèdes et que souvent il est presque absent à l'intérieur des cornets.

Les *prémolaires supérieures* sont unilobées et représentent assez bien, chacune, la moitié d'une arrière-molaire ; elles se terminent par une seule paire de denticules, circonscrivant une cavité unique et figurant ainsi un **D** au lieu d'un **B**. Elles n'ont guère plus de 2 à 3 centimètres de couronne ; aussi leur collet arrive-t-il rapidement à la gencive. — Leurs racines, au nombre de trois (deux externes et une interne), sont légèrement courbées en arrière : celle-ci est la plus volumineuse. — La couronne présente : une face externe, progressivement élargie à partir du collet, et parcourue par trois reliefs longitudinaux, séparés par deux sillons plus ou moins comblés de cément ; une face interne arrondie en tous sens ; une extrémité libre dont nous avons parlé ci-dessus. — Ces dents se distinguent les unes des autres par leur volume et leur hauteur qui vont croissant de la première à la troisième; la première est en outre reconnaissable à sa forte flexion en arrière et en dedans et à sa face antérieure étroite, libre et comme refoulée ; elle est toujours obliquement placée par rapport aux autres.

Les *arrière-molaires inférieures* sont, les deux premières bilobées, la troisième trilobée ; elles sont beaucoup plus aplaties d'un côté à l'autre que leurs opposées et, au lieu de trois racines, elles n'en ont que deux, l'une antérieure, l'autre postérieure ; d'autre part le **B** que dessine l'émail sur leur table est tourné en sens inverse, c'est-à-dire que ses boucles sont externes. — Les racines sont obliques en arrière et courbées dans le même sens : la postérieure est la plus volumineuse, et la différence est énorme pour la dernière dent. — La couronne offre à étudier : une face externe divisée en deux lobes arrondis par un sillon médian d'où se détache une petite colonnette plus ou moins noyée dans le cément ; un deuxième sillon s'observe sur la dernière dent qui présente ainsi trois lobes au lieu de deux ; — une face interne limitée, en avant et en arrière, par un bord saillant, et offrant deux reliefs hémicylindriques et trois cannelures, qui disparaissent vers le collet ; — une face antérieure et une face postérieure par lesquelles les dents sont en contact. Au lieu d'une face postérieure, la dernière arrière-molaire présente son troisième lobe, anguleux et progressivement développé de haut en bas ; — enfin une extrémité libre, à quatre denticules et deux cavites, plus une petite colonnette interlobaire. — La figure 283 nous dispense de décrire la table ; nous ferons seulement remarquer, en la comparant à celle des molaires inférieures des Solipèdes, qu'ici les émaux centraux sont indépendants de l'émail périphérique, et que les boucles du **B** sont parfaitement closes en dedans comme en dehors.

Les *prémolaires inférieures* sont aplaties d'un côté à l'autre, plus ou moins tranchantes à l'extrémité libre, comme des dents de Carnivore. La première peu volumineuse est formée de deux racines et d'une couronne d'environ 1cm,5 de hauteur, laquelle offre deux faces convexes réunies sur un bord pointu. La deuxième et la troisième sont assez semblables, à part le volume qui est plus grand pour celle-ci que pour celle-là ; elles sont généralement triradiculées. La face externe de leur couronne présente en arrière un léger sillon accusant une tendance à la bilobation, comme si un lobe postérieur avait avorté. La face interne offre deux plis rentrants d'émail, évoquant à l'esprit deux cornets effondrés, séparés par un relief cylindrique : le pli antérieur est à l'état de cannelure ; le postérieur est plus ou moins fermé et oblitéré par le cément (fig. 283).

Quant *aux molaires de première dentition*, elles sont au nombre de $\frac{3-3}{3-3}$ et équivalentes, dans leur ensemble, à l'ensemble des molaires de l'adulte, et non pas seulement aux molaires remplaçantes. A la mâchoire supérieure (fig. 284), la première a le type d'une prémolaire, les deux autres ressemblent à des arrière-molaires : celle-là est en effet petite, creusée d'une seule cavité à l'extrémité libre, tandis que celles-ci sont au moins deux fois plus volumineuses, franchement bilobées et terminées par une double paire de croissants donnant lieu à un **B** sur la table, entre les boucles duquel on remarque une colonnette in-

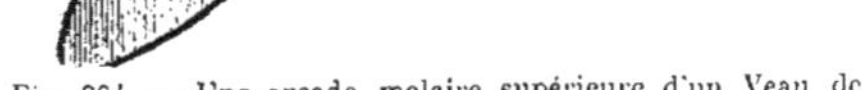

Fig. 284. — Une arcade molaire supérieure d'un Veau de huit jours *.

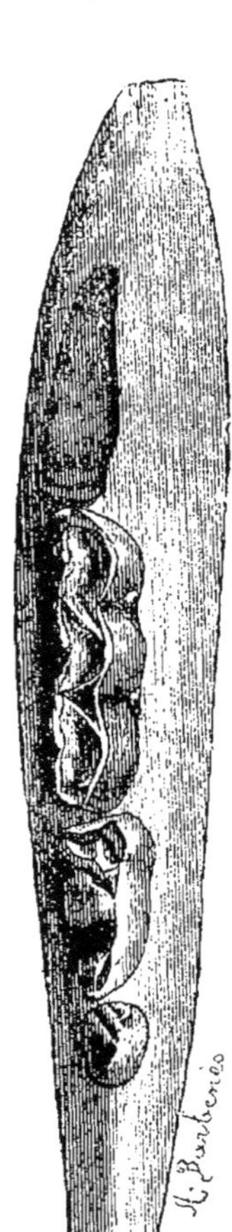

Fig. 285. — Une arcade molaire inférieure d'un Veau de huit jours (le côté interne est à gauche de la figure). La première molaire de lait était encore sous la gencive.

* *am*¹, première arrière-molaire dans son follicule. La première molaire de lait avait juste traversé la gencive.

terlobaire[1] : on ne les distingue des arrière-molaires que par leur moindre largeur et leur moindre hauteur. A la mâchoire inférieure (fig. 285), les deux premières molaires de lait ont l'aspect de prémolaires : la troisième rappelle la dernière arrière-molaire. La première est très petite et pointue, pourvue en arrière de deux petites fossettes ; la deuxième est tout à fait comparable à sa remplaçante ; l'une et l'autre sont pourvues de deux racines. Quant à la troisième, elle est très volumineuse, trilobée, tri-excavée à son extrémité libre et pourvue de deux colonnettes interlobaires ainsi que de trois racines ; on la distinguera aisément de la troisième arrière-molaire à ce que son troisième lobe est le plus gros et à ce qu'il est creusé d'une cavité dentaire, tandis que ce lobe est le plus petit dans la dernière molaire d'adulte et terminé en mamelon.

Époques d'éruption des diverses sortes de dents.

Le tableau suivant fait connaître les dates auxquelles les dents traversent la gencive, chez les animaux communs, c'est-à-dire non précoces.

Tableau chronologique de l'éruption dentaire chez le bœuf.

Première dentition.		
Incisives.	Pinces	Avant la naissance.
	1res mitoyennes	—
	2es mitoyennes	—
	Coins	Id., ou peu de jours après.
Molaires.	Premières	2 ou 3 semaines après la naissance, l'inférieure après la supérieure.
	Deuxièmes	Avant la naissance.
	Troisièmes	—

Deuxième dentition.		
Incisives.	Pinces	20 mois.
	1res mitoyennes	30 —
	2es mitoyennes	38 —
	Coins	4 ans.
Prémolaires.	Premières	26 à 30 mois.
	Deuxièmes	26 à 30 —
	Troisièmes	30 à 34 —
Arrière-molaires.	Premières	4 à 6 mois.
	Deuxièmes	15 à 18 —
	Troisièmes	2 à 2 ans 1/2.

Mouton et Chèvre.

La dentition est la même dans les Moutons et les Chèvres. Elle comprend le même nombre de dents que chez le Bœuf, et nous la décrirons comparativement à celle de ce dernier animal.

Incisives (fig. 286 et 288). — Les incisives diffèrent de celles du Bœuf en ce qu'elles sont très longues de couronne, et par conséquent sujettes à une éruption prolongée, très relevées contre le bourrelet de la mâchoire supérieure, à peine colletées, et solidement enchâssées dans le jeune âge ; en outre, elles sont moins élargies à l'extrémité libre ; et leur avale, nettement délimitée à la partie inférieure par un bord tranchant d'émail, offre une simple crête au lieu de l'éminence conique qu'on observe dans le Bœuf. — Ces dents ne s'écartent ni se raccourcissent dans la vieillesse comme on le voit chez ce dernier ; en général, leur partie libre s'allonge quand l'animal avance en âge.

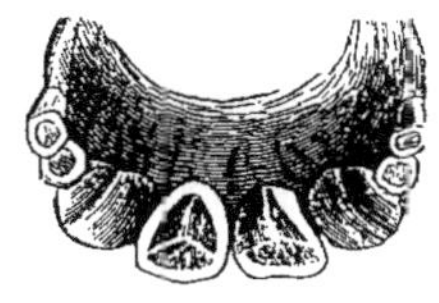

Fig. 286. — Incisives d'un Mouton de deux ans. Les pinces et les premières mitoyennes sont remplacées.

Les incisives caduques se distinguent des autres par leur petitesse ; quand les deux sortes de dents coexistent dans la même arcade, elles font un contraste frappant (fig. 286) ; tandis que, dans une arcade composée exclusivement de dents de lait ou de dents remplaçantes, il y a une diminution graduelle et progressive des pinces aux coins.

Molaires. — Les arcades molaires supérieures (fig. 287) sont convexes en dehors, convergentes en avant ; les inférieures (fig. 288) sont légèrement convexes en dehors et divergentes en arrière. Quant aux dents considérées individuellement aux points de vue de leurs volumes relatifs, de leurs formes, de leur structure, elles sont comme la miniature de celles du Bœuf. Cependant, il est facile de relever quelques différences : ainsi le cément est très peu abondant et prend presque toujours une coloration noire ; les arrière-molaires n'ont point de colonnette interlobaire ni à l'une, ni à l'autre mâchoire ; la face opposée à celle qui porte les boucles du **B** de la table, c'est-à-dire l'externe pour les arrière-molaires supérieures, l'interne pour les arrière-molaires inférieures, cette face, qualifiée parfois de muraille de la dent, est plus aplatie que dans les Bovidés, ainsi que les denticules qui lui correspondent, etc. Les prémolaires supérieures ne sont pas bombées en dedans comme celles du Bœuf. Les prémolaires inférieures ont une forme un peu moins imparfaite que chez ce dernier ; la première présente sur sa face interne deux sillons bien marqués ; la deuxième montre, sur la même face,

1. Cette colonnette n'existe en général que sur la dernière.

une excavation, et, à son extrémité libre, une petite cavité postérieure qui fait émail central après usure; la troisième revêt à peu près la forme d'une vraie molaire: elle est épaisse, nettement bilobée et creusée à son extrémité de deux cavités qui font le **B** sur la table, mais un **B** dont la boucle postérieure semble avoir été déformée et aplatie par la dent

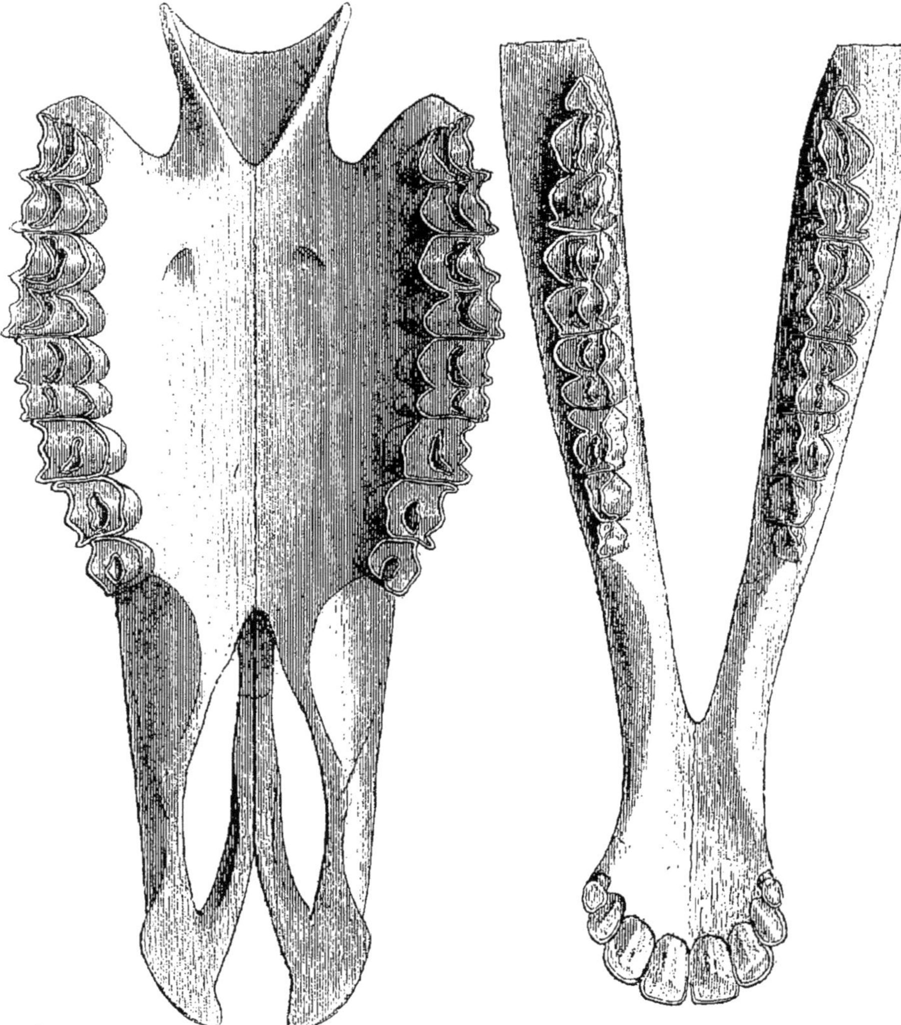

Fig. 287. — Arcades molaires supérieures d'un Mouton de trente-deux mois, vues par la table (d'après Cornevin et Lesbre).

Fig. 288. — Ensemble des dents inférieures d'un Mouton de trente-deux mois (d'après Cornevin et Lesbre).

suivante. La première molaire de lait, à la mâchoire supérieure, ressemble à une prémolaire; les deux suivantes à des arrière-molaires. A la mâchoire inférieure, les deux premières molaires de lait ont le type de prémolaires; la troisième est assimilable à la dernière molaire de l'adulte et montre, comme dans le Bœuf, trois cavités à l'extrémité libre et trois émaux centraux sur la table.

Tableau chronologique de l'éruption dentaire chez le Mouton et la Chèvre [races communes].

PREMIÈRE DENTITION.		
Incisives.	Pinces.........	3 à 5 jours.
	1res mitoyennes.	3 à 5 —
	2es mitoyennes.	10e jour env.
	Coins..........	25 à 30 jours.
Molaires..	Premières.....	5 à 6 semaines.
	Deuxièmes.....	2 à 3 semaines.
	Troisièmes.....	3 semaines.

DEUXIÈME DENTITION.		
Incisives.	Pinces..........	15 mois.
	1res mitoyennes.	21 —
	2es mitoyennes..	27 —
	Coins..........	3 ans 1/2
Prémolaires................		20 mois (avec un léger retard pour la première).
Arrière-molaires.	Premières......	3 mois.
	Deuxièmes.....	9 —
	Troisièmes.....	18 —

Nota. — Ces dates sont celles où les dents traversent la gencive.

Chameaux.

La formule dentaire des Chameaux adultes est :

$$\text{inc. } \frac{0,\ 0,\ 3^{e}}{1^{re},\ 2^{e},\ 3^{e}},\quad \text{can. } \frac{1}{1},\quad \text{pm. } \frac{1^{re}, — 3^{e},\ 4^{e}}{1^{re}, — 0,\ \ 4^{e}},\quad \text{am. } \frac{1^{re},\ 2^{e},\ 3^{e}}{1^{re},\ 2^{e},\ 3^{e}} = 34 \text{ dents.}$$

Ces animaux se distinguent donc des autres Ruminants par l'existence d'incisives à la mâchoire supérieure et de canines aux deux mâchoires, ainsi que par leur première prémolaire qui s'est isolée de ses congénères et simule une autre canine en arrière de la véritable.

Incisives. — Elles sont au nombre de six à la mâchoire inférieure et de deux à la supérieure. Celles-ci sont placées de chaque côté et représentent les coins (fig. 289, *i*); les pinces

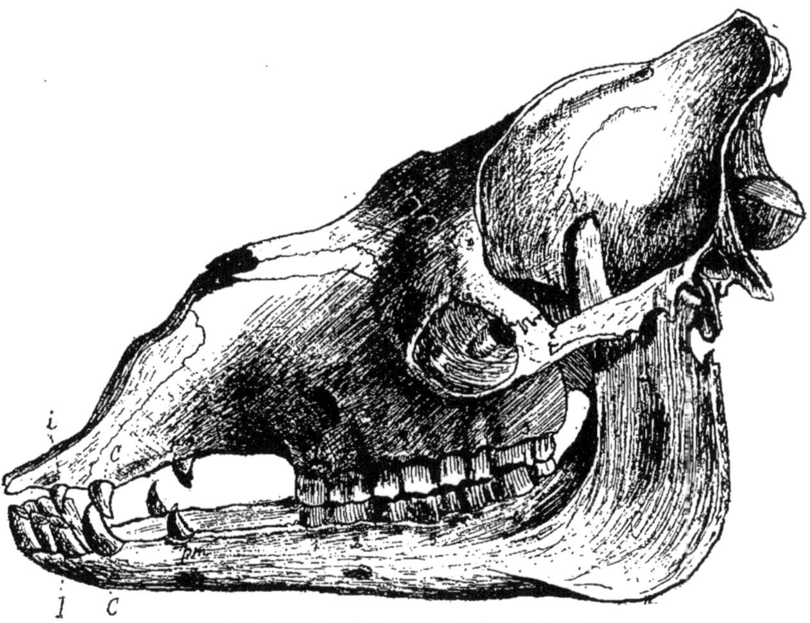

Fig. 289. — Tête d'un Dromadaire (face latérale) *.

et les mitoyennes supérieures ne se développent pas dans la deuxième dentition ou plutôt elles avortent dans leurs follicules. Les deux incisives supérieures ont la forme de crochets incurvés en arrière : n'était leur implantation dans l'intermaxillaire, on les prendrait pour de petites canines ; elles se placent, lorsque la bouche est fermée, entre les canines et les coins

* I. incisives inférieures ; *i*. incisives supérieures, en forme de crochet ; C, C, canines ; *pm*, prémolaires caniniformes, isolées sur les barres ; 1, 2, 3, 4, 5, molaires en série de la mâchoire supérieure ; 1, 2, 3, 4, molaires en série de la mâchoire inférieure.

inférieurs. Les incisives inférieures (fig. 289, I) se relèvent contre la mâchoire opposée, comme celles du Mouton et de la Chèvre ; elles sont solidement enchâssées et chevauchent un peu l'une sur l'autre dans l'arcade étroite qu'elles constituent.

Les incisives de la première dentition sont très différentes de celles de la deuxième. A la mâchoire supérieure, on trouve des mitoyennes et des coins, extrêmement rudimentaires, très faciles à arracher ; seules, les pinces ont avorté dans leurs follicules. A la mâchoire inférieure, il paraît exister huit incisives de lait au lieu de six, par suite de l'aplatissement des canines, qui se sont jointes aux six incisives véritables et en ont pris la forme ; il s'ensuit que les vrais coins sont passés à l'état de deuxièmes mitoyennes. Toutefois, on observe assez souvent un intervalle entre la dernière incisive et la canine incisiforme.

Canines (fig. 289, C). — Les canines forment, chez l'adulte, quatres crocs volumineux, comparables à ceux d'un Carnivore ; leur partie libre atteint 3 centimètres à 3cm,5 de longueur. Dans l'état d'occlusion de la bouche, les supérieures se placent en arrière des inférieures, sans user contre elles. Les canines des femelles sont un peu moins développées que celles des mâles, mais la différence n'est pas toujours très accusée. Quant aux canines de lait, nous avons déjà parlé des inférieures comme simulant les coins de l'arcade incisive ; les supérieures sont peu volumineuses, mais elles ont gardé la forme conoïde ; parfois, cependant, elles s'aplatissent comme des incisives. Le dimorphisme des canines de première et de deuxième dentition est très remarquable ; il démontre bien que les coins des Ruminants à huit incisives ne sont que des canines transformées.

Molaires. — Les molaires d'adulte sont au nombre de six de chaque côté à la mâchoire supérieure, de cinq seulement à l'inférieure. La première s'isole sur la barre et vient se placer à 1 centimètre ou 2 de la canine, dont elle prend la forme (fig. 289, *pm*). Parmi les autres restant en série, on compte trois arrière-molaires à l'une et à l'autre mâchoire, deux prémolaires à la supérieure, une seule à l'inférieure. Les arcades molaires sont très convergentes antérieurement, aux deux mâchoires. — Les arrière-molaires se font remarquer par leur grand volume et la place tout à fait prépondérante qu'elles tiennent dans chaque arcade ; les supérieures ont quatre racines, les inférieures deux seulement. Elles se rapprochent beaucoup, par la configuration de leur couronne, de celles du Mouton et de la Chèvre, vu l'absence de colonnette interlobaire et l'aplatissement de leur muraille. — Quant aux prémolaires en série, l'unique de la mâchoire inférieure ressemble à la deuxième prémolaire inférieure des autres Ruminants ; tandis que les deux de la mâchoire supérieure rappellent assez exactement les deux premières prémolaires supérieures de ces mêmes animaux.

Restent les prémolaires caniniformes. En haut, elles constituent une troisième paire de crochets, sensiblement plus développés chez les mâles que chez les femelles et beaucoup moins inconstants qu'on l'a prétendu, car, sur vingt-cinq têtes examinées, M. Lesbre l'a trouvée vingt-deux fois. Leur saillie dans la bouche est de 1 à 2 centimètres. En bas, ces dents forment une deuxième paire de crochets, situés en regard de leurs homologues supérieurs, mais n'arrivant jamais à leur contact ; leur développement est très variable dans l'un et l'autre sexe : tantôt elles sont à peines apparentes, tantôt elles font une saillie de 12 à 15 millimètres, tantôt enfin elles paraissent manquer. Sur vingt-sept mâchoires inférieures examinées par M. Lesbre, treize étaient pourvues de la prémolaire caniniforme inférieure des deux côtés, cinq ne l'avaient que d'un côté ; enfin neuf ne la montraient ni d'un côté ni de l'autre. Mais, chose curieuse, la place de la dent non apparente est toujours marquée sur le bord maxillaire par un léger gonflement percé d'un *iter dentis* et, en creusant l'os, on l'y trouve assez bien formée. Cette inclusion, que l'on observe indifféremment dans les deux sexes, paraît être la conséquence de déviations qui ont fait perdre à la dent son *iter dentis* ; il n'est pas rare, par exemple, de la trouver la pointe en bas. A l'une et à l'autre mâchoire, les prémolaires caniniformes ou crochets prémolaires sont monophysaires ; il n'y en a pas dans la première dentition.

Les *molaires de lait* sont au nombre de trois de chaque côté à la mâchoire supérieure, de deux à l'inférieure ; elles représentent, comme toujours, un raccourci de l'ensemble des molaires de deuxième dentition. Les supérieures ressemblent beaucoup, comme forme, à celles du Mouton et de la Chèvre, à l'exception de la première qui n'a point de cavité à l'extrémité libre et est à l'état de dent tranchante. La deuxième inférieure rappelle exactement la troisième de l'Agneau ou du Chevreau, avec ses trois lobes et ses trois cavités qui vont en augmentant d'avant en arrière. Quant à la première inférieure, elle est aplatie et tranchante et participe des caractères de la première et de la deuxième des autres Ruminants. A chaque mâchoire, la première molaire de lait n'est pas remplacée, et c'est ainsi qu'il n'y a pas parité de nombre entre les molaires de première dentition et les molaires remplaçantes. Il n'est pas rare qu'elle persiste plus ou moins longtemps après le remplacement des suivantes, et alors on pourrait croire, après un examen superficiel, que la dentition de l'adulte comprend trois prémolaires sériées en haut et deux en bas.

Dates d'éruption. — La chronologie dentaire des Chameaux n'est pas encore parfaitement connue. Nous donnons la suivante sous toutes réserves :

PREMIÈRE DENTITION.

Incisives.	Pinces	1 mois.
	Mitoyennes	3 —
	Coins	6 —
Canines		10 —
Molaires		3 à 6 — (la 1re a toujours du retard).

DEUXIÈME DENTITION.

Incisives.	Pinces	4 ans.
	Mitoyennes	5 —
	Coins	6 —
Canines		6 ans 1/2
Prémolaires caniniformes		6 à 7 ans.
Molaires remplaçantes		5 ans.
Arrière-molaires.	Premières	2 à 3 ans.
	Deuxièmes	3 à 4 —
	Troisièmes	5 à 6 —

Lamas.

La formule dentaire des Lamas adultes diffère de celle des Chameaux par l'absence de prémolaires caniniformes, toutes les prémolaires étant sériées avec les arrière-molaires (fig. 290). Mais ce n'est pas là une différence bien importante, car, d'une part, ladite dent peut manquer chez les Chameaux, d'autre part se montrer chez les Lamas. Et lors même qu'elle n'est pas apparente, on la découvre souvent dans l'os, arrêtée dans son développement.

La formule dentaire des Lamas est donc :

$$\text{inc.}\ \frac{0,\ 0,\ 3^e}{1^{re},\ 2^e,\ 3^e},\quad \text{can.}\ \frac{1}{1},\quad \text{pm.}\ \frac{0 - 0,\ 3^e,\ 4^e}{0 - 0,\ 0,\ 4^e},\quad \text{am.}\ \frac{1^{re},\ 2^e,\ 3^e}{1^{re},\ 2^e,\ 3^e} = 30\ \text{dents.}$$

Le développement des canines et surtout celui des crochets incisifs sont, chez les Lamas, considérablement influencés par le sexe. Dans les mâles, ceux-ci l'emportent sur celles-là ou sont au moins équivalents : les uns et les autres sont très pointus, très recourbés en arrière,

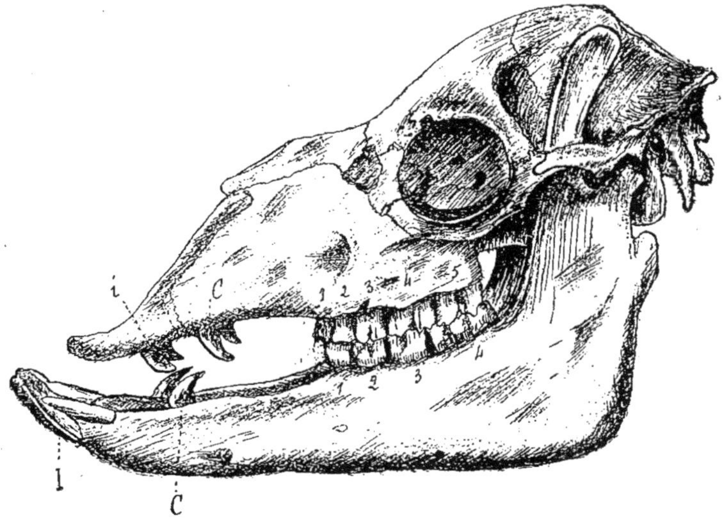

Fig. 290. — Tête d'un Lama (face latérale) (d'après Cornevin et Lesbre) *.

et aplatis d'un côté à l'autre. Les incisives inférieures sont plus étroites et moins relevées que celles des Chameaux ; les coins sont relativement petits ; les dents centrales de la mâchoire supérieure ont disparu tout à fait, même dans la première dentition.

Les canines sont relativement faibles, surtout chez les femelles ; elles sont rudimentaires ou nulles dans la première dentition.

La première prémolaire de la mâchoire supérieure est en état d'atrophie manifeste ; par contre il n'est pas extrêmement rare de trouver deux prémolaires sériées à la mâchoire inférieure ; la première est alors une dent extrêmement fruste et caduque quoique de

* I, incisives inférieures ; *i*, incisive supérieure ; C, canine ; 1, 2, 3, 4, 5, molaires de la mâchoire supérieure ; 1, 2, 3, 4, molaires de la mâchoire inférieure. Il n'y a pas de prémolaire caniniforme.

deuxième dentition: il ne faut pas la confondre avec la première molaire de lait anormalement persistante que l'on trouve assez souvent chez les Chameaux.

Les arrière-molaires se font remarquer, d'une manière générale, par leurs tables accidentées, rappelant celles des Moutons et des Chèvres. Les supérieures ont leurs côtes externes plus saillantes. Les inférieures présentent à leur angle antéro-externe un pli saillant d'émail qui manque aux Chameaux et que nous avons appelé le *pli auchénien* ; exceptionnellement elles peuvent offrir un vestige de colonnette interlobaire.

Parmi les molaires de lait, la première de la mâchoire supérieure se fait remarquer par son atrophie et souvent par son absence.

Phylogénie. — En résumé, il semble évident que l'évolution du système dentaire est plus avancée dans les Lamas que dans les Chameaux. Il y a là une évolution régressive qui se poursuit depuis les âges géologiques, et dont voici, en quelques mots, les principaux stades :

Pœbrotherium du miocène inférieur avait : inc. $\frac{3}{3}$, can. $\frac{1}{1}$, pm. $\frac{4}{4}$, am. $\frac{3}{3}$.

Protolabis du miocène supérieur présentait la même formule, mais avec les incisives centrales supérieures atrophiées.

Procamelus du miocène supérieur avait : inc. $\frac{1}{3}$, can. $\frac{1}{1}$, pm. $\frac{4}{4}$, am. $\frac{3}{3}$.

Pliauchenia du pliocène avait : inc. $\frac{1}{3}$, can. $\frac{1}{1}$, pm. $\frac{4}{3}$, am. $\frac{3}{3}$.

Camelus actuel a : inc. $\frac{1}{3}$, can. $\frac{1}{1}$, pm. $\frac{3}{2}$, am. $\frac{3}{3}$.

Auchenia actuel a : inc. $\frac{1}{3}$, can. $\frac{1}{1}$, pm. $\frac{2}{1}$, am. $\frac{3}{3}$.

En comparant la dernière formule à la première, et en les décomposant l'une et l'autre, on juge d'un coup d'œil des réductions qui se sont opérées.

Formule primitive :

$$\text{inc. } \frac{1^{re},\ 2^e,\ 3^e}{1^{re},\ 2^e,\ 3^e},\quad \text{can. } \frac{1}{1},\quad \text{pm. } \frac{1^{re} - 2^e,\ 3^e,\ 4^e}{1^{re} - 2^e,\ 3^e,\ 4^e},\quad \text{am. } \frac{1^{re},\ 2^e,\ 3^e}{1^{re},\ 2^e,\ 3^e} = 44 \text{ dents.}$$

Formule des Lamas actuels :

$$\text{inc. } \frac{0,\ 0,\ 3^e}{1^{re},\ 2^e,\ 3^e},\quad \text{can. } \frac{1}{1},\quad \text{pm. } \frac{0 - 0,\ 3^e,\ 4^e}{0 - 0,\ 0,\ 4^e},\quad \text{am. } \frac{1^{re},\ 2^e,\ 3^e}{1^{re},\ 2^e,\ 3^e} = 30 \text{ dents.}$$

Porc (fig. 291).

La formule de la première dentition du Porc est : inc. $\frac{3}{3}$, can. $\frac{1}{1}$, m. $\frac{4}{4}$ = 32 dents.

La première molaire n'apparaît guère avant cinq mois, et, comme elle n'est pas remplacée, elle persiste dans l'âge adulte ; c'est ce qui l'a fait considérer par divers auteurs comme une dent de deuxième dentition. Mais si l'on considère que les molaires de lait sortent dans l'ordre postéro-antérieur, que, malgré le retard de la première, elles précèdent de beaucoup les molaires remplaçantes, lesquelles font éruption de treize à quinze mois, que enfin cette dent se remplace assez souvent à la mâchoire supérieure, on ne peut douter que ce soit une molaire de lait dont la remplaçante ne se développe pas d'ordinaire, empêchée qu'elle est par le volume excessif des canines, qui ne laisse presque pas de place disponible. D'ailleurs, il n'est pas rare de voir cette dent manquer tout à fait à la mâchoire inférieure.

Pour indiquer sa persistance dans la deuxième dentition, on formulera suivant la méthode de Ritsche :

$$\text{inc. } \frac{I^{re},\ II^e,\ III^e}{I^{re},\ II^e,\ III^e},\quad \text{can. } \frac{I}{I},\quad \text{pm. } \frac{I^{re},\ II^e,\ III^e,\ IV^e}{I^{re},\ II^e,\ III^e,\ IV^e},\quad \text{am. } \frac{I^{re},\ II^e,\ III^e}{I^{re},\ II^e,\ III^e} = 44 \text{ dents.}$$

Incisives. — Les incisives du Porc sont hétérogènes ; elles ne sont semblables ni aux deux mâchoires ni dans la même mâchoire. Nous prendrons comme type, pour les décrire, les dents d'adulte ; nous ferons connaître ensuite les différences des dents de lait.

Les *incisives inférieures* ressemblent quelque peu à celles d'un Rongeur ; on dirait des chevilles implantées horizontalement à l'extrémité du maxillaire inférieur, chevilles convergentes par la partie libre et formant une arcade pointue.

Les pinces et les mitoyennes sont étroitement serrées et très semblables par la forme ; les coins sont beaucoup plus petits et isolés à mi-distance de la canine et de la mitoyenne. Les premières sont pyramidales triangulaires à l'extrémité enchâssée, aplaties de dessus en dessous à l'extrémité libre, qui présente sur la face supérieure deux cannelures longitudinales et un relief intermédiaire ; elles n'ont pas de collet et leur éruption se continue longtemps. Les secondes sont au contraire colletées à la gencive, aplaties latéralement à la couronne, et peu profondément implantées.

Parmi les *incisives supérieures*, les coins sont à rapprocher des dents de même nom de l'autre mâchoire, car ils sont petits, très aplatis latéralement, faciles à arracher et séparés des autres dents par un diastème ; on les reconnaîtra toutefois à leur plus grande largeur, ainsi qu'à deux petites échancrures qui découpent leur extrémité. Quant aux pinces et aux

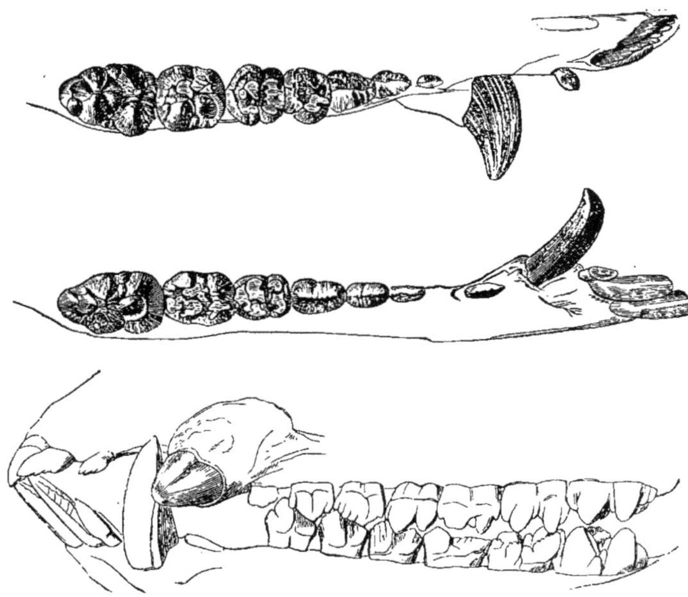

Fig. 291. — Ensemble de la dentition du Porc *.

mitoyennes supérieures, elles sont d'un type tout différent qui rappelle à certains égards les incisives des Solipèdes ; elles sont courtes, larges, aplaties d'avant en arrière et creusées d'un petit cornet dentaire à l'extrémité, plus ou moins incomplet en arrière ; en outre elles sont très convergentes par leur extrémité libre qui est coupée obliquement de telle sorte que leur bord externe est beaucoup moins long que l'interne. Les pinces ménagent entre elles un espace triangulaire qui tient lieu de trou incisif.

Aux deux mâchoires, les pinces et les mitoyennes de première dentition ressemblent à leurs remplaçantes, réserve faite pour leur volume qui est beaucoup plus petit (fig. 293). Quant aux coins de lait, ce sont des dents très grêles, styloïdes, noires à l'extrémité, qui ne ressemblent en rien à ceux de la deuxième dentition ; on dirait des canines.

Canines. — Les canines d'adulte, plus connues sous le nom de crocs, sont des dents volumineuses et recourbées, beaucoup moins développées chez les femelles que chez les mâles, susceptibles, chez ces derniers, de sortir de la bouche comme de véritables défenses, comparables à celles des Sangliers. Lorsque les Verrats ont été châtrés très jeunes, leurs crocs se réduisent beaucoup et tendent à s'identifier à ceux de la Truie.

Les *crocs supérieurs* ne s'allongent pas autant que les inférieurs, mais ils sont plus gros à la base ; en outre, ils se recourbent plus ou moins en arrière et en dehors, de manière à soulever la lèvre et à apparaître de bonne heure au dehors. Ces dents sont presque arrondies chez le Verrat, tandis qu'elles sont très comprimées dans la Truie. Leur alvéole s'accuse par une saillie plus ou moins développée. — Les *crocs inférieurs* peuvent atteindre 20 et 25 centimètres de longueur chez les vieux Verrats ; ils se recourbent en arrière et en dehors en passant au-devant des supérieurs jusqu'à former un anneau complet. Ils sont

* 1, dents supérieures vues par la face de frottement ; 2, dents inférieures vues de la même manière ; 3, vue latérale des deux mâchoires réunies (d'après Fréd. Cuvier).

nettement trifaciés. En même temps qu'ils poussent au dehors, ils s'enfoncent dans la branche maxillaire jusqu'au-dessous des arrière-molaires. Chez la Truie, leur croissance dépasse rarement 3 centimètres à 3cm,5 hors la gencive ; de plus, ils sont aplatis dans le sens latéral.

En général, les crocs ne sont pas émaillés ou incomplètement émaillés sur leur petite courbure, c'est-à-dire que l'ivoire est plus ou moins à nu dans leur concavité : il arrive même que l'émail fasse complètement défaut; par contre il est susceptible de s'étendre jusqu'à l'orifice de la pulpe, car il s'agit là de dents à croissance permanente, c'est-à-dire dépourvues de racine.

Vu leur mode de chevauchement, les canines supérieures s'usent en avant, tandis que les inférieures se biseautent en arrière vers l'extrémité.

Les *canines temporaires* font contraste avec leurs remplaçantes par leur extrême exiguïté : ce sont de grêles stylets, un peu courbés, qui ne dépassent pas quelques millimètres au dehors de la gencive.

Molaires. — Les arcades molaires sont à peu près droites et convergentes postérieurement, aux deux mâchoires. Pour converger en arrière, les arcades inférieures sont obligées de croiser la direction des branches maxillaires ; il en résulte que les alvéoles des dernières molaires font une forte proéminence du côté interne de ces branches. Les dents de chaque

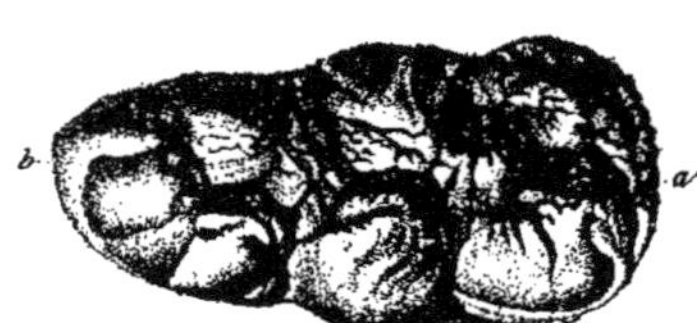

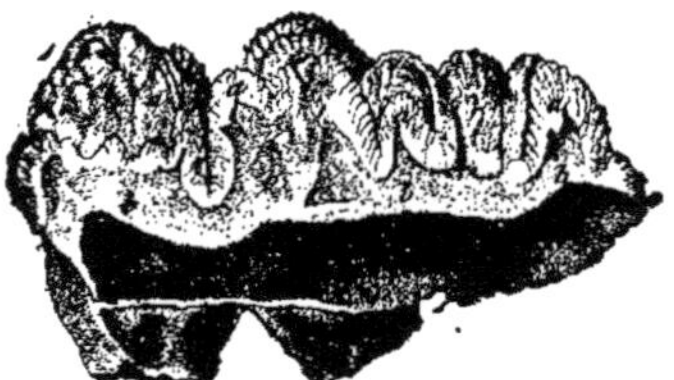

Fig. 292. — La dernière molaire inférieure gauche d'un Porc, vue par la table et vue en coupe longitudinale (d'après Ém. Rousseau).

arcade, au nombre de sept, vont en augmentant d'épaisseur et de volume de la première à la dernière. A l'exception de la première prémolaire supérieure et des quatre prémolaires inférieures, qui sont plus ou moins tranchantes à l'extrémité, les autres affectent le type des dents *tuberculeuses*, c'est-à-dire qu'elles sont mamelonnées, divisées en lobes mousses plus ou moins nombreux. Les arrière-molaires aux deux mâchoires défient véritablement la description par la complication de leur couronne ; il y a d'abord des mamelons primaires, généralement en nombre correspondant à celui des racines de la dent envisagée, puis des mamelons secondaires, divisant les précédents, et se subdivisant eux-mêmes en mamelons tertiaires, enfin des crénelures périphériques ; tout cela séparé par des anfractuosités dont la figure 292 peut donner une idée.

Les animaux dont les molaires sont ainsi plus ou moins mamelonnées à l'extrémité sont parfois qualifiés de *bunodontes*, tandis qu'on donne l'épithète de *sélénodontes* à ceux dont les molaires se terminent par des denticules plus ou moins semi-lunaires circonscrivant de profondes cavités, comme les Solipèdes et les Ruminants.

Les molaires des Porcins, ainsi que leurs autres dents, sont à peu près dépourvues de cément; elles sont basses de couronne et leur collet est déjà à la gencive quand elles ont pris contact de leurs opposées; il n'y a d'exception que pour la dernière, dont l'éruption est longue à s'achever.

La première prémolaire inférieure est isolée, plus rapprochée du croc que des suivantes ; c'est ce qui lui a valu les noms plus ou moins impropres de surincisive, surmolaire, molaire supplémentaire. Elle tombe souvent chez les sujets d'un certain âge. Nous avons dit plus haut que c'est une molaire de lait d'éruption tardive qui n'est jamais remplacée ; Nehring l'appelle molaire permanente antérieure. Toutes les prémolaires inférieures ont deux racines ; il en est de même des deux premières de la mâchoire supérieure; la troisième en a trois, la quatrième quatre. Quant aux arrière-molaires, aux deux mâchoires, les deux premières ont quatre racines, la dernière en a cinq.

Les molaires de première dentition (fig. 293) sont, avons-nous dit déjà, au nombre de quatre, dont les trois dernières seulement sont sujettes au renouvellement. La deuxième et la troisième de la mâchoire inférieure ressemblent beaucoup à celles qui les remplacent ; la dernière est plus volumineuse et rappelle la dernière molaire de l'adulte. A la mâchoire supérieure, la deuxième molaire de lait est un peu plus simple que celle appelée à lui succéder (pm^2) : la troisième et la quatrième sont volumineuses et bilobées comme des arrière-molaires.

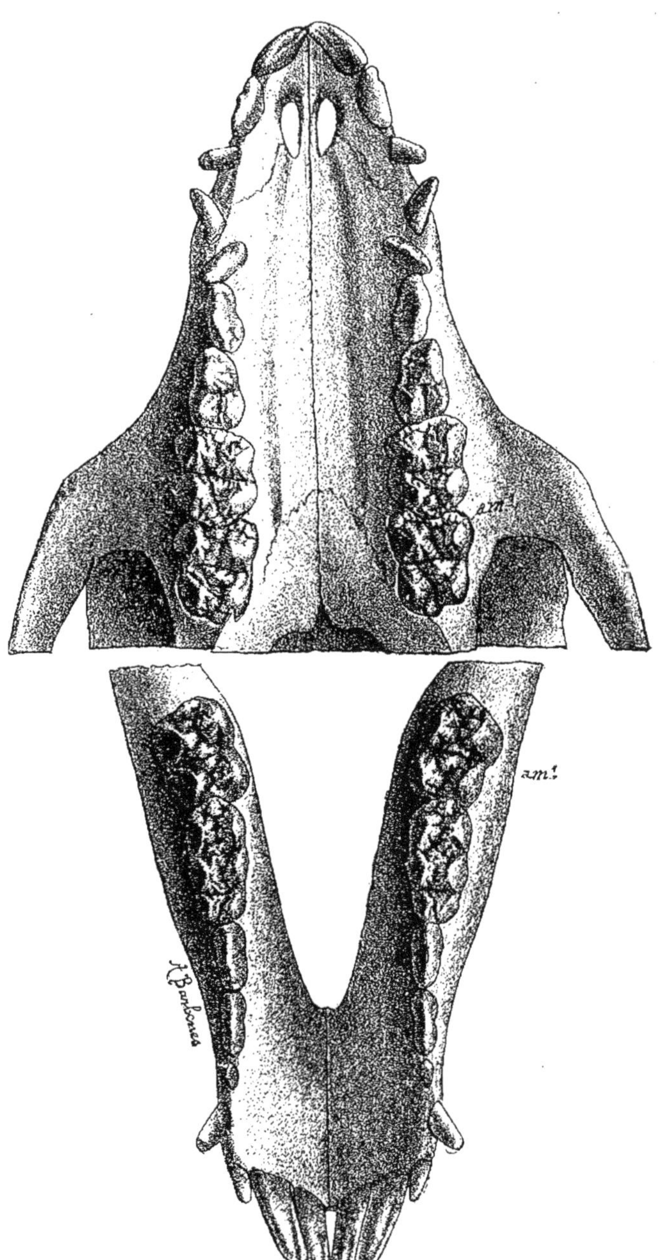

Fig. 293. — Vue d'ensemble de la première dentition, chez un Porcelet de sept semaines (d'après Cornevin et Lesbre) *.

* Les mitoyennes sont en éruption. La première molaire de lait est encore dans l'alvéole ; la deuxième est en éruption. *am*¹, 1re arrière-molaire aux deux mâchoires.

Tableau chronologique de l'éruption dentaire chez le Porc.

PREMIÈRE DENTITION.			
Incisives.	Pinces		15 à 30 jours.
	Mitoyennes		1 1/2 à 2 mois.
	Coins		Av. la naissance.
(Les incisives inférieures ont un peu d'avance sur les supérieures.)			
Canines			Av. la naissance.
Molaires.	Première		Vers 5 mois.
	Deuxième		1 mois 1/2
	Troisième	Sup	4 à 8 jours.
		Inf	15 à 30 —
	Quatrième	Sup	15 à 30 —
		Inf	4 à 8 —

DEUXIÈME DENTITION.		
Incisives.	Pinces	12 à 14 mois.
	Mitoyennes	18 à 20 —
	Coins	9 à 10 —
Canines		9 à 10 —
Molaires remplaçantes		12 à 14 —
Arrière-molaires.	Première	5 mois env.
	Deuxième	10 —
	Troisième	20 —

Chien.

La première dentition du Chien a pour formule : inc. $\frac{3}{3}$, can. $\frac{1}{1}$, m. $\frac{4}{4}$ = 32 dents.

La première molaire de lait aux deux mâchoires ne traverse guère la gencive avant quatre mois, à peu près en même temps que la première arrière-molaire, et, comme elle n'est pas remplacée, elle persiste chez l'adulte ; aussi la plupart des auteurs la placent-ils dans la deuxième dentition et ne comptent dès lors dans la première que trois molaires au lieu de quatre, de chaque côté à chaque mâchoire. A l'exemple de Cuvier et de Everard Home, nous considérons cette dent comme une molaire de lait qui a perdu sa remplaçante, et cela pour les mêmes raisons que nous avons déjà fait valoir à propos du Porc.

La deuxième dentition, comprenant les dents remplaçantes et les arrière-molaires, a pour formule : inc. $\frac{3}{3}$, can. $\frac{1}{1}$, pm. $\frac{3}{3}$, am. $\frac{2}{3}$ = 38 dents.

Si on fait entrer la première molaire de lait, on formulera ainsi, d'après la méthode de Ritsche : inc. $\frac{\text{I}^{re}, \text{II}^{e}, \text{III}^{e}}{\text{I}^{re}, \text{II}^{e}, \text{III}^{e}}$, can. $\frac{\text{I}}{\text{I}}$, pm. $\frac{1^{re}, \text{II}^{e}, \text{III}^{e}, \text{IV}^{e}}{1^{re}, \text{II}^{e}, \text{III}^{e}, \text{IV}^{e}}$, am. $\frac{\text{I}^{re}, \text{II}^{e},}{\text{I}^{re}, \text{II}^{e}, \text{III}^{e}}$ = 42 dents.

Il convient de dire tout de suite que le nombre des molaires d'adulte chez les Chiens est très sujet à varier. Dans les Chiens à face courte, tels que les dogues et les petits Chiens d'appartement, au lieu de six molaires en haut et sept en bas, de chaque côté, on en rencontre souvent $\frac{5}{7}$, ou encore $\frac{5}{6}$, $\frac{4}{6}$, voire même $\frac{4}{5}$. La réduction se fait aux extrémités de la série ; tantôt c'est la dernière qui manque, tantôt c'est la première, tantôt c'est l'une et l'autre. Elle semble bien résulter du défaut d'espace, car, chez certains individus à face courte, on trouve placées de travers et atrophiées les dents qui ont disparu chez d'autres.

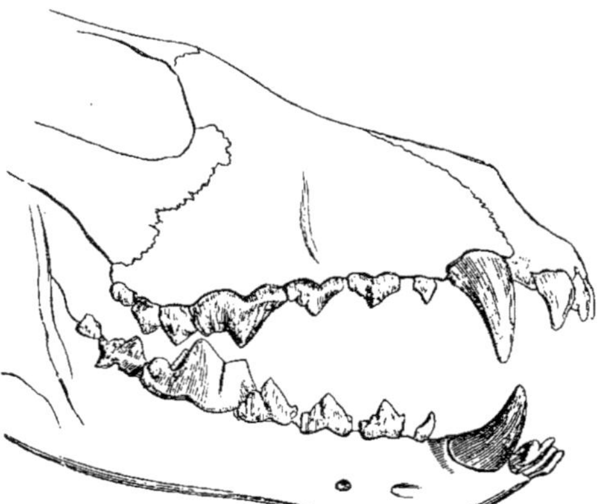

Fig. 294. — Vue latérale et générale des dents du Chien.

L'atavisme n'y est peut-être pas étranger non plus, vu que certains Canidés fossiles (Lycorus, Brachycyons) ou sauvages (Cuons) ont une formule dentaire moins nombreuse que nos Chiens domestiques.

Inversement, dans les Chiens à face longue comme les lévriers, on trouve souvent des molaires supplémentaires, notamment une troisième tuberculeuse à la mâchoire supérieure ; il peut même arriver que cette dent se montre aux deux mâchoires, ce qui réalise la formule dentaire des *amphicyons*.

Toutes les dents du Chien sont colletées à la gencive et à éruption rapide ; leur couronne est dépourvue de cément et plus ou moins renflée à la base, en un bourrelet auquel on a donné le nom de *cingulum*.

Incisives (fig. 295). — Les incisives sont implantées suivant une légère courbe et opposées d'une mâchoire à l'autre à peu près verticalement. D'une manière générale, les supérieures sont plus volumineuses que les inférieures et, dans chaque arcade, les coins l'emportent sur les mitoyennes, celles-ci sur les pinces. Leur racine est longue, fortement aplatie d'un côté à l'autre, plus épaisse en avant qu'en arrière et légèrement creusée sur les faces latérales. Leur couronne est comme biseautée en arrière, trilobée à l'extrémité; sa face antérieure est convexe; la postérieure est triangulaire, limitée en bas et de chaque côté par un bourrelet qui encadre une éminence conique; son extrémité est un bord tranchant, découpé par deux petites échancrures en trois lobes inégaux formant ce qu'on appelle communément le *trèfle* ou la *fleur de lis*; le lobe interne fait assez souvent défaut sur les pinces et les coins inférieurs.

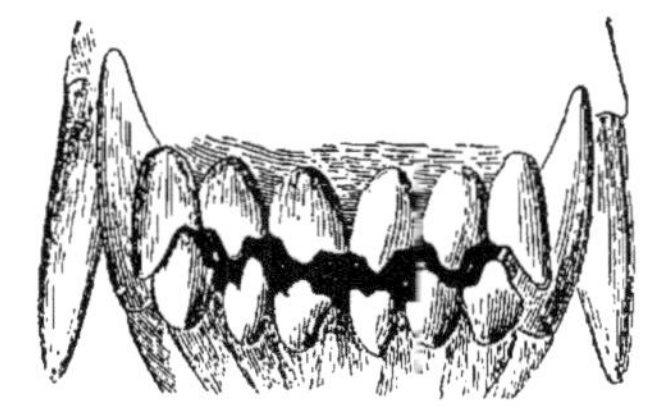

Fig. 295. — Vue antérieure des incisives et des canines d'un Chien d'un an.

Les incisives supérieures se distinguent aisément des inférieures, non seulement à leur volume plus considérable, mais encore au bourrelet plus saillant de leur face postérieure et à leur trèfle mieux formé. Le lobe médian des coins supérieurs est extrêmement développé, pointu et recourbé en arrière, ce qui leur donne un peu l'apparence de canines.

Les *incisives temporaires* (fig. 296) ont la même forme que celles de l'adulte; mais elles contrastent par leur exiguïté et elles sont plus ou moins espacées.

L'usure des incisives est plus rapide à la mâchoire inférieure qu'à la supérieure, et, dans chaque mâchoire, plus rapide sur les dents centrales que sur les coins.

Canines (fig. 294). — Les canines ou crochets sont très développées dans les deux sexes; les supérieures laissent entre elles et les coins un intervalle pour recevoir les inférieures, celles-ci sont implantées contre les incisives, mais en revanche sont plus distantes que celles-là de la première molaire.

Les canines sont légèrement colletées à l'émergence de l'alvéole, où s'arrête l'émail. Leur racine est aplatie latéralement, à peine atténuée à l'extrémité, et longue de 2 à 3 centimètres. Leur couronne est recourbée en arrière et en dedans, creusée sur sa face interne d'une petite rainure; le bord antérieur est épais et arrondi, le postérieur est en arête vive. Les crochets supérieurs sont plus forts que les inférieurs, mais moins divergents à l'extrémité; leur cingulum est plus manifeste.

Quant aux *crochets caducs* (fig. 296), ils sont plus grêles, plus courbés et plus pointus que les remplaçants; leur largeur maximum est de 4 à 5 millimètres.

Les canines s'usent en s'émoussant à l'extrémité. Elles se brisent souvent.

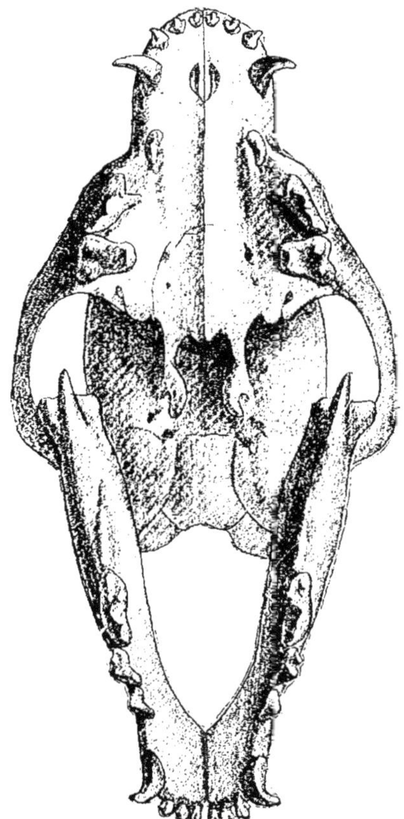

Fig. 296. — Vue d'ensemble de la première dentition chez un Chien d'un mois (d'après Cornevin et Lesbre). La première molaire aux deux mâchoires n'est pas encore sortie.

Molaires. — Dans chaque arcade, chez l'adulte (fig. 294), il existe une dent principale qu'on appelle *carnassière*, laquelle est quatrième en haut, cinquième en bas. A partir de cette dent, les autres vont en diminuant de volume soit en avant, soit en arrière. Les *pré-carnassières* sont aiguës et coupantes, découpées en pointes, comme la carnassière elle-même. Celles qui suivent cette dernière sont au contraire mamelonnées à l'extrémité et comme émoussées; on les appelle *tuberculeuses*. Il y a donc, à la mâchoire supérieure, de chaque côté : trois précarnassières, une carnassière et deux tuberculeuses; à la mâchoire inférieure : quatre précarnassières, une carnassière et deux tuberculeuses. Comme il y a quatre prémolaires en haut et en bas, il s'ensuit que la carnassière supérieure est la quatrième prémolaire, tandis que la carnassière inférieure est la première arrière-molaire.

Aux deux mâchoires, les prémolaires sont légèrement espacées. La première est uniradiculée et à peine aussi grosse qu'une incisive, surtout à la mâchoire inférieure : c'est une dent de lait qui persiste dans la deuxième dentition, faute d'être remplacée. On distingue les carnassières supérieures des inférieures : 1° à ce qu'elles ont trois racines au lieu de deux : 2° à ce que leur couronne est divisée en deux gros lobes tranchants et un petit tubercule antéro-interne, tandis que les inférieures montrent trois lobes successifs (dont les deux antérieures sont pointus et tranchants, et le postérieur tuberculeux : ce dernier est connu sous le nom de talon. Les tuberculeuses supérieures sont beaucoup plus volumineuses que les inférieures; elles sont allongées dans le sens transversal et pourvues de trois racines et de trois mamelons à la couronne : deux externes et un interne : celles-ci n'ont que deux racines et leur table est plutôt allongée dans le sens antéro-postérieur que dans le sens transversal; la dernière est très petite, souvent uniradiculée.

Les molaires caduques sont de chaque côté (fig. 296) :

A la mâchoire supérieure, une précarnassière, une carnassière et une tuberculeuse.

A la mâchoire inférieure, deux précarnassières et une carnassière.

La première molaire de lait n'est pas remplacée; nous l'avons mentionnée déjà dans la dentition de l'adulte.

Dans l'état de rapprochement des mâchoires, quelle que soit la dentition envisagée, les précarnassières n'arrivent pas au contact, d'une mâchoire à l'autre, et se correspondent en quinconce, les inférieures étant plus antérieures que les supérieures de même rang; la carnassière d'en bas se place en dedans de son homologue et son talon s'oppose au mamelon interne de la première tuberculeuse supérieure.

Tableau chronologique de l'éruption dentaire chez le Chien.

PREMIÈRE DENTITION.		
Incisives.	Pinces......	30 jours environ.
	Mitoyennes.	28 —
	Coins.......	25 —
Canines................		21 —
Molaires..	Première...	4 mois.
	Deuxième..	4 à 5 semaines.
	Troisième..	3 à 4 —
	Quatrième..	3 à 4 —

DEUXIÈME DENTITION.			
Incisives.	Pinces..........		4 mois.
	Mitoyennes.....		4 — 1/2.
	Coins...........		5 —
Canines.....................			5 —
Molaires remplaçantes,	pm^2.		6 —
	pm^3.		6 —
	pm^4.		5 à 6 mois.
Arrière-molaires.	am^1		4 mois.
	am^2	Supérieure.	5 à 6 mois.
		Inférieure..	4 1/2 à 5 mois.
	am^3		6 à 7 mois.

Chat (fig. 297).

La formule de la première dentition est :

$$\text{inc. } \frac{3}{3}, \quad \text{can. } \frac{1}{1}, \quad \text{m. } \frac{3}{2} \left(\frac{1 \text{ pc, } 1 \text{ c, } 1\text{t}}{1 \text{ pc, } 1\text{c,}}\right) = 26 \text{ dents.}$$

La formule de la deuxième dentition est :

$$\text{inc. } \frac{3}{3}, \text{ can. } \frac{1}{1}, \text{ pm. } \frac{3}{2}, \quad \text{am. } \frac{1}{1} \left(\frac{2 \text{ pc, } 1 \text{ c, } 1 \text{ t}}{2 \text{ pc, } 1 \text{ c,}}\right) = 30 \text{ dents.}$$

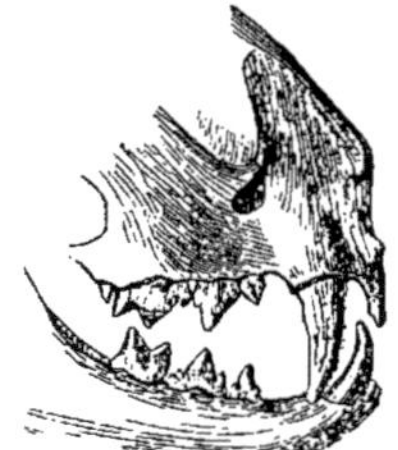

Fig. 297. — Vue latérale et générale des dents du Chat.

Les dents des Félins sont en principe disposées comme celles des Canidés, mais elles sont plus aiguës, plus coupantes, mieux adaptées au régime carnassier; d'autre part, il n'existe pas de molaire tuberculeuse à la mâchoire inférieure, et la seule dent de ce genre que l'on trouve en haut est rudimentaire.

Les *incisives* sont très exiguës, surtout celles de lait.

Les *canines* sont plus pointues que celles du Chien, moins aplaties latéralement et pourvues de deux ou trois petites cannelures longitudinales sur leur face externe.

Les *molaires* de l'adulte sont, de chaque côté, à la mâchoire supérieure : deux précarnassières, une carnassière et une tuberculeuse; à la mâchoire inférieure : deux précarnassières et une carnassière. Comparativement au Chien, il manque au Chat les dents suivantes : en haut, la première prémolaire et la deuxième arrière-molaire ; en bas, la première et la deuxième prémolaire, la deuxième et la troisième arrière-molaire. — Les carnassières supérieures du Chat présentent une dentelure antérieure dont celles du Chien n'ont qu'un vestige. Par contre, les carnassières inférieures n'ont que deux pointes ; l'absence du lobe tuberculeux ou talon permet aisément de les distinguer de celles du Chien.

Les *molaires temporaires* sont, de chaque côté, en haut : une précarnassière, pas plus grosse qu'une incisive, une carnassière semblable à celle de l'adulte, et une tuberculeuse, relativement plus volumineuse que celle de l'adulte : en bas : une précarnassière et une carnassière, assez peu différentes de celles de la 2e dentition.

Tableau chronologique de l'éruption des dents du Chat.

PREMIÈRE DENTITION.			
Incisives			2 à 3 semaines.
Canines			—
Molaires	inférieures		—
	supér.	1re	1 mois 1/2.
		2[e]	2 à 3 semaines.
		3[e]	1 mois 1/2.

DEUXIÈME DENTITION.	
Incisives	7 à 9 mois.
Canines	—
Prémolaires	—
Arrière-molaires	—

L'ordre d'éruption est ordinairement le suivant :

Incisives aux deux mâchoires. — Carnassières inférieures. — Carnassières supérieures — Prémolaires inférieures. Deuxièmes prémolaires supérieures. — Canines aux deux mâchoires. — Premières prémolaires inférieures. — Tuberculeuses.

Lapin (fig. 298).

Le Lapin ainsi que le Lièvre se distinguent des autres Rongeurs par leurs dents plus nombreuses et par leur première dentition moins complètement disparue leur formule dentaire définitive est :

$$\text{inc. } \frac{2}{1}, \quad \text{can. } \frac{0}{0}, \quad \text{pm. } \frac{3}{2}, \quad \text{am. } \frac{3}{3} = 28 \text{ dents.}$$

Aucune de ces dents n'a de racines.

Les *quatre incisives de la mâchoire* supérieure sont : deux grandes et deux petites, celles-ci placées derrière celles-là. Les grandes sont fortement arquées, convergentes à l'extrémité

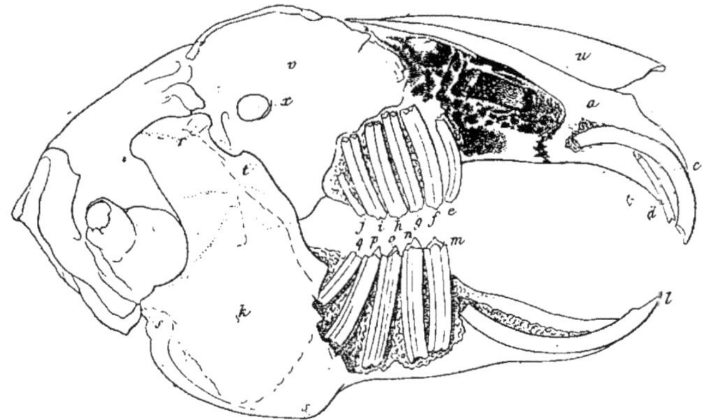

Fig. 298. — Tête osseuse d'un lapin domestique âgé de dix mois (d'après E. Rousseau)*.

libre, parcourues sur la face antérieure par une profonde cannelure ; leur face postérieure, face de petite courbure, est dépourvue d'émail ; leur extrémité libre est taillée en biseau aux dépens de la face postérieure ; leur extrémité enchâssée s'enfonce jusqu'à l'extrême limite de

* *c*, grande incisive supérieure ; *d*, petite incisive supérieure ; *l*, incisive inférieure ; *e*, *f*, *g*, prémolaires supérieures ; *h*, *i*, *g*, arrière-molaires supérieures ; *m*, *n*, prémolaires inférieures ; *o*, *p*, *q*, arrière-molaires inférieures.

l'intermaxillaire, mais sans jamais la dépasser. Les petites incisives ressemblent à deux chevilles cylindriques, presque droites, implantées derrière les précédentes.

Les *incisives inférieures*, au nombre de deux seulement, sont moins courbées que leurs opposées et non divisées par une cannelure : leur extrémité enchâssée s'enfonce jusqu'à la première molaire, qui impose une limite à sa pénétration.

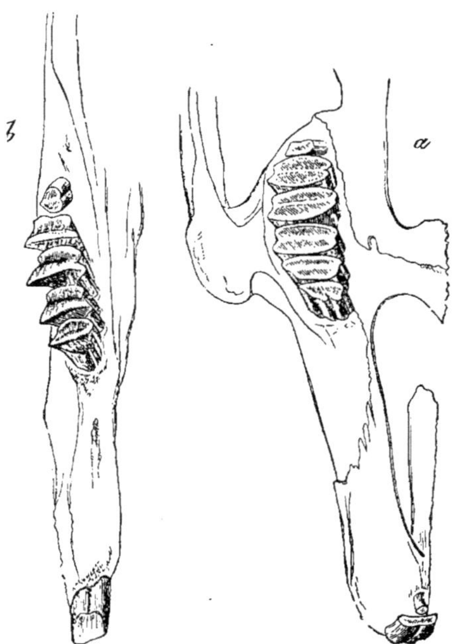

Fig. 299. — Ensemble de la dentition du Lapin ; les dents vues par leur face de frottement *.

A l'état physiologique, la croissance permanente des incisives du Lapin est compensée par l'usure à laquelle elles sont soumises. Mais si elles sont soustraites à l'usure par suite d'une déviation ou bien de l'arrachement des dents opposées, elles s'allongent extraordinairement et peuvent sortir de la bouche. C'est là une pousse que rien n'arrête : on a vu, chez un vieux Rat, une incisive supérieure se recourber dans la bouche, pénétrer dans l'ouverture gutturale de la fosse nasale, traverser cette fosse d'arrière en avant et se recourber encore au dehors ; l'incisive inférieure correspondante s'était allongée et contournée au dehors de la bouche, avait crevé l'œil, et butait contre le crâne, qu'elle aurait infailliblement perforé si l'animal eût continué à vivre.

Les *molaires* du Lapin, au nombre de $\frac{6-6}{5-5}$ viennent après une longue barre ; elles sont profondément enchâssées, à pousse constante, à table plate, barrée transversalement d'émail ; les inférieures sont plus saillantes dans la bouche que les supérieures, lesquelles sont presque au ras de la gencive. Les figures 298 et 299 nous dispenseront d'une description particulière ; nous nous bornerons à dire que ces dents sont généralement dépourvues d'émail sur leur face postérieure. E. Rousseau a démontré, contrairement aux assertions de F. Cuvier, qu'elles possèdent du cément, lequel occupe le fond des sillons latéraux et forme sur la table, au début de l'usure, une imperceptible travée transverse séparant les deux lobes ; il y a là deux denticules aplatis, cimentés par le cortical osseux, ainsi qu'on le voit dans les molaires barrées complexes des Éléphants.

Première dentition (fig. 300). — On a cru longtemps que les Léporidés, à l'instar d'un grand nombre de Rongeurs, n'avaient point de dents de lait, qu'ils étaient *monophyodontes*. C'est en 1812, que Delalande découvrit une première dentition chez le Lapin, laquelle fut décrite par Cuvier dans ses « Recherches sur les ossements fossiles ». Les deux petites incisives supérieures, les trois premières molaires supérieures, les deux premières inférieures, que l'on remarque à la naissance, sont des dents caduques (fig. 300). Au bout de quelques jours, on voit sortir les petites incisives remplaçantes, en arrière des caduques, et, en attendant que ces dents tombent, ce qui ne tarde guère, on trouve six incisives supérieures disposées par paire sur trois rangs. Vers le dix-huitième jour, les molaires de lait sont expulsées à leur tour par leurs remplaçantes, et, comme les arrière-molaires sont déjà sorties, la deuxième dentition se trouve complète. Il y a une vingtaine d'années, Pouchet et Chabry ont montré que les grandes incisives elles-mêmes ont leurs dents de lait ; mais il faut les chercher chez des embryons

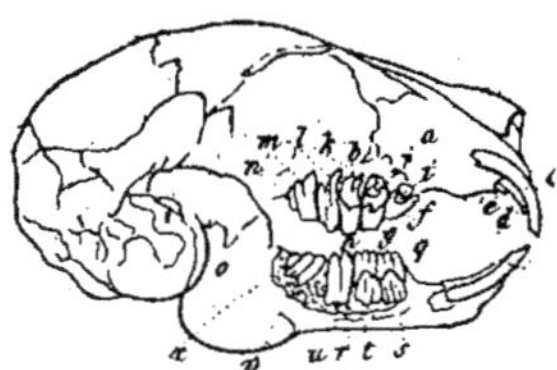

Fig. 300. — Tête osseuse d'un jeune lapin de quatre jours (d'après E. Rousseau) **.

* *a*. mâchoire supérieure ; *b*. mâchoire inférieure (d'après Fréd. Cuvier).

** *Dents supérieures.* — *c*, incisives antérieures ; *d*, petite incisive caduque ; *e*, petite incisive permanente ; *f*, *g*, *h*, molaires de lait ; *i*, *j*, *k*, molaires remplaçantes ; *l*, *m*, *n*, arrière-molaires.

Dents inférieures. — *p*, incisive ; *q*, *r*, molaires caduques ; *s*, *t*, molaires de remplacement ; *u*, *v*, *x*, arrière-molaires.

de 28 à 45 millimètres, car ce sont des rudiments qui avortent dans l'os et disparaissent longtemps avant la naissance, de la même manière sans doute que les dents incluses que I. Geoffroy-Saint-Hilaire a signalées chez les fœtus de baleines.

§ 3. — Glandes salivaires.

Les *glandes salivaires* sont des organes sécréteurs annexés à la cavité buccale. dans laquelle ils versent la *salive*, fluide récrémentitiel qui ramollit les aliments, favorise leur mastication, leur gustation, leur déglutition, et agit même chimiquement sur les matières amylacées pour les saccharifier.

Très variées dans leur forme, ces glandes présentent dans leur structure des caractères communs que nous croyons devoir exposer ici d'une matière générale, pour n'avoir point à y revenir à propos de chacune d'elles.

Elles sont constituées par un tissu gris jaunâtre ou rougeâtre, divisé en petites masses arrondies ou polyédriques qu'on appelle *lobules salivaires*. Ces lobules sont tantôt disséminés dans l'épaisseur de la muqueuse ou immédiatement au-dessous, tantôt agglomérés en organes plus ou moins volumineux qui peuvent être très éloignés de la bouche. Ils se décomposent chacun en plusieurs lobules secondaires d'un demi-millimètre à un millimètre de diamètre, connus sous le nom de *grains glandulaires*, lesquels résultent eux-mêmes d'un assemblage de petites vésicules qui ne sont autre chose que les *culs-de-sac sécréteurs*. Le terme d'*acinus* est généralement considéré comme synonyme de grain glandulaire, c'est-à-dire appliqué à un groupe de culs-de-sac ouverts dans un même canal; mais on s'en sert aussi comme synonyme de cul-de-sac glandulaire. Quoi qu'il en soit les grains glandulaires sont appendus chacun à l'extrémité d'un canalicule excréteur qui s'abouche de l'un à l'autre de manière à former un canal unique pour chaque lobule. Et cette disposition a valu à cette sorte de glande le nom de *glande racémeuse* ou glande en grappe. Mais la grappe simple d'un lobule peut s'unir à celle des lobules voisins pour former une grappe composée, autrement dit une *glande conglomérée*; alors les canaux excréteurs des lobules réunis se jettent les uns dans les autres en s'abouchant de proche en proche, de manière à ne former qu'un seul conduit définitif. En règle générale, l'embouchure d'un canal excréteur salivaire se fait sur le sommet d'un tubercule plus ou moins saillant qui le protège contre l'introduction des corps étrangers.

Nous renvoyons aux ouvrages d'histologie pour une étude plus complète de la structure des glandes salivaires. Nous ajouterons seulement que ces organes renferment des artères, des veines, des lymphatiques, qui charrient les matériaux de leur sécrétion et de leur nutrition, et des nerfs qui provoquent et régularisent le mouvement sécréteur et nutritif (nerfs excito-sécrétoires et nerfs vasomoteurs).

Nous décrirons d'abord les glandes les plus volumineuses, formant des organes indépendants : *parotide*, *maxillaire*, *sublinguale*, *glandes molaires* ; puis les *glandules labiales*, *linguales*, *staphylines*, répandues sous la muqueuse de la bouche, — en prenant comme types celles des Solipèdes, conformément à notre méthode ordinaire.

1. Parotide (fig. 301).

Préparation. — Cette glande se montre, avec son canal excréteur, après l'excision du peaussier cervico-facial et du muscle parotido-auriculaire. En injectant le canal de Sténon, l'artère et la veine faciales, on voit mieux les rapports de ces trois conduits au niveau de la scissure maxillaire.

La parotide — ainsi appelée en raison de ses rapports de voisinage avec l'oreille (de παρὰ, près, et οὖς, ωτος, oreille) — est située dans l'espace compris entre la portion montante de la branche du maxillaire inférieur et l'apophyse transverse de l'atlas. Elle est allongée de haut en bas, aplatie d'un côté à l'autre, ce qui permet de la diviser en deux faces, deux bords et deux extrémités.

La *face externe*, à peu près plane, est creusée, dans sa partie inférieure, d'une gouttière longitudinale, quelquefois transformée en canal complet, dans laquelle

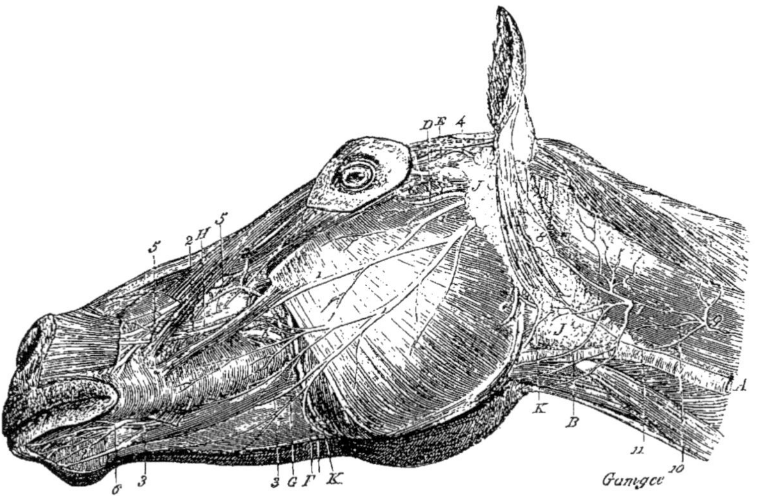

Fig. 301. — Glande parotide du Cheval *.

se trouve logée la veine jugulaire, qui a préalablement traversé la glande de part en part. Cette face répond au muscle parotido-auriculaire, au peaussier, à l'anse atloïdienne, au rameau cervical du nerf facial, à la veine auriculaire postérieure. — La *face interne*, très anfractueuse pour se mouler sur les parties sous-jacentes, recouvre la poche gutturale, l'insertion mastoïdienne du petit oblique de la tête et du mastoïdo-huméral, le muscle occipito-hyoïdien, l'extrémité supérieure du stylo-hyal et du stylo-hyoïdien, le digastrique, le tendon du sterno-maxillaire, la glande maxillaire (dont la sépare le mince fascia qui unit ce dernier muscle au mastoïdo-huméral), l'artère carotide externe et ses deux branches terminales, l'auriculaire postérieure, la maxillo-musculaire et enfin le nerf facial, qui souvent traverse l'épaisseur de la glande.

* JJ, parotide couverte par le muscle-parotido-auriculaire; KK, canal de Sténon; A, jugulaire; B, veine faciale; C, artère et veine maxillo-musculaires; D, artère transversale de la face; E, veine satellite; F, artère faciale; G, artère labiale inférieure; H, artère labiale supérieure; 1, branches du plexus nerveux sous-zygomatique; 2, rameau de ce plexus qui va se jeter dans les nerfs sous-orbitaires; 3, autre rameau allant s'anastomoser avec les nerfs mentonniers; 4, nerf auriculaire antérieur; 5, nerfs sous-orbitaires; 6, nerfs mentonniers; 7, rameaux superficiels de la branche inférieure de la deuxième paire cervicale; 8, anse atloïdienne; 9, rameaux superficiels de la branche inférieure de la troisième paire cervicale; 10, filet qui se rend au rameau cervical du facial; 11, rameau cervical du facial.

Le *bord antérieur* de la parotide s'unit d'une manière très intime au bord postérieur du maxillaire; il est en rapport avec l'articulation temporo-maxillaire, les vaisseaux et nerfs sous-zygomatiques, et les vaisseaux maxillo-musculaires. — Le *bord postérieur*, plus épais que le précédent, est séparé de l'apophyse transverse de l'atlas par l'aponévrose terminale du mastoïdo-huméral, à laquelle il n'adhère que faiblement; aussi peut-on l'en séparer facilement pour soulever la parotide lorsque l'on veut ponctionner le muscle occipito-hyoïdien dans l'opération de l'hyo-vertébrotomie.

L'*extrémité supérieure* est bifurquée et embrasse la base de la conque. L'*inférieure* est comprise dans l'angle formé par la jonction de la veine faciale avec la jugulaire.

Vaisseaux et nerfs. — La parotide reçoit le sang d'un grand nombre de branches émanées des artères qu'elle recouvre. Les veines qui en partent sont également innominées et se jettent dans les troncs voisins. Les lymphatiques présentent, paraît-il, sur leur trajet, de petits ganglions noyés dans le tissu glandulaire, lesquels sont plus faciles à voir dans d'autres espèces. Les nerfs sont fort nombreux et proviennent soit du sympathique par le plexus carotidien, soit du facial et du trijumeau. M. Moussu a montré que le nerf excito-sécrétoire sort de la cinquième paire cranienne; on peut le suivre à partir du ganglion de Gasser; il se compose de quatre ou cinq filets qui s'accolent au nerf sous-zygomatique ou au nerf maxillaire inférieur, sur un centimètre de longueur, puis à la surface de la poche gutturale, et gagnent le bord postérieur de la branche maxillaire pour plonger dans la glande.

Canal excréteur. — La glande parotide est pourvue d'un long canal excréteur appelé *canal de Sténon*. Il se détache du bord antérieur de la glande, près de l'extrémité inférieure, où l'œil peut suivre aisément, entre les lobules, les trois ou quatre branches principales qui le constituent (fig. 301). Appliqué d'abord sur le tendon terminal du sterno-maxillaire, il contourne ensuite la portion anguli-maxillaire du digastrique, s'engage dans l'auge, rampe contre le masséter interne, au-dessous de la veine faciale, et arrive vers la scissure maxillaire, dans laquelle il se réfléchit avec la veine précitée et l'artère correspondante, qu'on trouve l'une et l'autre en avant de lui (artère, veine, canal). Le canal de Sténon s'élève alors, accolé au bord antérieur du masséter externe, jusqu'au niveau des molaires inférieures; puis il passe en dessous des vaisseaux satellites, dont il croise obliquement la direction, rampe sur le buccinateur et vient traverser la joue en regard de la troisième dent molaire supérieure, en s'ouvrant sur un tubercule de la muqueuse.

Le canal parotidien est formé d'une paroi propre, relativement épaisse, constitué par un tissu conjonctif serré contenant de riches réseaux élastiques, et d'un épithélium stratifié cylindrique à très longues cellules superficielles, entremêlées par-ci par-là de cellules caliciformes. M. Renaut a signalé vers son embouchure un plissement intérieur complexe qu'il suppose destiné à empêcher la salive de s'échapper en jet.

2. Maxillaire ou sous-maxillaire (fig. 302).

Préparation. — Pour mettre cette glande à découvert, ainsi que la sublinguale, pratiquer la coupe du maxillaire inférieur d'après le second procédé indiqué à la préparation des muscles de la langue (Voy. p. 527).

Cette glande, plus petite que la précédente, est située dans l'espace intra-maxillaire, qu'elle dépasse en arrière pour se placer en dedans de la parotide.

C'est une bande étroite, très allongée, aplatie d'un côté à l'autre, s'étendant

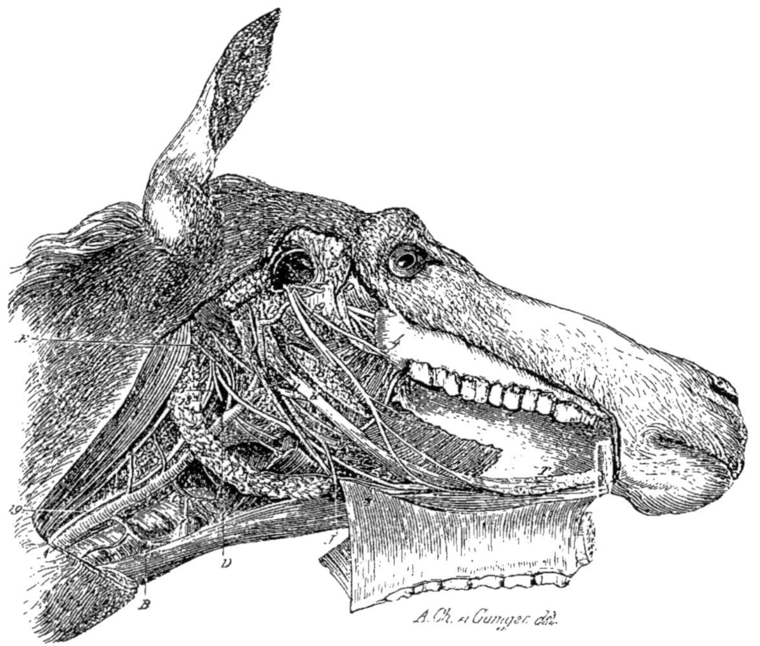

Fig. 302. — Glandes maxillaire et sublinguale du Mulet *.

depuis l'apophyse transverse de l'atlas jusqu'au bord postérieur du mylo-hyoïdien, en décrivant une courbe à concavité supérieure et en croisant le plan latéral du larynx. On lui reconnaît, pour l'étude, deux faces, deux bords et deux extrémités.

Par sa *face externe*, elle répond au ptérygoïdien interne, au digastrique, au tendon du sterno-maxillaire et au feuillet cellulo-aponévrotique qui la sépare de la parotide. Sa *face interne*, appliquée en bas sur le côté du larynx, répond

* B, glande maxillaire; S, canal de Wharton; T, glande sublinguale; A, artère carotide primitive; B, thyroïdienne accessoire; C, thyro-laryngienne; D, origine de la carotide interne; E, occipitale; F, carotide externe; G, maxillaire interne; H, pharyngienne (représentée beaucoup trop volumineuse); I, faciale; J, linguale; K, origine de la maxillo-musculaire; L, auriculaire postérieure; M, origine de la temporale superficielle; O, dentaire inférieure; P, temporale profonde postérieure; Q, temporale profonde antérieure; 1, nerf maxillaire inférieur à sa sortie du trou ovale; 2, nerf massétérin; 3, nerf sous-zygomatique; 4, nerf buccal; 5, nerf lingual; 6, corde du tympan; 7, nerf maxillaire inférieur coupé vers le point où il entrait dans le canal dentaire; 8, nerf du mylo-hyoïdien; 9, nerf du ptérygoïdien interne; 10, nerf glosso-pharyngien; 11, sa branche pharyngienne; 12, sa branche linguale; 13, pneumogastrique; 14, nerf laryngé supérieur; 15, rameau pharyngien du pneumogastrique; 16, nerf accessoire de Willis ou spinal; 17, nerf grand hypoglosse; 18, origine du cordon cervical du sympathique; 19, le même, réuni au pneumogastrique.

supérieurement à la poche gutturale, aux branches terminales de la carotide primitive et aux nerfs qui accompagnent ce vaisseau en haut du cou.

Le *bord supérieur*, aminci et concave, est longé par la partie moyenne du digastrique. L'*inférieur*, épais et convexe, est en rapport en avant avec la veine faciale.

L'*extrémité postérieure* est maintenue sous l'apophyse transverse de l'atlas par un tissu conjonctif extrêmement lâche et abondant. L'*antérieure* s'insinue entre le ptérygoïdien interne et le muscle hyo-thyroïdien.

Vaisseaux et nerfs. — Le sang est apporté à la glande maxillaire par diverses petites *artères* innominées qui lui viennent ordinairement de l'occipitale, de la carotide externe et de la faciale. Les *nerfs* sont fournis par la corde du tympan et par le grand sympathique.

Canal excréteur. — Ce canal, dit *de Wharton*, est long et ténu, à paroi très mince; il règne sur presque toute la longueur du bord supérieur de la glande (quelquefois à la face interne), où il reçoit les ramifications provenant des divers lobules; puis il s'échappe de l'extrémité antérieure de l'organe et se porte en avant en passant entre le mylo-hyoïdien et le basio-glosse. Après avoir croisé en dehors l'artère faciale et le nerf grand hypoglosse, en dedans le tendon du digastrique et le nerf lingual, il passe entre le stylo-glosse et la glande sublinguale, fortement accolé à la face interne de celle-ci, rampant ainsi au fond du sillon latéral du canal lingual. Il arrive enfin près du frein de la langue, se place immédiatement sous la muqueuse buccale et finit par s'ouvrir sur un petit appendice très saillant, presque flottant, situé un peu en avant et par côté du frein, et vulgairement nommé *barbillon*.

La structure du canal de Wharton ressemble à celle du canal de Sténon; toutefois on a signalé dans sa paroi un plexus de fibres musculaires lisses.

3. Sublinguale (fig. 302).

La glande sublingale, plus petite que la précédente, se trouve située sous la langue, à la partie antérieure de l'espace intramaxillaire.

Allongée d'avant en arrière et fortement aplatie dans le sens latéral, elle a, comme la maxillaire, deux faces, deux bords et deux extrémités, dont nous allons brièvement indiquer les rapports.

La *face externe* est recouverte par le muscle mylo-hyoïdien et, par l'intermédiaire de ce muscle, s'imprime plus ou moins sur la branche maxillaire. L'*interne* répond au canal de Wharton et aux muscles stylo-glosse et génio-glosse. — Le *bord supérieur* fait saillie sous la muqueuse de la bouche, dans le fond du sillon latéral du canal, et forme la *crête sublinguale*. L'*inférieur*, mince et tranchant, est appliqué contre le génio-hyoïdien et le génio-glosse. — Les *deux extrémités* sont minces et effilées; la *postérieure* tient à une branche du nerf lingual; l'*antérieure* s'étend jusqu'au fond de l'angle d'union des deux branches maxillaires.

Vaisseaux et nerfs. — Cette glande possède une petite artère qui lui est spécialement destinée, l'*artère sublinguale*. Ses nerfs lui viennent du *lingual* ainsi que du *plexus carotidien*.

Canaux excréteurs. — Ils sont au nombre de quinze à vingt et connus sous l'appellation de *canaux de Rivinus*. Flexueux et très déliés, ils se détachent du bord supérieur ou de la face interne de la glande, pour s'élever perpendiculairement et s'ouvrir dans la bouche sur la crête sublinguale, par une série linéaire de petits orifices, percés, comme toujours, au centre d'un tubercule. Étant donnée cette multiplicité de canaux excréteurs, la sublinguale est plutôt une association de glandules qu'une véritable glande conglomérée.

4. Glandes molaires.

On appelle ainsi deux traînées de glandules situées, de chaque côté, dans l'épaisseur de la joue, parallèlement aux arcades molaires. On distingue des *glandes molaires supérieures* et des *glandes molaires inférieures*.

La traînée des glandes molaires supérieures est la plus considérable ; elle est formée de lobules salivaires plus ou moins dissociés, longeant en dehors le bord supérieur du buccinateur. La partie postérieure cachée sous le masséter est plus épaisse et plus compacte que la partie antérieure, dont les lobules, peu nombreux, sont à peine en contact les uns avec les autres.

Les *glandes molaires inférieures* sont formées de lobules moins volumineux, mais plus rassemblés et plus cohérents que ceux des glandes précédentes ; elles longent en dedans le bord inférieur du buccinateur, immédiatement en dessous de la muqueuse buccale ; et elles sont accompagnées dans toute leur étendue par le nerf buccal.

Les deux groupes de glandes molaires versent leur fluide dans la bouche par de petits orifices saillants, assez nombreux, que l'on voit disposés en ligne dans chacun des sillons jugo-gingivaux. Ils sont innervés par le nerf buccal.

On remarquera que ces glandes établissent une transition entre les précédentes et celles qui nous restent à voir. Leurs lobules, en effet, sont loin de représenter une agglomération aussi compacte que celle formée par les lobules parotidiens ou sublinguaux. Ils tendent à la dissémination, et il faut dire : les glandes molaires, supérieures ou inférieures, plutôt que la glande molaire, supérieure ou inférieure.

5. Glandules labiales, linguales et staphylines.

Les lobules qui forment ces glandes sont répandus en couche plus ou moins épaisse à la face interne de la muqueuse buccale, au lieu d'être agglomérés en masse comme dans les glandes précédemment étudiées. Ils sont épars ou en nappe continue, suivant leur nombre. En général, le canal excréteur de chaque glandule s'ouvre isolément dans la bouche sans s'aboucher avec ceux des lobules voisins.

Glandules labiales. — Ces glandules, plus abondantes à la lèvre supérieure qu'à l'inférieure, dépassent les commissures pour se répandre à une petite distance à la face interne des joues. Il est facile, sur le Cheval vivant, après avoir retroussé une lèvre et soigneusement essuyé la muqueuse, de voir suinter par leurs orifices excréteurs la salive sécrétée par ces petits organes.

Glandules linguales. — Elles forment une couche sous la muqueuse de la base de la langue, couche très adhérente aux fibres du petit hyo-glosse et se continuant avec celle du voile du palais. On en trouve aussi sur le côté de la langue, au-dessus du stylo-glosse, qui sont éparses et comme incrustées dans la substance du basio-glosse. Il en existe même jusque dans l'épaisseur de la base de la langue, entre les muscles basio-glosse et génio-glosse.

Glandules staphylines. — La couche épaisse qu'elles forment sous la muqueuse antérieure du voile du palais a été décrite en même temps que cet organe. Nous y reviendrons pour faire observer qu'elle se trouve reliée par côté aux glandes de la base de la langue, par l'intermédiaire des glandules de la fosse amygdalienne et des piliers postérieurs de la langue; en sorte que l'arrière-fond de la bouche, qui précède immédiatement l'isthme du gosier, arrière-fond qu'on peut avec juste raison considérer comme l'isthme lui-même, se trouve enveloppé d'une ceinture glanduleuse complète. Sur le cadavre, on y trouve toujours une plus ou moins grande quantité d'un fluide visqueux, certainement sécrété par la ceinture glanduleuse dont nous parlons. C'est donc là que le bol alimentaire s'enveloppe des matières gluantes destinées à favoriser son glissement dans le pharynx et dans l'œsophage; et il est digne de remarque que l'espèce de goulot étroit où s'accomplit cette sécrétion, chez l'animal vivant, précède immédiatement le canal parcouru par le bol alimentaire dans le mouvement de déglutition.

Chez l'Homme, il existe, en outre, des *glandules palatines*, formant une couche spéciale dans la constitution du palais; mais ces glandules ne s'observent pas dans nos animaux, du moins on n'en voit pas à l'œil nu; elles semblent avoir été remplacées par la couche érectile.

DIFFÉRENCES

Bœuf. — La *parotide* est moins développée que chez les Solipèdes et présente une couleur rougeâtre qui tranche avec la teinte jaune pâle de la maxillaire. Elle est loin de remplir l'intervalle compris entre le maxillaire et l'aile de l'atlas; elle avance au contraire sur le masséter par son extrémité supérieure; en sorte que la veine auriculaire postérieure lui fait limite en arrière, et que la glande maxillaire n'est que très incomplètement couverte. Le canal de Sténon s'échappe de la face interne, à la partie inférieure, suit le même trajet que chez le Cheval, mais plus près du bord recourbé du maxillaire et vient déboucher en regard de la deuxième arrière-molaire, à fleur de la surface muqueuse.

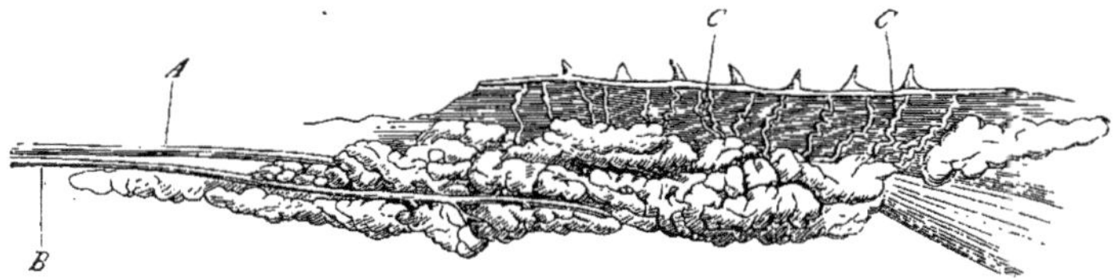

Fig. 303. — Glande sublinguale du Bœuf (d'après G. Colin) *.

La *maxillaire* est beaucoup plus grosse que celle du Cheval; son développement est en raison inverse de celui de la parotide. Elle s'étend depuis la partie antérieure de l'atlas jusqu'au-dessous du larynx et de l'hyoïde, où elle se termine par un gros lobe ovoïde qui s'adosse dans la cavité de l'auge à celui du côté opposé, en passant en dedans d'un volumineux ganglion lymphatique. Ce lobe terminal (fig. 191, 8) est desservi par un canal excréteur particulier qui se jette dans le canal de Wharton, avec lequel il forme un anneau traversé par le digastrique.

Le barbillon est volumineux, aplati de dessus en dessous, dur comme du cartilage et crénelé à son bord libre; il est couché d'arrière en avant dans une fossette elliptique très rapprochée de l'arcade incisive; le canal de Wharton débouche en dessous, du côté interne, par un tout petit orifice où l'on peut introduire une aiguille de bas.

La *sublinguale* (fig. 303) est très allongée et pourvue inférieurement d'un canal excréteur

* A, canal de Wharton; B, canal de Bartholin; C, C, canaux de Rivinus.

supplémentaire qui suit le canal de Wharton et vient s'ouvrir isolément ou en commun avec lui (fig. 303, B) : c'est le *canal de Bartholin*, dont le calibre est assez large pour permettre l'introduction d'un tube par lequel on puisse recueillir la salive. La glande se trouve donc divisée en deux parties, étroitement unies : l'une inférieure desservie par le canal de Bartholin, l'autre supérieure desservie par les canaux de Rivinus. Ceux-ci s'ouvrent non pas sur le sommet des odontoïdes du canal lingual, mais à côté ou à leur base.

Les *glandes molaires* sont plus développées que chez le Cheval, surtout les inférieures.

Mouton et Chèvre. — Les glandes salivaires de ces animaux sont disposées essentiellement comme dans le Bœuf; toutefois le canal de Sténon débouche en regard de la quatrième molaire supérieure, au lieu de la cinquième; en outre il ne s'engage pas dans l'auge, mais suit un trajet presque rectiligne en croisant la surface du masséter. Toutefois, chez la Chèvre, il suit le bord maxillaire.

Chameaux. — La *parotide* présente les mêmes caractères de volume et de coloration que chez le Bœuf; mais elle est beaucoup moins allongée, et ne descend pas au-dessous du niveau de l'atlas. Le canal de Sténon est tout petit, il passe en travers de la surface du masséter pour venir déboucher sur un gros tubercule au niveau de la deuxième prémolaire sériée.

La *sous-maxillaire* a la forme d'un disque triangulaire, localisé sous la parotide, entre l'atlas et le pharynx ; elle est à peine moitié aussi volumineuse que cette dernière. Le canal de Wharton est relativement gros; après avoir croisé en dehors le stylo-hyal et le digastrique, il longe la face externe du stylo-glosse puis du génio-glosse et vient s'ouvrir au-devant du frein de la langue par un orifice aréolé, percé à fleur de muqueuse; il n'y a pas trace de barbillon.

La *sublinguale* est très mince, très allongée, décomposée en une dizaine de glandules dissociées, desservies par autant de canaux de Rivinus. Il n'y a pas de canal de Bartholin.

Les *glandes molaires inférieures* sont extrêmement développées et de couleur rougeâtre. Les *supérieures* forment un gros lobe postérieur qui se loge sous l'arcade zygomatique, vers le fond de l'orbite, et s'ouvre par un canal spécial au-dessus de la dernière molaire : disposition rappelant la glande orbitaire du Chien (Voy. plus loin).

Porc. — La *parotide* est volumineuse, irrégulière, allongée d'avant en arrière et située en majeure partie dans la région du cou. Son canal excréteur effectue le même trajet que chez le Bœuf et s'ouvre au sommet d'un mamelon bien marqué, au niveau de la première ou de la deuxième arrière-molaire.

La *maxillaire* est formée de deux lobes comme dans le Bœuf; mais le lobe postéro-supérieur est le plus volumineux et il est arrondi au lieu d'être allongé. Le canal de Wharton débouche à la base du frein de la langue sans aucun appendice terminal; on sait que ce frein est disposé transversalement, comme il a été dit page 544.

La *sublinguale* offre une disposition analogue à celle du Bœuf, qui est ainsi décrite dans les *Leçons d'anatomie comparée* de Cuvier : « Le Porc a deux sublinguales. L'une, très étroite, fort allongée, accompagne en dehors le canal de Wharton depuis l'angle de la mâchoire jusqu'à la deuxième sublinguale; elle est composée de petits lobules d'un rouge pâle; son canal excréteur en sort près du tiers postérieur et marche à côté et en dehors de celui de la maxillaire; il se termine à quelques millimètres de l'orifice de ce dernier, par une plus petite ouverture... La deuxième sublinguale est placée au-devant de la première; sa forme est carrée, aplatie, et les lobules dont elle est composée sont plus rouges et plus volumineux; elle a huit ou dix canaux excréteurs dont les uns s'ouvrent directement dans la bouche, tandis que les autres se jettent dans le canal de Bartholin. »

Les *glandes molaires* n'offrent rien de particulier relativement aux Ruminants.

Les *glandules staphylines* sont peu développées : elles semblent avoir cédé la place aux amygdales.

Chien. — La *parotide* est peu volumineuse; elle embrasse la base de l'oreille. Son canal excréteur passe en travers de la surface du masséter et vient déboucher au niveau de la troisième ou de la quatrième molaire supérieure. On rencontre quelquefois de petites parotides accessoires, isolées sur le canal de Sténon.

La *maxillaire* est plus grosse que la parotide, de forme à peu près arrondie et de surface presque lisse. Elle est située au-dessous de la parotide, c'est-à-dire plus bas, appliquée contre le digastrique et les constricteurs du pharynx, et elle fait saillie extérieurement. Son canal excréteur suit la face externe du styloglosse et vient aboutir à la base du frein de la langue sur une papille peu marquée.

La *sublinguale* est reportée tout à fait en arrière de la bouche, ce qui a pu faire croire à son absence; elle comprend deux portions : l'une postérieure, unie à la maxillaire (à laquelle elle forme une sorte de pointe antérieure), et desservie par un canal excréteur spécial, dit de Bartholin, qui longe supérieurement le canal de Wharton et vient déboucher à côté de lui; l'autre antérieure, étroite et allongée, contiguë à la précédente, et pourvue de conduits multiples dont les uns se jettent dans le canal de Bartholin, les autres directement dans la bouche.

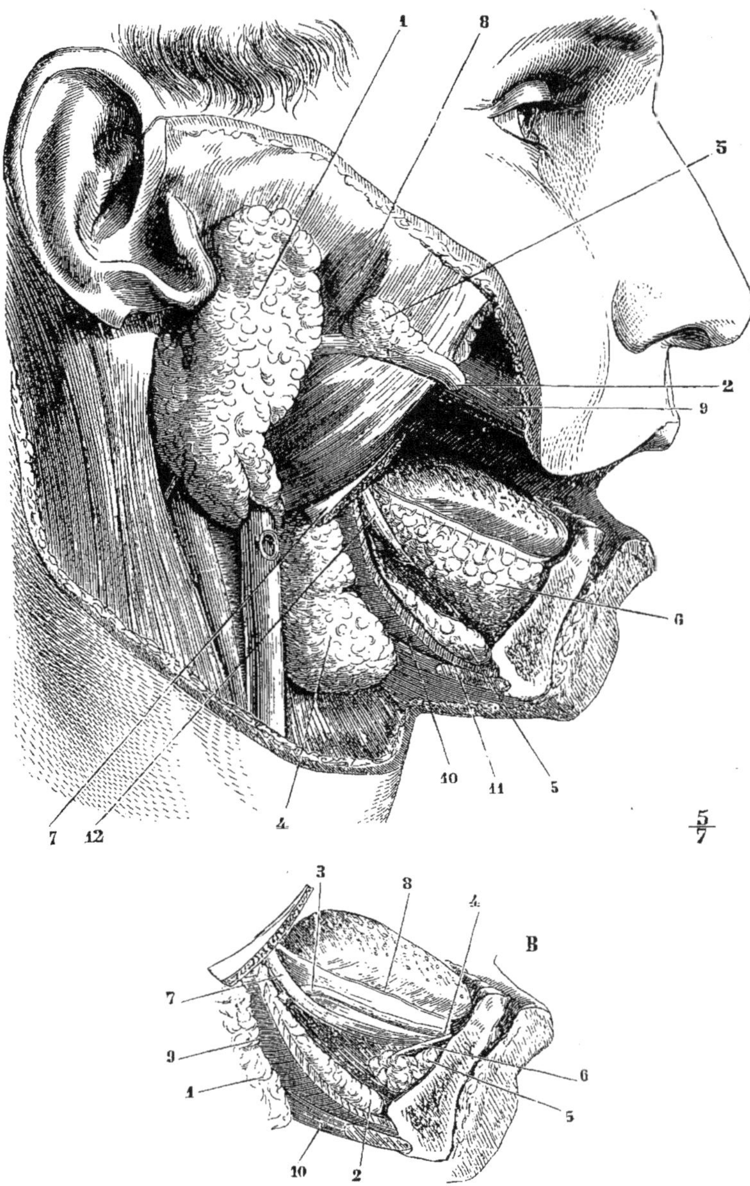

Fig. 304. — Glandes salivaires de l'Homme *.

* A, 1, parotide ; 2, canal de Sténon ; 3, parotide accessoire ; 4, glande sous-maxillaire ; 5, son prolongement antérieur ; 6, glandes sublinguales ; 7, maxillaire inférieur coupé en avant du masséter ; 8 masséter ; 9, buccinateur enlevé en partie ; 10, mylo-hyoïdien ; 11, digastrique ; 12, nerf lingual.

B, *La glande sous-maxillaire a été en partie enlevée* : 1, glande sous-maxillaire ; 2, son prolongement ; 3, canal de Wharton ; 4, son embouchure ; 5, partie antérieure de la glande sublinguale ; 6, canal de Bartholin ; 7, nerf lingual ; 8, coupe de la muqueuse linguale ; 9, mylo-hyoïdien ; 10, digastrique (Beaunis et Bouchard. *Anatomie descriptive* Paris, 1867).

Les *glandes molaires supérieures* semblent avoir été refoulées en arrière, entre l'arcade zygomatique et la gaine fibreuse de l'orbite, où elles forment un gros lobe que l'on décrit à part sous le nom de *glande orbitaire* ou *sous-zygomatique*, lobe pourvu d'un gros canal excréteur, appelé canal de Nuck, qui est souvent accompagné de trois ou quatre autres canaux plus petits. Le canal de Nuck débouche au-dessus de la dernière molaire.

Les *glandes molaires inférieures* occupent leur place ordinaire.

Quant aux *glandules*, exception faite pour les staphylines, elles sont beaucoup moins développées chez les Carnivores que chez les Herbivores. Et cette prédominance du système salivaire chez ces derniers s'explique assez par la nature fibreuse, dure ou coriace, des aliments dont ils se nourrissent; du reste ces aliments, étant pris en très grande quantité, à cause du peu d'éléments nutritifs qu'ils contiennent, exigent nécessairement, pour les besoins de la mastication et de la déglutition, une grande quantité de salive.

Chat. — Comparativement au Chien, on remarque seulement l'absence de la glande orbitaire, ainsi que de la portion postérieure de la glande sublinguale.

Lapin. — Les glandes salivaires de cet animal sont relativement très développées. La glande molaire inférieure en particulier est à l'état d'un gros lobe, situé immédiatement en arrière de la commissure des lèvres, contre le bord inférieur du buccinateur. Le canal de Sténon contourne la cavité de l'auge.

§ 4. — Pharynx ou arrière-bouche des Solipèdes (fig. 305 et 306).

Préparation. — 1° Étudier la disposition générale et la situation de cet organe sur une coupe sagittale de la tête (fig. 305); 2° pour examiner convenablement son intérieur, séparer la tête du tronc en laissant une certaine longueur de trachée et d'œsophage; puis, au moyen d'un trait de scie transversal, abattre toute la portion de la boite cranienne qui dépasse en arrière les articulations temporo-maxillaires; on pourra même faire passer la scie par le milieu de ces articulations; la paroi postérieure du pharynx est alors rendue accessible à l'observation et on peut la disséquer et étudier très bien la terminaison des muscles (fig. 306). En la fendant ensuite sur la ligne médiane, on arrive dans l'intérieur du conduit et l'on peut se rendre compte des sept ouvertures qu'on y rencontre. Quant à l'origine des muscles, on l'étudiera sur la même pièce qui sert à la préparation des muscles de la langue (fig. 256).

Situation. — Le pharynx (en latin *guttur*) est un conduit musculo-membraneux commun à la voie digestive et à la voie respiratoire; situé derrière le voile du palais, dans une direction oblique de haut en bas et d'avant en arrière; fixé en haut au pourtour de l'ouverture gutturale des fosses nasales; continué inférieurement par l'œsophage et le tube laryngo-trachéal; compris entre les deux masséters internes et les deux grandes branches de l'hyoïde, dans l'espace intra-maxillaire.

Forme. Disposition intérieure. — En raison du développement du voile du palais, qui, chez nos animaux domestiques, les Solipèdes en particulier, se prolonge jusqu'à la base de l'épiglotte, le pharynx forme un tube complet, légèrement renflé à sa partie inférieure, où il embrasse le larynx par derrière et par côté. Le voile du palais lui sert de paroi antérieure en même temps que de paroi postérieure à la bouche: paroi très mobile, comme nous l'avons déjà dit. Entre les deux trompes d'Eustache, sous la base du crâne, la cavité pharyngienne présente un cul-de-sac, dont les parois sont simplement formées par la membrane muqueuse, et qui est beaucoup plus profond dans l'Ane que dans le Cheval: c'est la *bourse pharyngienne* ou recessus médian du pharynx, trace probable du canal pharyngo-hypophysaire de l'embryon [1]. On trouve, en outre, dans cette cavité, sept ouvertures de communications: quatre en haut et trois en bas, dont la disposition va être immédiatement indiquée.

En haut, on remarque :

1° Les deux *choanes* ou ouvertures postérieures des cavités nasales, séparées l'une de l'autre par le vomer; 2° en arrière et directement en regard des précé-

1. Cette espèce de cæcum pharyngien a été signalé pour la première fois par Verhsar, d'Utrecht.

dents, les deux orifices des trompes d'Eustache, orifices en fente, couverts d'une espèce de clapet cartilagineux qui les maintient fermés[1].

En bas du pharynx, on trouve :

1° Au centre, un vaste orifice béant qui fait saillie comme un robinet dans un tonneau : c'est l'entrée du larynx, dont la proéminence détermine deux gouttières latérales limitées supérieurement par les piliers postérieurs du voile palatin ; 2° en avant, l'isthme du gosier, s'ouvrant sous le bord libre de ce dernier par un orifice que ferme d'ordinaire l'épiglotte ; 3° en arrière, l'entrée

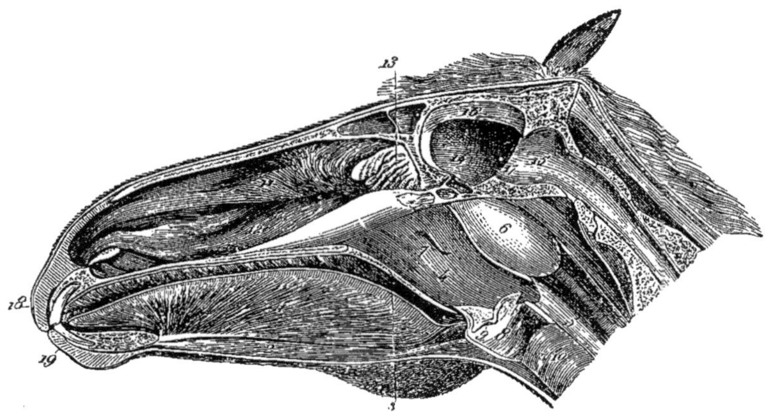

Fig. 305. — Coupe sagittale de la tête du Cheval, pratiquée un peu en dehors de la ligne médiane montrant dans leur ensemble la bouche, l'arrière-bouche, le larynx, et les fosses nasales *.

de l'œsophage, pratiquée au fond d'un infundibulum, et bridée en quelque sorte par les deux piliers postérieurs du voile du palais qui se joignent au-dessus d'elle.

Toutes ces ouvertures donnent à l'arrière-bouche l'apparence d'un véritable carrefour où se croisent la voie aérienne et la voie digestive ; en sorte que, pendant la déglutition, le bol alimentaire passe au-dessus de l'entrée du larynx pour gagner l'œsophage : particularité que l'on saisira sans peine en jetant un coup d'œil sur la figure 305.

Rapports. — Envisagé à l'extérieur, pour l'étude des connexions, le pharynx répond : en arrière, aux poches gutturales et aux ganglions lymphatiques gutturaux ou rétro-pharyngiens; par côté, à la grande branche de l'hyoïde, aux muscles ptérygoïdien interne et stylo-hyoïdien, aux nerfs glosso-pharyngien, grand hypoglosse et laryngé supérieur, enfin à l'artère faciale.

Structure. — La paroi du pharynx, abstraction faite du voile du palais, qui a été décrit à propos de la bouche, est formée par une *membrane muqueuse*, en dehors de laquelle se trouvent appliquées une *couche fibreuse* et une *couche charnue*.

1. Cette région répond, chez l'Homme, à l'arrière-fond des cavités nasales, diverticulum qui ne se distingue point du pharynx chez nos animaux domestiques. On verra, du reste, que nous désignons sous le nom d'arrière-fond des fosses nasales l'extrémité postérieure de ces cavités.

* 1, génio-glosse ; 2, génio-hyoïdien ; 3, coupe du voile du palais ; 4, cavité pharyngienne ; 5, œsophage ; 6, poche gutturale ; 7, ouverture pharyngienne de la trompe d'Eustache ; 8, cavité du larynx ; 9, entrée du ventricule sus-glottique ; 10, trachée ; 11, cornet ethmoïdal ; 12, cornet maxillaire ; 13, volutes ethmoïdales ; 14, compartiment cérébral de la cavité crânienne ; 15, compartiment cérébelleux ; 16, faux du cerveau ; 17, tente du cervelet ; 18, coupe de la lèvre supérieure ; 19, coupe de la lèvre inférieure.

1° *Membrane muqueuse.* — Cette membrane, doublée en dehors par une mince couche de fibres jaunes élastiques, est beaucoup plus délicate que la muqueuse buccale ; elle est en continuité, sans démarcation bien nette, avec celle de toutes les cavités voisines : bouche, œsophage, fosses nasales, larynx, trompes d'Eustache. Elle renferme au voisinage de celles-ci, ainsi qu'au fond du recessus, de nombreux follicules clos, vestige de l'*amygdale pharyngienne* que l'on trouve dans diverses espèces. On y observe aussi, un peu partout, mais surtout à la partie supérieure, des glandules en grappe.

Son *épithélium* est stratifié cylindrique à cils vibratiles, c'est-à-dire du type nasal, sur la face supérieure du voile du palais et dans toute la région avoisinant les choanes ; tandis qu'il est stratifié pavimenteux, autrement dit du type buccal, dans toute la partie inférieure. La démarcation, non visible à l'œil nu, correspond assez exactement à la ligne de rencontre du voile du palais avec la paroi opposée lorsque celui-ci est soulevé ; alors, en effet, le pharynx se trouve divisé en deux compartiments : l'un supérieur ou nasal (naso-pharynx), l'autre inférieur ou buccal ; ce dernier, réuni avec le fond de la bouche, répond à ce qu'on appelle vulgairement le *gosier* (*fauces*).

2° *Couche fibreuse.* — Encore appelée *aponévrose pharyngée*, cette couche double la muqueuse de la paroi postérieure et des parois latérales du pharynx ; elle se présente à découvert en arrière de cet organe, sous forme d'un raphé élargi en triangle au-dessus de l'origine de l'œsophage ; puis elle s'engage sous la couche charnue et s'amincit peu à peu, au point de devenir indistincte. Elle s'attache en haut sur la base du crâne, en bas sur les cartilages du larynx ainsi que sur un cordon fibreux séparant l'arrière-bouche de l'œsophage.

3° *Couche charnue.* — Cette couche se compose de six paires de muscles, indiqués dans l'énumération suivante : le *pharyngo-staphylin*, le *ptérygo-pharyngien* ou *constricteur supérieur*, l'*hyo-pharyngien* ou *constricteur moyen*, le *thyro-pharyngien* ou *premier constricteur inférieur*, le *crico-pharyngien* ou *deuxième constricteur inférieur*, le *stylo-pharyngien*.

Pharyngo-staphylin. — Ce muscle, qui a été décrit comme appartenant au voile du palais (p. 537), se prolonge en arrière sur la paroi latérale du pharynx, où il confond ses fibres avec celles du ptérygo-pharyngien, pour aller s'attacher au bord supérieur du cartilage thyroïde, en passant sous les muscles hyo-pharyngien et thyro-pharyngien. C'est donc un muscle qui fait aussi partie du pharynx et qui raccourcit cette cavité par sa contraction.

Ptérygo-pharyngien ou constricteur supérieur. — Ce muscle est mince, large, aplati, triangulaire. Il prend son origine sur l'extrémité de l'os ptérygoïdien (aile interne de l'apophyse ptérygoïde), et de là, ses fibres se portent en divergeant : les unes en bas et en arrière, les autres en dedans. Celles-là se confondent avec le pharyngo-staphylin et se comportent comme il a été dit plus haut; celles-ci se réunissent sur la ligne médiane avec les fibres analogues du côté opposé en formant une sorte de ceinture au-dessous des trompes d'Eustache. Le ptérygo-pharyngien est doublé en dehors par une couche de tissu jaune, élastique, qui s'attache avec lui à l'os ptérygoïde, se fixe ensuite au bord supérieur de la grande branche hyoïdienne et se prolonge même à la surface externe du muscle qu'elle revêt, jusqu'au cartilage thyroïde. L'élasticité de cette membrane joue un certain rôle dans la locomotion de l'appareil laryngo-pharyngien : c'est un antagoniste passif des muscles abaisseurs de cet appareil.

Ce muscle raccourcit le pharynx en même temps qu'il le resserre : il est donc à la fois élévateur et constricteur : élévateur par ses fibres descendantes, qui tirent le cartilage thyroïde ; constricteur par ses fibres transverses, qui forment cravate autour de l'orifice des trompes d'Eustache (fig. 256, 6, et 306, 1).

Hyo-pharyngien ou constricteur moyen ; thyro-pharyngien ou premier constricteur inférieur ; crico-pharyngien ou deuxième constricteur inférieur (fig. 306, 4, 5 et 5'). — Les deux derniers de ces muscles n'en forment qu'un chez l'Homme, le *constricteur inférieur*. Tous les trois représentent des bandelettes charnues superposées qui se terminent derrière le pharynx, sur un raphé fibreux médian, élargi inférieurement en une petite aponévrose triangulaire qui dépend de la couche fibreuse. Le premier procède de la corne thyroïdienne de l'hyoïde ; le second de la face externe du cartilage thyroïde ; le troisième du côté du cartilage cricoïde.

Leur action n'est point douteuse ; tout le monde les regarde comme des constricteurs.

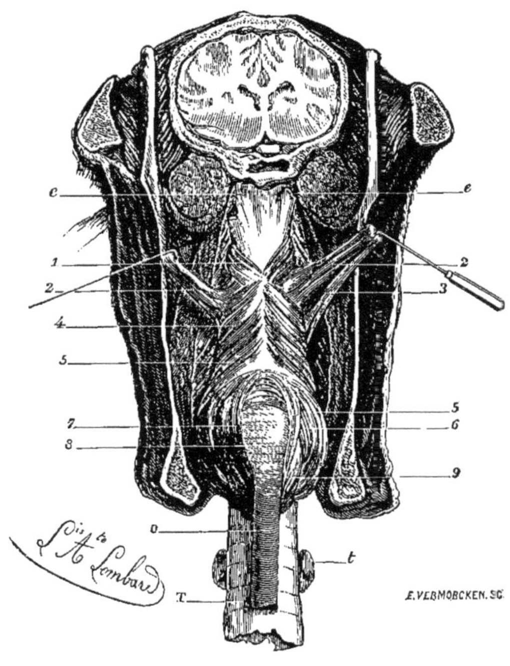

Fig. 306. — Coupe segmentale de la tête d'un cheval pour montrer le plan postérieur du pharynx *.

En examinant attentivement le muscle crico-pharyngien des auteurs, on y reconnaît deux faisceaux qui se distinguent par la direction de leurs fibres. Le faisceau profond se rend sur l'origine de l'œsophage ; nous le décrirons à propos de cet organe, ainsi que le muscle appelé aryténo-pharyngien par nos prédécesseurs.

Stylo-pharyngien (fig. 306, 2). — Étroite bandelette qui descend de la face interne du stylo-hyal sur le côté du pharynx, où elle confond ses fibres avec celles du ptérygo-pharyngien. Elle s'insinue sous les muscles hyo, thyro et crico-pharyngiens, s'étale en éventail et va s'attacher sur le bord supérieur du cartilage thyroïde et la muqueuse du pharynx, au-dessus du pilier postérieur du voile du palais.

Ce muscle raccourcit le diamètre longitudinal du pharynx en élevant le larynx. On le regarde aussi comme dilatateur ; mais sa direction, non moins que

* T, trachée ; *t*, glande thyroïde ; O, œsophage ; *e*, *e*, trompes d'Eustache coupées près de leur terminaison sur le pharynx ; 1, muscle ptérygo-pharyngien ou constricteur supérieur ; 2, 2, muscles stylo-pharyngiens ; 3, 3, grandes branches de l'hyoïde ; 4, hyo-pharyngien ou constricteur moyen ; 5, thyro-pharyngien ou faisceau thyroïdien du constricteur inférieur ; 5', crico-pharyngien ou faisceau cricoïdien du constricteur inférieur ; 6, crico-œsophagien ; 7, muscle œsophagien longitudinal supérieur ; 8, origine de l'œsophage ; 9, crico-aryténoïdien postérieur.

son mode de terminaison, ne lui permettent guère de remplir un rôle bien efficace dans l'agrandissement de l'arrière-bouche ; à peine pourrait-il produire un léger infundibulum à l'endroit où il joint la paroi pharyngienne. Le véritable agent dilatateur du pharynx, c'est la poussée du bol alimentaire, favorisée par le relâchement de la paroi lorsque le larynx s'élève.

Il n'est pas rare de rencontrer un second muscle *stylo-pharyngien*, procédant de l'extrémité inférieure de la grande branche hyoïdienne, au lieu de la partie supérieure; ses fibres s'engagent sous les muscles hyo et thyro-pharyngiens, se dirigent transversalement en dedans, en croisant la direction du précédent, et se terminent au raphé fibreux postérieur. Il paraît servir à tendre la paroi du pharynx en la tirant de côté. Certains anatomistes l'appellent stylo-pharyngien inférieur ; mais il serait mieux nommé *stylo-pharyngien transverse.* Il n'existe parfois que d'un seul côté.

Vaisseaux et nerfs. — Le pharynx reçoit le sang des artères *pharyngienne* et *thyro-laryngienne.* Les nerfs sont fournis par des rameaux de la neuvième et de la dixième paire craniennes ainsi que par le grand sympathique.

Fonctions. — Le pharynx joue un rôle passif dans la respiration, en servant de canal intermédiaire entre les fosses nasales et le larynx. Sa fonction principale se rapporte aux phénomènes digestifs ; c'est en effet le principal agent du premier temps de la déglutition, pendant lequel un mouvement complexe et en quelque sorte spasmodique transporte le bol alimentaire de la bouche à l'entrée de l'œsophage.

Voici ce qui se passe à ce moment : le bol, poussé par la langue et appelé dans l'arrière-bouche, est saisi par les muscles constricteurs, qui entrent en contraction tour à tour d'une manière péristaltique et involontaire, et transporté à l'orifice œsophagien par-dessus l'entrée du larynx. D'une part, ce bol est empêché de monter dans les fosses nasales par le voile du palais soulevé ; d'autre part, il est empêché de tomber dans le larynx par un mouvement d'ascension de celui-ci, qui vient s'abriter sous la base de la langue, et par l'épiglotte qui se renverse par la poussée du bol sur l'entrée laryngienne, de manière à la fermer presque exactement. D'ailleurs, à ce moment, l'aspiration pulmonaire, qui pourrait détourner les aliments de leur route naturelle pour leur faire prendre la voie aérienne, est suspendue grâce à l'application des parois du pharynx sur le bol alimentaire, et aussi grâce à l'occlusion du larynx pendant le passage du bol au-devant de cet organe.

Quant à la déglutition des liquides, elle s'opère d'après un mécanisme analogue.

Une remarque assez curieuse, c'est que, chez les Solipèdes, les aliments ne se mettent point en contact direct avec la plus grande partie de la paroi postérieure du pharynx, pendant leur passage à travers cette cavité. Quand ces aliments sont poussés par la langue, le bord postérieur du voile du palais arrive jusqu'auprès de l'entrée de l'œsophage. L'extrême développement de cette cloison s'oppose donc à ce que la paroi pharyngienne s'applique immédiatement sur les aliments ; c'est par l'intermédiaire du voile du palais que les constricteurs exercent leur action péristaltique sur le bol alimentaire, jusqu'à l'entrée de l'œsophage.

DIFFÉRENCES

Bœuf. — Le pharynx du Bœuf (fig. 307) est très allongé à cause de l'encaissement des choanes entre les deux grandes lames osseuses ptérygo-palatines. Un repli muqueux formant une sorte de pilier médian semble prolonger le vomer sur la voûte du pharynx, et sépare deux culs-de-sac sur le côté desquels s'ouvrent les trompes d'Eustache par une petite fente couverte d'un simple pli muqueux semi-lunaire. La muqueuse de ces culs-de-sac et du pilier qui les sépare, ainsi que celle des régions circonvoisines, est épaissie, plissée en divers sens, criblée de petits cryptes ; elle constitue l'*amygdale pharyngienne*, dont la structure rappelle celle des amygdales buccales. L'entrée de l'œsophage est extrêmement dilatée, nullement bridée par les piliers postérieurs du voile du palais. Les muscles *hyo*, *thyro* et *crico-pharyngiens* sont

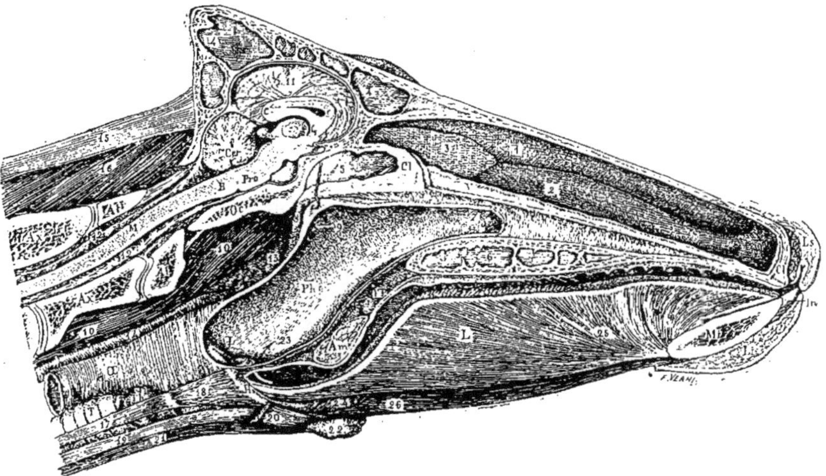

Fig. 307. — Coupe sagittale de la tête du bœuf, pratiquée un peu en dehors de la ligne médiane *.

beaucoup moins distincts les uns des autres que chez le Cheval ; ils se réunissent de l'un à l'autre côté sur un raphé linéaire. L'hyo-pharyngien s'insère par deux branches soit sur la corne thyroïdienne de l'hyoïde, soit sur les parties adjacentes du stylo-hyal et du cérato-hyal. Le thyro-pharyngien est très étendu, tandis que le crico-pharyngien est au contraire fort étroit. Il existe, à titre normal, deux stylo-pharyngiens relativement volumineux : l'un descendant, l'autre transverse.

Mouton et ***Chèvre.*** — Comme chez le Bœuf.

Chameaux. — Le pharynx est extrêmement long et conséquemment le larynx placé très bas. Sa poche supérieure est simple, mais très vaste. Les piliers postérieurs du voile du palais se réunissent à une grande distance au-dessus de l'entrée de l'œsophage en un gros repli transversal qui se détache de la paroi postéro-latérale du pharynx et se rabat sur elle, divisant ainsi ce dernier en deux compartiments superposés. Ce repli fait défaut chez les Lamas. L'entrée de l'œsophage est tellement vaste que ce canal continue le pharynx d'une manière presque insensible.

* *Ls*, lèvre supérieure ; *Li*, lèvre inférieure ; *In*, incisives ; *Cl*, cloison médiane du nez ; *Mi*, coupe du maxillaire inférieur ; L, langue ; VP, voile du palais ; *Am*, amygdale ; *Ph*, cavité pharyngienne ; L, entrée du larynx ; Œ, œsophage ; T, trachée ; *Th*, glande thyroïde ; H, corne thyroïdienne de l'hyoïde ; C, cerveau ; *Cer*, cervelet ; *Pro*, protubérance ; B, bulbe rachidien ; M, moelle ; *Oc*, apophyse basilaire de l'occipital ; *At*, atlas ; *Ax*, axis ; V, vomer ; 1, cornet supérieur ; 2, cornet inférieur ; 3, cornet moyen ; 4, sinus frontal ; 5, sinus sphénoïdal ; 6, sinus palatin ; 7, ouverture postérieure de la fosse nasale ; 8, repli muqueux vomérien ; 8', cul-de-sac supérieur du pharynx qui vient s'adosser au sphénoïde en regard de l'hypophyse ; 9, orifice de la trompe d'Eustache ; 10, muscles droits antérieurs de la tête ; 11, faux du cerveau ; 12, dure-mère ouverte ; 13, ganglions lymphatiques rétro-pharyngiens ; 14, artère carotide ; 15, corde du ligament cervical ; 16, muscles droits postérieurs de la tête et terminaison du grand complexus ; 17, sterno-thyroïdien ; 18, hyo-thyroïdien ; 19, sterno-hyoïdien ; 20, terminaison de l'omo-hyoïdien ; 21, portion sterno-maxillaire du m. sterno-céphalique ; 22, ganglion de l'auge ; 23, flèche marquant la communication bucco-pharyngienne ; 24, basio-glosse ; 25, génio-glosse ; 26, génio-hyoïdien.

Le ptérygo-pharyngien est relativement peu développé. L'hyo-pharyngien est étroit ; par

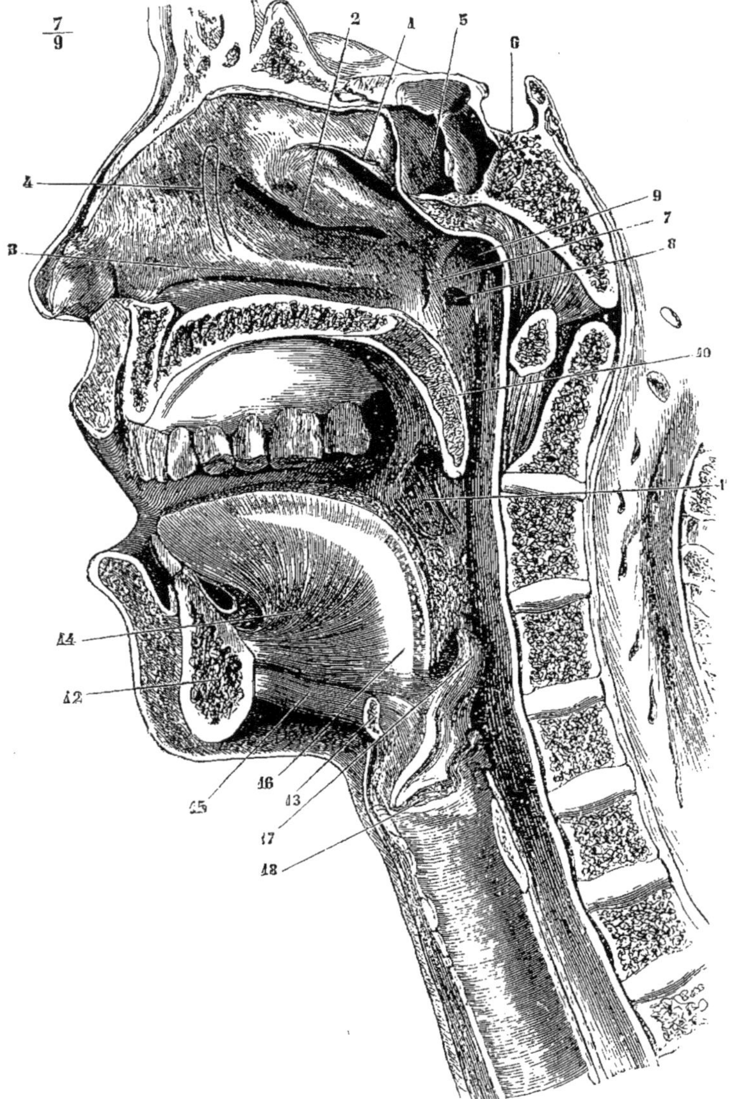

Fig. 308. — Coupe médiane antéro-postérieure de la face de l'Homme *.

contre le thyro et le crico-pharyngien sont très larges. Il n'existe qu'un seul stylo-pharyngien, court et large, qui se détache des extrémités adjacentes du stylo-hyal et du cérato-hyal

* 1, cornet supérieur ; 2, cornet moyen ; 3, cornet inférieur ; 4, ligne ponctuée indiquant la situation du canal nasal ou lacrymal ; 5, sinus sphénoïdal ; 6, selle turcique ; 8, ouverture de la trompe d'Eustache ; 9, recessus pharyngien ; 10, coupe du voile du palais ; 11, amygdales ; 12, coupe du maxillaire inférieur ; 13, coupe de l'hyoïde ; 14, coupe de la langue ; 15, muscle génio-hyoïdien ; 16, septum lingual ; 17, épiglotte ; 18, orifice du ventricule droit du larynx (Beaunis et Bouchard, *Anatomie descriptive*. Paris. 1867).

et paraît équivaloir au stylo-pharyngien transverse du Bœuf. Peut-être le stylo-pharyngien descendant est-il suppléé par un muscle particulier que nous avons vu, chez un Dromadaire, descendre de l'arc antérieur de l'atlas et s'épanouir sur la paroi postéro-latérale du pharynx en se réunissant au constricteur supérieur?

La muqueuse est pigmentée et très glandulaire.

Porc. — Le recessus pharyngien est divisé comme chez le Bœuf par un gros pli muqueux faisant suite au vomer; la muqueuse à ce niveau présente une structure adénoïde et de nombreux follicules clos (amygdale pharyngienne). En bas du pharynx, on remarque au-dessus et en arrière de l'orifice œsophagien une sorte de cæcum médian produit par une hernie de la muqueuse entre les muscles thyro et crico-pharyngiens, cæcum dont l'entrée est séparée de celle de l'œsophage par un pli muqueux résultant de la rencontre des deux piliers postérieurs du voile du palais. La signification de ce cul-de-sac est parfaitement inconnue. Nous en avons trouvé un semblable chez un Ours. En dessous de la muqueuse pharyngienne, existent un grand nombre de glandules. La musculature ressemble à celle du Bœuf.

Chien. — Le pharynx du Chien présente un recessus sous-cranien très étroit et peu profond. La trompe d'Eustache s'ouvre à la base et en arrière du crochet ptérygoïdien, sous une petite tige cartilagineuse assez épaisse. La muqueuse est beaucoup plus fine que celle de l'œsophage, en sorte que leur démarcation est nette et tranchée : l'une et l'autre sont très glanduleuses.

Les piliers postérieurs du voile palatin meurent sur les parois du pharynx avant d'atteindre l'entrée de l'œsophage.

Le muscle hyo-pharyngien procède de l'hyoïde par deux branches, comme dans le Bœuf. Le crico-pharyngien est étroit et peu distinct du thyro-pharyngien ; aussi pourrait-on ne distinguer que trois constricteurs comme chez l'Homme. Le stylo-pharyngien est unique.

Le pharynx du ***Chat*** et celui du ***Lapin*** ne présentent rien qui mérite d'être signalé.

§ 5. — **Œsophage** (fig. 309).

Préparation. — **Placer le sujet en seconde ou en troisième position, enlever le peaussier cervical du côté gauche, abattre le membre antérieur correspondant et procéder à l'excision des côtes de ce même côté, en respectant la première et les quatre ou cinq dernières, disséquer ensuite les vaisseaux et les nerfs qui avoisinent le conduit œsophagien, en ayant soin de conserver leurs rapports.**

L'œsophage (de οἴζω, je porte, et φαγεῖν, manger) est un long canal musculo-membraneux, cylindroïde, chargé de conduire les aliments de l'arrière-bouche dans l'estomac et d'achever ainsi le mouvement de déglutition. Il est relativement étroit chez les Solipèdes, tout en présentant à son origine un léger renflement olivaire. Il est rouge et facilement dilatable dans la plus grande partie de son étendue ; tandis qu'il se décolore à sa partie terminale et prend une grande épaisseur faisant obstacle à sa dilatabilité.

Trajet. — Ce canal part du pharynx, où il s'ouvre, en arrière du larynx, par un orifice très étroit, dans l'état de repos de l'organe, qui admet juste l'extrémité du doigt, orifice circonscrit : en arrière par un cordon fibro-muqueux résultant de la jonction des piliers postérieurs du voile du palais, en avant par la face externe des cartilages aryténoïdes. — L'œsophage descend ensuite derrière la trachée jusqu'au milieu du cou, puis il commence à se dévier pour se placer sur le côté gauche de ce conduit aérien. Il pénètre ainsi dans la cavité thoracique, en passant contre la face interne du scalène et de la première côte gauches, se replace bientôt au-dessus de la trachée, franchit la base du cœur, et gagne l'ouverture circonscrite par les piliers centraux du diaphragme. On le voit alors traverser cette ouverture, pénétrer dans la cavité abdominale et se recourber en bas, pour s'insérer presque immédiatement sur la petite courbure de l'estomac. Son orifice d'embouchure, appelé *cardia*, sera étudié en même temps que ce dernier viscère.

Rapports. — Voici les nombreuses connexions qu'entretient l'œsophage dans son long trajet :

A son origine, il est compris entre le fond des poches gutturales et les muscles crico-aryténoïdiens postérieurs.

Dans la région du cou, il est enveloppé d'une couche épaisse de tissu conjonctif qui l'unit d'une manière lâche aux organes environnants. Ses rapports

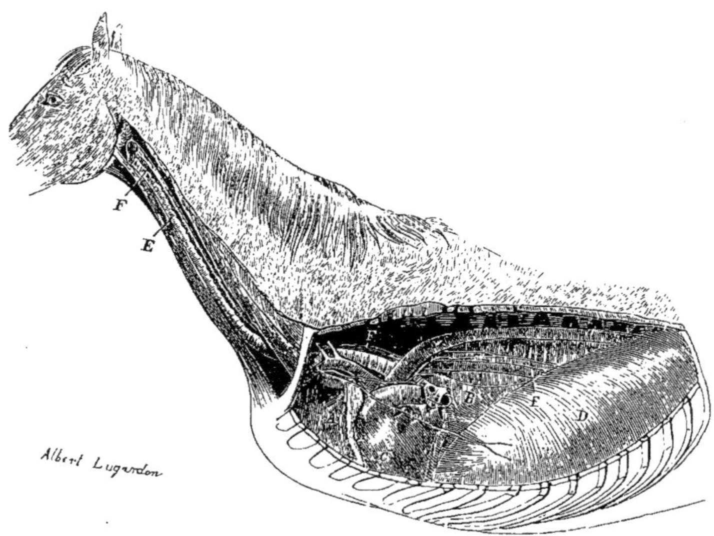

Fig. 309. — Cavité pectorale et région inférieure du cou du cheval, pour montrer la trachée, l'œsophage et les autres organes contenus dans le médiastin *.

varient suivant qu'on le considère en haut ou en bas. *En haut*, il occupe, dans le plan médian, l'espace compris entre la trachée et le long du cou, et il est longé de chaque côté par l'artère carotide primitive et ses nerfs satellites, le cordon vaguo-sympathique et le laryngé inférieur. *En bas*, il se trouve en rapport du côté interne avec la trachée; du côté externe, avec le muscle scalène, les vaisseaux et les nerfs de la gouttière jugulaire gauche, y compris la veine jugulaire [1].

A son entrée dans la poitrine, l'œsophage, encore dévié à gauche et appliqué sur le côté de la trachée, répond en dehors au ganglion cervical inférieur de ce côté, aux branches nerveuses afférentes et efférentes de ce ganglion, aux artères et veines vertébrales, cervicales supérieures et dorsales, qui croisent sa direction, et enfin à la lame médiastine. *Plus loin*, il se replace sur la trachée, mais il se sépare du long du cou et s'éloigne de plus en plus de la colonne ver-

1. Il n'est pas absolument rare de voir l'œsophage se dévier à droite, en bas du cou, et alors les rapports que nous venons d'indiquer sont intervertis. Jamais nous n'avons vu ce conduit entrer dans la poitrine en restant dans le plan médian. Sur les Chevaux à trachée aplatie et déformée, l'œsophage se loge parfois dans une gouttière de la face postérieure de ce conduit, et, s'il y a torsion, l'œsophage peut être entraîné au-devant de la trachée, contre le sterno-maxillaire, avec la carotide et ses nerfs satellites, la jugulaire conservant sa position.

* E, trachée; F, F, F, œsophage; C, cœur dans son péricarde; D, diaphragme; A, médiastin antérieur; B, médiastin postérieur.

tébrale qu'il avait suivie jusqu'ici. Il passe au-dessus de la bronche gauche, à droite de la crosse aortique, puis il s'engage entre les deux lames du médiastin postérieur, accompagné à distance par les branches œsophagiennes du tronc artériel broncho-œsophagien et par les cordons œsophagiens du nerf pneumogastrique, et il s'imprime chemin faisant sur la face interne des deux poumons.

La *très courte portion* logée dans la cavité abdominale traverse une échancrure du bord supérieur du foie et se trouve enveloppée par le ligament cardiaque, manchon péritonéal qui se porte du diaphragme à l'estomac. La terminaison de l'œsophage s'opère vis-à-vis du tiers supérieur de la treizième côte.

Intérieur. — Étudié à l'intérieur, le canal dont on vient de faire connaître successivement le trajet et les rapports ne présente rien d'intéressant. On remarquera seulement que ses parois sont toujours affaissées et en contact avec elles-mêmes, hormis le temps du passage des aliments. Considéré à l'état de distension, il montre des rétrécissements plus ou moins marqués : 1° à son entrée ; 2° au-dessous de son renflement olivaire initial ; 3° à l'entrée de la poitrine ; 4° à son passage à travers le diaphragme.

Structure. — Il entre dans la constitution de l'œsophage deux tuniques : une *muqueuse* et une *musculeuse.*

La *membrane muqueuse*, continue avec celles du pharynx et de l'estomac, est blanchâtre et plissée longitudinalement, mais ses plis s'effacent par la dilatation. Elle n'adhère que très lâchement à la tunique charnue, sur laquelle elle peut glisser avec la plus grande facilité. Elle possède un épithélium stratifié pavimenteux, épais et résistant, avec un chorion pourvu d'une *muscularis mucosæ* et de fines papilles adélomorphes, mais elle paraît être, chez le Cheval, complètement dépourvue de glandes.

La *membrane charnue* semble commencer à la partie postérieure du pharynx par les muscles *aryténo-œsophagiens, œsophagiens longitudinaux supérieurs* et *crico-œsophagiens.*

L'*aryténo-œsophagien* est un petit faisceau, extrêmement grêle dans les Solipèdes et même souvent absent, qui se porte du bord postérieur du cartilage aryténoïde à l'origine de l'œsophage, où ses fibres se perdent. Pour découvrir ce muscle, qui représente l'œsophagien longitudinal inférieur de quelques auteurs, il faut renverser l'œsophage d'arrière en avant sur le plan postérieur du pharynx.

Le muscle *œsophagien longitudinal supérieur* est très net (fig. 306, 7) ; c'est une petite bandelette latérale qui part de la base du triangle fibreux de la face postérieure du pharynx et disparaît à la surface de l'œsophage, où quelques-unes de ses fibres se recourbent en anses à des hauteurs différentes. Il encadre avec son congénère le renflement initial du conduit.

Le *crico-œsophagien* (fig. 306, 6) se détache de la face profonde du crico-pharyngien pour se porter au bord de l'œsophage, où ses fibres passent les unes au-dessus, les autres au-dessous de ce conduit, en allant à la rencontre de celles du muscle du côté opposé, de manière à entourer l'origine de l'œsophage d'une sorte de sphincter rappelant le muscle de Wilson du canal de l'urètre.

Le reste de la tunique charnue est formé de fibres longitudinales surperficielles, souvent rassemblées en cordons, et de fibres spiroïdes ou circulaires, plus profondes, qui s'entre-croisent vers l'extrémité terminale du canal d'une manière à peu près inextricable.

Cette couche présente, dans la portion cervicale de l'œsophage et une grande partie de la portion thoracique, à peu près la couleur rouge des muscles de la vie animale; elle devient progressivement blanchâtre, comme les muscles de la vie organique, après que l'œsophage s'est engagé dans le médiastin postérieur, et elle acquiert une épaisseur considérable et une rigidité très prononcée à l'état cadavérique. Vers l'insertion sur l'estomac, le tube musculeux est si étroit qu'il est rempli à peu près exactement par les plis enchevêtrés de la membrane muqueuse qu'il renferme; aussi, dans cet état de rigidité cadavérique, peut-on insuffler l'estomac par le pylore sans appliquer de ligature sur l'œsophage; la lumière de ce canal est si bien bouchée qu'elle ne laisse échapper aucune bulle d'air, quelle que soit la distension éprouvée par l'estomac insufflé. Nous reviendrons, en décrivant l'intérieur de ce dernier viscère, sur les conséquences de ce fait anatomique important.

Vaisseaux et nerfs. — La portion cervicale de l'œsophage reçoit le sang des carotides primitives; la portion thoracique, du tronc broncho-œsophagien. Les nerfs viennent presque exclusivement du pneumogastrique. Pour la portion cervicale, les nerfs moteurs, dits nerfs œsophagiens supérieurs, sont accolés au conduit par côté ; tandis que les filets sensitifs sont multiples et fournis par les récurrents. Pour la portion située au delà du cœur, la sensibilité et la motricité sont communiquées par les cordons œsophagiens des pneumogastriques.

Fonctions. — Ce canal opère le transport des aliments de l'arrière-bouche dans l'estomac; il n'a point d'autre usage.

DIFFÉRENCES

Chez tous les animaux domestiques autres que les Solipèdes, la couche charnue de l'œsophage est rouge dans toute son étendue et offre partout le même degré d'épaisseur et la même flaccidité ; aussi la lumière du conduit est-elle aussi largement ouverte vers l'extrémité stomacale que vers l'extrémité pharyngienne, et même l'insertion sur l'estomac est plus ou moins infundibuliforme, c'est-à-dire évasée en entonnoir, particulièrement chez les Ruminants et les Carnivores. Ces mêmes animaux se font en outre remarquer par le calibre plus considérable et la dilatabilité plus grande de leur œsophage. C'est ainsi que, chez les Chameaux, ce canal l'emporte de beaucoup en diamètre sur la trachée, alors même qu'il n'est que modérément dilaté, et que, d'autre part, l'on voit des Chiens avaler des morceaux de viande énormes, des Vaches et des Bœufs avaler de volumineuses pommes de terre, des raves et même des corps étrangers tels que des souliers. Les Camélidés, Chameaux et Lamas, se font en outre remarquer par l'adhérence de la muqueuse œsophagienne à la tunique charnue, adhérence qui tient à une multitude de glandules répandues entre les deux membranes.

Au point de vue de la richesse glandulaire de sa muqueuse, l'œsophage est en effet très différent suivant les espèces ; c'est ainsi que, chez les Solipèdes, le Porc, le Lapin, le Cobaye, le Hérisson, le Surmulot, les glandules œsophagiennes paraissent faire complètement défaut, tandis qu'elles sont nombreuses dans l'Homme, le Chien, le Chat, et atteignent l'apogée du développement dans les Camélidés.

Article II. — ORGANES ESSENTIELS DE LA DIGESTION.

Ces organes étant tous renfermés dans la *cavité abdominale*, nous étudierons d'abord ce réceptable commun, pour considérer ensuite successivement l'*estomac*, l'*intestin* et leurs *organes annexes*, c'est-à-dire le *foie*, le *pancréas* et la *rate*.

§ 1. — Cavité abdominale et péritoine.

L'intérieur du tronc est partagé par le diaphragme, chez les animaux mammifères, en deux grandes cavités qui logent les organes que l'on désigne en bloc sous le terme vague de *viscères*. L'antérieure, la plus petite, est la *cavité pectorale* ou *thoracique*; la postérieure prend le nom d'*abdomen* ou de *cavité abdominale*.

Topographie de la cavité abdominale. — L'abdomen est un vaste réservoir de forme ovoïde, allongé dans le sens antéro-postérieur, oblique de haut en bas et d'arrière en avant, ayant : pour paroi supérieure, les vertèbres lombaires et les muscles psoas ; pour paroi inféro-latérale, les muscles abdominaux proprement dits, réunis d'un côté à l'autre au niveau de la ligne blanche ; pour paroi antérieure, le diaphragme ; et pour paroi postérieure, le bassin.

On connaît déjà tous les éléments de ces parois ; nous n'y reviendrons pas. Nous nous bornerons à envisager l'intérieur de la cavité pour déterminer les diverses régions qu'il est possible d'y reconnaître, détermination importante qui facilite singulièrement l'étude topographique des viscères du ventre. En effet, dire qu'un organe est situé dans la cavité abdominale, c'est donner sur la place qu'il occupe un renseignement peu précis, à cause de la grande étendue de cette cavité ; il importe de diviser l'abdomen en un certain nombre de régions, répondant aux différents points de sa paroi, afin de pouvoir mieux préciser la situation des organes qui sont logés dans son intérieur, sans compliquer le langage anatomique. On reconnaît six régions principales à la cavité abdominale.

A. La *région supérieure* ou *sous-lombaire* répond aux muscles psoas et aux corps vertébraux lombaires ; elle s'étend de la partie supérieure du diaphragme à l'entrée du bassin.

B. La *région inférieure*, limitée latéralement par les hypocondres et les flancs, commence, en avant, au-dessus de l'appendice xiphoïde du sternum et s'élève, en arrière, jusqu'au bord antérieur des pubis. Elle comprend toute cette partie de l'abdomen qui répond à la ligne blanche et aux deux muscles droits. Sa grande étendue a nécessité sa subdivision en cinq régions secondaires : — La *région sus-sternale* (*épigastre* ou *région du creux de l'estomac* chez l'Homme) correspond à la face supérieure de l'appendice xiphoïde ; — La *région ombilicale* (*mésogastre*), située en arrière de la précédente, est ainsi appelée parce qu'elle porte à son centre la cicatrice de l'ombilic ; mais il n'y a rien à l'extérieur qui rappelle le nombril de l'Homme. La *région prépubienne*, *sus-pubienne* dans l'Homme, correspond à l'*hypogastre* ou bas-ventre de celui-ci ; elle précède le bord antérieur des pubis et se trouve en légère dépression relativement à ce bord osseux. — Les *deux régions inguinales* correspondent aux anneaux inguinaux supérieurs, qui, chez le mâle, enserrent l'orifice de la *gaine vaginale*, laquelle traverse le canal inguinal et forme une sorte de diverticule à la cavité abdominale, où se trouvent contenus le testicule et son cordon.

C. Les *régions latérales* ont pour limites : en avant, les attaches costales du diaphragme ; en arrière, l'entrée de la cavité pelvienne ; en haut, les extrémités des apophyses costiformes lombaires. Elles se confondent en bas avec la région inférieure, au niveau de l'intervalle compris entre le bord inférieur du petit oblique et le bord externe du grand droit. — On nomme *hypocondre* la partie correspondant au cercle cartilagineux des fausses côtes, et *flanc*, la partie restante, correspondant notamment à la portion charnue du petit oblique.

D. La *région antérieure* ou *diaphragmatique* comprend la cavité formée par la face postérieure du diaphragme ; elle forme le gros pôle de l'ovoïde que représente l'abdomen. Elle se divise en deux régions, l'une *centrale* répondant à a portion tendineuse et aux piliers du diaphragme, l'autre *périphérique* répondant à la bande charnue circulaire de ce même muscle.

E. La *région postérieure* ou *pelvienne* est un diverticulum faisant partie de la cavité du bassin, circonscrit : en haut, par le sacrum ; en bas, par la face supérieure des pubis et les muscles obturateurs internes ; sur les côtés, par la tige des iléons et par les ligaments sacro-sciatiques. L'entrée de ce diverticulum est constituée par le détroit antérieur du bassin qui a été déjà décrit en ostéologie (p. 215) ; le fond, par le péritoine réfléchi sur la partie antérieure des organes pelviens, comme nous le dirons plus loin.

Du péritoine. — La cavité abdominale est tapissée à l'intérieur par une membrane séreuse, le *péritoine*, dont nous devons donner ici une idée générale, sans nous arrêter à des détails de description qui trouveront leur place dans l'étude particulière des viscères abdominaux.

Comme les autres séreuses splanchniques ou les synoviales vaginales, le péritoine se compose d'un feuillet pariétal et d'un feuillet viscéral, formant dans leur ensemble un sac complet, dont la disposition est telle, que les organes contenus dans l'abdomen sont situés en dehors de ce sac, ainsi que le montre la figure 310, représentant une coupe transversale schématique de la cavité abdominale : Soient, en effet : A la coupe transversale de l'intestin grêle, libre et flottant à l'intérieur de la cavité ; B celle de l'artère aorte, au niveau de l'émission de la grande mésentérique ; on voit la membrane péritonéale C C revêtir les parois de l'abdomen et, dans les points DD, se replier autour de la grande mésentérique de manière à s'adosser à elle-même en formant une grande lame F F qui suspend l'intestin. Arrivés à cet organe, les deux feuillets de cette lame s'écartent pour se développer autour de lui et se continuer l'un avec l'autre. En conséquence, le péritoine, bien que partout continu avec lui-même, comprend : un *feuillet pariétal* C C, un *feuillet viscéral* G G et une duplicature intermédiaire qu'on appelle ici le *grand mésentère*. L'espace circonscrit par ces diverses parties correspond à la cavité péritonéale ; et l'on voit immédiatement que l'intestin, ou tout autre organe intra-abdominal, se trouve en dehors de cette cavité ; il suffirait, pour le rejeter à la périphérie du sac séreux, de défaire le pli mésentérique en tirant en sens inverse sur les points D et D. Au surplus, dans la réalité, la cavité séreuse est virtuelle ; il n'y a aucun vide entre la paroi abdominale et les viscères ; le feuillet pariétal et le feuillet viscéral du

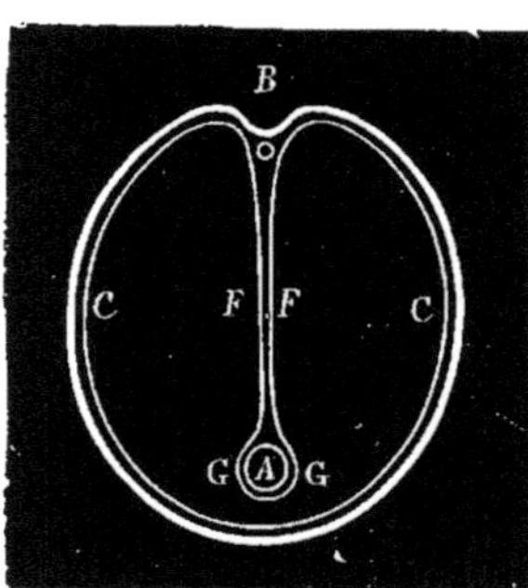

Fig. 310. — Coupe transversale théorique de la cavité abdominale, destinée à montrer la disposition du péritoine *.

* A, intestin grêle ; B, face inférieure de la colonne vertébrale avec l'aorte sous-jacente ; C, C, péritoine pariétal ; D, D, points où cette séreuse se réfléchit contre l'aorte et s'adosse à elle-même pour former le mésentère FF ; GG, péritoine viscéral.

péritoine sont immédiatement appliqués l'un contre l'autre ; ils ne se disjoignent que dans le cas d'épanchement.

La disposition que nous venons de faire connaître est commune à tous les organes flottant dans l'abdomen. Les replis péritonéaux qui les attachent à la la paroi de cette cavité et comprennent entre leurs deux feuillets les vaisseaux et les nerfs destinés à ces organes ont reçu le nom générique de *méso*, et, suivant l'organe attaché, sont appelés mésentères, méso-côlon, méso-rectum, mésorchium, mésovarium, etc. ; on les appelle aussi, suivant les cas, des *ligaments*, des *épiploons*.

Quand un organe est appliqué contre la paroi abdominale en y adhérant, comme les reins et le pancréas des Solipèdes, il se trouve compris entre cette paroi et le péritoine et dès lors incomplètement revêtu par la séreuse, c'est-à-dire dépourvu de méso, abstraction faite de ceux qui peuvent l'unir aux organes voisins.

Nous allons étudier brièvement les replis, méso, ligaments, ou épiploons, que fournit le péritoine ; nous partirons de la région ombilicale et nous nous dirigerons successivement en avant et en arrière (fig. 311 et 312).

De l'ombilic au lobe moyen du foie, on voit d'abord un petit repli médian, connu sous le nom de *ligament* ou *pli falciforme*, lequel se réfléchit derrière le diaphragme et présente à son bord libre un épaississement qui est le vestige de la veine ombilicale oblitérée, vestige manifeste seulement à l'arrivée du ligament dans l'une des scissures du lobe hépatique précité. Il s'agit donc en somme d'un méso veineux qui a survécu à l'atrophie du vaisseau qu'il accompagnait. Toutefois, il convient de remarquer que le ligament falciforme ne s'arrête pas au point d'entrée de la veine ombilicale dans le foie ; il se prolonge, extrêmement aminci, entre ce viscère et le diaphragme jusqu'à la veine cave postérieure, et cette partie constitue chez l'Homme un véritable ligament suspenseur du foie, très développé (fig. 311, S).

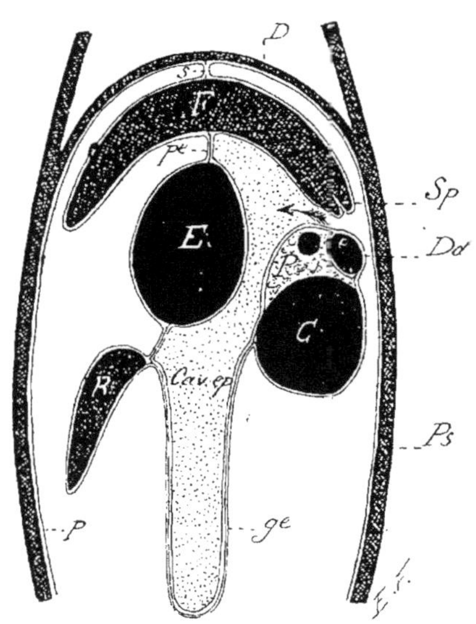

Fig. 311. — Schéma d'une coupe frontale de la cavité abdominale du Cheval pour montrer l'hiatus de Winslow *.

En se réfléchissant du diaphragme sur le foie, le péritoine forme trois autres ligaments, à savoir : 1° le *ligament coronaire* qui fait manchon autour de la veine cave, là où elle quitte le foie pour traverser le diaphragme (fig. 312, 11) ; 2° le *ligament du lobe droit*, et 3° le *ligament du lobe gauche* fixant ces lobes à la face postérieure de ladite cloison.

* *Ps*, paroi thoraco-abdominale ; D, diaphragme ; F, foie ; E, estomac ; R, rate ; C, partie terminale du côlon replié ; P, pancréas avec l'anneau livrant passage à la veine porte ; *Dd*, duodénum ; *Sp*, lobule de Spigel ; *p*, péritoine ; S, ligament suspenseur du foie ; *pe*, petit épiploon ou ligament hépato-gastrique ; *ge*, grand épiploon ; *Cav.ép*, arrière-cavité des épiploons communiquant à l'endroit indiqué par une flèche (hiatus de Winslow) avec la cavité générale du péritoine.

Le péritoine se réfléchit aussi du diaphragme sur l'estomac en enveloppant la terminaison de l'œsophage ; le *ligament cardiaque* en résulte.

Derrière le foie, au niveau de la scissure porte, il se projette sur la petite courbure de l'estomac en formant le *ligament hépato-gastrique* ou *petit épiploon*, lequel se continue d'une part avec le ligament cardiaque, d'autre part avec le mésentère duodénal (fig. 311, *pe* et 312, L).

A la grande courbure de l'estomac, les lames péritonéales qui ont revêtu les faces de ce viscère se rejoignent et s'adossent pour former le *grand épiploon* ou *épiploon gastro-colique*, vaste membrane extrêmement mince, percée d'une infinité de trous et offrant l'aspect d'une dentelle. Chez les animaux gras, le tissu adipeux forme à son intérieur des travées qui suivent les vaisseaux sanguins. Le grand épiploon part de la tubérosité gauche du ventricule, qu'il suspend à la région sous-lombaire, et de toute l'étendue de la grande courbure ; à droite, il dépasse même le pylore pour se continuer sur la courbure concave du duodénum jusqu'à la hauteur du cæcum. Il plonge ensuite à l'intérieur de la cavité abdominale pour atteindre la terminaison du gros côlon et l'origine du côlon flottant, où il se confond avec le péritoine viscéral de ces organes. De cette disposition résulte une cavité particulière, située derrière l'estomac (fig. 312), qu'on appelle *arrière-cavité de l'épiploon*, et qui ne communique avec la grande cavité péritonéale que par une ouverture très étroite, dite *hiatus de Winslow*, dans laquelle une anse d'intestin peut s'engager et donner lieu à une hernie toute particulière. Cet hiatus est situé à la base du lobule de Spigel, entre la veine cave et la veine porte, caché par le pancréas ; on y introduit avec peine deux ou trois doigts réunis en cône (fig. 311).

A gauche de l'estomac, la rate est fixée en appendice à la face externe du grand épiploon ; la partie de celui-ci qui s'étend de l'un à l'autre viscère est distinguée à part sous le nom de *ligament* ou *épiploon gastro-splénique* (fig. 311, R).

A la région supérieure de l'abdomen, le péritoine pariétal présente plusieurs replis, qui sont : le *ligament hépatico-rénal*, qui s'étend du lobe droit du foie au bord antérieur du rein droit ; le *ligament du lobule de Spigel* ; le *ligament suspenseur de l'estomac* (dépendance du grand épiploon) ; les *mésentères* : *grand mésentère* (pour l'intestin grêle), *méso-cæcum*, *méso-côlon*, *méso-rectum* ; puis enfin, chez la femelle, les *ligaments larges* qui suspendent l'utérus et les ovaires et portent, comme replis secondaires, le *ligament de l'ovaire* et le *ligament rond*.

Si maintenant nous reprenons le péritoine à la région ombilicale et le suivons en arrière, nous le voyons s'évaginer, chez le mâle, dans les trajets inguinaux, pour former les *gaines vaginales*, puis entrer dans le bassin et se réfléchir sur la partie antérieure des organes pelviens (fig. 312) en formant divers culs-de-sac d'autant plus profonds, en général, qu'ils sont plus supérieurs ; c'est ainsi que le cul-de-sac compris entre le sacrum et le rectum (cul-de-sac divisé en deux parties latérales par le méso-rectum, lesquelles sont elles-mêmes subdivisées chez la femelle par les ligaments larges) s'enfonce davantage que celui formé entre le rectum et la vessie, chez le mâle, ou entre le rectum et le vagin, chez la femelle, et que ce dernier est lui-même plus profond que le cul-de-sac sous-vésical.

Du pôle antérieur de la vessie, on voit rayonner trois replis, dits *ligaments de la vessie* : deux latéraux portant à leur bord libre les artères ombilicales oblitérées ; un inférieur ou médian se jetant sur la symphyse pubienne et se perdant insensiblement sur la paroi abdominale inférieure. On a cru voir au bord de ce dernier un petit épaississement qui serait un vestige de l'ouraque ; mais ce canal, qui fait communiquer chez le fœtus la vessie avec l'allantoïde, ne saurait laisser de trace dans le ventre puisqu'il ne commence qu'à l'ombilic et appartient tout entier au cordon ombilical.

Remarquons enfin les freins séreux transversaux qui unissent entre eux soit

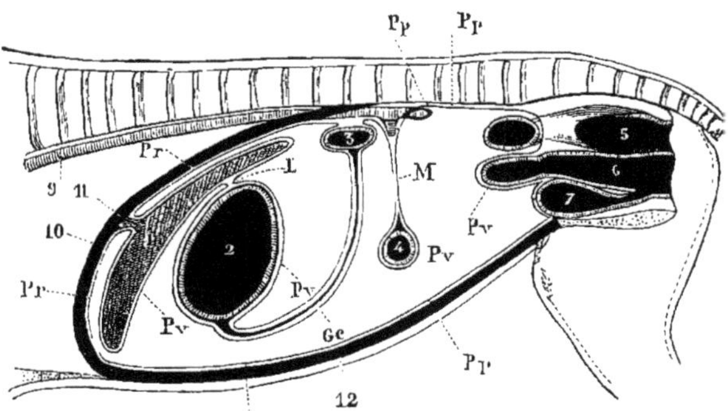

Fig. 312. — Schéma d'une coupe sagittale médiane de la cavité abdominale du Cheval, pour montrer la disposition du péritoine *.

les vésicules séminales, soit les renflements pelviens des canaux déférents, dans le mâle, et celui qui réunit les cornes de l'utérus à leur base, chez la femelle. Et nous aurons indiqué sommairement les diverses plicatures péritonéales.

On voit que le péritoine divise la cavité du bassin en deux parties : l'une antérieure faisant diverticule à l'abdomen, l'autre postérieure ou rétro-péritonéale appelée arrière-fond du bassin. Les organes qui traversent cette cavité se trouvent ainsi partagés en une section séreuse et une section extraséreuse.

Structure. — Le péritoine présente la structure ordinaire des membranes séreuses (Voy. les ouvrages d'histologie), structure comprenant de nombreux éléments élastiques dans les régions où il est extensible. L'intérieur de ses replis ainsi que le tissu conjonctif qui l'unit aux parties sous-jacentes sont des lieux de prédilection pour l'accumulation de la graisse.

DIFFÉRENCES

On remarquera que, dans les Carnivores, la cavité abdominale est étroite ; tandis qu'elle est très vaste dans les Ruminants ; sa capacité est, du reste, en rapport avec le volume des viscères qu'elle contient.

La disposition générale du péritoine varie peu ; les principales différences portent sur le grand épiploon ; nous les ferons connaître à propos de l'estomac ; nous nous bornerons à dire ici que, dans les Ruminants, le grand épiploon est une lame pleine qui enveloppe le sac droit de la panse avec la caillette, — la rate, toujours située à gauche, en est indépendante, — et que, dans les Carnivores et les Porcins, il descend jusqu'à l'entrée du bassin, se plie de bas en haut en s'accolant à lui-même et revient en avant jusque vers son point de

* 1, foie ; 2, estomac ; 3, origine du côlon flottant ; 4, intestin grêle ; 5, rectum ; 6, vagin et utérus ; 7, vessie ; 9, aorte postérieure ; 10, diaphragme ; 11, veine cave postérieure ; 12, paroi abdominale inférieure ; Pp, Pp, péritoine pariétal ; Pv, Pv, péritoine viscéral ; L, ligament hépato-gastrique ; M, grand mésentère ; Ge, grand épiploon ; P, peau.

départ en formant sous la masse intestinale un vaste tablier constitué par quatre feuillets adossés; son arrière-cavité se trouve ainsi singulièrement restreinte. L'hiatus de Winslow s'observe au même endroit que dans les Solipèdes.

Dans tous les animaux autres que ceux-ci, le péritoine s'enfonce très profondément dans le bassin ; en sorte que les organes renfermés dans cette cavité ont un revêtement séreux beaucoup plus étendu que dans les Solipèdes. Chez les Camélidés en particulier, la vessie toute entière et la plus grande partie du canal de l'urètre, chez le mâle, ou du vagin, chez la femelle, sont enveloppées par le péritoine.

§ 2. — Estomac.

Préparation. — Pour étudier l'organe dans ses rapports, il suffira d'ouvrir l'abdomen et d'enlever la masse intestinale, en procédant de la manière suivante : l'animal sera placé en première position, et très légèrement incliné sur le côté gauche; on pratiquera une incision cruciale sur la paroi abdominale inférieure, ou mieux on enlèvera tout à fait cette paroi au moyen d'une incision orbiculaire, en ayant soin de ne point blesser quelque partie d'intestin; la masse de celui-ci sera ensuite tirée hors de la cavité abdominale et amenée sur la table qui supporte le sujet ; on ne devra point laisser cette masse s'échapper jusqu'à terre, sous peine de s'exposer à des tiraillements et à des déchirures, soit dans l'intestin lui-même, soit dans les parties qu'on désire conserver intactes dans l'abdomen; ensuite on incisera le côlon flottant à son point d'union avec le rectum, et le duodénum à son passage derrière l'artère grande mésentérique; la base du cæcum sera alors détachée de la paroi sous-lombaire par la dissection du tissu conjonctif qui fait adhérer cet organe au rein droit et au pancréas; et l'on rompra de même le tissu beaucoup plus serré qui existe entre cette dernière glande et l'extrémité terminale du côlon replié; il ne restera plus, à ce moment, qu'à couper l'attache du grand mésentère et du mésentère colique, avec les vaisseaux qu'ils contiennent, ainsi que la terminaison du grand épiploon; la masse intestinale sera alors définitivement expulsée de la cavité de l'abdomen, et l'on aura mis à découvert et en état de subir une préparation convenable, non seulement l'estomac, mais encore la rate, le foie, le pancréas, les reins, les uretères, etc.

Il ne nous reste plus qu'à faire connaître le procédé qu'on doit mettre en usage pour retourner l'estomac, soit pour étudier la surface intérieure de ce viscère, soit pour disséquer son plan charnu profond. Nous recommanderons d'abord d'exciser l'estomac, en laissant au moins un décimètre de l'œsophage et deux décimètres du duodénum. On procédera ensuite au lavage de l'intérieur de l'organe, lavage qui peut être exécuté de plusieurs manières. Voici la plus simple : on introduit une certaine quantité d'eau dans l'estomac, en fixant le duodénum au robinet d'une fontaine; puis, avec la main droite, on malaxe l'estomac pendant que la main gauche serre le duodénum pour empêcher la sortie du liquide. Les substances alimentaires contenues dans le viscère se mêlent alors au liquide et peuvent être expulsées par le duodénum à l'aide d'une pression exercée sur l'estomac; répétée quatre à cinq fois, cette opération nettoie parfaitement la surface intérieure; il suffit d'introduire par le duodénum une anse de fil de fer qu'on fait sortir ensuite par l'œsophage; un fil ciré, très résistant, est passé dans l'anse et puis solidement fixé autour de l'œsophage; en tirant sur le fil de fer, on amène celui-ci vers le pylore, qu'on parvient, au moyen de tractions ménagées, à dilater assez pour permettre le passage du cardia et l'inversion complète de l'estomac. L'insufflation rend à cet organe sa forme et sa disposition normales, avec cette différence que la membrane muqueuse est extérieure et la séreuse intérieure. Enfin, pour rendre plus évidents les plans charnus de l'estomac, il est bon de plonger ce viscère dans l'eau bouillante et de l'y laisser quelques minutes, après lesquelles on les projette dans l'eau froide. Si l'on veut étudier le plan charnu externe et le plan moyen, on insuffle l'estomac et on le débarrasse de la membrane séreuse qui le recouvre en l'enlevant par lambeaux à l'aide des doigts ou des pinces. Si l'on veut montrer le plan profond, on enlève la muqueuse, à l'aide des pinces et du scalpel, sur un estomac préalablement retourné.

Situation — L'estomac ou ventricule est une vaste poche intermédiaire à l'œsophage et à l'intestin, située dans la région centrale du diaphragme, en arrière du foie, transversalement au plan médian du corps ou, plus exactement, dans une direction oblique de haut en bas et de gauche à droite (fig. 352).

Dimensions et poids. — Sa capacité moyenne est de 12 à 15 litres ; mais elle varie considérablement suivant la taille des Chevaux, leur race et leur régime. Les aliments grossiers et peu nutritifs dilatent à la longue ce viscère ; ainsi s'explique sa plus grande capacité chez les sujets de races communes et chez l'Ane et le Mulet.

Débarrassé des matières alimentaires, son poids moyen est de $1^{kg},875$.

Forme (fig. 313). — Allongé d'un côté à l'autre, incurvé sur lui-même, souvent étranglé dans sa partie moyenne et légèrement déprimé d'avant en arrière, ce réservoir offre à étudier, dans sa conformation extérieure : 1° *deux faces*, l'une *antérieure*, l'autre *postérieure*, arrondies et lisses ; 2° une *grande courbure* ou *courbure convexe*, formant le bord inférieur de l'organe, où s'attache le grand épiploon dont il a déjà été parlé et sur lequel nous reviendrons tout à l'heure ; 3° une *petite courbure* ou *courbure concave*, présentant l'insertion de l'œsophage et s'unissant, à droite de ce canal, avec le foie, au moyen du frein déjà signalé

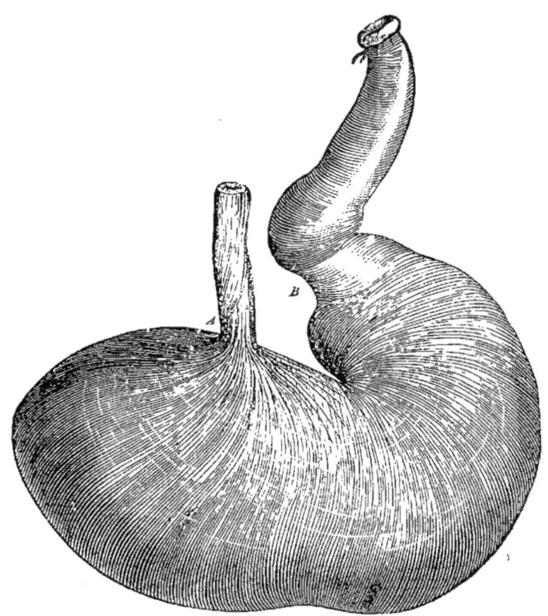

Fig. 313. — Estomac du Cheval, après insufflation *.

sous le nom de ligament hépato-gastrique ; 4° un *cul-de-sac gauche*, en forme de grosse tubérosité arrondie, dépassant la terminaison œsophagienne ; 5° un *cul-de-sac droit*, plus étroit, fortement recourbé en haut, et se continuant avec l'intestin au niveau d'un rétrécissement prononcé, correspondant au pylore.

Moyens de fixité. — L'estomac est maintenu en position : 1° par sa continuité avec l'œsophage et l'intestin ; 2° par la pression qu'exercent sur lui les autres viscères du ventre, se prêtant tous un mutuel appui ; 3° par trois replis péritonéaux constituant le ligament cardiaque, le ligament hépato-gastrique et le grand épiploon.

Le *ligament cardiaque* ou *gastro-phrénique* est un court manchon séreux doublé de tissu élastique, enveloppant l'extrémité terminale de l'œsophage et attachant l'estomac à la face postérieure du diaphragme. Il se continue de côté avec les deux autres replis que nous allons décrire.

Le *ligament hépato-gastrique* ou *petit épiploon* est une lame formée de deux feuillets, partant de la petite courbure de l'estomac pour s'insérer dans la scissure postérieure du foie. Il se prolonge en arrière et à droite, le long du duo-

* A, extrémité cardiaque de l'œsophage ; B, anneau pylorique.

dénum, où il constitue un frein qui sera étudié en même temps que l'intestin grêle.

Le *grand épiploon* ou *épiploon gastro-colique* se détache de toute l'étendue de la grande courbure, depuis le cardia jusqu'au pylore, qu'il dépasse même pour se prolonger sur le duodénum. La portion qui règne autour du cul-de-sac gauche est excessivement courte et se porte à la région sous-lombaire en constituant un véritable ligament suspenseur pour ce cul-de-sac. Dans le reste de son étendue, le grand épiploon offre au contraire un grand développement et nage librement dans la cavité abdominale parmi les circonvolutions intestinales. Le bord opposé à l'estomac s'attache sur la portion terminale du côlon replié et sur l'origine du côlon flottant. (Pour plus de détails voir plus haut la description du péritoine.)

Rapports. — Étudié dans ses connexions avec les organes environnants, l'estomac se montre en rapport : par sa face antérieure, avec le diaphragme et le foie ; par sa face postérieure, avec la courbure diaphragmatique du côlon replié. Son bord inférieur, longé à gauche par la rate, qui lui est suspendue au moyen du grand épiploon, se trouve séparé de la paroi abdominale inférieure par les grosses courbures antérieures du côlon ; il est plus ou moins rapproché de cette paroi, suivant son état de plénitude, mais il ne l'atteint jamais. L'extrémité gauche, suspendue à la région sous-lombaire à l'aide d'un très court ligament séreux, dépendance du grand épiploon, répond à la base de la rate, à l'extrémité gauche du pancréas, et, moins directement, au bord antérieur du rein gauche. L'extrémité droite, plus basse que la gauche, touche le lobe droit du foie et les courbures intestinales sus-indiquées.

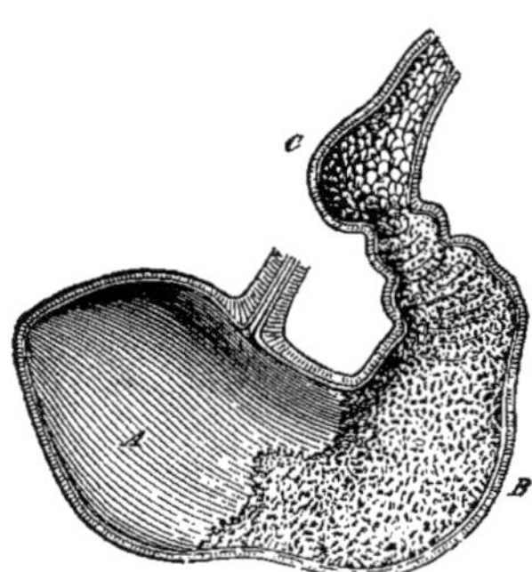

Fig. 314. — Vue inférieure d'un estomac de Cheval, retourné et insufflé *.

Intérieur. — Quand on ouvre un estomac pour en étudier l'intérieur, on est frappé tout d'abord par la différence d'aspect que présente la membrane iinterne de ce réservoir, suivant qu'on l'examine à gauche ou à droite (fig. 314). Du côté gauche, elle a tous les caractères de la muqueuse œsophagienne, c'est-à-dire qu'elle est blanchâtre, sèche, résistante même, recouverte d'une épaisse couche d'épithélium stratifié pavimenteux et dépourvue de glandes. A droite, elle devient épaisse, ridée, spongieuse, très vasculaire, très glanduleuse, de teinte rouge brunâtre, marbrée de taches foncées ; en outre, elle est peu consistante et enduite d'un mucus poisseux ; sa couche épithéliale échappe absolument à l'observation macroscopique.

Ce n'est point par une transition insensible que la muqueuse gastrique se partage ainsi en deux départements ; le changement de propriétés qui établit cette distinction s'opère brusquement et la séparation des deux muqueuses est indiquée par une crête saillante, plus ou moins sinueuse et très nettement dessinée, qui correspond plus ou moins exactement au rétrécissement extérieur divisant le viscère en deux compartiments. Le *compartiment* ou *sac gauche* peut être

* A, sac gauche ; B, sac droit ; C, rendement initial du duodénum.

considéré comme une sorte d'évasement terminal de l'œsophage, tandis que le *droit* constitue le véritable estomac des Solipèdes ; c'est à lui seul qu'est dévolue la fonction de sécréter le suc gastrique, agent essentiel de la digestion stomacale.

L'intérieur de l'estomac offre deux ouvertures, le *cardia* et le *pylore* (fig. 314). Le *cardia*, ouverture œsophagienne, est percé sur la petite courbure, dans le sac gauche. Sa disposition a donné lieu à de nombreuses discussions, car on y a généralement cherché la cause de l'extrême difficulté du vomissement chez les Solipèdes. Tantôt on a décrit une valvule semi-lunaire ou une valvule spiroïde, s'opposant au trajet rétrograde des aliments; tantôt on a fait connaître une insertion oblique du canal œsophagien, rappelant celle des uretères dans la vessie, et mettant obstacle, par un mécanisme analogue, au retour des aliments dans l'œsophage : erreur des deux côtés. Quand on observe attentivement la manière dont l'œsophage se comporte à sa terminaison, on le voit s'infléchir en bas, après avoir traversé le diaphragme, et s'insérer sur la petite courbure de l'estomac à peu près perpendiculairement. En s'abouchant avec ce viscère, l'œsophage ne s'évase point en infundibulum, comme il le fait chez les animaux non solipèdes ; au contraire, son calibre est à ce point plus étroit que partout ailleurs et son orifice stomacal ou cardia est si bien obstrué par les plis de la muqueuse, qu'il n'occupe qu'un espace infiniment petit de la surface interne de l'estomac et qu'on peut insuffler celui-ci par le pylore sans ligaturer l'œsophage ; de plus, les parois sont très épaisses. En chargeant des estomacs ainsi insufflés, en les soumettant aux pressions les plus intenses, Bourgelat a montré qu'on arrivait à les rompre plutôt qu'à forcer le cardia.

Quant au *pylore*, il représente une large ouverture percée au fond du sac droit, susceptible de se boucher complètement sous l'action d'un sphincter énergique qui l'entoure. Il est entouré d'un pli muqueux circulaire constituant la valvule pylorique.

Structure. — L'estomac se compose de trois tuniques : une externe, séreuse ; une moyenne, charnue ; une interne, muqueuse.

Beaucoup d'auteurs distinguent en outre le tissu conjonctif sous-muqueux sous le nom de *tunique celluleuse* ou *fibreuse*.

1° *Tunique séreuse*. — Cette membrane, dépendance du péritoine, adhère intimement à la tunique charnue, excepté vers les courbures. Au niveau de la petite courbure, on la trouve constamment doublée par une expansion de tissu élastique qui semble avoir pour usage de maintenir les deux extrémités de l'organe rapprochées l'une de l'autre, car, lorsqu'elle est détruite, la petite courbure s'allonge considérablement. Tout le long de la grande courbure, existe un espace triangulaire sous-séreux, comblé par du tissu conjonctif, espace qui disparaît plus ou moins complètement lors de l'ampliation du réservoir.

Elle offre trois replis qui se portent sur les parties voisines et que nous avons décrits précédemment comme moyens de fixité.

2° *Tunique musculeuse*. — Cette tunique, comprise entre la séreuse et la muqueuse, est doublée en dedans d'une lame de tissu conjonctif épaisse, qui lui adhère fortement (tunique fibreuse de quelques auteurs). La dissection montre que la tunique charnue est composée de trois plans superposés.

Le *plan superficiel* (fig. 315, 1, A) enveloppe tout le sac gauche ; ses fibres sont pour la plupart jetées en anses autour de la grosse tubérosité, et leurs extrémités se perdent sur les faces du viscère. Quelques-unes remontent assez loin sur la grande courbure, jusqu'au sac droit; d'autres se continuent évidemment avec les fibres superficielles de l'œsophage.

Le *plan moyen* (fig. 315, 1, B) est formé de fibres circulaires répandues sur tout l'organe. Dans le sac droit, elles sont placées immédiatement sous la membrane séreuse ; dans le sac gauche, on les voit passer sous les fibres du plan superficiel et finir par se confondre avec elles, au point qu'il est impossible de les en distinguer au niveau de la grosse tubérosité. Ces fibres, en s'accumulant autour du pylore, constituent le sphincter de cet orifice. Autour du cardia, elles forment un anneau assez fort recouvert, dans sa moitié gauche, par les fibres en cravate du plan profond.

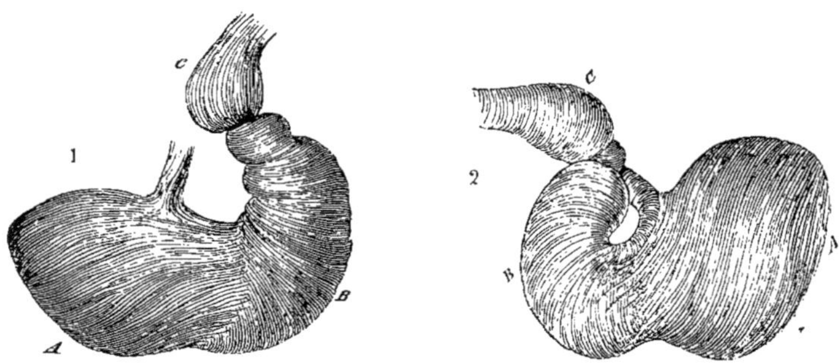

Fig. 315. — Tunique charnue de l'estomac du Cheval *.

Le *plan profond* (fig. 315, 2, A), spécial comme le superficiel au sac gauche, ne s'étudie bien que sur un estomac retourné et débarrassé de sa muqueuse. Il est beaucoup plus épais que celui-ci et offre avec lui, dans sa disposition générale, de grandes analogies ; ses faisceaux représentent des anses qui embrassent le cul-de-sac gauche pour se perdre par leurs extrémités sur les faces de l'organe. Les anses les plus rapprochées de l'œsophage forment un bourrelet embrassant le cardia du côté gauche et connu sous le nom de *cravate suisse*. Comme le côté droit du même orifice est pareillement embrassé par des faisceaux du plan moyen, il s'ensuit un entre-croisement de deux systèmes de fibres arciformes dont la tension, proportionnelle à l'état de réplétion de l'estomac, expliquerait aux yeux de certains auteurs la fermeture du cardia et la difficulté des réjections. Plus on tire, en effet, sur les extrémités de deux arcs élastiques entrecroisés et plus on ferme l'orifice qu'ils circonscrivent. Mais on peut objecter à cette explication que la disposition anatomique invoquée se retrouve même dans les animaux à cardia béant, qui vomissent sans peine. Quoi qu'il en soit, les fibres du plan profond n'ont pas la même direction que celles du plan superficiel ; celles-là vont du sac gauche au sac droit en s'inclinant en bas vers la grande courbure ; celles-ci se dirigent à droite et légèrement en haut.

Il résulte de la constitution que nous venons de décrire à la tunique charnue :

* N° 1. — Plan superficiel (A) et plan moyen (B) ; C, fibres charnues longitudinales de l'intestin.
N° 2. — Plan profond (A) et plan moyen (B) (l'estomac a été retourné) ; C, fibres circulaires de l'intestin.

1° que le sac droit ne renferme dans ses parois qu'un seul plan charnu ; 2° qu'il en existe trois, au contraire, dans le sac gauche, lesquels concourent tous à chasser dans le compartiment peptique les aliments qui tendraient à s'accumuler dans le compartiment œsophagien.

3° *Tunique muqueuse.* — Indépendamment des caractères généraux que nous avons mentionnés dans l'étude de la cavité intérieure de l'estomac, nous ajouterons que la muqueuse gastrique est unie à la tunique précédente par une expansion de tissu conjonctif ; qu'elle est plissable et peu adhérente dans toute l'étendue du sac droit, surtout vers la grande courbure, où elle offre sa plus grande épaisseur; tandis qu'elle n'a ni plis ni rides dans le sac gauche. Les

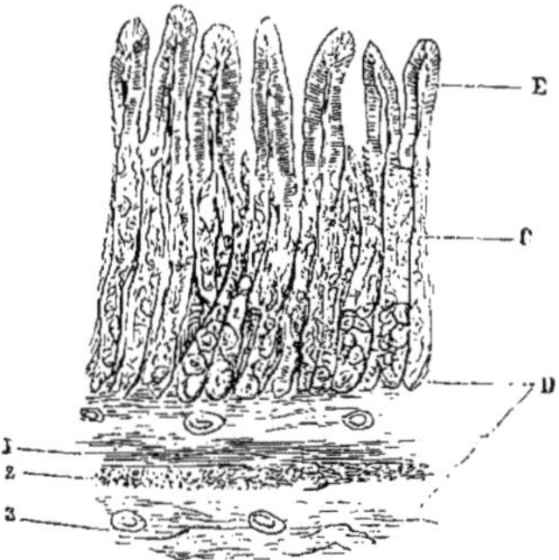

Fig. 316. — Section transversale de la muqueuse du sac droit de l'estomac *.

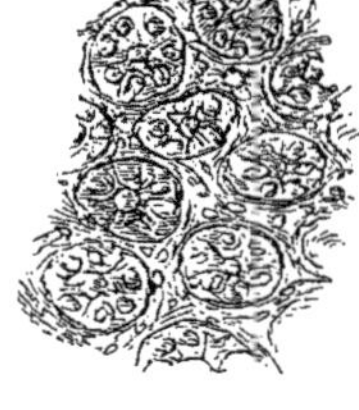

Fig. 317. — Section tangentielle de la muqueuse gastrique (sac droit) **.

plis qu'elle présente à droite ne s'effacent jamais complètement, même lorsque l'estomac est insufflé.

La muqueuse gauche a tous les caractères de celle de l'œsophage ; elle possède un chorion fibreux résistant, avec fibres élastiques, et un épithélium épais, stratifié pavimenteux, dans lequel sont noyées une multitude de petites papilles. Les glandes y font complètement défaut.

La muqueuse droite montre un chorion très épais, très vasculaire, mais de structure délicate, chorion sillonné dans son épaisseur par une infinité de glandes en tube, presque en contact les unes avec les autres (fig. 316 et 317), et un épithélium qui est au contraire extrêmement mince, réduit à une seule couche de cellules cylindriques ou caliciformes. On n'y voit aucune élevure qui rappelle des papilles ou des villosités, mais seulement de légers mamelons dessinant un réseau superficiel plus ou moins marqué. Au-dessous des glandes, dans la profondeur du chorion, existe une couche musculaire dite *muscularis mucosæ* (musculaire de la muqueuse) qu'il ne faut pas confondre avec la tunique charnue ; cette couche, comprenant deux plans de fibres entre-croisées, irradie entre les glandes sus-jacentes, et, d'autre part, se prolonge dans la muqueuse du côté gauche.

Les *glandes gastriques* sont extrêmement nombreuses. Sappey en a compté, chez l'Homme, jusqu'à cent et cent cinquante par millimètre carré; mais beaucoup se réunissent par groupe pour s'ouvrir dans un même crypte de la surface

* E, couche des cryptes ; C, couche des glandes ; D, chorion renfermant une muscularis mucosæ formée par fibres longitudinales (1) et des fibres transversales (2), ainsi que de nombreux vaisseaux (3).
** On voit les sections des glandes et les travées conjonctives qui les séparent.

muqueuse. Elles sont de deux sortes : les *glandes à pepsine* et les *glandes à mucus* (fig. 318 et 319). Les premières, beaucoup plus nombreuses, présentent un épithélium différencié ; les secondes, particulièrement abondantes au voisinage du

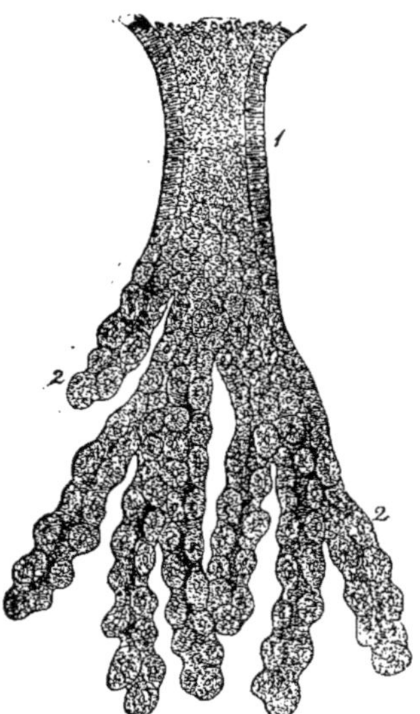

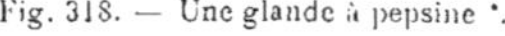

Fig. 318. — Une glande à pepsine *.

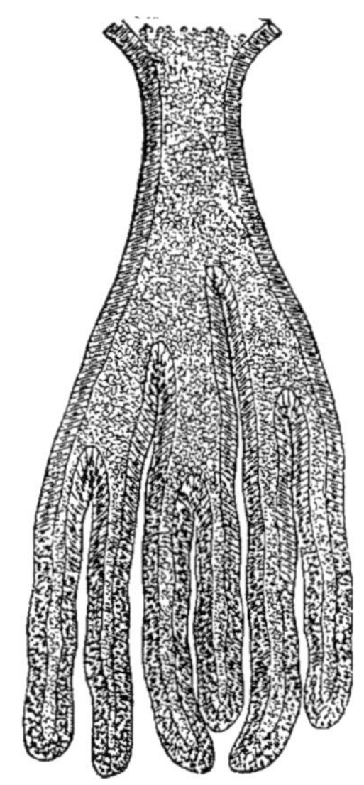

Fig. 319. — Une glande à mucus.

pylore, sont revêtues partout d'un épithélium cylindrique semblable à celui de la superficie. (Consulter pour plus amples détails les ouvrages d'histologie.)

Vaisseaux et nerfs. — L'estomac reçoit ses *artères* des deux branches de la *gastrique*, de la *splénique* et de son prolongement terminal, l'*épiploïque gauche*, de la *pylorique* et de l'*épiploïque droite*. Les principales ramifications artérielles rampent entre la muqueuse et la tunique charnue, puis elles fournissent deux réseaux capillaires dans la couche glanduleuse, l'un profond, qui entoure les tubes sécréteurs, l'autre superficiel, placé entre les orifices d'excrétion. Le sang est transporté hors de l'organe par les *branches veineuses* satellites des artères, et amené dans le tronc de la veine porte. Les *lymphatiques* forment un réseau sous-séreux, un réseau sous-muqueux et un réseau intramuqueux ; ils se rendent dans de petits ganglions situés le long des courbures, et de là au réservoir de Pecquet. Les *nerfs* proviennent des pneumogastriques et du plexus solaire du grand sympathique ; ils présentent des ganglions microscopiques sur leur trajet, dans l'épaisseur de la paroi stomacale.

Fonctions. — L'estomac sécrète le suc gastrique, l'un des sucs les plus actifs de la digestion, qui agit spécialement sur les matières azotées. Les aliments s'y transforment en une pâte fluide qu'on appelle *chyme* et la digestion gastrique est connue sous le nom de *chymification*.

* 1, canal excréteur commun ou crypte superficiel ; 2, prolongements ramifiés garnis de cellules à pepsine (d'après Kölliker).

DIFFÉRENCES

L'estomac est un organe qui présente de grandes différences selon les animaux. Suivant qu'il est simple ou composé, ceux-ci sont qualifiés de monogastriques ou de polygastriques. Parmi nos Mammifères domestiques, les Solipèdes, les Carnivores, les Rongeurs, les Porcins sont monogastriques ; les Ruminants sont polygastriques. Mais cette distinction n'est pas aussi radicale qu'on pourrait le croire ; il y a des transitions entre l'estomac simple et l'estomac composé.

Dans l'étude de ces différences, nous procéderons du simple au compliqué.

Lapin.

Nous citons l'estomac du ***Lapin*** immédiatement après celui des Solipèdes, à cause de la grande ressemblance qui existe entre ces deux organes. Comme celui-ci, il se divise en deux sacs l'un gauche et l'autre droit, et présente l'insertion de l'œsophage sur le milieu de la petite courbure, en sorte que cet estomac offre à gauche du cardia une grosse tubérosité très saillante ; mais la muqueuse œsophagienne s'arrête au cardia, qui est infundibuliforme ; d'autre part le viscère est plus allongé que celui des Solipèdes, moins ployé sur lui-même, proportionnellement plus capace (4 à 5 décilitres), et son extrémité gauche se recourbe en haut. La muqueuse s'épaissit considérablement dans l'antre pylorique.

Chien et Chat (fig. 320).

Dans le ***Chien*** et le ***Chat***, l'estomac ressemble à une poire dont l'extrémité serait ployée sur la base, et, vu ce ploiement, on distingue : une portion gauche ou cardiaque, de forme sphérique, et une portion droite ou pylorique, intestiniforme. Le cardia, dilaté en entonnoir, est plus rapproché de l'extrémité gauche de l'organe que chez tous les autres animaux. La muqueuse œsophagienne s'arrête net au pourtour de cet orifice comme dans le Lapin. Aussi la muqueuse gastrique présente-t-elle dans toute son étendue les mêmes caractères que celle du sac droit des Solipèdes. Cette muqueuse est remarquable par les plis onduleux et réguliers qu'elle forme quand l'estomac est vide d'aliments.

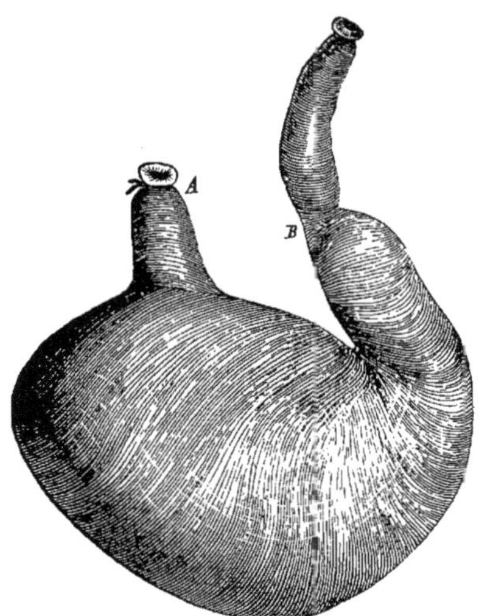

Fig. 320. — Estomac du chien *.

Rien de plus variable que la capacité de l'estomac du Chien, à cause des différences énormes qu'on observe dans la taille de cet animal, suivant les races. Colin l'a trouvée au minimum de 6 décilitres et au maximum de 8 litres; il regarde la moyenne comme étant de 3 litres environ. Dans le Chat, cette moyenne est de 30 à 35 centilitres environ.

Porc (fig. 321).

L'estomac du ***Porc*** a la forme d'un ovoïde aplati d'avant en arrière qui serait surmonté par un lobe à chacune de ses extrémités : à droite par l'antre pylorique se dressant vers les lombes, à gauche par un cul-de-sac en capuchon qui se recourbe en arrière. L'œsophage s'insère en infundibulum entre ces deux lobes. Sa muqueuse se continue dans l'estomac à l'entour du cardia, en formant une zone irrégulière dont la largeur est de 2 à 3 centimètres du côté droit, de 6 à 7 centimètres du côté opposé, disposition remarquable qui est le principe de celle que nous avons constatée chez les Solipèdes. Un pli de cette muqueuse entoure à gauche l'orifice œsophagien et rappelle la valvule du méat urinaire ; sans doute a-t-il pour usage de diriger les aliments vers l'antre du pylore. En dehors de cette zone cardiaque, la muqueuse gastrique offre les caractères d'une muqueuse sécrétante ; mais ses glandes ne sont bien développées que dans l'antre pylorique, où elle atteint une grande épaisseur tandis qu'ailleurs elle est extrêmement mince.

* A, œsophage ; B, pylore.

A l'entrée du pylore, on trouve un dispositif obturant des plus remarquables : c'est une sorte de bouchon muqueux fixé par un court pédicule à la partie supérieure de l'orifice, et qui est susceptible de s'y engager ou d'en sortir du côté de l'estomac, de manière à fermer ou à ouvrir la communication avec l'intestin. Un faisceau de fibres détaché de la tunique musculeuse sert à retirer ce curieux bouchon qui ensuite s'engage de lui-même dans son orifice.

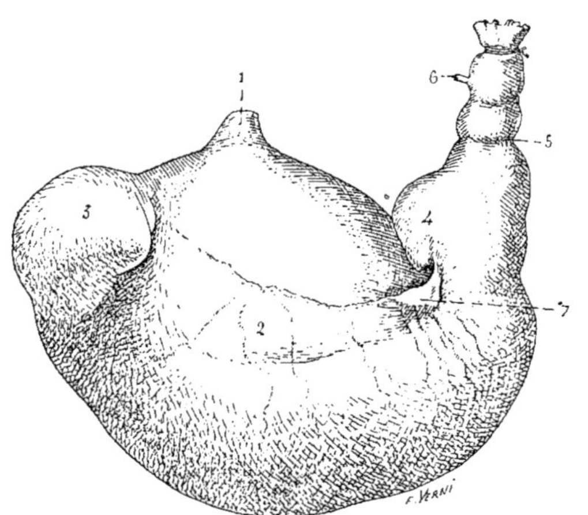

Fig. 321. — Estomac du porc, vu par la face postérieure, après insufflation *.

La capacité de l'estomac du Porc est de 7 à 8 litres en moyenne.

Ruminants.

Les animaux dont nous avons à nous occuper maintenant se distinguent des autres par la faculté qu'ils possèdent d'avaler une première fois leurs aliments, après les avoir grossièrement mâchés, et de les faire revenir dans la bouche pour les soumettre à une seconde mastication, suivie d'une déglutition définitive. Leur estomac, admirablement disposé pour cette finalité physiologique, se distingue par son énorme développement et sa division en quatre poches bien séparées que l'on considère comme autant d'estomacs.

Ces estomacs remplissent la plus grande partie de la cavité abdominale ; leur capacité moyenne chez le Bœuf atteint 200 à 250 litres et leur poids 6 à 7 kilogrammes. L'un d'eux, le *rumen*, constitue les neuf dixièmes de la masse totale ; c'est lui qui porte l'insertion de l'œsophage. Les trois autres, c'est-à-dire le *réseau*, le *feuillet* et la *caillette*, forment une sorte de chaîne qui se continue avec la partie gauche et antérieure du rumen et se dirige à droite. La caillette seule doit être considérée, au point de vue physiologique, comme le véritable estomac, équivalent à celui du Chien ou au sac droit du ventricule des Solipèdes. Les trois compartiments précédents ne représentent, à l'instar du sac gauche de ces derniers animaux, que des renflements œsophagiens.

Nous allons décrire avec détails l'estomac du Bœuf ; nous signalerons ensuite les différences offertes par la ***Chèvre***, le ***Mouton*** et les ***Camélidés***.

BŒUF

Rumen (*ingluvies*). — Ce réservoir, vulgairement appelé *panse*, occupe à lui seul les trois quarts de la cavité abdominale, dans laquelle il affecte une direction inclinée de haut en bas et de gauche à droite.

Conformation extérieure (fig. 322). — Allongé d'avant en arrière et déprimé de dessus en dessous, il offre à étudier : 1° une *face inférieure* et une *face supérieure*, presque planes, lisses et divisées en deux régions latérales par des scissures qui sont surtout prononcées aux extrémités de l'organe ; vu l'inclinaison du viscère, la première face regarde un peu à gauche tandis que la seconde est tournée à droite ; 2° un *bord gauche* ou supérieur et un *bord droit* ou inférieur, lisses, épais, arrondis et établissant transition insensible d'une face à l'autre ; 3° une *extrémité postérieure*, divisée par une échancrure profonde en deux culs-de-sac décrits par Chabert sous le nom de *vessies coniques* ; 4° une *extrémité antérieure*, où l'on retrouve une disposition analogue, cachée à première vue par la présence des estomacs surajoutés au rumen ; ainsi cette extrémité antérieure est également divisée par une échancrure qui fait opposition à la précédente en deux lobes, dont le droit est un volumineux cul-de-sac tandis que le gauche se prolonge par la chaîne des petits estomacs ; celui-ci porte la terminaison de l'œsophage.

On remarquera que ces deux échancrures, prolongées sur les faces par des sillons plus ou moins marqués, divisent le rumen en *deux sacs*, l'un *droit* et l'autre *gauche*, division que l'on verra plus manifestement encore à l'intérieur du viscère. — Le *sac droit*, le plus court,

* 1, terminaison de l'œsophage ; 2, corps de l'estomac ; 3, cul-de-sac gauche ; 4, antre pylorique ; 5, anneau du pylore ; 6, terminaison du canal cholédoque ; 7, péritoine doublé à cet endroit d'une lame élastique.

est enveloppé en grande partie par le grand épiploon. — Le *sac gauche* dépasse l'autre par ses deux extrémités, mais surtout par l'antérieure, qui se renverse sur le lobe correspondant du sac droit; elle reçoit en haut l'insertion de l'œsophage et se continue tout à fait en avant avec le réseau.

Rapports. — La forme et la situation du rumen étant déterminées, l'étude des connexions devient facile. Par la face supérieure ou droite, il est en rapport avec la masse des intestins, excepté dans le voisinage du cardia, où il adhère au diaphragme. Pendant la gestation l'utérus

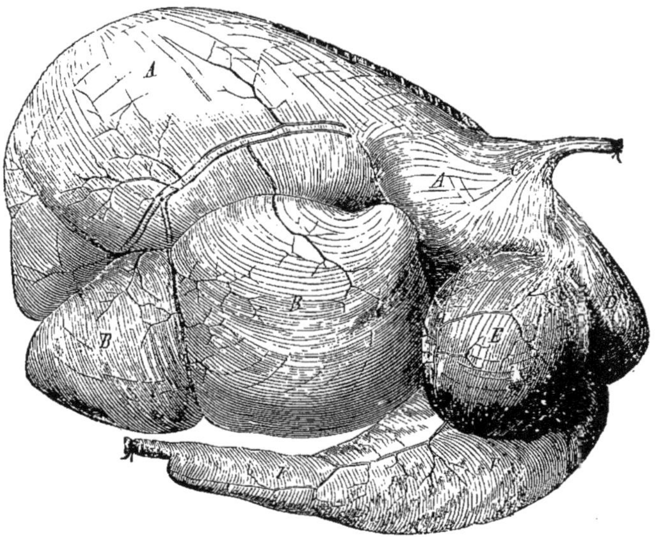

Fig. 322. — Estomacs du Bœuf, vus par leur face droite et supérieure, la caillette étant abaissée *.

s'avance aussi sur cette face. La face inférieure ou gauche repose sur la paroi abdominale inférieure. Le bord gauche, qui supporte la rate antérieurement, touche la partie la plus élevée du flanc et la région sous-lombaire, à laquelle il adhère par du tissu conjonctif aux environs du tronc cœliaque et de l'artère grande mésentérique. Le bord droit, longé supérieurement par la caillette, répond à la partie la plus déclive de l'hypocondre et du flanc droits, ainsi qu'aux circonvolutions de l'intestin grêle. L'extrémité antérieure, bornée par le réseau et le feuillet, s'avance jusqu'auprès du diaphragme. La postérieure occupe l'entrée de la cavité pelvienne, où elle se met en contact plus ou moins direct avec les organes génito-urinaires contenus dans cette cavité.

Intérieur (fig. 323). — On trouve à l'intérieur du rumen des cloisons incomplètes qui répètent la division en deux sacs, déjà si marquée à l'extérieur. Ces cloisons, au nombre de deux, représentent de gros piliers charnus, correspondant au fond des échancrures décrites aux extrémités du viscère. — Le *pilier antérieur* (G) envoie sur la paroi inférieure un fort prolongement dirigé en arrière et à gauche; il se continue sur la paroi supérieure par deux branches écartées à angle aigu. — Le *pilier postérieur* (H), plus volumineux que le précédent, présente trois branches à chacune de ses extrémités, une médiane et deux latérales. Les médianes se portent en avant sur la limite des deux sacs, qu'elles séparent l'un de l'autre; celle d'en haut rencontre la branche gauche correspondante du pilier antérieur; les branches latérales divergent à droite et à gauche en décrivant une courbe et en circonscrivant l'entrée des vessies coniques, qu'elles rendent très distinctes de la partie moyenne des sacs du rumen; les inférieures marchent au-devant des supérieures, mais sans les joindre tout à fait.

La surface intérieure du rumen est hérissée d'une multitude de prolongements papillaires, dépendant de la membrane muqueuse. A droite et dans les culs-de-sac, ces papilles sont remarquables par leur nombre, leur énorme développement et leur forme en général folia-

* A, A, sac gauche du rumen; B, B, sac droit; C, terminaison de l'œsophage; D, réseau; E, feuillet; F, F, caillette.

cée. Du côté gauche, elles sont plus rares, surtout sur la paroi supérieure, où elles ne forment que de petits tubercules mamelonnés. Elles sont absentes sur les piliers charnus. Cet appareil papillaire est encore plus développé chez certains Ruminants sauvages; rien ne peut donner une idée de la richesse qu'il présente dans l'estomac des Gazelles. — Avec l'âge, par suite du frottement répété des matières alimentaires, un certain nombre de papilles, parmi les plus longues, s'effilochent, se flétrissent, se tordent à la base et finissent par tomber.

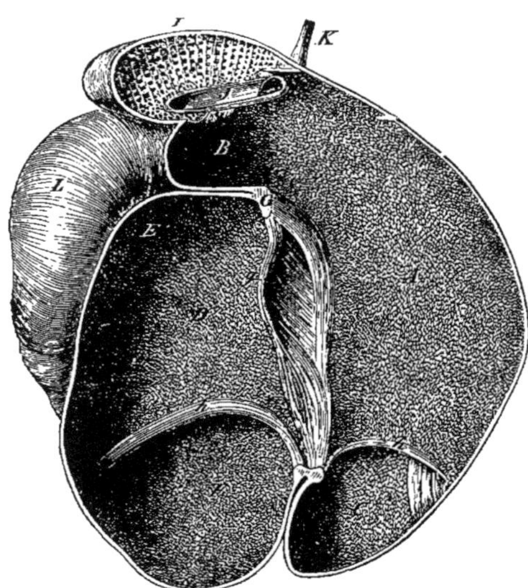

Fig. 323. — Intérieur de l'estomac du Bœuf (plan supérieur du rumen et du réseau avec la gouttière œsophagienne) *.

L'intérieur du rumen présente à étudier deux ouvertures, situées à l'extrémité antérieure du sac gauche : l'une est l'orifice œsophagien, percé en infundibulum dans la paroi supérieure et prolongé par la gouttière œsophagienne jusqu'à l'entrée du feuillet; l'autre, placé au-dessous, et comme en regard du précédent, fait communiquer la panse avec le réseau : c'est une très vaste ouverture circonscrite en bas et par côté par un repli ou valvule semi-lunaire qui résulte de l'adossement de la paroi du rumen avec celle du réseau.

STRUCTURE. — Comme tous les viscères creux de l'abdomen, le rumen présente dans sa structure trois tuniques : une *séreuse*, une *musculeuse* et une *muqueuse*.

La *séreuse* enveloppe l'organe dans toute son étendue, excepté en haut, en avant et à gauche, dans les points qui adhèrent à la région sous-lombaire et aux piliers du diaphragme; excepté encore dans le fond des échancrures qui séparent les culs-de-sac des extrémités, où il y a adossement de la paroi à elle-même. Cette membrane donne naissance, comme celle de l'estomac du Cheval, à un vaste repli constituant le grand épiploon, dont la disposition, assez difficile à observer chez le ***Bœuf***, à cause du poids énorme de la masse gastrique, qui ne se laisse pas aisément déplacer, se saisit au contraire assez facilement dans les petits Ruminants. On voit ce repli partir du milieu des faces de la panse et de la scissure intermédiaire aux deux vessies coniques, former une large enveloppe dans laquelle sont contenus le sac droit et la caillette, se fixer en passant sur la grande courbure de ce dernier réservoir, et se confondre supérieurement et en arrière avec le grand mésentère.

La *musculeuse* est épaisse et formée de deux plans de fibres lisses : l'un superficiel à fibres transversales, l'autre profond à fibres longitudinales. Ce dernier, en se renforçant au fond des plis d'adossement des deux sacs, constitue les piliers dont nous avons parlé en décrivant l'intérieur du viscère. Dans les points où la membrane séreuse passe d'un cul-de-sac sur l'autre ou du rumen sur le réseau, elle est souvent accompagnée par des faisceaux charnus, minces et larges, qui franchissent comme cette membrane les scissures intermédiaires, et représentent ainsi de véritables fibres unitives.

La *muqueuse* offre quelques particularités de structure intéressantes. Elle ne renferme aucune glande. Son derme est épais et résistant. Son épithélium est stratifié pavimenteux et montre au microscope une couche cornée manifeste, qui desquame facilement sur le cadavre en grandes plaques engainant toutes les papilles correspondantes. Dans les couches profondes du derme existe une *muscularis mucosæ* si peu développée qu'elle échappe facilement à l'observation; cependant elle lance quelques fibres à la base des papilles. Celles-ci sont foliacées, coniques ou fungiformes.

Les papilles de la première espèce (fig. 324 et 325) sont beaucoup plus nombreuses que celles des deux autres : elles ont tout à fait la forme d'une feuille ovale allongée, dont le sommet est large et arrondi, tandis que la base se rétrécit et paraît s'implanter sur le chorion par un pédicule. Sur une de leur face existe une petite côte rappelant la nervure principale d'une

* A, sac gauche du rumen; B, extrémité antérieure de ce sac; C, extrémité postérieure du même ou vessie conique gauche; D, sac droit; E, son extrémité antérieure; F, la postérieure, ou vessie conique droite; G, coupe du pilier antérieur du rumen; *gg*, ses deux branches supérieures; H, pilier postérieur du même; *h*, *h*, *h*, ses trois branches supérieures; I, cellules du réseau; J, gouttière œsophagienne; K, œsophage; L, caillette.

feuille; sur la face opposée, en face de la nervure, on voit un léger sillon longitudinal Ces papilles sont constituées par une lamelle de tissu conjonctif, revêtue d'une couche épithéliale, et portant sur ses faces et ses extrémités de petites papilles secondaires noyées dans l'épaisseur de l'épithélium. Au centre, on trouve un ou deux vaisseaux artériels principaux, provenant du réseau vasculaire du derme et se dirigeant vers le sommet en décrivant quelques flexuosités, puis se divisant en plusieurs ramuscules suivis de vaisseaux veineux qui descendent le long des faces de la papille dans chacun des prolongements secondaires qu'elle fournit, ainsi qu'on le voit sur la figure 325.

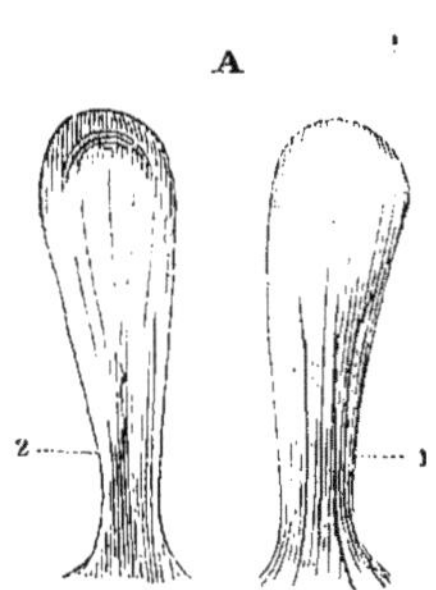

Fig. 324. — Deux papilles foliacées du rumen *.

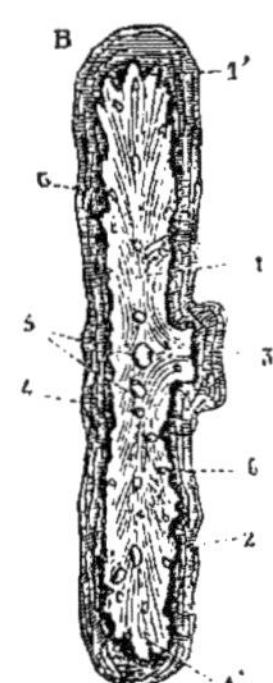

Fig. 325. — Coupe transversale d'une papille foliacée faite dans sa moitié supérieure, vue à un faible grossissement **.

Quant aux papilles coniques ou fongiformes, on les observe surtout dans le sac gauche; elles ressemblent aux papilles de mêmes noms dont nous avons parlé à l'article LANGUE.

La signification physiologique de cet appareil papillaire exubérant n'est pas encore déterminée. M. Cordier [1], considérant l'abondance des capillaires dans les papilles du rumen ainsi que dans les cloisons interalvéolaires du réseau, tend à croire que ces ornements de la muqueuse gastrique servent à porter rapidement la masse alimentaire à la température du corps, pour favoriser certaine fermentation agissant spécialement sur la cellulose.

Réseau (*reticulum*) (fig. 322, 323 et 326). — Vulgairement appelé *bonnet*, cet estomac, le plus petit de tous, est allongé d'un côté à l'autre, aplati d'avant en arrière et légèrement incurvé sur lui-même. Il est placé transversalement entre la face postérieure du diaphragme d'une part, l'extrémité antérieure de la panse d'autre part. Considéré à l'extérieur, il semble n'être qu'un prolongement ou diverticulum du sac gauche du rumen.

FORME. RAPPORTS. — Le réseau présente *deux faces, deux courbures* et *deux extrémités.* — La *face antérieure* adhère sur une étendue plus ou moins grande au centre tendineux du diaphragme par du tissu conjonctif. — La *face postérieure* est accolée à l'extrémité antérieure du rumen. — La *grande courbure, courbure inférieure* ou *convexe*, occupe la région sus-sternale. — La *petite courbure, courbure supérieure* ou *concave* répond en partie à la petite courbure du feuillet. — L'*extrémité gauche* n'est séparée du rumen que par une scissure dans laquelle rampe l'artère inférieure du réseau. — L'*extrémité droite* forme un cul-de-sac globuleux qui s'adosse à la base de la caillette, en dessous du feuillet.

INTÉRIEUR. — La surface intérieure du réseau est divisée par des lames de la membrane muqueuse en alvéoles polyédriques d'un fort joli aspect. — Ces cellules, qui rappellent celles des ruches d'abeilles par leur disposition régulière, sont surtout larges et profondes au niveau de la grande courbure et dans le cul-de-sac; elles deviennent de plus en plus petites en se rapprochant de la courbure supérieure. Leur intérieur est lui-même divisé en loges de moins en moins spacieuses, incluses les unes dans les autres, par des crêtes successivement décroissantes. Et toutes les cloisons interalvéolaires ou intra-alvéolaires sont hérissées: à leur bord libre, de papilles coniques à sommet rude et corné; sur leurs faces, de

1. *Recherches sur l'anatomie comparée de l'estomac des Ruminants* (Thèse de doctorat ès sciences naturelles, publiée dans les *Annales des sciences naturelles, Zoologie.* Paris, 1893).

* 1, face de la papille présentant la nervure médiane; 2, face opposée, avec un sillon longitudinal.

** 1, derme de la papille; 1', 1', ses prolongements secondaires; 2, épithélium; 3, coupe de la nervure médiane; 4, sillon longitudinal; 5, vaisseaux principaux centraux; 6, 6, vaisseaux veineux descendant le long des faces de la papille.

petites papilles mamelonnées ou pointues. Les papilles du bord libre des cloisons secondaires sont plus développées que celles des cloisons principales. Enfin, du fond des cellules s'élèvent, comme des stalagmites, une foule d'autres papilles longues et pointues (fig. 327).

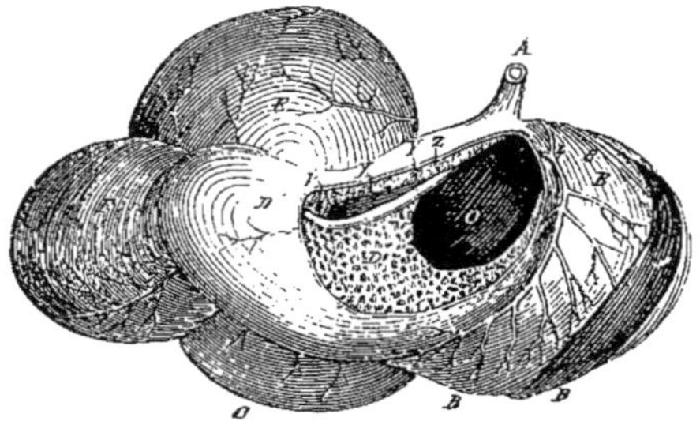

Fig. 326. — Vue antérieure des estomacs du Bœuf (une fenêtre a été pratiquée sur la face antérieure du réseau) *.

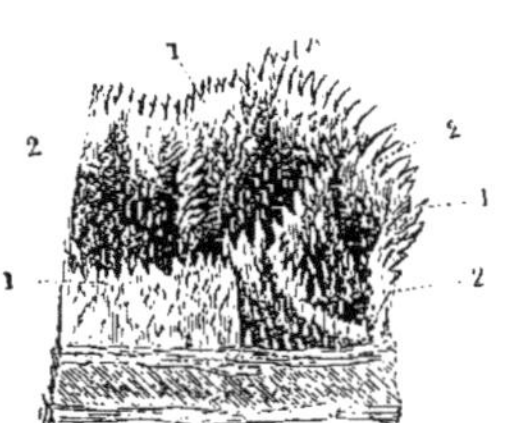

Fig. 327. — Cellules du réseau du Bœuf, ouvertes par un de leurs bords **.

Il est à remarquer que les corps étrangers avalés si fréquemment par l'animal s'arrêtent d'habitude dans le réseau. Aussi, trouve-t-on, au fond des cellules que nous venons de décrire, soit des petites pierres, soit des aiguilles ou des épingles, soit des clous, des morceaux de fer, etc. Les corps piquants sont souvent fichés dans la paroi de l'organe ou dans les crêtes de sa muqueuse.

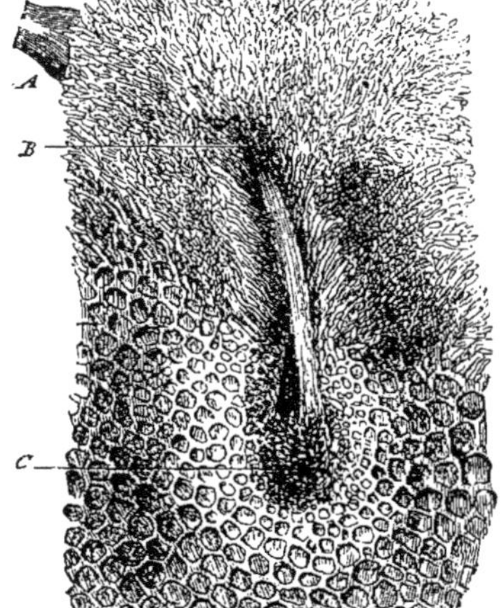

Fig. 328. — Gouttière œsophagienne du Bœuf (d'après Colin) ***.

L'intérieur du réseau communique avec le sac gauche du rumen par l'ouverture que nous avons déjà décrite (fig. 326, O), et avec le feuillet, au moyen d'un orifice particulier placé vers le milieu de la petite courbure, un peu plus à droite qu'à gauche cependant (fig. 326, V).

Cet orifice, où l'on introduit tout juste deux ou trois doigts réunis en cône, se trouve relié à l'infundibulum cardiaque par une remarquable gouttière, dite œsophagienne, dont la description sera faite à part, car elle n'appartient point en propre au réseau.

Structure. — La *membrane séreuse* n'enveloppe point toute la face antérieure de l'organe, attendu que celle-ci adhère au diaphragme. — La *tunique charnue* est beaucoup plus mince que celle de la panse, mais constituée de la même manière. La *muqueuse* présente la même structure que celle du rumen ; elle est, comme cette dernière, dépourvue de glandes, et revêtue d'un épithélium stratifié pavimenteux, qui desquame sur le cadavre. Ses crêtes alvéolaires se rattachent évidemment au système papillaire ; d'ailleurs on passe insensiblement, surtout chez les jeunes animaux, des papilles du rumen aux crêtes du réseau, attendu que celles-là ne s'arrêtent pas sur le bord de la valvule semi-lunaire, intermédiaire aux deux compartiments, mais envahissent la face de cette valvule qui regarde le réseau, et là, s'alignent en séries et peu à peu se confondent en crêtes entre-croisées. Remarquons, pour terminer, que les cloisons interalvéolaires sont parcourues à leur intérieur par des faisceaux de fibres musculaires lisses, dépendant de la *muscularis mucosæ*.

Gouttière œsophagienne (fig. 323, 326 et 328). — Cette gouttière, ainsi appelée parce qu'elle semble continuer l'œsophage à l'intérieur même de l'estomac, s'étend sur la petite courbure du réseau depuis le cardia jusqu'à l'entrée du feuillet. Elle a donc son origine dans le rumen ;

* A, œsophage ; B, sac gauche du rumen ; C, sac droit ; D, réseau ; D', intérieur du réseau ; E, feuillet ; F, caillette ; X, gouttière œsophagienne ; Y, sa lèvre postérieure ; Z, sa lèvre antérieure ; O, orifice qui fait communiquer le rumen avec le réseau ; V, orifice qui fait communiquer le rése u avec le feuillet.

** 1, 1, 1, cloisons principales ; 2, 2, 2, cloisons secondaires. Entre celles-ci, le fond des cellules hérissé de longues papilles coniques.

*** A, extrémité inférieure de l'œsophage ; B, orifice cardiaque ; C, orifice supérieur du feuillet.

mais elle appartient au bonnet par le reste de son étendue. Long de 15 à 20 centimètres, ce demi-canal se dirige de haut en bas et de gauche à droite, entre deux lèvres en bourrelet qui augmentent d'épaisseur et de saillie en approchant de l'orifice du feuillet, qu'elles circonscrivent en se réunissant.

La muqueuse est fortement ridée en dehors et sur le bord libre de ces lèvres, car les alvéoles du réseau viennent s'y terminer; mais, à l'intérieur même de la gouttière, elle se montre avec les caractères de la muqueuse œsophagienne, c'est-à-dire qu'elle est blanchâtre et presque lisse ; on y voit cependant de petites crêtes longitudinales, et, près de l'orifice du feuillet, quelques grosses papilles coniques dont la gaine épithéliale cornée est souvent noire et étirée en tire-bouchon.

Si l'on enlève cette membrane muqueuse pour étudier la musculature de la gouttière, on voit : au fond de celle-ci, des fibres transversales, dans ses lèvres, des fibres longitudinales ; les premières dépendent du plan superficiel de la tunique charnue du viscère ; les secondes, du plan profond. On dirait qu'ici il y a interruption de la couche profonde de la musculature et retroussement des bords de la solution de continuité, retroussement donnant naissance aux lèvres de la gouttière.

Feuillet (*Omasum*). — Cet estomac est connu encore sous les noms de *millefeuillet*, *livret* ou *psautier*. Il est, chez le Bœuf, plus grand que le réseau.

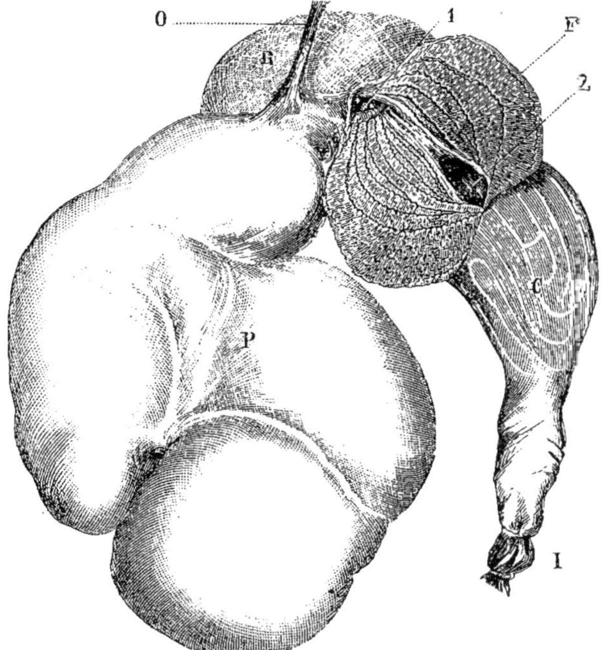

Fig. 329. — Estomac de Mouton (le feuillet a été incisé suivant sa grande courbure et ses deux moitiés écartées l'une de l'autre *).

Situation. Forme. Rapports (fig. 322). — Situé au-dessus du cul-de-sac du réseau et de la base de la caillette, au-devant du sac droit du rumen, le feuillet, quand il est plein, présente la forme d'un ellipsoïde légèrement recourbé, en sens inverse du bonnet, et déprimé d'avant en arrière. Il a donc : une *face antérieure*, appliquée contre le diaphragme, auquel elle tient quelquefois par du tissu conjonctif ; une *face postérieure*, renversée sur la panse ; une *grande courbure*, tournée en haut et fixée dans la scissure postérieure du foie par le ligament hépato-

* O, œsophage ; P, panse ; R, réseau ; C, caillette ; F, feuillet et ses lames intérieures ; 1, orifice faisant communiquer le réseau avec le feuillet ; 2, orifice de communication entre le feuillet et la caillette ; I, origine de l'intestin grêle.

gastrique, lequel se continue sur la petite courbure de la caillette et du duodénum ; une *petite courbure*, qui regarde en bas et répond au réseau et à la caillette ; une *extrémité gauche* ou *antérieure*, présentant le *col* qui répond à l'orifice de communication percé entre le réseau et le feuillet ; une *extrémité droite* ou *postérieure*, se continuant avec la base de la caillette, dont elle est séparée par un rétrécissement analogue au précédent, mais beaucoup moins prononcé.

Intérieur (fig. 329). — Le feuillet présente à son intérieur les deux orifices placés à ses extrémités. Le droit, c'est-à-dire celui qui s'ouvre dans la caillette, est beaucoup plus large que le gauche, ou celui du réseau. La cavité que ces deux orifices font communiquer avec les estomacs voisins offre une des plus curieuses dispositions qu'il soit possible de rencontrer dans les viscères. Cette cavité est remplie, en effet, par des lames, inégalement développées, qui suivent la longueur du feuillet. Ces lames ont un bord adhérent, attaché, soit sur la grande courbure, soit sur les faces de l'organe, et un bord libre, concave, tourné vers la petite courbure. Elles commencent, du côté de l'orifice du réseau, par des crêtes denticulées, entre lesquelles règnent des rigoles qui se prolongent jusqu'à l'entrée de la caillette. Du côté de ce dernier orifice, elles s'éteignent après s'être rapidement abaissées. Sur leurs faces, elles sont parsemées d'une multitude de mamelons papillaires très durs, semblables à des grains de millet. Sur quelques lames, ces papilles sont plus développées et présentent la forme conique. — Les lames du feuillet sont loin d'avoir la même étendue. On en compte une vingtaine assez larges pour que leur bord s'avance très près de la petite courbure du viscère. Entre ces lames principales, il en existe d'autres de plus en plus étroites, assez régulièrement disposées (fig. 330) : ainsi, l'on trouve d'abord une lame secondaire, moitié moins grande que les lames primaires entre lesquelles elle est comprise ; puis, à chacun de ses côtés, une lame tertiaire moitié plus petite ; et enfin, à la base de celle-ci, deux lamines denticulées,

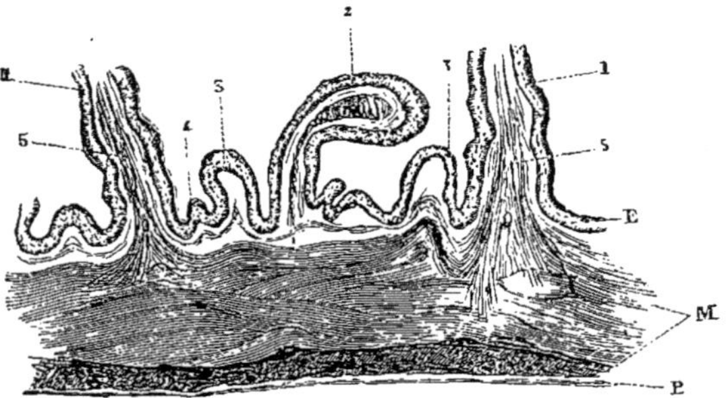

Fig. 330. — Coupe de la paroi du feuillet du Mouton, transversalement à ses lames intérieures, pratiquée au niveau de la grande courbure *.

plus ou moins saillantes. Chacune des lames primaires, avec l'ensemble des lames subordonnées qu'elle présente à sa base, a reçu le nom de *cycle*, et, suivant le nombre de celles-ci, les cycles sont dupliqués, tripliqués, quadrupliqués. C'est ainsi que, chez le Bœuf, on compte vingt à vingt-cinq cycles, quadrupliqués pour la plupart. Les cycles les plus développés sont évidemment ceux qui partent de la grande courbure ; ceux qui s'attachent sur les faces du viscère sont d'autant plus courts et plus étroits que leur insertion est plus rapprochée de la petite courbure.

On remarquera que les rigoles comprises entre les lames du feuillet sont ouvertes par en bas, de manière que les liquides exprimés par la contraction de ces lames trouvent un facile écoulement ; on sait, en effet, que le feuillet est un organe d'exsiccation et de trituration. Les aliments qu'on y rencontre sont plus ou moins desséchés et quelquefois durcis en plaques compactes au point de produire obstruction (engorgement du feuillet).

Structure. — La *tunique séreuse*, dépendance du péritoine, n'offre rien de particulier.

La *tunique musculeuse*, fortement fasciculée, ne présente pas une grande épaisseur. Elle est constituée par deux plans de fibres entre-croisées, les unes transversales, les autres longitudinales. Elle ne donne rien aux lames intérieures.

La *muqueuse* est remarquable par l'épaisseur de son épithélium stratifié pavimenteux, et par ses replis constituant les lames intérieures du viscère. Celles-ci en dépendent exclusivement, au même titre que les cloisons alvéolaires du réseau ; les faisceaux musculeux

* P, péritoine ; M, les deux plans de la tunique charnue ; E, épithélium ; 1, lames principales à leur base ; 2, lames secondaires ; 3, lames tertiaires ; 4, lamines ; 5, faisceaux musculaires montant dans l'épaisseur des lames principales (c'est par erreur qu'ils sont rattachés à la tunique charnue, ils dépendent en réalité de la muscularis mucosæ).

qu'elles renferment doivent donc être rattachés à la *muscularis mucosæ*, qui atteint ici son maximum de développement. On trouve, dans les lames principales, trois couches de fibres musculaires lisses (fig. 331) : une médiane à fibres transversales, c'est-à-dire disposées suivant

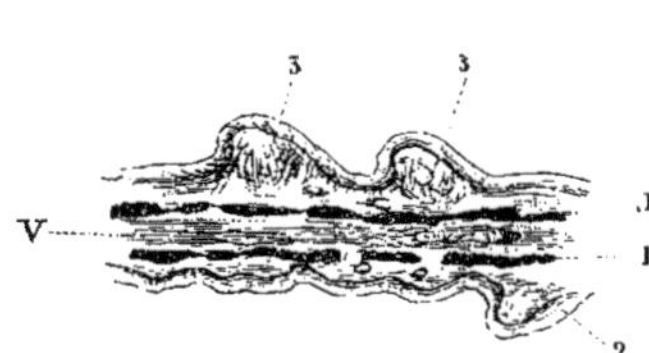

Fig. 331. — Coupe transversale d'une lame primaire du feuillet *.

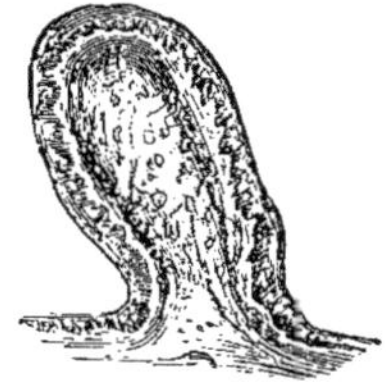

Fig. 332. — Coupe longitudinale d'une grosse papille du feuillet.

la hauteur de la lame, deux latérales à fibres longitudinales. Dans les petites lames, ces trois couches se confondent en une seule.

Sur les lames du feuillet existent des papilles dont les dimensions varient comme nous l'avons indiqué plus haut. Elles sont formées d'un noyau de tissu conjonctif condensé et d'un épithélium très épais et corné leur permettant d'agir comme des dents de râpe (fig. 332).

La muqueuse du feuillet ne possède pas de glandes. Elle se continue avec celle de la caillette suivant une ligne de démarcation très tranchée.

Caillette (*abomasum*). — Situation. Forme. Rapports (fig. 322 et 329). — La *caillette* ou *franche-mule* vient après la panse pour la capacité. C'est un réservoir piriforme, incurvé sur lui-même, allongé d'avant en arrière, situé à la suite du feuillet, au-dessus du sac droit du rumen, dans la région de l'hypocondre droit. La *grande courbure*, tournée en bas, reçoit l'insertion du grand épiploon. La *petite courbure*, qui regarde en haut, donne attache au ligament hépato-gastrique, dont nous avons déjà parlé à propos de la grande courbure du feuillet. La *base* passe sous le feuillet pour venir se mettre en contact avec le cul-de-sac du réseau. Les parois adossées du feuillet et de la caillette se confondent en une cloison désignée sous le nom de *pont*, qui est d'autant plus grande, dans les divers Ruminants, que l'ouverture qui fait communiquer ces deux compartiments est plus restreinte. La *pointe* de la caillette se dirige en haut et en arrière pour se continuer avec le duodénum au niveau d'un étranglement pylorique très prononcé. Le pylore est précédé d'une dilatation plus ou moins marquée.

Intérieur. — La caillette étant l'estomac proprement dit des Ruminants, sa muqueuse présente les caractères d'organisation qui distinguent celle de l'estomac des Carnivores ou celle du sac droit de l'estomac des Solipèdes. Cette membrane est donc molle, spongieuse, douce au toucher, très vasculaire, rougeâtre, revêtue d'un épithélium simple, et pourvue d'une infinité de glandules pour la sécrétion du suc gastrique. Plus mince que chez les animaux monogastriques, cette muqueuse présente, en compensation, une étendue beaucoup plus considérable, car elle offre de nombreux replis, aussi ineffaçables que ceux du feuillet, replis occupant la première moitié de l'organe et affectant dans leur ensemble une certaine disposition spiroïde visible à travers l'épaisseur de la paroi du viscère. Il est à remarquer que le plissement intérieur de la caillette s'effectue, chez l'embryon, corrélativement à celui du feuillet, et qu'il y a une certaine proportionnalité de nombre entre les lames de l'un et de l'autre viscère.

La caillette est percée de deux orifices : l'un, situé vers sa base, aboutit dans le feuillet ; l'autre, placé à son sommet et beaucoup plus étroit, n'est autre chose que le pylore, circonscrit, comme chez les autres animaux, par un anneau musculeux.

Structure. — La *membrane séreuse* se continue avec les épiploons qui viennent aboutir à la grande et à la petite courbure du viscère. La *couche charnue* offre la même épaisseur et la même disposition que celle du feuillet. — Quant à la *muqueuse*, ses caractères ont été suffisamment indiqués plus haut.

Rôle des divers estomacs. — Nous ne pouvons ni ne devons faire ici l'histoire complète des phénomènes de la rumination. Malgré le soin que nous mettrions à abréger autant que possible l'exposé du mécanisme de ce phénomène, nous serions entraînés trop loin de notre domaine. Nous nous bornerons à dire en quelques mots quelles sont les principales attributions de chaque renflement gastrique.

* 1, 1, les deux plans latéraux de fibres musculaires ; V, le plan médian de ces mêmes fibres ; 2, épithélium ; 3, 3, papilles arrondies et dures.

Le *rumen* est un sac où les aliments pris pendant le repas sont mis comme en réserve, et d'où ils sont ramenés dans la bouche, lors de la rumination, après s'être plus ou moins ramollis.

Le *réseau* participe aux fonctions du rumen, dont il n'est qu'une sorte de diverticulum. C'est surtout à l'égard des liquides qu'il joue le rôle de réservoir : les substances solides qu'il contient sont toujours délayées dans une grande quantité d'eau. Les corps étrangers accidentellement avalés, s'arrêtent généralement à son intérieur.

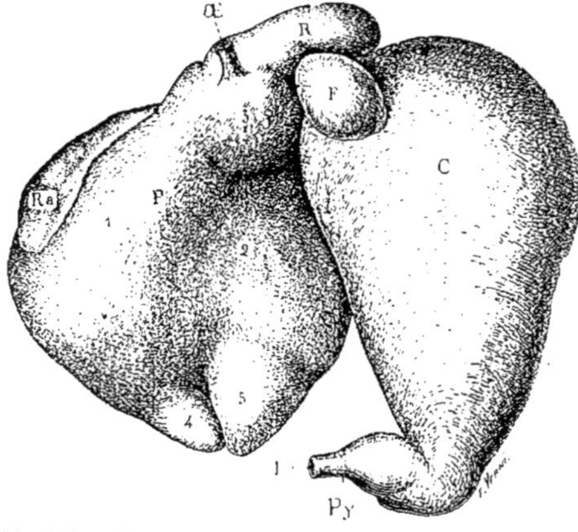

Fig. 333 — Estomac d'un Veau nouveau-né pour montrer la prépondérance de la caillette *.

La *gouttière œsophagienne* amène dans le feuillet les substances finement divisées, c'est-à-dire après la rumination, ou bien celles que l'animal ingère en très petite quantité pour la première fois.

Le rôle conducteur de cette gouttière ne saurait guère être mis en doute : mais elle n'agit pas par rapprochement de ses lèvres, à la manière d'un œsophage prolongé, vu que, dans nombre de Ruminants, parmi les Antilopidés et les Cervidés, celles-ci tendent à s'effacer, notamment vers le cardia. Il est probable que les aliments avalés en petite quantité et très délayés suivent cette gouttière par simple adhérence. Quoi qu'il en soit, un fait est certain, c'est que les solides et les liquides déglutis en grandes quantités à la fois tombent en grande partie dans les deux premiers estomacs, tandis qu'ils filent directement dans le feuillet s'ils sont avalés par petites quantités.

Le *feuillet* achève la trituration des aliments en les pressant entre ses lames, et en même temps il en exprime l'eau superflue. Il n'est pas rare de trouver des déchirures de certaines lames du feuillet, témoignant de contractions intenses sur quelque corps étranger anguleux.

La *caillette*, enfin, joue le rôle du véritable estomac digestif, sécrétant le suc gastrique. Elle entre en fonction dès la naissance, tandis que les compartiments précédents ne commencent à remplir leur rôle qu'à partir de l'époque du sevrage, le lait n'ayant pas besoin d'être ruminé. Aussi, ces compartiments ne prennent-ils le développement qui les caractérise que lorsque l'animal est mis au régime herbivore. Chez le fœtus et le nouveau-né, la caillette est le plus volumineux des quatre estomacs; elle l'emporte même sur la panse comme le montre la figure 333.

MOUTON

L'estomac du Mouton diffère de celui du Bœuf par les quelques caractères suivants, son volume mis à part (fig. 329) :

La *panse* est moins globuleuse; son sac droit est ordinairement plus développé que le gauche, tandis qu'on observe l'inverse chez les bovins, et la vessie conique correspondant à ce sac est plus proéminente que sa congénère au lieu d'être sensiblement sur le même niveau. L'appareil papillaire intérieur est moins touffu que dans le Bœuf; les plus longues papilles ne dépassent pas 3 à 4 millimètres.

Le *réseau* l'emporte en volume sur le feuillet; tandis que, chez les Bovins, le feuillet est plus gros que le réseau. Les cellules du réseau sont peu profondes, séparées par des cloisons qui n'ont guère plus d'un millimètre de hauteur.

Le *feuillet*, vu son atrophie relative, comprend un nombre moindre de cycles, une quinzaine seulement.

La *caillette* est aussi moins plissée intérieurement et plus allongée que chez le Bœuf.

Chez un mouton de 31^{kg},500, nous avons trouvé, avec Cornevin, que la panse contenait 9 litres, le réseau 0^{l},95, le feuillet 0^{l},20, la caillette, 2^{l},125.

CHÈVRE

L'estomac caprin est intermédiaire entre l'ovin et le bovin; il tient du premier par la prépondérance du sac droit de la panse et de la vessie conique droite; du second par le déve-

* Œ, œsophage; P, panse; 1, sac gauche; 2, sac droit; 3, extrémité antérieure du sac gauche; 4 et 5, vessies coniques de Chabert; Ra, rate; R, réseau; F, feuillet; C, caillette; Py, pylore; I, origine de l'intestin.

loppement des papilles du rumen et des crêtes interalvéolaires du réseau; celles-ci ont 2 à 3 millimètres de hauteur, celles-là atteignent jusqu'à 8 à 10 millimètres. Quant au volume relatif du réseau et du feuillet, on observe une égalité approximative de ces deux réservoirs. La caillette est plus large mais moins allongée que chez le Mouton. La masse gastrique dans son ensemble est beaucoup plus volumineuse, toutes proportions gardées. Nous avons trouvé chez un Bouc de 68 kilogrammes une panse de 31 litres, un réseau de 1l,50, un feuillet de 0l,60 et une caillette de 3l,260.

CAMÉLIDÉS

L'estomac des Chameaux et des Lamas (fig. 334) ne ressemble pas à celui des autres Ruminants. Il comprend seulement trois compartiments, panse, réseau, caillette, qui ne sont guère comparables aux estomacs homonymes de ces derniers; mais l'ensemble est tout aussi développé, puisque, d'après G. Colin, la capacité moyenne de l'estomac serait de 245 litres dans le Dromadaire, de 252 litres dans le Bœuf.

PANSE. — La *panse* est un énorme réservoir réniforme, aplati de dessus en dessous, obliquement placé dans la cavité abdominale de telle sorte que la face inférieure est légèrement tournée à droite, et le bord droit remonté vers les lombes et le diaphragme. On peut lui distinguer : une face supérieure, une face inférieure, une grande courbure, un hile et deux lobes, situés de part et d'autre du hile.

La *face supérieure* est appliquée contre le diaphragme et les lombes, où elle prend de multiples adhérences; elle reçoit dans le milieu de sa longueur, non loin du hile, l'insertion de l'œsophage.

La *face inférieure* est en rapport avec la paroi abdominale inférieure, surtout du côté gauche.

La *grande courbure*, opposée au hile, suit l'hypocondre gauche à partir de la région sus-sternale, et s'élève contre le flanc gauche et la région sous-lombaire du même côté, où elle donne attache à la rate. On remarquera que le viscère n'arrive pas jusqu'à la cavité pelvienne et laisse l'intestin à découvert dans la région du bas-ventre, ainsi que dans le flanc droit.

Le *hile* est une échancrure profonde regardant en avant et à droite, sur le plan inférieur de laquelle se fait la communication avec le réseau.

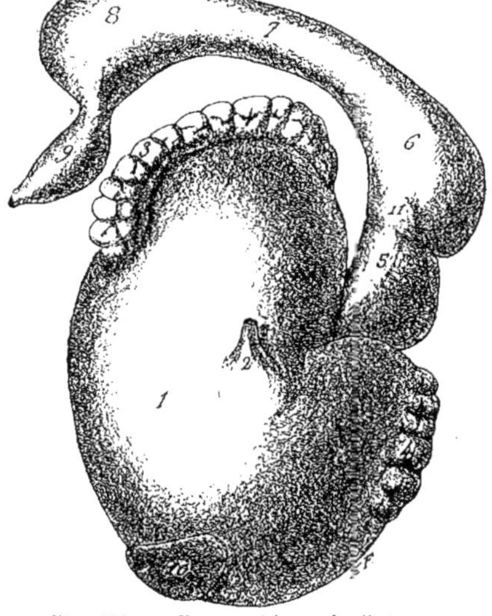

Fig. 334. — Face supérieure de l'estomac d'un Chameau *.

Les *lobes* sont deux énormes culs-de-sac arrondis qui bordent le hile de part et d'autre et portent les cellules aquifères. Ils se distinguent en : antérieur ou gauche et postérieur ou droit. Le lobe antérieur est surmonté au contact du diaphragme d'un relief boursouflé, en forme de cimier de casque, qui correspond à un groupe de cellules aquifères. Le lobe postérieur, en continuité avec le réseau au niveau d'un étranglement prononcé, est gaufré sur sa face inférieure par deux groupes importants de cellules aquifères, séparés par une scissure où s'attache le grand épiploon.

Considéré intérieurement, le rumen offre à étudier :

1° Sa muqueuse pâle et lisse, comme celle de l'œsophage, et dont les papilles, très fines, sont noyées dans l'épithélium et visibles seulement au microscope. Cette muqueuse est dépourvue de glandes;

2° Deux piliers partant du cardia, dont l'un longe le côté gauche de la gouttière œsophagienne, ainsi que le réservoir aquifère postérieur, tandis que l'autre vient border le réservoir aquifère antérieur. Tous deux lancent des travées entre les rangées de cellules aquifères;

* 1, panse; 2, embouchure œsophagienne; 3, cellules aquifères antérieures; 4, cellules aquifères postérieures (elles se développent surtout sur la face inférieure du viscère); 5, réseau; 11, partie initiale de la caillette; 6, première dilatation de cet estomac; 7, partie moyenne; 8, deuxième dilatation; 9, renflement initial de l'intestin; 10, rate.

3° Les cellules ou augets aquifères, formant deux amas qui boursouflent les lobes de la panse. Ces augets ne sont pas comparables aux alvéoles du réseau des autres Ruminants : ce sont des espèces de soufflures de toute la paroi, qui est extrêmement mince à leur niveau. Leur entrée est circonscrite par des rubans musculaires jouant probablement comme des sphincters ; leur surface intérieure est revêtue par une fine muqueuse, veloutée, glandulaire, fort différente de celle qui tapisse le restant de la panse ; la transition de l'une à l'autre se fait d'ailleurs brusquement à l'entrée de chaque auget. Les cellules aquifères sont régulièrement alignées, divisées et subdivisées par des cloisons secondaires et tertiaires ; on en compte une cinquantaine dans chaque groupe, pouvant contenir chacune 200 à 300 centimètres cubes d'eau. Depuis Pline, on considère généralement les augets de la panse des Camélidés comme des espèces de citernes où l'eau peut être mise en réserve. Ce rôle n'est pas douteux ; mais il n'est pas le seul, car la muqueuse qui les revêt présente une différenciation permettant de supposer qu'elle sécrète quelque suc digestif.

4° La gouttière œsophagienne, descendant du cardia à l'ouverture du réseau et se continuant sur la petite courbure de cet estomac jusqu'à l'entrée de la caillette. Cette gouttière, extrêmement longue, est unilabiée et sa lèvre, située à droite, est un simple pli flottant de la muqueuse.

5° La communication avec le réseau, vaste orifice circulaire, contourné par le pilier droit de la panse, et correspondant au lobe postérieur de celle-ci.

Réseau. — Le compartiment qui fait suite à la panse (fig. 334, 5) a été désigné par Daubenton sous le nom de *réservoir ;* il nous paraît devoir être homologué au réseau des autres Ruminants. C'est une poche ovoïde, située dans la concavité du diaphragme, à droite, qui est surtout remarquable par sa conformation intérieure. On y voit en effet une multitude de cellules aquifères, semblables à celles de la panse, mais beaucoup plus petites et plus divisées ; ces cellules, disposées plus ou moins régulièrement en séries parallèles, occupent toute la surface de l'organe, à l'exception de la petite courbure qui est lisse et revêtue d'une muqueuse blanche à épithélium stratifié pavimenteux, comme celle de la panse. Aux extrémités de cette petite courbure, existent : d'une part l'ouverture de la panse dont il a été parlé ci-dessus, d'autre part un autre orifice, beaucoup plus petit, qui donne accès dans la caillette. Entre ces deux orifices, on voit se continuer la gouttière œsophagienne avec la lèvre qui la borde, gouttière se terminant à l'entrée de la caillette après s'être progressivement atténuée.

Le réseau des Camélidés est doué sans doute des mêmes propriétés physiologiques que les parties gaufrées de la panse ; c'est-à-dire qu'il fonctionne comme réservoir aquifère et chymifiant. Les aliments qu'il contient ont subi la rumination.

Caillette. — Le troisième et dernier compartiment gastrique est un réservoir allongé, intestiniforme, rétréci dans son milieu, renflé à ses extrémités. Il prend naissance contre le diaphragme et se recourbe en arrière et en bas pour longer l'hypocondre droit jusqu'à la région sous-lombaire, où il se termine par un étranglement pylorique très prononcé, suivi d'une dilatation initiale de l'intestin (fig. 334, 9) que quelques auteurs ont rattachée à tort à l'estomac. La caillette est unie d'une part à la panse et au réseau par le grand épiploon, d'autre part à la scissure porte du foie par le ligament hépato-gastrique. Par suite de son inflexion, elle présente un petit jabot initial plus ou moins marqué où vient se terminer la gouttière œsophagienne (fig. 334, 11), jabot qui a été pris pour le réseau par Daubenton, pour le représentant du feuillet par Everard Home ; mais si l'on considère que la muqueuse que l'on trouve ici est une vraie muqueuse digestive et glandulaire, du même type que celle revêtant le reste de la caillette ; que la muqueuse épidermique, c'est-à-dire à épithélium stratifié pavimenteux, s'arrête net au pourtour de l'orifice de communication avec le deuxième estomac, on est amené à conclure que toute la partie intestiniforme de la masse gastrique représente bien la caillette et que le feuillet véritable fait défaut. Au surplus les Camélidés ne sont pas les seuls Ruminants à manquer de feuillet ; les Tragules n'en ont pas non plus et les Antilopes en ont un tout à fait rudimentaire.

La caillette, telle que nous la comprenons, comprend trois parties successives : une partie initiale, dont la muqueuse présente quelques plis en réseau, une partie moyenne (fig. 334, 6 et 7), où l'on voit une cinquantaine de petits plis muqueux longitudinaux, anastomosés de distance en distance, et enfin une partie postérieure ou antre pylorique (fig. 334, 8) remarquable par l'épaisseur de sa muqueuse qui forme quinze ou vingt gros plis et renferme, avec des glandes à mucus, les véritables glandes à pepsine ou glandes à cellules bordantes. Cette localisation des glandes à pepsine dans la partie prépylorique de la caillette n'a rien qui doive surprendre, car on l'observe déjà dans l'estomac du Porc, dont la muqueuse n'est cependant épidermique que sur une toute petite zone à l'entour du cardia.

En somme, il est incontestable que l'estomac des Camélidés est fort différent de celui des Ruminants ordinaires. D'après M. Cordier, ce n'est pas avec celui-ci qu'il présente le plus d'affinité, mais avec celui de certains pachydermes et particulièrement du pécari.

Nous ne terminerons pas l'étude de l'estomac des Caméliens sans mentionner cette autre particularité : que le volume de la panse relativement aux autres estomacs est aussi grand chez les animaux nouveau-nés que chez les adultes, tandis que, dans les autres Ruminants, la panse ne prend toute sa prépondérance qu'après le sevrage : fait très suggestif, tendant à démontrer que, chez les Camélidés, le rumen n'est pas un simple compartiment de rumination, qu'il est en outre, grâce à ses alvéoles glandulaires, un véritable compartiment digestif. La fermentation gazeuse (météorisation) dont il est si souvent le siège chez les autres Ruminants est, paraît-il, inconnue dans les Camélidés.

§ 3. — Intestin.

L'intestin est un long tube, replié un très grand nombre de fois sur lui-même, qui commence au pylore et se termine à l'anus. Étroit et d'un diamètre uniforme dans sa partie antérieure, qu'on appelle *intestin grêle*, il se renfle irrégulièrement et se bosselle à sa surface dans sa partie postérieure, appelée *gros intestin*. Ces deux portions, si nettement délimitées chez tous les mammifères domestiques, ne se distinguent qu'imparfaitement l'une de l'autre par la nature des phénomènes digestifs qui s'accomplissent à leur intérieur. Tout ce que l'on peut dire, d'une manière générale, c'est que le gros intestin est développé en proportion des résidus de la digestion et représente pour ainsi dire la section éjective du tube digestif, tandis que l'intestin grêle avec l'estomac en est la section proprement digestive.

Conformément à notre méthode, nous étudierons l'intestin, d'abord chez les Solipèdes, puis dans les autres mammifères domestiques. Nous terminerons par un examen général et comparatif de la portion abdominale du canal digestif dans la série.

Préparation. — L'étude des intestins n'exige, à proprement parler, aucune préparation spéciale, puisqu'il suffit d'inciser la paroi inférieure de l'abdomen pour mettre ces viscères en évidence. Mais, comme la masse qu'ils constituent est lourde et difficile à remuer, nous conseillerons d'en expulser le contenu, en employant un procédé analogue à celui qui a été signalé pour la préparation de l'estomac : une ponction à la pointe du cæcum suffira pour permettre la sortie des substances accumulées dans ce réservoir; celles qui remplissent le côlon replié seront retirées par une incision pratiquée à la courbure pelvienne; c'est par le rectum qu'on fera sortir les matières fécales contenues dans le côlon flottant; quant à l'intestin grêle, on le videra par deux ou trois ouvertures, à peu près également espacées sur sa longueur. Cette opération terminée, on insuffle les intestins pour leur donner à peu près le volume normal; et la pièce ainsi préparée permet d'étudier avec la plus grande facilité la disposition générale de la masse intestinale à l'intérieur de l'abdomen.

Il sera bon aussi d'enlever cette masse hors du corps de l'animal (Voy. *Préparation de l'estomac*) et de l'étendre sur une table pour en isoler les diverses parties, étudier leur succession, et rendre compte de leur forme.

Pour étudier la structure d'une portion de l'intestin, il faut opérer de la même manière que pour l'estomac, c'est-à-dire plonger celle-ci dans l'eau bouillante pendant quelques minutes, puis la débarrasser de la séreuse et de la muqueuse qui recouvrent ses deux faces.

1. Intestin grêle (fig. 341).

Longueur. Diamètre. — L'intestin grêle est un long conduit qui, chez un Cheval de taille moyenne, peut avoir 20 à 22 mètres de longueur sur 3 à 4 centimètres de diamètre. Il est beaucoup moins long dans l'espèce asine (12 mètres environ)[1]. Son diamètre est naturellement très variable suivant l'état de plénitude du viscère et aussi suivant son état de contraction ou de relâchement.

Forme. — Ce tube est cylindrique, incurvé sur lui-même et présente deux courbures : une *convexe*, parfaitement libre ; l'autre *concave*, dite *petite courbure*, servant de point d'insertion au mésentère. Cette disposition est telle que l'intestin grêle, sorti de la cavité abdominale et débarrassé de tout lien séreux, se contourne naturellement en spirale quand on le distend par un gaz ou un

1. Chez un Ane, nous avons trouvé, avec M. Forgeot, un intestin grêle qui n'avait que 6m,40 de long.

liquide. Ses replis ou anses sont connus sous le nom de *circonvolutions*.

TRAJET. RAPPORTS. — L'intestin grêle part du cul-de-sac droit de l'estomac (fig. 352), dont il est séparé par le rétrécissement pylorique. A son origine même, il présente une dilatation qui, par sa forme, simule tout à fait un petit estomac dont les courbures seraient disposées en sens inverse de celles de l'estomac véritable. Placé à la face postérieure du foie, ce renflement, tête de l'intestin grêle, se continue par une portion plus étroite qui se dirige d'abord en avant et revient brusquement en arrière, en formant une anse. Le tube contourne ensuite la base du cæcum, en dehors et en arrière (fig. 341), et se porte à gauche en croisant transversalement la région sous-lombaire, derrière l'artère grande mésentérique, où il s'unit à l'origine du côlon flottant par un frein séreux très court. Il gagne alors le flanc gauche et s'y loge en formant mille replis flottant librement dans la cavité abdominale, mêlés à ceux du petit côlon. La partie terminale de l'intestin grêle, facile à reconnaître à la grande épaisseur de ses parois et à son plus petit diamètre, se dégage de la masse de ces replis ou circonvolutions pour revenir à droite se terminer dans la concavité du cæcum, au-dessous et un peu en dedans du point où le gros côlon prend son origine.

Dans le langage de l'école, cette partie terminale prend le nom d'*iléon*; la portion qui flotte dans le flanc gauche, c'est-à-dire la masse principale de l'intestin grêle, s'appelle *jéjunum*; enfin la portion qui s'étend du pylore à la grande mésentérique est connue sous le terme de *duodénum*. Mais cette division classique est tout à fait arbitraire; il serait préférable de distinguer une *portion fixe* et une *portion flottante*; la première correspondant au duodénum, la seconde au jéjunum et à l'iléon [1].

MOYENS DE FIXITÉ. — L'intestin grêle est maintenu dans sa position, à ses extrémités, par l'estomac et le cæcum. Mais son principal moyen de fixité consiste dans un vaste repli péritonéal qu'on appelle le *grand mésentère*. Cette lame séreuse présente d'abord une partie antérieure très étroite, soutenant à court le duodénum, de manière à ne lui permettre que de faibles déplacements. Coninue en avant avec l'épiploon hépato-gastrique, cette portion du mésentère se détache successivement de la base du foie, de la face inférieure du rein droit, ou même du contour extérieur du cæcum, puis de la région sous-lombaire, pour se continuer bientôt avec la vaste membrane qui suspend la portion flottante du viscère. Celle-ci est d'autant plus large qu'on la considère plus près de l'extrémité cæcale. Elle part, comme d'un centre, du pourtour de la grande mésentérique et se développe longuement pour venir s'insérer sur la petite courbure de l'organe. La grande longueur de cette insertion fait que, pour étendre exactement le mésentère dans toutes ses parties, il faut le disposer en spire ou en pas de vis autour de son point de départ. Il est à remarquer que, au niveau de la partie terminale de l'intestin grêle, le grand mésentère, au lieu de s'arrêter à la petite courbure, se continue au delà du viscère en le comprenant entre ses deux lames et se projette sur la face antérieure du cæcum, en formant un grand frein triangulaire que l'on décrit quelquefois à part sous le nom de *ligament iléo-cæcal*.

1. Le duodénum, δωδεκαδάκτυλον des Grecs, est ainsi appelé de ce que, chez l'Homme, sa longueur avait été estimée à douze travers de doigt. Le jéjunum a reçu son nom de ce qu'il est généralement vide, c'est-à-dire à jeun, sur le cadavre. L'iléon tire son nom de εἰλεῖν tourner, entortiller, nom qui s'appliquerait avec plus de justesse au jéjunum, surtout chez les Solipèdes.

L'extrême amplitude du grand mésentère donne aux circonvolutions de l'intestin grêle la plus grande liberté de déplacement ; aussi peut-on les rencontrer un peu partout dans la cavité du ventre.

Intérieur. — L'intérieur de l'intestin grêle présente des plis longitudinaux qui s'effacent par la distension, excepté vers l'origine de la partie duodénale. Ceux qu'on rencontre à cet endroit possèdent, quoi qu'on ait pu dire, tous les caractères des *valvules conniventes* de l'Homme ; ils résistent, en effet, à l'effort des tractions exercées sur les membranes intestinales, et sont tous constitués par deux feuillets muqueux adossés, entre lesquels existe du tissu conjonctif en abondance.

La surface intérieure de l'intestin grêle offre encore à étudier ses villosités, ses orifices glandulaires et ses formations lymphoïdes, toutes choses dont nous parlerons plus loin à propos de la structure.

Elle communique avec celle de l'estomac par l'orifice pylorique, déjà décrit, et avec celle du cæcum au moyen d'une ouverture qui fait saillie à l'intérieur de ce réservoir comme un robinet dans un tonneau. Cette saillie, assez peu prononcée, porte le nom de *valvule iléo-cæcale* ou *de Bauhin* ; elle est formée non pas seulement par un repli circulaire de la muqueuse, mais par une sorte de refoulement ou d'invagination de la paroi du cæcum.

Deux autres orifices s'ouvrent dans l'intestin grêle, à la distance de 12 à 20 centimètres du pylore : l'un (ampoule de Vater) est l'embouchure commune au canal cholédoque et au principal conduit pancréatique, l'autre celle du conduit pancréatique accessoire.

Structure. — Trois tuniques forment les parois de l'intestin grêle, comme celles de l'estomac.

1° *Tunique séreuse*. — Elle enveloppe l'organe de toutes parts en adhérant intimement aux deux faces et à la grande courbure. L'adhérence est moindre au niveau de la petite courbure, là où les feuillets du mésentère s'écartent pour embrasser le tube intestinal.

2° *Tunique charnue*. — Elle comprend deux plans de fibres : l'un, superficiel très mince, formé de fibres longitudinales, uniformément répandues sur toute la surface du viscère ; l'autre, profond, formé de fibres circulaires qui font suite à celles du bourrelet pylorique. En se contractant d'une manière alternative, ces deux sortes de fibres produisent les mouvements dits *vermiculaires* ou *péristaltiques*.

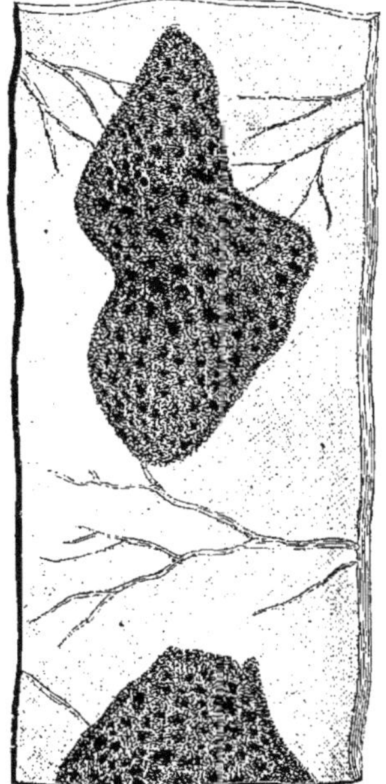

Fig. 335. — Glande de Peyer du Cheval, de grandeur naturelle (d'après Colin).

3° *Tunique muqueuse*. — Cette membrane, extrêmement intéressante dans son étude, est molle, gris rougeâtre, d'aspect velouté, un peu moins épaisse que la muqueuse du sac droit de l'estomac et sensiblement plus consistante. Sa face externe adhère intimement à la tunique charnue par l'intermédiaire d'un tissu conjonctif sous-muqueux condensé, décrit parfois sous le nom de tunique celluleuse. Sa face interne, ou face libre, offre un aspect velouté dû à une infinité de petites élevures qu'on appelle *villosités* et qui sont d'autant plus développées que l'intestin de l'animal envisagé est plus court; aussi sont-elles à leur summum de longueur chez les Oiseaux et les Carnivores, tandis qu'elles sont rudimentaires chez les Ruminants. Quelle que soit du reste leur petitesse, qui peut aller en deçà d'un cinquième de millimètre, on les voit encore à l'œil nu, surtout lorsqu'on examine la muqueuse sous l'eau; on dirait un très fin gazon touffu.

On remarque en outre, sur cette face, des follicules clos qui apparaissent comme de petits grains opaques, plus ou moins durs au toucher, ayant la dimension d'un grain de mil ou d'une tête d'épingle. Ces follicules clos sont disséminés, c'est-à-dire *solitaires*, ou bien rassemblés en plaques plus ou moins étendues, c'est-à-dire *agminés*. Les groupes qu'ils constituent sont connus sous les noms de *plaques de Peyer, plaques gaufrées, plaques de Pecklin* (fig. 335); on en trouve une centaine environ chez le Cheval, très irrégulièrement espacées, situées presque toujours du côté de la grande courbure, à partir du jéjunum. Le duodénum n'en renferme pas. Les plus petites n'ont que quelques millimètres carrés d'étendue; les plus grandes atteignent 3 à 4 centimètres de diamètre.

Il faut encore signaler à la surface libre de la muqueuse intestinale, bien que non visibles à l'œil nu, une prodigieuse multitude d'orifices glandulaires appartenant aux *glandes de Lieberkühn*, orifices occupant les intervalles des villosités, mais ne s'observant jamais sur les villosités elles-mêmes. En règle générale, les glandes de Lieberkühn ainsi que les villosités manquent au niveau des follicules clos, mais cela n'est pas constant.

La muqueuse comprend dans sa structure : un chorion, un épithélium, des glandes, des follicules clos, des vaisseaux et des nerfs.

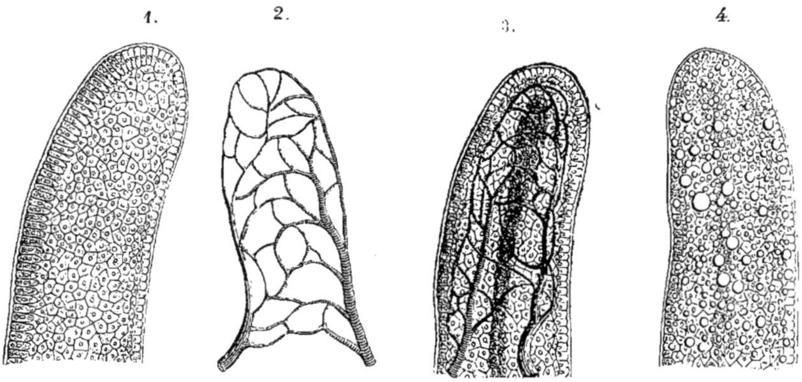

Fig. 336. — Éléments de la structure des villosités intestinales (d'après Colin)[1].

Le *chorion* est très délicat, adénoïde; il contient dans sa profondeur une *muscularis mucosæ* à deux plans de fibres et il émet de sa superficie les villosités,

1. villosité avec son revêtement épithélial; les cellules épithéliales, vues de profil sur les bords, et par leur extrémité libre dans le reste de la surface; 2, vaisseaux sanguins de la villosité injectés et isolés; 3. villosité avec son épithélium, ses vaisseaux sanguins et son chylifère central (demi-schématique); 4, villosité pleine de gouttelettes de graisse, prise à la période d'absorption.

appendices coniques ou foliacés, remarquablement vasculaires, et adaptés à la fonction d'absorption. Ces processus renferment dans leur axe un ou plusieurs lymphatiques, dits chylifères centraux, et à leur périphérie un magnifique réseau de capillaires sanguins; on y trouve aussi un certain nombre de fibres lisses émanant de la *muscularis mucosæ* (fig. 336).

L'*épithélium* est constitué par une seule rangée de cellules cylindriques surmontées d'un plateau cuticulaire strié, et entremêlées çà et là de cellules caliciformes. Il est incessamment traversé par des leucocytes migrateurs émanant du chorion, qui se frayent passage entre les cellules épithéliales ou même à tra-

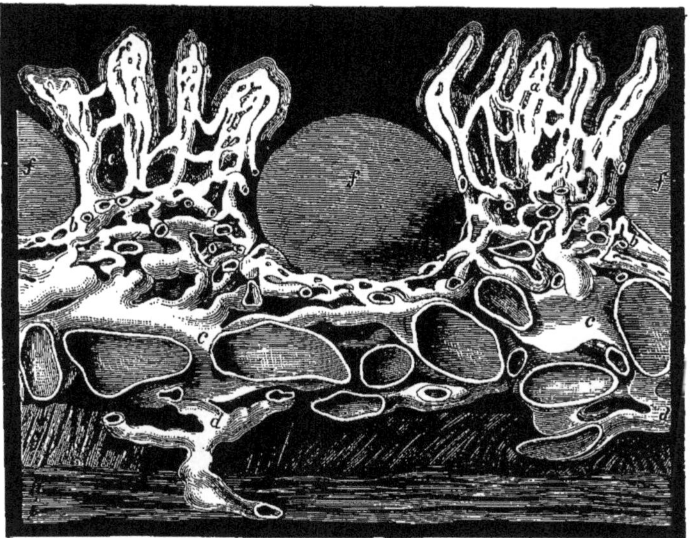

Fig. 337. — Coupe perpendiculaire d'une plaque de Peyer dans l'iléon du Mouton, d'après Teichmann *.

vers leur épaisseur. Cet épithélium est indiscontinu; il s'étend sur les villosités et s'enfonce dans les glandes de Lieberkühn.

Les *glandes* sont de deux sortes : celles de Lieberkühn et celles de Brunner.

Les *glandes de Lieberkühn* ou *de Galeati* sont situées dans l'épaisseur même de la muqueuse, au-dessus de la *muscularis mucosæ*. Ce sont des tubes rectilignes ou légèrement sinueux, perpendiculaires à la surface sur laquelle ils s'ouvrent et terminés en cul-de-sac, ce qui les a fait comparer chacun à un doigt de gant, tubes revêtus intérieurement par un épithélium en tout semblable à celui de la superficie. On en trouve généralement cinq ou six dans l'espace compris entre deux villosités ; en sorte que la muqueuse en est pour ainsi dire criblée dans les espaces intervilleux, sur toute la longueur de l'intestin.

Les *glandes de Brunner*, encore appelées glandes duodénales sont beaucoup plus développées chez les Solipèdes que chez les Ruminants et les Carnivores; elles forment une couche continue sous la muqueuse de la partie initiale de l'in-

* *a*, vaisseaux chylifères dans les villosités ; *b*, *b*, couche superficielle des vaisseaux chylifères (*rete angustum*) ; *c*, *c*, couche profonde des chylifères (*rete amplum*) ; *d*, *d*, vaisseaux efférents garnis de valvules ; *e*, glandes de Lieberkühn ; *f*, follicules clos ; *g*, couche profonde de la tunique charnue ; *h*, couche superficielle de la même ; *i*, couche péritonéale.

testin ; elles disparaissent avant d'atteindre le jéjunum. Ce sont des glandes en tubes, ramifiées et flexueuses, dont le canal excréteur traverse la *muscularis mucosæ* pour venir déboucher, soit directement à la surface de la muqueuse, dans un espace intervilleux, soit le plus souvent dans une glande de Lieberkühn.

Les *follicules clos*, qu'ils soient solitaires ou agminés en plaques de Peyer, sont de petits corps sphériques ou en forme de gourde, contenus dans l'épaisseur du chorion, au niveau desquels la surface de la muqueuse est tantôt soulevée, tantôt ombiliquée, et généralement dépourvue de villosités (fig. 337). Ils ont la même structure que ceux des amygdales et sont généralement interprétés

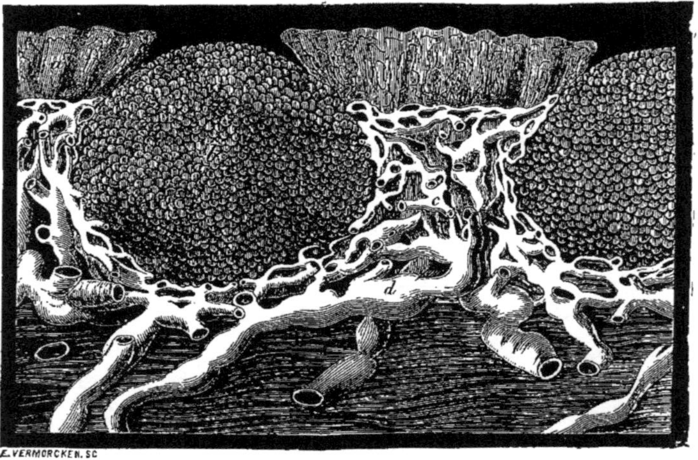

Fig. 338. — Coupe perpendiculaire de la paroi intestinale montrant deux follicules clos, d'après Teichmann *.

comme de petits ganglions lymphatiques, où prolifèrent des leucocytes qui font ensuite exode à travers l'épithélium superficiel (fig. 338).

Vaisseaux et nerfs. — L'intestin grêle reçoit ses artères de la *grande mésentérique* presque exclusivement. L'une d'elles, destinée au duodénum, provient du *tronc cæliaque*. Ces *vaisseaux* forment un réseau sous-muqueux d'où partent des branches en dehors et en dedans, destinées les premières à la tunique musculaire et à la tunique séreuse, les secondes à la muqueuse. On trouve un réseau capillaire tubuleux autour de chaque glande de Lieberkühn et à l'intérieur de chaque villosité, et un réseau sphérique autour des follicules clos; ce dernier abandonne des branches qui arrivent jusqu'au centre du follicule. — Les *veines* ont la même disposition et aboutissent dans la veine porte.

Les *lymphatiques* (fig. 337 et 338) constituent trois réseaux superposés dans la membrane muqueuse. Le premier est situé autour des orifices glandulaires ; il reçoit le chylifère central de chaque villosité ; le second est placé entre la couche glandulaire et la couche musculaire de la muqueuse ; enfin, le troisième existe dans le tissu conjonctif sous-muqueux ; ce dernier communique avec les mailles qui entourent les follicules clos. Les vaisseaux plus volumineux émergeant de

* *a*, glandes de Lieberkühn ; *b*, follicule solitaire ; *c*, vaisseaux chylifères entourant les follicules sans y pénétrer ; *d*, gros vaisseaux efférents garnis de valvules.

ces trois réseaux percent les parois de l'intestin, communiquent avec un quatrième réseau situé entre les deux couches de la tunique charnue, puis avec un autre qui est sous-séreux, et enfin arrivent entre les lames du grand mésentère, où on les voit s'élever vers la citerne sous-lombaire, qu'ils atteignent après avoir traversé les ganglions mésentériques.

Les *nerfs* proviennent du plexus solaire, à la constitution duquel participe le grand sympathique et le pneumogastrique. Ils forment un plexus sous-muqueux, dit *de Meissner*, et un plexus myentérique, dit *d'Auerbach*, situé entre les deux plans de la tunique musculaire, plexus comprenant de nombreux ganglions microscopiques sur leur trajet.

Développement. — L'intestin grêle apparaît de fort bonne heure dans l'embryon (Voy. le chap. *Embryologie*). Il conserve, pendant toute la vie fœtale, chez les Herbivores, une prédominance fort remarquable sur le gros intestin, prédominance également manifeste dans les vaisseaux qu'il reçoit, car nous avons trouvé, sur un fœtus de cinq mois, que l'ensemble des artères de l'intestin grêle équivalait à dix fois environ le volume des artères du cæcum et du côlon. Le retard de développement du gros intestin s'explique sans doute par ce fait qu'il est destiné à recevoir les résidus de la digestion, lesquels deviennent surtout abondants après le sevrage.

Fonctions. — C'est dans l'intestin grêle que s'accomplissent, sous l'influence des sucs versés à sa surface intérieure par les glandes hépatique, pancréatique et intestinales, les transformations qui constituent la chylification. C'est aussi dans cet intestin que commence l'absorption des produits digérés et des boissons, absorption dont les villosités de la muqueuse sont les organes essentiels.

2. Gros intestin.

Le gros intestin fait suite à l'intestin grêle, dont il est séparé par la valvule iléo-cæcale. Il commence par un vaste réservoir en cul-de-sac nommé *cæcum*, se continue par le *côlon* et se termine par le *rectum*.

A. — **Cæcum**.

Situation. Direction (fig. 340). — Le cæcum est un grand sac allongé qui occupe l'hypocondre droit, depuis la région sous-lombaire jusqu'à la région sus-sternale, en affectant une direction oblique de haut en bas et d'arrière en avant.

Dimensions. Capacité. — Sa longueur est de 1 mètre environ ; sa capacité, de 35 litres en moyenne.

Configuration (fig. 339). — Le sac allongé que représente le cæcum est conique, terminé en pointe inférieurement, renflé et incurvé en crosse à l'extrémité supérieure. Il est bosselé à sa surface extérieure par une grande quantité de sillons circulaires interrompus par des bandes charnues longitudinales, qu'on trouve au nombre de quatre dans la partie moyenne de l'organe et qui disparaissent vers les extrémités. Le fond de ces sillons répond nécessairement à des saillies intérieures. On les fait disparaître en détruisant les bandes longitudinales et en tirant sur le viscère, qui s'allonge alors considérablement. Ils sont dus, en effet, à une sorte de plissement rentrant produit par ces cordons rubanés, et qui a pour effet de diminuer le volume de l'organe en lui conservant la même étendue de surface.

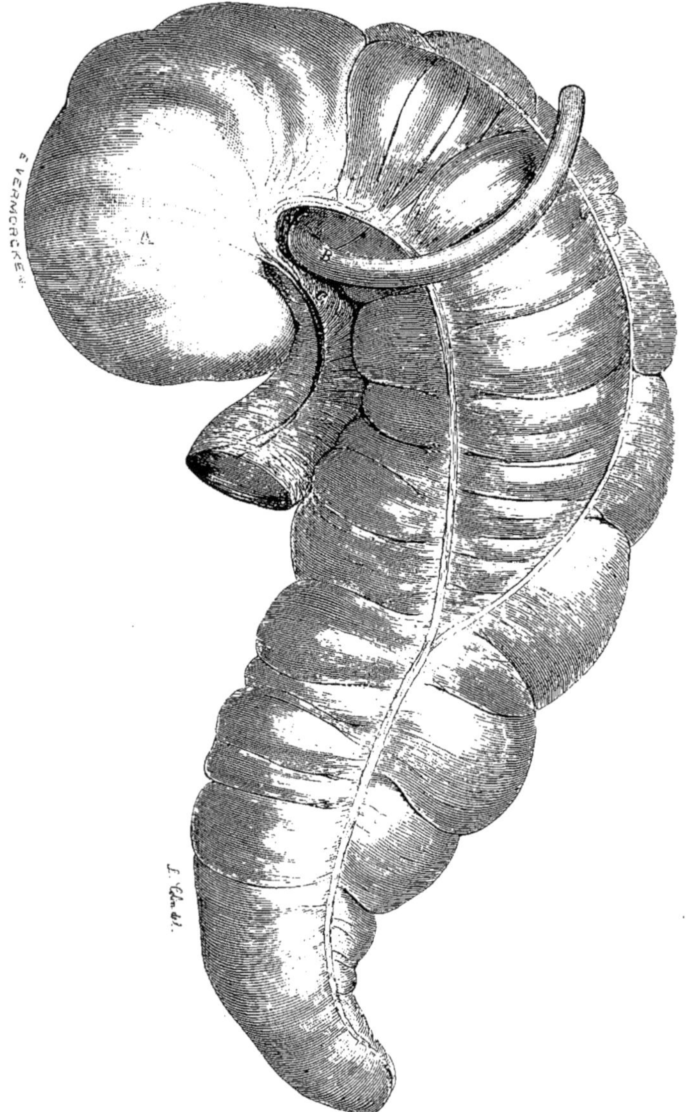

Fig. 339. — Cæcum du Cheval isolé et insufflé *.

Rapports. — Pour l'étude des rapports, on divise le cæcum en trois régions :

1° L'*extrémité supérieure*, *base*, *arc*, ou mieux *crosse*, présente sur sa courbure concave ou petite courbure, laquelle regarde en avant et en bas, la terminaison

* A, crosse ; B, terminaison de l'intestin grêle ; C, origine du côlon replié.

de l'intestin grêle et l'origine du côlon. Elle adhère, en haut, à la face inférieure du rein droit et du pancréas, par l'intermédiaire d'un tissu conjonct f abondant. En dehors, elle touche la paroi du flanc droit et est contournée par le duodénum. Du côté interne, elle est unie par du tissu cellulaire à la terminaison du gros côlon et se met en rapport avec les circonvolutions de l'intestin grêle.

2° La *partie moyenne* se trouve en rapport : en dedans, avec ces mêmes circonvolutions et la première portion du côlon replié ; en dehors, avec le cercle cartilagineux des fausses côtes, dont elle suit la courbure en le débordant plus ou moins en arrière.

3° L'*extrémité inférieure* ou *pointe* s'appuie ordinairement sur le sternum.

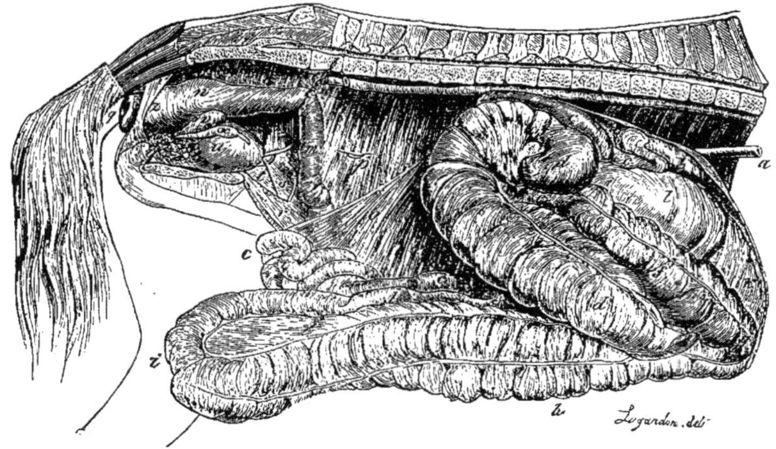

Fig. 340. — Vue générale des intestins du Cheval (l'animal a été ouvert du côté droit, et la courbure pelvienne du côlon sortie de la cavité abdominale avec une portion de l'intestin grêle) *.

Mais, comme elle est libre et peut flotter en tous sens dans la cavité abdominale, il arrive souvent qu'elle se déplace.

Moyens de fixité. — Le cæcum est fixé à la paroi sous-lombaire et à l'extrémité terminale du gros côlon par une large surface adhérente tout autour de laquelle se replie le péritoine. Celui-ci forme, en outre, en se projetant sur l'origine du côlon, un frein particulier, très court et très peu prolongé, que l'on désigne sous le nom de *méso-cæcum*.

Intérieur. — Vu à l'intérieur, le cæcum offre des plis et des dépressions correspondant aux sillons et aux bosselures de l'extérieur. On sait déjà que les plis ne sont pas de simples valvules muqueuses, mais qu'ils sont formés par adossement à elle-même de toute la paroi du viscère, et qu'ils sont susceptibles de s'effacer par distension lorsque les bandes charnues longitudinales de la superficie ont été détruites, et de se reformer ensuite en nombre et en position variables.

Deux orifices, placés l'un au-dessus de l'autre, s'ouvrent dans le cæcum au

* *a*, œsophage ; *b*, sac droit de l'estomac ; *c*, intestin grêle (on voit l'origine de cet intestin, c'est-à-dire le duodénum contourner la base du cæcum) ; *d*, cæcum ; *e*, origine du côlon replié ; *f*, première portion du côlon replié ; *g*, courbure sus-sternale ; *h*, deuxième portion du côlon replié ; *i*, courbure pelvienne ; *j*, troisième portion du côlon replié ; *k*, courbure du diaphragmatique ; *l*, quatrième portion du côlon replié ; *m*, terminaison du côlon flottant ; *n*, rectum ; *o*, grand mésentère ; *p*, mésentère colique ; *q*, anus ; *r*, entrée de la gaine vaginale ; *s*, vaisseau spermatique ; *t*, canal déférent ; *u*, vessie ; *v*, vésicule séminale ; *x*, renflement pelvien du canal déferent ; *y*, prostate ; *z*, anneau suspenseur de la verge.

niveau de la concavité de sa crosse. Le plus inférieur représente la terminaison de l'intestin grêle, entourée, comme il a été dit plus haut, par la valvule iléo-cæcale, dont on a nié la présence dans les animaux domestiques par une fausse appréciation des analogies ; cette valvule n'est autre chose que la saillie circulaire produite par une légère invagination de l'iléon dans le cæcum. Le deuxième orifice, placé à 4 ou 5 centimètres environ au-dessus et en dehors du précédent, froncé à son pourtour, donne l'accès du gros côlon ; il est très petit eu égard à la capacité du canal dont il forme l'origine, mais néanmoins beaucoup plus grand que l'orifice iléo-cæcal.

Structure. — La *tunique séreuse* ne donne pas lieu à des considérations autres que celles exposées à propos des moyens de fixité. — La *musculeuse* est formée par des fibres circulaires disposées en plan continu, et par des fibres longitudinales rassemblées en les quatre cordons qui tiennent le viscère plissé en travers. — La *muqueuse* est plus épaisse, plus résistante, plus pâle que celle de l'intestin grêle : elle s'en distingue, en outre, par l'absence de plaques de Peyer et de villosités. Par contre, les follicules clos solitaires y sont plus nombreux et ordinairement plus volumineux que dans cette dernière.

Les *vaisseaux sanguins* sont les *artères* et les *veines cæcales*. — Les *lymphatiques* se rassemblent sur une chaîne d'innombrables petits ganglions accompagnant les artères cæcales ; ils gagnent la citerne sous-lombaire. — Les *nerfs* viennent du plexus solaire.

Fonctions. — Le cæcum sert de réservoir pour les quantités énormes de boissons avalées par les animaux herbivores. Ces boissons, dans leur passage rapide à travers l'estomac et l'intestin grêle, échappent en grande partie à l'action absorbante des villosités et viennent s'accumuler dans le cæcum, où elles lavent pour ainsi dire la masse d'aliments qu'elles y rencontrent, en l'épuisant des matières solubles et assimilables que cette masse contient encore, pour pénétrer ensuite dans le torrent de la circulation par l'immense surface d'absorption que forme la muqueuse du gros intestin. Grâce au séjour prolongé des aliments dans le cæcum, celui-ci complète leurs transformations digestives et agit pour ainsi dire comme un deuxième estomac.

B. — Côlon.

Le côlon se divise en deux parties, fort différentes par leur volume et par la disposition qu'elles affectent dans la cavité abdominale. La première est le *gros côlon* ou *côlon replié* ; la deuxième, le *petit côlon* ou *côlon flottant*.

Gros côlon ou côlon replié (fig. 340 et 341). — Cet intestin prend son origine au cæcum et se termine par un rétrécissement brusque auquel fait suite le petit côlon.

Longueur. Capacité. — Il offre une longueur de 3 à 4 mètres et une capacité moyenne de 80 à 90 litres.

Forme. Disposition générale. — Sorti de la cavité abdominale et développé sur une table ou sur le sol, il représente un volumineux canal, offrant des renflements et des rétrécissements successifs, parcouru à sa surface par des bandes charnues longitudinales, bosselé, plissé transversalement dans une grande partie de son étendue, absolument comme le cæcum, et plié en deux, de manière à former une anse dont les deux branches, exactement de même longueur, sont réunies par le péritoine ; disposition telle que l'extrémité terminale du gros côlon est accolée à l'extrémité initiale.

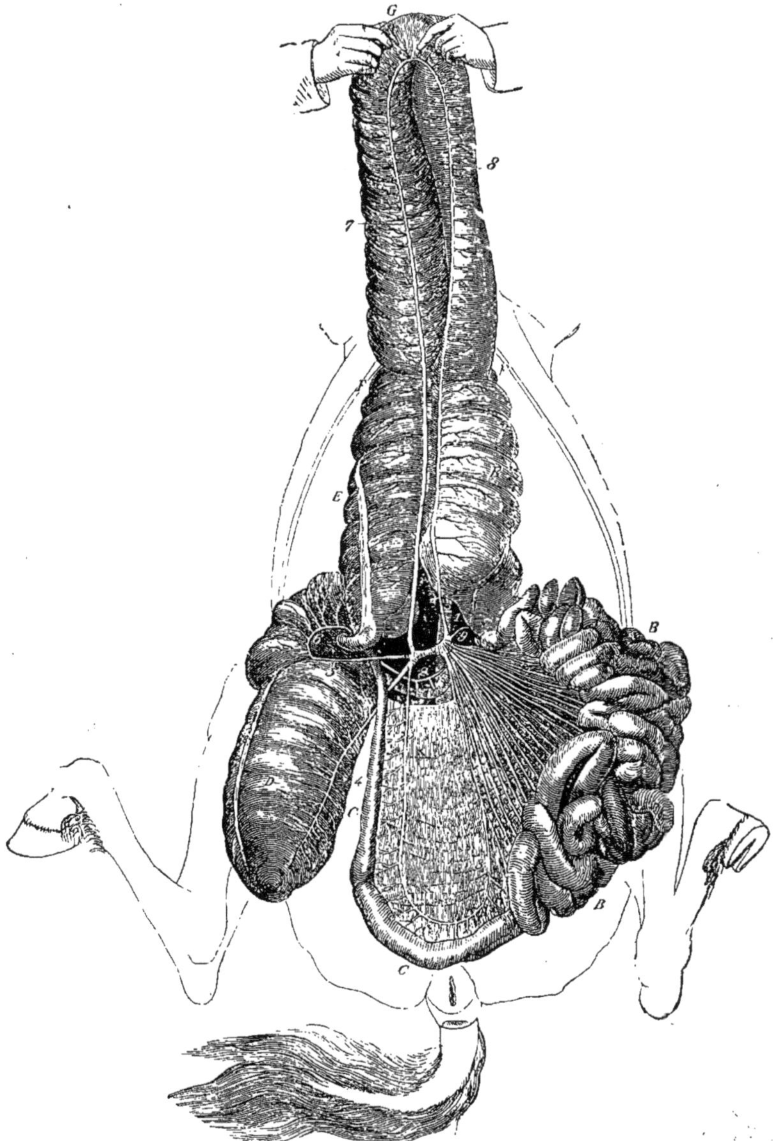

Fig. 341. — Vue générale des intestins du Cheval (l'animal sur le dos et la masse intestinale déployée) *.

Mais cette anse colique, ainsi développée dans toute sa longueur, n'eût pu

* A, duodénum à son passage derrière la grande mésentérique ; B, portion flottante de l'intestin grêle ; C, iléon ; D, cæcum ; E, F, G. anse formée par le côlon replié ; G, courbure pelvienne ; F, F, point où se recourbe l'anse colique pour constituer les courbures sus-sternale et diaphragmatique.

être contenue dans l'abdomen ; aussi se replie-t-elle à son tour aux points FF de la figure 341, de dessus en dessous et de droite à gauche, en formant des courbures qui seront étudiées plus loin. Il en résulte que le gros côlon, étudié en position dans la cavité abdominale, se partage en quatre portions accolées deux à deux, et qu'une coupe transversale de cette cavité, pratiquée en avant de la base du cæcum, donnerait pour cet intestin les résultats indiqués par la figure 342.

Trajet. Rapports. — En suivant le trajet du gros côlon, depuis son origine jusqu'à sa terminaison, pour étudier ses quatre portions dans leurs rapports normaux, voici ce que l'on observe :

Parti de l'arc du cæcum, le côlon se dirige en avant et en bas, au-dessus de la portion moyenne de ce réservoir, qu'il suit jusqu'à la pointe. Arrivé contre la partie inférieure du diaphragme, il se plie en bas et à gauche, en formant une première *courbure*, dite *sus-sternale* parce qu'elle repose sur l'appendice xiphoïde du sternum (fig. 340, *g*). A partir de ce point commence la seconde position du viscère, laquelle se met en rapport immédiat avec la paroi abdominale inférieure et remonte en arrière jusque dans la cavité du bassin, où elle s'infléchit à gauche pour constituer la *courbure pelvienne* (fig. 340, *i*). Cette courbure, centre de l'anse colique, répond au rectum, à la vessie, ainsi qu'aux canaux déférents, ou bien à l'utérus et aux ovaires, suivant le sexe. Elle se continue par la troisième portion du côlon, qui se porte en avant, au-dessus et à gauche de la précédente. Accolée à celle-ci par le péritoine et du tissu conjonctif, cette nouvelle section intestinale arrive sur le centre phrénique et se replie alors à droite et en haut. La courbure résultant de cette troisième réflexion est dite *diaphragmatique*, à cause de ses rapports avec la membrane musculo-aponévrotique qui cloisonne la grande cavité du tronc, ou *gastro-hépatique*, parce qu'elle s'applique également sur le foie et l'estomac (fig. 340, *k*). A cette courbure succède la quatrième et dernière portion du gros côlon, accolée à la première, comme la seconde l'est à la troisième. Elle remonte en arrière jusqu'au niveau de la base du cæcum, où elle se termine en se rétrécissant subitement et se continuant avec le petit côlon ; elle occupe la région sous-lombaire et se trouve appliquée, par l'intermédiaire d'une couche connective, contre la face inférieure du pancréas et le côté interne de l'arc cæcal[1].

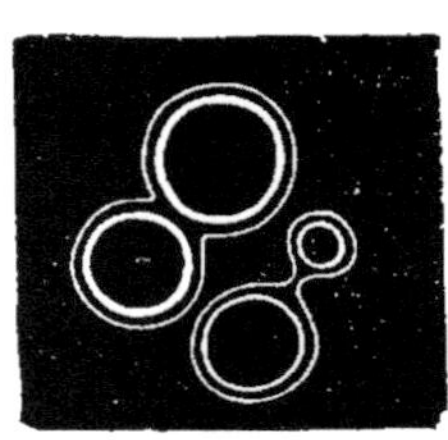
Fig. 342. — Coupe schématique des quatre portions du côlon replié du Cheval.

En résumé, les quatre sections que nous venons de décrire pourraient être qualifiées ; la première, de *lombo-sternale* ; la deuxième, de *sterno-pelvienne* ; la troisième, de *pelvi-diaphragmatique* ; la quatrième, de *phréno-lombaire*.

Moyens de fixité. — Le gros côlon peut se déplacer aisément dans la cavité abdominale. Il est cependant fixé : 1° par son origine au cæcum et le frein séreux qui l'attache à ce réservoir ; 2° par l'adhérence de sa portion terminale au pancréas et à la crosse cæcale ; 3° par le méso-côlon. Celui-ci réunit les deux branches de l'anse colique en formant dans la concavité de la courbure pel-

1. Il nous est arrivé de trouver le gros côlon replié sur lui-même en sens inverse, c'est-à-dire que la deuxième et la troisième portion étaient situées au-dessus et en avant des première et quatrième ; la courbure pelvienne touchait la région sous-lombaire en avant du cæcum ; la pointe de ce dernier organe était dirigée en arrière, vers le bassin.

vienne une espèce de raquette dont le manche est assez court, car lesdites branches sont directement accolées l'une à l'autre dans la plus grande partie de leur longueur.

SURFACE EXTÉRIEURE. — On a vu que le côlon replié n'offre pas partout le même diamètre, qu'il est bosselé, plissé et parcouru par des bandes longitudinales ; il importe d'étudier avec détail cette disposition de sa surface extérieure dans chacune des sections que nous venons de lui reconnaître. — A son origine, le côlon replié est extrêmement étroit, à peine plus gros que l'intestin grêle. Mais il se renfle bientôt et prend un volume considérable, qu'il conserve encore près de la courbure pelvienne. Il se rétrécit alors progressivement jusqu'au milieu de la troisième portion, où son diamètre, réduit au minimum, surpasse néanmoins de beaucoup le détroit placé à l'origine du viscère. En arrivant vers la courbure diaphragmatique, le gros côlon se renfle de nouveau peu à peu ; il finit par acquérir, près de sa terminaison, le plus grand volume qu'il ait encore présenté.

Les bandes charnues qui le maintiennent plissé transversalement sont au nombre de quatre dans toute l'étendue de la première portion dilatée. Trois se perdent en arrivant près de la courbure pelvienne, où l'on n'en trouve plus qu'une seule, placée dans la concavité de cette courbure. Au niveau du second renflement, il en existe trois, dont deux se prolongent sur le côlon flottant. — Les plis transversaux déterminés par ces cordons aplatis sont à peine indiqués vers la courbure pelvienne ; ils manquent au niveau du rétrécissement qui fait suite à cette courbure ; c'est dans toute l'étendue du premier renflement qu'ils sont le plus nombreux et le plus profonds.

SURFACE INTÉRIEURE. — Elle ne donne lieu à aucune considération particulière, car elle rappelle exactement celle du cæcum.

STRUCTURE. — La *séreuse* enveloppe tout l'organe, excepté dans les points où il s'adosse à lui-même ou contre d'autres viscères. C'est ainsi que le péritoine, en passant de la région sous-lombaire sur la dernière portion, laisse à nu la surface qui adhère par du tissu conjonctif à la face inférieure du pancréas et au cæcum ; c'est ainsi encore qu'en se portant d'une branche à l'autre de l'anse colique, il ne recouvre point leurs côtés adjacents, excepté du côté de la courbure pelvienne, où elles sont séparées par le *mésocôlon*. — La *musculeuse* ne diffère point, dans sa disposition, de celle du cæcum. — La *muqueuse* est dans le même cas. — Les *artères* émanent de la grande mésentérique ; ce sont les *deux artères coliques*. Les *deux veines* satellites se confondent bientôt en un seul tronc qui gagne la veine porte. — Les *lymphatiques* aboutissent en définitive au réservoir de Pecquet, après avoir traversé de petits ganglions alignés sur les artères coliques. — Les *nerfs* viennent du plexus solaire.

Petit côlon ou côlon flottant (fig. 340). — Le petit côlon est un tube bosselé qui succède au côlon replié et se termine par le rectum à l'entrée de la cavité pelvienne.

LONGUEUR. FORME. TRAJET. RAPPORTS. — Long d'environ 3 mètres, ce tube offre une disposition extérieure analogue à celle de l'intestin grêle. Seulement, il est du double plus gros, régulièrement bosselé à sa surface, et pourvu de deux bandes charnues longitudinales, larges et épaisses, une sur la grande courbure, l'autre sur la petite courbure. Parti de l'extrémité terminale du gros côlon, à gauche de la crosse cæcale, où il répond à la fin du duodénum, et où il reçoit l'insertion du grand épiploon, cet intestin se jette dans le flanc gauche et mêle ses circonvolutions à celles de l'intestin grêle. Il remonte ensuite dans le bassin pour se continuer par le rectum.

Moyens de fixité. — Flottant comme l'intestin grêle, le petit côlon se trouve suspendu à une lame séreuse, appelée *mésentère colique* [1], qui ressemble beaucoup au grand mésentère. Elle se détache de la région sous-lombaire, non pas autour d'un point central comme ce dernier, mais sur une ligne étendue depuis la grande mésentérique jusqu'au fond de la cavité pelvienne. En outre, elle est moins ample à ses extrémités que dans sa partie centrale, en sorte que c'est la partie moyenne du viscère qui est le plus longuement suspendue.

Intérieur. — La surface interne du côlon flottant offre des plis valvulaires analogues à ceux du cæcum et du gros côlon, dans l'intervalle desquels les matières fécales se moulent en crottins.

Structure. — La *séreuse* est sans intérêt spécial. — La *musculeuse* rappelle exactement celle du gros côlon ou du cæcum, sauf le nombre des bandes longitudinales. — Quant à la *muqueuse*, elle offre aussi la même organisation que celle de ces derniers viscères. — Le sang est apporté à ces membranes par les divisions de l'*artère petite mésentérique* et par une branche de la *grande mésentérique*. Il est déversé ensuite dans la veine porte au moyen de la petite mésaraïque. — Les *lymphatiques* sont presque aussi beaux et aussi nombreux que ceux de l'intestin grêle ; ils vont au même confluent, c'est-à-dire au réservoir de Pecquet, après avoir traversé de petits ganglions échelonnés sur la petite courbure. Les *nerfs* viennent du plexus de la petite mésentérique.

Fonctions du côlon. — C'est dans cet intestin que s'achève l'absorption des boissons et des matières alibiles solubles. Quand la masse alimentaire arrive dans le petit côlon, dépouillée de ses principes assimilables et chargée des substances d'excrétion versées à la surface du tube intestinal, ce n'est plus guère que de la matière fécale. Ces *excréments* ou *fèces*, pressés par les contractions péristaltiques de la tunique charnue, se divisent en petites masses arrondies ou ovoïdes, et cheminent vers le rectum, dans lequel ils s'accumulent, pour être ensuite chassés au dehors.

C. — **Rectum** (fig. 340).

Le rectum est ainsi nommé (du mot latin *rectus*, droit) parce qu'il s'étend en ligne droite depuis l'entrée du bassin jusqu'à l'anus. Ce n'est, à proprement parler, que l'extrémité du petit côlon, et la limite qui le sépare de ce dernier est passablement arbitraire. Il s'en distingue cependant en ce qu'il n'offre pas de bosselures, que ses parois sont beaucoup plus épaisses et plus dilatables, et qu'il peut se renfler en une poche allongée, de manière à constituer un réservoir où s'accumulent les excréments dans l'intervalle des défécations. Au point de continuité des deux organes, on voit les deux bandes charnues du petit côlon s'étaler et se réunir pour former le plan charnu superficiel du rectum.

Rapports. — Il répond : supérieurement à la voûte formée par le sacrum ; inférieurement, à la vessie, aux canaux déférents, aux vésicules séminales, à la prostate, aux glandes de Cowper, ou bien au vagin et à l'utérus, suivant le sexe ; par côté, aux parois latérales du bassin.

1. Il est quelque peu subtil de distinguer un méso-côlon et un mésentère colique ; il serait plus logique de dire *méso-côlon replié* et *méso-côlon flottant*, comme on dit, chez l'Homme, *méso-côlon ascendant*, *méso-côlon transverse*, *méso-côlon descendant*.

Moyens de fixité. — On doit considérer comme tels : 1° l'extrémité postérieure du mésentère colique, représentant un *méso-rectum* ; 2° le repli orbiculaire constitué par le péritoine en se réfléchissant circulairement du fond de la cavité pelvi-abdominale sur le viscère ou de celui-ci sur ses voisins ; 3° un anneau musculeux suspenseur inséré à la face inférieure du sacrum et continué d'autre part par les deux cordons blancs rétracteurs de la verge, — anneau qui sera décrit à propos de cette dernière ; 4° un gros faisceau triangulaire, détaché de la tunique charnue du rectum au-dessus de l'anus et se projetant sur la face inférieure des premières vertèbres caudales pour s'y insérer en s'enclavant entre les muscles sacro-coccygiens inférieurs, — faisceau représentant un vestige d'intestin coccygien.

Structure. — La *séreuse* n'enveloppe que la partie antérieure du rectum ; la partie postérieure traverse l'arrière-fond de la cavité pelvienne. La *musculeuse* est fort épaisse et composée de gros faisceaux longitudinaux, légèrement spiroïdes, sous lesquels on trouve des fibres annulaires. — La *muqueuse*, lâchement unie à la couche charnue, surtout au voisinage de l'anus, offre des plis transversaux et longitudinaux ; elle ne présente rien de particulier comparativement à celle du côlon.

Le sang qui baigne ces tuniques est apporté par l'*artère petite mésentérique* et par la *honteuse interne*. Les veines sont particulièrement nombreuses et variqueuses. — Les nerfs viennent du *plexus hypogastrique*.

Anus. — L'anus, ouverture postérieure du tube digestif, est percé à l'extrémité postérieure du rectum sous la base de la queue ; il est froncé à son pourtour comme l'entrée d'une bourse à coulant et circonscrit par une espèce de bourrelet d'autant plus saillant que l'animal est plus jeune et vigoureux.

Comme éléments de la structure de l'anus, on trouve, en procédant de dedans en dehors : 1° une muqueuse établissant transition de la muqueuse rectale à la peau ; 2° la fin de la tunique charnue du rectum, dont les fibres circulaires forment ce qu'on appelle le *sphincter interne de l'anus* ; 3° un *sphincter* à fibres rouges et à contraction volontaire, lequel reçoit l'insertion d'un *rétracteur* ; 4° la peau fine et très adhérente qui recouvre le sphincter externe, peau dépourvue de poils et riche en follicules sébacés. Nous n'avons à décrire que les deux muscles à fibres striées.

Le *sphincter de l'anus* ou *sphincter externe* est formé de fibres circulaires, dont quelques-unes se fixent en haut sous la base de la queue et se confondent en bas avec les muscles de la région périnéale, surtout avec le constricteur postérieur de la vulve, chez la femelle ; chez le mâle, un certain nombre de fibres se perdent à la surface des aponévroses du périnée. Compris entre la peau et le prolongement de la tunique charnue du rectum, ce muscle ferme l'anus par sa contraction, par sa tonicité et même par sa simple élasticité, de manière à s'opposer à l'expulsion des matières fécales ou des gaz intestinaux. Il se relâche au moment de la défécation.

Le *rétracteur de l'anus* ou *ischio-anal* (releveur de l'anus chez l'homme), représente une large bandelette, attachée sur la face interne du ligament sacro-sciatique et même sur la crête sus-cotyloïdienne par des fibres aponévrotiques. Les faisceaux qui composent cette bandelette s'insinuent à leur extrémité postérieure sous le sphincter rouge et se confondent avec lui. Cette disposition indique assez que le muscle en question ramène l'anus en avant et le rétablit dans sa position normale, après les efforts d'expulsion qui ont toujours pour résultat d'entraîner en arrière l'extrémité postérieure du rectum.

Il appartient, ainsi que le sphincter externe, à la catégorie des muscles striés à contractions volontaires. Leurs *vaisseaux* viennent des mêmes sources que ceux du rectum. Le *nerf hémorroïdal* leur envoie des filets à l'un et à l'autre.

DIFFÉRENCES

Lapin.

Nous plaçons le Lapin immédiatement après les Solipèdes pour l'étude de l'intestin comme pour celle de l'estomac, parce que les analogies sont, encore ici, plus prononcées que chez les autres Mammifères domestiques (fig. 343).

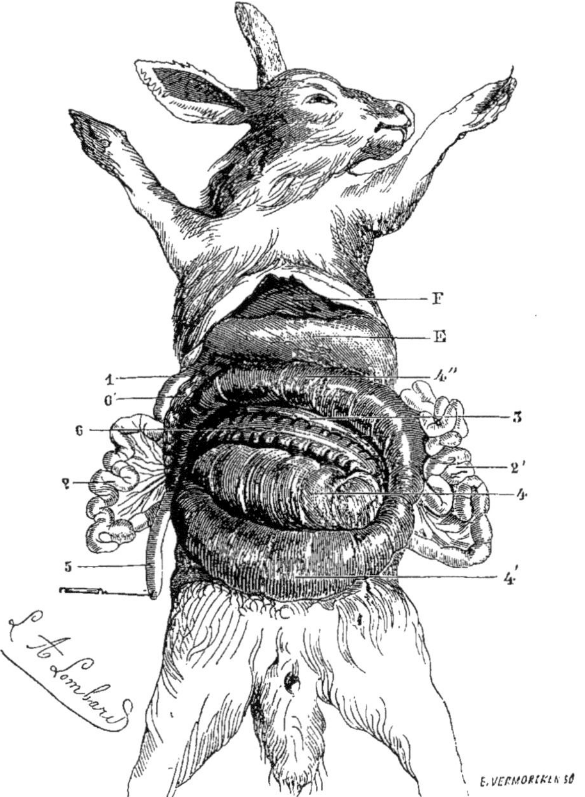

Fig. 343. — Intestins du Lapin, vus en place, l'animal couché sur le dos *.

L'*intestin grêle* n'offre pas de renflement à son origine, mais il en présente un énorme (*sacculus rotundus*) à sa terminaison au cæcum, renflement occupé intérieurement par une fort belle plaque de Peyer. On trouve ailleurs d'autres plaques de Peyer, également très développées et très épaisses ; mais elles sont peu nombreuses (6 à 8) ; on les distingue très bien du dehors à travers les minces parois de l'intestin quand celui-ci a été au préalable lavé et insufflé. Le duodénum forme une anse ouverte en avant où est logé le pancréas.

* F, foie ; E, estomac ; 1, duodénum ; 2, 2', jéjunum ; 3, iléon ; 4, 4' 4''', cæcum ; 5, pointe du cæcum érignée à droite ; 6, première portion du côlon ; 6' deuxième portion du côlon.

Le *cæcum* est encore plus volumineux que dans les Solipèdes, toutes proportions gardées (fig. 344); il est surtout extrêmement long; il décrit sur lui-même un tour et demi de spire de droite à gauche et de haut en bas : et sa pointe, brusquement atténuée, passe derrière l'estomac pour se placer du côté droit. Il se continue avec le côlon sans présenter d'étranglement ni d'autre démarcation que celle établie par l'insertion de l'intestin grêle. Ce viscère, toujours rempli de matières stercorales, est à paroi mince et fragile. On voit à son intérieur une grande lame spiroïde qui décrit une vingtaine de tours sur la longueur de l'organe et s'arrête à 10 centimètres environ de l'extrémité; cette lame, indiquée à l'extérieur par un sillon, résulte d'un plissement en pas de vis qui s'est produit sans le concours d'aucune bande charnue longitudinale. Le cul-de-sac terminal, dans lequel elle ne se prolonge pas, est le principe de l'appendice vermiculaire du cæcum de l'Homme; il montre un très grand

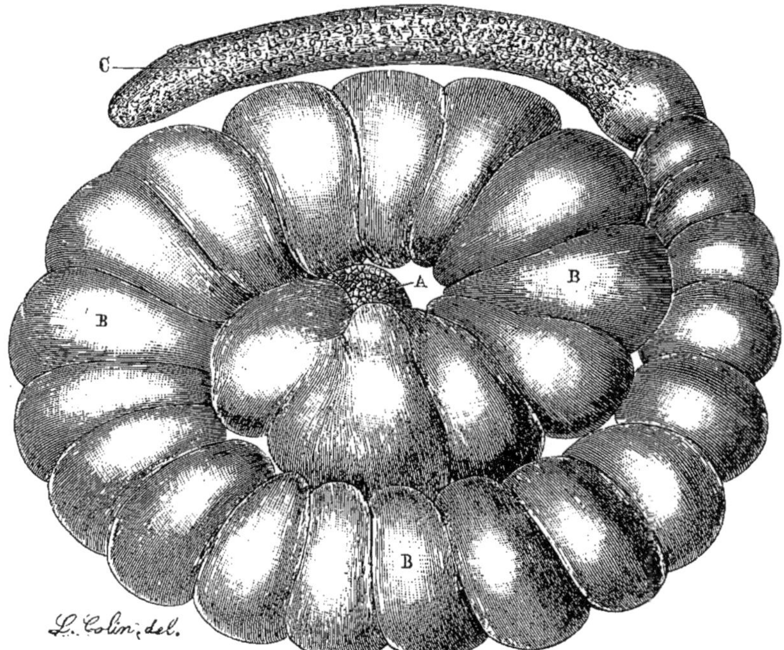

Fig. 344. — Cæcum du Lapin (d'après Colin) *.

nombre de follicules agminés. Remarquons enfin que la valvule de Bauhin figure un disque percé au centre comme un iris, et non un repli saillant dans la cavité cæcale comme dans les Solipèdes.

Le côlon se divise en deux parties : la première, renflée, bosselée, pourvue de trois bandelettes longitudinales à sa surface et de replis transversaux successifs à son intérieur; la seconde, plus étroite et régulièrement cylindrique. Celle-ci s'accole au duodénum pour remonter vers le diaphragme, puis elle décrit plusieurs circonvolutions flottantes avant de se terminer au rectum. Sur les côtés du rectum, on voit deux glandes allongées dites *glandes anales* qui viennent s'ouvrir à la marge de l'anus dans la région périnéale.

La longueur totale de l'intestin du Lapin est de 6 mètres environ, dont $3^{m},10$ pour l'intestin grêle.

Bœuf (fig. 345).

L'*intestin grêle* flotte au bord d'un grand mésentère plus étroit en avant qu'en arrière qui comprend entre ses deux lames la plus grande partie du gros intestin et se plisse inférieurement en festons extrêmement multipliés. Cet intestin est à peu près deux fois plus long

* A, dilatation terminale de l'intestin grêle; B, portion du cæcum bosselée par le sillon spiral; C, son appendice terminal.

que chez le Cheval (40 mètres en moyenne); mais, en revanche, il est de calibre moitié moindre, bien que ce calibre s'accroisse notablement à la partie postérieure. Le duodénum, soutenu d'abord par l'épiploon hépato-gastrique, forme une anse particulière qui touche la région sous-lombaire, avant de se suspendre au grand mésentère pour se continuer par les circonvolutions de la portion flottante. L'iléon offre le même mode de terminaison que chez les Solipèdes. Les glandes de Peyer se montrent à la face interne de l'intestin grêle en moindre nombre que chez ces derniers (40 à 50), mais avec de plus grandes dimensions et une forme rubanée; la dernière se prolonge jusque dans le cæcum.

Le *cæcum* est à peu près cylindrique, sans bosselures ni bandes longitudinales; du moins il ne présente que des sillons transverses peu profonds. Son extrémité en cul-de-sac, arrondie et globuleuse, flotte librement dans la cavité abdominale et se dirige en arrière (fig. 345, E). L'extrémité opposée se continue avec le côlon sans autre démarcation que la terminaison de l'intestin grêle ; il n'y a pas de crosse cæcale.

Le *côlon* décrit d'abord à la région sous-lombaire droite une double inflexion en **S** (côlon sigmoïde) après quoi il se place entre les deux lames du grand mésentère et s'enroule sur

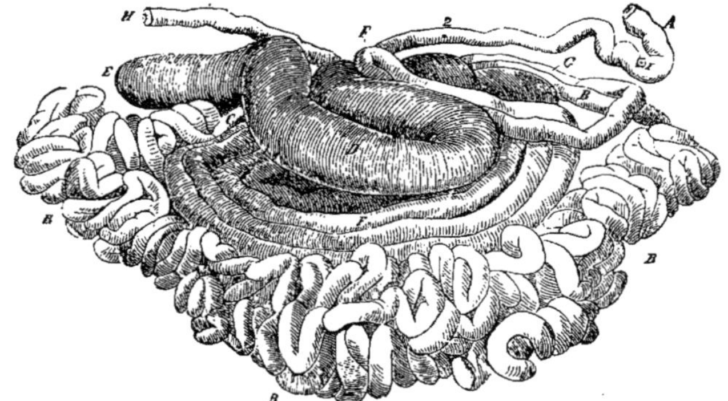

Fig. 345. — Vue générale de la masse intestinale du Bœuf (face droite) *.

lui-même de manière à former un certain nombre de circonvolutions ellipsoïdes. Pour se contourner ainsi, il décrit d'abord plusieurs tours de spire concentriques qui laissent entre eux un certain intervalle dans lequel se placent des circonvolutions excentriques. En général, on en compte trois dans un sens et trois dans l'autre. Le dernier tour se sépare des autres et s'élève à la région sous-lombaire en décrivant des festons réguliers. Arrivé près du tronc de la grande mésentérique, le côlon passe à droite de cette artère et décrit une anse qui vient se placer entre l'anse duodénale et la deuxième courbure de son **S** initiale, auxquelles il est accolé. Il se continue ensuite en arrière, en ligne droite jusqu'au rectum, attaché à une courte lame mésentérique qui rappelle par sa position le vaste mésentère du côlon flottant des Solipèdes.

Le calibre du côlon égale d'abord celui du cæcum, mais il ne tarde pas à se rétrécir pour garder un diamètre uniforme surpassant à peine celui de l'intestin grêle du Cheval. La tunique charnue offre du reste la même disposition que dans ce dernier viscère. — La partie du côlon qui est comprise entre les deux lames du mésentère n'est pas complètement revêtue par la séreuse, car il y a accolement des faces adjacentes des circonvolutions; toutefois on peut remarquer, chez les animaux maigres, que le revêtement séreux est plus étendu qu'on serait tenté de croire au premier abord, vu que lesdites circonvolutions font saillie sur la face gauche du mésentère et tendent à s'en détacher, tandis que, sur la face droite, la lame mésentérique est plane et leur est simplement tangente.

Que si maintenant l'on compare le côlon du Bœuf à celui des Solipèdes, on est amené à homologuer au côlon replié de ceux-ci toute la partie attenante au grand mésentère, c'est-à-dire le côlon spiral et les deux inflexions sigmoïdes qui le précèdent ou le terminent; tandis que la partie restante du viscère, qui est suspendue à la région sous-lombaire par un petit frein mésentérique spécial, rappelle le côlon flottant. Il est d'ailleurs digne de remarque que la première partie est vascularisée par l'artère grande mésentérique et la seconde partie par la petite mésentérique, comme chez les Solipèdes.

* A, origine du duodénum ; B, portion flottante de l'intestin grêle ; C, terminaison de l'intestin grêle ; D, cæcum ; E, sa pointe dirigée en arrière ; F, côlon ; G, H, sa portion terminale ; 1, insertion du canal cholérique ; 2, insertion du canal pancréatique.

Le *rectum* du Bœuf est sensiblement plus court que celui du Cheval ; il s'ouvre au dehors par un anus non proéminent.

Le gros intestin de cet animal, mesuré depuis le cul-de-sac cæcal jusqu'à l'anus, donne une longueur moyenne de 8 à 10 mètres, dont 2m,50 à 3 mètres pour le côlon flottant et le rectum. Il est donc plus long que celui du Cheval, mais sa capacité est beaucoup moindre, elle ne dépasse pas en moyenne une trentaine de litres.

Mouton.

L'intestin est disposé comme celui du Bœuf. On remarque toutefois (fig. 346) : 1° que l'intestin grêle augmente beaucoup en diamètre dans sa partie postérieure ; 2° que les circonvolutions du côlon spiral sont plus nombreuses que dans le Bœuf ; 3° que le dernier tour de ce côlon est très écarté des autres et rapproché de l'intestin grêle. On trouve dans ce dernier une trentaine de plaques de Peyer.

En ce qui concerne la longueur du viscère, nous avons trouvé, en moyenne, 23 à 25 mètres pour l'intestin grêle, 6m,50 à 7 mètres pour le gros intestin, dont 0m,70 à 0m,90 pour le côlon flottant et le rectum. La partie spiroïde du côlon est particulièrement longue ; elle a environ 5 mètres, tandis que chez le Bœuf elle ne dépasse guère 4 mètres ou 4m,50.

Chèvre.

Les recherches de Cornevin et Lesbre établissent que l'intestin de la Chèvre est sensiblement plus développé que celui du Mouton ; le côlon flottant, notamment, est beaucoup plus long ; la différence peut aller de 1 à 2. Mais si l'on rapporte la longueur totale de l'intestin à la longueur du corps, mesurée du vertex à la naissance de la queue, on constate, au contraire, que l'avantage est à l'espèce ovine (26 à 28 : 1 pour la Chèvre ; 30 à 35 : 1 pour le Mouton).

Chameaux.

L'*intestin grêle* et le côlon forment deux masses distinctes : le premier occupe principalement le flanc droit ; le second l'hypogastre et la région sous-lombaire.

L'intestin grêle est long de 20 à 25 mètres ; son calibre moyen est supérieur à celui du Bœuf, mais inférieur à celui du Cheval. Il commence par une forte dilatation que certains auteurs ont rattachée à tort à l'estomac (fig. 334, 9). Après avoir décrit une multitude de replis au bord de son mésentère, il s'accole au cæcum avant d'y faire embouchure. Il se dilate progressivement dans son quart ou son cinquième postérieur. Des plaques de Peyer, petites et ovalaires, s'observent au nombre de plus de 700.

Le *cæcum* ressemble beaucoup à celui du Bœuf, mais il est plus pointu ; en outre, il se dirige transversalement de haut en bas et de gauche à droite, de manière à se placer dans la région du bas-ventre, contre le côlon spiral.

Le *côlon* fait suite au cæcum sans autre démarcation que la terminaison de l'intestin grêle. Il commence immédiatement son enroulement spiral, sans présenter d'inflexion sigmoïde à son origine ; il décrit environ quatre tours concentriques et quatre tours excentriques, ceux-ci placés dans l'intervalle de ceux-là. Le premier tour est de calibre au moins égal à celui du cæcum ; il se sépare des autres sur une certaine étendue au niveau de laquelle il ne leur est uni que par un frein mésentérique. Les autres tours ne dépassent pas beaucoup le diamètre de l'intestin grêle, ou même l'atteignent à peine ; ils sont serrés les uns contre les autres, mais non situés sur le même plan, de manière à former dans l'ensemble un cône surbaissé, logé transversalement dans le bas-ventre et le grand bassin. Tout ce côlon spiral, long d'une douzaine de mètres, est dépourvu de bandes charnues et de bosselures, ainsi que le cæcum. Son dernier tour excentrique croise son origine et se continue à la région sous-lombaire, où il constitue un deuxième paquet de replis irréguliers n'ayant pas moins de 4 à 5 mètres, une fois déroulés, paquet logé dans l'origine du grand mésentère et plus ou moins noyé dans la graisse. Nulle part on ne trouve de bosselures.

Le *rectum* s'en dégage enfin, franchit le bassin et débouche à l'anus. Il est plus volumineux que celui du Bœuf.

En prenant la longueur totale du côlon et du rectum, nous avons trouvé 18m,60 chez un sujet, 18m,20 chez un autre, 16m,50 chez un troisième.

En somme, si l'intestin grêle des Chameaux est beaucoup plus court que celui des Bovins, le gros intestin est par contre plus long.

En rapportant la longueur totale de l'intestin à la longueur du corps mesurée de la pointe de l'épaule à la pointe de la fesse, nous avons trouvé 26 : 1 chez un Chameau, 35 : 1 chez un Bœuf.

Lamas.

L'intestin est proportionnellement plus long dans les Lamas que dans les Chameaux ; il comprend environ trente fois la longueur du corps, mesurée de la pointe de l'épaule à la pointe de la fesse. Nous avons trouvé, chez un Lama domestique de l'espèce *auchenia lama* : intestin grêle $15^m,80$; cæcum $0^m,16$; côlon spiral $6^m,70$, côlon terminal et rectum 5 mètres.

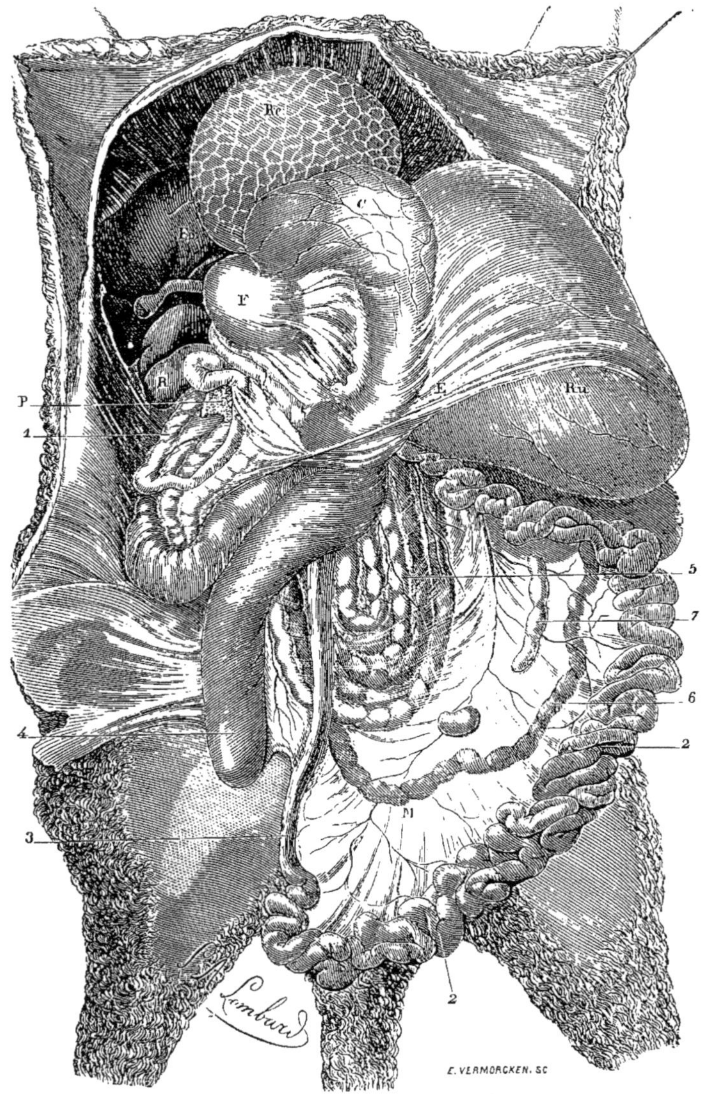

Fig. 346. — Estomac et intestins du Mouton (vue d'ensemble, l'animal couché sur le dos) *.

L'intestin grêle et le cæcum ne présentent rien de particulier, comparativement aux Chameaux. Le côlon spiral décrit six tours concentriques et quatre excentriques ; le premier

* *Ru.* rumen ; Re, réseau ; F, feuillet ; C. caillette ; E, grand épiploon ; *Fo.* foie ; R. rein droit ; P, extrémité droite du pancréas ; M, mésentère ; 1. duodénum ; 2. portion flottante de l'intestin grêle ; 3. portion terminale de l'intestin grêle ; 4, extrémité du cul de-sac du cæcum ; 5. circonvolutions ellipsoïdes du côlon vues à travers le feuillet droit du mésentère ; 6, dernier tour de ce côlon très écarté des autres ; 7, ganglions mésentériques.

tour est très écarté des autres, et remarquable en outre par son fort calibre; les autres tours sont de diamètre plus petit que l'intestin grêle et serrés en une masse compacte qu'il faut dérouler pour suivre le viscère. Le côlon sous-lombaire ou côlon terminal n'offre à signaler que sa grande longueur.

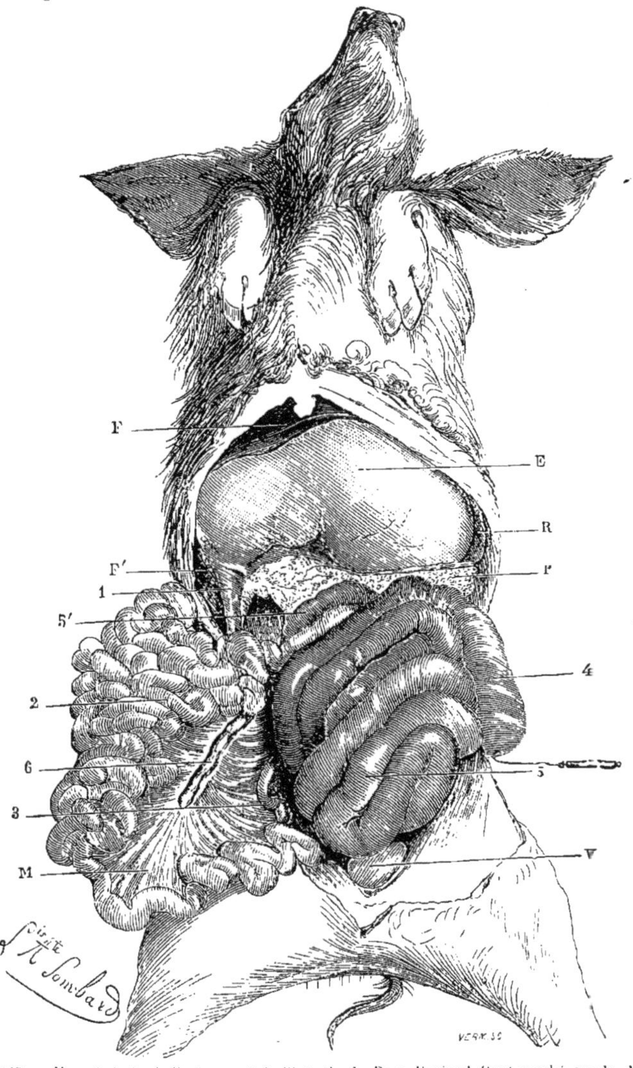

Fig. 347. — Vue générale de l'estomac et de l'intestin du Porc, l'animal étant couché sur le dos *.

Porc.

La longueur totale de l'intestin du Porc adulte est 23 à 25 mètres en moyenne, dont 18 à 20 mètres pour l'intestin grêle et 5 mètres pour le gros intestin.

* E, estomac ; F, F, foie : P. pancréas : R. rate ; M, grand mésentère ; V, vessie : 1 duodénum ; 2, jéjunum ; 3, origine de l'iléon ; 4, cæcum, dont l'extrémité terminale a été érignée à gauche ; 5, masse principale du côlon ; 5', dernière anse colique se dégageant de la masse principale ; 6, ganglion mésentérique.

Il présente dans sa disposition générale quelque ressemblance avec celui du Bœuf et aussi avec celui des Camélidés (fig. 347).

L'*intestin grêle* et le gros intestin forment deux masses distinctes, situées à droite pour le premier, à gauche pour le second. Le mésentère de celui-là contient, dans son épaisseur, un ganglion lymphatique extrêmement allongé qui paraît résumer le groupe des ganglions mésentériques des autres espèces. Le duodénum décrit une courbure en **S**, au milieu des anses du côlon. Le jéjunum flotte en mille replis au bord du mésentère. L'iléon occupe le bord postérieur de celui-ci et gagne le cæcum en restant à droite du côlon ; son insertion est oblique. Parmi les particularités les plus remarquables de l'intestin grêle du Cochon, nous citerons encore la présence d'une immense plaque de Peyer qui occupe la deuxième portion du canal et n'a pas moins de $1^{m},50$ à 2 mètres de longueur. Il y en a d'ailleurs une trentaine d'autres, de plus petites dimensions.

Le *cæcum* se contourne à gauche et en arrière. Il est cylindroïde, bosselé à sa surface par trois bandes longitudinales et arrondi à l'extrémité. On trouve à son intérieur quelques plaques de follicules agminés.

Le *côlon* lui fait suite d'une manière insensible. Il n'est compris entre les lames du grand mésentère que par sa dernière portion ; dans le reste de son étendue, il est rejeté sur le côté gauche de ce mésentère : disposition rappelant celle des Camélidés, et dont le principe se retrouve même chez les Ruminants ordinaires, puisque nous avons vu le côlon intramésentérique de ces animaux saillir déjà notablement sur la face gauche du grand mésentère. Le côlon du Porc décrit trois tours hélicoïdaux d'avant en arrière et de droite à gauche, puis trois autres tours en sens inverse, c'est-à-dire d'arrière en avant et de gauche à droite, ceux-ci s'intercalant à ceux-là. En d'autres termes, l'enroulement spiral, au lieu de se faire à peu près sur le même plan, comme dans les Ruminants, se fait en pas de vis. Le dernier tour s'insinue entre le duodénum et le pancréas, et se continue librement à la région lombaire, au-dessus des circonvolutions précédentes, jusqu'au rectum. — A partir de son premier tiers, le côlon s'atténue progressivement, si bien que, dans sa dernière moitié, il ne dépasse pas beaucoup le calibre de l'intestin grêle. Dans toute sa partie hélicoïdale, le viscère est légèrement bosselé et parcouru par deux bandes charnues longitudinales et même par trois au voisinage du cæcum : il est, au contraire, dépourvu de bandes et de bosselures dans sa partie sous-lombaire.

Le *rectum* et l'anus n'offrent rien de particulier à signaler.

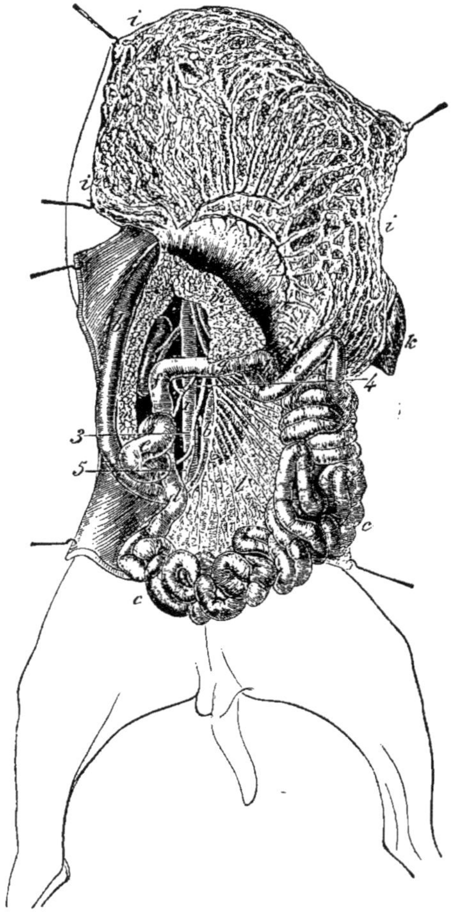

Fig. 348. — Intestin du Chien *.

Chien.

L'intestin des Carnivores est remarquable par sa brièveté et son petit volume et surtout par le peu de développement du gros intestin. Dans l'espèce canine (fig. 348), il varie en longueur de 2 mètres à $7^{m},50$, suivant la taille des individus. G. Colin donne, comme

* *a*, estomac ; *b*, duodénum ; *c*, jéjunum ; *d*, iléon ; *e*, cæcum ; *f*, côlon ascendant ; *g*, côlon transverse ; *h*, origine du côlon descendant ; *i*, grand épiploon soulevé et érigné ; *k*, rate ; *l*, mésentère ; *m*, pancréas ; 1, aorte ; 2, artère grande mésentérique ; 3, artère du duodénum ; 4, artère du gros intestin ; 5, artère petite mésentérique.

moyenne, $4^{m},15$ pour l'intestin grêle, $0^{m},08$ pour le cæcum, $0^{m},60$ pour le côlon. Le calibre est presque le même d'un bout à l'autre, cependant le jéjunum et l'iléon sont ordinairement un peu plus étroits que le reste du tube. La capacité totale est en moyenne, d'après Colin, de $2^{l},62$, dont 1 litre pour le gros intestin. Nulle part, on ne trouve des bosselures ou des bandes longitudinales de plissement. Partout, la tunique charnue est épaisse et montre ses deux couches indiscontinues.

L'*intestin grêle*, suspendu au bord d'un mésentère semblable à celui des Solipèdes, repose en grande partie sur la paroi abdominale inférieure. Il se distingue par la grande longueur des villosités de sa muqueuse, que l'on trouve même sur les plaques de Peyer. Celles-ci sont arrondies et au nombre d'une vingtaine, se montrent déjà dans le duodénum.

Le *cæcum* ne forme plus qu'un petit appendice tordu en spirale, situé du côté droit, en

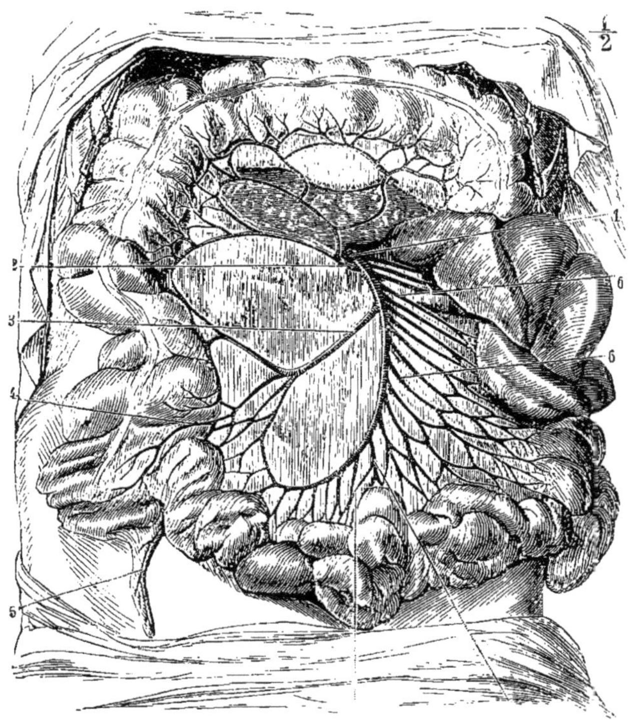

Fig. 349. — Intestins de l'Homme, avec l'artère grande mésentérique.

arrière de la région sous-lombaire, non loin de l'entrée du bassin. Un court mésentère s'observe entre ses flexuosités et l'unit à l'iléon. La muqueuse contient un grand nombre de follicules.

Le *côlon* affecte dans son court trajet une disposition qui rappelle celle du côlon humain (fig. 348 et 349). On le voit d'abord s'élever vers le pylore en continuant la direction de l'iléon (*côlon ascendant*), puis croiser transversalement le plan médian pour passer du côté gauche (*côlon transverse*), enfin descendre vers le bassin pour se continuer avec le rectum (*côlon descendant*). Il décrit quelquefois, mais rarement, à sa continuité avec le rectum, une légère inflexion qui est la trace de l'**S** iliaque de l'Homme. La muqueuse de la partie initiale du côlon contient des follicules clos solitaires.

* Cette figure montre les artères de l'intestin de l'Homme. On voit : à droite et en bas, l'intestin grêle ; à gauche et en haut : 1° le cæcum avec son appendice vermiculaire ; 2° le côlon ascendant ; 3° le côlon transverse. 1, tronc de la mésentérique supérieure se dégageant au-dessous du pancréas ; 2, première colique droite ; 3, deuxième colique droite ; 4, terminaison de la mésentérique supérieure ; 5, branche de l'appendice cæcal ; 6, 6, 6, 6, artères de l'intestin grêle et leurs arcades.

Le *rectum* présente près de l'anus, sur les côtés, deux étroites ouvertures qui donnent accès dans des bourses glandulaires, grosses comme des noisettes ou comme des noix, ce sont les *glandes anales*, sécrétant une sorte de bouillie jaunâtre, d'odeur *sui generis* que l'on fait sortir facilement par une pression exercée sur la marge de l'anus.

(Pour plus de détails sur ces glandes, voir les organes génitaux.)

Comment le côlon du Chien et partant celui de l'Homme, qui est disposé sur le même plan, peuvent-ils être homologués au côlon des autres espèces ? — En comparant avec les Solipèdes, on est tenté de croire qu'il suffirait de convertir l'**U** à branches très ouvertes du côlon canin ou humain en une anse longue et resserrée pour obtenir le côlon replié de ces derniers animaux. Dans cette hypothèse, le côlon flottant trouverait son équivalent dans la partie du côlon du Chien, précédant immédiatement le rectum, partie formant, chez l'homme, l'**S** iliaque.

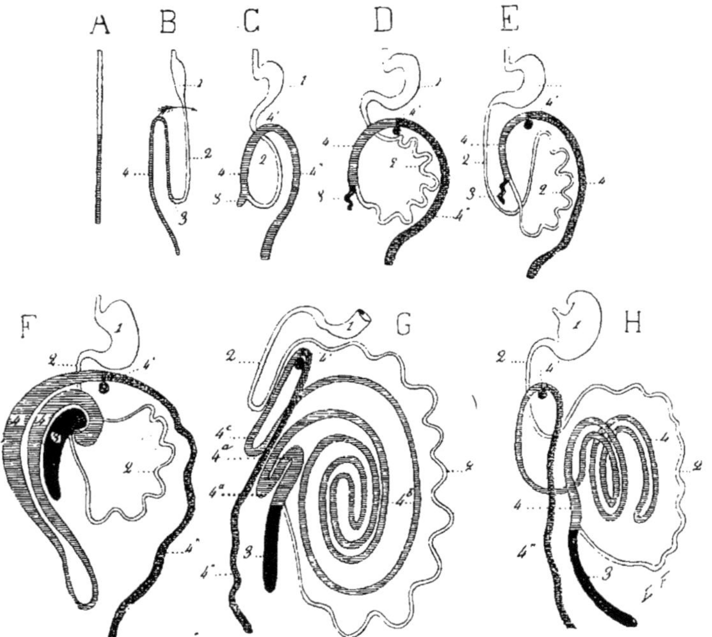

Fig. 350. — Schéma de l'intestin chez l'embryon, ainsi que chez l'adulte de diverses espèces. (L'estomac et l'intestin grêle sont en blanc ; le cæcum est en noir, sauf dans le dessin C ; le côlon irrigué par l'artère grande mésentérique est marqué de hachures transversales ; le domaine de la petite mésentérique est marqué de hachures quadrillées.)

Mais telle n'est pas la bonne homologation. En effet, si l'on considère le développement de l'intestin chez l'embryon (fig. 350, A, B, C, D), on voit que, à une certaine phase de la vie intra-utérine, tous les Mammifères ont le côlon divisible en une portion ascendante, une portion transverse et une portion descendante, tel qu'il reste en permanence chez les Carnivores, mais que, plus tard, la portion initiale se replie, se contourne de diverses manières suivant les espèces, pour former le côlon replié des Solipèdes, le côlon spiroïde des Ruminants, le côlon hélicoïde des Porcins ; la portion transverse se réduit à un pli plus ou moins distinct et il ne reste plus en définitive que deux sections, l'une alimentée par l'artère grande mésentérique et équivalente au côlon ascendant et au côlon transverse de l'Homme et du Chien, l'autre alimentée par la petite mésentérique et répondant au côlon descendant.

La figure 350, inspirée d'un dessin obligeamment communiqué par M. le professeur Sussdorf, de l'école vétérinaire de Stuttgard, schématise le trajet de l'intestin dans les principaux Mammifères domestiques, en indiquant les parties homologues du côlon. Un gros point noir

* A, tube digestif rectiligne et non encore différencié de l'embryon ; B, stade plus avancé de développement ; C, stade d'apparition du cæcum et de division du côlon en ascendant, transverse et descendant ; D et E, suite du développement chez les Carnivores ; F, intestin des Solipèdes ; G, intestin des Ruminants ; H, intestin du Porc ; 1, estomac ; 2, intestin grêle ; 3, cæcum ; 4, côlon ascendant ; 4', côlon transverse ; 4'', côlon descendant.

marque la limite des domaines des artères mésentériques; toute la partie du côlon qui est en deçà, c'est-à-dire en amont correspond au côlon ascendant et au côlon transverse de l'Homme; la partie qui est en aval équivaut au côlon descendant.

Chat.

L'intestin du Chat (fig. 351) est disposé en principe comme celui du Chien. Sa longueur totale est d'environ 2 mètres, dont 0m,30 à 0m,35 pour le gros intestin. Sa capacité moyenne est de 0l,114 pour l'intestin grêle, 0l,154 pour le gros intestin.

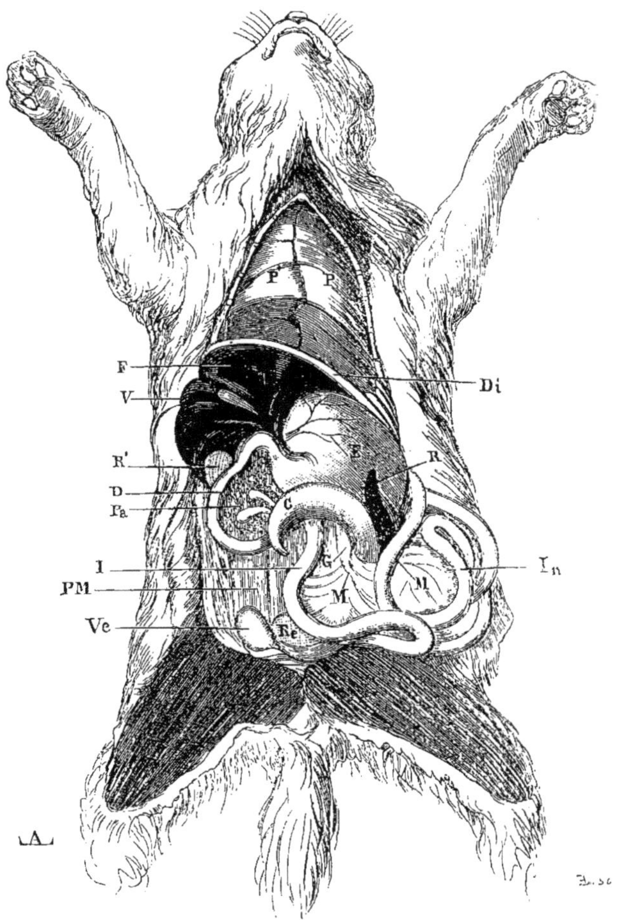

Fig. 351. — Portion abdominale de l'appareil digestif du Chat *.

L'*intestin grêle* se dilate beaucoup dans sa deuxième moitié; il renferme cinq ou six plaques de Peyer.

Le *cæcum* a tout au plus 2 centimètres de profondeur; il est seulement recourbé, mais non

* F, foie; V, vésicule biliaire; E, estomac; R, rate; R', rein droit; D, duodénum; Pa, pancréas; C, crosse formée par le cæcum et l'origine du côlon; In, intestin grêle (partie moyenne); I, iléum; M, M, grand mésentère; G, ganglions mésentériques; Re, rectum; V, vessie; Di, diaphragme; Mp, muscles de la région sous-lombaire; Po, poumons.

tordu, et il forme l'extrémité de la crosse que figure le côlon (fig. 351, C). On trouve à son intérieur de nombreux follicules clos et même une véritable glande de Peyer à son fond.

Le *côlon* est beaucoup plus volumineux que l'intestin grêle, surtout à son origine, qui décrit une crosse bien formée, tenant lieu de côlon ascendant et de côlon transverse; sa partie descendante se continue directement avec le rectum.

Celui-ci est pourvu de deux glandes anales comme dans le Chien.

Coup d'œil général et comparatif sur la portion abdominale ou essentielle du tube digestif.

Nous avons terminé l'exposé des caractères anatomiques qui distinguent la portion essentielle du canal alimentaire chez tous nos Mammifères domestiques. Que de nuances cette étude n'a-t-elle pas révélées ! Récapitulons et comparons, avant de montrer l'admirable harmonie qui lie ces variétés de disposition aux variétés d'organisation générale, de mœurs et d'instincts.

Chez les Carnivores, c'est-à-dire les animaux qui se nourrissent de viande (*Chien* et *Chat*), on a vu un estomac très ample, sécrétant du suc gastrique sur toute l'étendue de sa muqueuse, et un intestin extrêmement court relativement.

Dans les Omnivores ou Mammifères à régime mixte (les *Cochons*), on a trouvé un estomac encore très capace ; mais déjà la muqueuse œsophagienne en a envahi une petite partie, et, d'autre part, les glandes pepsiques sont principalement développées dans l'antre pylorique. L'intestin a une capacité relative bien plus considérable que chez les Carnivores ; sa section éjective est particulièrement grande.

Chez les Herbivores, c'est-à-dire les animaux qui puisent leur nourriture exclusivement dans le règne végétal (*Ruminants*, *Rongeurs*, *Solipèdes*), la surface préposée à la production du suc gastrique, ou surface pepsique, diminue singulièrement d'étendue, quoique l'estomac se distingue chez quelques-uns de ces animaux par un développement extraordinaire. Mais, en revanche, la capacité du tube intestinal prend des proportions considérables ; elle se trouve même en rapport directement inverse, dans les différentes espèces, avec l'aire de la surface peptique. Cette dernière surface étant relativement plus étendue chez les Ruminants que dans le Lapin, et plus encore chez cet animal que dans les Solipèdes, tous ces animaux se classent dans un ordre inverse pour le développement de leur surface intestinale.

En résumé, en considérant comme surface stomacale (point de vue tout à fait rationnel) seulement les portions de la muqueuse de l'estomac organisées pour la sécrétion du suc gastrique, on est amené à reconnaître que cette surface est en rapport inverse avec celle de l'intestin ; qu'elle arrive à son plus haut degré de développement chez les animaux carnivores ; et qu'elle est aussi réduite que possible dans les Solipèdes, animaux qui présentent, par contre, un très grand développement de la surface intestinale.

Il va nous être maintenant facile de montrer la cause de ces remarquables différences, et nous la trouverons dans la nature de l'alimentation. En effet, les Carnassiers vivent d'aliments très substantiels, et ils en prennent de très grandes quantités, parce qu'ils sont exposés à des jeûnes fréquents ; il leur fallait donc un vaste estomac pour suffire à contenir les substances ingérées et à sécréter la proportion de suc gastrique nécessaire pour chymifier ces substances, dont la digestion, à titre d'aliments azotés, relève essentiellement de l'estomac. Si ces animaux ont l'intestin étroit et court, c'est parce que leur régime naturel comporte peu d'aliments ternaires et qu'il suffit, chez eux, d'une surface peu étendue pour absorber les produits de la digestion, ceux-ci n'étant mêlés qu'à une petite quantité de substances non nutritives et se mettant aisément en contact avec la membrane absorbante. Et c'est précisément parce que les déchets de la digestion sont peu abondants que le gros intestin est particulièrement réduit.

Quant aux HERBIVORES, leurs aliments ne contiennent qu'une faible proportion d'éléments nutritifs, noyés dans une gangue insoluble extrêmement abondante. Ces animaux étant forcés alors d'en prendre de grandes quantités et à des intervalles rapprochés, l'estomac proprement dit ne pouvait être pour les aliments qu'un lieu de passage, qu'ils franchissent rapidement après s'être imprégnés du suc gastrique ; aussi la surface qui sécrète ce fluide est-elle singulièrement réduite, parce que, si elle doit fonctionner plus souvent que dans les Carnivores, elle n'a pas besoin de déployer, dans un moment donné, une aussi grande activité, d'autant moins que les matières albuminoïdes sont en proportion beaucoup plus faible que les matières ternaires. Si, une fois sortis de l'estomac, les aliments rencontrent au contraire une vaste surface intestinale, c'est pour que les matériaux réparateurs, dispersés au milieu de la gangue alimentaire, n'échappent point à l'action absorbante de cette surface et puissent trouver l'occasion de se mettre en contact avec elle. En effet, voyez les Ruminants : grâce à leur double mastication et à l'action triturante du feuillet, leurs aliments arrivent dans l'estomac proprement dit, c'est-à-dire la caillette, plus divisés, mieux atténués que dans le Cheval ; la gangue, beaucoup mieux broyée, permet un départ plus facile entre le *récrément* et l'*excrément* ; et, comme conséquence nécessaire, le tube intestinal, quoique plus long que dans les Solipèdes, est loin d'offrir la même capacité.

Nous expliquerions par des considérations analogues la conformation intermédiaire du tube digestif des animaux omnivores.

Il y a donc une admirable corrélation entre la manière d'être du tube digestif et la nature des substances qui font la base de l'alimentation des animaux ; et cette harmonie se reproduit également quand on compare l'estomac et l'intestin avec les autres appareils de l'économie, comme avec les mœurs et les instincts. Aussi tel animal qui possède un estomac ample et un étroit intestin aura des dents et des griffes aiguës pour déchirer sa proie, de la force et de l'agilité pour l'atteindre, des instincts sanguinaires ; tel autre qui, avec une surface stomacale réduite, sera pourvu d'un intestin aussi développé par sa longueur que par sa capacité, se distinguera par ses mœurs paisibles, l'absence d'ongles agressifs, et la forme en meules broyeuses des principales pièces de son appareil dentaire, etc.

§ 4. — **Organes annexes de la portion abdominale du tube digestif.**

Ces organes sont au nombre de trois : deux glandes, le *foie* et le *pancréas*, qui versent dans l'intestin grêle deux fluides particuliers, la *bile* et le *suc pancréatique* ; et un organe spécial, la *rate*, remarquable par ses nombreuses connexions vasculaires avec différents organes de l'appareil digestif, et qui mérite, à ce titre, d'être étudié avec cet appareil, bien qu'il soit au moins douteux, sinon tout à fait improbable, qu'il joue un rôle dans la digestion.

Préparation. — On pourra aisément étudier ces trois organes après avoir enlevé la masse intestinale, d'après le procédé indiqué (p. 614). Pour examiner plus facilement les divers détails de leur organisation, il sera bon ensuite de détacher ces viscères en masse avec le diaphragme et les reins, et d'étaler le tout sur une table. On suivra plus aisément les canaux excréteurs du foie et du pancréas, en poussant une injection à leur intérieur.

1. Foie.

Situation. Direction. — Cet organe est situé dans la région diaphragmatique de l'abdomen, dans une direction oblique de haut en bas et de droite à gauche, et de telle façon que la plus grande partie de sa masse est à droite du plan médian (fig. 352).

Poids. — Le poids du foie sain, chez un Cheval de taille moyenne, est de 4 kilogrammes à 4kg,500.

Son poids relatif, c'est-à-dire le rapport de ce poids à celui du corps, diminue jusqu'à la fin de la vie. Chez l'embryon, au lieu d'être localisé dans la concavité du diaphragme, comme dans l'adulte, cet organe s'étend sur la paroi abdominale inférieure jusqu'à l'ombilic et couvre en grande partie l'estomac et l'intestin; il est de plus remarquablement épais. Il ne s'accroît donc pas dans la même proportion que le corps. En outre, il subit, chez les sujets âgés, une véritable atrophie qui frappe particulièrement son lobe droit.

Configuration. — Débarrassé de toutes ses connexions avec les organes voisins (fig. 356), et étudié dans sa forme extérieure, il se montre aplati d'avant en arrière, irrégulièrement elliptique, épais dans son centre, aminci sur ses bords, lesquels sont découpés de manière à le diviser en trois lobes principaux.

Cette configuration permet de lui reconnaître *deux faces* et *une circonférence*. La *face antérieure* ou diaphragmatique est convexe, parfaitement lisse, et creusée d'une scissure large et profonde, formée par le passage de la veine cave postérieure. Cette scissure s'étend directement d'arrière en avant, depuis le bord supérieur du foie jusqu'au niveau de l'ouverture de la foliole droite du centre phrénique, en croisant obliquement la direction générale du viscère; on y remarque un grand nombre d'orifices béants, dont deux principaux situés à l'extrémité antérieure de la scissure : ce sont les embouchures des veines sus-hépatiques.

La *face postérieure* ou viscérale est également lisse et convexe, et présente dans sa partie moyenne un sillon, par lequel pénètrent dans l'organe la veine porte, l'artère et les nerfs hépatiques, et par où s'échappe le cholédoque. Ce sillon, un peu concave à gauche, suit en définitive la direction du foie, c'est-à-dire qu'il marche obliquement de haut en bas, d'arrière en avant et de droite à gauche : c'est la scissure porte, porte du foie, ou hile.

La *circonférence* peut se décomposer en un *bord supérieur* ou *gauche*, et un *bord inférieur* ou *droit*, réunis l'un à l'autre aux deux extrémités de l'ellipse que représente l'organe. — Le *bord supérieur* est adhérent; il présente, en allant de droite à gauche : 1° l'insertion du ligament du lobe droit; 2° l'entrée de la scissure de la veine cave; 3° une échancrure destinée au passage de l'œsophage; 4° l'insertion du ligament du lobe gauche. — Le *bord inférieur* est libre et comme tranchant; il offre deux échancrures étroites et profondes qui partagent le foie en trois lobes : un supérieur ou droit, un inférieur ou gauche et un intermédiaire, moyen ou médian. Le *lobe droit* est normalement le plus grand, mais il est très sujet à l'atrophie, ainsi que le montre la figure 356. Il porte comme appendice, tout à fait en haut, du côté de sa face postérieure, un petit lobule secondaire, affectant la forme d'une pyramide triangulaire dont la base répond à l'entrée de la scissure porte : c'est le *lobule de Spigel* ou *lobule porte*. Le *lobe gauche* est, chez les vieux chevaux, souvent plus gros que le droit. Le *lobe*

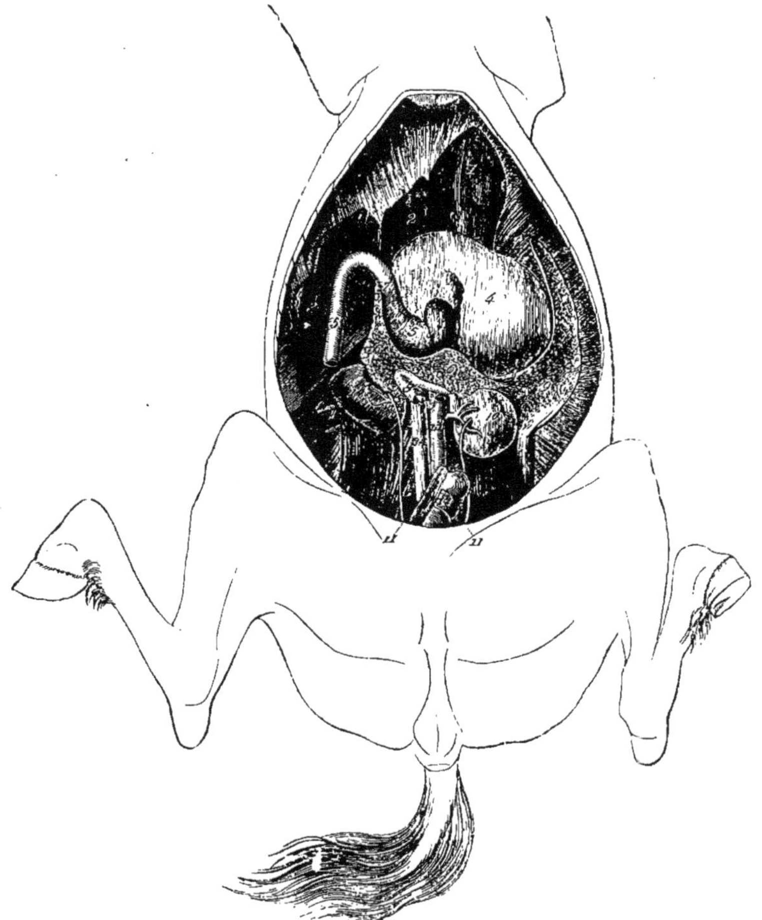

Fig. 352. — Vue générale des organes post-diaphragmatiques et sous-lombaires de l'abdomen, le Cheval étant couché sur le dos*.

moyen, toujours le plus petit des trois, est découpé lui-même par des échancrures secondaires en plusieurs languettes ou lobules. C'est entre deux de ces lobules que la veine ombilicale pénètre dans le foie.

Rapports. — En considérant l'organe en position, pour l'étude de ses rapports généraux, on trouve que la face antérieure est appliquée contre le diaphragme,

* 1, lobe gauche du foie ; 2, lobe moyen ; 3, lobe droit ; 4, estomac ; 5, duodénum ; 6, pancréas ; 7, insertion du canal pancréatique accessoire ; 8, veine porte ; 9, rate ; 10, 10, reins ; 11, 11, uretères ; 12 rectum ; 13, aorte abdominale ; 14, veine cave postérieure.

disposition qui augmente sa convexité en diminuant celle de la face postérieure; et que celle-ci est en rapport avec l'estomac, le duodénum et la courbure diaphragmatique du côlon. Quant aux connexions propres à chaque lobe du viscère, voici ce que l'observation révèle à ce sujet : 1° Le lobe moyen répond au centre même de la portion aponévrotique du diaphragme. 2° Le lobe gauche touche la partie gauche et inférieure de cette aponévrose, et se prolonge sur la bande charnue périphérique du muscle. 3° Le lobe droit est en contact avec la partie supérieure et droite du diaphragme; il déborde quelquefois, en arrière, le cercle de l'hypocondre, mais ordinairement il est en retrait sur ce cercle; son bord supérieur touche le rein droit, qui s'imprime sur le lobule de Spigel; le pancréas s'applique sur sa base, du côté de la face postérieure.

Les rapports du foie avec le diaphragme, l'hypocondre et le flanc droits sont utiles à connaître, car il faut en tenir compte dans la percussion de la poitrine et de l'abdomen.

Moyens de fixité. — Le foie est suspendu à la paroi sous-lombaire de l'abdomen par les gros troncs vasculaires qui pénètrent dans ses scissures; il est fixé de plus à la face postérieure du diaphragme par quatre liens particuliers, dont un se porte de la face antérieure au centre phrénique en entourant la veine cave, tandis que les trois autres sont affectés à chaque lobe en particulier.

A. Le premier, connu sous le nom de *ligament coronaire* ou ligament commun, semble destiné à s'opposer aux déplacements de totalité; il comprend deux séries de fibres aponévrotiques, fort courtes, qui, des deux bords du sillon de la veine cave, vont se fixer sur la face postérieure du centre phrénique. Le péritoine se replie sur elles de chaque côté, pour se porter du diaphragme sur le foie. L'adhérence de ces fibres aux parois de la veine cave est extrêmement intime, et, comme la veine elle-même est pour ainsi dire soudée au tissu du foie, il en résulte que l'union de la face antérieure de ce viscère avec le centre phrénique est aussi solide que possible.

B. Le *ligament du lobe gauche* ou ligament triangulaire gauche est un large repli péritonéal entre les deux lames duquel existent quelques faisceaux de tissu fibreux. Il se détache du centre aponévrotique du diaphragme, à gauche de l'orifice œsophagien, et s'insère sur la partie gauche du bord supérieur du foie.

C. Le *ligament du lobe droit* ou ligament triangulaire droit est un repli analogue au précédent, mais beaucoup plus court, dont l'origine, placée très haut, près de la paroi sous-lombaire, est couverte en partie par le rein droit. Il s'insère sur le bord supérieur du viscère et envoie une petite lame au lobule de Spigel. Mais le plus souvent, ce dernier est soutenu par un frein péritonéal spécial qui part du bord antérieur du rein (*ligament hépato-rénal*).

D. Le *ligament du lobe moyen* — plus connu sous les noms de *ligament falciforme, grande faulx du péritoine* — est une lame séreuse médiane, fixée : d'une part sur la face postérieure du diaphragme et la paroi abdominale inférieure, depuis l'orifice *cave* de cette cloison jusqu'à l'ombilic; d'autre part, sur la face antérieure du foie. A partir de la scissure de cet organe qui donne entrée à la veine ombilicale, ce ligament offre un bord libre portant un vestige de cette veine, lequel vestige disparaît avant d'atteindre l'ombilic. La partie comprise entre le foie et le diaphragme correspond au ligament suspenseur du foie de l'homme.

Nous ne ferons que rappeler ici le *ligament hépato-gastrique* qui a déjà été décrit (p. 615).

Structure. — Le foie offre à étudier comme éléments de sa structure : 1° une *membrane séreuse* ; 2° une *capsule fibreuse* ; 3° un *tissu propre* ; 4° un *canal excréteur* ; 5° des *vaisseaux* et des *nerfs*.

1° Membrane séreuse. — Cette membrane n'est qu'une expansion des replis péritonéaux qui attachent le foie au diaphragme ou aux viscères voisins, replis dont les deux lames, en arrivant sur l'organe, s'écartent pour le tapisser entièrement, excepté dans ses scissures vasculaires.

2° Enveloppe fibreuse. — C'est une membrane fort mince, très adhérente à la séreuse d'une part, au tissu du foie d'autre part. Elle se réfléchit sur elle-même au niveau de la scissure porte et pénètre dans l'intérieur de l'organe en

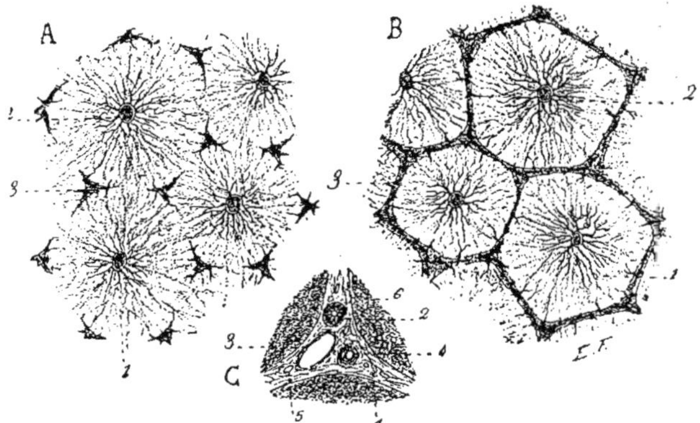

Fig. 353. — Quelques lobules hépatiques considérablement grossis (figure demi-schématique) *.

accompagnant les vaisseaux logés dans cette scissure. Cette portion réfléchie ou intra-hépatique est désignée spécialement sous le nom de *capsule de Glisson*.

On voit, en outre, s'échapper de la capsule superficielle une multitude de cloisons lamelleuses très fines qui pénètrent dans le tissu hépatique et lui constituent une sorte de charpente que nous verrons particulièrement développée chez le Porc.

3° Tissu propre du foie. — La substance propre du foie du Cheval se distingue par une couleur brun bleuâtre ou violacé dont les nuances varient beaucoup suivant les sujets. Elle est lourde, compacte et si friable qu'elle s'écrase sous l'effort de la pression la plus modérée. Ce tissu est composé de grains de 1 millimètre et demi à 2 millimètres de diamètre qu'on appelle *lobules hépatiques*, lesquels se distinguent assez facilement, soit à la surface de l'organe à travers le péritoine, soit sur les coupes. Chez le Porc, ils sont particulièrement visibles, vu qu'ils sont enfermés chacun dans une capsule conjonctive qui les rend indépendants de leurs voisins (fig. 353).

Le lobule hépatique est un petit polyèdre irrégulier dont la section figure un polygone à cinq ou six côtés. Il donne issue par l'une de ses extrémités, dite

* A, dans la généralité des mammifères ; 1, réseau capillaire intralobulaire ; 2, veine centrale des lobules ; 3, espaces portes ou de Kiernan. — B, dans le Porc ; 1, réseau capillaire intralobulaire ; 2, veine centrale des lobules ; 3, espaces portes, réunis en capsules périlobulaires complètes. — C, un espace porte, au point de tangence de trois lobules, vu à un fort grossissement ; 1, tissu conjonctif interlobulaire ; 2, canal biliaire ; 3, rameau de la veine porte ; 4, rameau de l'artère hépatique ; 5, vaisseaux lymphatiques ; 6, périphérie des trois lobules tangents.

sommet, à une veine qui le parcourt suivant son axe dans toute sa longueur et qu'on appelle *veine centrale lobulaire* ou *veine intralobulaire*. Son autre extrémité, toujours un peu plus volumineuse (base), est tournée vers la périphérie. Les veines centrales à la sortie des lobules, prennent le nom de *veines sus-lobulaires*; elles sont, par rapport à ceux-ci, ce que les bronches extralobulaires sont aux lobules pulmonaires; elles se jettent de proche en proche les unes dans les autres et finalement constituent les *veines sus-hépatiques* qui viennent déboucher dans la veine cave.

Les lobules du foie sont extrêmement nombreux. Sappey estimait leur nombre à un million deux cent mille environ, chez l'Homme. Ils sont fortement tassés les uns contre les autres, et, sauf chez le Porc, plus ou moins confondus; cependant, il existe toujours une certaine quantité de tissu conjonctif interlobulaire, particulièrement manifeste dans les points où trois lobules se

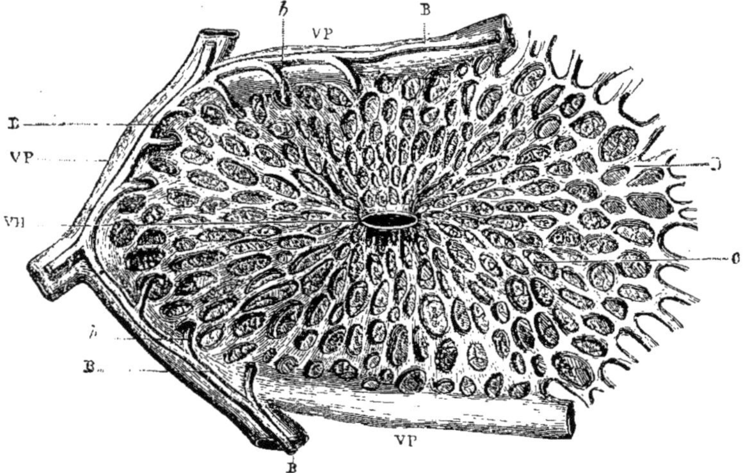

Fig. 354. — Coupe schématique d'un lobule hépatique, d'après Cl. Bernard *.

rencontrent; ces espaces conjonctifs, occupés notamment par des divisions de la veine porte et par des canaux excréteurs, sont connus sous le nom d'*espaces portes* ou *espaces de Kiernan* (fig. 353, C); on n'a qu'à les réunir par la pensée, tout autour de chaque lobule, pour obtenir la disposition encapsulée qui caractérise les lobules hépatiques du Cochon.

Quelquefois le lobule hépatique offre une couleur uniforme dans toute son étendue; plus souvent, il présente un point rouge foncé au centre avec un cercle jaune autour et un deuxième cercle rouge interrompu circonscrivant celui-ci, qui communique alors avec le cercle semblable des lobules voisins, de manière à figurer un réseau à la surface de la glande. D'autres fois, on peut voir, au contraire, le lobule jaune au centre et rouge à la circonférence. Toutes ces apparences, à l'étude desquelles on accordait autrefois beaucoup d'impor-

* VH. veine centrale sus-hépatique; VP. branches interlobulaires de la veine porte; R. réseau capillaire intralobulaire; C. cellules hépatiques logées dans les mailles de ce réseau; B. canalicules biliaires; *b*. leur origine dans le lobule, en tant que conduits à paroi propre.

tance, n'ont rien de fixe et peuvent varier de mille manières en se combinant les unes aux autres ; aussi ne doit-on leur accorder qu'une médiocre attention et se rappeler seulement qu'elles sont dues à l'état de plénitude plus ou moins prononcé des différents vaisseaux qui pénètrent dans le lobule ou en sortent. S'il y a congestion des veines sus-hépatiques, c'est le centre des lobules qui est foncé ; si le trop plein porte sur les ramifications de la veine porte, ce sera au contraire la périphérie, etc.

Structure du lobule hépatique (fig. 354 et 355). — Puisque le foie se compose, en définitive, de lobules plus ou moins indépendants, placés les uns à côté des autres, il suffit de connaître la structure de l'un quelconque de ces lobules pour être fixé sur celle du viscère tout entier. On y trouve : 1° des vaisseaux sanguins ; 2° des cellules glandulaires dites cellules hépatiques ; 3° des canalicules biliaires ; 4° du tissu conjonctif intralobulaire.

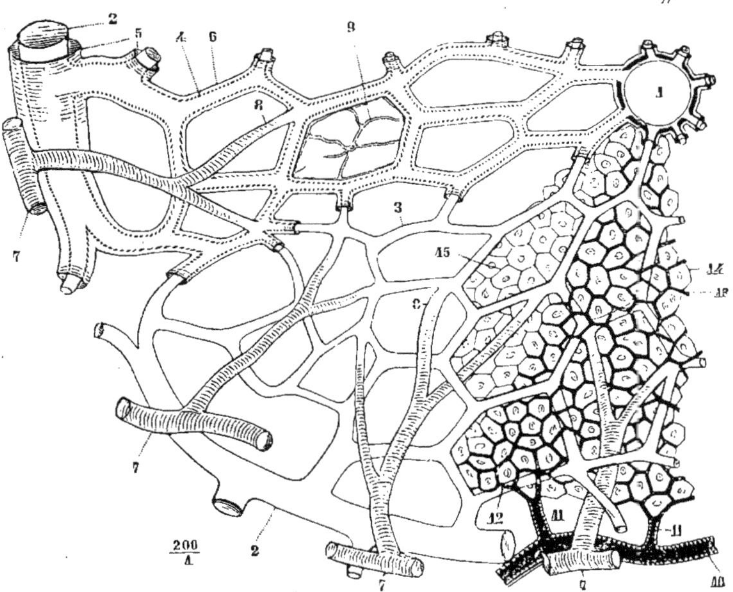

Fig. 355. — Détails de la structure d'une partie d'un lobule hépatique (figure schématique) *.

a. *Vaisseaux du lobule.* — Les vaisseaux sanguins afférents proviennent de la veine porte et de l'artère hépatique. Ceux de provenance portale abordent le lobule par sa périphérie, au niveau des espaces de Kiernan, et forment, en s'anastomosant, un réseau interlobulaire ou périlobulaire, qui sur les sections transverses, apparaît comme une ceinture discontinue. Les autres suivent les canaux biliaires et viennent se jeter dans le réseau capillaire intralobulaire, où se mélangent ainsi le sang veineux avec le sang artériel. — Il n'existe pour

* 1, veine centrale ; 2, ramifications de la veine porte ; 3, 4, réseau capillaire intralobulaire ; 5, 6, gaines lymphatiques périvasculaires ; 7, 8, divisions ultimes de l'artère hépatique, se réunissant au réseau capillaire du lobule ; 9, trabécules connectives ; 10, canalicule biliaire *interlobulaire* ; 11, canalicule biliaire *intralobulaire* ; 12, 13, réseau de trajets biliaires sans paroi propre creusés entre les cellules hépatiques (14) ; 15, cellules hépatiques dans une partie du lobule où les trajets biliaires ne sont pas indiqués.

chaque lobule qu'un seul vaisseau efférent : c'est la *veine centrale*, dont nous avons parlé plus haut, veine vers laquelle convergent, comme les rayons d'une roue sur son moyeu, un grand nombre de capillaires émanant de la ceinture portale périlobulaire et fréquemment anastomosés entre eux de manière à constituer le *réseau capillaire intralobulaire*.

Quant aux lymphatiques, leur existence au sein des lobules du foie est encore discutée : les uns disent que ces vaisseaux ne dépassent pas le tissu conjonctif interlobulaire ; les autres affirment qu'ils accompagnent les capillaires sanguins intralobulaires en leur formant des manchons, c'est-à-dire en se transformant en gaines périvasculaires (fig. 355).

b. *Cellules hépatiques*. — Les cellules hépatiques, éléments sécréteurs du foie, sont contenus dans les mailles du réseau capillaire sanguin, et elles affectent ainsi une disposition en travées rayonnantes à l'entour de la veine centrale (travées ou cordons de Remak). Ces cellules ont la forme de petites masses polyédriques de 15 à 20 μ de largeur sur 20 à 25 μ de longueur, dépourvues de membrane d'enveloppe, possédant un gros noyau, quelquefois deux. Elles contiennent dans leur protoplasma des granulations de pigments biliaires, des granulations graisseuses et des amas de substance glycogène, que l'on peut déceler par des réactifs appropriés : toutes choses indiquant la variété et la puissance de leurs élaborations.

c. *Canalicules biliaires*. — Les canalicules biliaires de l'intérieur du lobule sont de simples trajets sans paroi propre, forés entre les cellules hépatiques et situés généralement au centre des cordons de Remak, à une certaine distance des capillaires sanguins ; ils s'anastomosent en un réseau qui pénètre le lobule dans toute son étendue et porte de nombreux culs-de-sac. La bile qu'ils collectent a pour voies de décharge de véritables conduits à paroi propre que l'on trouve dans les espaces de Kiernan, où ils forment un réseau interlobulaire plus ou moins exactement juxtaposé à celui des ramifications de la veine porte.

d. *Tissu conjonctif*. — Le tissu conjonctif intralobulaire est si peu abondant que beaucoup d'auteurs en nient l'existence ; à première vue, en effet, le lobule paraît entièrement composé de cellules glandulaires et de vaisseaux. Cependant on aperçoit assez facilement quelques faisceaux marginaux émanant du tissu conjonctif interlobulaire, ainsi que d'autres faisceaux formant manchon à la veine centrale ; ailleurs ce n'est plus qu'un réticulum excessivement fin, accompagnant les capillaires.

Telle est, sommairement exposée, la structure d'un lobule hépatique quelconque. Nous laissons aux ouvrages d'histologie la tâche d'interpréter cette structure et de déterminer la place qu'il faut donner au foie parmi les glandes.

4° Canal excréteur (fig. 356). — Les conduits biliaires se jettent de proche en proche les uns dans les autres en suivant en sens inverse les ramifications de la veine porte, enveloppés comme elles par la capsule de Glisson, et arrivent au hile du foie, où ils constituent un conduit unique nommé *canal cholédoque*. Ce canal est simple dans les Solipèdes, c'est-à-dire qu'il ne présente pas de vésicule annexe. Il est d'abord situé contre la veine porte, dans la scissure postérieure du foie, puis il s'en sépare pour se placer entre les lames du ligament hépato-gastrique et atteindre le duodénum à 10 à 15 centimètres du pylore. Il traverse obliquement la paroi de cet intestin et fait embouchure, avec le canal de Wirsung ou canal pancréatique principal, au centre d'un repli muqueux circulaire connu sous le nom d'*ampoule de Vater*. Cette ampoule, qui sera décrite en détail à propos du pancréas, fait office de soupape pour empêcher le passage des aliments dans les orifices qu'elle circonscrit ; elle s'acquitte si bien de son rôle qu'elle ne laisse même pas passer l'air qu'on insuffle dans le duodénum.

Les conduits biliaires intrahépatiques sont constitués par une mince paroi conjonctive, revêtue intérieurement par une seule rangée de cellules cubiques ou cylindriques. Le canal cholédoque est plus complexe ; sa paroi conjonctive renferme un plexus de fibres musculaires lisses, et son intérieur est revêtu

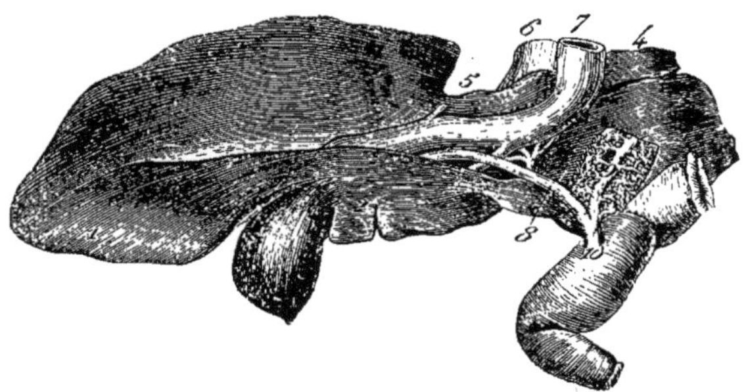

Fig. 356. — Face postérieure du foie pour montrer le canal cholédoque *.

d'une véritable muqueuse au lieu d'un simple épithélium, muqueuse criblée de cryptes irréguliers où débouchent de nombreuses glandules tubuleuses ramifiées. L'épithélium cylindrique s'enfonce dans les cryptes sans changer de caractères. Vers l'embouchure, le canal cholédoque est entouré d'un manchon de fibres lisses disposées en sphincter, lequel a été bien étudié chez l'Homme, le Bœuf, le Mouton, le Chien.

Vasa aberrantia. — Sous ce nom, on désigne un système de fins canaux biliaires, ramifiés et anastomosés, que l'on voit parfois en certains points de la superficie de la glande hépatique et particulièrement sur ses bords, dans l'épaisseur des ligaments triangulaires, canaux qui ont été mis à nu par suite de l'atrophie des lobules dans lesquels ils étaient primitivement plongés.

5° Vaisseaux et nerfs du foie. — Le foie est un organe très vasculaire. D'une part, il reçoit l'artère hépatique et la veine porte, auxquelles il faut ajouter, chez le fœtus, la veine ombilicale; d'autre part, il émet les veines sus-hépatiques et des vaisseaux lymphatiques.

L'*artère hépatique*, branche du tronc cœliaque, pénètre par la scissure postérieure, accompagnée de la veine porte et du canal cholédoque. Elle se divise, en suivant les conduits biliaires, en rameaux très fins qui se jettent dans le réseau capillaire intralobulaire, ainsi que dans la paroi de ces conduits, les ramifications de la veine porte et la capsule de l'organe. C'est le vaisseau nutritif du foie.

* 1, lobe gauche; 2, lobe moyen ; 3, lobe droit du foie, ce dernier considérablement atrophié; 4, lobule de Spigel ; 5, échancrure œsophagienne; 6, veine cave postérieure à son entrée dans la scissure antérieure du foie; 7, veine porte; 8, canal cholédoque; 9, canal de Wirsung; 10, insertion commune des deux conduits sur l'intestin grêle.

La *veine porte* en est le vaisseau fonctionnel. Entrée par la scissure postérieure, elle se divise en branches, rameaux et ramuscules qu'accompagne la capsule de Glisson jusqu'à la périphérie des lobules, où elle se comporte comme il a été dit plus haut. Ses ramifications divergentes sont souvent désignées sous le terme générique de veines sous-hépatiques, par opposition au système des veines convergentes, dites sus-hépatiques, qui sortent des lobules pour aboutir à la veine cave.

Le foie reçoit aussi d'autres veines, beaucoup moins importantes, qu'on appelle *veines portes accessoires* : petits vaisseaux qui lui parviennent par l'intermédiaire de ses ligaments ou émanent des canaux biliaires, et qui tous se jettent dans l'arborisation porte.

Les *veines sus-hépatiques* collectent le sang sortant des lobules pour l'amener, ainsi que nous l'avons dit, dans la veine cave postérieure. Elles se creusent un passage dans le tissu hépatique, avec lequel leurs parois sont en intime adhérence, et se réunissent de proche en proche en un nombre assez considérable de troncs qui débouchent tout le long de la scissure antérieure du foie. La plupart de ces troncs sont fort petits, mais il existe deux confluents principaux, situés côte à côte, à l'extrémité antérieure de cette scissure.

Les *lymphatiques* forment un beau réseau superficiel sous-péritonéal, très facile à injecter, et des réseaux profonds qui suivent les veines sous-hépatiques et les sus-hépatiques pour se développer à l'entour des lobules et peut-être les pénétrer ainsi que nous l'avons dit ci-dessus. Les troncs et troncules qui leur servent de voies de décharge s'échappent soit par le hile où ils sont reçus par un groupe de ganglions, soit par la face antérieure, en suivant la veine cave, soit même par le bord supérieur.

Les *nerfs* viennent surtout du plexus solaire ; il en est aussi qui sont fournis par le pneumogastrique et même, dit-on, par le nerf diaphragmatique droit. Ils enlacent l'artère hépatique et la veine porte et se poursuivent jusque dans les lobules, où ils se terminent au contact des cellules hépatiques par un délicat plexus fibrillaire.

Fonctions. — Les considérations les plus intéressantes se rattachent à la physiologie du foie. Nous ne saurions les exposer longuement ici sans sortir de notre sujet.

Les deux fonctions les plus importantes de cet organe sont de sécréter la bile et de produire de la glycose.

Il sécrète la bile principalement aux dépens du sang de la veine porte qui revient de l'intestin, chargé des produits de la digestion. Cette sécrétion se présente donc comme une sécrétion excrémentitielle ; mais tous ses éléments ne sont pas rejetés au dehors ; quelques-uns agissent utilement sur les matières de l'alimentation, d'autres sont résorbés, et ainsi la bile joue un rôle dans la dépuration du sang, dans la digestion et dans la calorification — dans la calorification, par ses éléments résorbés, très riches en carbone et en hydrogène.

Le foie sécrète aussi du sucre. Cette fonction glycogénique a été démontrée par Cl. Bernard. Le sucre formé est versé dans le sang et sort de l'organe par les veines sus-hépatiques. Il prend naissance au sein des cellules hépatiques par la transformation de la substance glycogène, au contact d'une sorte de diastase qui existerait aussi à côté d'elle, à l'intérieur des mêmes éléments.

Frappés de la dissemblance des deux sécrétions du foie, dont l'une se déverse dans l'intestin et l'autre dans les veines efférentes, certains anatomistes avaient cru que cet organe contient deux glandes distinctes, enchevêtrées l'une dans l'autre : une glande biliaire, constituée par l'ensemble des canaux biliaires, et une glande glycogénique, formée par les cellules hépatiques — la première, en tubes, la seconde, en réseau. — Il n'en est rien. Ce sont les mêmes éléments, les cellules hépatiques, qui sécrètent la bile et le sucre et suffisent à toutes les fonctions de l'organe. Mais si la glande est simple dans sa nature, elle est à double excrétion, c'est-à-dire à double débit, et l'on sait aujourd'hui que ce n'est pas la seule glande qui soit dans ce cas.

Chez les Solipèdes, la sécrétion et l'excrétion du fluide hépatique, quoique plus actives pendant la période digestive, s'exercent d'une manière continue.

Le foie entre en fonction de très bonne heure, car, au moment de la naissance, l'intestin est rempli du produit de sa sécrétion (*méconium*).

DIFFÉRENCES

Bœuf. — Le foie du Bœuf (fig. 357) est entièrement confiné dans la région diaphragmatique droite ; son grand axe est à peu près parallèle à la ligne médiane, en sorte que le bord droit ou externe correspond au bord inférieur du foie des Solipèdes, et le bord gauche ou interne au bord supérieur de ce même organe. Son poids moyen est d'environ 5 kilogrammes.

Il est épais, volumineux et à peine échancré à sa périphérie ; aussi est-il difficile, pour ne pas dire impossible, de reconnaître les trois lobes : on distingue toutefois, à sa partie supérieure, un lobule de Spigel très développé, et, vers le milieu de son bord externe, une échancrure donnant accès à la veine ombilicale. Le hile est représenté par un sillon vertical prenant naissance au-dessous de la base du lobule de Spigel et disparaissant à peu près au niveau de la scissure précitée ; il est limité en dedans, et même recouvert, par un lobule aplati, dépendant du lobule de Spigel ; celui-ci comprend en effet une partie supérieure surmontant la scissure précise (lobule caudé de certains auteurs), et une partie inférieure longeant cette scissure (lobule papillaire). Le sillon de la veine cave postérieure, souvent partiellement converti en canal, est reporté au voisinage du bord interne qu'il croise obliquement de haut en bas et d'arrière en avant.

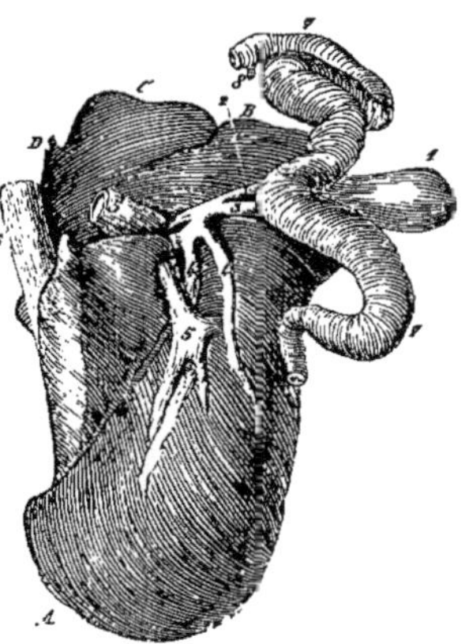

Fig. 357. — Foie du Bœuf vu par sa face postérieure *.

Le ligament falciforme fait défaut. La veine ombilicale, au lieu de suivre la paroi abdominale et la face postérieure du diaphragme, va directement de l'anneau ombilical au foie, entourée d'un pli péritonéal qui disparaît complètement avec elle, chez l'animal adulte. On trouve toutefois, croisant la face antérieure du viscère, un très mince méso représentant un vestige du ligament suspenseur de l'Homme.

Mais les différences les plus importantes sont offertes par le canal excréteur, qui, avant de se rendre à l'intestin, donne naissance à un conduit particulier se terminant par une vaste ampoule qui n'est autre chose que la *vésicule biliaire* (vulgairement vésicule du fiel) ; ce conduit, dirigé transversalement en dehors, s'appelle *canal cystique*. On donne spécialement le nom de *canal cholédoque* à la partie du canal excréteur comprise entre l'intestin et l'embouchure du canal cystique ; les canaux situés en amont de cette embouchure sont connus sous l'appellation de *canaux hépatiques* ; ils sortent des divers lobes du foie comme autant de racines du cholédoque.

a) La vésicule biliaire est un réservoir ovoïde ou piriforme, logé en partie dans une fos-

* A, extrémité inférieure correspondant au lobe gauche du foie des Solipèdes ; B, extrémité supérieure correspondant au lobe droit (deux incisures du bord externe circonscrivent une ébauche du lobe moyen) ; C, partie supérieure du lobule de Spigel ; la partie inférieure de ce lobule, non numérotée sur la figure, se renverse sur la scissure porte ; 1, vésicule biliaire ; 2, canal cystique ; 3, canal cholédoque ; 4, un des canaux hépatiques ; 5, veine porte ; 6, veine cave postérieure ; 7, intestin ; 8, insertion du canal pancréatique.

sette de la face postérieure du foie, qu'elle déborde en dehors, et composé de trois tuniques : une externe, péritonéale, une moyenne, fibro-musculaire et une interne, muqueuse. Celle-ci est revêtue d'un épithélium cylindrique, semblable à celui de l'intestin.

b) Le canal cystique s'étend, en ligne droite, du goulot de la vésicule au cholédoque : il adhère intimement au tissu du foie et n'offre point à son intérieur les valvules spiroïdes que l'on décrit chez l'Homme. En le fendant sur sa longueur on découvre de fort petits orifices qui percent sa paroi adhérente ainsi que celle de la vésicule au voisinage du col : ce sont les embouchures de conduits biliaires particuliers, auxquels on a donné le nom de *canaux hépato-cystiques*.

c) Le canal cholédoque se comporte comme chez les Solipèdes. Il est beaucoup plus large que le canal cystique et aboutit au duodénum isolément, à une grande distance du pylore; Colin a trouvé cette distance de 62 centimètres chez une Vache, de 75 centimètres chez une autre.

Chez le Bœuf, la sécrétion hépatique est bien continue comme chez les Solipèdes ; mais, dans les intervalles des digestions, la bile au lieu de s'écouler directement dans l'intestin, gagne la vésicule biliaire par le canal cystique et s'y accumule. Quand une nouvelle digestion commence, la bile, ainsi mise en réserve, est chassée dans le cholédoque par la contraction de la vésicule et par la pression des viscères abdominaux ; elle rencontre alors celle qui vient directement du foie et est emportée avec elle dans le duodénum.

Mouton et Chèvre. — Dans ces animaux, la forme et la position du foie ne diffèrent pas de ce qu'on observe chez le Bœuf ; mais le canal cholédoque s'abouche avec le conduit pancréatique pour se terminer à 30 ou 40 centimètres du pylore. On remarque en outre que la vésicule biliaire est située moins haut sur la face postérieure du foie que dans le Bœuf, d'où résulte que le canal cystique est branché à angle aigu sur le cholédoque. Le poids moyen est de 500 à 700 grammes.

Chameaux. — Leur foie occupe la même position que dans les autres Ruminants, c'est-à-dire qu'il est tout entier du côté droit, la scissure cave se trouvant reportée vers son bord interne. Il est divisé à son bord externe en trois lobes principaux et en un nombre variable de lobules. Le lobule de Spigel comprend une partie *sus-portale*, découpée en deux languettes et une partie *juxta-portale*, subdivisée en deux lobules qui se renversent sur le hile et le couvrent complètement. La face postérieure présente un grand nombre d'incisures qui la font paraître déchiquetée et comme tailladée à coup de scalpel. Mais la particularité la

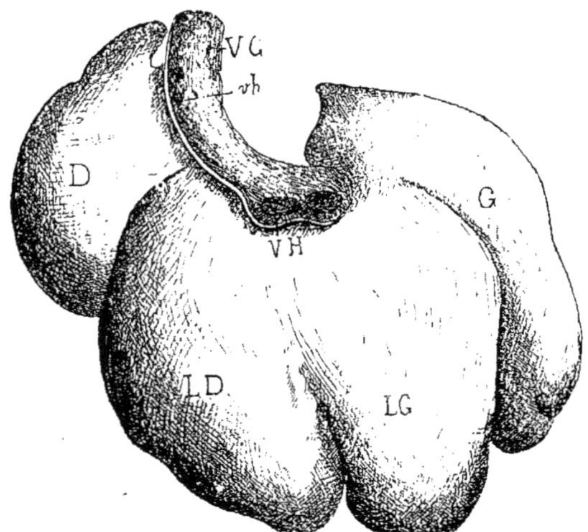

Fig. 358. — Foie de Porc (face diaphragmatique) *.

plus remarquable consiste dans l'absence de vésicule biliaire ; le cholédoque ne présente aucun branchement sur son trajet ; en outre, il est très petit ; Cuvier estime son calibre à la moitié de celui du Mouton. Il reçoit le canal de Wirsung avant sa terminaison, qui se fait. non loin du pylore, dans le renflement duodénal.

Lamas. — Le foie des Lamas est plus large que celui des Chameaux et l'embouchure com-

* D, lobe droit ; G, lobe gauche ; LD, lobe intermédiaire droit ; LG, lobe intermédiaire gauche ; VC, veine cave ouverte ; VH, les deux principaux confluents des veines sus-hépatiques ; *vh*, embouchures disséminées d'autres veines sus-hépatiques plus petites.

mune du cholédoque et du canal de Wirsung se fait très près du pylore. Sauf cela, les deux organes se ressemblent absolument.

Porc. — Le foie du Porc (fig. 358 et 359) pèse en moyenne 1200 à 1500 grammes ; il croise la ligne médiane comme dans les Solipèdes et se trouve divisé à son bord inférieur en

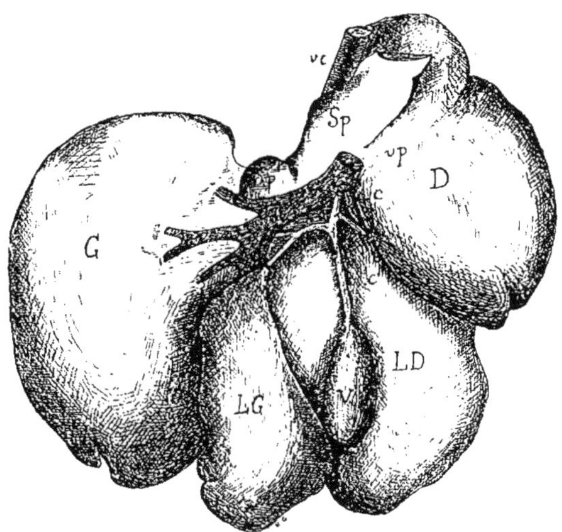

Fig. 359. — Foie de Porc (face viscérale) *.

quatre lobes : un droit, un gauche et deux intermédiaires ; ceux-ci équivalant ensemble au lobe moyen des Solipèdes, mais l'emportant par leurs volumes réunis sur l'un ou l'autre des lobes latéraux. Le lobe droit est plus petit que le gauche ; tous deux chevauchent sur la face postérieure des lobes moyens, dont ils sont séparés par des échancrures qui s'enfoncent jusqu'au hile. Entre ces derniers existe une autre échancrure où pénètre la veine ombilicale et qui est beaucoup moins profonde sur la face antérieure du viscère que sur la postérieure. Le lobule de Spigel est peu développé ; mais il est encore divisé en une partie caudée et une partie papillaire. La veine cave suit le bord supérieur du lobe droit. L'appareil excréteur est pourvu d'une vésicule biliaire qui s'imprime sur le lobe intermédiaire droit, sans le déborder, et d'un canal cystique qui se branche à angle aigu sur ce cholédoque après avoir rampé sur le même lobe. Celui-ci fait embouchure isolément à 2 ou 3 centimètres seulement du pylore. — Enfin, nous rappellerons que les lobules sont complètement séparés les uns des autres par du tissu conjonctif et apparaissent, sous la capsule, très nettement circonscrits par un réseau de lignes blanches. Cet aspect est tellement caractéristique que le moindre fragment suffit à reconnaître un foie de Porc (fig. 353, B).

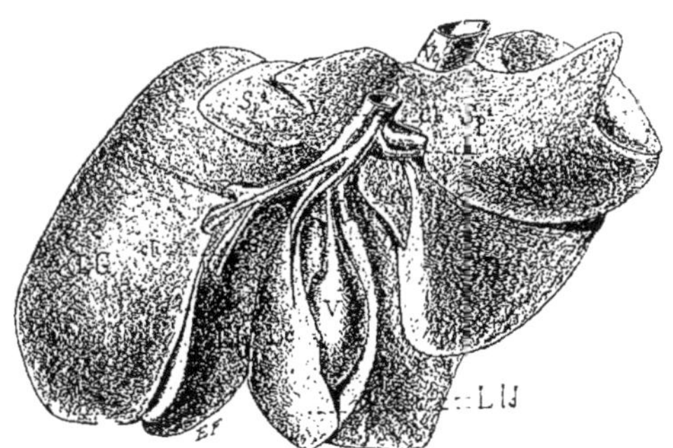

Fig. 360. — Foie de Chien (face viscérale) **.

Chien. — Le foie du Chien est volumineux, 500 grammes à 1 kilogramme en moyenne, et fortement découpé. Considéré sur sa face diaphragmatique (fig. 360), on lui reconnaît

* D, lobe droit ; G, lobe gauche ; LD, lobe intermédiaire droit ; LG, lobe intermédiaire gauche ; *vc*, veine cave ; *vp*, veine porte ; S*p*, portion sus-portale du lobe de Spigel (lobule caudé) ; *Sp*[1], portion juxta-portale du même lobe (lobule papillaire) ; V, vésicule biliaire ; *c*, cholédoque ; *c'*, canal cystique.

** LD, lobe droit ; LG, lobe gauche ; LI*d*, lobe intermédiaire droit, comprenant le lobe carré L*c* ; LI*g*, lobe intermédiaire gauche ; S*p*[1], S*p*[2], les deux parties principales du lobe de Spigel ; V*c*, veine cave ; V*p*, veine porte ; *ch*, cholédoque et ses racines, les canaux hépatiques ; V, vésicule biliaire ; C*y*, canal cystique facilement les trois lobes ordinaires plus le lobule de Spigel. — Celui-ci est très développé, subdivisé en une partie droite portant l'empreinte du rein correspondant (lobule caudé) et une partie gauche surmontant la scissure porte (lobule papillaire), entre lesquelles passent la veine cave et l'œsophage.

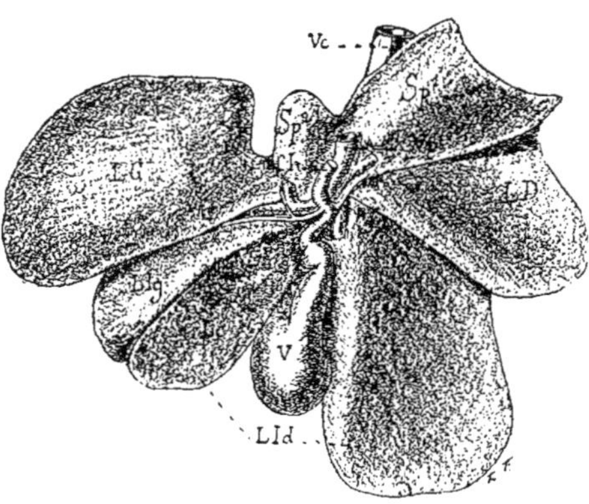

Fig. 361. — Foie de Chat (face viscérale). (Même légende que pour la figure 360).

Le lobe droit est plus petit que le gauche. Le lobe moyen, le plus volumineux des trois est divisé en deux lobes secondaires par une profonde échancrure où pénètre la veine ombilicale; nous les appellerons lobe intermédiaire gauche et lobe intermédiaire droit; celui-ci porte la vésicule biliaire dans une profonde entaille en angle dièdre qui le subdivise en deux parties, dont la gauche équivaut au lobe carré du foie humain. En définitive, le lobe moyen du foie est divisé en trois lobes qui, ajoutés aux deux lobes droit et gauche et au lobule de Spigel, portent à six le nombre des divisions de l'organe; et si l'on considère que le lobule de Spigel comprend deux parties bien distinctes, on pourrait même admettre le chiffre sept et cela sans compter de petites subdivisions variables et sans importance. Le canal cholédoque réuni à une petite branche du conduit pancréatique débouche dans le duodénum à une distance du pylore qui varie suivant la taille des animaux entre 4 et 12 centimètres.

Chat. — Le foie du Chat pèse en moyenne 150 à 200 grammes; il diffère de celui du Chien

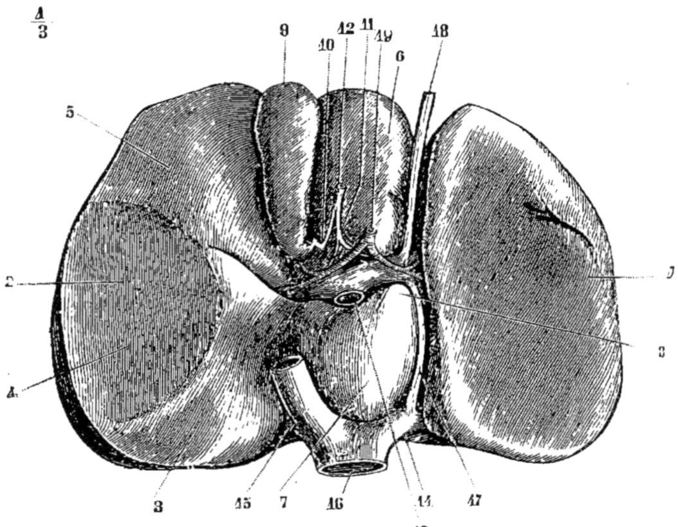

Fig. 362. — Face inférieure du foie de l'Homme *.

par la prépondérance énorme du lobe intermédiaire droit sur l'intermédiaire gauche; les deux portions du premier sont fortement écartées et laissent à découvert dans leur inter-

* 1. lobe gauche; 2. lobe droit; 3, empreinte de la capsule surrénale; 4, empreinte rénale; 5, empreinte colique; 6, lobe carré; 7, lobe de Spigel; 8, son prolongement antérieur; 9, vésicule biliaire; 10, canal cystique; 11, canal hépatique; 12, canal cholédoque; 13, veine porte; 14, veine sus-hépatique gauche; 15, veine sus-hépatique droite; 16, veine cave inférieure; 17, canal veineux; 18, veine ombilicale; 19, artère hépatique (Beaunis et Bouchard).

valle le fond de la vésicule biliaire. On remarque en outre l'absence d'un petit lobule qu'on observe souvent chez le Chien entre le lobe droit et le lobe intermédiaire du même côté, ainsi que la forme conique et saillante de la partie gauche du lobe de Spigel La vésicule biliaire est courbée sur elle-même comme une cornue de chimiste, et le canal cystique présente quelques sinuosités rappelant celles de l'Homme. Comme chez le Chien, on remarque des canaux hépato-cystiques. Le cholédoque s'ouvre immédiatement à côté du conduit pancréatique, quand il ne se réunit pas avec lui, et cette embouchure se fait à 3 ou 4 centimètres du pylore, souvent davantage.

Lapin. — Le foie du Lapin ne comprend que trois grands lobes, peu différents par le volume : un droit, un gauche, un moyen. Celui-ci n'est pas divisé comme il l'est d'ordinaire ; les deux autres sont plus ou moins tailladés d'incisures sur la face postérieure. Quant au lobule de Spigel, il est formé de deux parties qui ne tiennent au reste de l'organe que par un mince pédicule. — Le canal cholédoque, pourvu d'une vésicule biliaire annexe logée dans une sorte de niche du lobe droit, débouche isolément, à petite distance du pylore, tandis que le canal pancréatique s'insère à 30 ou 40 centimètres plus loin.

2. Pancréas (fig. 352).

Cet organe a la plus grande ressemblance avec les glandes salivaires par ses caractères extérieurs et par sa structure ; aussi le désigne-t-on quelquefois sous le nom de *glande salivaire abdominale*.

Situation. Poids. — Il est situé à la région sous-lombaire, en travers de l'aorte et de la veine cave postérieures, en avant des reins, en arrière du foie et de l'estomac. Son poids moyen est de $0^{kg},475$.

Forme. Rapports. — Il présente une forme assez irrégulière et variable suivant les sujets. Aplatie de dessus en dessous, traversée obliquement de sa face inférieure à la supérieure par une ouverture qui livre passage à la veine porte, et qui prend le nom d'*anneau du pancréas*, cette glande est tantôt triangulaire, tantôt allongée d'un côté à l'autre et incurvée sur elle-même. C'est avec cette dernière forme que nous l'envisagerons.

Ses *faces* présentent l'aspect lobulé des glandes salivaires. La *supérieure* adhère par du tissu conjonctif à l'aorte, à la veine cave postérieure, au tronc cœliaque, au plexus solaire, aux vaisseaux spléniques, aux reins et à la capsule surrénale droite ; elle est tapissée par le péritoine dans une certaine partie de son étendue. L'*inférieure* répond à la base du cæcum et surtout à la quatrième portion du côlon replié, par l'intermédiaire d'une couche celluleuse abondante. — Le *bord antérieur*, convexe et onduleux, se met en rapport avec le duodénum et le cul-de-sac gauche de l'estomac. Le *postérieur* est fortement concave, surtout dans la partie droite ; il touche au tronc de la grande mésentérique et présente, vers son milieu, l'échancrure qui reçoit la veine porte avant son entrée dans l'anneau. — L'*extrémité droite*, la plus mince, adhère au duodénum, et donne issue aux canaux excréteurs de la glande. Elle constitue, chez l'Homme, la tête du pancréas. La *gauche* se porte vers la base de la rate, en passant entre le rein du même côté et la grosse tubérosité de l'estomac. C'est la queue du pancréas, chez l'Homme.

Structure. — Tout en se rapprochant beaucoup des glandes salivaires, le pancréas en diffère sur bien des points, notamment par la structure de ses canaux excréteurs et par la nature de ses cellules sécrétantes. C'est tout ce que nous voulons en dire ici, renvoyant aux ouvrages d'histologie pour une étude détaillée.

Le sang de la glande vient des artères hépatique, splénique et grande mésentérique. Les veines se jettent dans la veine porte. Les nerfs partent du plexus solaire.

Appareil excréteur. — Le pancréas déverse son produit dans le duodénum par deux canaux excréteurs : un principal, décrit par Wirsung, dont il porte le nom, et un accessoire. Le *canal de Wirsung*, logé dans l'épaisseur de la glande, mais plus près de la face supérieure que de l'inférieure, se constitue par deux ou trois grosses branches qui ne tardent pas à se réunir en un tronc unique plus large que le cholédoque. Il sort par l'extrémité droite de l'organe et aboutit immédiatement, sans aucun trajet libre, au même point qui reçoit l'embouchure du canal cholédoque, c'est-à-dire au centre de l'ampoule de Vater. — Le *conduit accessoire* ou *azygos*, appelé encore *canal de Santorini*, est beaucoup plus petit que le canal de Wirsung ; il part du tronc principal, reçoit quelques branches sur son trajet, qui se fait tout entier dans l'épaisseur de la glande, et vient s'ouvrir isolément dans l'intestin grêle, directement en regard du canal de Wirsung, c'est-à-dire sur la grande courbure du duodénum, au centre d'un petit tubercule de la muqueuse.

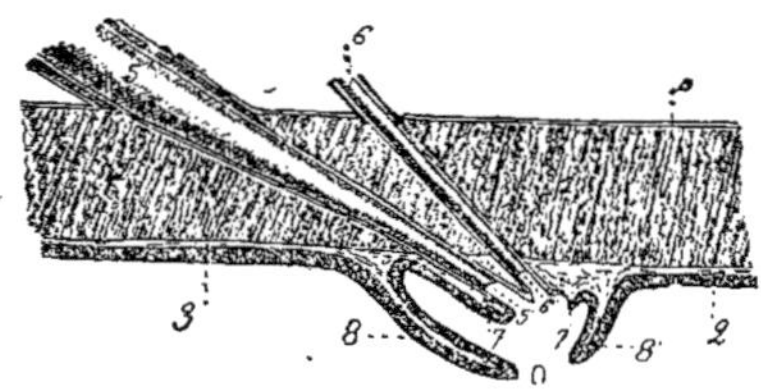

Fig. 363. — Schéma de l'ampoule de Vater des Solipèdes *.

Le canal cholédoque et le canal de Wirsung traversent obliquement la paroi intestinale, à la manière des uretères dans la vessie. Ils viennent s'ouvrir au milieu d'une valvule circulaire qui constitue l'*ampoule de Vater* (fig. 363). Cette ampoule, large de 1 ^{cm}, 5 à 2 centimètres, est limitée par un premier repli muqueux renversé vers le centre ; elle enferme un second pli, moins développé, plus ou moins effacé en arrière, sous lequel débouche très obliquement le canal cholédoque ; et, au fond de l'espace circonscrit par ce deuxième repli, on aperçoit, au-dessous d'une languette muqueuse flottante, l'orifice du canal de Wirsung. Ainsi, chacun des deux orifices présente une sorte de valvule particulière dont l'effet obturant s'ajoute à celui de l'ampoule qui les entoure en commun. Le trajet oblique de ces canaux à travers la paroi intestinale contribue aussi à les protéger contre l'introduction des corps étrangers.

Fonctions. — Le fluide sécrété par le pancréas jouit, d'après les recherches de Cl. Bernard, de la propriété d'émulsionner les graisses et de les rendre absorbables. Il contribue aussi à la digestion des matières albuminoïdes grâce au concours de l'entérokinase contenue dans le suc entérique. En outre, il verse dans le sang le produit d'une sécrétion interne importante.

DIFFÉRENCES

Chez le ***Bœuf***, le pancréas n'est plus situé en travers de la paroi sous-lombaire ; il est compris entre les lames du mésentère, à droite de l'artère grande mésentérique. On le trouve couché en partie sur les circonvolutions du côlon, en partie sur la région droite et supérieure du rumen, depuis la scissure porte du foie jusqu'au-dessous de la deuxième vertèbre lombaire. Il ne possède qu'un seul canal excréteur qui se détache de la glande sur une longueur de 2 à 3 centimètres ; ce canal, assez large pour recevoir un tube de 8 à 9 millimètres de diamètre, s'ouvre à 35 ou 40 centimètres au delà du cholédoque.

* 1, tunique charnue de l'intestin ; 2, muqueuse ; 3, tissu conjonctif sous-muqueux ; 4, séreuse ; 5, canal cholédoque ; 6, canal de Wirsung ; 7, 7', coupe antéro-postérieure du repli muqueux entourant l'embouchure de ces deux canaux ; 8, 8', coupe antéro-postérieure du repli muqueux limitant extérieurement l'ampoule de Vater ; 0, entrée de cette ampoule.

Dans le ***Mouton*** et la ***Chèvre***, on constate la même disposition générale du pancréas; mais son canal excréteur s'abouche avec celui du foie, en se confondant même avec lui sur une certaine longueur.

Dans les ***Chameaux***, le pancréas a la forme d'un long triangle ($0^m,40$) dont la base appuie sur le foie et le pilier droit du diaphragme, tandis que la pointe s'étend dans le mésentère le long du duodénum. Son canal excréteur se réunit au canal de Wirsung avant de s'aboucher dans l'intestin, à quelques centimètres seulement du pylore.

Les ***Lamas*** offrent la même disposition.

Chez le ***Porc*** (fig. 347), le pancréas est allongé transversalement à la région lombaire entre la grosse tubérosité de l'estomac et la dernière anse du côlon spiral. Son extrémité droite se loge dans le mésentère duodénal. Son canal excréteur, unique, s'insère à 10 ou 15 centimètres en arrière du canal cholédoque.

Le pancréas du ***Chien*** (fig. 348) est extrêmement allongé et compris entre les deux feuillets du mésentère duodénal ou du grand épiploon, depuis le hile du foie jusqu'à 30 ou 40 centimètres du pylore ; il longe l'intestin dans la plus grande partie de son étendue, sauf à son extrémité antérieure qui se recourbe brusquement derrière l'estomac. Il présente ordinairement deux canaux excréteurs dont un débouche avec le cholédoque dans le duodénum, tandis que l'au[illegible] s'insère à 4 ou 5 centimètres plus loin. Suivant la règle, ces deux conduits communiqu[illegible] entre eux dans l'intérieur de la glande.

Dans le ***Chat***, le pancréas, allongé en traînée comme celui du Chien, affecte la forme d'une équerre ; sa partie transversale croise la ligne médiane, à la région lombaire, et se trouve logée entre les deux lames du grand épiploon ; sa partie antéro-postérieure longe le duodénum dans le mésentère et se termine par une inflexion en crochet qui revient en avant en suivant la veine porte. Il n'a qu'un seul canal excréteur, lequel se joint au cholédoque à son embouchure ou bien s'ouvre immédiatement en arrière.

Chez le ***Lapin***, le pancréas s'allonge entre les deux branches de l'anse duodénale, et ses lobules tendent à se dissocier comme les grains d'une grappe ; leurs canalicules excréteurs constituent un seul tronc qui débouche sur la deuxième partie de l'anse duodénale, à 30 ou 40 centimètres du canal cholédoque.

3. Rate.

La rate s'éloigne des glandes, non seulement par l'absence de canal excréteur, mais encore par les autres détails de sa structure. C'est une espèce de ganglion vasculaire, dont les fonctions, encore très mal connues, paraissent se rattacher à l'hématopoièse.

Situation (fig. 352). — Elle est située dans la région diaphragmatique de l'abdomen, non loin de l'hypocondre gauche, et comme suspendue à la région sous-lombaire, ainsi qu'à la grande courbure de l'estomac.

Forme. Direction. Rapports. — La rate offre la forme d'une faux, obliquement dirigée de haut en bas et d'arrière en avant. On y considère *deux faces*, *deux bords*, *une base* et *une pointe* (fig. 365, A).

La *face externe* est en rapport avec la portion charnue périphérique du diaphragme et moulée sur elle. L'*interne*, un peu concave, touche le gros côlon ; elle présente souvent une ou plusieurs incisures témoignant d'une tendance à la lobulation. Le *bord postérieur* est convexe, mince et tranchant ; il suit à petite distance le cercle hypocondral. — L'*antérieur*, plus épais, concave, taillé en biseau aux dépens de la face interne, est creusé d'un sillon longitudinal, qui loge les vaisseaux et les nerfs spléniques (hile de la rate) ; il reçoit l'insertion du grand épiploon, par lequel on a vu que la rate tient à la grande courbure de l'estomac. Il n'est pas rare de rencontrer, le long de ce bord, une ou plusieurs petites rates surnuméraires, dont le volume varie de celui d'une noisette à celui d'une noix, petites masses en forme de ganglions qui reçoivent chacune un pédicule des vaisseaux spléniques. — La *base* ou *extrémité supérieure* du viscère est large et épaisse; elle répond au rein gauche et à l'extrémité correspondante du pancréas ; on y voit l'insertion d'un ligament suspenseur. — La *pointe* ou *extrémité inférieure* est mousse et amincie ; elle tend vers le sternum.

Poids. — Le poids moyen de la rate est de 900 grammes ; mais il est peu d'organes qui présentent des variations volumétriques et pondérales aussi étendues. Nous l'avons rencontrée quelquefois avec des dimensions énormes et un poids double, triple et même décuple du poid normal.

Moyens de fixité. — La rate est un organe flottant dont les déplacements sont bornés par un *ligament suspenseur* et par le *grand épiploon*. Celui-là est un

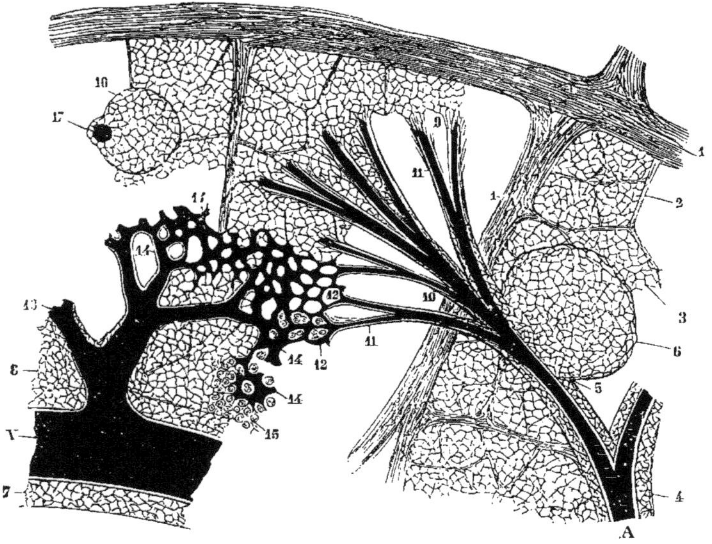

Fig. 364. — Schéma de la structure de la rate *.

repli péritonéal, procédant du bord antérieur du rein gauche et de la paroi sous-lombaire, qui est renforcé par du tissu fibreux élastique compris entre ses deux lames. Il se fixe à la base de l'organe et se confond en dedans avec le grand épiploon. Celui-ci nous est connu ; on sait qu'il porte la rate en appendice sur sa face externe (fig. 311) et que la partie qui s'étend du côté gauche de la grande courbure de l'estomac à la scissure splénique est souvent désignée à part sous le nom de *ligament spléno-gastrique* ou *gastro-splénique*.

Structure (fig. 364). — Le tissu de la rate se présente avec une couleur bleu violacé, tirant quelquefois sur le rouge ; il est élastique, tenace, mou, cède à la pression du doigt et en garde l'empreinte. Ce tissu, enveloppé à l'extérieur par une *capsule fibro-séreuse*, comprend : une *charpente réticulée*, une pulpe de couleur lie de vin qu'on appelle *pulpe* ou *boue splénique*, de petits corpuscules blan-

* A, artère ; V, veine ; 1, travées fibreuses émanant de l'enveloppe ; 2, travées plus petites résultant de la ramification des précédentes ; 3, réticulum de la pulpe splénique ; 4, tunique adventice des artères ; 5, sa continuité avec un corpuscule de Malpighi (6) ; 7, gaine adventice des veines ; 9, terminaison de la gaine adventice des vaisseaux dans le réticulum de la pulpe ; 10, artères pénicillées ; 11, leurs dernières branches s'ouvrant dans le réticulum de la pulpe ; 12, réseau capillaire admis par divers auteurs entre les artères et les veines ; 13, 14, ramifications veineuses ; 15, éléments de la pulpe ; 16, corpuscule de Malpighi attenant à une artère (17), vue sur une coupe perpendiculaire à l'axe du vaisseau (Beaunis et Bouchard).

châtres dits *corpuscules spléniques* ou de *Malpighi*, enfin des *vaisseaux* et des *nerfs*.

a. *Capsule fibro-séreuse.* — L'enveloppe de la rate résulte de la soudure du péritoine à une membrane fibreuse propre. Elle est mince, transparente et très adhérente au tissu de l'organe, dans lequel elle lance une multitude de travées et trabécules. Au niveau du hile, elle se réfléchit sur les vaisseaux et pénètre avec eux en leur formant des gaines dont l'ensemble a été désigné sous le nom de *capsule de Malpighi*, par analogie avec la capsule de Glisson du foie. L'enveloppe de la rate et les cloisons qu'elle émet renferment des fibres élastiques, ainsi qu'un assez grand nombre de fibres musculaires lisses communiquant à l'organe une certaine contractilité.

b. *Charpente réticulée.* — Elle forme une sorte d'éponge extrêmement fine, dont les mailles sont occupées par la pulpe splénique, éponge que l'on met facilement en évidence en raclant une surface de section de l'organe ou bien en malaxant un morceau sous un filet d'eau, ou encore en faisant passer un courant d'eau continu par l'artère splénique de manière à entraîner la pulpe par la veine. Ce réticulum ne résulte pas seulement des divisions et subdivisions, des travées provenant de l'enveloppe ; il est surtout formé par du tissu adénoïde semblable à celui des ganglions lymphatiques.

c. *Pulpe ou boue splénique.* — On désigne ainsi une matière pultacée, rouge, qui remplit les aréoles du réticulum dont il vient d'être parlé et qui n'est que du sang en travail de rénovation, dans lequel on trouve, au microscope, des cellules lymphoïdes diverses, des hématies en voie de décomposition ou de formation et enfin des granulations pigmentaires : tous éléments témoignant d'une fonction à la fois hématolytique et hématopoiétique.

d. *Corpuscules de Malpighi.* — Ces corpuscules figurent de petits grains blanchâtres, visibles à l'œil nu, dont les dimensions varient d'un quart à un demi-millimètre de diamètre, grains noyés dans la pulpe et contenus comme elle dans la charpente réticulée de l'organe. Sappey estime leur nombre à environ 10000 chez l'Homme.

Ils sont fixés aux artérioles comme des fruits sessiles aux branches d'un arbre et paraissent n'être que des renflements de la tunique adventive de ces petits vaisseaux. Leur structure est tout à fait celle des follicules clos. Les corpuscules de Malpighi sont parfois désignés dans leur ensemble sous le nom de *pulpe blanche*, par opposition à la pulpe proprement dite ou *pulpe rouge* ; ils diminuent en volume pendant toute la durée de la vie, comme s'ils étaient rongés par la pulpe rouge qui les entoure.

e. *Vaisseaux et nerfs.* — Les *artères* proviennent de la splénique à différentes hauteurs ; elles se terminent par des espèces de pinceaux d'artérioles qui paraissent s'ouvrir, à l'extrémité, dans les aréoles du réticulum de l'organe ; en sorte que le sang s'épancherait ici librement pour former la pulpe rouge.

Les *veines* aboutissent toutes à la splénique, logée avec l'artère homonyme dans la scissure du viscère. Suivies du côté de leur origine, on leur voit perdre peu à peu leurs membranes constituantes et s'ouvrir, semble-t-il, dans les mailles de l'éponge sanguine dont il vient d'être question. — Cette discontinuité des deux sortes de vaisseaux sanguins est encore très controversée par les histologistes ; nous l'avons admise, d'après les recherches de M. le professeur Laguesse, parce qu'elle explique parfaitement la facilité avec laquelle on insuffle la rate par son artère ou par sa veine : on voit alors l'organe se gonfler et l'air s'infiltrer dans toute sa masse. D'autre part, nous avons dit plus haut qu'il suffit pour balayer la pulpe rouge de faire passer un courant d'eau par les vaisseaux ; cela n'arriverait pas si cette pulpe était en dehors des voies circulatoires.

Les *lymphatiques* se divisent en superficiels et profonds, les premiers rampant sous la séreuse, les seconds accompagnant les vaisseaux dans l'intérieur de l'organe et engainant même les dernières ramifications artérielles.

Les *nerfs* émanent du plexus solaire, s'enlacent autour de l'artère splénique et pénètrent avec les branches de ce vaisseau.

Fonctions. — On ne sait rien de précis sur les fonctions de la rate. Il faut bien, du reste, que ces fonctions ne soient pas d'une importance capitale, puisque les animaux de certaines espèces auxquels on extirpe cet organe et qui guérissent des suites de l'opération continuent à vivre avec toutes les apparences de la santé. Les hypothèses qu'on a émises sur ce sujet sont fort nombreuses. En voici trois qui s'appuient à la fois sur l'étude des particularités anatomiques du tissu de la rate et sur des observations physiologiques rigoureuses : 1° *La rate est un diverticule pour le trop-plein de la veine porte* ; 2° *elle opère la destruction des hématies ;* 3° *elle forme de nouveaux globules rouges.*

Pour ce qui regarde la première hypothèse, il est évident que, grâce à la structure spongieuse, à la grande dilatabilité de son tissu et à sa contractilité, la rate est dans d'excellentes conditions pour servir de réservoir sanguin. Goubaux, d'ailleurs, a démontré qu'elle se gonfle toutes les fois que l'animal ingère de grandes quantités d'eau, dont l'absorption consécutive élève la tension dans le système de la veine porte.

La seconde opinion, mise au jour par Kölliker trouve sa justification dans les hématies en voie de décomposition que l'on trouve dans la pulpe rouge. La fonction hématolytique de la rate est aujourd'hui généralement admise.

Mais cette propriété n'exclut pas une propriété inverse ; on trouve en effet, dans cet organe, de nombreux éléments lymphoïdes avec des cellules hémoglobiques, comme il en existe dans la moelle des os, et il y a tout lieu de croire à une fonction hématopoiétique qui s'exerce concurremment avec la précédente.

DIFFÉRENCES

Chez le ***Bœuf*** (fig. 365, B), la rate n'est point supportée par le grand épiploon ; elle adhère à la partie antérieure du sac gauche du rumen (fig. 333). En outre, au lieu d'être falciforme et triangulaire, elle est à peu près également large dans toute son étendue et en forme de langue ; ses deux bords sont tranchants et ses extrémités arrondies. Elle pèse en moyenne 800 à 900 grammes.

Dans le ***Mouton*** et la ***Chèvre*** (fig. 375, D), la rate est très courte et affecte la forme d'un disque irrégulièrement triangulaire, compris entre l'extrémité antérieure du sac gauche du rumen et le diaphragme, et adhérent à l'une et à l'autre de ces parties. Elle pèse en moyenne de 50 à 65 grammes.

Chez les ***Camélidés***, la rate est falciforme, gris violacé, comme celle des Solipèdes, mais moins pointue et dépourvue de scissure vasculaire. Ainsi que dans les autres ruminants, elle n'a aucun rapport avec le grand épiploon ; on la trouve couchée horizontalement à la région sous-lombaire gauche, et incurvée du côté du plan médian ; elle adhère en avant à la face supérieure de la panse, en arrière à la masse terminale du côlon.

La rate du ***Porc*** (fig. 365, C) est fixée au côté gauche de l'estomac par l'intermédiaire du grand épiploon qui s'insère sur une légère crête de sa face interne ; elle est très longue et très étroite, légèrement atténuée à l'extrémité inférieure.

Celle du ***Chien*** (fig. 365, E) est également étroite et allongée, située sur le trajet du grand épiploon comme dans le Porc; mais elle est généralement élargie à l'extrémité inférieure et de plus incurvée en avant et irrégulièrement falciforme. Son poids équivaut, d'après Ellenberger et Baum, à 1/500e ou 1/600e du poids du corps.

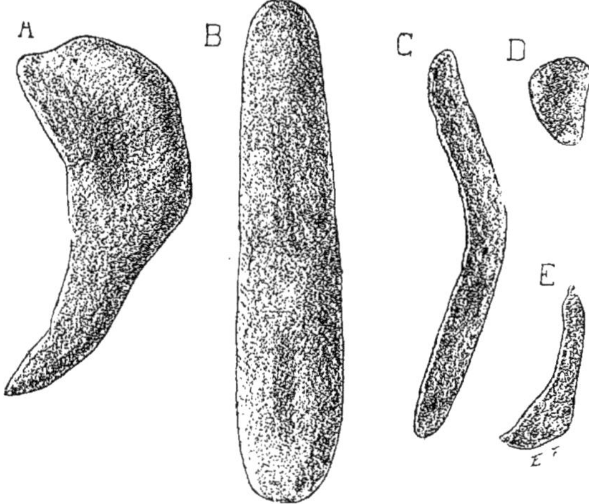

Fig. 365. — Rates de divers animaux domestiques*.

La rate du ***Chat*** ressemble à celle du chien. Elle est toujours très élargie à l'extrémité inférieure.

Celle du ***Lapin*** est également élargie à l'extrémité inférieure, atténuée supérieurement: elle se distingue par un certain nombre de petits pertuis qu'elle présente sur sa face externe, notamment le long des bords.

CHAPITRE III

APPAREIL DIGESTIF DES OISEAUX

Construit sur le même plan que celui des Mammifères, l'appareil digestif des Oiseaux présente néanmoins dans sa disposition plusieurs particularités importantes que nous allons esquisser d'une manière très rapide, en passant en revue, de la bouche à l'anus, les différentes sections de cet appareil (fig. 366).

Bouche. — Le caractère essentiellement distinctif de la bouche des Oiseaux consiste dans l'absence de *dents* et de *lèvres*, ces organes étant remplacés par une production cornée qui garnit l'une et l'autre mâchoire et forme la partie saillante désignée sous le nom de *bec*, dont la forme et les dimensions sont extrêmement variables suivant les espèces et en corrélation avec le régime. Chez les *Gallinacés*, le bec est court, pointu, épais et fort, la valve supérieure recourbée sur l'inférieure. Chez les *Palmipèdes*, il est plus long, moins fort, aplati de dessus en dessous, élargi à son extrémité libre et garni, en dedans de la bouche, sur les bords de chaque valve, d'une série de lames transversales, minces et tranchantes, propres à couper l'herbe ou à tamiser la vase.

L'appendice musculeux logé dans la cavité buccale, c'est-à-dire la *langue*, est

* A, Solipède; B, Bœuf; C, Porc; D, Mouton ou Chèvre; E, Chien.

suspendu à un appareil hyoïdien remarquablement mobile ; elle est revêtue d'un épithélium corné et pourvue à sa base de plusieurs papilles dirigées en arrière; sa forme est calquée sur celle de la mâchoire inférieure; ainsi, dans le genre **Coq**, elle offre la figure d'un fer de flèche dont la pointe serait antérieure ; chez les **Pigeons**, cette forme sagittée se prononce davantage ; elle s'efface, au contraire, à cause de la forme élargie du bec, chez les **Oies** et les **Canards**, qui ont du reste la langue plus molle et plus flexible que les Gallinacés.

Quant aux *glandes salivaires* annexées à la bouche, elles sont peu développées, la présence des fluides qu'elles sécrètent étant moins nécessaire que chez les Mammifères, car les Oiseaux avalent presque toujours leurs aliments sans les mâcher, et l'insalivation, qui a pour but, dans les Mammifères, de faciliter l'action triturante des dents, en imprégnant de liquide les substances introduites dans la bouche, devient ainsi, chez les Oiseaux, une fonction presque inutile.

Gurlt [1] indique une *glande parotide*, située sous l'arcade zygomatique et dont le conduit excréteur aboutit en arrière de la commissure des mâchoires. Meckel nomme cet organe *glande angulaire de la bouche* et dit qu'il est difficile de le regarder plutôt comme le représentant de la parotide que comme celui des glandes des joues et des lèvres. Duvernoy [2] l'assimile catégoriquement à ces dernières.

Les *sublinguales* se touchent sur la ligne médiane, dans presque toute leur étendue, et forment comme une masse impaire conique, dont la pointe occupe l'angle rentrant des branches du maxillaire.

D'après Duvernoy, les *sous-maxillaires* seraient représentées par deux très petites glandes situées derrière les précédentes. L'existence de ces organes est loin, du reste, de constituer un fait général, car, parmi nos Oiseaux de basse-cour, le **Dindon** est le seul chez lequel Duvernoy signale ces glandes sous-maxillaires.

Arrière-bouche (fig. 366, 2). — Ce compartiment ne forme point une cavité distincte de la bouche, le voile du palais manquant absolument chez les Oiseaux. On remarquera, sur la paroi supérieure, l'orifice guttural des cavités nasales, en forme de fente longitudinale divisée en deux par le bord inférieur du vomer. En bas, se montre une autre fente, moins étendue, qui n'est autre chose que l'entrée du larynx, remarquable par l'absence complète de l'opercule épiglottique. Le pourtour de l'orifice guttural des cavités nasales ainsi que le bord postérieur du larynx sont garnies de papilles cornées récurrentes qui aident à la déglutition, exclusivement mécanique chez les Oiseaux, des aliments liquides ou solides.

Œsophage (fig. 366, 3 et 5). — Ce canal se distingue par son calibre énorme et par sa grande dilatabilité. Les parois en sont très minces et contiennent dans leur épaisseur des glandules lenticulaires qui s'aperçoivent très nettement sur un œsophage insufflé, à cause du peu d'épaisseur et de la transparence des tissus.

A son origine, le canal œsophagien n'est point séparé du pharynx par un rétrécissement. Il est accolé dans son trajet au muscle long du cou et à la trachée. Quant à son extrémité terminale, elle s'insère sur le premier compartiment de l'estomac, c'est-à-dire le ventricule succenturié, après avoir pénétré

1. Gurlt, *Anatomie der Hausvogel.* Berlin, 1849.
2. Cuvier, *Leçons d'anatomie comparée*, 2e édition. Paris, 1836.

dans la poitrine, en passant au-dessus de l'origine des bronches, puis entre ces deux tuyaux.

Chez les *Palmipèdes* et les *Colombins*, l'œsophage est renflé dans sa partie cervicale, de manière à représenter, quand ses parois sont distendues, une longue cavité fusiforme, susceptible d'une extrême dilatation dans le Pigeon boulant.

Dans les *Gallinacés*, cette dilatation n'existe point; mais l'œsophage présente sur son trajet, immédiatement avant son entrée dans la poitrine, une poche membraneuse ovoïde, sorte de boursouflement latéral des tuniques œsophagiennes qu'on a désigné sous le nom de *jabot* (fig. 366, 4). On trouve donc dans l'œsophage de ces oiseaux deux sections distinctes, jointes bout à bout, l'une supérieure ou cervicale, l'autre inférieure ou thoracique, sur la limite desquelles se trouve le *jabot*.

Celui-ci ne diffère point dans sa structure de l'œsophage lui-même. Réservoir temporaire pour les aliments ingérés par l'animal pendant son repas, il les ramollit en les imprégnant d'une certaine quantité de fluide et les chasse ensuite dans le ventricule

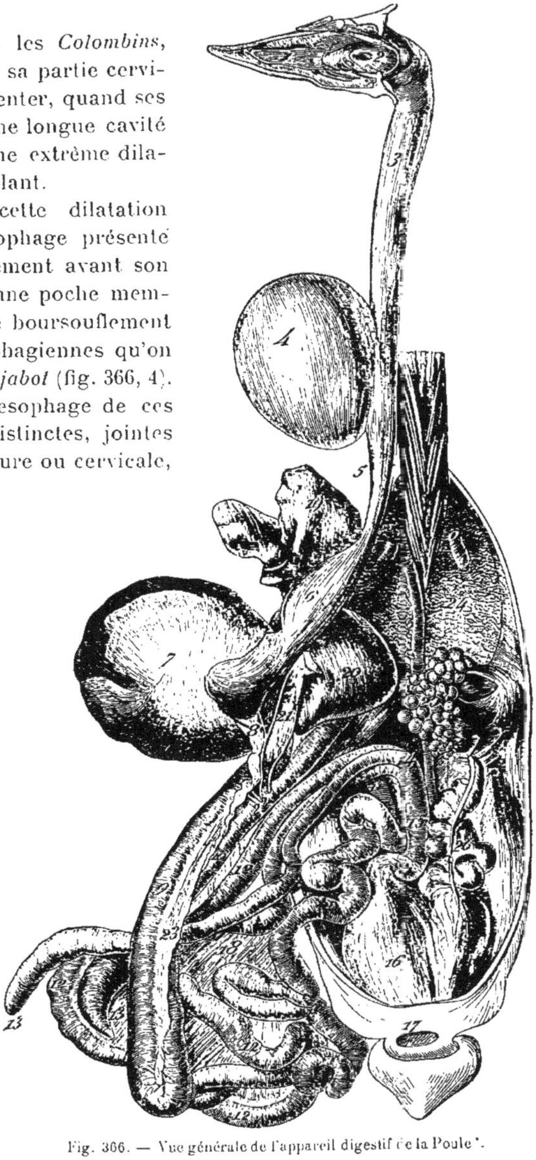

Fig. 366. — Vue générale de l'appareil digestif de la Poule *.

* On a enlevé les muscles abdominaux avec le sternum, le cœur, la trachée, la plus grande partie du cou, et la tête, moins la mâchoire inférieure. Celle-ci a été renversée de côté pour montrer la langue et l'arrière-bouche avec l'entrée du larynx. Le lobe gauche du foie, le ventricule succenturié, le gésier et la masse intestinale ont été déviés à droite, afin de faire voir la succession des différentes parties du canal alimentaire et de mettre à découvert l'ovaire et l'oviducte. — 1, langue; 2, arrière-bouche; 3, première partie de l'œsophage; 4, jabot; 5, deuxième partie de l'œsophage; 6, ventricule succenturié; 7, gésier; 8, origine du duodénum; 9, première branche de l'anse duodénale; 10, deuxième branche de la même; 11, origine de la portion flottante de l'intestin grêle; 12, intestin grêle déployé; 12'. portion terminale de cet intestin, flanquée de côté par les deux cæcums (regardée comme l'analogue du côlon des Mammifères); 13, 13, extrémité libre des cæcums; 14, point d'insertion de ces deux culs-de-sac sur le tube intestinal; 15, rectum; 16, cloaque; 17, anus; 18, mésentère; 19, lobe gauche du foie; 20, lobe droit du même; 21, vésicule biliaire; 22, points d'insertion des canaux pancréatiques et biliaires; les deux conduits pancréatiques sont les plus antérieurs, le canal cholédoque ou hépatique est au milieu (le conduit cystique est le plus postérieur); 23, pancréas; 24, face diaphragmatique du poumon; 25, ovaire (en état d'atrophie); 26, oviducte.

succenturié par les contractions de sa membrane externe, avec l'aide d'un large muscle peaussier cervical qui la recouvre.

Chez les *Pigeons*, le jabot est divisé en deux poches latérales et présente autour de son orifice inférieur des éminences glanduleuses formant bourrelet (glandes aquipares). Il éprouve, chez le mâle comme chez la femelle, à partir du huitième jour de l'incubation jusqu'au vingtième jour qui suit l'éclosion des jeunes, de singuliers changements dans sa structure, qui coïncident avec l'établissement d'une espèce de sécrétion dont le produit régurgité sert à la nourriture de ces derniers. A cette époque, les membranes du jabot s'épaississent, se vascularisent davantage; les plis et les rides de la muqueuse s'accentuent et laissent dans leurs intervalles des dépressions profondes où s'accumule une humeur d'apparence laiteuse qui résulte de la prolifération active de l'épithélium et de sa desquamation graisseuse concomitante. Il n'y a point de glandes permanentes destinées à cette sécrétion [1].

ESTOMAC. — L'estomac présente, dans les Oiseaux, d'assez nombreuses variétés. Sa forme la plus simple est celle qu'il offre chez le Héron, le Pélican, les Pétrels, etc., où l'on trouve un sac unique, qui est pourvu, autour de l'insertion de l'œsophage, d'une ceinture épaisse de glandules chargées de sécréter le suc gastrique. Mais, dans la plupart des autres espèces et spécialement chez nos Oiseaux domestiques, la disposition de l'estomac se modifie et se complique : on trouve d'abord un compartiment spécial, riche en glandules, appelé *ventricule succenturié* ou *proventricule*; puis un deuxième réservoir, le *gésier*, remarquable par la forte constitution musculeuse de ses parois. Le premier prend encore le nom d'*estomac glanduleux*, le second celui d'*estomac musculeux*.

Estomac glanduleux, ventricule succenturié ou *proventricule* (fig. 366, 6). — C'est un sac ovoïde, situé dans le plan médian du corps, entre les deux lobes du foie, au-dessous de l'artère aorte. Son extrémité antérieure reçoit l'embouchure de l'œsophage; la postérieure se continue avec le gésier.

Le volume de cet estomac n'est pas considérable et sa cavité intérieure est d'autant plus étroite que les parois sont plus épaisses; aussi les aliments ne s'y accumulent point et ne font que le traverser, entraînant avec eux le suc qui doit concourir à opérer plus loin la dissolution de leurs principes nutritifs.

Trois tuniques entrent dans l'organisation des parois de l'estomac glanduleux : une externe, constituée par le péritoine; une moyenne, formée de fibres musculeuses blanches qui se continuent avec celles de l'œsophage ; une interne, de nature muqueuse, criblée par les orifices qui mènent dans les glandules. Celles-ci représentent de petits cylindres creux, perpendiculaires à la surface de l'estomac, serrés les uns contre les autres à la manière des glandes de Lieberkühn de l'intestin. La structure glanduleuse de ce réservoir l'a fait regarder longtemps comme le véritable estomac des Oiseaux. Mais M. Jobert a démontré que le vrai suc gastrique est sécrété par le gésier.

Estomac musculeux ou *gésier* (fig. 366, 7). — Beaucoup plus volumineux que le précédent, cet estomac se présente avec la forme d'une grosse lentille biconvexe, déprimée d'un côté à l'autre, située en arrière du foie et couverte en partie par les lobes latéraux de cette glande. En haut et à droite, il offre, à une petite distance

1. Consulter à ce sujet: Hunter, *Obs. on certain parts of the animal œconomy*. London, 1792. — *De la sécrétion qui se fait dans le jabot des pigeons à l'époque de l'éclosion*, in *Œuvres complètes*, trad. Richelot, t. IV, p. 196. Paris, 1841. — Duvernoy, *in* G. Cuvier, *Leçons d'anatomie comparée*, 2e édition. Paris, 1836. — Charbonnelle-Salle et Phisalix, *Sur la sécrétion lactée des pigeons en incubation*, in *C. R. A. S.*, 1886, 2e semestre.

l'une de l'autre, l'insertion du ventricule succenturié et l'origine du duodénum.

La cavité du gésier contient toujours des aliments mêlés à une grande quantité de petits cailloux siliceux dont nous verrons plus loin l'utilité.

On retrouve dans la structure de ce viscère les trois tuniques qui forment les parois de tous les réservoirs abdominaux. La muqueuse se distingue par l'épaisseur et la dureté extraordinaire de sa couche superficielle qui a l'apparence de la corne, mais n'est autre chose en réalité qu'une épaisse cuticule, surmontant un épithélium simple, cylindrique. De nombreuses glandes en tube sillonnent le chorion. Et, à l'extérieur de celui-ci, se trouvent appliqués deux puissants muscles rouges, l'un supérieur, l'autre inférieur, occupant les bords de l'organe, et dont les fibres, disposées en anses, se portent d'un côté à l'autre, en s'insérant sur une forte aponévrose nacrée appliquée contre les faces latérales du viscère. Enfin, la structure de celui-ci est complétée par une mince enveloppe péritonéale.

Le gésier constitue un appareil de trituration. Quand les aliments arrivent dans sa cavité, ils n'ont en effet subi encore aucune désagrégation, vu que les Oiseaux n'ont pas de dents; mais ils rencontrent là toutes les conditions indispensables à l'accomplissement de cette désagrégation : deux muscles compresseurs d'une puissante énergie; une cuticule cornée donnant à la surface interne de l'organe la dureté nécessaire pour résister à l'énorme pression qui s'exerce sur le contenu de l'estomac ; des cailloux siliceux, véritables dents artificielles qu'un admirable instinct porte les Oiseaux à avaler, et entre lesquels sont broyés les aliments. Cette action triturante du gésier ne s'effectue que chez les Oiseaux nourris avec des aliments durs et coriaces, comme les diverses espèces de grains. Elle était inutile dans les Oiseaux de proie ; aussi, chez ceux-ci, les deux muscles du gésier sont-ils remplacés par une membrane charnue qui offre une épaisseur uniforme de quelques millimètres à peine; la présence de ces muscles est donc inévitablement subordonnée au genre d'alimentation.

Intestin. — La longueur de l'intestin varie, comme dans les Mammifères, avec le mode d'alimentation : fort court dans les Oiseaux de proie, ce viscère s'allonge d'une manière très notable chez les Omnivores et les Granivores. Son diamètre est à peu près uniforme dans toute son étendue ; aussi devient-il difficile d'établir, chez les Oiseaux, les diverses distinctions que nous avons reconnues dans le tube intestinal des Mammifères.

Ce tube commence par une partie, ployée en anse, qui représente le *duodénum* et dont les deux branches, accolées l'une à l'autre, marchent parallèlement comme celles de l'anse colique des animaux solipèdes. Fixée par un court frein mésentérique à l'intestin côlon, cette partie du viscère comprend le pancréas entre ses deux branches. Sa courbure flotte librement dans la portion pelvienne de la cavité abdominale (fig. 366, 8, 9, 10).

A l'*anse duodénale* succèdent des circonvolutions suspendues à la paroi sous-lombaire par un long mésentère, circonvolutions pelotonnées en une seule masse, allongée d'avant en arrière, qui occupe une position médiane entre les sacs aériens de la cavité abdominale. L'analogie existant entre cette masse de circonvolutions et la portion flottante de l'intestin grêle des Mammifères n'a pas besoin d'être démontrée (fig. 366, 11, 12).

La partie terminale de cet intestin flottant s'accole à l'anse duodénale et se trouve flanquée de deux appendices disposés en *cæcums*. Ceux-ci, à peine indiqués dans le **Pigeon**, par deux petits tubercules placés sur le trajet du tube intestinal, ne présentent pas moins de 15 à 25 centimètres chez nos autres

Oiseaux domestiques. Ce sont deux longs et étroits culs-de-sac, légèrement renflés en massue à leur extrémité borgne, qui est libre et dirigée vers la tête, tandis que l'extrémité percée s'ouvre dans le canal intestinal à une distance très rapprochée de l'anus (fig. 366, 13, 14). Il y a toujours des matières alimentaires dans ces deux culs-de-sac; elles s'y introduisent en suivant un trajet rétrograde, par le mécanisme encore si peu connu qui préside à l'accumulation du sperme dans les vésicules séminales. D'après la plupart des naturalistes, ces deux appendices, quoique décrits sous la désignation de *cæcums*, ne représentent point le réservoir qui porte le même nom dans les animaux mammifères. Ce réservoir ne serait autre chose qu'un petit appendice particulier, placé sur le trajet de l'intestin, en avant de l'extrémité libre des culs-de-sac décrits ci-dessus, appendice qui n'existe que dans un petit nombre d'Oiseaux, parmi lesquels se trouvent le ***Canard***, constamment, et l'***Oie***, quelquefois. Dans cette manière de voir, qui nous semble très rationnelle, la portion de l'intestin comprise entre les deux tubes borgnes précités (fig. 366, 12') rappellerait le côlon, et ces tubes ne seraient eux-mêmes que des dépendances de ce dernier organe.

Le *rectum* (fig. 366, 15) termine le canal digestif : c'est la courte portion d'intestin qui fait suite à l'embouchure des cæcums. Placé à la région sous-lombo-sacrée, ce viscère se termine dans le *cloaque* (fig. 366, 16), sorte de vestibule commun aux voies digestives et génito-urinaires, qui s'ouvre au dehors par l'*anus*, loge la verge quand elle existe et sert de confluent aux uretères, à l'oviducte, à la *bourse de Fabricius* et aux canaux déférents.

Annexes abdominales du tube digestif. — *Foie* (fig. 366, 19, 20). — C'est une glande volumineuse, divisée en deux lobes principaux : l'un gauche, l'autre droit, celui-ci toujours plus gros que le premier ; lobes qui embrassent latéralement, d'une manière incomplète, le gésier et le ventricule succenturié. Cette glande est pourvue, excepté chez le ***Pigeon***, d'une *vésicule biliaire* (fig. 366, 21) fixée à la face interne du lobe droit. Mais la disposition de l'appareil excréteur n'est cependant pas tout à fait identique avec celle qu'on observe dans les animaux mammifères qui possèdent cette vésicule. En effet, deux conduits biliaires aboutissent isolément dans l'intestin, vers l'extrémité de la seconde branche de l'anse duodénale ; l'un procède directement des deux lobes du foie : c'est le *canal hépatique* ou *cholédoque*; l'autre, ou le *conduit cystique*, reste indépendant de celui-ci, en arrière duquel on le voit s'ouvrir; ce canal cystique déverse dans le tube digestif la bile accumulée dans la vésicule, où ce fluide arrive par un conduit particulier qui vient exclusivement du lobe droit, et sur lequel s'embranche le canal cystique (fig. 366, 22).

Pancréas (fig. 366, 23). — Très développée chez les *Gallinacés*, très longue, très étroite, cette glande, comprise dans l'anse duodénale, présente à son extrémité la plus rapprochée du gésier deux principaux conduits excréteurs qui percent isolément les membranes intestinales, un peu en avant du canal hépatique.

Rate. — Petit corps de couleur rouge et de forme discoïde, placé à droite des estomacs, sur la limite du gésier et du ventricule succenturié.

FIN DU TOME PREMIER.

Encyclopédie Vétérinaire

PUBLIÉE SOUS LA DIRECTION DE

C. CADÉAC,

Professeur de clinique à l'École vétérinaire de Lyon.

Collection nouvelle de 32 volumes de 500 pages in-18 illustrés

Chaque volume cartonné................. **5** *fr.*

EN VENTE :

Pathologie générale et Anatomie pathologique générale des Animaux domestiques, par C. CADÉAC. 1 vol. in-18 de 478 p., avec fig., cart.... **5** fr.

Sémiologie, diagnostic et traitement des Maladies des Animaux domestiques, par C. CADÉAC. 2 vol. in-18 de 400 p. chacun, avec 116 fig., cart... **10** fr.

Hygiène des Animaux domestiques, par H. BOUCHER, professeur à l'École vétérinaire de Lyon. 1 vol. in-18 de 504 p., avec 70 fig., cart......... .. **5** fr.

Médecine légale vétérinaire, par GALLIER, vétérinaire sanitaire de la ville de Caen. 1 vol. in-18 de 400 p., cart.................................. **5** fr.

Police sanitaire, par CONTE, professeur à l'École vétérinaire de Toulouse. 1 vol. in-18 de 518 p., cart.. **5** fr.

Maréchalerie, par THARY, vétérinaire de l'armée. 1 vol. in-18 de 453 p., avec 200 fig., cart.. **5** fr.

Pathologie interne, par C. CADÉAC. 8 vol. in-18 de 500 p. chacun, avec fig., cart.. **40** fr.

I. *Bronches et estomac.* — II. *Intestin.* — III. *Foie. péritoine, fosses nasales, sinus.* — IV. *Larynx, trachée, bronches, poumons.* — V. *Plèvre, péricarde, cœur, endocarde, artères.* — VI. *Maladies du sang. Maladies générales. Maladies de l'appareil urinaire.* — VII. *Maladies de l'appareil urinaire* (fin). *Maladies de la peau et maladies parasitaires des muscles.* — VIII. *Maladies du système nerveux.*

Chaque volume se vend séparément.. 5 fr.

Thérapeutique vétérinaire, par GUINARD, chef des travaux à l'École de Lyon. 2 vol. in-18 de 500 p. chacun, cart.................................. **10** fr.

En vente : Tome I. — Le tome II paraîtra en décembre 1902.

Obstétrique vétérinaire, par BOURNAY, professeur à l'École vétérinaire de Toulouse. 1 vol. in-18 de 524 p., avec fig., cart......................... **5** fr.

Pharmacie et Toxicologie vétérinaires, par DELAUD et STOURBE, chef des travaux aux Écoles de Toulouse et d'Alfort. 1 vol. in-18 de 496 p., avec fig., cart... **5** fr.

Jurisprudence vétérinaire, par A. CONTE, professeur à l'École vétérinaire de Toulouse. 1 vol. in-18 de 553 p., cart..................................... **5** fr.

Pathologie chirurgicale générale, par P. LEBLANC, C. CADÉAC, C. CAROUGEAU. 1 vol. in-18 de 432 p., avec 82 fig., cart............................ **5** fr.

Chirurgie du pied, par BOURNAY et SENDRAIL, professeurs à l'École vétérinaire de Toulouse. 1 vol. in-18, avec fig.. **5** fr.

Extérieur du Cheval et des Animaux domestiques, par M. MONTANÉ, professeur à l'École vétérinaire de Toulouse. 1 vol. in-18, avec fig...... **5** fr.

SOUS PRESSE :

Pathologie chirurgicale spéciale. 4 vol. in-18, avec fig........... **20** fr.

Médecine opératoire, par C. CADÉAC. 1 vol. in-18, avec fig............ **5** fr.

Zootechnie, par H. BOUCHER. 2 vol. in-18, avec fig...................... **10** fr.

Maladies contagieuses. 1 vol. in-18....................................... **5** fr.

Inspection des viandes. 1 vol. in-18.. **5** fr.

Encyclopédie Agricole

PUBLIÉE SOUS LA DIRECTION DE

G. WÉRY

Sous-Directeur de l'Institut National Agronomique

Introduction par P. REGNARD

Directeur de l'Institut National Agronomique

22 volumes in-16 de chacun 400 à 500 pages illustrées de nombreuses figures.
Chaque volume : 5 fr. broché. — 6 fr. cartonné.

Les volumes déjà parus sont soulignés d'un ***trait noir.***

Agriculture générale	M. Diffloth, professeur départemental d'agriculture à Valenciennes.
Plantes industrielles	M. Troude, professeur à l'Ecole nationale des industries agricoles de Douai.
Céréales	M. Lavallée, professeur à l'Ecole supérieure d'agriculture d'Angers.
Plantes fourragères ***Engrais***	M. Garola, professeur départemental d'agriculture à Chartres.
Drainage et irrigations	M. Risler, directeur honoraire de l'Institut national agronomique. M. Wéry, sous-directeur de l'Institut national agronomique.
Cultures potagères ***Arboriculture***	M. Bussard, chef des travaux à l'Institut national agronomique.
Sylviculture	M. Fron, professeur à l'Ecole forestière des Barres (Loiret).
Viticulture ***Vinification, Vinaigre et Eau-de-vie***	M. Pacottet, chef des travaux à l'Institut agronomique et M. Lepage.
Zoologie agricole	M. Guénaux, répétiteur à l'Institut national agronomique.
Zootechnie générale ***Zootechnie spéciale (Races)***	M. Diffloth, professeur départemental d'agriculture.
Machines agricoles	M. Coupan, préparateur à l'Institut national agronomique.
Constructions rurales	M. Danguy, directeur des études à l'Ecole nationale d'agriculture de Grignon.
Economie agricole ***Législation rurale***	M. Jouzier, professeur à l'Ecole nationale d'agriculture de Rennes.
Technologie agricole *(Sucrerie, féculerie, meunerie, boulangerie.)*	M. Saillard, professeur à l'Ecole nationale des industries agricoles de Douai.
Industries agricoles de fermentation *(cidrerie, brasserie, distillerie)*	M. Boullanger, chef de laboratoire à l'Institut Pasteur de Lille.
Aquiculture	M. Deloncle, inspecteur général de l'enseignement de la pisciculture, chef de cabinet du Ministre de l'Agriculture.
Laiterie	M. Martin, directeur de l'Ecole nationale d'industrie laitière de Mamirolle.

Les souscriptions aux 22 volumes sont reçues au prix de
100 francs brochés. — 120 francs cartonnés.

4350-02. — Corbeil. Imprimerie Éd. Crété.

www.ingramcontent.com/pod-product-compliance
Ingram Content Group UK Ltd.
Pitfield, Milton Keynes, MK11 3LW, UK
UKHW020957140726
13695UKWH00001B/19

9 782013 619011